TOMOGRAFIA COMPUTADORIZADA
Manual Prático de Ensino

REVINTER

Antes de começar, leia as **Instruções aos Usuários** na 1ª orelha. Elas ajudarão você a aproveitar, ao máximo, todos os aspectos práticos deste livro, como, por exemplo, encontrar uma estrutura particular, e capacitá-lo a melhorar seus esforços em aprender. O Manual contém um sistema de legendas numeradas para consulta quando você estiver relendo um capítulo ou, simplesmente, revisando os seus conhecimentos. Cada capítulo termina com várias questões do tipo **Teste seus Conhecimentos**, cujas respostas estão no final do livro. A maior parte das imagens de TC é acompanhada por uma escala de cinza que indica o tipo de tecido ou órgão, de acordo com os exemplos a seguir:

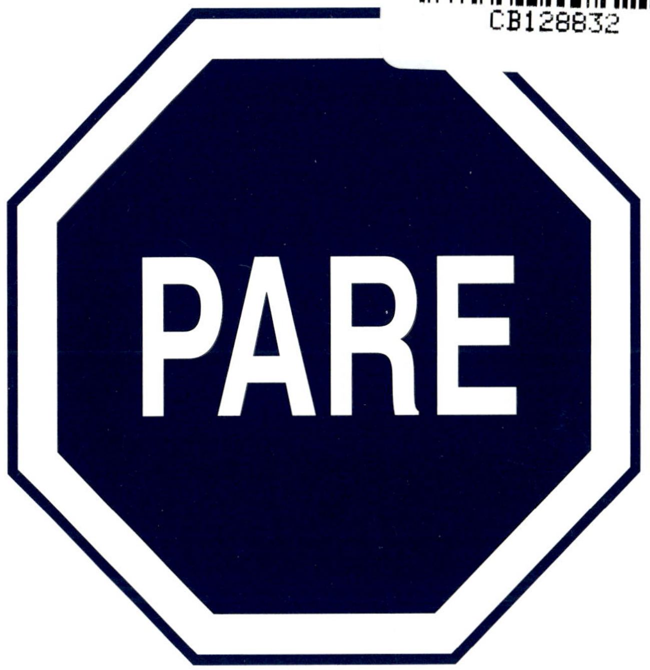

Padrões Esquemáticos para as Figuras de TC:

Todos os desenhos foram feitos de acordo com a mesma escala de cinza. Ar ou gás, independentemente de onde são encontrados, são pretos; ossos são brancos. Entre estes extremos, a tonalidade varia entre tecidos, órgãos e anormalidades, independentemente da apresentação da imagem. Adicionalmente, anormalidades, como metástases, podem ser reconhecidas pelos seus padrões específicos.

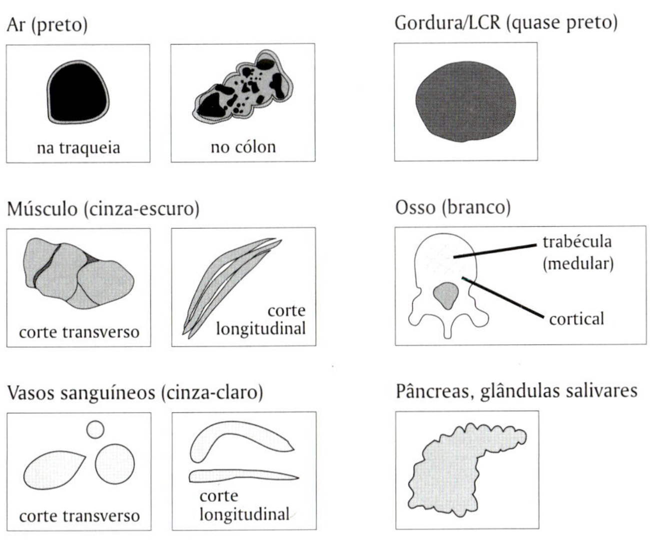

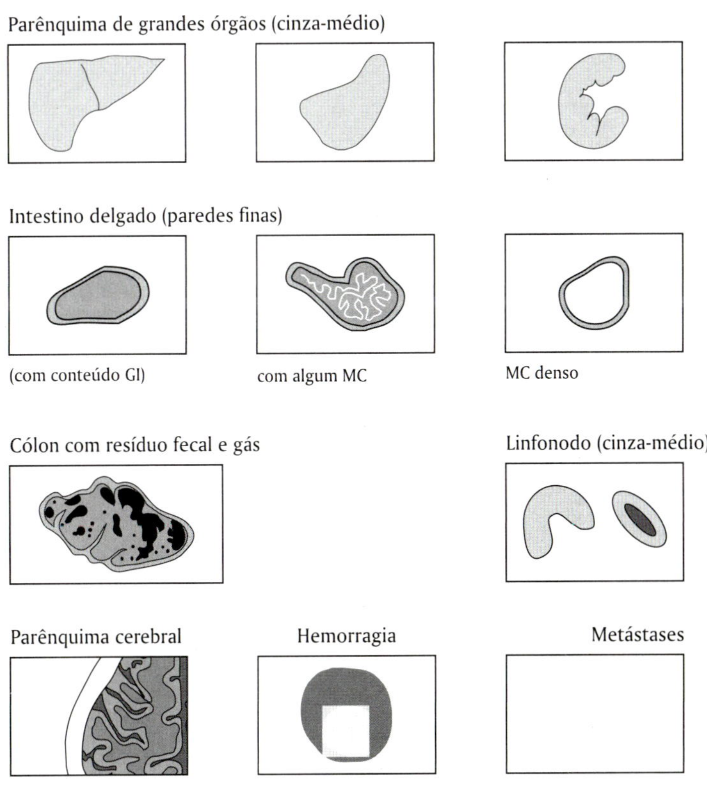

Tomografia Computadorizada – Manual Prático de Ensino, 7ª Edição

Matthias Hofer, M.D., MPH, MME
Institute for Diagnostic Radiology
(Head: U. Mödder, M.D.)
Heinrich Heine University
Düsseldorf, Germany

ISBN 978-85-372-0541-9

Tradução:
EDIANEZ CHIMELLO
Tradutora, SP

Revisão Técnica:
ANDRÉA DE JESUS RODRIGUES
Médica-Radiologista do DASA –
Diagnósticos da América S.A. – Rio de Janeiro, RJ
Médica-Radiologista do CIPM –
Centro de Imagem Pinheiro Machado – Rio de Janeiro, RJ

CIP-BRASIL. CATALOGAÇÃO-NA-FONTE
SINDICATO NACIONAL DOS EDITORES DE LIVROS, RJ

H643t

Hofer, Matthias
Tomografia computadorizada : manual prático de ensino / Matthias Hofer ;
tradução Andrea de Jesus Rodrigues. - 7. ed. - Rio de Janeiro : Revinter, 2015.
: il.

Tradução de: CT teaching manual: a systematic approach to CT reading,
Inclui índice
IISBN 978-85-372-0541-9

1. Tomografia computadorizada. 2. Imagem de ressonância magnética. I. Título

15-21783

CDD: 616.0757
CDU: 616-073

Nota: A medicina é uma ciência em constante evolução. À medida que novas pesquisas e experiências ampliam os nossos conhecimentos, são necessárias mudanças no tratamento clínico e medicamentoso. Os autores e o editor fizeram verificações junto a fontes que se acredita sejam confiáveis, em seus esforços para proporcionar informações acuradas e, em geral, de acordo com os padrões aceitos no momento da publicação. No entanto, em vista da possibilidade de erro humano ou mudanças nas ciências médicas, nem os autores e o editor nem qualquer outra parte envolvida na preparação ou publicação deste livro garantem que as instruções aqui contidas são, em todos os aspectos, precisas ou completas, e rejeitam toda a responsabilidade por qualquer erro ou omissão ou pelos resultados obtidos com o uso das prescrições aqui expressas. Incentivamos os leitores a confirmar as nossas indicações com outras fontes. Por exemplo e em particular, recomendamos que verifiquem as bulas em cada medicamento que planejam administrar para terem a certeza de que as informações contidas nesta obra são precisas e de que não tenham sido feitas mudanças na dose recomendada ou nas contraindicações à administração. Esta recomendação é de particular importância em conjunto com medicações novas ou usadas com pouca frequência.

Título original:
CT Teaching Manual – A Systematic Approach to CT Reading, Fourth English Edition

Livraria e Editora REVINTER Ltda.
Rua do Matoso, 170 – Tijuca
20270-135 – Rio de Janeiro – RJ
Tel.: (21) 2563-9700 – Fax: (21) 2563-9701
livraria@revinter.com.br – www.revinter.com.br

Checklist para Exames Abdominais

Parede abdominal:	(Especialmente as regiões periumbilical e inguinal) Hérnias, Linfonodomegalias?
Fígado e baço:	Parênquima homogêneo sem lesões focais? Superfícies bem definidas?
Vesícula biliar:	Parede fina, bem definida? Cálculos?
Pâncreas, glândulas suprarrenais:	Bem definidos, tamanho normal?
Rins, ureter e bexiga:	Excreção simétrica de MC? Obstrução, atrofia, parede da bexiga lisa e fina?
Órgãos reprodutores:	Próstata uniforme e de tamanho normal? Cordão espermático, útero e ovários?
Trato GI:	Bem definido? Espessura normal das paredes? Estenoses ou dilatações?
Retroperitôneo:	Vasos: Aneurismas? Tromboses? Linfonodomegalias? Mesentéricos (normalmente < 10 mm) Retrocrurais (normalmente < 7 mm) Para-aórticos (normalmente < 7 mm) Parailíacos (normalmente < 12 mm) Parainguinais (normalmente < 18 mm)
Janela para osso:	Coluna lombar e pelve: Lesões degenerativas? Fraturas? Lesões líticas ou escleróticas focais? Estenoses da coluna vertebral?

REVINTER
Extraído de Tomografia Computadorizada - Manual Prático de Ensino
ISBN 978-85-372-0541-9

Checklist para Interpretação de TCs do Tórax

1. Na janela para partes moles:

- Partes moles, especialmente:
  - Linfonodos axilares
  - Mama (lesões malignas?)
- Mediastino em quatro regiões:
  - A partir do arco da aorta cranialmente (LNs?, timoma/bócio?)
  - Região hilar (configuração e tamanho dos vasos, lobulados e aumentados?)
  - Coração e artérias coronárias (esclerose?)
  - Quatro locais típicos preferidos por linfonodos:
    - Anterior ao arco da aorta (normal: quase nenhum ou < 6 mm)
    - Na janela aortopulmonar (normal: < 4 LNs < 15 mm)
    - Subcarinal (normal: < 10 mm; DD: esôfago)
    - Próximo à aorta descendente (normal < 10 mm; DD: ázigo)

2. Na janela para pulmão:

- Parênquima pulmonar:
  - Padrão normal de ramificação e calibre dos vasos?
  - Oligemia vascular somente nas fissuras interlobares? Bolhas?
  - Alguma suspeita de focos pulmonares? Infiltrados inflamatórios?
- Pleura:
  Placas, calcificação, derrame pleural, pneumotórax?
- Ossos (vértebras, escápula, costelas):
  - Estrutura normal da medula?
  - Osteófitos degenerativos?
  - Processos focais líticos ou escleróticos?
  - Estenose do canal medular?

REVINTER
Extraído de Tomografia Computadorizada - Manual Prático de Ensino
ISBN 978-85-372-0541-9

Pré-medicação

→ Em caso de reação idiossincrática leve ao MC:

As seguintes perguntas precisam ser respondidas primeiro:

1) Foi confirmado que um incidente anterior foi devido à idiossincrasia?
- Em 90% dos casos, os sintomas aparecem dentro de 30 minutos após a injeção do MC
- O MC contendo iodo pode ter sido administrado para TC, angiografia, venografia e urografia excretora, mas <u>não</u> para RM

2) Qual foi a gravidade da reação idiossincrática?
- dispneia/edema laríngeo/ataque de asma
- hipotensão/choque

→ O MC não deverá ser aplicado, a menos que absolutamente necessário

- espirro súbito
- náusea/vômito
- erupção cutânea/edema/prurido

→ O MC pode ser aplicado após a pré-medicação

a) Momento da pré-medicação
- aproximadamente 30 a 60 minutos antes da injeção de MC; a ser lembrado ao programar a TC

b) Complicações gastrointestinais
- antagonista do receptor H_1 com ação antiemética satisfatória (p. ex., proclorperazina [Compazine®], 5-10 mg IV)
- antagonista do receptor H_1 com efeito antialérgico potente (p. ex. difenidramina [Benadryl®], 25-50 mg) IV lentamente
  não deve ser misturada com:
- antagonista do receptor H_2 (p. ex., cimetidina [Tagamet®] 300 mg)
- glicocorticoides IV (100-250 mg Solu-Decortin-H)

c) O paciente deve ser informado sobre os efeitos colaterais possíveis da pré-medicação:
- Reações tardias, lentidão e distúrbios da visão
  → Deve-se evitar dirigir veículos automotivos por cerca de 8 horas
- Pressão intraocular aumentada
  → A medicação não deve ser aplicada em casos de glaucoma!
- Retenção urinária
  → Controle especial de pacientes com hipertrofia prostática

→ Em Pacientes com Doença de Graves ou Nódulo(s) Autônomo(s)

TSH suprimido, mas valores séricos normais de T_3 e T_4:
- Solução de perclorato de potássio, 50 gotas (cerca de 1 g) na véspera do exame e 20 gotas 3 × ao dia após o exame, durante 10 a 14 dias (após angiograma ou TC com contraste, o nível sérico de iodo permanece acentuadamente elevado: 10^4 vezes)!
  → Não administrar perclorato de potássio durante a gravidez; usar metimazol (veja a seguir)!

TSH suprimido e valores séricos elevados de T_3 e T_4:
- Adicionar metimazol, 10 mg 3 × ao dia durante o mesmo período
  → Cuidado na tirotoxicose evidente devida à doença de Graves, adenoma tóxico ou bócio nodular tóxico (doença de Plummer)!

Tratamento de Reações Agudas em Adultos I

Urticária

1. Suspender a injeção, se não concluída
2. Não há necessidade de tratamento, na maioria dos casos
3. Administrar bloqueador do receptor H_1: difenidramina (Benadryl®) VO/IM/IV 25-50 mg
   Se intensa ou difusa:
   Agonista alfa (constrição arteriolar e venosa)
   Epinefrina SC (1:1.000) 0,1-0,3 mL = 0,1-0,3 mg (se não houver contraindicações cardíacas)

Broncospasmo

1. Administrar 6-10 litros/min de O_2 (via máscara)
   Monitorar: eletrocardiograma, saturação de O_2 (oxímetro de pulso) e pressão arterial
2. Administrar beta-agonistas via inalatória: 2-3 sopros de broncodilatadores, como metaproterenol (Alupent®), terbutalina (Brethaire®) ou albuterol (Proventil®, Ventolin®); repetir conforme o necessário. Se não houver resposta aos inaladores, usar epinefrina SC, IM ou IV
3. Administrar epinefrina SC ou IM (1:1.000) 0,1-0,3 mL (= 0,1-0,3 mg) ou, se a hipotensão for evidente, Epinefrina (1:10.000) IV lentamente 1 mL (= 0,1 mg)
   Repetir conforme o necessário até o máximo de 1 mg.

Alternativa:
Administrar aminofilina: 6 mg/kg IV em soro glicosado durante 10-20 minutos (dose inicial), depois 0,4-1 mg/kg/h, conforme o necessário (cuidado: hipotensão)

Pedir ajuda (p. ex., equipe de reação à parada cardiopulmonar) para broncospasmo intenso ou se a saturação de O_2 < 88% persistir

Edema Facial ou Laríngeo

1. Administrar agonista alfa (constrição arteriolar e venosa):
   Epinefrina SC ou IM (1:1.000) 0,1-0,3 mL (= 0,1-0,3 mg) ou, em hipotensão evidente,
   Epinefrina (1:10.000) lentamente via IV, 1 mL (= 0,1 mg)
   Repetir conforme necessário até o máximo de 1 mg
2. Administrar 6-10 litros de O_2/min (via máscara)
   Se não responsivo à terapia ou na presença de edema laríngeo agudo evidente, buscar assistência adequada (p. ex., equipe de desposta à parada cardiopulmonar)

Hipotensão com Taquicardia

1. Pernas elevadas a 60° ou mais (de preferência) ou posição de Trendelenburg
2. Monitorar: ECG, oxímetro de pulso, pressão arterial
3. Administrar 6-10 litros/min de O_2 (via máscara)
4. Administração IV rápida de grandes volumes de Ringer lactato isotônico ou soro fisiológico

Resposta insatisfatória:
Epinefrina (1:10.000) lentamente IV 1 mL (= 0,1 mg)
(se não houver contraindicações cardíacas)
Repetir conforme o necessário até o máximo de 1 mg

Se a resposta ainda for insatisfatória, buscar assistência adequada (p. ex., equipe de resposta à parada cardiopulmonar)

(Para mais recomendações, veja o verso deste encarte)

Checklist para Interpretação de Imagens de TC Cervical

- Simetria da musculatura do pescoço?
- Gordura em boas condições e bem visível?
- Perfusão normal dos vasos?
- Tromboses ou estenoses ateroscleróticas?
- Simetria e definição das glândulas salivares?
- Parênquima da tireoide homogêneo e sem nódulos?
- Algum realce patológico focal após injeção de MC?
- Há estreitamento do lúmen traqueal?
- Avaliação de linfonodos? Número e tamanho?
- Vértebras cervicais examinadas em janela para osso?
- Canal vertebral patente ou com estenose?

Linfonodos	Diâmetros normais
Mediastino anterior	< 6 mm (DD: timo!)
Janela aortopulmonar	< 15 mm (normal inferior a 4 nodos)
Peri-hilar	< 10 mm
Subcarinal	< 10 mm (DD: esôfago!)
Para-aórtico	< 7 mm (DD: veia ázigo!)
Mesentérico	< 10 mm
Parailíaco	< 12 mm (DD: ovários!)
Parainguinal	< 18 mm

Esses valores são interpretados como diretrizes; linfonodos maiores não são necessariamente patológicos.

REVINTER
Extraído de Tomografia Computadorizada - Manual Prático de Ensino
ISBN 978-85-372-0541-9

Checklist: Preparação do Paciente

Quatro aspectos deverão ser considerados:

Função renal? (eliminação de MC)
- Creatinina: normal 0,7-1,3 mg/dl = 60-130 μmol/L
- *Clearance* de creatinina: normal 100-160 mL/min; se houver retenção de creatinina, 2 litros de líquido via oral após MC IV aumentarão a diurese (monitoramento especial se houver insuficiência cardíaca)

Reação idiossincrática ao MC? (pré-medicação necessária) (esteja informado sobre glaucoma, hipertrofia prostática)
- O paciente deverá receber pré-medicação e MC com estômago vazio (reduz as chances de aspiração em incidentes sérios com perda da consciência)
- Se a pré-medicação é necessária antes do MC via oral, o paciente deverá estar na unidade pelo menos 1 hora antes do início da TC

TC abdominal ou pélvica? Programação OK?
- Para a administração VO do MC, o paciente deve chegar à unidade pelo menos 30 minutos antes do início da TC
- Procedimentos anteriores de imagens do trato GI com MC oral? (isto pode causar artefatos até 3 dias depois, em virtude do MC residual)

Hipertireoidismo? Na suspeita de problemas com MC contendo iodo, T_3L, T_4L e TSH deverão ser determinados; possivelmente também ultrassom e cintilografia

Checklist para a Folha de Encaminhamento

Informações necessárias:
- Qual região ou regiões do corpo serão examinadas?
- Qual é a doença? Desde quando?
- Observações clínicas
- Houve cirurgias prévias ou radioterapia? Quando?
- TC anterior? Incluir os exames, se possível
- Parâmetros renais: pelo menos níveis atuais de creatinina
- Parâmetros da tireoide ou declaração de não suspeita de hipertireoidismo
- Qualquer incidente conhecido de hipersensibilidade ao MC?

Para TC abdominal e pélvica: (porque MC é administrado via oral)
- A cirurgia abdominal está planejada? (MC solúvel em água)
- Existe conduto ileal ou bolsa de urostomia? (varredura inicial sem contraste, a seguir varredura com contraste)
- Existe suspeita de lesão na pelve inferior? (MC retal)

Tratamento de Reações Agudas em Adultos II

Hipotensão com Bradicardia (Reação Vagal)
1 Monitorar sinais vitais
2 Pernas elevadas em 60° ou mais (de preferência) ou posição de Trendelenburg
3 Assegurar vias aéreas; administrar 6-10 litros/min de O_2 (via máscara)
4 Assegurar acesso IV: reposição rápida de fluidos com Ringer lactato ou soro fisiológico
5 Administrar atropina 0,6 mg IV lentamente, se o paciente não responder rapidamente aos passos 2-4
6 Repetir atropina até dose total de 0,04 mg/kg (2-3 mg) em adultos
7 Assegurar resolução completa da hipotensão e da bradicardia antes da alta

Hipertensão Intensa
1 Administrar 6-10 litros O_2/min de (via máscara)
2 Monitorar: ECG, oxímetro de pulso, pressão arterial
3 Administrar nitroglicerina: comprimido sublingual de 0,4 mg (pode ser repetido 3×) *ou* pomada tópica a 2%, aplicar tira de 2,54 cm
4 Transferir para UTI ou pronto-socorro
5 Para feocromocitoma – fentolamina 5 mg IV

Ataques ou Convulsões
1 Administrar 6-10 litros O_2/min de (via máscara)
2 Considerar diazepam (Valium®) 5 mg (ou mais, como adequado) ou midazolam (Versed®) 0,5-1 mg IV
3 Se for necessário efeito mais prolongado, consultar o médico; considerar fenitoína (Dilantin®) infusão: 15-18 mg/kg a 50 mg/min
4 Monitoramento cuidadoso dos sinais vitais, especialmente de pO_2 por causa do risco de depressão respiratória com administração de benzodiazepina
5 Considerar uso da equipe de resposta à parada cardiopulmonar para intubação, se necessário

Edema Pulmonar
1 Elevar o torso; torniquetes giratórios (compressão venosa)
2 Administrar 6-10 litros de O_2/min (via máscara)
3 Administrar diuréticos – furosemida (Lasix®) 20-40 mg IV, infusão/lenta
4 Considerar administração de morfina (1-3 mg IV)
5 Transferir para UTI ou Pronto-Socorro
6 Uso opcional de corticosteroides

REVINTER
Extraído de Tomografia Computadorizada - Manual Prático de Ensino
ISBN 978-85-372-0541-9

Checklist para Interpretar TCs do Crânio

- Idade do paciente? História clínica?
- Alterações pós-traumáticas nas estruturas de partes moles: contusões/tumores?
- Contornos normais das cisternas quadrigeminal e basal? (Risco de herniação do tronco cerebral)
- Dimensões e contornos dos ventrículos e dos espaços liquóricos adequados à idade do paciente?
- Algum bloqueio ao fluxo de LCR (hidrocefalia obstrutiva) ou sinais de edema cerebral (= sulcos apagados?)
- Assimetrias: por causa da posição da cabeça ou assimetria real?
- TC sem ou com contraste: artérias cerebrais regulares? (Especialmente após injeção de MC)
- Calcificações somente no plexo coroide e corpo pineal? (achados comuns) Algum foco adicional hiperdenso?
- Substância branca paraventricular e córtex nítido e bem definido? Alguma lesão focal ou edema local?
- Gânglios basais e cápsula interna intactos? (Localizações mais comuns de infartos cerebrais)
- Tronco cerebral, ponte e cerebelo normais?
- Verificação do crânio quanto a fraturas e metástases na janela para osso?

Tipo de sangramento	Características
Hemorragia subaracnóidea	Sangue hiperdenso no espaço subaracnóideo ou na cisterna basal, em vez de LCR hipodenso
Hematoma subdural	Hematoma fresco: sangramento em formato de crescente e hiperdenso, próximo à calvária, com edema ipsolateral; o hematoma é côncavo em direção ao hemisfério; pode estender-se para além das suturas cranianas
Hematoma epidural	Biconvexo, levemente elipsoide e próximo à calvária; não ultrapassa as suturas cranianas; normalmente hiperdenso, raramente sedimentado

Prefácio

Quando a tomografia computadorizada foi introduzida na radiologia diagnóstica nos anos de 1970, e mesmo quando avançou para a década seguinte, ela era algo especial e exclusivo. Atualmente, a TC é parte integrante e essencial dos cuidados ambulatoriais e hospitalares. A técnica tem um amplo espectro de aceitação para muitas especialidades. Os avanços técnicos da TC espiral e por aquisição de volume abrem novas dimensões para a investigação clínica por imagens.

As modalidades modernas de investigação por imagens nem sempre são cobertas de maneira satisfatória no ensino de estudantes de medicina em conferências e seminários. Ao deixar a universidade, o recém-formado tem lacunas de conhecimento nesta área. Geralmente, consideráveis e decorrentes de várias causas. Provavelmente, um fator importante é a falta de representação adequada do tema "radiologia diagnóstica" no currículo e nos testes, de acordo com as diretrizes atuais.

Esta já é uma boa razão para receber com entusiasmo a tentativa de uma nova abordagem aos estudantes de medicina que reconhecem o valioso papel da investigação por imagens. A oportunidade de formar pequenos grupos para aprender a anatomia normal e os achados patológicos básicos, com a ajuda dos conhecimentos básicos em tomografia computadorizada, é aceita de imediato, como comprovado pelo grande interesse do projeto-piloto em educação médica oferecido na Escola de Medicina de Düsseldorf. Ao eliminar a separação entre ensinamento pré-clínico e clínico, o conhecimento anatômico é ensinado com orientação pela prática, de maneira realista e imaginativa, com ajuda da modalidade de investigação por imagens.

A necessidade de uma terceira edição deste Manual Prático de Ensino em TC em tão pouco tempo e sua aceitação internacional é a prova de seu grande sucesso. O *layout* atraente e a habilidosa apresentação de pontos didáticos permanecem como característica desta nova edição. Os capítulos acrescentados sobre proteção contra a radiação, a angiografia por TC e os mais modernos protocolos de exame para TC de fonte dupla e com multidetectores completam estes conceitos.

Düsseldorf, Verão 2010

Prof. Ulrich Mödder, M.D.
Director, Institute of Diagnostic Radiology
Heinrich Heine University Düsseldorf, Germany

Abreviações

3D	Tridimensional
a, ant.	Anterior
A.	Artéria
Aa.	Artérias
AI	Abdome inferior
AIT	Ataque isquêmico transitório *(transient ischemic attack)*
AM	Abdome médio
AMS	Artéria mesentérica superior
AO	Aorta
AP	Anteroposterior
AR	Área = tamanho de um ROI em cm²; alta resolução
ASD	Angiografia de substração digital
AU	Abdome superior
AVE	Acidente vascular encefálico
BHE	Barreira hematoencefálica
BT	Acompanhamento de bolo (consulte p. 176)
BU	Bexiga
Ca	Carcinoma
CARE	Aplicações combinadas para reduzir a exposição
CB	Carcinoma brônquico
CC	Coluna cervical
CCT	Colecistectomia
CHC	Carcinoma hepatocelular
CID	Coagulopatia intravascular disseminada
Col.	Colimação da fatia
CPRE	Colangiopancreatografia retrógrada endoscópica
Corrente	mAs da corrente do tubo
D	Diâmetro ou dia
DD	Diagnóstico diferencial
DP	Desvio-padrão
EB	Enema de bário
ECG	Eletrocardiograma
EF	Espessura da fatia
ESA	Espaço subaracnóideo
Alim./Rot.	Alimentação da mesa por rotação
Alim./Var.	Alimentação da mesa por varredura
FOV	Campo de visão *(field of view)*
HNF	Hiperplasia nodular focal
IM	Intramuscular
IR	Intervalo de reconstrução
IV	Intravenoso
Janela	Configurações de janelas em UH
Kernel	Kernel, algoritmo de bordas
kg	Quilograma
LCR	Líquido cefalorraquidiano
LN	Linfonodo
M.	Músculo
MC	Meio de contraste
MIP	Projeção de máxima intensidade *(maximum intensity projection)*
Mm.	Músculos
MPR	Reconstrução multiplanar *(multiplanar reconstruction)*
NC	Nervo craniano
Pitch	Fator *pitch*
Pixel	Elemento de imagem (bidimensional)
PRIND	Déficit neurológico isquêmico reversível prolongado
Recon.	Direção de reconstrução para MPR
Retardo (*Delay*)	Retardo após início de injeção de meio de contraste
RM	Imagem por ressonância magnética
ROI	Região de interesse *(region of interest)*
Tempo/Rot.	Tempo de rotação
SC	Subcutâneo
TC	Tomografia computadorizada
TCAR	Tomografia computadorizada de alta resolução
TCC	TC de crânio
TCH	Tomografia computadorizada helicoidal
TGI	Trato gastrointestinal
TCUAR	TC de ultra-alta resolução
UAR	Ultra-alta resolução
UGI	Estudo do trato GI superior *(upper GI series)*
UH	Unidade(s) Hounsfield
V.	Veia
VO	Via oral
Voltagem	KV da voltagem do tubo
VRT	Técnica de interpretação de volume *(volume rendering technique)*
Voxel	Elemento de volume (tridimensional)
Vv.	Veias

Sumário

Princípios Gerais da TC

A tomografia computadorizada é um tipo especial de procedimento com raios X que envolve a medição indireta do enfraquecimento, ou atenuação, dos raios X em inúmeras posições localizadas ao redor do paciente em estudo. Basicamente, tudo o que se sabe é:

- o que sai do tubo de radiação;
- o que chega ao detector;
- a posição do tubo de radiação e do detector para cada posição.

Apresentado dessa forma, tudo o mais é deduzido a partir dessas informações. A maioria dos cortes de TC é orientada na vertical em relação ao eixo do corpo. Normalmente, eles são chamados de cortes axiais ou transversais. Para cada fatia, o tubo de radiação gira em torno do paciente para obter uma espessura de corte pré-selecionada **(Fig. 6.1)**. A maioria dos sistemas de TC emprega o desenho de rotação contínua e "feixe em leque": com esse desenho, o tubo de radiação e o detector são rigidamente acoplados e giram continuamente ao redor do campo de investigação, enquanto os raios X são emitidos e detectados. Assim, os raios X que passaram através do paciente atingem os detectores no lado oposto do tubo. A abertura do feixe em leque varia de 40 a 60°, dependendo do projeto do sistema, e é definido pelo ângulo que se origina no foco do tubo e estende-se até os limites externos do conjunto do detector. Tipicamente, as imagens são produzidas para cada rotação de 360°, permitindo adquirir grande quantidade de dados e a aplicação da dose suficiente de radiação. Enquanto o exame está sendo realizado, vão sendo obtidos perfis de atenuação, também conhecidos como amostras ou projeções. Esses perfis representam, na verdade, nada mais que o conjunto dos sinais obtidos de todos os canais do detector em uma determinada posição angular da unidade formada pelo tubo-detector. Os sistemas modernos de TC **(Fig. 6.4)** adquirem cerca de 1.400 projeções ao longo de um giro de 360°, ou cerca de quatro projeções por grau. Cada perfil de atenuação compreende os dados obtidos de cerca de 1.500 canais do detector, cerca de 30 canais por grau, no caso de um feixe em leque de 50°. Enquanto a mesa do paciente se move continuamente pelo *gantry*, uma radiografia digital ("escanograma" ou "localizador", **Fig. 6.2**) é produzida e, nela, os cortes desejados podem ser planejados. Para um exame tomográfico da coluna ou do crânio, o *gantry* é angulado para a melhor orientação possível **(Fig. 6.3)**.

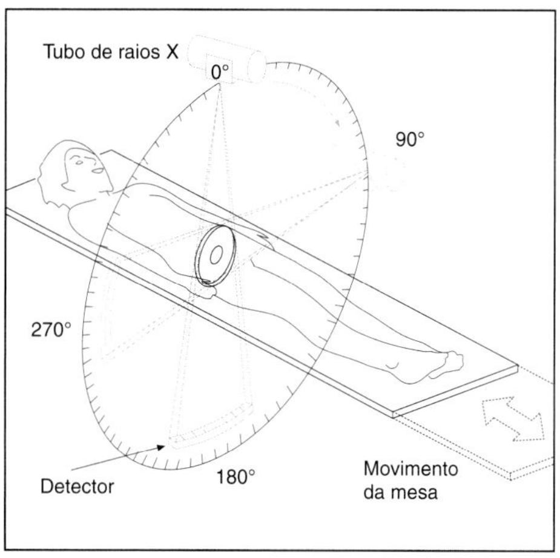

Fig. 6.1

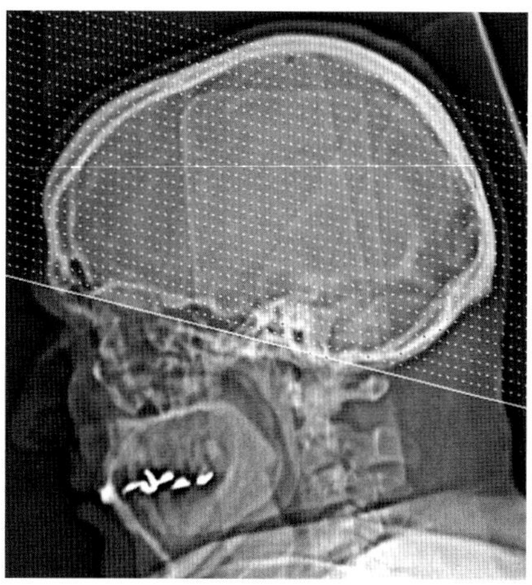

Fig. 6.2

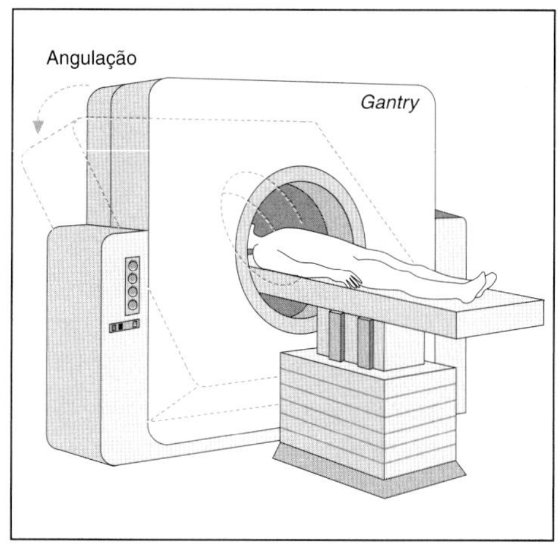

Fig. 6.3

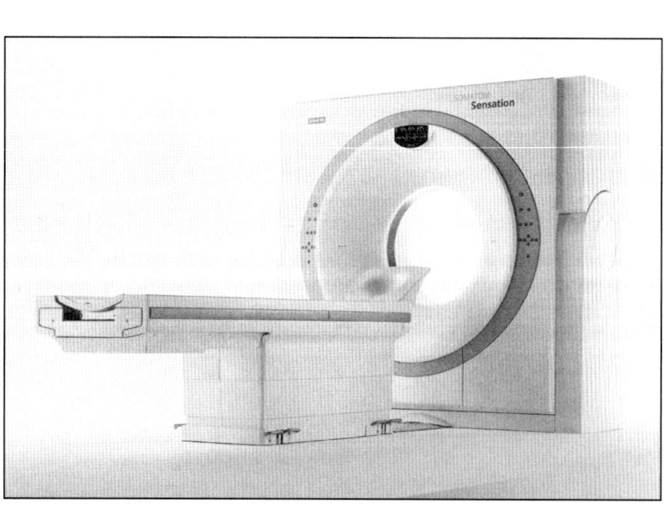

Fig. 6.4

Tomografia Helicoidal com Múltiplos Detectores

A TC helicoidal com múltiplos detectores é o desenvolvimento mais recente de investigação. Em vez de uma linha de detecção, várias fileiras estão dispostas em frente ao tubo de raios X. Isso reduz o tempo do exame e melhora a resolução temporal, permitindo, por exemplo, a determinação da taxa de realce vascular obtida por meio de contraste.

As fileiras do detector ao longo do eixo Z do paciente, opostas ao tubo de raios X, têm espessuras diferentes, com as fileiras externas mais amplas que as internas, a fim de fornecer melhores condições para a reconstrução das imagens após a aquisição dos dados (ver páginas 9-11 e 206).

TC de Fonte Dupla

Esta tecnologia de ponta recentemente criada envolve um sistema com dois detectores e dois tubos de radiação em um *gantry* e está detalhada nas páginas 205-208.

Comparação entre TC Convencional e TC Espiral

Na TC convencional, várias imagens igualmente espaçadas são adquiridas em sequência por meio de uma região específica, por exemplo, o abdome ou o crânio **(Fig. 7.1)**. Após cada corte, há uma pequena pausa para avançar a mesa do paciente para a próxima posição predefinida. A espessura do corte e o espaço entre a sobreposição e a intersecção são selecionados no início. Os dados primários para cada nível de imagem são armazenados separadamente. A pausa curta entre os cortes permite que o paciente consciente respire sem causar artefatos respiratórios significativos.

Fig. 7.1

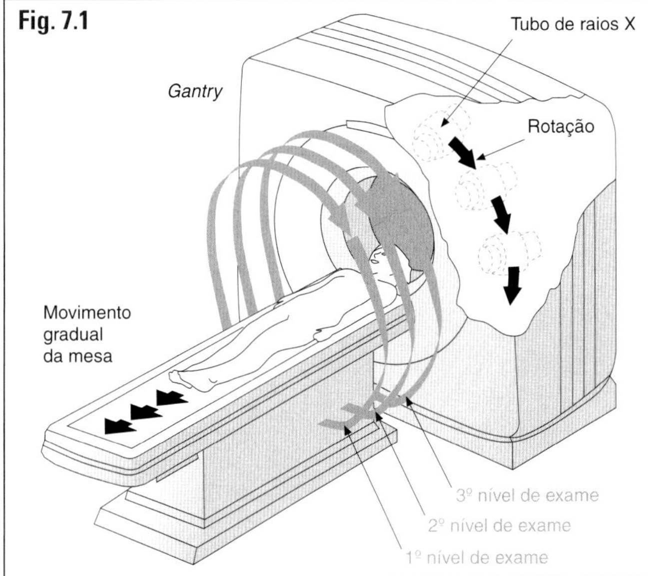

Entretanto, o exame pode levar vários minutos, dependendo da região do corpo e do tamanho do paciente. O tempo apropriado de aquisição de imagens após a administração IV do meio de contraste é particularmente importante para avaliar os efeitos da perfusão. A TC é a técnica preferida para a aquisição de imagens axiais completas do corpo em duas dimensões (2D), sem as desvantagens da superposição óssea e/ou do ar, como observado nas imagens convencionais de raios X.

Tanto a TC com detector de única fileira (SDCT, para *single-row detector CT*) quanto a TC com múltiplos detectores (MDCT) adquirem dados do paciente enquanto a mesa de exame se move através do *gantry*. O tubo de raios X descreve uma via helicoidal aparente ao redor do paciente **(Fig. 7.2)**. Se o avanço da mesa for coordenado com o tempo exigido para uma rotação de 360° (fator de *pitch*), a aquisição de dados será completa e ininterrupta. Essa técnica moderna aperfeiçoou, significativamente, a TC, pois o impacto dos artefatos e irregularidades respiratórias sobre o conjunto único de dados não é tão acentuado quanto aquele da TC convencional. Esse conjunto único de dados pode ser usado para reconstruir fatias de espessuras diferentes ou em intervalos diferentes. E mesmo as fatias sobrepostas podem ser reconstruídas.

Fig. 7.2

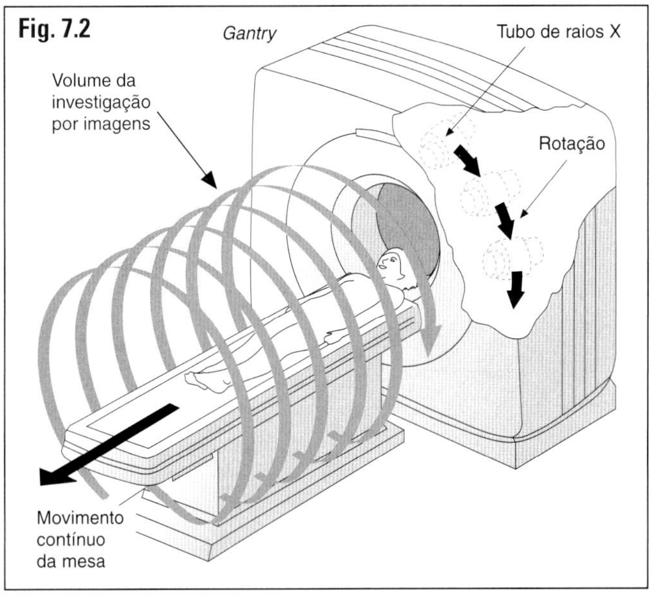

Nas unidades MDCT modernas, com 16 a 64 fileiras de detecção, o tempo de aquisição para, por exemplo, o tórax não mais excede o tempo em que a maioria dos pacientes consegue manter a apneia mesmo com colimações estreitas, toda a superfície do tórax pode ser examinada dentro de 7 a 10 segundos [47]. Até uma angiografia por TC (CTA, para *Computed Tomography Angiography*) das artérias carótidas e do polígono de Willis com *pitch* de 1,5 e tempo de rotação de 0,37 segundo por rotação exige apenas 5 segundos para uma faixa de exame de 350 mm (colimação de 64 × 0,6 mm). Em virtude da velocidade aumentada, a maioria das modernas unidades de TC não detectaria a excreção renal do meio de contraste, fazendo com que seja necessário um tempo de retardo mais prolongado ou um pequeno intervalo para documentar a função de excreção renal do paciente. Portanto, o "gargalo" no fluxo de trabalho não é mais o tempo de aquisição de dados, mas, às vezes, o tamanho dos arquivos de dados correspondentes em casos de reconstruções complexas com projeção de máxima intensidade (MIP)/reconstrução multiplanar (MPR) na estação local de trabalho.

Uma das vantagens da técnica helicoidal é o fato de que é possível detectar lesões menores que a espessura convencional de uma fatia. Pequenas metástases do fígado **(7)** serão perdidas, se apneias irregulares fizerem com que elas não apareçam no corte **(Fig. 7.3a)**. As metástases apareceriam em reconstruções sobrepostas a partir do conjunto de dados da técnica helicoidal **(Fig. 7.3b)**.

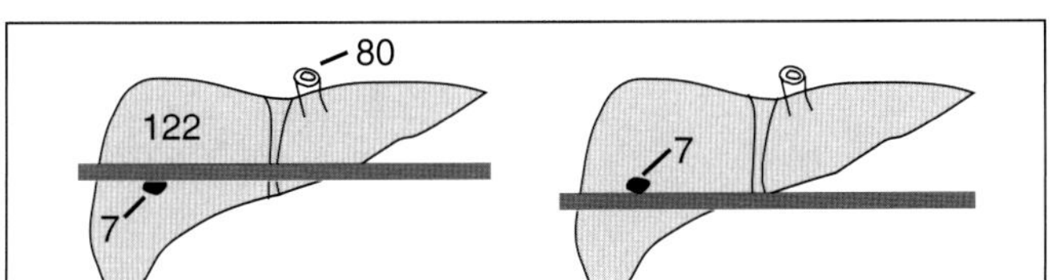

Fig. 7.3a TC convencional.

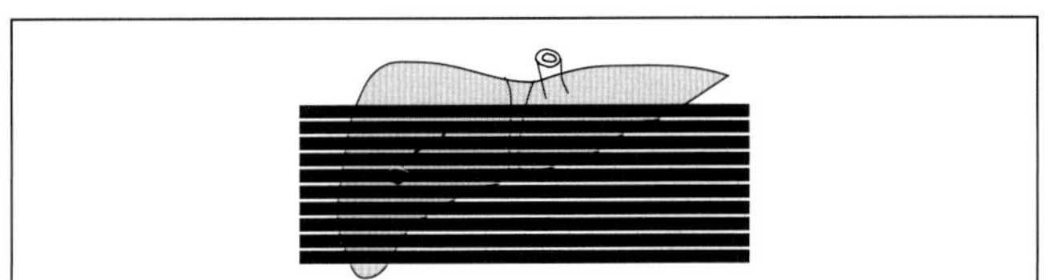

Fig. 7.3b TC espiral.

Resolução Espacial

As imagens reconstruídas deverão ter alta resolução temporal para separar até mesmo estruturas pequenas, umas das outras. Em geral, isso não cria problemas ao longo dos eixos X ou Y da imagem, já que o campo de visão selecionado (FOV, para *field of view*) abrange, tipicamente, 512 × 512 ou mais elementos da figura *(pixel)*. Esses *pixels* aparecem no monitor como valores da escala de cinza proporcionais à sua atenuação **(Fig. 8.1b)**. Na verdade, porém, eles não são quadrados, mas sim cubos (*voxel* = elemento de volume) com sua extensão ao longo do eixo do corpo definida pela espessura do corte **(Fig. 8.1a)**.

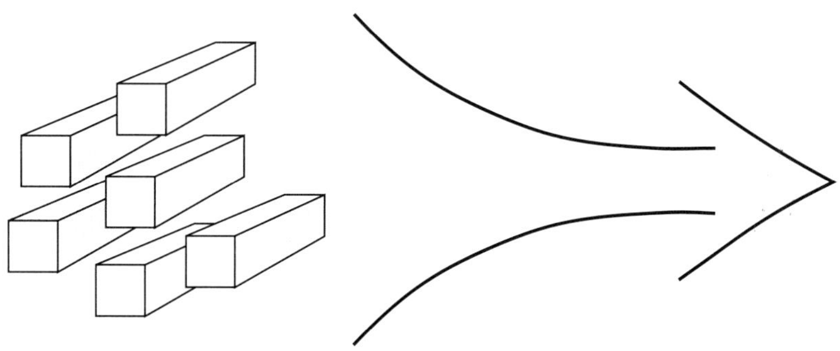

Fig. 8.1a

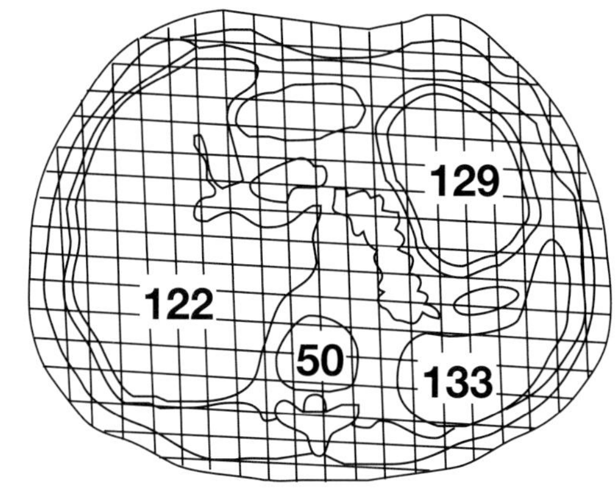

Fig. 8.1b

A qualidade da imagem deverá melhorar com *voxels* menores, mas isso só se aplica à resolução espacial, uma vez que um corte mais fino reduz a razão sinal-ruído. Outra desvantagem de cortes mais finos é o aumento inevitável na dose de radiação administrada ao paciente (veja p. 175). Apesar disso, *voxels* menores com medições idênticas em todas as três dimensões (*voxels* isotrópicos) oferecem uma vantagem crucial: a reconstrução multiplanar (MPR) nos planos coronal, sagital ou outros planos exibe as imagens reconstruídas livres de qualquer contorno semelhante a um degrau **(Fig. 8.2)**. O uso de *voxels* com dimensões diferentes (*voxels* anisotrópicos) para essa reconstrução MPR acarreta uma aparência serrilhada das imagens reconstruídas **(Fig. 8.3)**, as quais, p. ex., podem dificultar a exclusão de uma fratura **(Fig. 148.5b)**.

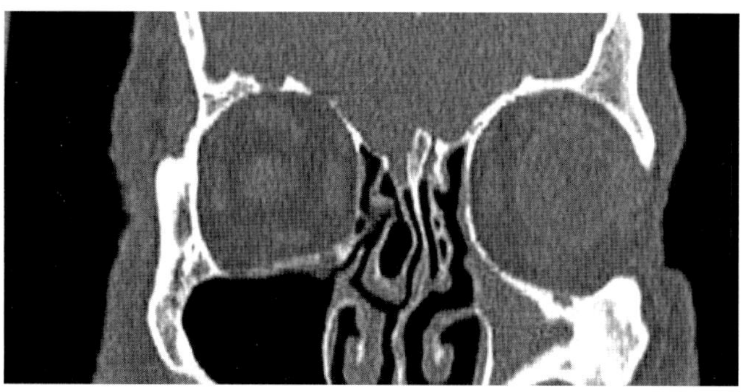

Fig. 8.2 Reconstrução MPR a partir de *voxels* isotrópicos.

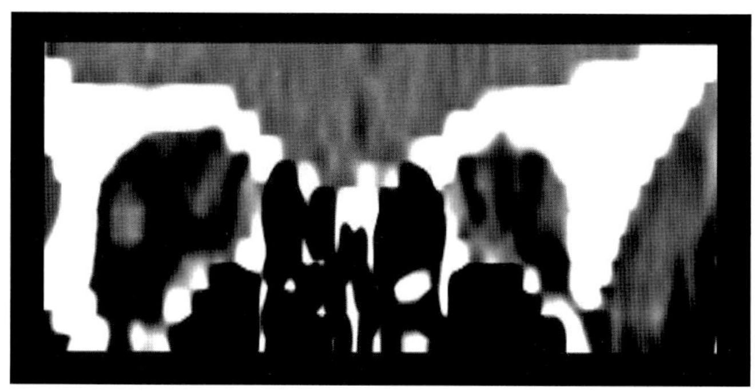

Fig. 8.3 Reconstrução MPR a partir de *voxels* anisotrópicos.

Pitch

Entretanto, existem várias definições para *pitch*, que descreve a taxa de incremento da mesa por rotação em milímetros e espessura de corte. A mesa em movimentação lenta por rotação gera uma espiral de aquisição apertada **(Fig. 8.4a)**. Aumentando-se o incremento por rotação sem alterar a espessura do corte ou a velocidade da rotação, criam-se espaços entre as varreduras da espiral de aquisição **(Fig. 8.4b)**.

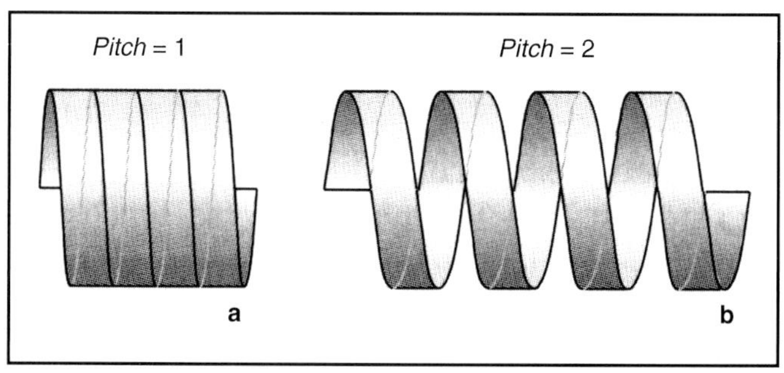

Fig. 8.4

A definição mais usada para *pitch* descreve a alimentação da mesa por rotação do *gantry*, expressa em milímetros e por colimação selecionada, também expressa em milímetros.

$$\text{Pitch} = \frac{\text{Movimento/Rotação da mesa}}{\text{Colimação}}$$

$$\textbf{Pitch} = \frac{\text{Alimentação/rotação}}{\text{Colimação}} \quad \text{P. ex.:} \frac{24\ \text{mm/rotação}}{16 \times 1{,}5\ \text{mm}} = \frac{24\ \text{mm}}{24\ \text{mm}} = 1$$

Uma vez que as unidades (mm) no numerador e no denominador se cancelam, o *pitch* é um número sem dimensão. Durante algum tempo, o chamado *pitch* de volume foi definido para aparelhos *(scanners)* de TC com múltiplos detectores, que associa a alimentação da mesa a um único corte, em vez de a toda a série de cortes ao longo do eixo Z. Para o exemplo apresentado anteriormente, isso significa um *pitch* de volume de 24 mm/1,5 mm = 16. Entretanto, parece haver uma tendência de retorno à definição original do *pitch*.

Os novos tomógrafos fornecem ao examinador a opção de selecionar a extensão craniocaudal (eixo Z) da região a ser examinada no topograma, assim como o tempo de rotação, a colimação de corte (cortes finos ou espessos?) e o tempo de exame (intervalos de apneia?). O *software,* p. ex., o "SureView®", calcula o *pitch* adequado, fornecendo valores normalmente entre 0,5 e 2,0.

Colimação de Corte: Resolução ao longo do Eixo Z

A resolução (ao longo do eixo do corpo, ou eixo Z) das imagens também pode ser adaptada à questão, clínica em particular pela escolha da colimação. Cortes entre 5 e 8 mm são, em geral, totalmente adequados para exames padronizados do abdome. Entretanto, a localização exata de fragmentos de uma fratura pequena ou a avaliação de alterações pulmonares sutis exige fatias finas, entre 0,5 e 2 mm. O que determina a espessura do corte?

O termo colimação descreve como os cortes adquiridos finos ou expressos podem ser pré-selecionados ao longo do eixo longitudinal do paciente (= eixo Z). O examinador pode limitar o feixe de raios X em leque emitido pelo tubo de radiação por meio de um colimador, no qual a abertura determina se o leque que passa pelo colimador e é colhido pelas unidades do detector atrás do paciente é amplo (**Fig. 9.1**) ou estreito (**Fig. 9.2**). O feixe estreito permite resolução espacial melhor ao longo do eixo Z do paciente. O colimador também pode ser colocado não só próximo ao tubo de radiação, mas também na frente dos detectores, ou seja, "atrás" do paciente, como visto a partir da fonte de raios X.

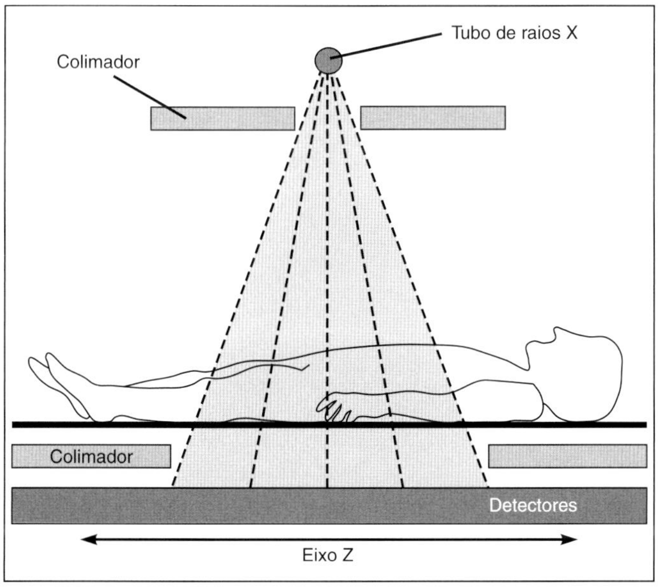

Fig. 9.1 Colimação com corte amplo.

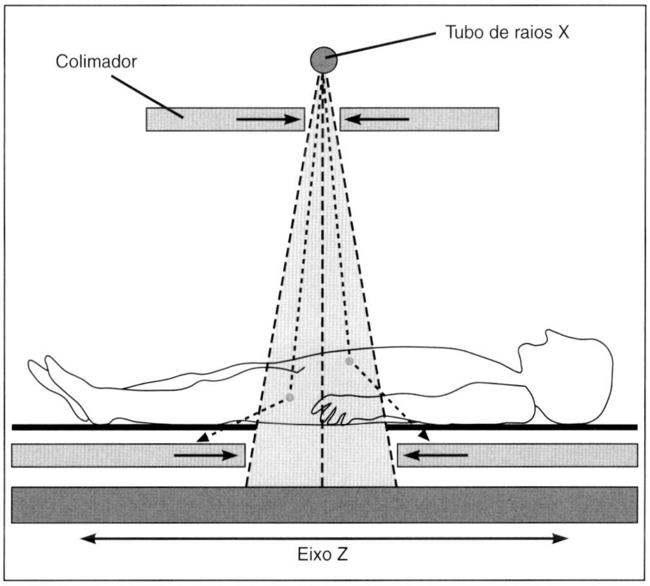

Fig. 9.2 Colimação com corte estreito.

Dependendo da largura da abertura do colimador, as unidades com uma única fileira de detectores atrás do paciente (corte único) podem gerar cortes com larguras de 10 mm, 8 mm, 5 mm ou até mesmo de 1 mm. Um exame por TC realizado com cortes muito finos é chamado, também, de TC de alta resolução (TCAR) e, se os cortes estão no nível de submilímetros, de TC de ultra-alta resolução (TCUAR). Esta última modalidade é usada para o osso petroso, com cortes de aproximadamente 0,5 mm para detectar linhas de fraturas delicadas através da base do crânio ou dos ossículos da audição na cavidade timpânica (veja pp. 46-49). Para o fígado, porém, o exame é dominado pela resolução de contraste, uma vez que, neste caso, a questão é a necessidade de detecção de metástases hepáticas (neste caso, com cortes um pouco mais espessos).

Desenho de Arranjo Adaptável

Um outro desenvolvimento da tecnologia espiral de fatia única é a introdução da técnica de multifatias, que não tem uma fileira única de detectores, mas várias fileiras empilhadas perpendicularmente ao eixo Z, em oposição à fonte de raios X. Isso permite a aquisição simultânea de vários cortes.

As fileiras do detector não têm, necessariamente, a mesma largura. O desenho de arranjo adaptável consiste em detectores que aumentam em largura a partir do centro para a borda do anel do detector e, consequentemente, permite várias combinações de espessura e números dos cortes adquiridos.

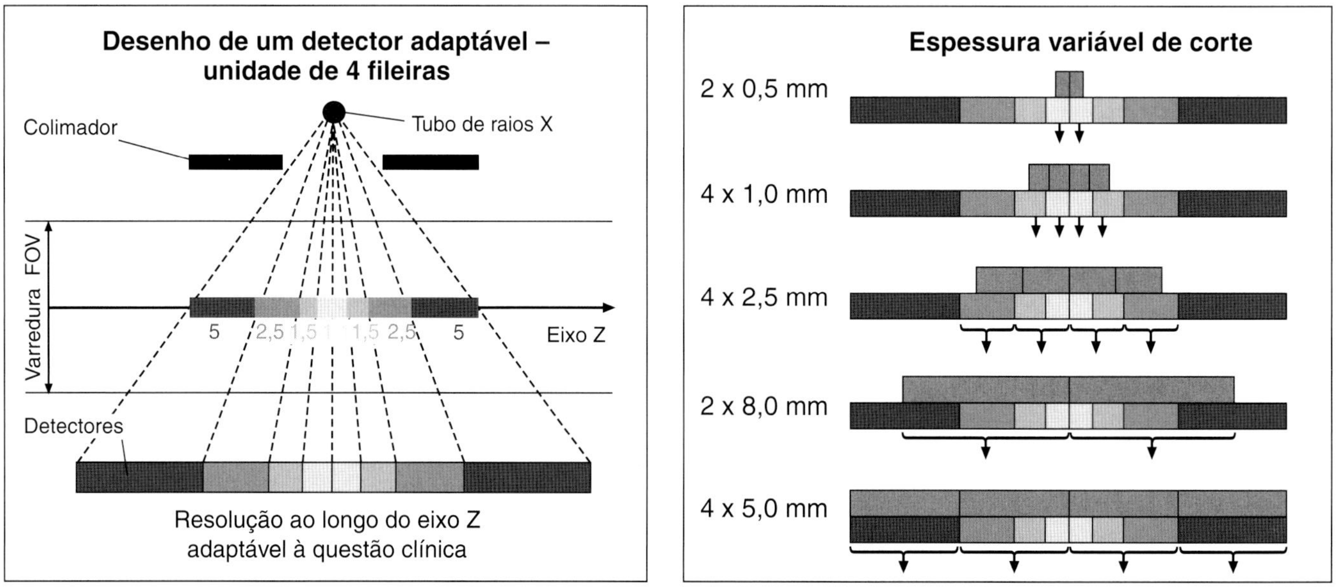

Fig. 10.1 Desenho de detector de 4 fileiras, como o modelo Sensation 4, da Siemens.

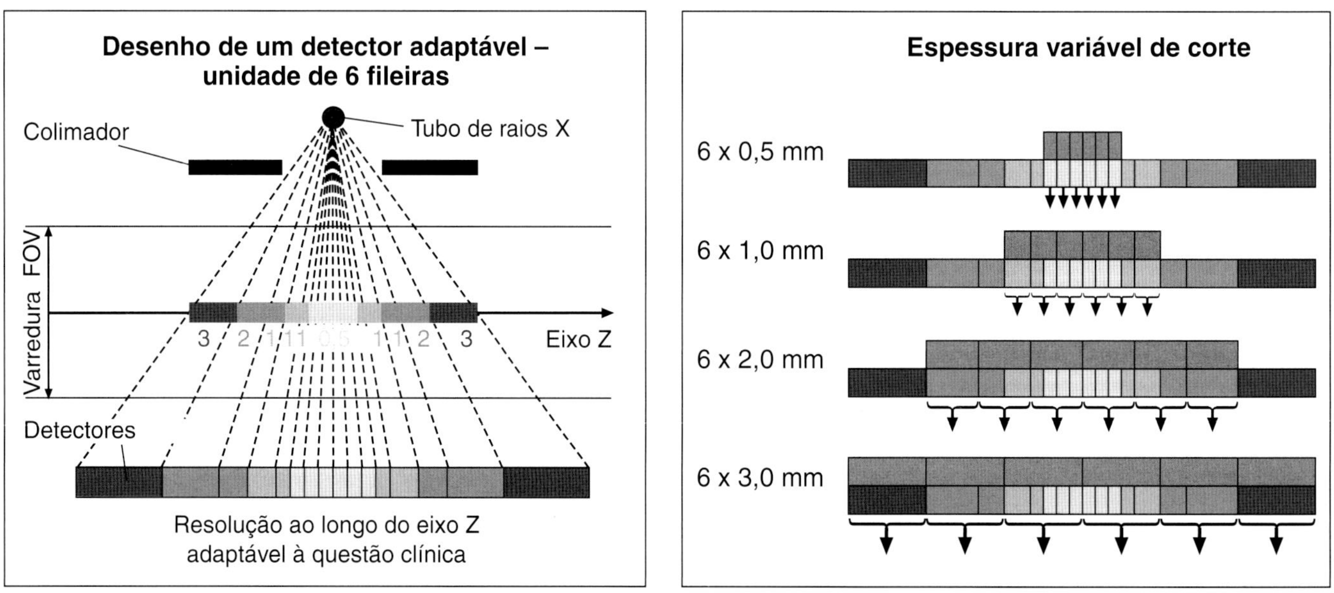

Fig. 10.2 Desenho de detector de 6 fileiras, como o modelo Emotion 6, da Siemens.

Por exemplo, um exame com 16 fatias pode ser realizado com 16 cortes finos de resolução mais alta (para o modelo Sensation 16, da Siemens, isso significa 16 × 0,75 mm) ou com 16 cortes com o dobro da espessura. Para a ATC iliofemoral (veja p. 188), é preferível adquirir um volume longo pelo eixo Z em uma só varredura, naturalmente com uma colimação ampla selecionada de 16 × 1,5 mm.

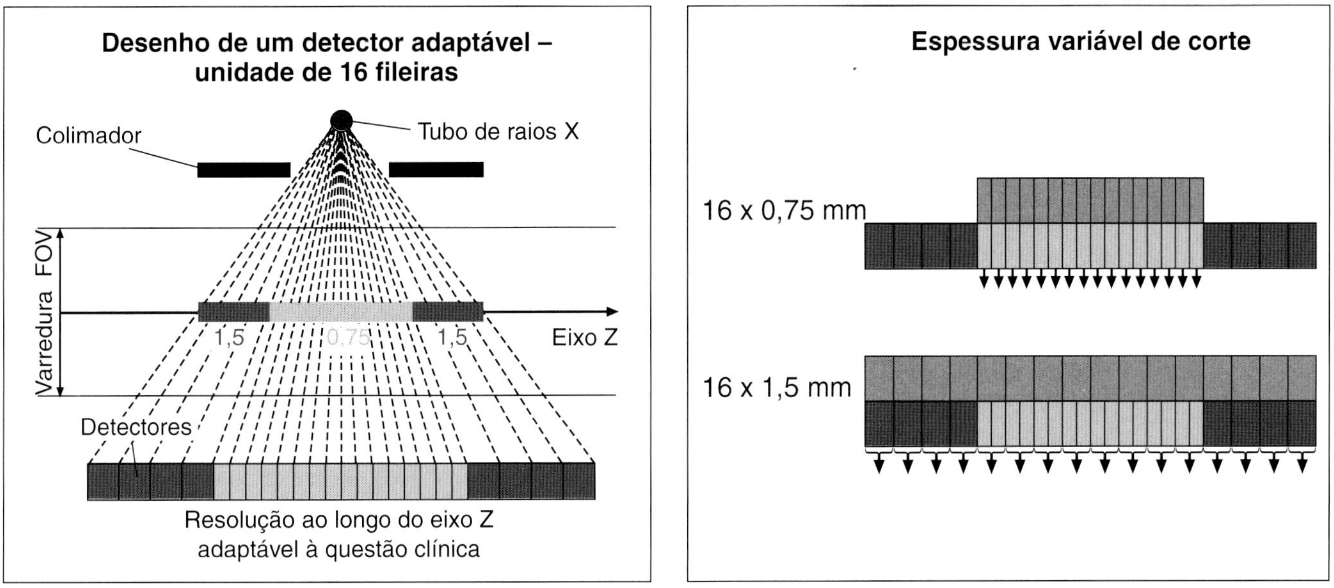

Fig. 11.1 Desenho de detector de 16 fileiras, como o modelo Sensation 16, da Siemens.

O desenvolvimento do *hardware* de TC não terminou com 16 fatias, e a aquisição mais rápida de dados já pode ser obtida com tomógrafos com 32 e 64 fileiras. A tendência para fatias mais finas está associada à exposição mais intensa do paciente à radiação, exigindo medidas complementares, além das tradicionais, já introduzidas, para reduzir essa exposição (veja pp. 174-177).

Quando pâncreas e fígado são incluídos na varredura, muitos usuários preferem reduzir a espessura da fatia de 10 mm para 3 mm para melhorar a nitidez da imagem. Isso, porém, aumenta o nível de ruído em cerca de 80%. Portanto, seria necessário aplicar 80% mais miliamperes (mA) ou estender o tempo de varredura (o que aumenta os produtos de mAs) para manter a qualidade da imagem.

Algoritmo de Reconstrução

Os usuários do sistema espiral têm uma vantagem adicional: no processo de reconstrução da imagem espiral, a maioria dos pontos dos dados não foi realmente medida na fatia especial que está sendo reconstruída (**Fig. 11.2**). Em vez disso, os dados adquiridos fora dessa fatia (●), e interpolados com mais importância, ou "contribuição", ficam anexos aos dados localizados mais perto da fatia (×). Em outras palavras: o ponto de dados mais próximo à fatia recebe mais peso ou conta mais na reconstrução de uma imagem na posição desejada da mesa.

Isso resulta em um fenômeno interessante. A dose do paciente (administrada, na verdade, em mGy) é determinada pelos mAs por rotação divididos pelo *pitch* e a dose da imagem é igual aos mAs por rotação sem considerar o *pitch*. Se, por exemplo, empregarmos 150 mAs por rotação com *pitch* de 1,5, a dose do paciente em mGy será relacionada linearmente com 100 mAs, e a dose da imagem estará relacionada com 150 mAs. Portanto, os usuários do sistema espiral podem melhorar a possibilidade de detecção do contrate selecionando valores altos de mA, podem aumentar a resolução espacial (nitidez da imagem), reduzindo a espessura da fatia, e podem, ainda aplicar o *pitch* para ajustar a extensão da faixa espiral conforme o desejado, tudo isso enquanto reduz a dose do paciente! Mais fatias podem ser adquiridas sem aumentar a dose ou aumentar a tensão sobre o tubo de radiação. Essa técnica é especialmente útil quando os dados são reformatados para criar outras projeções em 2D como as sagitais, oblíquas e coronais, ou em 3D (MIP, exame por imagens com superfície sombreada, veja pp. 8 e 13).

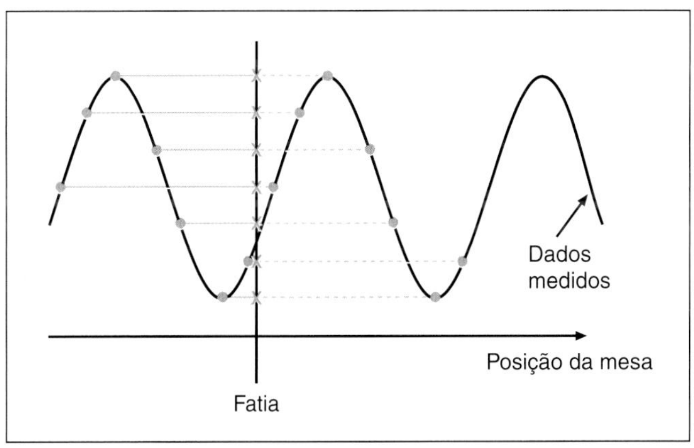

Fig. 11.2 Algoritmo de reconstrução espiral ampla (360°).

Os dados obtidos no canal do detector são passados, perfil por perfil, para o sistema eletrônico do detector como sinais elétricos correspondendo à atenuação real dos raios X. Esses sinais elétricos são digitados e, a seguir, transmitidos ao processador de imagens. Nesse estágio, as imagens são reconstruídas por meio do "princípio de tubulação" que consiste em pré-processamento, convolução e retroprojeção **(Fig. 12.1)**.

O **pré-processamento** inclui todas as correções obtidas para preparar os dados da varredura medida para reconstrução, p. ex., as correções para corrente escura, emissão de doses, calibração, correção de canais, endurecimento do feixe e erros de espaçamento. Essas correções são executadas para minimizar ainda mais as variações mínimas inerentemente encontradas nos componentes do tubo e do detector da cadeia de obtenção de imagens.

A **convolução** é, basicamente, o uso de valores negativos para corrigir o "borramento" inerente à retroprojeção simples. Se, por exemplo, um *phantom* cilíndrico de água for escaneado e reconstruído sem convolução, as bordas desse *phantom* mostrar-se-ão extremamente borradas **(Fig. 12.2a)**: o que acontece quando apenas oito perfis de atenuação de um objeto cilíndrico pequeno e altamente absorvente são superpostos para criar uma imagem? Caso a mesma parte do cilindro seja medida por duas projeções superpostas, uma imagem em forma de estrela será produzida, em lugar do que é, na verdade, um cilindro. Ao introduzir valores negativos além da porção positiva dos perfis de atenuação, as margens desse cilindro poderão ser nitidamente delineadas **(Fig. 12.2b)**.

A **retroprojeção** envolve a retrotransmissão dos dados corrigidos para uma matriz de imagem bidimensional representando o plano de corte do paciente sendo examinado. Isso é executado perfil por perfil em todo o processo de reconstrução das imagens. A matriz da imagem pode ser representada por um tabuleiro de xadrez, consistindo tipicamente em 512 × 512 ou 1.024 × 1.024 elementos de imagem, normalmente denominados *pixels*. A retroprojeção resulta na designação da densidade exata a cada um desses *pixels*, os quais são, então, exibidos em tons mais claros ou mais escuros na escala de cinza. Quanto mais clara a sombra, mais alta a densidade do tecido no interior do *pixel* (p. ex., os ossos).

Influência da Voltagem da Ampola (kV)

Ao examinar regiões anatômicas com valores mais altos de absorção (p. ex., TC do crânio, ombros, colunas torácica e lombar, pelve e pacientes de compleição maior) frequentemente é recomendável usar níveis mais altos de kV para complementar ou, ao invés de valores mais altos de mA: com valores mais altos de kV, o feixe de radiação é endurecido. Assim, os raios X podem penetrar nas regiões anatômicas de absorção mais elevada com mais facilidade. Como efeito colateral positivo, os componentes de energia mais baixa da radiação são reduzidos, o que é desejável, já que a radiação de baixa energia é absorvida pelo paciente e não contribui para a qualidade da imagem. Para o exame tomográfico de lactentes ou para o acompanhamento de um bolo de contraste, pode ser recomendável usar kV mais baixa que o ajuste padrão.

Corrente do Tubo (mAs)

A corrente do tubo, expressa em miliamperes-segundos (mAs), também exerce um efeito significativo sobre a dose de radiação enviada ao paciente. Um paciente com mais compleição corporal exige aumento na corrente do tubo para se obter uma qualidade de imagem adequada. Por isso, pacientes mais corpulentos recebem dose maior de radiação que, por exemplo, as crianças que apresentam compleição corporal nitidamente menor.
As regiões do corpo com estruturas ósseas que absorvem ou dispersam radiação, como o ombro e a pelve, exigem uma corrente de tubo mais alta que, por exemplo, o pescoço, um torso abdominal mais delgado ou as pernas. Essa relação tem sido ativamente aplicada à proteção contra a radiação há algum tempo (comparar com p. 177).

Tempo de Varredura

Especialmente na TC de tórax ou de abdome, é vantajoso selecionar o menor tempo de varredura possível, para minimizar os artefatos de movimento do coração e a peristalse intestinal que podem comprometer a qualidade das imagens. Outras investigações por TC também podem beneficiar-se de tempos de varredura rápida em virtude da redução na probabilidade de movimentos involuntários do paciente. Por outro lado, pode ser necessário selecionar um tempo de varredura mais prolongado para fornecer dose suficiente ou permitir a obtenção de mais amostras para a resolução espacial máxima. Alguns usuários podem também escolher, conscientemente, tempos mais longos de varredura para reduzir o nível de mA e, assim, aumentar a expectativa de vida útil dos tubos de raios X.

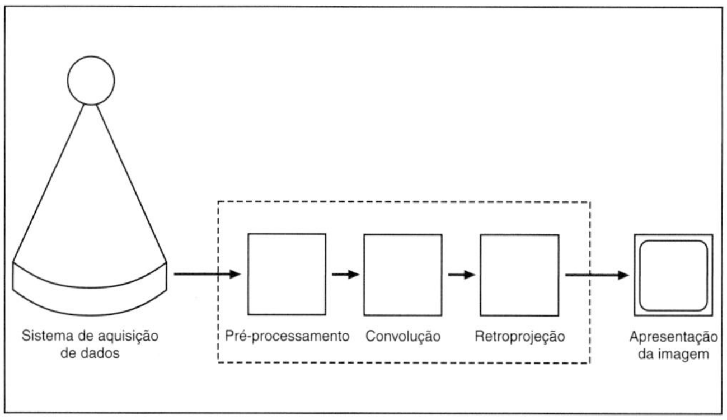

Fig. 12.1 O sistema de sequenciamento da reconstrução de imagem.

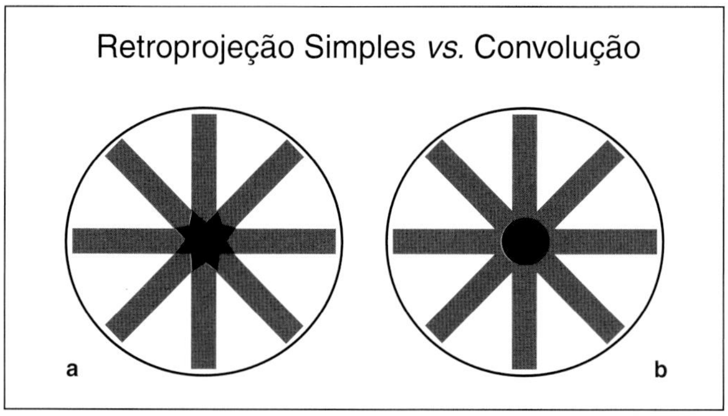

Fig. 12.2a Retroprojeção sem convolução.

Fig. 12.2b Retroprojeção com convolução.

Reconstruções Tridimensionais

Uma vez que a técnica helicoidal ou espiral adquire um conjunto de dados contínuo e de volume único para toda a região do corpo sob exame, a investigação por imagens de fraturas e de vasos sanguíneos melhorou nitidamente. Vários métodos diferentes de reconstrução tridimensional foram estabelecidos:

Projeção de Intensidade Máxima

A projeção de intensidade máxima (MIP, em inglês) é um método matemático que extrai *voxels* hiperintensos de conjuntos de dados bi e tridimensionais [6, 7]. Esses *voxels* são selecionados de vários ângulos diferentes através do conjunto de dados e então projetados como uma imagem em 2D (**Fig. 13.1**). A impressão tridimensional é adquirida alterando-se o ângulo de projeção em pequenos incrementos e, então, observando as imagens reconstruídas em sucessão rápida (ou seja, em modo cine). Esse procedimento é usado também para examinar vasos sanguíneos realçados por contraste.

Fig. 13.1

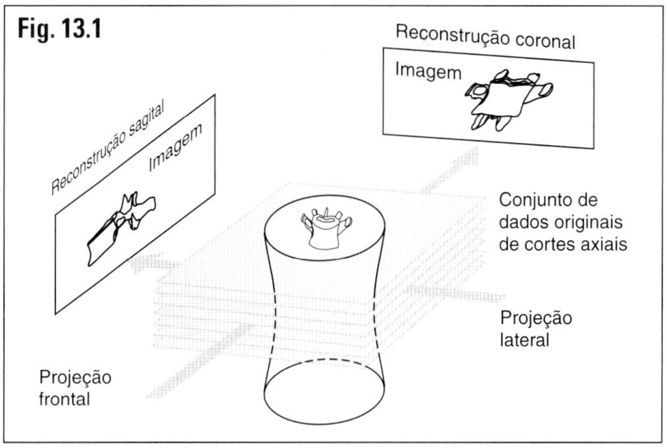

Reconstrução Multiplanar

Essa técnica permite reconstruir planos coronais, sagitais e oblíquos. A reconstrução multiplanar (MPR, em inglês) tornou-se uma ferramenta valiosa no diagnóstico de fraturas e para outras indicações ortopédicas. Por exemplo, os cortes axiais convencionais nem sempre fornecem informações suficientes sobre fraturas. Um bom exemplo é o traço fino de fratura não deslocada (*) sem descontinuidade cortical, a qual pode ser demonstrada mais efetivamente por MPR (**Fig. 13.2a**).

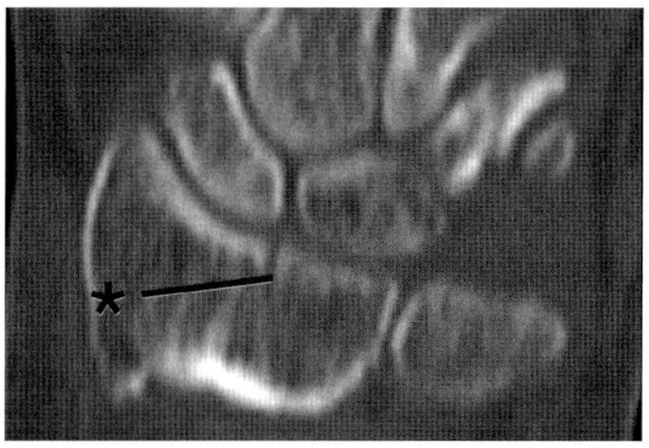

Fig. 13.2a

Imagem Tridimensional Sombreada de Superfície

Este método mostra a superfície de um órgão ou osso definido em unidades Hounsfield acima de um valor limiar determinado. O ângulo de visão, assim como a localização de uma fonte hipotética de luz (a partir da qual o computador calcula o sombreamento) são cruciais para a obtenção das melhores reconstruções possíveis. A fratura do rádio distal mostrada no modo MPR, na **Figura 13.2a**, é observada nitidamente na superfície do osso na **Figura 13.2b**.

(A **Figura 13.2a, b** foi fornecida por cortesia de J. Brackins Romero, M.D., Recklinghausen, Alemanha)

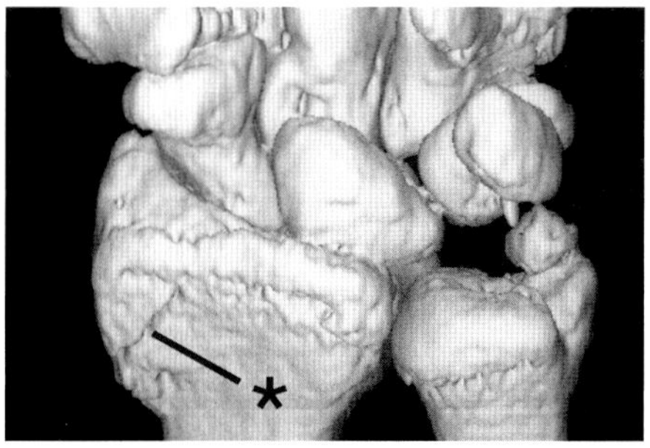

Fig. 13.2b

As imagens sombreadas de superfície em 3D são também valiosas no planejamento da cirurgia, como é o caso da lesão traumática à coluna vertebral observada na **Figura 13.3 a-c**. Uma vez que o ângulo de visão pode ser livremente determinado, a fratura por compressão torácica (*) e o estado dos forames intervertebrais podem ser examinados de vários ângulos diferentes (anterior na **Fig. 13.3a** e lateral na **Fig. 13.3b**). A MPR sagital na **Figura 13.3c** determina quaisquer fragmentos ósseos que se tenham deslocado para o canal vertebral (comparar com a mielografia por TC na p. 147).

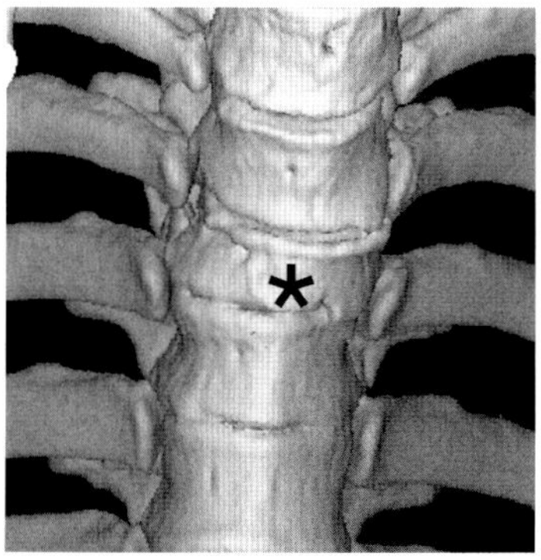

Fig. 13.3a

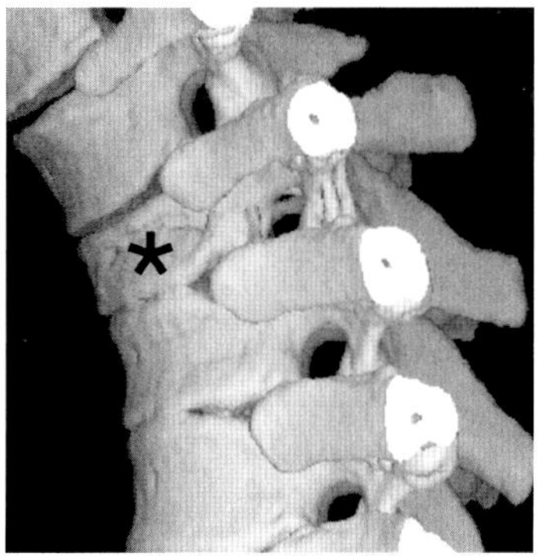

Fig. 13.3b

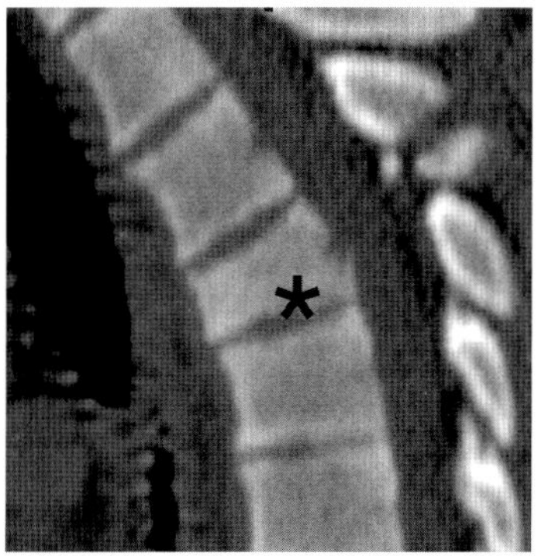

Fig. 13.3c

Orientação Anatômica

A imagem em uma tela não é apenas uma representação bidimensional da anatomia. Ela contém informações sobre a atenuação média dos tecidos em uma matriz consistindo em cerca de 512 × 512 elementos ***(pixels)***. Uma fatia (Fig. 14.1) tem espessura definida (**d_S**) e é composta de uma matriz de unidades cúbicas ou cuboides ***(voxels)*** de tamanho idêntico. Esse aspecto técnico é a razão para os efeitos de volume parcial explicados a seguir. A imagem normalmente é exibida como se o corpo fosse visto de baixo. Assim, o lado direito do paciente aparece no lado esquerdo da imagem e vice-versa (**Fig. 14.1**). Por exemplo, o fígado (**122**) está localizado na metade direita do corpo, mas aparece na metade esquerda da imagem. Os órgãos do lado esquerdo como estômago (**129**) e baço (**133**) aparecem na metade direita de uma imagem. As regiões anteriores do corpo, como a parede abdominal, são representadas na porção superior de uma imagem, enquanto as regiões posteriores, como a coluna vertebral (**50**), aparecem na porção inferior. Com esse sistema, as imagens de TC são mais facilmente comparadas com as imagens de radiografia convencional.

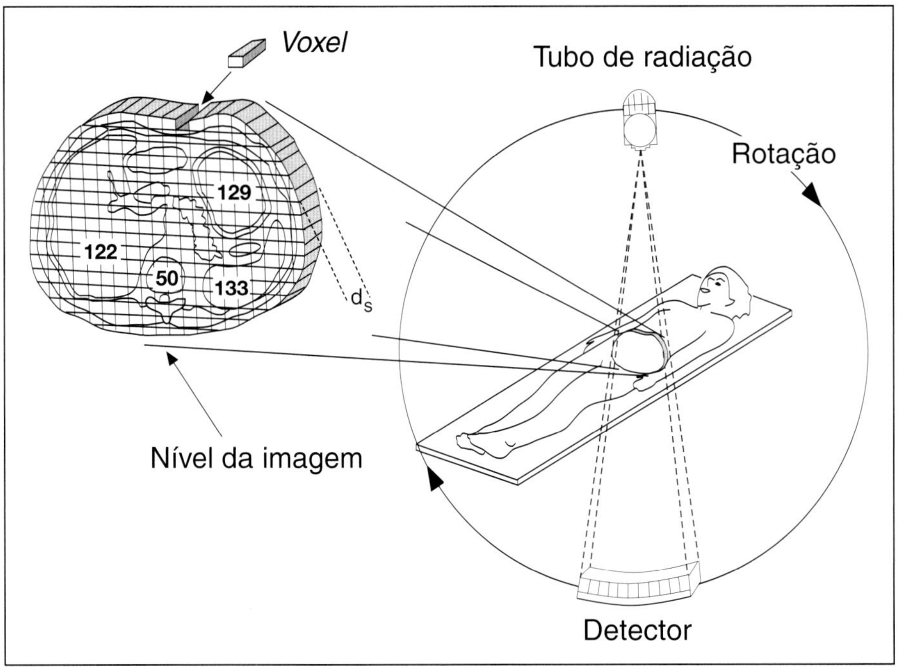

Fig. 14.1

Efeitos de Volume Parcial

A espessura da imagem (**d_S**) é determinada pelo radiologista. Normalmente, escolhe-se o tamanho de 8 a 10 mm para exames torácicos ou abdominais e 2 a 5 mm para exames, do crânio, da coluna vertebral, das órbitas ou dos ossos petrosos. A estrutura pode, portanto, ser incluída em toda a espessura de uma fatia (**Fig. 14.2a**) ou só em uma parte dela (**Fig. 14.3a**). O valor da escala de cinza de um *voxel* depende da atenuação média de todas as estruturas dentro dele. Se a estrutura tem forma regular dentro de um corte, ela aparecerá bem definida, como é o caso da aorta abdominal (**89**) e da veia cava inferior (**80**) mostradas na **Figura 14.2a, b**.

Os efeitos de volume parcial ocorrem quando as estruturas não ocupam toda a espessura de uma fatia, p. ex., quando um corte inclui parte de um corpo vertebral (**50**) e parte de um disco (**50e**) a anatomia será mal definida (**Fig. 14.3a, b**). Esse conceito também se aplica no caso de um órgão que se afina dentro de um corte, como visto na **Figura 14.4a, b**. Essa é a razão para a má definição dos polos renais ou das margens da vesícula biliar (**126**) ou da bexiga.

Os artefatos causados pela respiração durante a aquisição das imagens são discutidos na página 19.

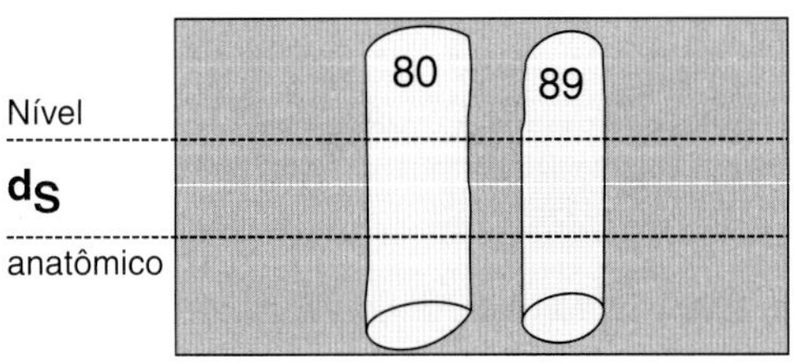

Fig. 14.2a

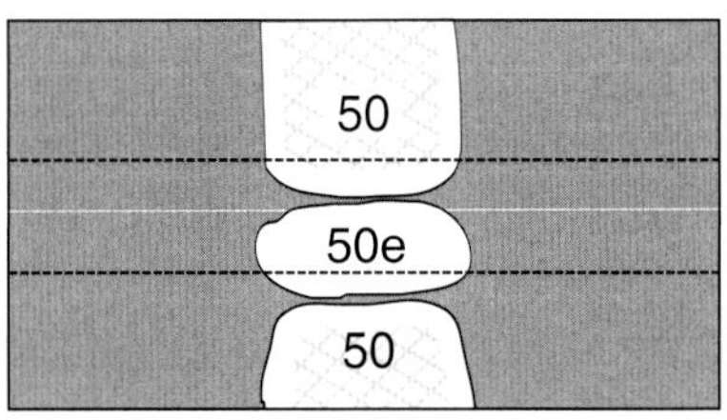

Fig. 14.3a

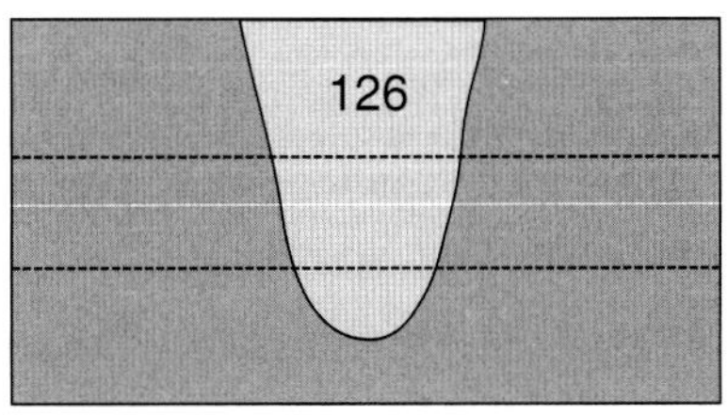

Fig. 14.4a

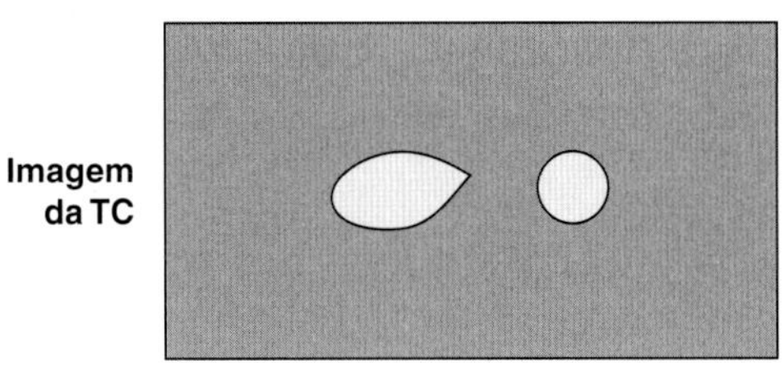

Fig. 14.2b

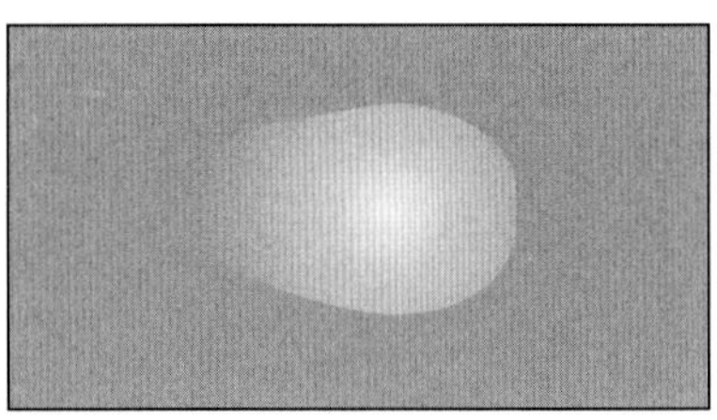

Fig. 14.3b

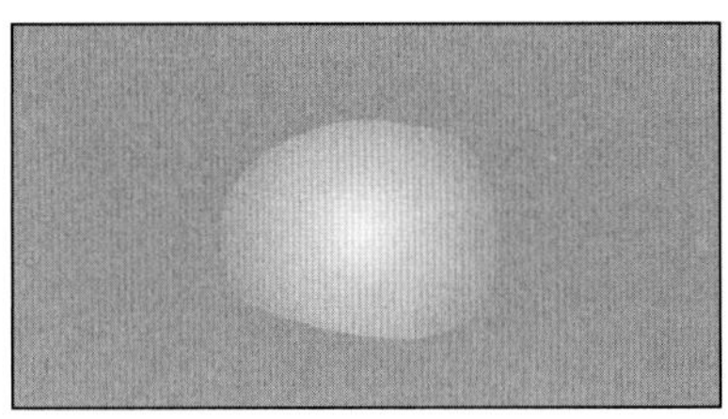

Fig. 14.4b

Distinção entre Estruturas Nodulares e Tubulares

A diferenciação entre linfonodos (LN) possivelmente aumentados ou afetados e vasos ou músculos que sejam vistos em corte transversal é essencial. Isso pode se mostrar extremamente difícil em uma imagem única, pois essas estruturas possuem valores de densidade similares (tons de cinza). Deve-se, portanto, analisar sempre as imagens craniais e caudais adjacentes e comparar as estruturas em questão para determinar se elas representam linfonodos aumentados ou permanecem como estruturas mais ou menos tubulares **(Fig. 15.1)**: um linfonodo **(6)** aparecerá em apenas um ou dois cortes e não pode ser identificado em imagens adjacentes (compare a **Fig. 15.1a-c**). A aorta **(89)** ou a veia cava inferior **(80)** ou ainda um músculo, como o iliopsoas **(31)**, podem ser observados em uma série de imagens craniocaudais.

Se houver suspeita de linfonodomegalia em uma imagem, deverá ser uma reação automática comparar níveis adjacentes para esclarecer se representa simplesmente um vaso ou um músculo no corte transversal. Esse procedimento permitirá a identificação rápida dos efeitos de volume parcial descritos na página anterior.

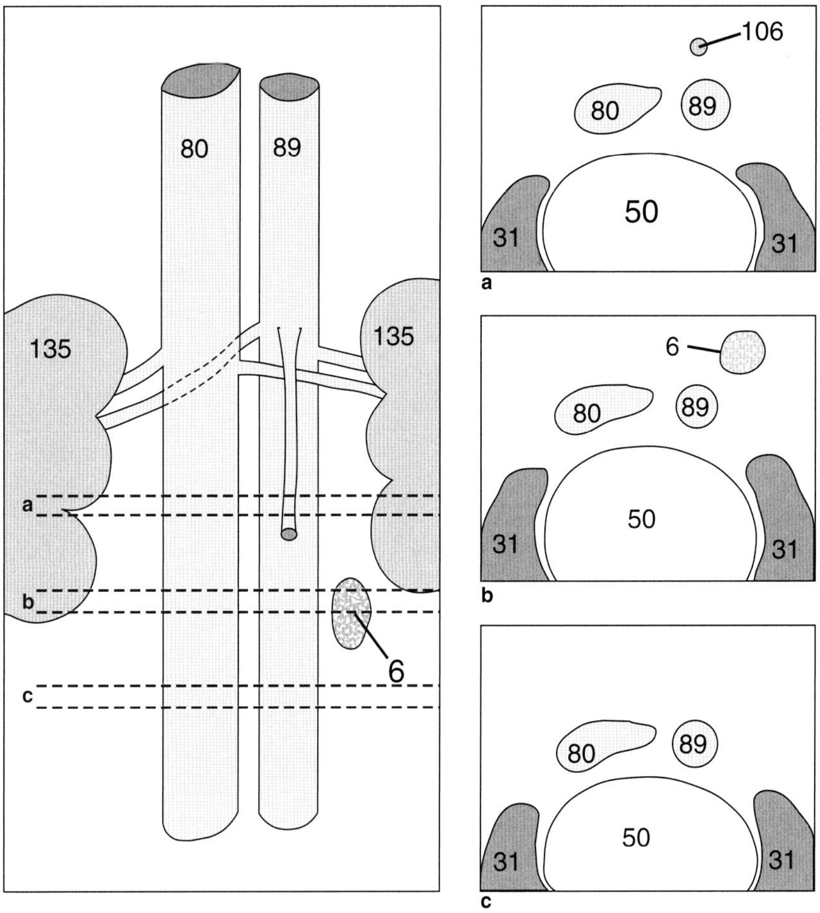

Fig. 15.1

Densitometria (Medição de Densidade)

Se, p. ex., houver dúvida sobre um líquido observado na cavidade pleural representar um derrame pleural ou um hemotórax, a medição da densidade desse líquido esclarecerá o diagnóstico diferencial. O mesmo se aplica às lesões focais no parênquima hepático ou renal. Entretanto, não é recomendável realizar medições de *voxels* isolados (= elemento de volume, veja **Fig. 14.1**) uma vez que esses dados são passíveis de flutuações estatísticas que podem tornar a atenuação não confiável. É mais correto posicionar uma "região de interesse" (ROI) maior composta por vários *voxels* em uma lesão focal, estrutura ou coleção líquida. O computador calcula os níveis de densidade média de todos os *voxels* e também fornece desvio-padrão (DP).

É preciso cuidado especial para não negligenciar artefatos de endurecimento do feixe **(Fig. 19.2)** ou efeitos de volume parcial. Se uma massa não se estender por toda a espessura de uma fatia, as medições de densidade incluirão o tecido adjacente a ela **(Figs. 121.2 e 133.1-133.3)**. A densidade de uma massa só será medida corretamente se preencher toda a espessura da fatia **(d_S)** **(Fig. 15.2)**. É, então, mais provável que as medições incluiram somente a massa (área hachurada na **Fig. 15.2a**). Se **d_S** for maior que o diâmetro da massa, p. ex., uma lesão pequena em uma posição desfavorável, ela só aparecerá em volume parcial, seja qual for o nível de varredura **(Fig. 15.2b)**.

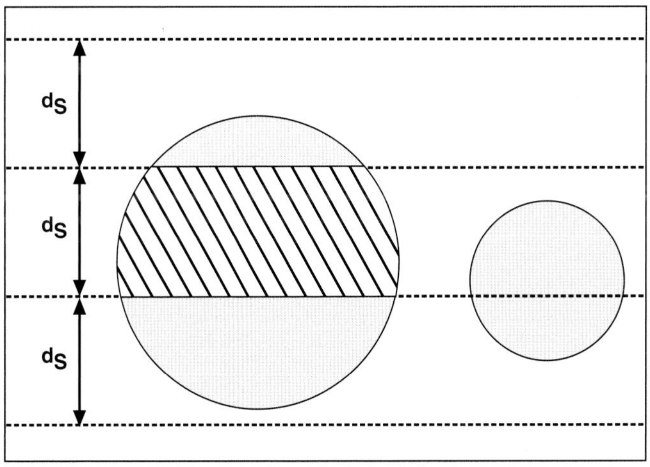

Fig. 15.2 a b

Níveis de Densidade de Diferentes Tipos de Tecido

Os equipamentos modernos têm uma capacidade de 4.096 tons de cinza, o que representa níveis diferentes de densidade em unidades de Hounsfield (UH). A densidade da água foi arbitrariamente definida em zero UH e a do ar em −1.000 UH **(Tabela 16.1a)**. O monitor pode exibir 256 tons de cinza no máximo. Entretanto, o olho humano só consegue discriminar cerca de 20 tons. Uma vez que as densidades dos tecidos humanos se estendem por uma faixa muito estreita (uma janela) do espectro total **(Tabela 16.1b)**, é possível selecionar um ajuste de janela para representar a densidade do tecido de interesse.

O nível médio de densidade da janela deverá ser definido o mais próximo possível do nível de densidade do tecido a ser examinado. O pulmão, com seu alto conteúdo de ar, é mais bem examinado em um ajuste de janela com baixa UH **(Fig. 17.1c)**, enquanto os ossos exigem um ajuste para níveis altos dessas unidades **(Fig. 17.2c)**. A largura da janela influencia o contraste das imagens: quanto mais estreita a janela, maior o contraste, já que os 20 tons de cinza cobrem somente uma pequena escala de densidades.

Tabela 16.1a Densidade de todos os tecidos

Tabela 16.1b Densidade dos órgãos e líquidos sólidos

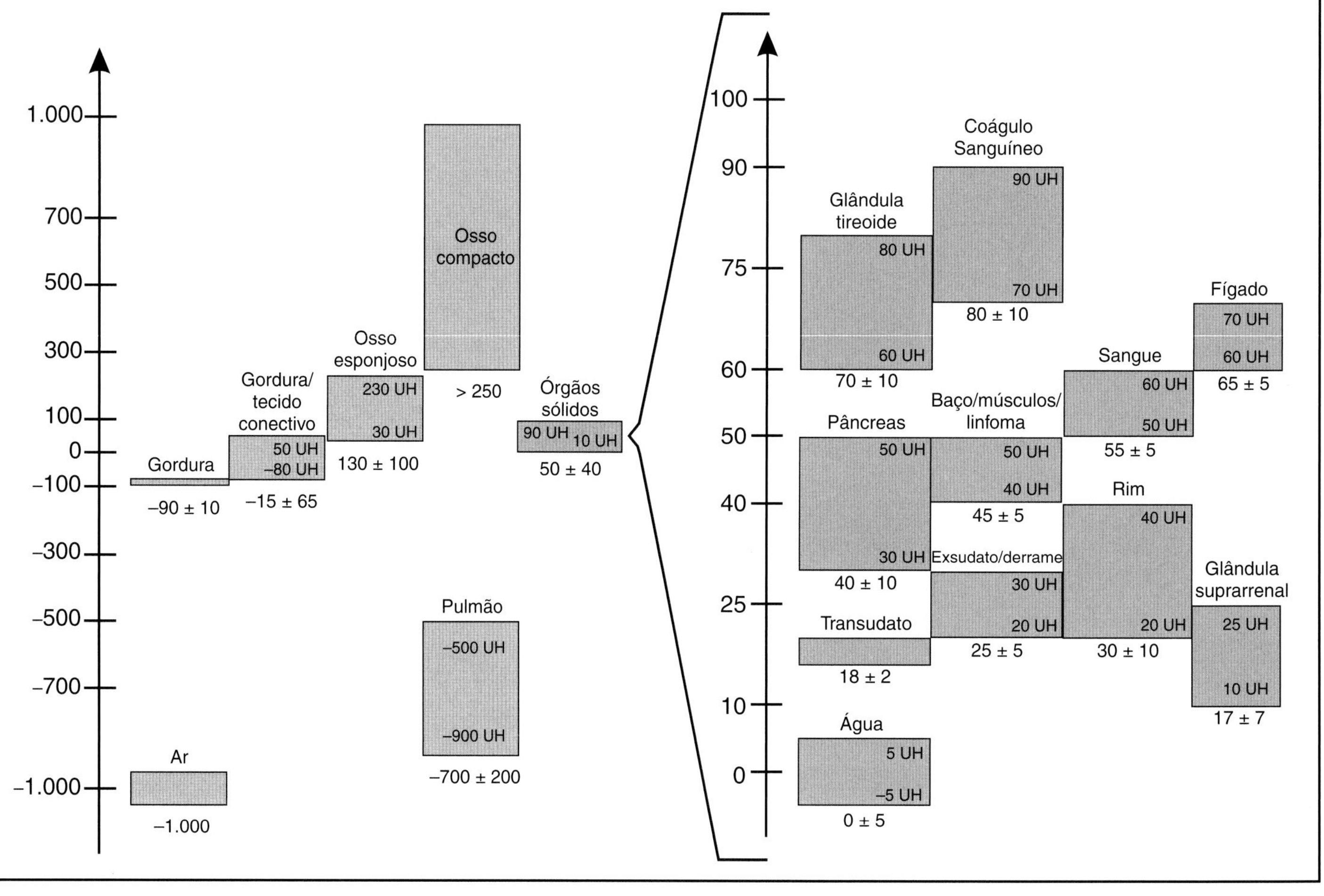

Vale notar que os níveis de densidade de quase todos os órgãos sólidos ficam em uma faixa estreita de 10 a 90 UH **(Tabela 16.1b)**. A única exceção é o pulmão e, como mencionado anteriormente, isso exige um ajuste especial de janela **(Fig. 17.1a-c)**. Quanto às hemorragias, deve-se levar em conta que o nível de densidade de coágulos recentes é cerca de 30 UH superior ao do sangue fresco. Essa densidade diminui novamente em hemorragias mais antigas ou em tromboses liquefeitas. Um exsudato com teor proteico superior a 30 g/L não pode ser prontamente diferenciado de um transudato (teor de proteína inferior a 30 g/L) no ajuste de janela convencional. Além disso, o alto grau de sobreposição entre as densidades de, p. ex., linfomas, baço, músculos e pâncreas torna claro que não se pode deduzir, somente com base nos níveis de densidade, qual substância ou tecido está presente.

Por fim, os valores de densidade padronizados também flutuam entre os indivíduos, dependendo também da quantidade de meio de contraste no sangue circulante e nos órgãos. Este último aspecto é particularmente importante para o exame do sistema urogenital, já que o meio de contraste IV é rapidamente excretado pelos rins, resultando na elevação dos níveis de densidade no parênquima durante o exame. Esse efeito pode ser usado na avaliação da função renal **(Fig. 135.1)**.

Documentação de Janelas Diferentes

Uma vez adquiridas as imagens, um filme é impresso para documentação. Por exemplo, para examinar o mediastino e as partes moles da parede torácica, a janela é definida de modo que os músculos **(13, 14, 20-26)**, vasos **(89, 90, 92...)** e gordura sejam nitidamente representados em sombras de cinza. A janela para partes moles **(Fig. 17.1a)** é centrada a 50 UH, com largura de aproximadamente 350 UH. O resultado é uma representação de valores de densidade de –125 UH (50-350/2) até +225 UH (50 +350/2). Todos os tecidos com uma densidade inferior a –125 UH, como o pulmão, são representados em preto. Aqueles com níveis de densidade superiores a +225 aparecem em branco e suas características estruturais internas não podem ser diferenciadas.
Se for efetuado o estudo do parênquima pulmonar, p. ex., quando para o estudo de nódulos, o centro da janela será mais baixo, cerca de –200 UH e a janela mais larga (2.000 UH). As estruturas pulmonares com baixa densidade **(96)** podem ser mais claramente diferenciadas nessa chamada janela para pulmão **(Fig. 17.1c)**.

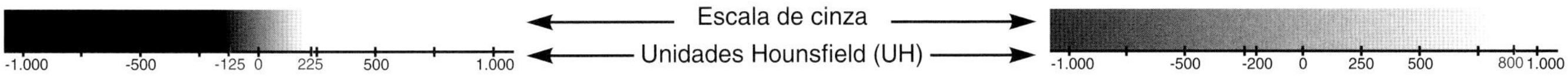

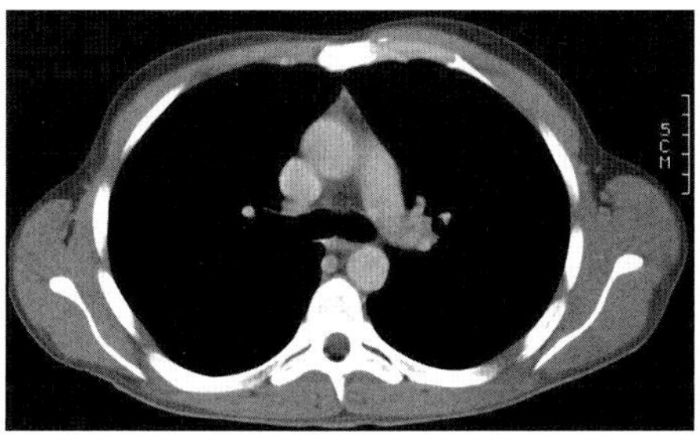

Fig. 17.1a Janela para partes moles.

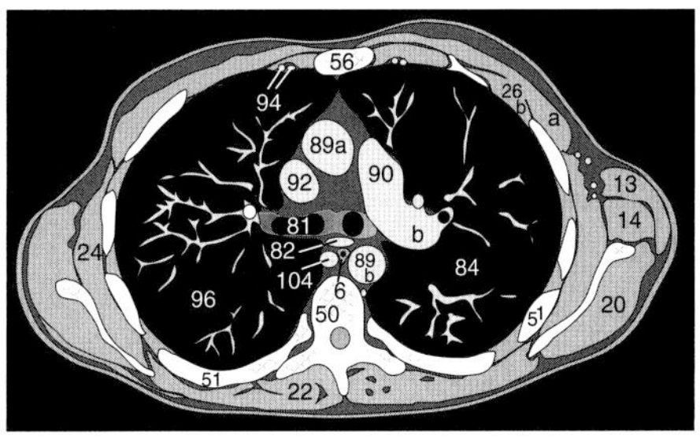

Fig. 17.1b

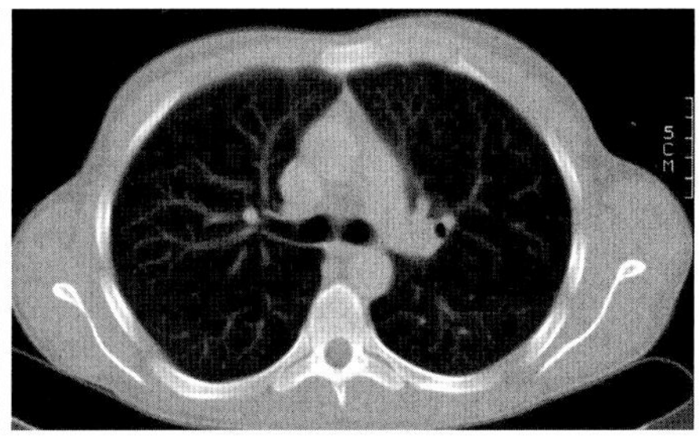

Fig. 17.1c Janela para pulmão.

Para se obter o contraste máximo entre as substâncias cinzenta e branca no cérebro, é necessário selecionar uma janela especial para o cérebro, porque a diferença entre os valores de densidade dessas substâncias é muito pequena. A janela para o cérebro deve ser muito estreita (80 a 100 UH => contraste alto) e o centro deve ficar próximo à densidade média do tecido cerebral (35 UH) para demonstrar essas pequenas diferenças **(Fig. 17.2a)**. Nesse ajuste, é naturalmente impossível examinar a calota craniana, já que todas as estruturas hiperdensas a 75-85 UH aparecerão brancas. A janela para osso deverá, portanto, ter um centro muito mais alto, a cerca de +300 UH, e uma largura suficiente de cerca de 1.500 UH. As metástases **(7)** no osso occipital **(55d)** só serão visíveis na janela apropriada para o osso **(Fig. 17.2c)**, mas não na janela para o cérebro **(Fig. 17.2a)**. Por outro lado, o cérebro é praticamente invisível na janela para osso; metástases cerebrais pequenas não seriam detectadas. Devemos estar sempre cientes desses aspectos técnicos, especialmente porque os filmes não são rotineiramente impressos a cada ajuste de janela. O examinador deverá rever completamente as imagens na tela em janelas adicionais para evitar a perda de características patológicas importantes. O exame do fígado implica em problemas especiais e é tratado separadamente na página 120.

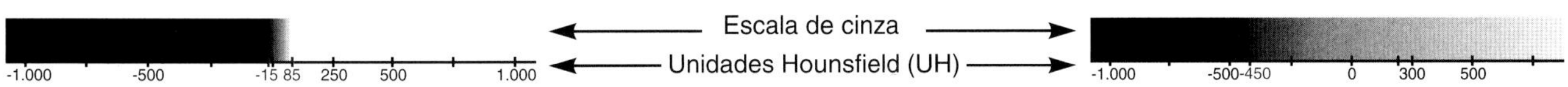

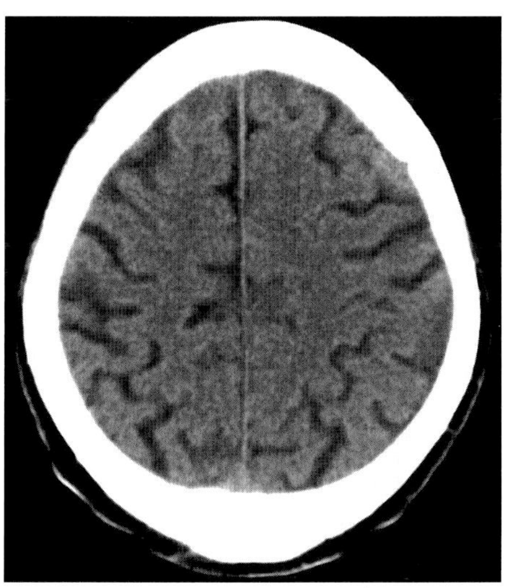

Fig. 17.2a Janela para cérebro.

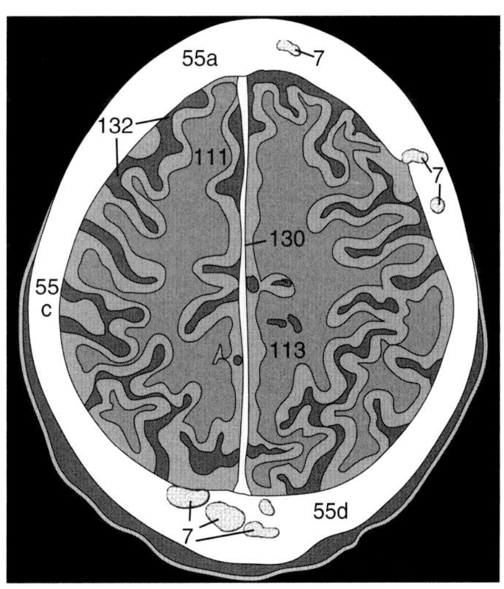

Fig. 17.2b

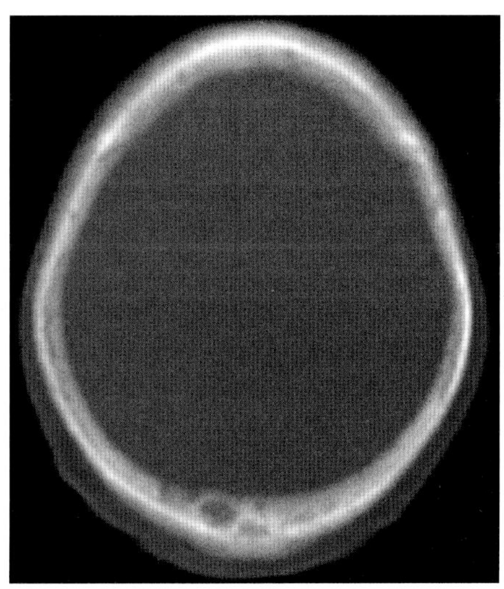

Fig. 17.2c Janela para osso.

História Clínica

Antes de qualquer exame de TC, é necessária a elaboração de uma história clínica completa, focalizando os fatores que possam representar uma contraindicação ao uso de meios de contraste ou indicar aumento na probabilidade de uma reação. Em pacientes com suspeita de disfunção renal, os níveis séricos de ureia e creatinina deverão ser obtidos (veja a seguir). É importante observar se existem exames de TC anteriores disponíveis para a comparação. Informações sobre cirurgias prévias e radioterapia na região anatômica a ser examinada por TC também são importantes. Uma consideração cuidadosa dos achados radiológicos pertinentes do estudo atual no contexto dos resultados anteriores e a história clínica do paciente permitem ao radiologista apresentar um diagnóstico diferencial com significado válido.

Função Renal

Com exceção de poucos (como protocolo para investigação de cálculos, avaliação de fraturas), a maioria dos exames de TC exige a administração IV de meios de contraste iodados para a avaliação adequada da situação clínica em evidência. Uma vez que os meios de contraste são excretados pelos rins e podem causar alterações na hemodinâmica renal e toxicidade tubular [8], o médico deverá avaliar a função renal do paciente medindo o nível de creatinina plasmática antes do exame de TC. Se os resultados sugerirem disfunção renal, os meios de contraste só deverão ser administrados em uma faixa muito restrita de indicações [9, 10]. Além disso, o uso de contraste iodado de baixa osmolalidade está associado a um risco mais baixo de toxicidade renal e deverá ser considerado nessas circunstâncias. A hidratação adequada do paciente também é uma medida adjunta importante. Por último, a administração de acetilcisteína em forma de comprimidos (Mucomyst®) demonstrou efeito protetor dos rins em alguns estudos. Os pacientes diabéticos em tratamento com metformina, um hipoglicemiante oral, deverão receber atenção especial [8, 9]. Nesses pacientes, os meios de contraste podem causar acidose láctica, especialmente quando houver disfunção renal concomitante. Assim, é recomendável suspender a metformina no dia do exame e nas 48 horas seguintes e reiniciar seu uso depois que a repetição do exame de creatinina sérica tiver confirmado a estabilidade da função renal. Até recentemente, em casos nos quais os meios de contraste eram absolutamente necessários para um paciente em diálise, o exame de TC era programado de modo que a diálise fosse iniciada imediatamente após o exame. Entretanto, estudos recentes mostram que não há necessidade dessa diálise de urgência [11]. Em um paciente em diálise, porém, a função renal residual pode sofrer com o contraste na circulação. Fora isso, parece não haver outras complicações se o meio de contraste puder circular por um dia ou dois até a seção de diálise seguinte. Os níveis de creatinina podem ser verificados rapidamente e com baixo custo; para ganhar tempo, o resultado poderá constar da requisição para o exame para a revisão imediata pelo radiologista ao prescrever o protocolo do exame.

Hipertireoidismo

A avaliação do hipertireoidismo é dispendioso e demorado. Todavia, o médico solicitante deve excluir esse quadro se houver suspeita clínica antes da realização de um exame de TC envolvendo MEIOS DE CONTRASTE. Podem ser necessários parâmetros de laboratório e possivelmente a cintilografia. Em outros casos, a informação "sem evidência clínica de hipertireoidismo" ou, melhor ainda, a documentação da função da tireoide na requisição de exame são úteis. Dessa forma, o radiologista terá certeza de que a verificação foi realizada. Observe que os valores de referência (**Tabela 18.1**) podem variar de um laboratório para outro. O médico deverá verificar com o laboratório as unidades normalmente usadas e as faixas normais, caso não incluídas no laudo. O risco de tireotoxicose causado pelos meios de contraste iodados pode, assim, ser evitado. Caso o tratamento com iodo radioativo esteja planejado para hipertireoidismo ou câncer da tireoide, a administração IV dos meios de contraste poderá levar à saturação do sistema de absorção do iodo na glândula tireoide durante várias semanas. Como resultado, pode ser necessário retardar a terapia com iodo radioativo durante algum tempo.

Tabela 18.1 Níveis normais dos hormônios da tireoide

TSH: 0,23-4,0 pg/mL	
TT_3: 0,8-1,8 ng/mL	TT_4: 45-115 ng/mL
FT_3: 3,5-6,0 pg/mL	FT_4: 8,0-20,0 pg/mL
(Valores normais podem variar, devido a definições individuais de laboratório)	

Reações Adversas aos Meios de Contraste

Desde a introdução dos meios de contraste não iônicos, no final dos anos 1970, as reações adversas raramente têm sido observadas [12-14]. Apesar disso, reações adversas prévias são indicativas de risco aumentado e deverão ser conhecidas por meio de uma história clínica cuidadosa. A gravidade de qualquer reação anterior aos meios de contraste é muito significativa. Se os pacientes apresentam uma história de prurido ou urticária logo após a administração do agente, recomenda-se a pré-medicação. Na presença de história de hipotensão ou colapso cardiovascular, os meios de contraste não deverão ser administrados de maneira nenhuma, a não ser após uma avaliação completa de indicação clínica e pré-medicação adequada. Como regra geral, os pacientes que necessitam de pré-medicação por causa de uma reação adversa anterior deverão ser mantidos em jejum por 6 horas antes do exame. Isso reduz o risco de aspiração [do conteúdo gástrico] em caso de reação anafilática intensa que exija entubação e ventilação (informações detalhadas nas páginas 24 e 25).

Pré-medicação (história de reações adversas anteriores aos meios de contraste). Nos casos de reações adversas leves, a pré-medicação com três doses orais de Prednisona, 50 mg cada, 13, 8 e 1 hora antes do exame é o necessário. Além disso, administram-se 50 mg de anti-histamínico intramuscular (p. ex., Benadryl) também 1 hora antes do exame. Podem ocorrer efeitos colaterais como pressão intraocular aumentada ou retenção urinária. Além disso, pode ocorrer sonolência por cerca de 8 horas após a administração dessas drogas; assim, recomenda-se evitar dirigir veículos nesse período. Se o exame de TC de um paciente ambulatorial estiver programado, ele deverá ser informado sobre a possibilidade de sonolência e da visão temporariamente prejudicada e deverá ter um acompanhante para voltar para casa.

As *checklists* de todas as palavras-chave sobre histórias clínicas e sugestões para pré-medicação encontram-se em um cartão prático no encarte posterior deste livro.

Administração Oral de Meios de Contraste

Após um período de jejum, os meios de contraste líquidos devem ser ingeridos em pequenos goles, durante 30 a 60 minutos antes de se iniciar o exame de TC, de modo que todo o trato gastrointestinal esteja completamente opacificado. Portanto, o paciente deverá chegar ao local do exame pelo menos 1 hora antes da realização da TC abdominal. Para facilitar a escolha correta do meio de contraste, o radiologista precisa ser obrigatoriamente informado, no pedido de exame, se há alguma cirurgia planejada logo após a realização da TC ou se existe suspeita de perfuração ou fístula (veja também a página 20). Nesses casos, será usada a gastrografina solúvel em água, em lugar de um meio de contraste contendo sulfato de bário. Por fim, e quando possível, a TC do abdome deverá ser retardada por 3 dias após um exame convencional realizado com bário (p. ex., ingestão de bário, refeição contendo bário, trânsito de delgado, enema de bário). Normalmente, a radiografia com projeção digital (escanograma, **Fig. 19.1a**, topograma) mostraria que o bário residual no trato GI resultaria em artefatos significativos **(Fig. 19.1b)**, inutilizando o valor da TC. Portanto, a sequência de procedimentos diagnósticos para pacientes com doenças abdominais deverá ser cuidadosamente planejada.

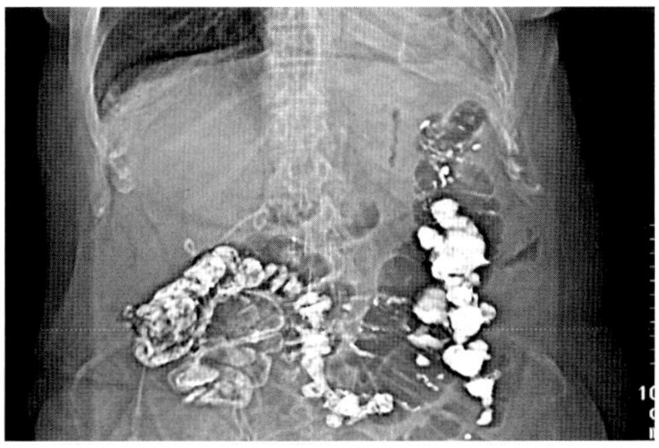

Fig. 19.1a

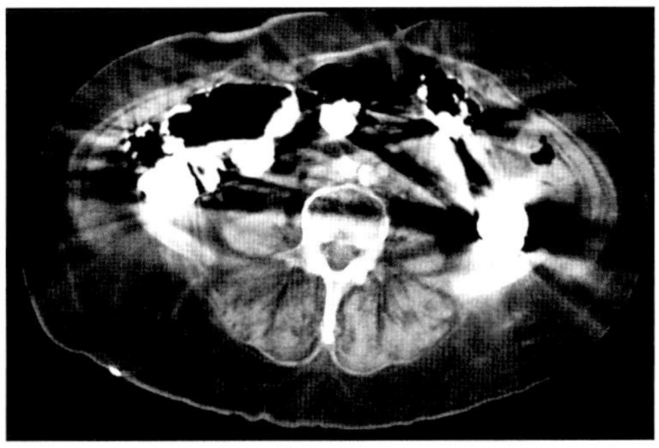

Fig. 19.1b

Informações ao Paciente

É natural e compreensível que os pacientes tenham dúvidas quanto aos efeitos perigosos dos raios X envolvida em um exame de TC. Normalmente, essas preocupações podem ser reduzidas se a exposição diagnóstica aos raios X for relacionada com a radiação natural no meio ambiente. Naturalmente, o paciente precisa sentir que está sendo levado a sério e que suas preocupações estão sendo consideradas; caso contrário, sua convicção e a confiança no radiologista estarão ameaçadas.

Muitos pacientes ficam aliviados ao verificarem que podem comunicar-se com os técnicos na sala de comando via um intercomunicador e que o exame poderá ser interrompido ou encerrado a qualquer momento se houver problemas inesperados. Pacientes com claustrofobia podem-se sentir mais confortáveis se fecharem os olhos durante o exame; a proximidade do *gantry*, assim, deixa de ser um problema. Em casos muito raros, um sedativo leve pode ser útil.

Respiração

Antes de iniciar o exame, o paciente deverá ser informado sobre a necessidade de controlar a respiração. Para a TC convencional, ele será instruído a respirar antes da aquisição de cada nova imagem e então prender a respiração por alguns segundos. Na técnica helicoidal, é necessário parar de respirar por cerca de 7 a 30 segundos. Se o paciente não puder cooperar, o movimento do diafragma levará a uma imagem borrada, com deterioração significativa da qualidade **(Fig 19.2)**. No caso de exames do pescoço, a deglutição influencia a qualidade das imagens mais ainda que a respiração.

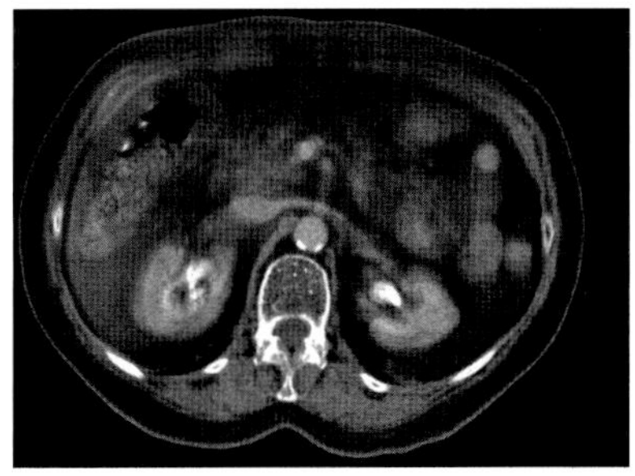

Fig. 19.2

Remoção de Todos os Objetos Metálicos

Naturalmente, as joias de qualquer tipo e as próteses dentárias removíveis devem ser retiradas antes de um exame de cabeça ou pescoço para se evitar os artefatos. Na **Figura 19.3a, b** os efeitos desses artefatos **(3)** são evidentes. Somente o corpo vertebral cervical **(50)** e os vasos adjacentes **(86)** estão definidos; as demais estruturas são irreconhecíveis. Pelo mesmo motivo, todas as peças do vestuário contendo ganchos metálicos, botões ou zíperes deverão ser removidas antes da realização da TC de tórax ou abdome.

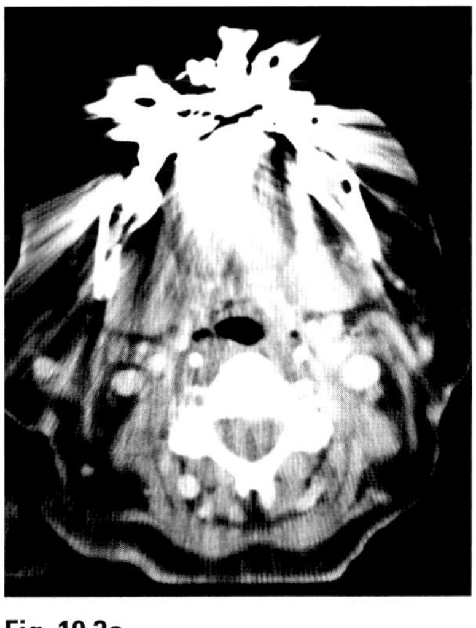

Fig. 19.3a

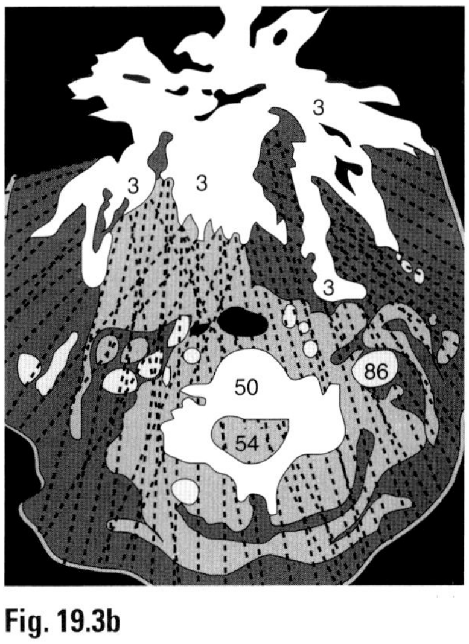

Fig. 19.3b

Administração de Meios de Contraste Orais

Para o exame de TC do abdome e da pelve, a grande vantagem é saber diferenciar prontamente o trato GI dos músculos adjacentes ou dos outros órgãos. Para tanto, é preciso opacificar o lúmen intestinal com um meio de contraste administrado via oral. Por exemplo, sem esse contraste fica difícil distinguir entre o duodeno **(130)** e a cabeça do pâncreas **(131** na **Fig. 20.1)**.
Da mesma forma, outras partes do trato intestinal **(140)** se apresentariam muito semelhantes às estruturas vizinhas. Após a administração de um meio de contraste oral, tanto o duodeno quanto o pâncreas podem ser bem delineados **(Fig. 20.2a, b)**. Para adquirir imagens de ótima qualidade, o paciente deverá estar em jejum (excluir) antes de tomar o meio de contraste.

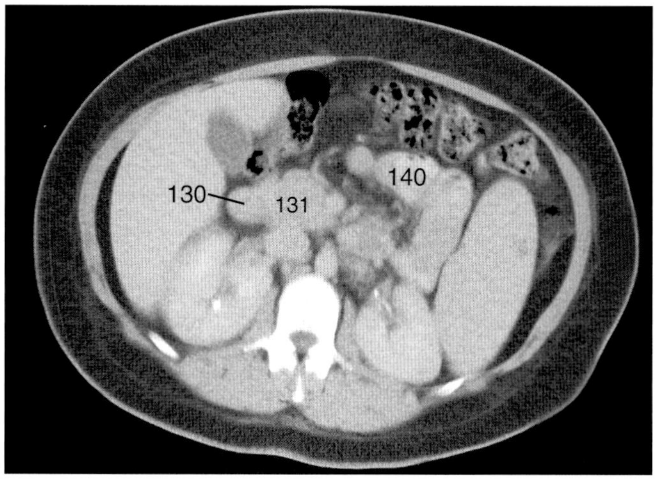

Fig. 20.1

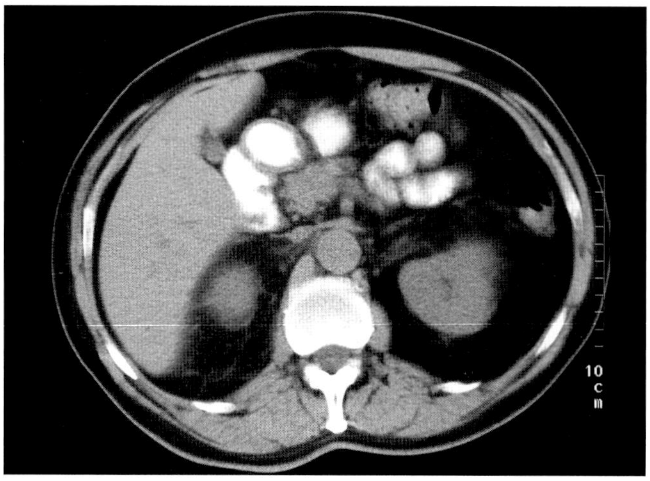

Fig. 20.2a

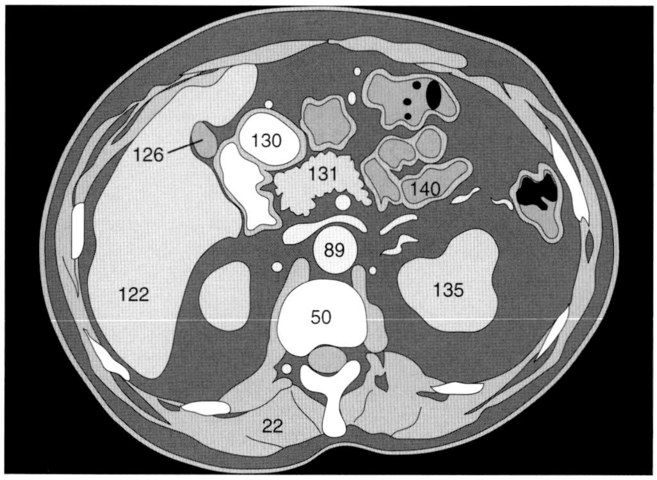

Fig. 20.2b

Escolha dos Meios de Contraste Adequados

O melhor revestimento das mucosas é obtido com sulfato de bário; entretanto, essa substância não é hidrossolúvel. Esse meio de contraste oral não deverá, portanto, ser usado se houver programação de uma cirurgia abdominal envolvendo abertura do lúmen intestinal, como ressecções parciais ou suturas anastomóticas, ou se houver algum risco de lesão do intestino. O sulfato de bário não deverá ser usado também em casos de suspeita de fístula ou de perfuração do trato GI. Dessa forma, utiliza-se um meio de contraste solúvel em água, como a gastrografina, que pode ser reabsorvida pelo corpo depois de se espalhar pela cavidade abdominal.
Para a melhor avaliação possível das paredes do estômago, a água pura está sendo usada cada vez mais como meio de contraste hipodenso, em combinação com buscopan intravenoso, que relaxa a camada muscular [15, 16]. Se a bexiga tiver sido removida e um ducto ileal construído, o abdome será examinado primeiro com um meio de contraste IV que é excretado na urina, no ducto, mas não para o interior do intestino "nativo". Se necessário, os intestinos podem ser examinados em uma segunda varredura, após a administração oral do meio de contraste.

Fator Tempo

Para opacificar as partes proximais do trato GI, é suficiente um período de 20 a 30 minutos; o paciente bebe o meio de contraste em várias porções pequenas. Entretanto, se for necessário opacificar todo o cólon e especialmente o reto com sulfato de bário, será necessário um período de, pelo menos, 45 a 60 minutos com o paciente em jejum. A gastrografina, um meio de contraste hidrossolúvel, espalha-se um pouco mais rapidamente. Para os órgãos da pelve (bexiga, colo uterino ou ovário), 100 a 200 mL de meio de contraste podem ser administrados via reto para assegurar que os tumores sejam nitidamente diferenciados do trato intestinal inferior.

Dosagem

Para se obter opacificação completa de todo o trato GI, cerca de 250 a 300 mL de uma suspensão de sulfato de bário são dissolvidos e misturados completamente com água (1.000 mL). Para o contraste adequado de todo o trato GI, cerca de 10 a 20 mL de gastrografina hidrossolúvel (em 1.000 mL de água) são suficientes.
Se apenas a porção superior do trato gastrointestinal precisar de opacificação, cerca de 500 mL de qualquer um dos meios de contraste serão suficientes.

Meios de Contraste Intravenosos

Um aumento na densidade dos vasos sanguíneos não só os distingue melhor dos músculos e órgãos como também fornece informações sobre a taxa de perfusão sanguínea (captação do meio de contraste) em tecidos com alteração patológica: distúrbios da barreira hemato-encefálica, as bordas de abscessos ou a captação não homogênea de meios de contraste em lesões semelhantes a tumores são apenas alguns exemplos. Esse fenômeno é chamado de realce pelo contraste, ou seja, a densidade é aumentada pelo meio de contraste e, por isso, o sinal é intensificado.

Dependendo do quadro apresentado para exame, uma fase sem contraste deverá ser realizada antes da injeção do meio de contraste IV. Enxertos vasculares e processos inflamatórios nos ossos, assim como as paredes de abscessos são mais facilmente diagnosticados se as imagens sem contraste puderem ser comparadas com imagens realçadas por contraste. O mesmo se aplica a lesões hepáticas focais examinadas com técnicas convencionais de TC. Se a técnica de TC helicoidal estiver disponível, será possível obter uma série de imagens hepáticas na fase inicial da perfusão arterial do meio de contraste, seguida de uma série na fase de drenagem venosa [17], em vez de imagens sem realce. Esse procedimento permite detectar até lesões focais muito pequenas (veja p. 120).

Preparação do Acesso Venoso

Os meios de contraste são injetados por via intravenosa, e o bolo se torna mais longo e diluído à medida que passa pela circulação pulmonar. Portanto, o ideal é que a injeção tenha um fluxo rápido de 2 a 6 mL/s para obter o realce de densidade suficiente dos vasos [18]. Para essa aplicação é usada uma cânula Venflon com diâmetro de, pelo menos, 1 mm (20G) ou, de preferência, 1,2 a 1,4 mm (18G-17G). É muito importante verificar se a cânula está corretamente posicionada no vaso. Antes da injeção de meios de contraste, deve-se realizar uma injeção de teste com soro fisiológico com uma alta taxa de fluxo na veia. A ausência de edema subcutâneo confirmará o posicionamento adequado; pode-se também confirmar se a veia pode acomodar a vazão pretendida.

Dose

A dose é calculada com base no peso corporal e de acordo com o problema diagnóstico presente; os exames do pescoço ou de um aneurisma aórtico (para, p. ex., excluir a presença de uma aba (*flap*) de dissecção) exigem concentrações mais altas que aquelas usadas para TC de crânio. Quando houver equilíbrio entre a tolerância aos meios de contraste e o melhor contraste possível do vaso, uma dose de, p. ex., 1,2 mL/kg na concentração de 0,623 g de Iopromida/mL fornecerá, em geral, bons resultados.

Fenômenos de Fluxo

O artefato de fluxo sanguíneo com contraste e sem contraste resulta de um pequeno intervalo entre o início da injeção e o início da aquisição de dados. Uma vez que o fluxo é, em geral, proveniente de um lado por meio das veias axilar, subclávia e braquiocefálica **(91)** para o interior da veia cava superior **(92)**, ocorre uma aparente falha de enchimento no interior da veia cava **(Figs. 21.1a-21.3b)**. O conhecimento desse fenômeno de fluxo evita um diagnóstico falso-positivo de trombose venosa. O uso de concentrações demasiadamente elevadas de meios de contraste nessa área poderá resultar em artefatos importantes, principalmente na técnica helicoidal **(Fig. 23.3a)**. Nas próximas páginas, há mais descrições sobre fenômenos de influxo.

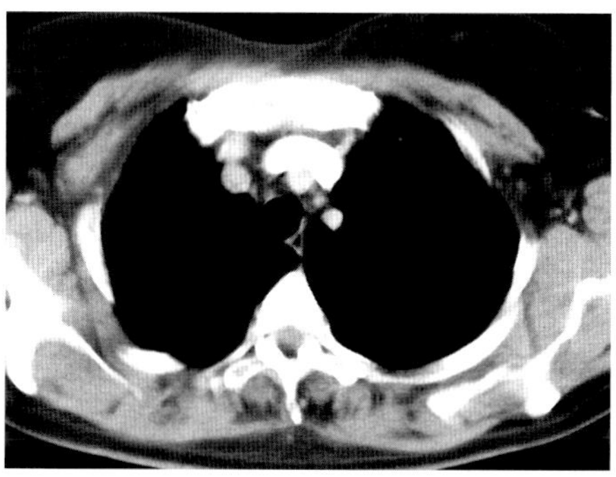
Fig. 21.1a

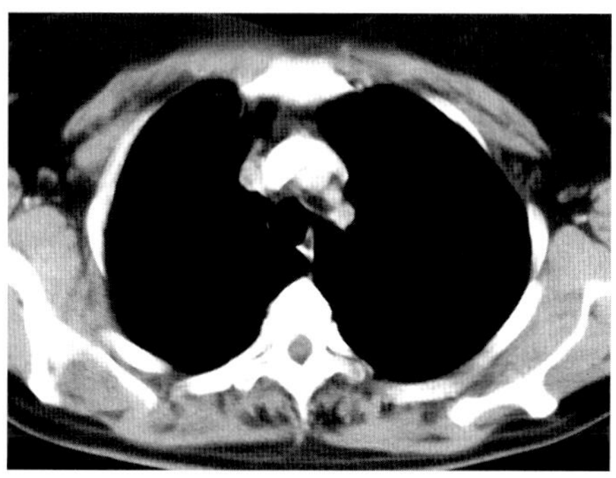
Fig. 21.2a

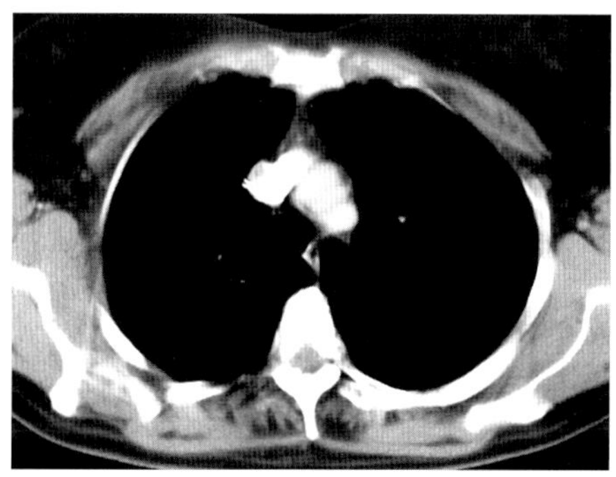
Fig. 21.3a

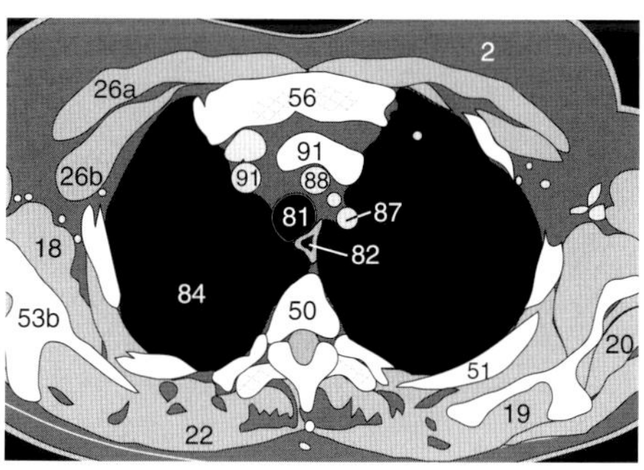

Fig. 21.1b

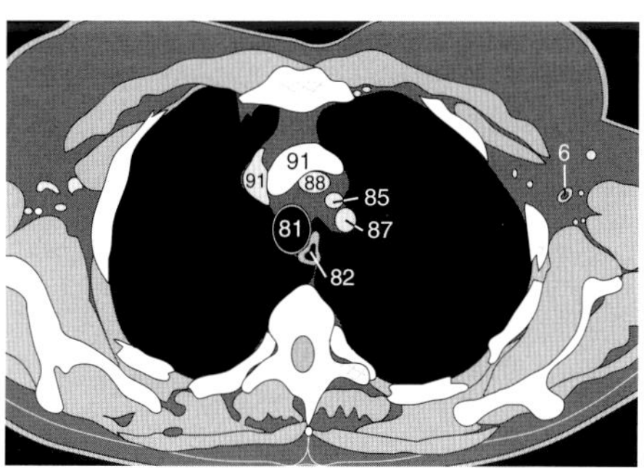

Fig. 21.2b

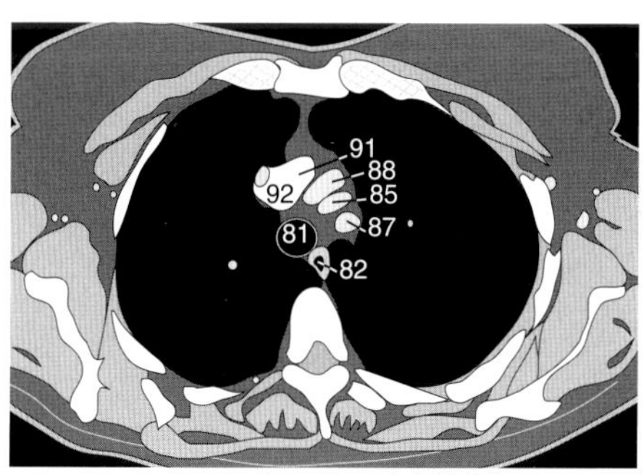

Fig. 21.3b

Administração de Meios de Contraste

Os fenômenos de fluxo também podem ser observados na veia cava inferior **(80)** no nível das veias renais **(111)**. Essas veias podem conter concentrações relativamente elevadas de meio de contraste, e esse sangue se mistura com sangue sem contraste que retorna das extremidades inferiores e dos órgãos pélvicos. Na fase inicial pós-contraste, a veia cava **(80)** caudal ao nível das veias renais mostra-se hipodensa em relação à aorta adjacente **(89)**, como mostrado na **Figura 22.1a, b**.

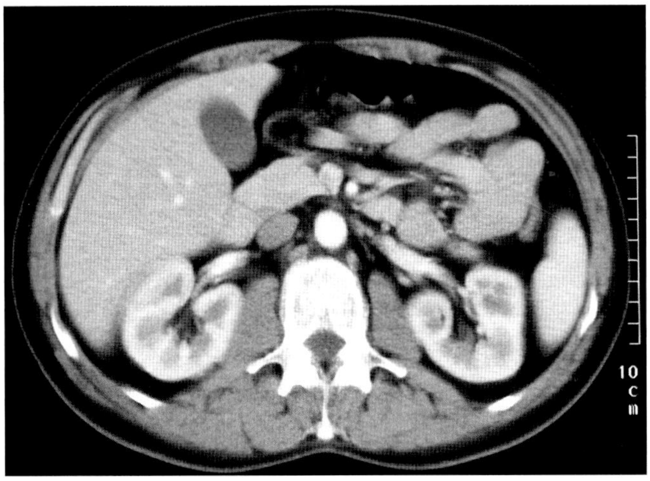

Fig. 22.1a

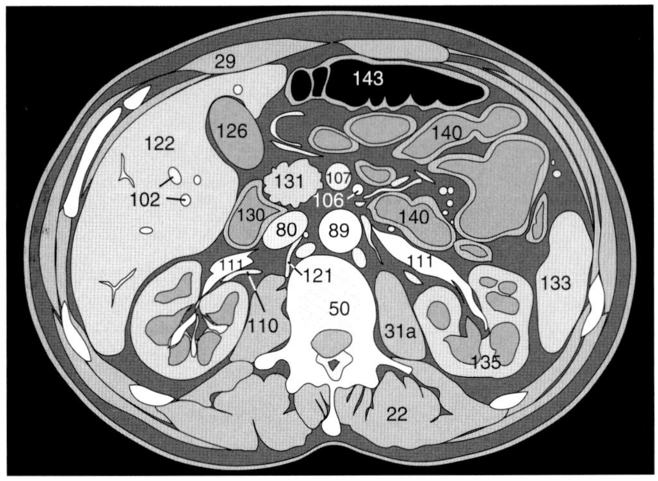

Fig. 22.1b

Imediatamente acima das veias renais, o conteúdo da veia cava inferior pode aparecer realçado bilateralmente pelo sangue proveniente dos rins, enquanto a porção central ainda permanece sem contraste **(Fig. 22.2a, b)**. Se as veias renais não desembocarem na veia cava no mesmo nível, ou se um dos rins foi removido, poderá ocorrer realce unilateral **(Fig. 22.3a, b)**. Essas diferenças de densidade não devem ser confundidas com trombose da veia cava inferior (cf. **Figs. 23.1** e **144.1**).

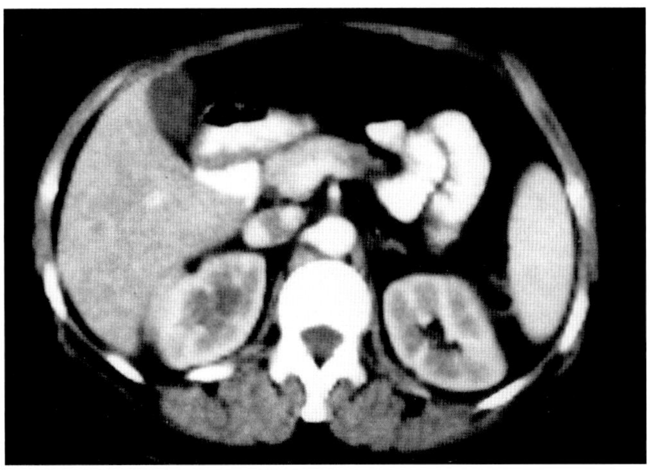

Fig. 22.2a

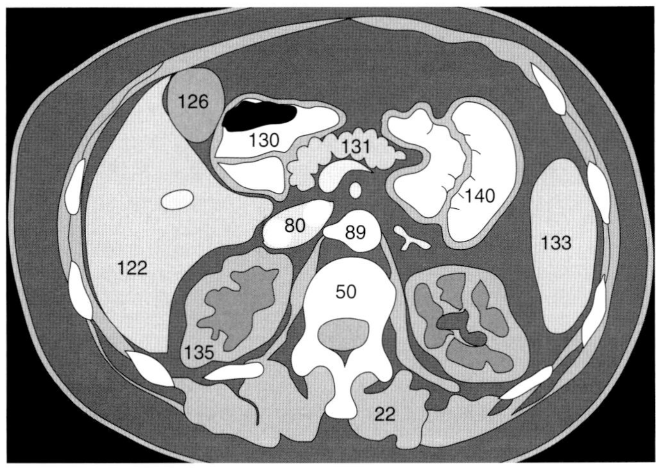

Fig. 22.2b

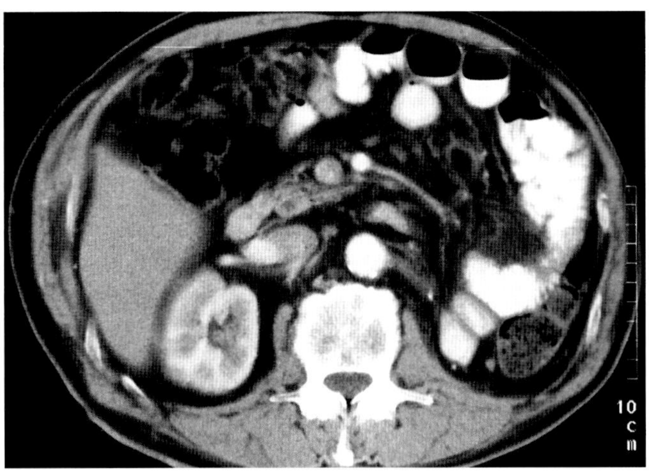

Fig. 22.3a

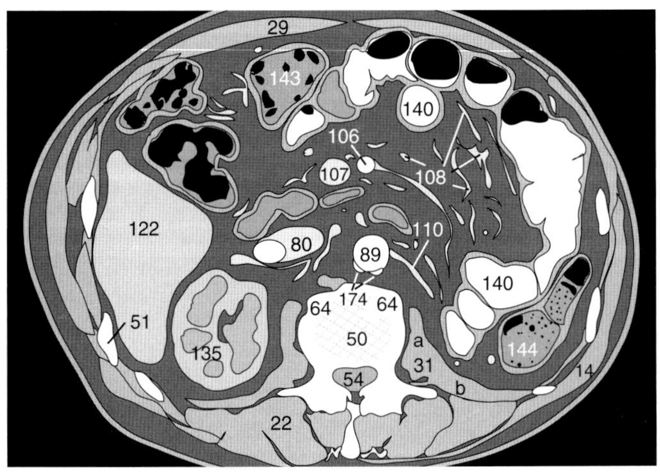

Fig. 22.3b

Fenômenos de Fluxo

Se acompanharmos a veia cava inferior cranialmente em direção ao átrio direito, outros fenômenos de fluxo tornar-se-ão aparentes, já que mais veias desembocam nesse vaso. A veia cava tem turbulências espiraladas de densidade não homogênea (➔ na **Fig. 23.1**) causadas pela mistura do sangue, como descrito na página anterior. Alguns momentos depois, essas imagens de não homogeneidade não aparecem mais no lúmen **(80)** e os níveis de densidade mostram-se idênticos àqueles da aorta **(89)** (**Fig. 23.2a, b**).

A propósito, o leitor teria notado a placa aterosclerótica na parede dorsal da aorta (**174** em **89** na **Fig. 22.3a**)? Essa placa aparece também na **Figura 23.2a**. O paciente apresentava osteófitos bem desenvolvidos **(64)** nos corpos vertebrais **(50)**.

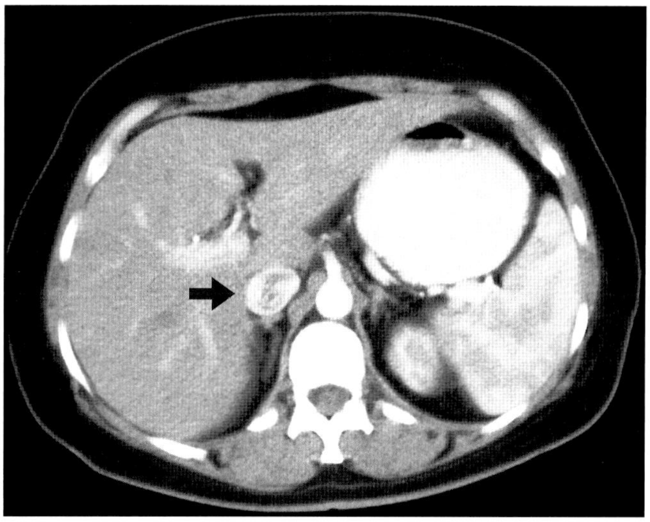

Fig. 23.1

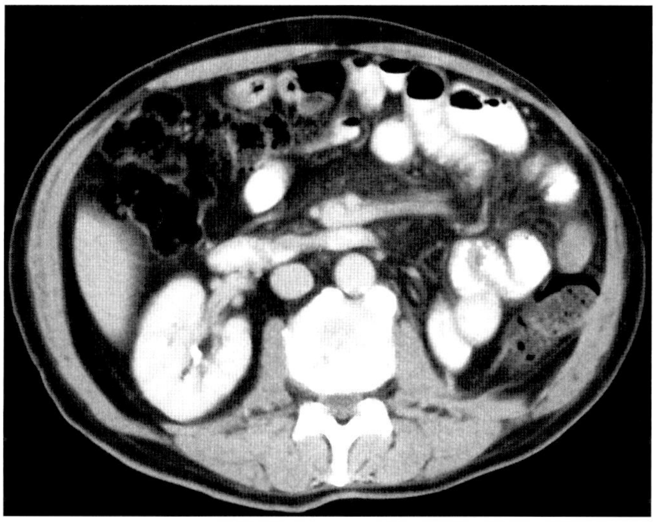

Fig. 23.2a

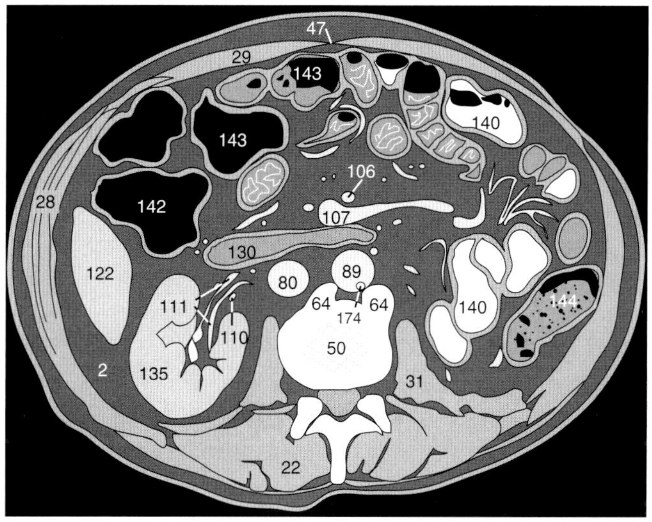

Fig. 23.2b

Detalhes Específicos para a TC Helicoidal (TCH)

Se a aquisição de dados começar imediatamente após a administração dos meios de contraste, a concentração dessas substâncias nas veias axilar, subclávia e braquiocefálica **(91)** poderá estar elevada o suficiente para causar artefatos significativos **(3)** no opérculo torácico. Nas imagens como as da **Figura 23.3**, não é possível avaliar o pulmão ou os tecidos axilares vizinhos. Portanto, será necessária uma TCH do tórax, em sentido caudal-cranial. Dessa forma, as estruturas próximas ao diafragma são investigadas em primeiro lugar e, quando as partes craniais forem avaliadas, o meio de contraste já terá se espalhado após a passagem pela circulação pulmonar. Essa dica ajuda a evitar os artefatos **(3)** mostrados na **Figura 23.3**.

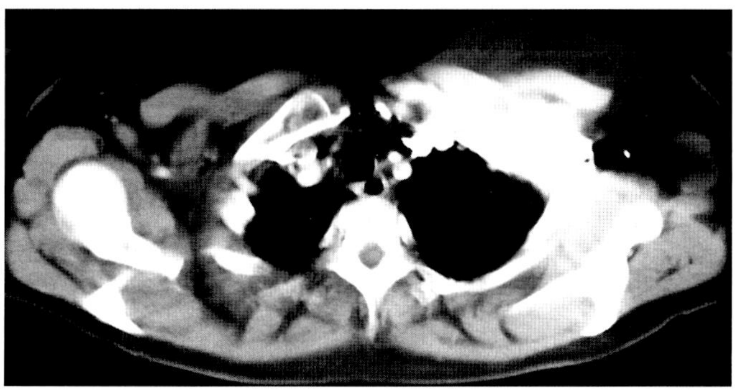

Fig. 23.3a

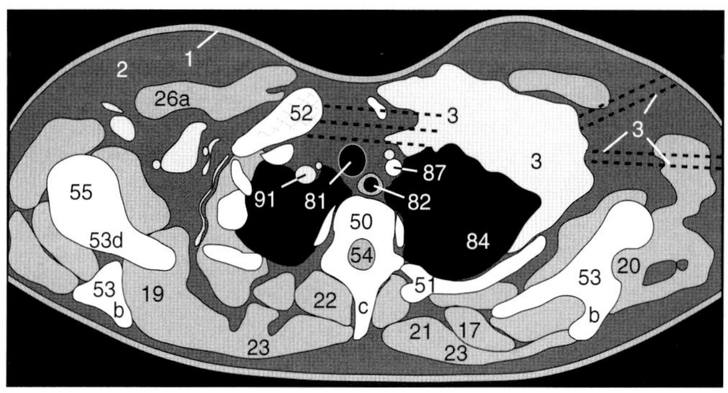

Fig. 23.3b

Reações Adversas aos Meios de Contraste

As reações adversas são raras; a maioria aparece durante os primeiros 30 minutos, e 70% dos casos ocorre nos primeiros 5 minutos após a injeção do contraste [13]. Somente pacientes de alto risco precisam ser acompanhados por mais de 30 minutos. Uma vez que esses pacientes podem, geralmente, ser reconhecidos por meio de uma anamnese completa, eles poderão ser pré-medicados de acordo (consulte p. 14).

Se, apesar das precauções, houver desenvolvimento de eritema após uma aplicação IV de meio de contraste, ou também urticária, prurido, náusea ou vômito, ou em casos extremos, até hipotensão ou choque circulatório ou falta de ar, as medidas listadas a seguir deverão ser iniciadas imediatamente. Deve-se ter em mente que a administração IV de antagonistas dos receptores de H_1 e H_2 não alivia os sintomas de imediato. Existe um período de latência e esses antagonistas são, portanto, efetivos principalmente para prevenir a piora dos sintomas. Incidentes graves (edema pulmonar, choque circulatório, convulsões) são ocorrências muito raras com os novos meios de contraste; eles exigem cuidados intensivos imediatos.

O médico deve-se certificar de ter documentado qualquer incidente em seu relatório. Assim, os radiologistas encarregados de interpretar exames no futuro estarão previamente informados e cientes da sensibilidade do paciente aos meios de contraste.

Tratamento de Reações Agudas em Adultos

Urticária

1. Suspender a injeção, se não concluída
2. Não há necessidade de tratamento na maioria dos casos
3. Administrar bloqueador do receptor de H_1: difenidramina (Benadryl®) VO/IM/IV 25-50 mg
   Se intensa ou difusa:
   Agonista alfa (constrição arteriolar e venosa)
   Epinefrina SC (1:1.000) 0,1-0,3 mL = 0,1-0,3 mg
   (se não houver contraindicações cardíacas)

Edema Facial ou Laríngeo

1. Administrar agonista alfa (constrição arteriolar e venosa):
   Epinefrina SC ou IM (1:1.000) 0,1-0,3 mL (= 0,1-0,3 mg) ou, em hipotensão evidente,
   Epinefrina (1:10.000) lentamente via IV, 1 mL (= 0,1 mg)
   Repetir conforme necessário até o máximo de 1 mg
2. Administrar 6-10 litros de O_2/min (via máscara)
   Se não responsivo à terapia ou na presença de edema laríngeo agudo evidente, buscar assistência adequada (p. ex., equipe de resposta à parada cardiopulmonar)

Broncospasmo

1. Administrar 6-10 litros/min de O_2 (via máscara)
   Monitorar: ECG, saturação de O_2 (oxímetro de pulso) e pressão arterial
2. Administrar beta-agonistas via inalação: dilatadores bronquiolares como metaproterenol (Alupent®), terbutalina (Brethaire®) ou albuterol (Proventil®, Ventolin®) 2-3 *sprays*; repetir conforme necessário
   Se não houver resposta aos inalantes, usar epinefrina SC, IM ou IV
3. Administrar epinefrina SC ou IM (1:1.000),1-0,3 mL (= 0,1-0,3 mg) ou, em caso de hipotensão evidente:
   Epinefrina (1:10.000) lentamente IV 1 mL (= 0,1 mg)
   Repetir conforme o necessário até o máximo de 1 mg

Alternativa:

Administrar aminofilina: 6 mg/kg IV em soro glicosado durante 10-20 minutos (dose inicial), a seguir 0,4-1 mg/kg/hora, conforme o necessário (cuidado: hipotensão)

Buscar assistência (p. ex., equipe de resposta a parada cardiopulmonar) para broncospasmo intenso ou se saturação de O_2 < 88% persistir

Hipotensão com Taquicardia

1. Pernas elevadas a 60° ou mais (de preferência) ou posição de Trendelenburg
2. Monitorar: ECG, oxímetro de pulso, pressão arterial
3. Administrar 6-10 litros/min de O_2 (via máscara)
4. Administração IV rápida de grandes volumes de Ringer lactato isotônico ou soro fisiológico

Resposta insatisfatória:

Epinefrina (1:10.000) lentamente IV 1 mL (= 0,1 mg)
(se não houver contraindicações cardíacas)
Repetir conforme o necessário até o máximo de 1 mg

Se a resposta ainda for insatisfatória, buscar assistência adequada (p. ex., equipe de resposta à parada cardiopulmonar)

Tratamento de Reações Agudas em Adultos

Hipotensão com Bradicardia (Reação Vagal)

1 Monitorar sinais vitais
2 Pernas elevadas em 60° ou mais (de preferência) ou posição de Trendelenburg
3 Assegurar via aérea: administrar 6-10 litros de O_2/min (via máscara)
4 Assegurar acesso IV: reposição rápida de fluidos com Ringer lactato ou soro fisiológico
5 Administrar atropina, 0,6 mg IV lentamente, se o paciente não responder rapidamente aos passos 2-4
6 Repetir atropina até dose total de 0,04 mg/kg (2-3 mg) em adultos
7 Assegurar resolução completa da hipotensão e da bradicardia antes da alta

Hipertensão Intensa

1 Administrar 6-10 litros de O_2/min (via máscara)
2 Monitorar: ECG, oxímetro de pulso, pressão arterial
3 Administrar nitroglicerina: comprimido sublingual de 0,4 mg. (pode ser repetido 3×) *ou* pomada tópica a 2%, aplicar tira de teste com 3 mg
4 Transferir para UTI ou Pronto-Socorro
5 Para feocromocitoma – fentolamina 5 mg IV

Crises ou Convulsões

1 Administrar 6-10 litros de O_2/min (via máscara)
2 Considerar diazepam (Valium®) 5 mg (ou mais, como adequado) ou midazolam (Versed®) 0,5-1 mg IV
3 Se for necessário efeito mais prolongado, consultar o médico; considerar fenitoína (Dilantin®) infusão: 15-18 mg/kg a 50 mg/min
4 Monitoramento cuidadoso de sinais vitais, especialmente de pO_2 por causa do risco de depressão respiratória com administração de benzodiazepina
5 Considerar uso da equipe de resposta à parada cardiopulmonar para entubação, se necessário

Edema Pulmonar

1 Elevar o torso; torniquetes giratórios (compressão venosa)
2 Administrar 6-10 litros de O_2/min (via máscara)
3 Administrar diuréticos – furosemida (Lasix®) 20-40 mg IV, infusão lenta
4 Considerar administração de morfina (1-3 mg IV)
5 Transferir para UTI ou Pronto-Socorro
6 Uso opcional de corticosteroides

Crise Tireotóxica

Felizmente, essa complicação é muito rara com os atuais meios de contraste iodados não iônicos. Em pacientes com história clínica de hipertiroidismo, considerar o bloqueio da glândula tireoide antes da aplicação IV de meios de contraste, administrando-se uma droga tireostática como perclorato de sódio. Como alternativa, pode-se aplicar carbimazol para bloquear a síntese hormonal. Ambos os tratamentos levam cerca de uma semana para a eficácia total. Essa eficácia deve ser obrigatoriamente confirmada repetindo-se os testes de função da tireoide.

Em pacientes com hipertireoidismo subclínico não identificado, o uso de meios de contraste contendo iodo pode desmascarar a doença ou até induzir a tirotoxicose. Os sintomas podem incluir diarreia e fraqueza muscular, assim como febre, sudorese, desidratação, ansiedade e inquietação, e até taquiarritmia. O principal problema é o longo período de latência antes que a crise de tirotoxicose se manifeste.

"Alguns pacientes com hipertiroidismo ou outra doença da tireoide (especialmente aqueles que vivem em áreas deficientes em iodo) podem desenvolver hipertireoidismo tardio provocado pelo iodo. Esse efeito pode aparecer 4 a 6 semanas após a administração de contraste intravascular em alguns desses pacientes. Pode ocorrer após a administração de meio de contraste iônico, de alta osmolalidade ou não iônico, de baixa osmolalidade e, em geral, é autolimitado.
Pacientes com carcinoma de tireoide merecem consideração especial antes da administração intravascular ou oral de meios de contraste iodados (iônicos ou não iônicos). A absorção de I-131 na tireoide torna-se moderadamente reduzida em cerca de 50% dentro de 1 semana após a injeção do contraste iodado, mas parece estar normal dentro de algumas semanas. Assim, se a terapia sistêmica com iodo radioativo faz parte de um tratamento planejado, um estudo diagnóstico antes da terapia usando meio de contraste radiográfico com iodo (intravascular ou oral) pode ser contraindicado; recomenda-se consultar o médico solicitante antes da administração de contraste a esses pacientes."

Muitos exames de TC de crânio (TCC) podem ser realizados sem injeção de meios de contraste: p. ex., o diagnóstico diferencial (DD) de hemorragia cerebral *versus* infarto em um paciente com início súbito de déficits neurológicos não exige a administração de meio de contraste. Entretanto, a injeção IV dessa substância é necessária para detectar lesão da barreira hematoencefálica (BHE), como observada em tumores, metástases ou inflamações.

Seleção do Plano de Estudo

Os planos de exame desejados paralelos à linha orbitomeatal são selecionados na imagem do localizador sagital (topograma) **(Fig. 26.1)**. Trata-se de uma linha facilmente reprodutível desenhada desde a crista supraorbitária até o meato acústico externo, permitindo uma comparação confiável com exames de TC para acompanhamento. A fossa posterior é estudada com cortes finos (2 a 3 mm) para minimizar os artefatos devidos ao endurecimento do feixe e a parte supratentorial do cérebro superior às pirâmides em cortes mais espessos (5 mm).

As imagens são exibidas como se vistas debaixo (imagem caudal) e, consequentemente, mostram-se lateralmente invertidas, ou seja, o ventrículo lateral esquerdo está à direita e vice-versa. Somente as TCs obtidas para planejamento neurocirúrgico são normalmente exibidas como vistas de cima (direita = direita), uma vez que essa projeção cranial corresponde à abordagem neurocirúrgica para a trepanação craniana.

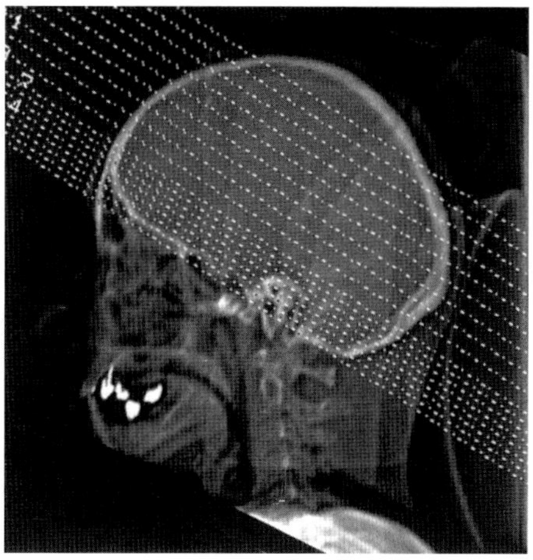

Fig. 26.1

Interpretação Sistemática

Cada radiologista tem liberdade para escolher a sequência preferida na revisão das imagens. Isso significa que o examinador pode escolher entre várias abordagens aceitáveis e não está restrito a "uma única" estratégia. Entretanto, manter um arranjo coerente das imagens a serem interpretadas tem a vantagem de deixar passar apenas alguns poucos achados, especialmente pelos novatos. A lista de verificação a seguir contém apenas recomendações que funcionam como uma orientação satisfatória para esses profissionais.

Primeiro, é preciso avaliar o tamanho dos ventrículos e espaços liquóricos extracerebrais para descartar de imediato um processo expansivo, com efeito de massa potencialmente fatal. Aqui, a idade do paciente precisa ser considerada, pois esses espaços também se ampliam proporcionalmente à idade. Qualquer "borramento" na junção entre as substâncias cinzenta-branca como manifestação de edema cerebral deverá ser pesquisado (veja a seguir). Se houver suspeita de alteração patológica, os cortes adjacentes deverão ser avaliados para evitar qualquer má interpretação devida a um efeito de volume parcial (veja **Figs. 29.1** e **52.2**).

Para este capítulo, use sempre as legendas no encarte frontal. Os números listados se aplicam a todas as imagens de cabeça e pescoço. As páginas seguintes fornecem uma boa noção da anatomia normal seguida de variantes de normalidade e dos achados patológicos mais frequentes.

***Checklist* para Interpretação de TC de Crânio**	
Idade? (por causa da largura dos espaços liquóricos associados à idade/atrofia cerebral; veja p. 50)	
História clínica:	• Fatores de risco? (Trauma ➔ Possibilidade de hemorragia intracraniana)
	(Hipertensão, diabetes, nicotina ➔ Estenoses vasculares, infartos)
Sinais de lesão expansiva (efeito de massa):	
	• Configuração normal do 4º ventrículo? (posterior à ponte, veja pp. 28/29)
	• Configuração normal do 3º ventrículo? (intertalâmico, estreito/semelhante a uma fenda, veja p. 30)
	• Simetria normal dos ventrículos laterais? (borda lateral côncava do prolongamento anterior e região ventricular central?)
	• Desvio da linha média? (sinal de grande processo expansivo)
	• Cisternas basais preservadas? (p. ex., cisterna quadrigeminal: face sorridente/figura de morcego, veja Fig. 30.1)
	• Córtex ⟺ a demarcação da substância branca está bem definida? (interface borrada = sinal de edema)
	• Largura do espaço liquórico extracerebral adequada à idade do paciente? (fissura de Sylvius, veja p. 50)
Lesões focais:	• Sem contraste: DD calcificação fisiológica (plexo coroide, glândula pineal/volume parcial; consulte Figuras 29.3 e 30.2)
	versus sangramento hiperdenso (DD tipos de sangramento, pp. 54-57)
	• Realçadas por contraste: sinais de lesão da barreira hematoencefálica? (causada por tumores, metástases, inflamações...)
Lesões ósseas:	• Verificar abóbada e base do crânio na janela para osso para pesquisa de lesões osteolíticas/infiltração óssea
	• Em paciente traumatizado: descartar fraturas (especialmente na base do crânio, ossos do terço médio da face – DD suturas)

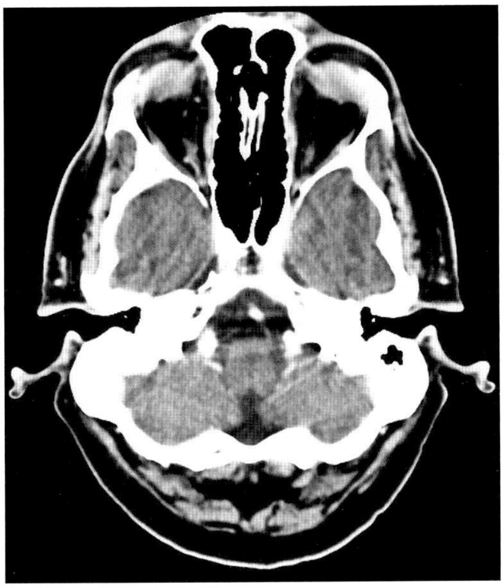

Fig. 27.1a

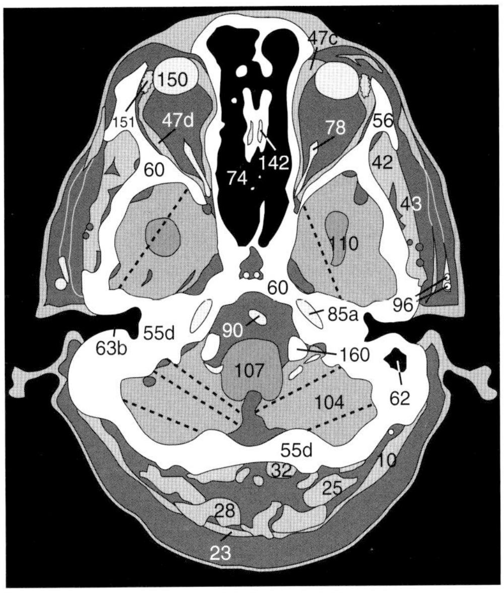

Fig. 27.1b

O exame começa, geralmente, pela base do crânio e continua em sentido cefálico. Como os filmes são orientados para que os cortes sejam vistos a partir da região caudal, todas as estruturas aparecem como se fossem invertidas esquerda/direita (veja p. 14). O pequeno topograma mostra a posição correspondente de cada imagem.

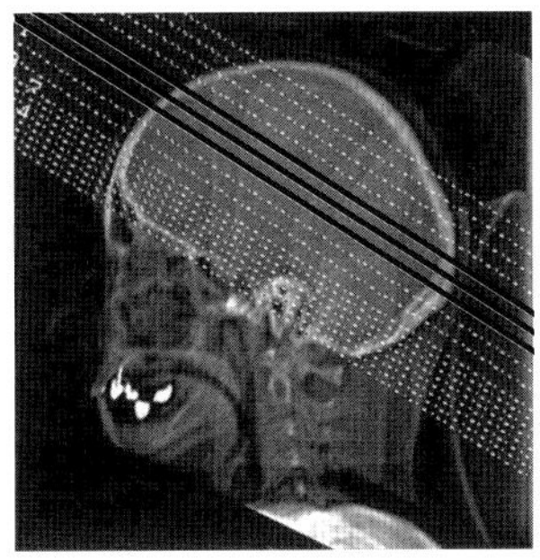

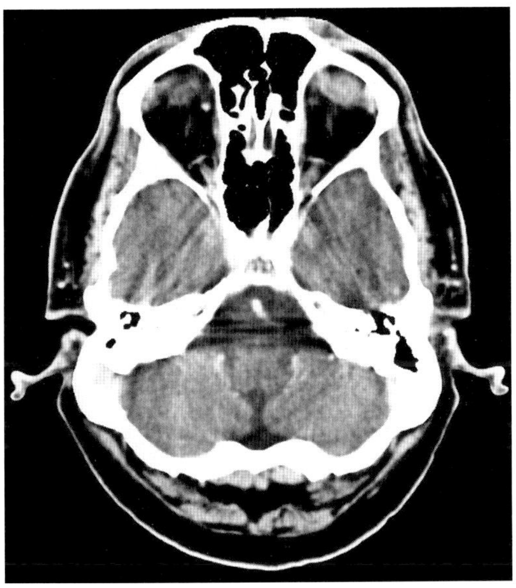

Fig. 27.2a

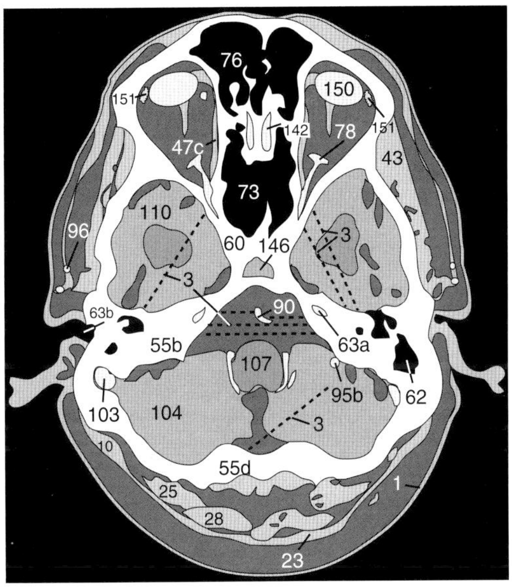

Fig. 27.2b

Deve-se procurar, primeiro, por qualquer edema nas partes moles, o que pode ser indicativo de traumatismo craniano. Deve-se examinar sempre as condições da artéria basilar **(90)** nas imagens próximas à base do crânio e do tronco cerebral **(107)**. Com frequência, a projeção fica limitada por artefatos **(3)** que se originam nos ossos temporais **(55b)**.

Ao examinar pacientes com traumatismo, é preciso usar a janela para osso para inspecionar o osso esfenoide **(60)**, o osso zigomático **(56)** e a calvária **(55)** em busca de fraturas. Nos cortes caudais, as partes basais do lobo temporal **(110)** e o cerebelo **(104)** podem ser reconhecidos.

As estruturas da órbita são geralmente observadas em outro plano de varredura (veja pp. 33-40). Nas **Figuras 27.1-27.3** vemos somente uma parte das porções superiores do globo **(150)**, os músculos extraoculares **(47)** e o bulbo olfatório **(142)**.

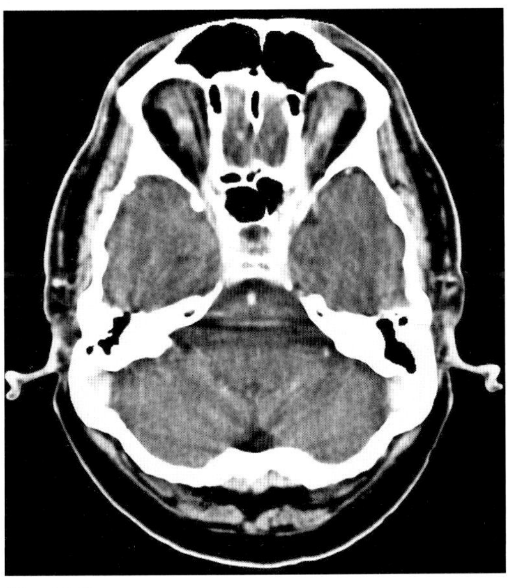

Fig. 27.3a

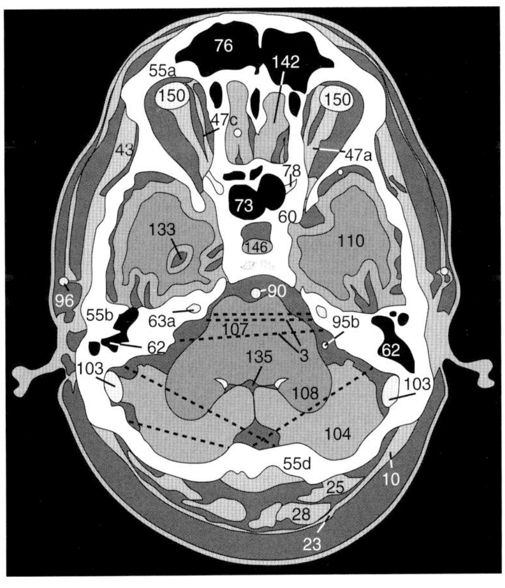

Fig. 27.3b

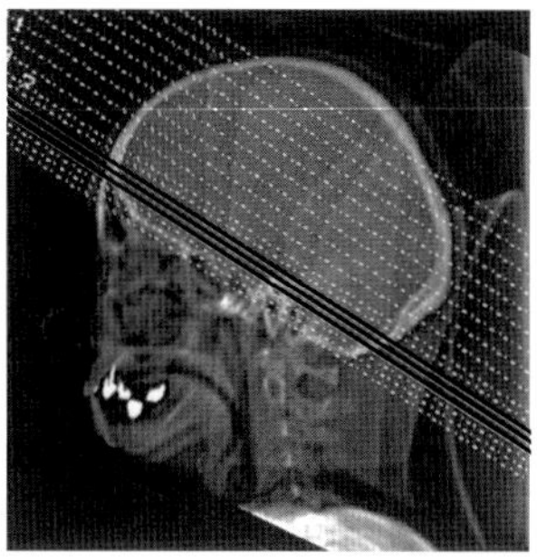

À medida que a série de cortes continua em sentido cranial, a crista *galli* **(162)** e as porções basais do lobo frontal **(111)** aparecem. A ponte/medula **(107)** geralmente é obscurecida por artefatos **(3)**. A hipófise **(146)** e a haste **(147)** são vistas entre a borda superior do seio esfenoide **(73)** e o processo clinoide **(163)**. Dos seios durais, o seio sigmoide **(103)** pode ser prontamente identificado. A artéria basilar **(90)** e a artéria cerebelar superior **(95a)** ficam anteriormente à ponte **(107)**. O tentório cerebelar **(131)**, que fica dorsal à artéria cerebral média **(91b)**, não deverá ser confundido com a artéria cerebral posterior **(91c)** no nível demonstrado na **Figura 29.1a** da página seguinte. Os prolongamentos inferiores (temporais) dos ventrículos laterais **(133)**, assim como o quarto ventrículo **(135)**, podem ser identificados na **Figura 28.3**. O líquido presente nas células mastoides normalmente preenchidas de ar **(62)** ou no seio frontal **(76)** pode indicar uma fratura (sangue) ou infecção (efusão).

Uma pequena porção do teto da órbita (★) ainda pode ser observada na **Figura 28.3**.

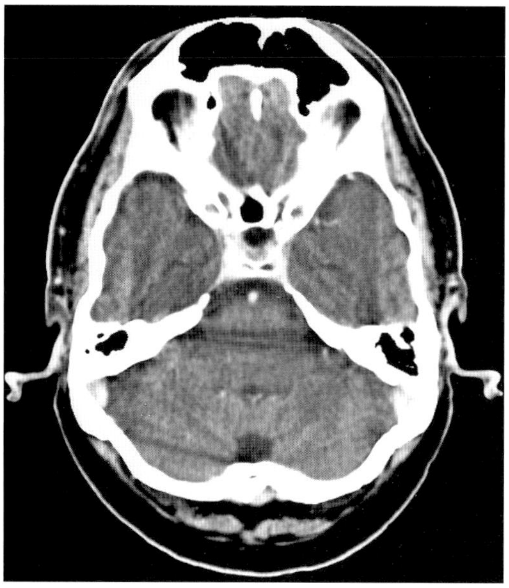

Fig. 28.1a

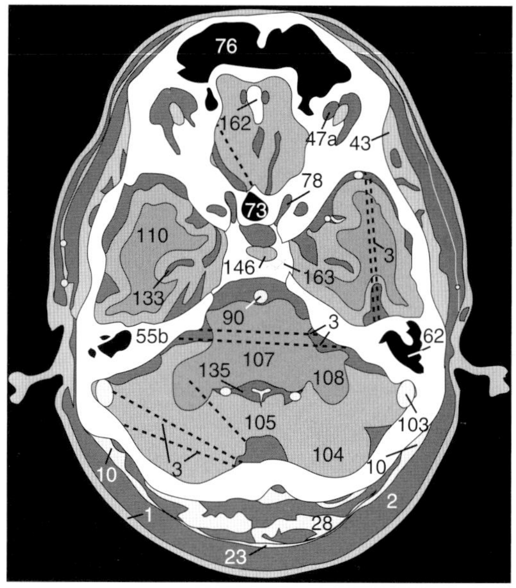

Fig. 28.1b

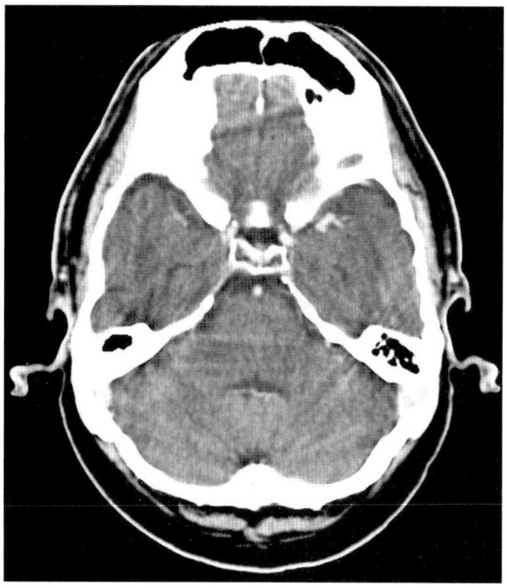

Fig. 28.2a

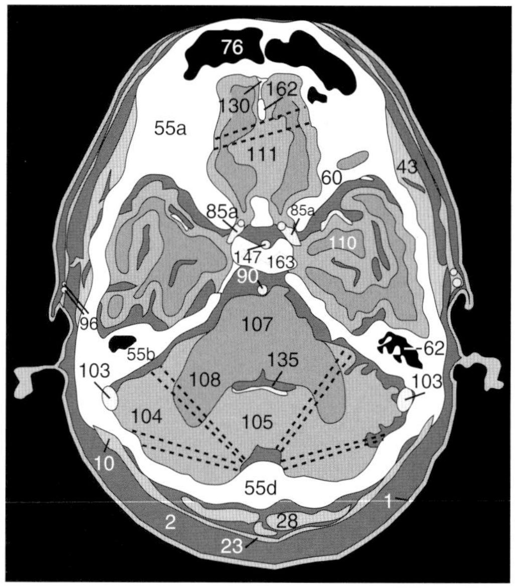

Fig. 28.2b

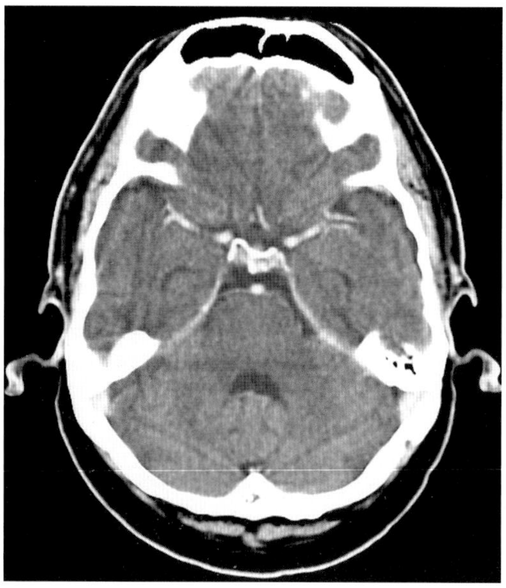

Fig. 28.3a

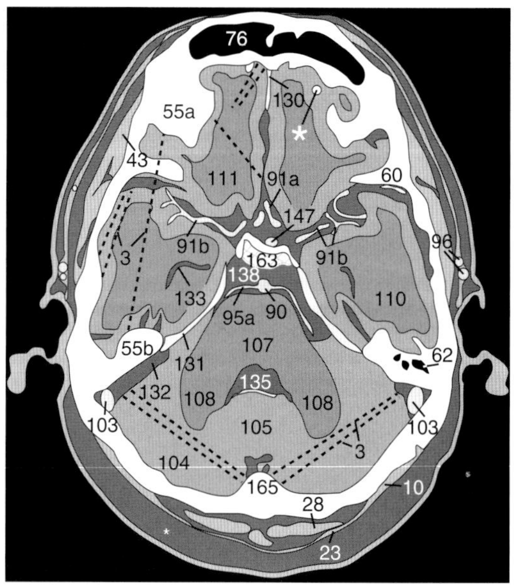

Fig. 28.3b

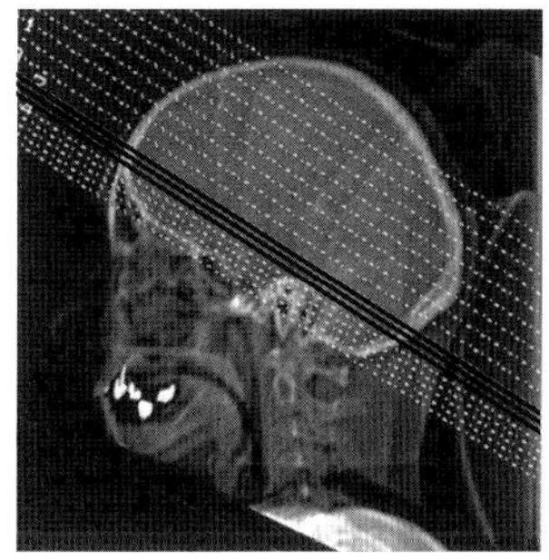

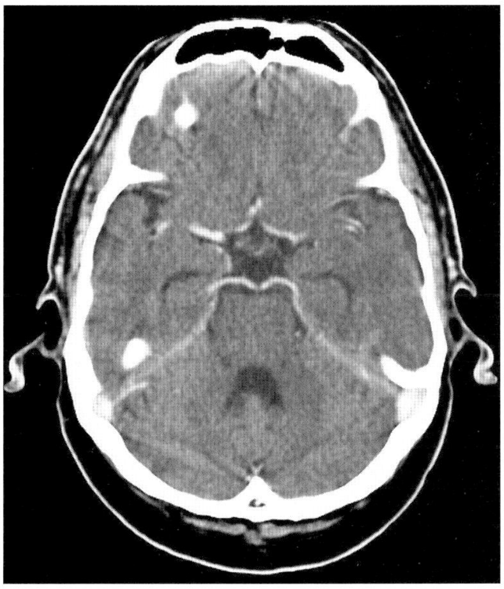

Fig. 29.1a

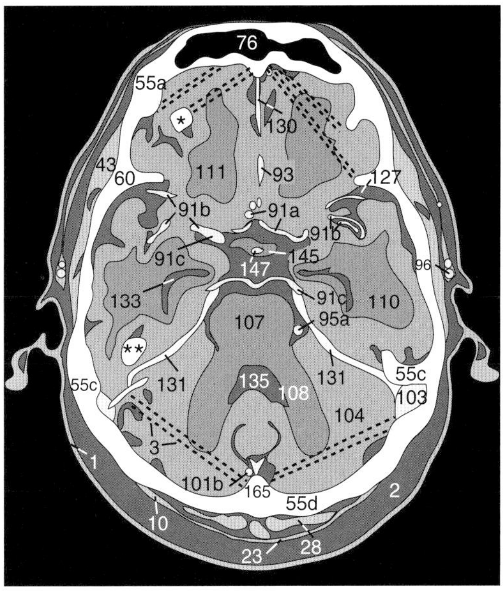

Fig. 29.1b

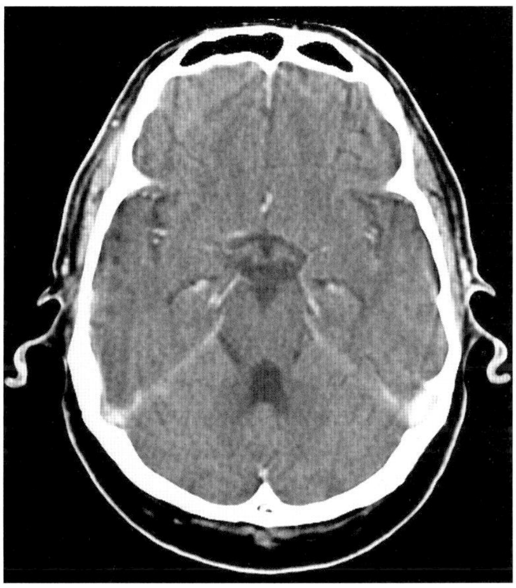

Fig. 29.2a

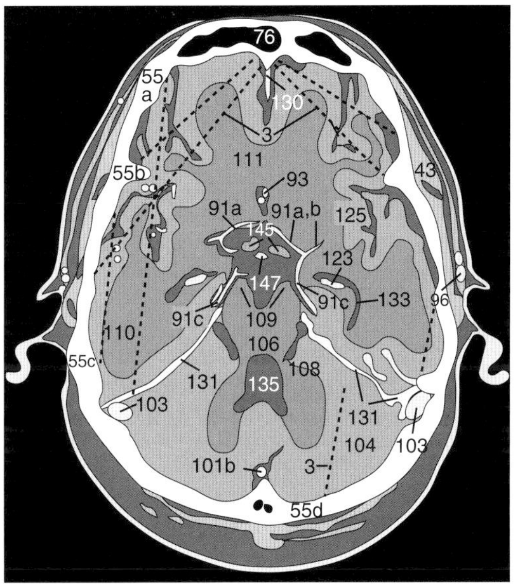

Fig. 29.2b

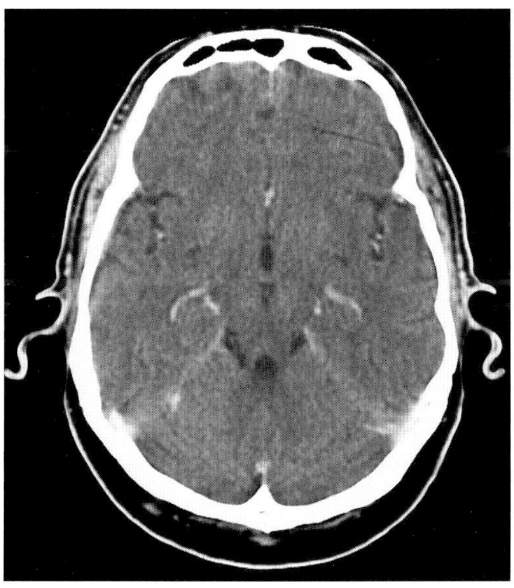

Fig. 29.3a

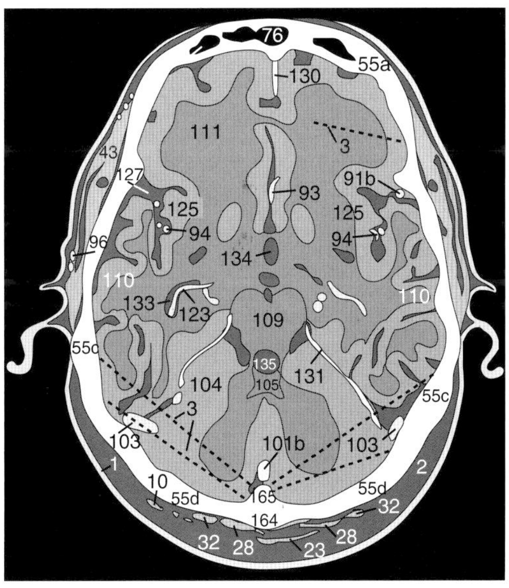

Fig. 29.3b

Nas **Figuras 28.3a** e **29.1a** os efeitos de volume parcial da órbita (★) ou o osso petroso (★★) também podem ser mal interpretados como hemorragias recentes no lobo frontal **(111)** ou temporal **(110)**.

O córtex próximo ao osso frontal **(55a)** aparece frequentemente hiperdenso em comparação com o parênquima cerebral adjacente, mas trata-se de um artefato devido aos efeitos de endurecimento do feixe do osso. Deve-se notar que o plexo coroide **(123)** no ventrículo lateral **(133)** é realçado após a administração IV de meio de contraste. Mesmo em imagens sem contraste, essa estrutura pode aparecer hiperdensa por causa das calcificações.

O leitor reconhecerá de imediato que as imagens de TCC desta página foram obtidas após a administração IV de meio de contraste: os vasos do polígono de Willis mostram-se nitidamente realçados. Os ramos **(94)** da artéria cerebral média **(91b)** são visíveis na fissura de Sylvius **(127)**. Até a artéria pericalosa **(93)**, uma continuação da artéria cerebral anterior **(91a)**, pode ser nitidamente identificada. Apesar disso, sempre é difícil diferenciar entre o quiasma óptico **(145)** e a haste hipofisária **(147)**, pois essas estruturas possuem densidades similares.

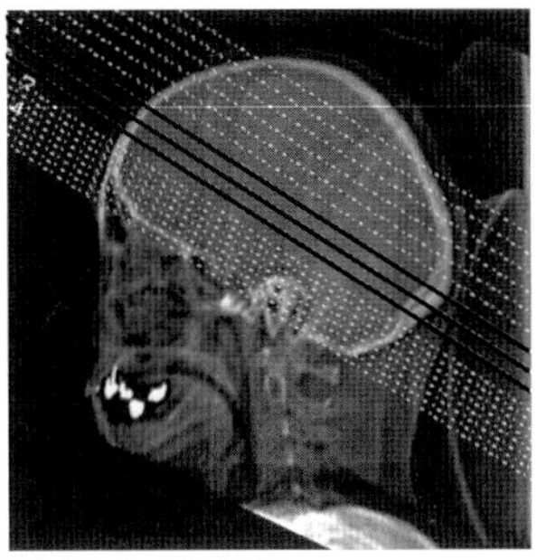

Além das artérias cerebrais já mencionadas **(93, 94)**, a foice cerebral **(130)** é uma estrutura hiperdensa. Na **Figura 30.2a**, pode-se observar a extensão do plexo coroide hiperdenso **(123)** através do forame interventricular (forame de Monro) que comunica os ventrículos laterais **(133)** com o terceiro ventrículo **(134)**. O leitor deve verificar se os contornos dos ventrículos laterais são simétricos.

Um desvio da linha média poderá ser um sinal indireto de edema. Calcificações na glândula pineal **(148)** e no plexo coroide **(123)** são um achado comum em adultos e, em geral, não têm nenhum significado patológico. Em virtude dos efeitos de volume parcial, as partes superiores do tentório **(131)** aparecem geralmente sem margens definidas, de modo que se torna difícil demarcar o verme cerebelar **(105)** e os hemisférios **(104)** a partir do lobo occipital **(112)**.

É particularmente importante inspecionar, cuidadosamente, a cápsula interna **(121)** e os gânglios basais: núcleo caudado **(117)**, putâmen **(118)** e globo pálido **(119)**, assim como o tálamo **(120)**. O leitor deve consultar o código numérico na orelha frontal do livro para as outras estruturas não mencionadas, especificamente, nestas páginas.

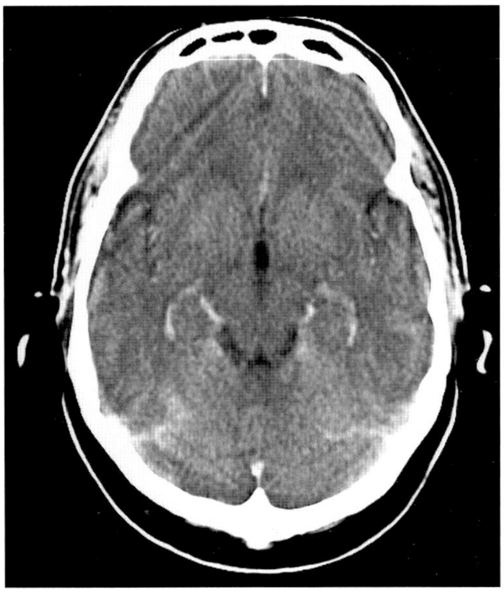

Fig. 30.1a

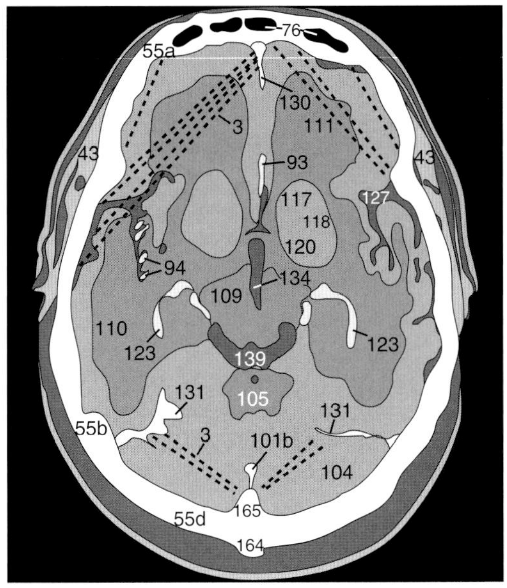

Fig. 30.1b

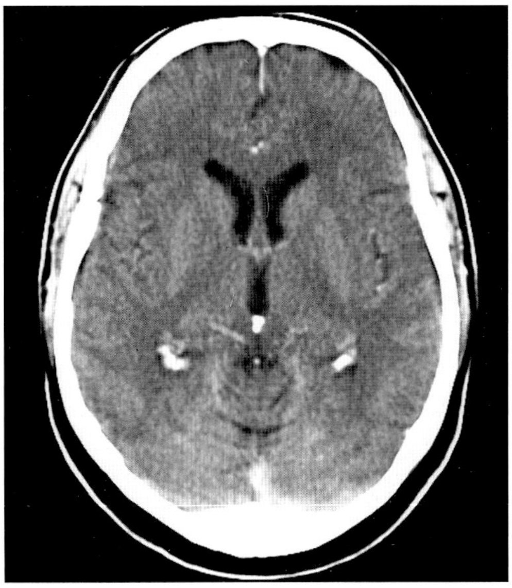

Fig. 30.2a

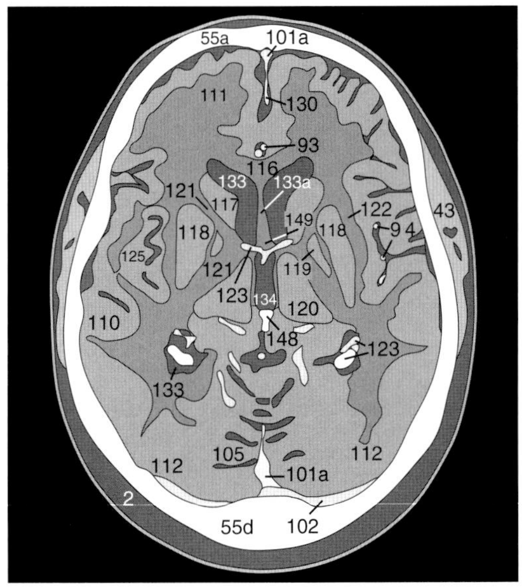

Fig. 30.2b

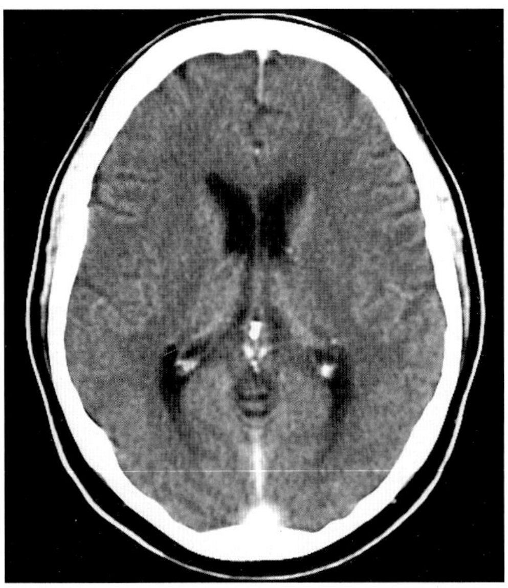

Fig. 30.3a

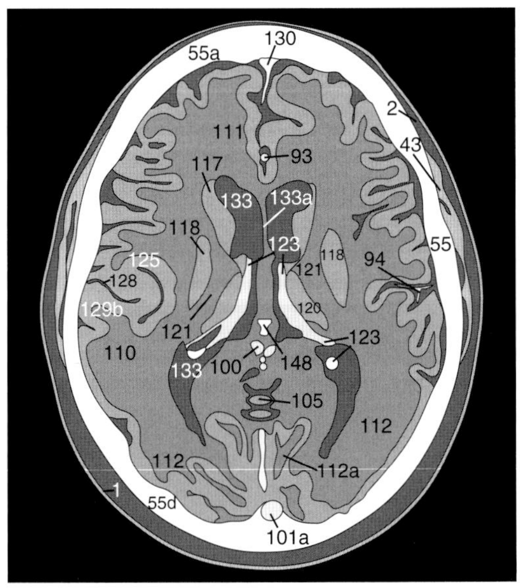

Fig. 30.3b

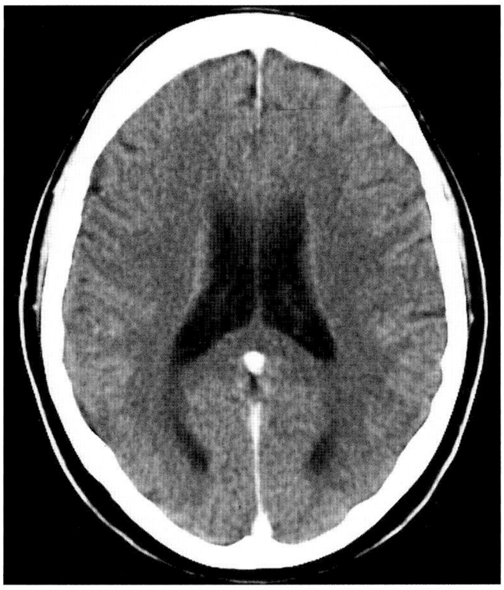

Fig. 31.1a

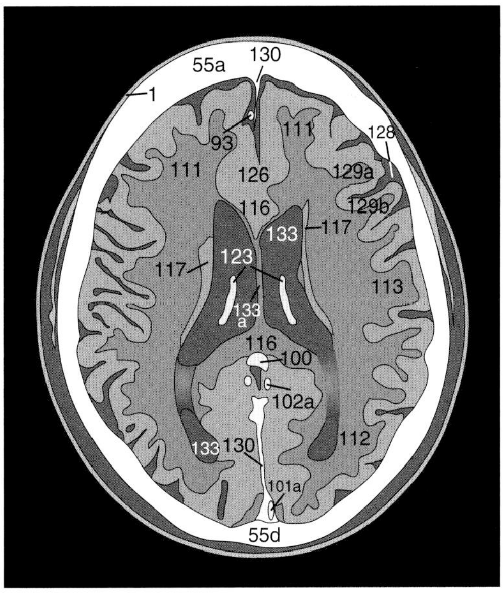

Fig. 31.1b

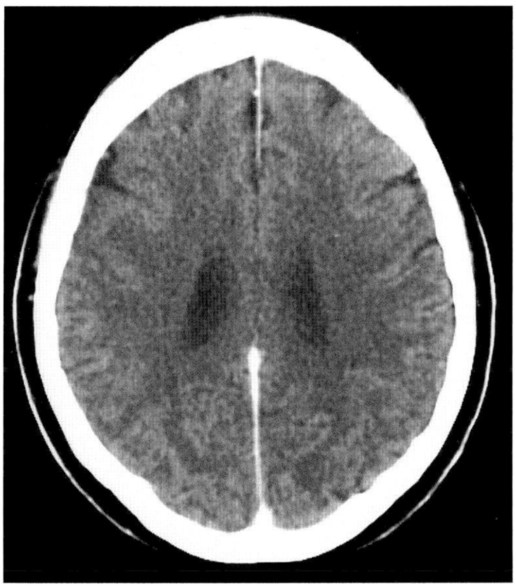

Fig. 31.2a

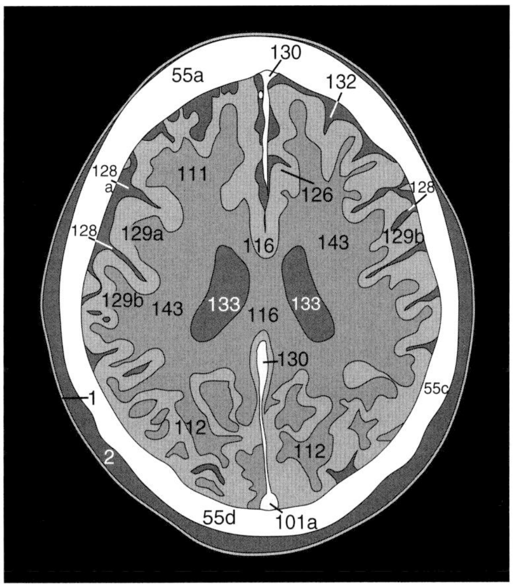

Fig. 31.2b

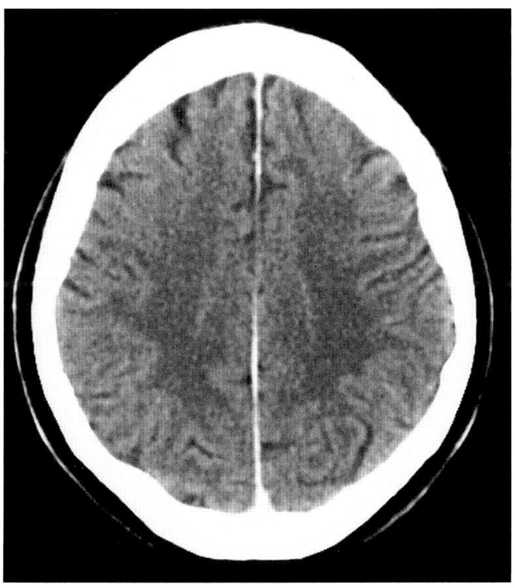

Fig. 31.3a

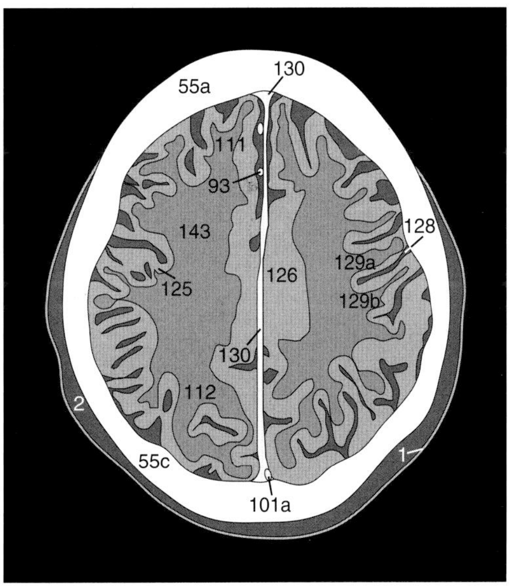

Fig. 31.3b

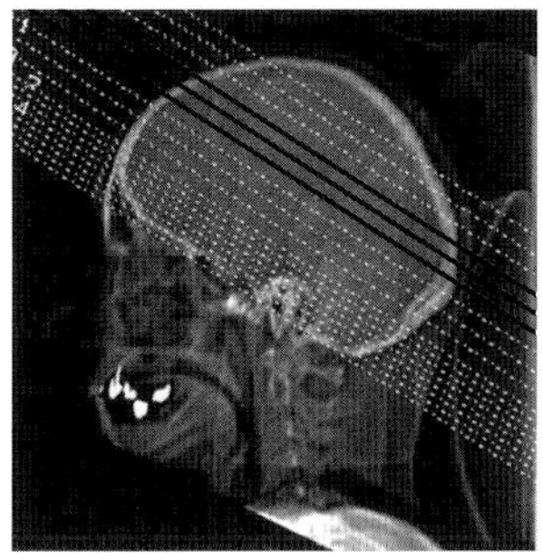

A cabeça do paciente nem sempre está "reta" como no nosso exemplo. Até inclinações mínimas podem levar a imagens nitidamente assimétricas do sistema ventricular, embora, na verdade, ele esteja perfeitamente normal. O leitor pode observar só um corte parcial dos contornos convexos dos ventrículos laterais **(133)**. Isso poderia dar a impressão de que eles não estão bem definidos **(Fig. 31.1a)**.

O fenômeno não pode ser confundido com um edema cerebral: uma vez que os sulcos (espaços subaracnoides externos) não se mostram apagados, mas perfeitamente configurados, a presença de edema é pouco provável.

Para avaliar a largura desses espaços, a idade do paciente é um fator importante. O leitor deve comparar as imagens nas páginas 50 e 52 sobre esse tema. A substância branca periventricular e supraventricular **(143)** deve ser verificada quanto a regiões hipodensas mal definidas de edema causadas por um infarto cerebral.

Como sequelas de infartos antigos, lesões císticas podem-se desenvolver. Em estágios posteriores, essas lesões se mostram bem definidas e com a mesma densidade do LCR (veja p. 58).

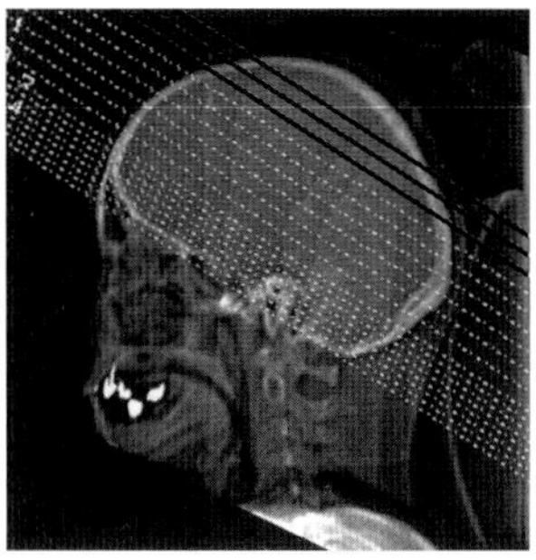

Nos cortes superiores (**Figs. 32.1-32.3**), as calcificações na foice cerebral **(130)** geralmente aparecem. O leitor deve diferenciar esse tipo de lesão, que não tem significado clínico, de um meningioma calcificado. A presença de sulcos ocupados por LCR **(132)** em adultos é um achado importante para se excluir a presença de edema cerebral. Após a avaliação completa da janela para partes moles cerebrais, uma inspeção cuidadosa da janela para osso deverá ser realizada. Deve-se continuar a busca por metástases ósseas ou linhas de fratura. Só então a avaliação de uma TC do crânio estará realmente completa.

Teste seus Conhecimentos! Exercício 1:

Anote, de memória, uma ordem sistemática para a avaliação de uma TC de crânio. Se você tiver dificuldades, consulte a *checklist* na página 26.

Anote:

-
-
-
-
-
-
-
-
-

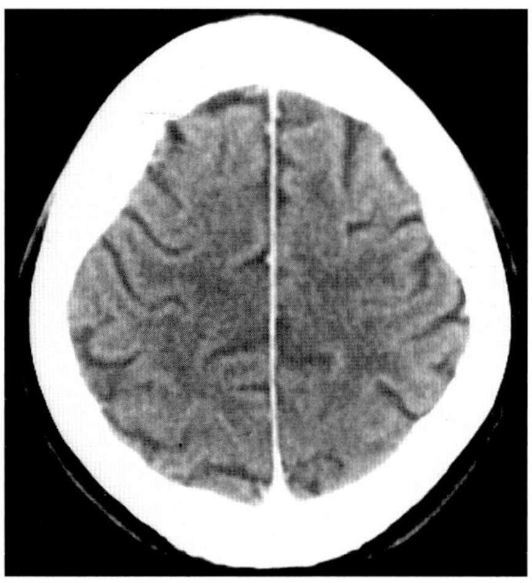

Fig. 32.1a

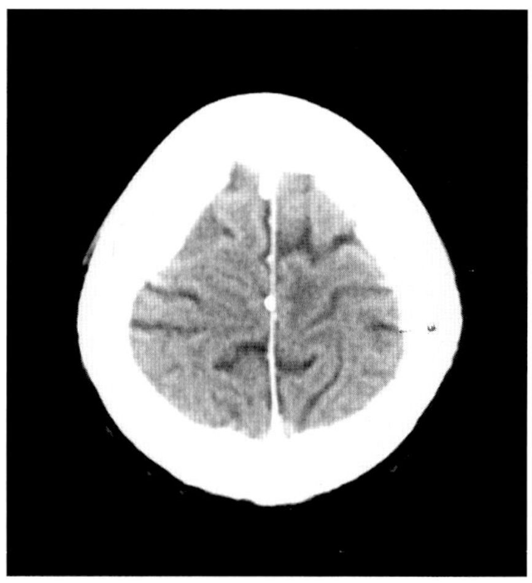

Fig. 32.2a

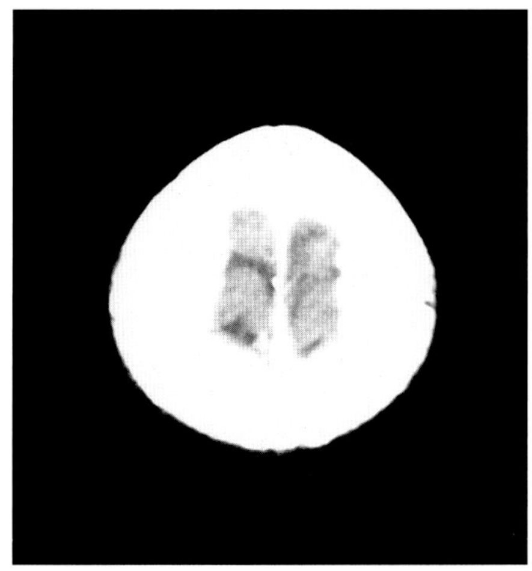

Fig. 32.3a

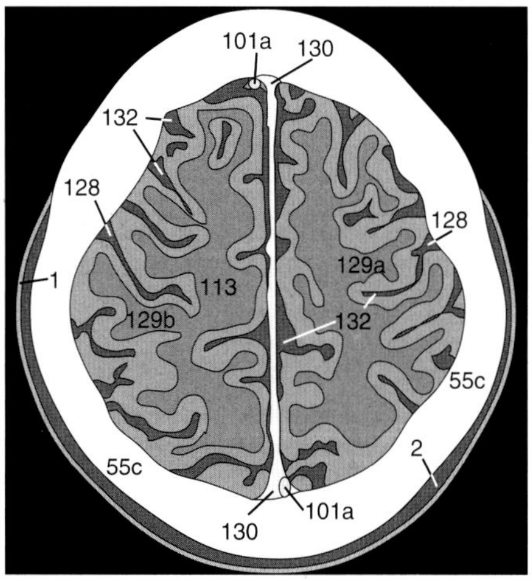

Fig. 32.1b

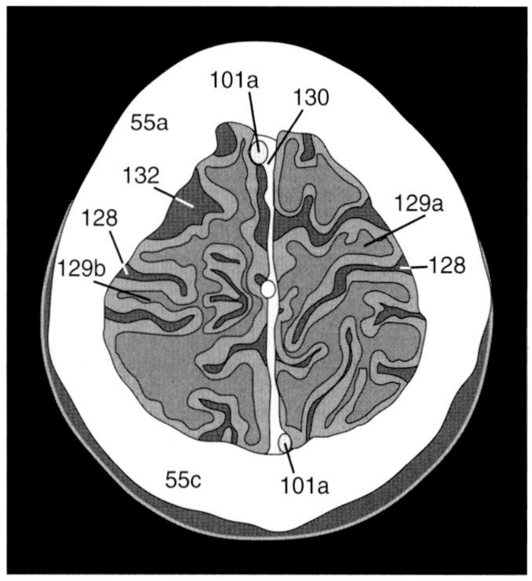

Fig. 32.2b

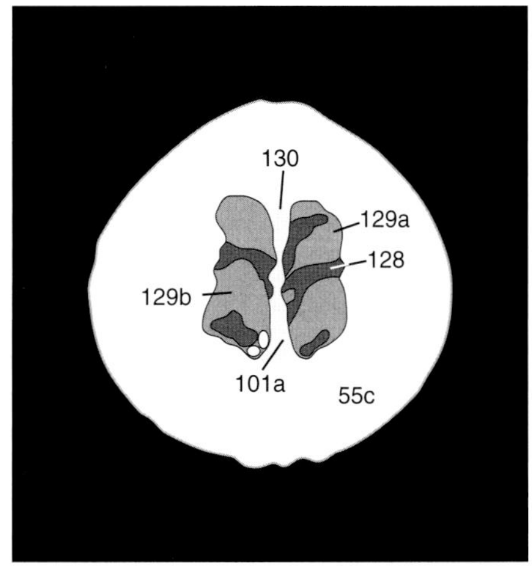

Fig. 32.3b

Nas páginas a seguir, o atlas de anatomia normal continua com imagens das órbitas (axiais), da face (coronais) e dos ossos petrosos (axiais e coronais). Em seguida, o leitor encontrará as variações anatômicas mais comuns, fenômenos típicos causados por efeitos de volume parcial e as alterações patológicas intracranianas mais importantes nas páginas 50 a 60.

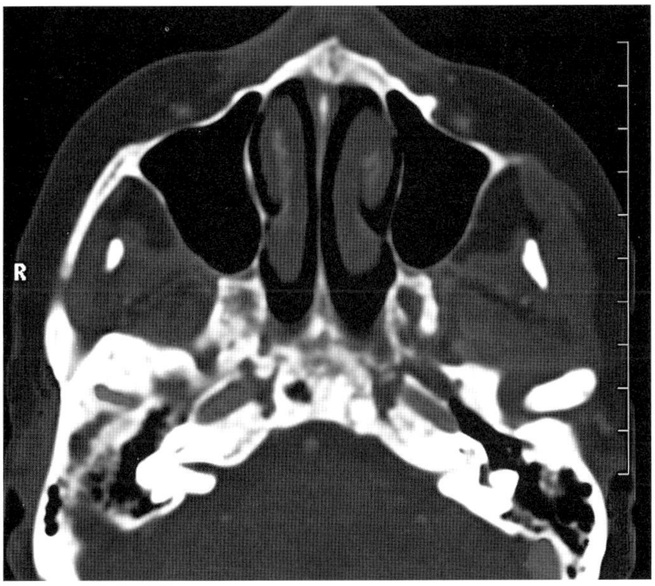

Fig. 33.1a

A face e as órbitas geralmente são estudadas em fatias finas (2 mm), usando-se intervalos de colimação de 2 mm. A orientação do plano de varredura é comparável àquela das tomografias do crânio (veja página 26). No topograma sagital, a linha de referência é paralela ao assoalho da órbita, em um ângulo de, aproximadamente, 15°ao horizontal **(Fig. 33.2)**.

As imagens são normalmente apresentadas como vistas de baixo: todas as estruturas do lado direito do corpo aparecem no lado esquerdo da imagem e vice-versa.

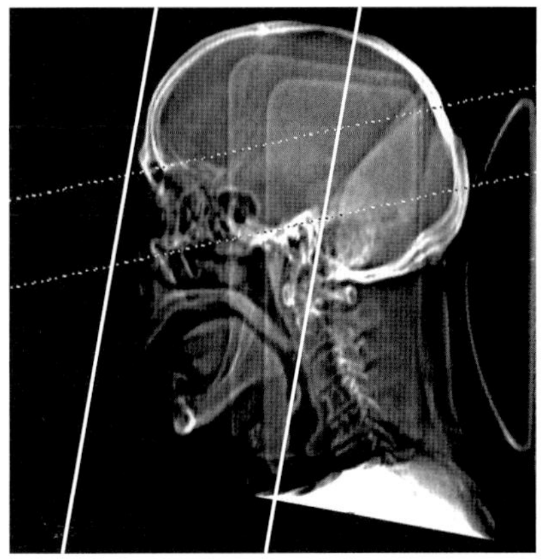

Fig. 33.2

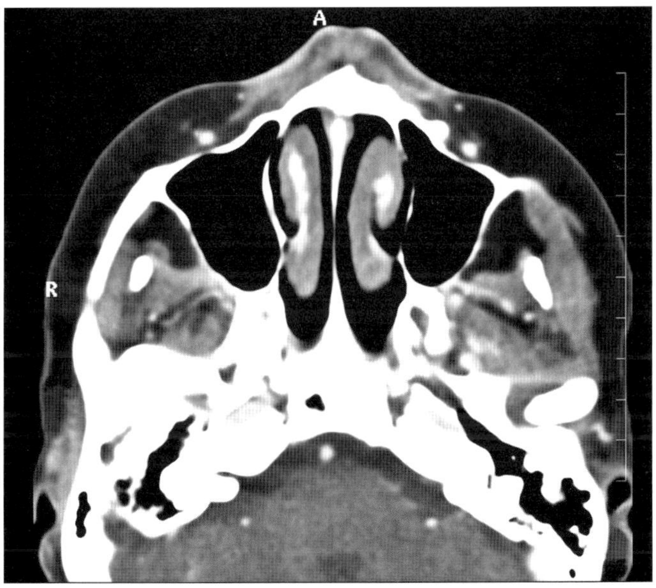

Fig. 33.1b

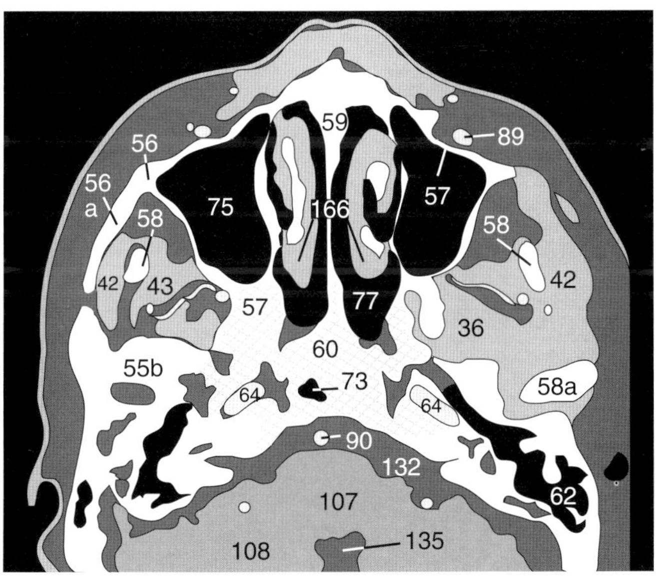

Fig. 33.1c

As alterações nas partes moles das órbitas, e dos seios paranasais podem ser prontamente avaliadas na janela para partes moles **(Fig. 33.1b)**. Para a detecção de uma erosão óssea associada a um tumor ou fratura, a janela para osso também deverá ser examinada **(Fig. 33.1a)**. As páginas seguintes apresentam, assim, cada nível de varredura em ambas as janelas e o desenho que as acompanha **(Fig. 33.1c)** se refere a ambas. Os códigos numéricos para todos os desenhos são encontrados na legenda, na orelha frontal do livro.

Nos cortes mais inferiores das órbitas, podemos ver partes do seio maxilar **(75)**, a cavidade nasal **(77)** com os cornetos **(166)**, o seio esfenoide **(73)** e as células mastóideas **(62)** como espaços cheios de ar. A presença de líquido ou de uma massa com densidade de partes moles pode indicar fratura, infecção ou tumor dos seios paranasais. Exemplos dessas doenças podem ser encontrados nas páginas 58 a 61.
Do lado esquerdo, aparecem duas partes da mandíbula: além do processo coronoide **(58)**, a articulação temporomandibular com a cabeça da mandíbula **(58a)** é vista à esquerda. É difícil, porém, diferenciar a artéria carótida no canal carotídeo **(64)**, seja na janela para partes moles ou para osso.

Na parte petrosa do osso temporal **(55b)** são visíveis a cavidade timpânica **(66)** e o sistema vestibular. Para uma avaliação mais detalhada dos canais semicirculares e da cóclea, as imagens obtidas com a técnica para osso temporal são mais adequadas (pp. 44-47). O meio de contraste foi administrado por infusão IV antes do exame das órbitas. Os ramos de ambos os vasos facial e angular **(89)**, assim como a artéria basilar **(90)**, aparecem, portanto, bastante hiperdensas na janela para partes moles **(Fig. 33.1b)**.

Nem sempre é possível obter uma posição sagital precisa da cabeça. Até uma leve inclinação **(Fig. 34.1)** fará o lobo temporal **(110)** aparecer de um lado, enquanto do outro lado veremos as células mastóideas **(62)**.

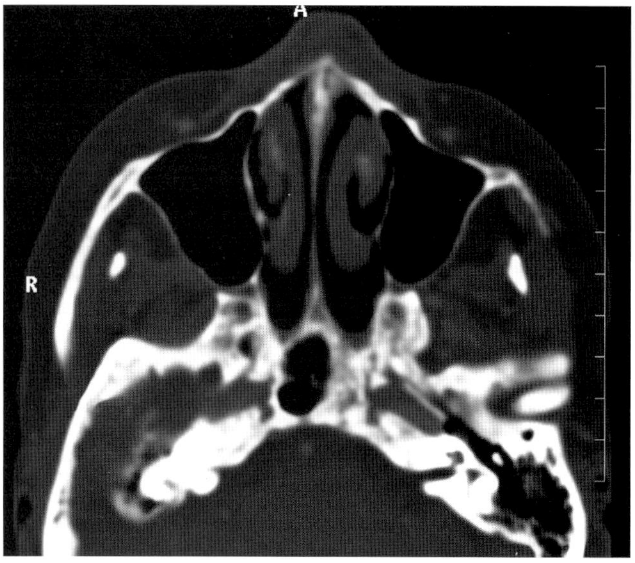

Fig. 34.1a

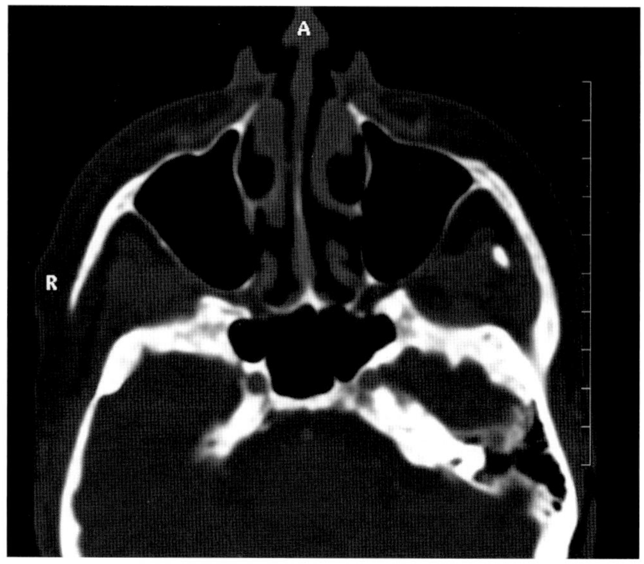

Fig. 34.2a

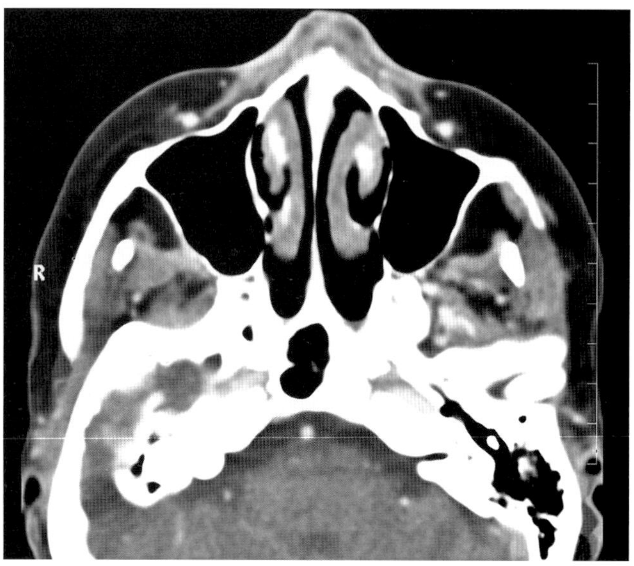

Fig. 34.1b

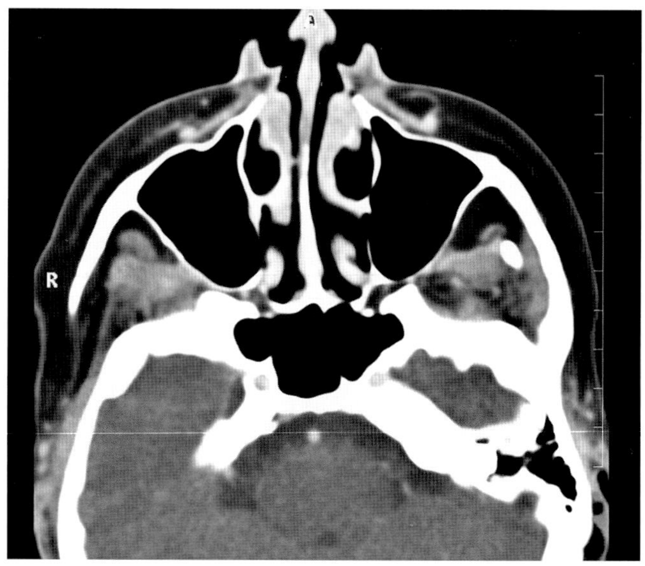

Fig. 34.2b

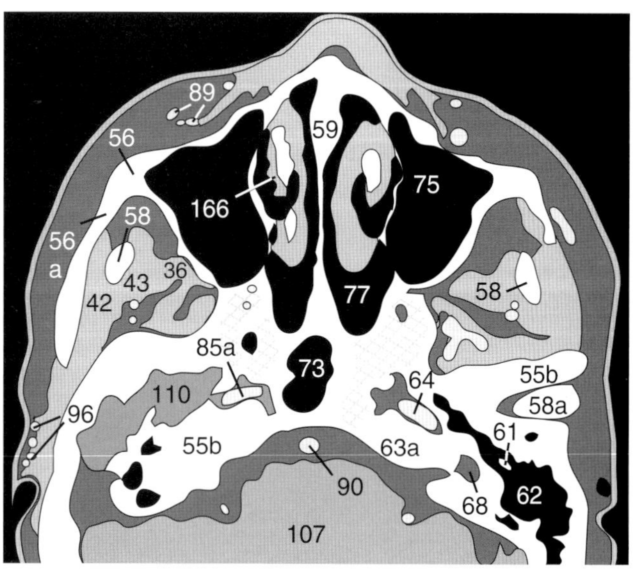

Fig. 34.1c

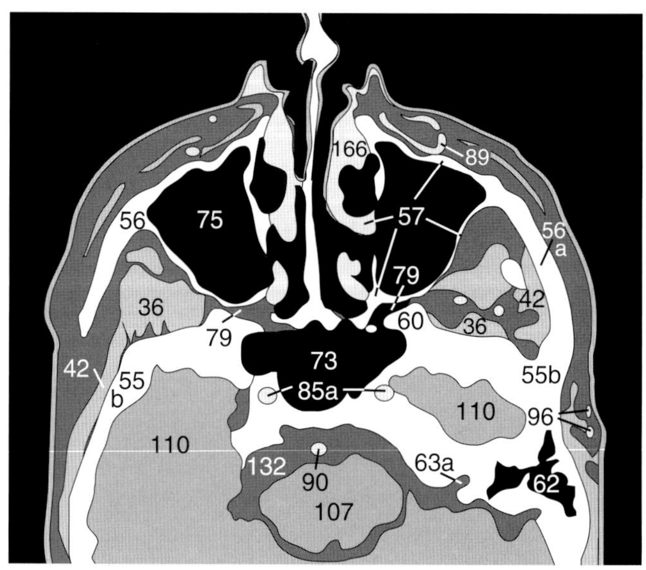

Fig. 34.2c

Como demonstra a experiência, é difícil determinar o trajeto da artéria carótida interna **(85a)** através da base do crânio e demarcar a fossa pterigo-palatina **(79)** através da qual, juntamenete com outras estruturas, o nervo palatino maior e os ramos nasais do gânglio pterigopalatino (do NC V ao NC VII) passam.

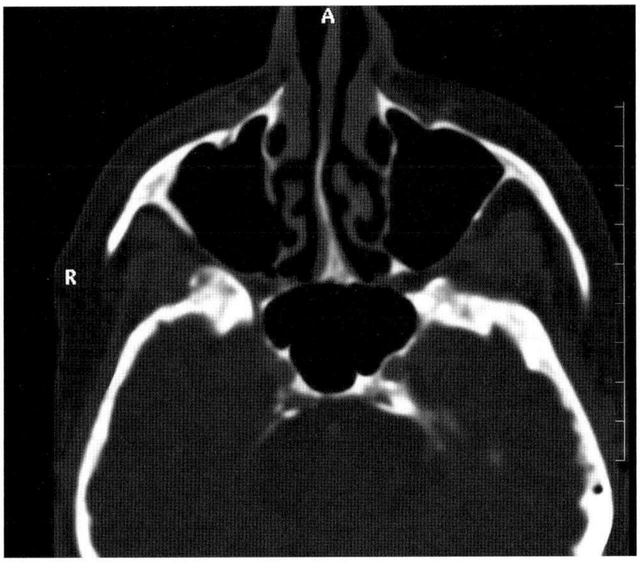

Fig. 35.1a

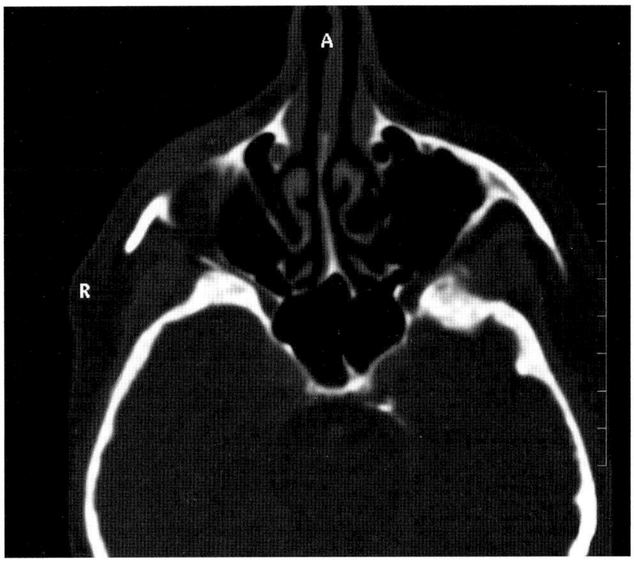

Fig. 35.2a

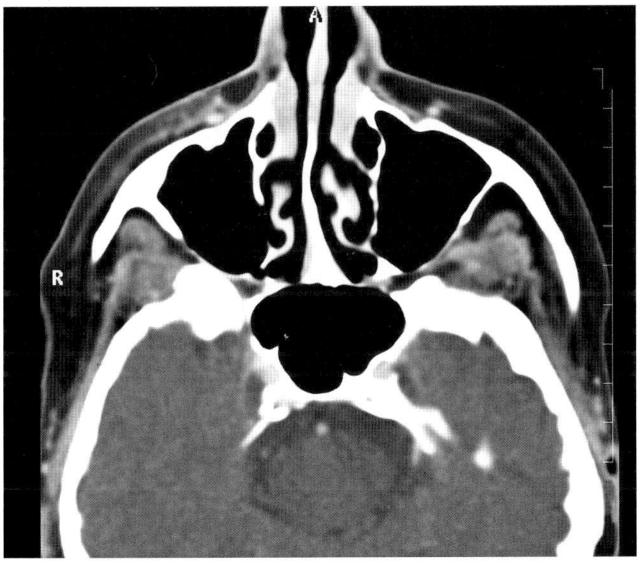

Fig. 35.1b

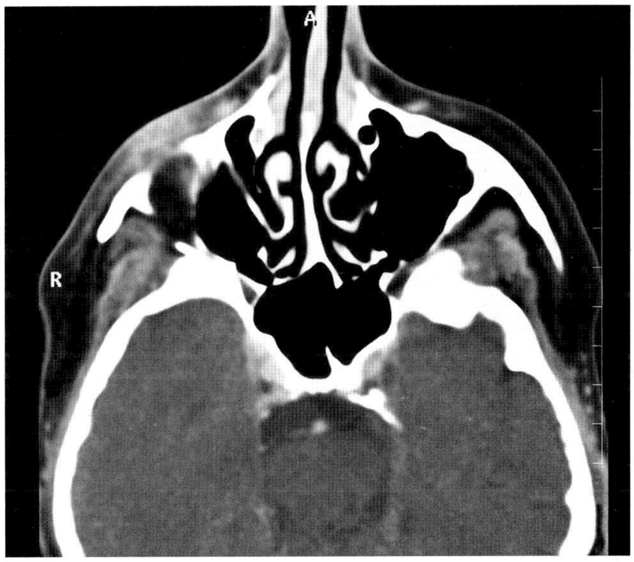

Fig. 35.2b

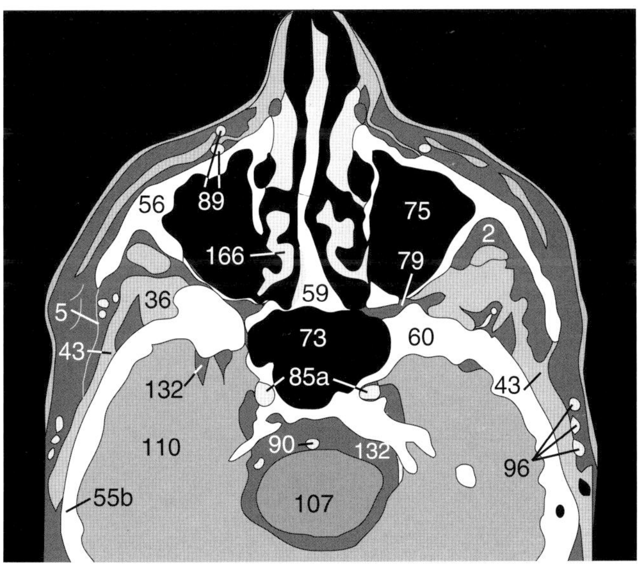

Fig. 35.1c

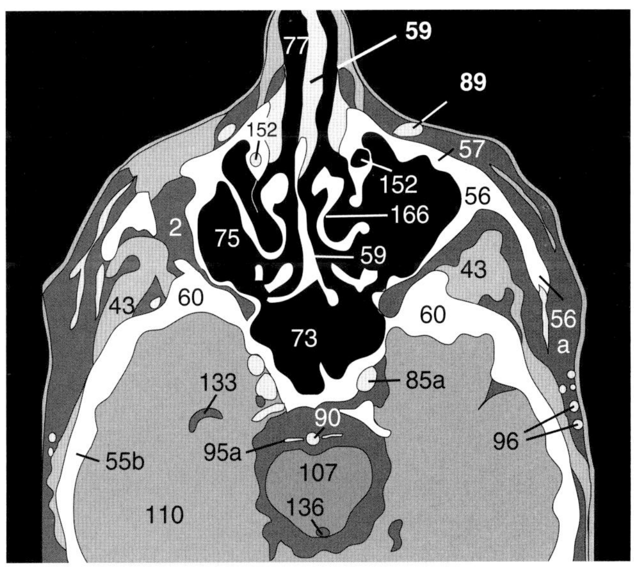

Fig. 35.2c

No assoalho da órbita, o curto músculo oblíquo inferior **(47f)** aparece, com frequência, mal delineado a partir da pálpebra inferior, por causa da similaridade de densidades entre estas estruturas. Imediatamente na frente do processo clinoide/dorso da sela **(163)**, fica a hipófise **(146)**, em sua fossa, que é margeada lateralmente pelo sifão carotídeo **(85a)**.

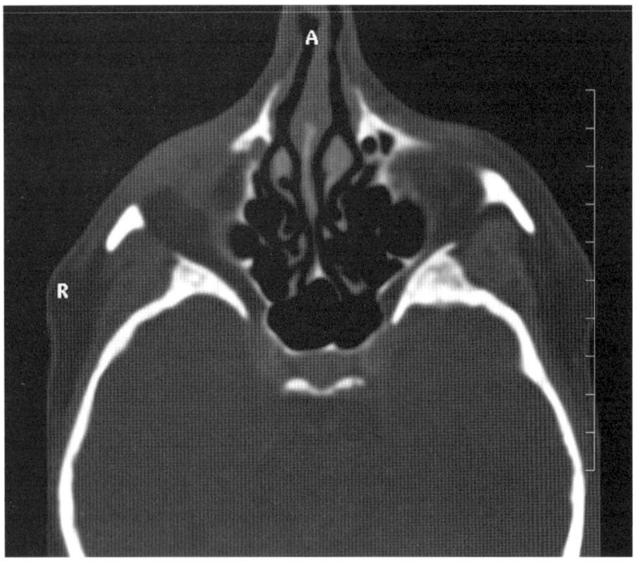

Fig. 36.1a

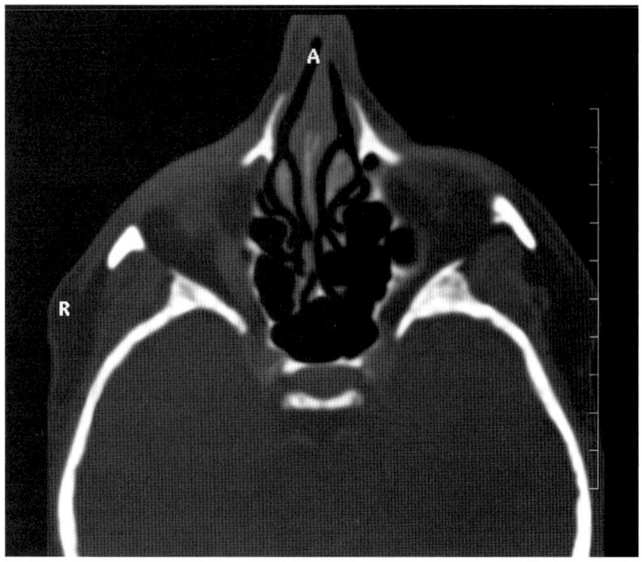

Fig. 36.2a

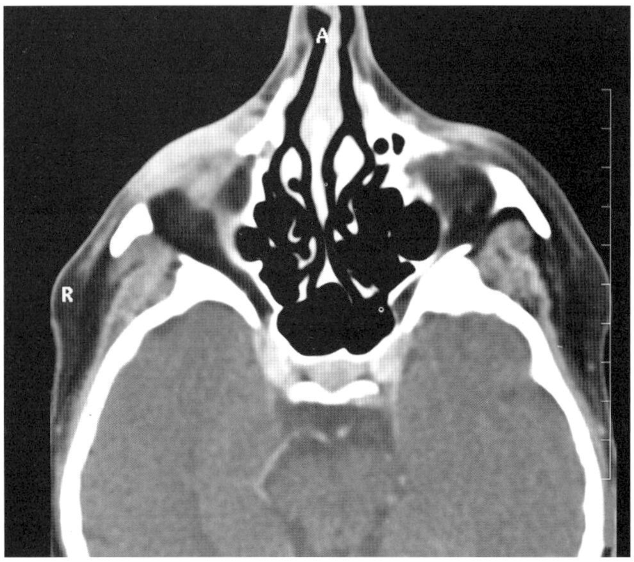

Fig. 36.1b

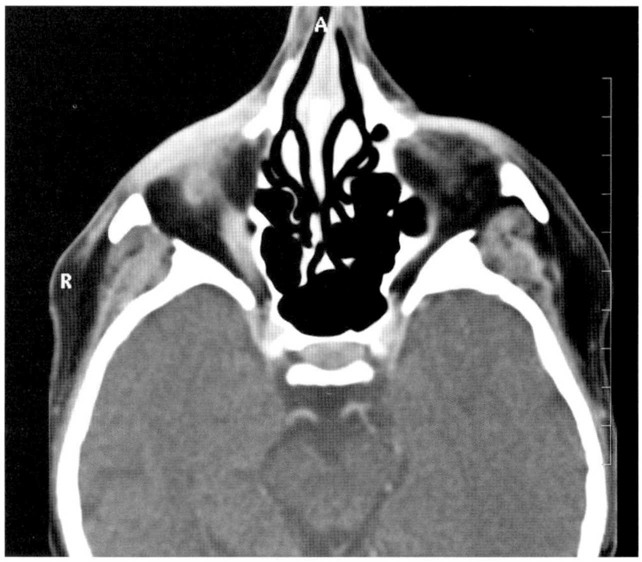

Fig. 36.2b

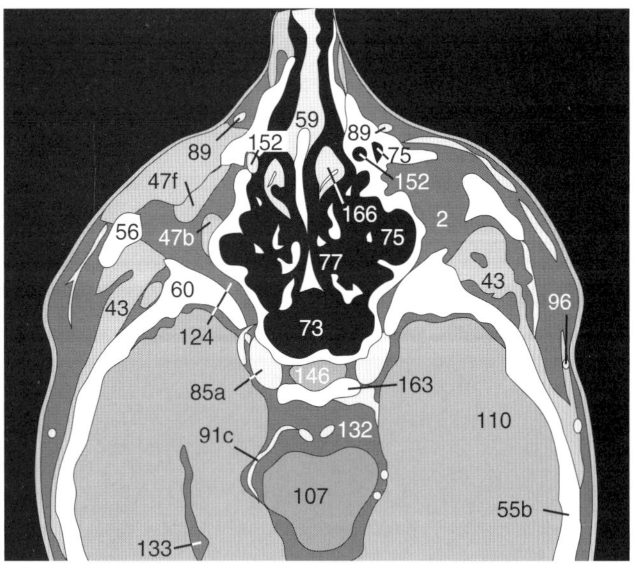

Fig. 36.1c

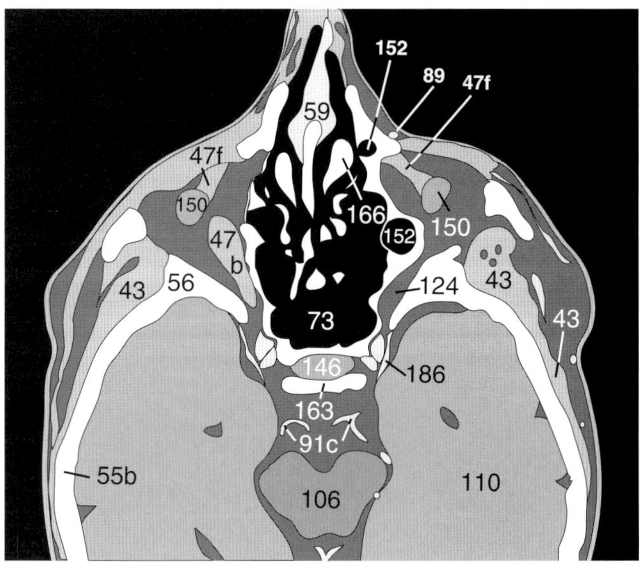

Fig. 36.2c

Pequenas inclinações da cabeça levam a imagens levemente assimétricas do globo **(150)** e dos músculos extraoculares **(47)**. A parede medial do ducto nasolacrimal **(152)** é, com frequência, tão fina que não pode ser diferenciada. À primeira vista, a aparência do processo clinoide **(163)**, entre a haste hipofisária **(147)** e o sifão carotídeo **(85a)**, só do lado esquerdo, pode causar confusão na **Figura 37.2b**.

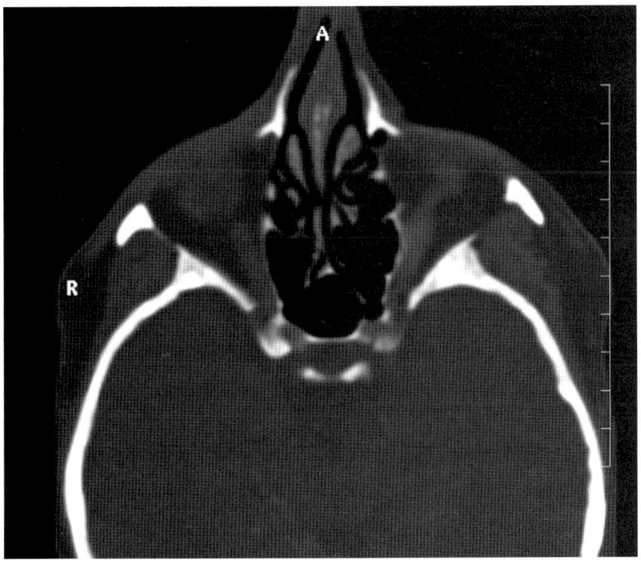

Fig. 37.1a

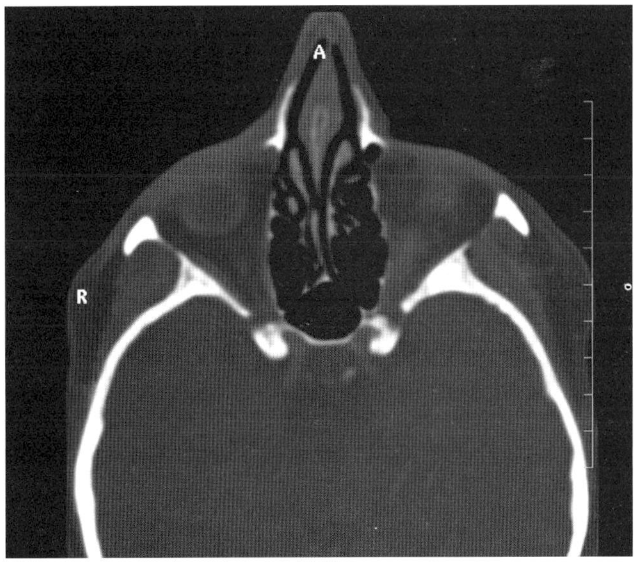

Fig. 37.2a

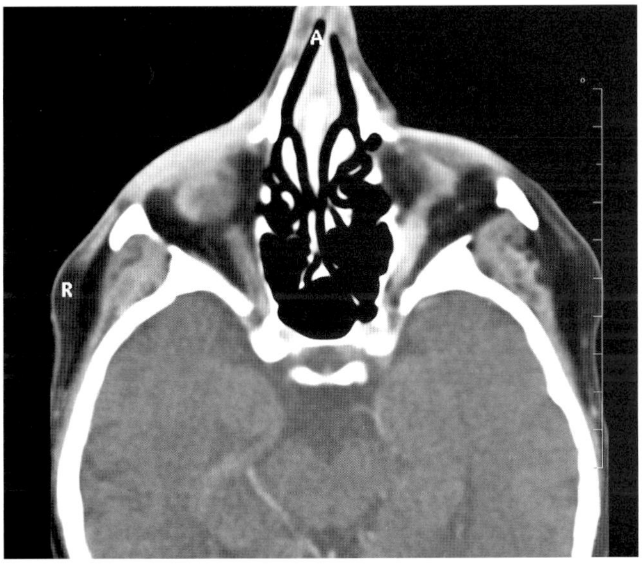

Fig. 37.1b

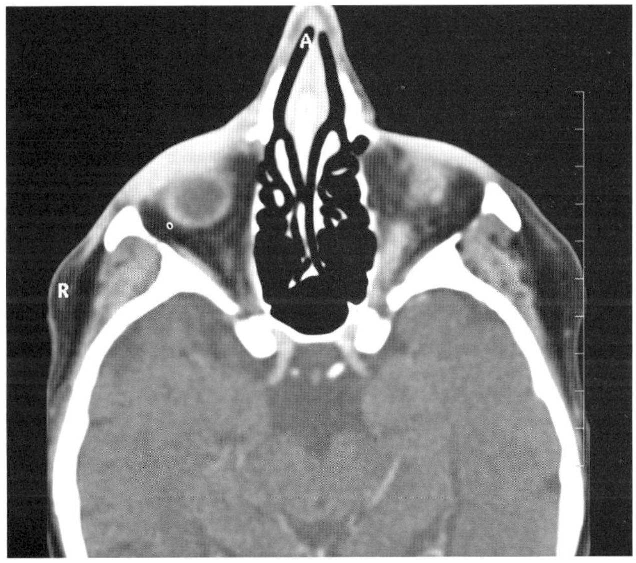

Fig. 37.2b

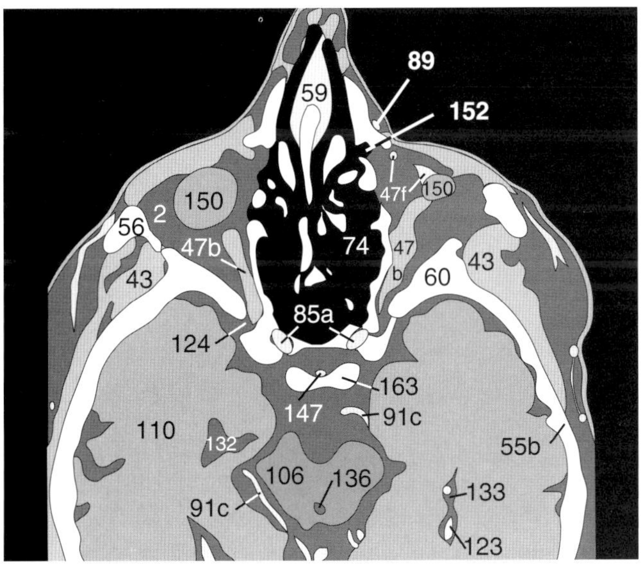

Fig. 37.1c

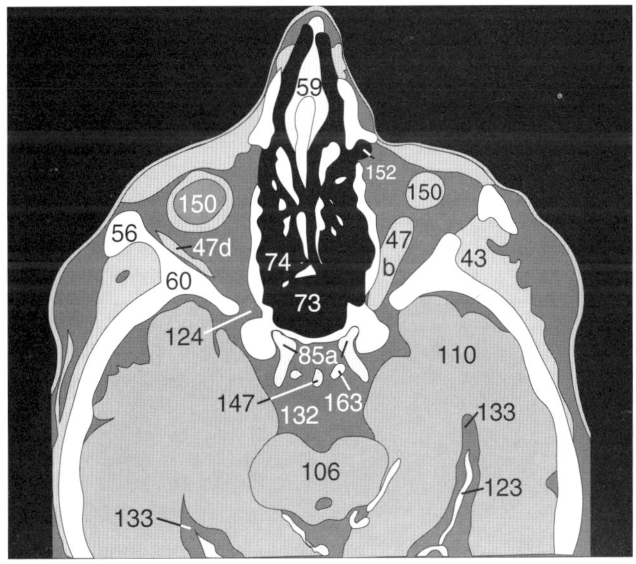

Fig. 37.2c

Após a injeção IV do meio de contraste, os ramos da artéria cerebral média **(91b)** que se originam da artéria carótida interna **(85a)** são facilmente identificados. Entretanto, a tonalidade cinza dos nervos ópticos **(78)**, à medida que passam através do quiasma **(145)** para os tratos ópticos **(144)**, é muito semelhante àquela do LCR ao redor **(132)**. Deve-se sempre verificar a simetria dos músculos extraoculares **(47)** no tecido gorduroso retrobulbar **(2)**.

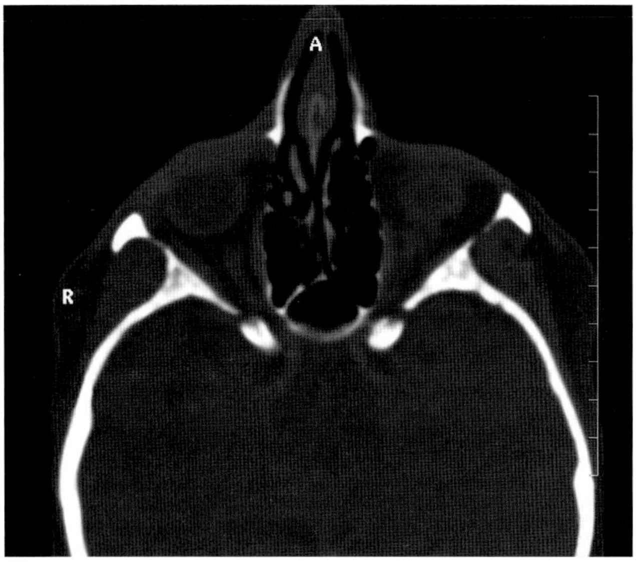

Fig. 38.1a

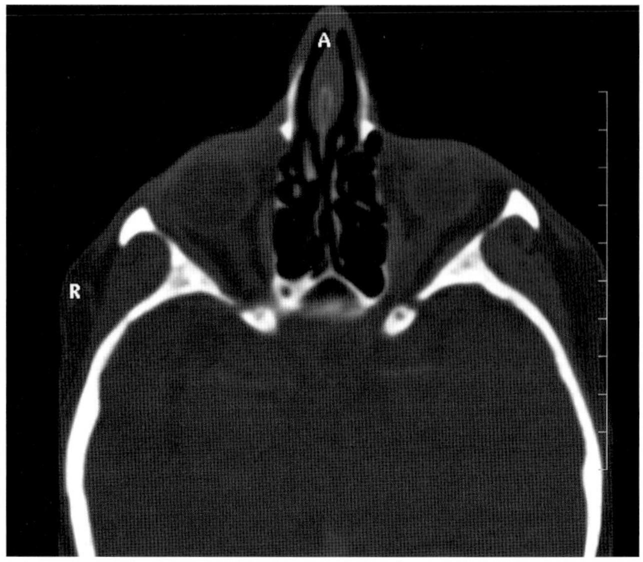

Fig. 38.2a

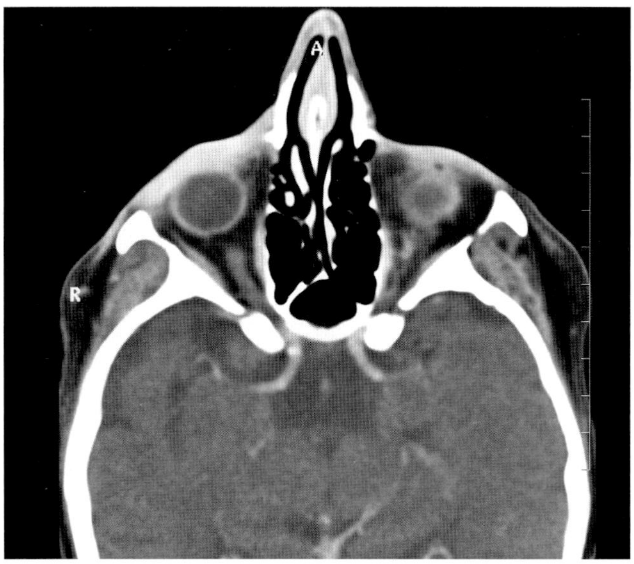

Fig. 38.1b

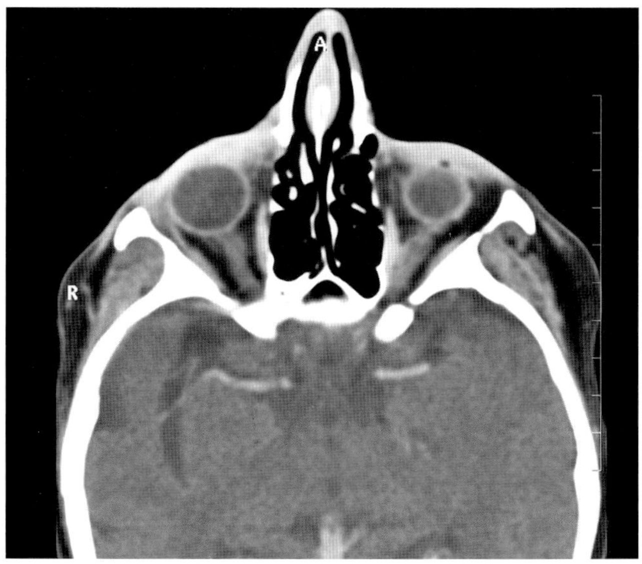

Fig. 38.2b

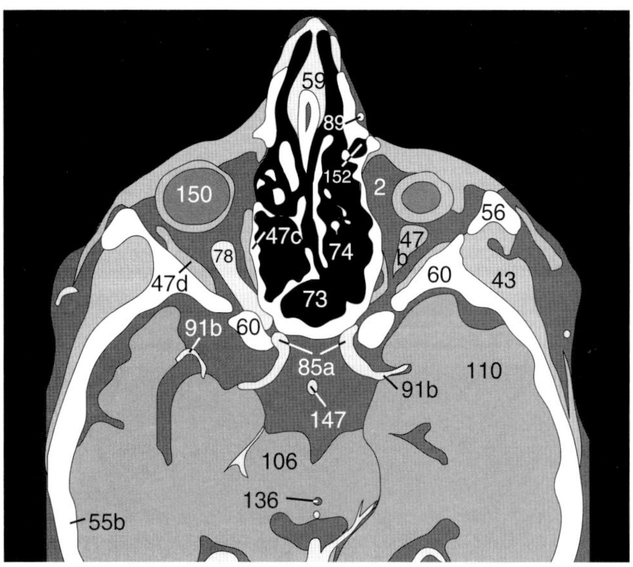

Fig. 38.1c

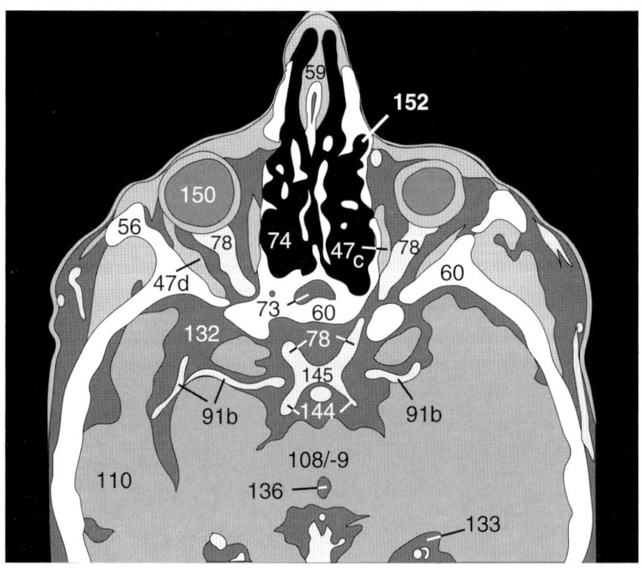

Fig. 38.2c

No globo **(150)**, agora é possível ver a lente hiperdensa **(150a)**. Observe o trajeto oblíquo da artéria oftálmica (★) cruzando o nervo óptico **(78)** no tecido adiposo retrobulbar **(2)**. A **Figura 39.2b** mostra discreto edema **(7)** da glândula lacrimal direita **(151)** em comparação com a esquerda (veja **Fig. 40.1b**).

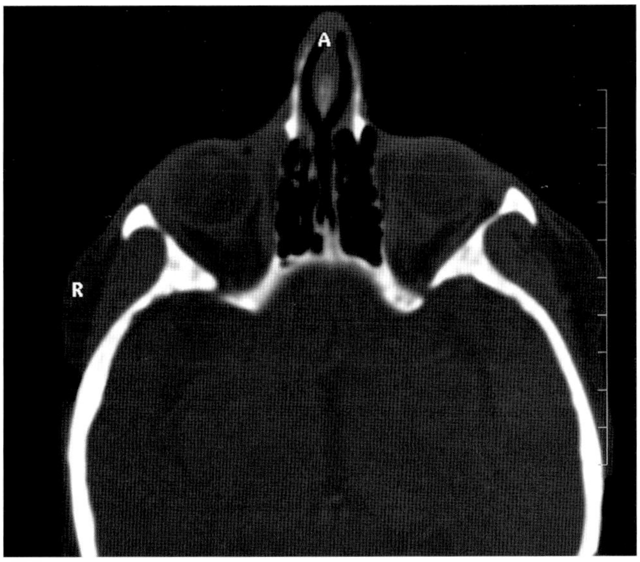

Fig. 39.1a

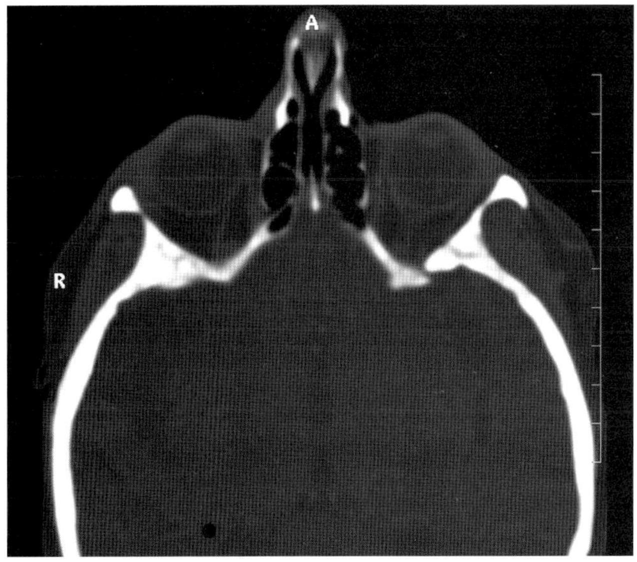

Fig. 39.2a

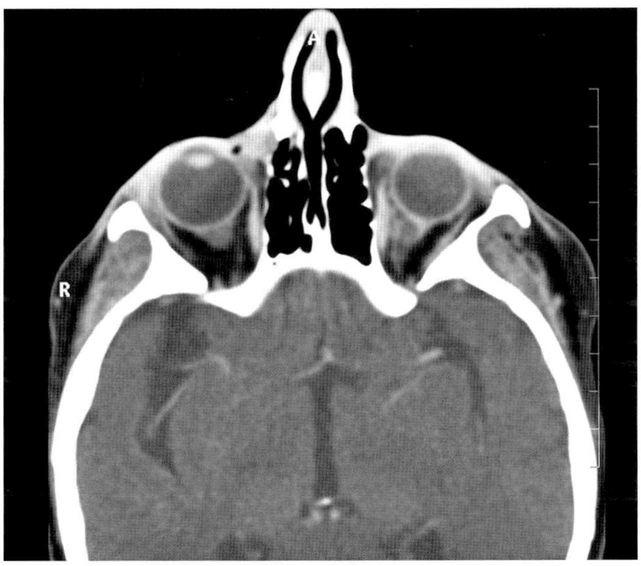

Fig. 39.1b

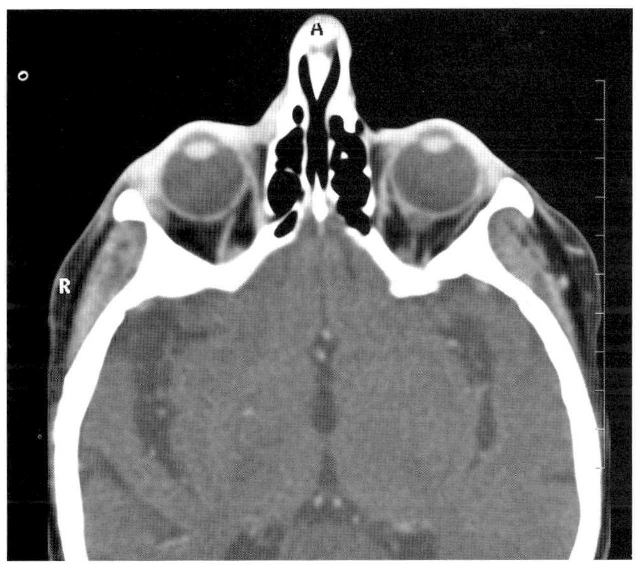

Fig. 39.2b

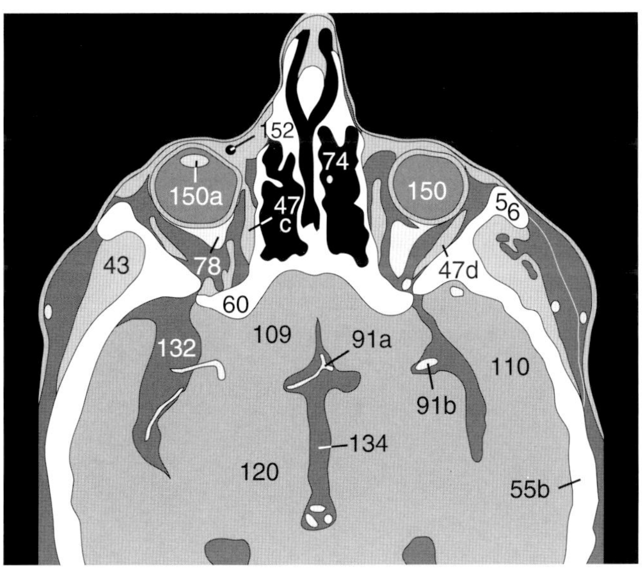

Fig. 39.1c

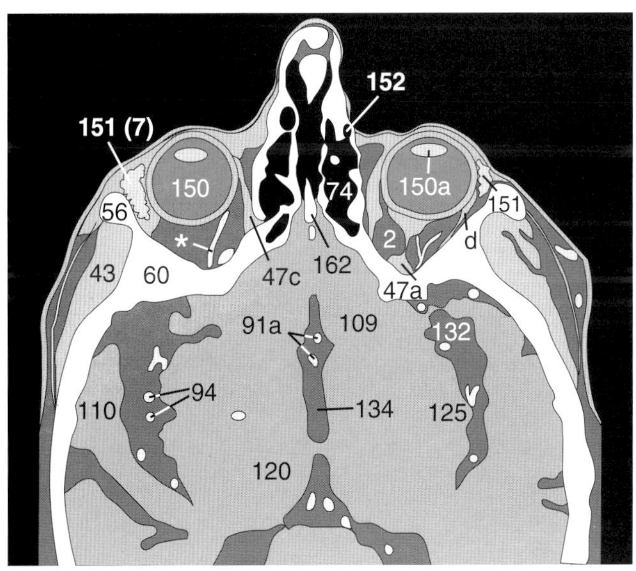

Fig. 39.2c

A **Figura 40.1b** esclarece que, neste caso, existe na verdade uma inflamação ou espessamento semelhante a um tumor **(7)** na glândula lacrimal direita **(151)**. O músculo reto superior **(47a)** aparece no teto da órbita e imediatamente ao lado dele fica o músculo elevador da pálpebra **(46)**. Em virtude das densidades similares, esses músculos não são facilmente diferenciados.

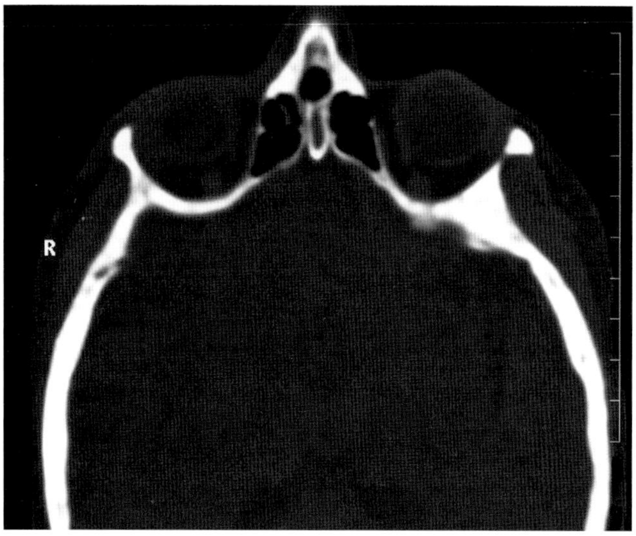

Fig. 40.1a

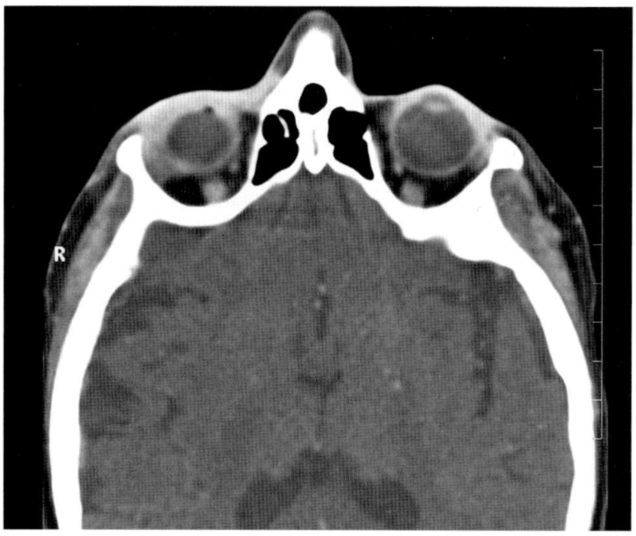

Fig. 40.1b

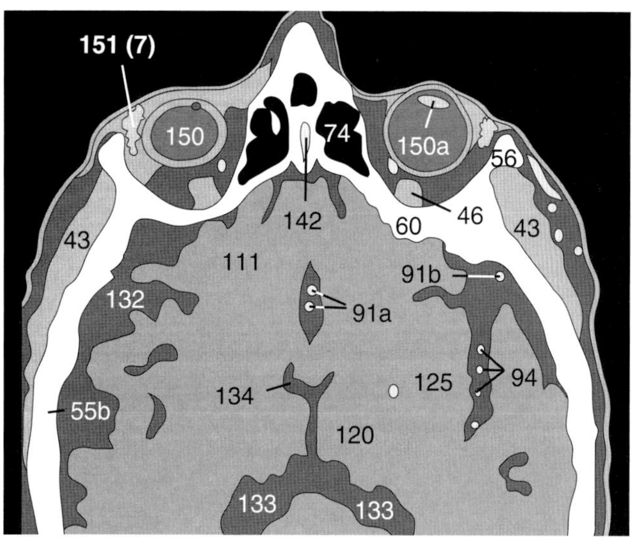

Fig. 40.1c

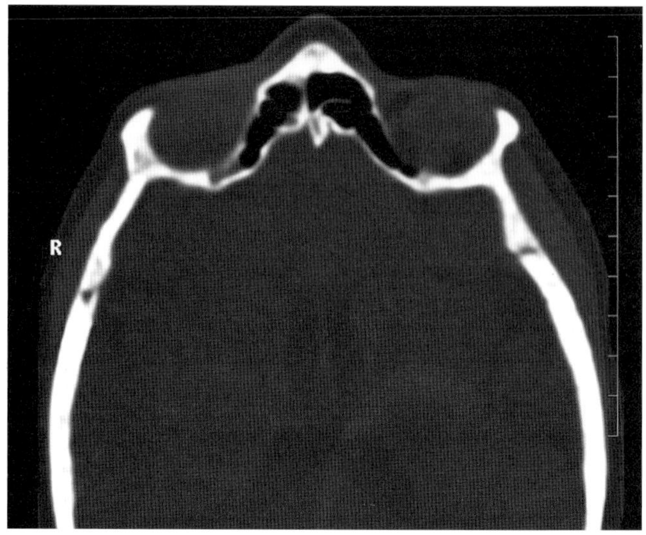

Fig. 40.2a

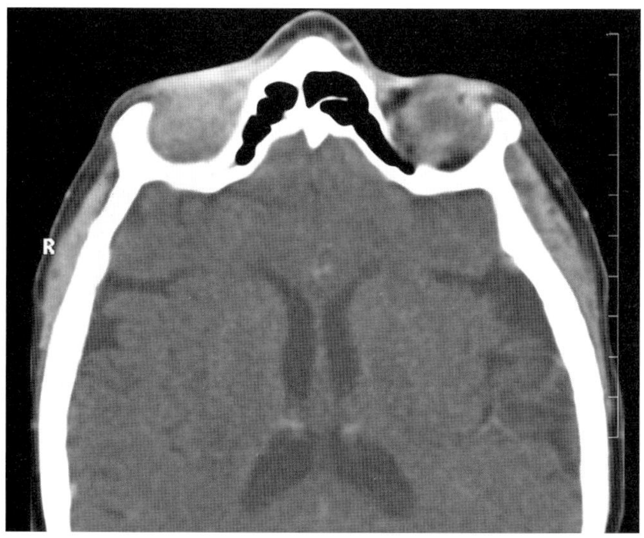

Fig. 40.2b

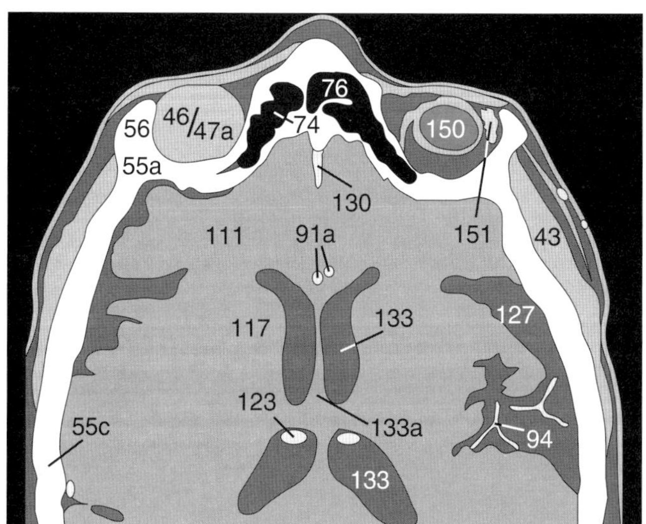

Fig. 40.2c

As projeções axiais das órbitas e da face terminam, aqui, com o aparecimento do seio frontal **(76)**. Exemplos das alterações patológicas das órbitas ou de fraturas dos ossos faciais são encontrados nas páginas 61-63.

As possibilidades de anulação do *gantry* da TC são limitadas. Para se obter aquisições no plano coronal, os pacientes devem ser previamente posicionados como mostrado no topograma de planejamento **(Fig. 41.1)** em uma posição prona com a cabeça completamente estendida. Atualmente, as imagens coronais são reconstruídas digitalmente, com base no conjunto de dados tridimensionais adquiridos com uma colimação estreita em unidades de TC helicoidal com multidetectores, de modo que especialmente pacientes com traumas não precisam ser excluídos por lesões potenciais de ossos ou de ligamentos de sua coluna cervical. Geralmente, as imagens são vistas de frente: as estruturas anatômicas do lado direito do paciente aparecem no lado esquerdo das imagens e vice-versa, como se o examinador estivesse de frente para o paciente.

Ao buscar por fraturas, as imagens geralmente são adquiridas no modo de fatias finas (fatia e colimação, cada uma com 2 mm) e observadas em janelas para ossos. Até linhas finas de fratura podem ser detectadas. Uma fratura suspeita do arco zigomático pode exigir aquisições complementares no plano axial (veja p. 34). Na **Figura 41.2a**, o canal alveolar inferior (★) na mandíbula **(58)**, e o forame redondo (★★) no osso esfenoide **(60)**, são nitidamente visíveis. Da mesma forma que no capítulo anterior, os códigos numéricos para os desenhos são explicados na legenda, no encarte frontal.

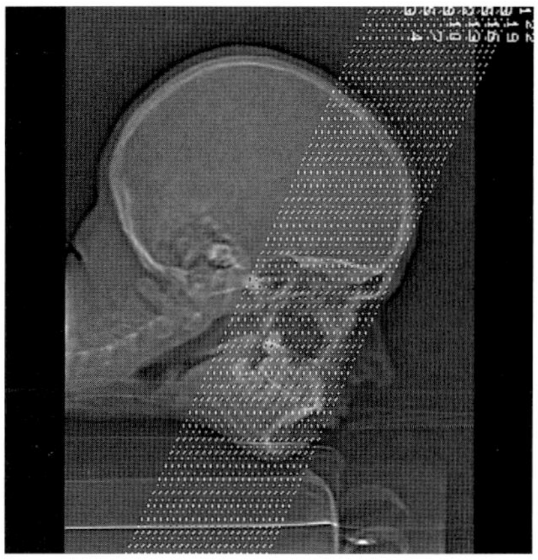

Fig. 41.1

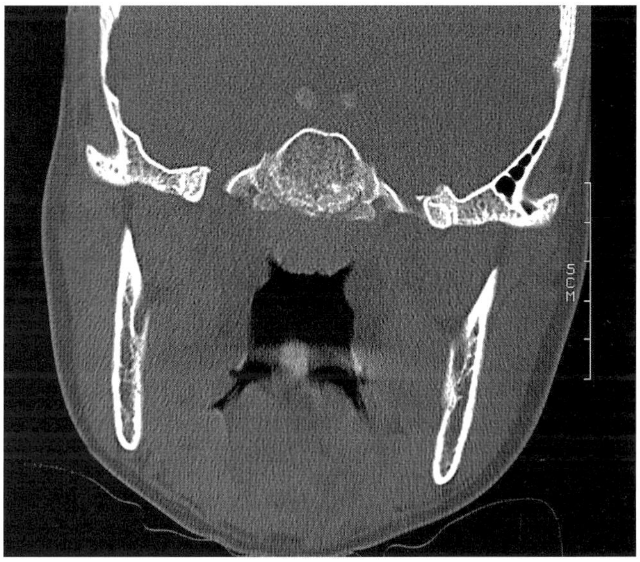

Fig. 41.2a

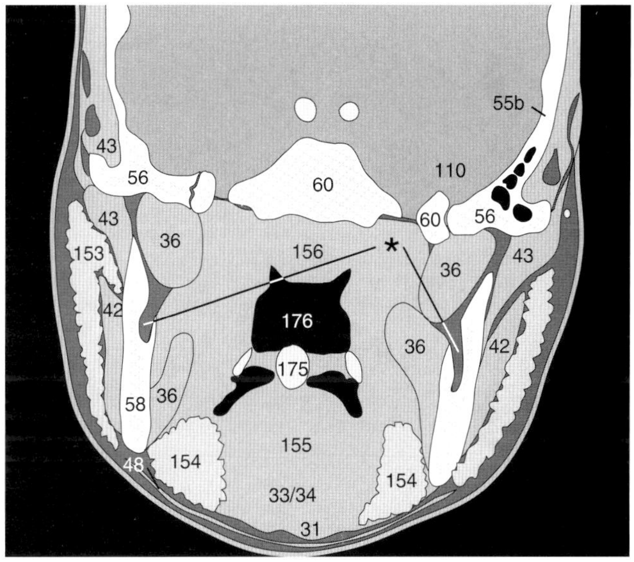

Fig. 41.2b

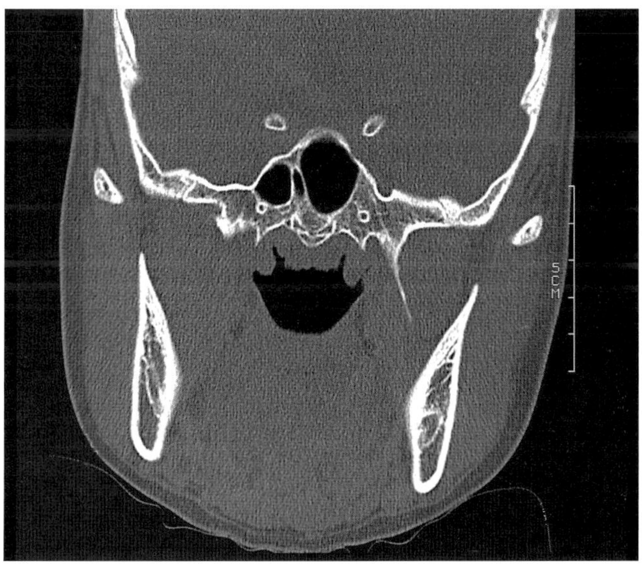

Fig. 41.3a

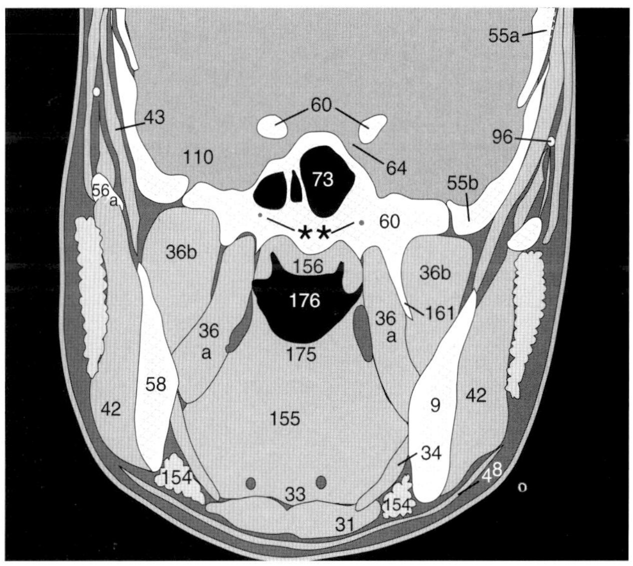

Fig. 41.3b

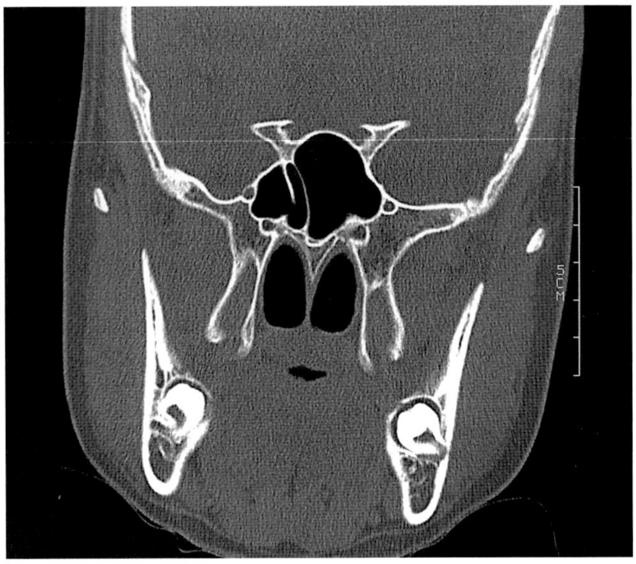
Fig. 42.1a

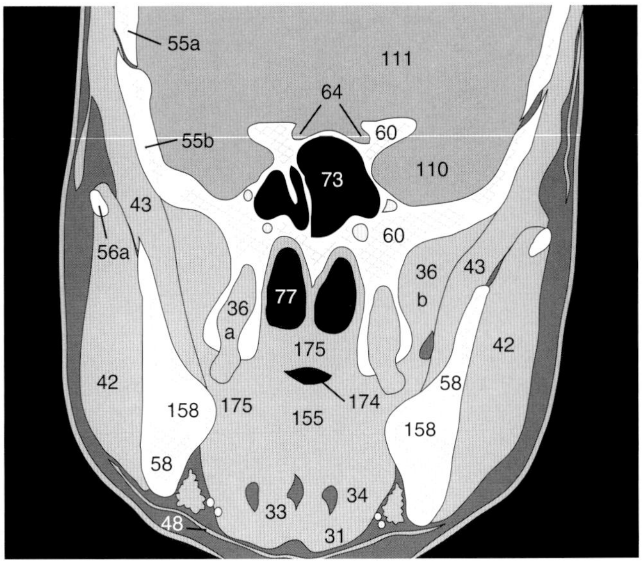

Fig. 42.1b

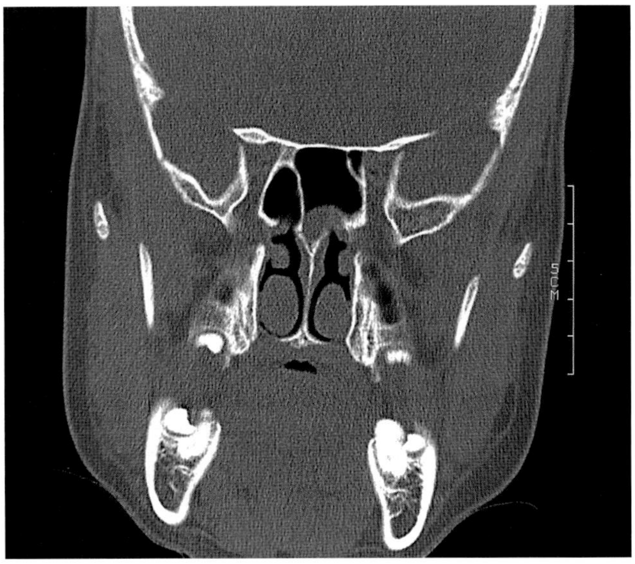
Fig. 42.2a

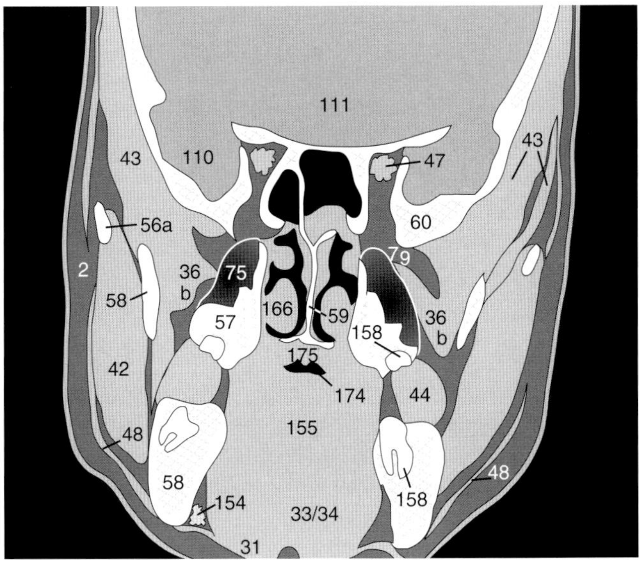

Fig. 42.2b

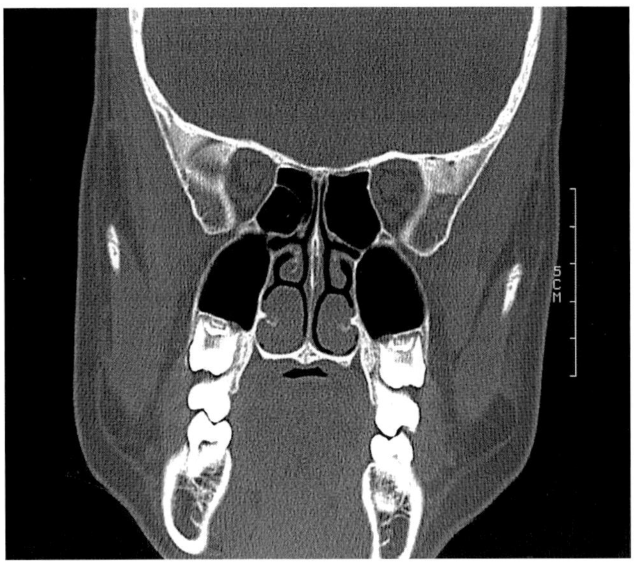
Fig. 42.3a

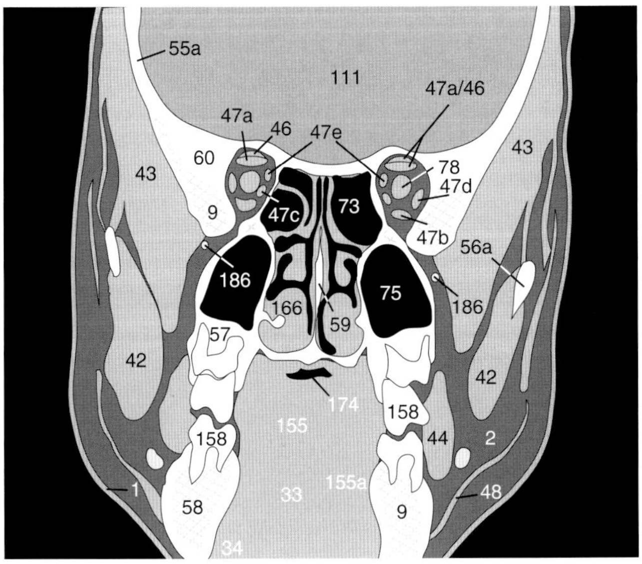

Fig. 42.3b

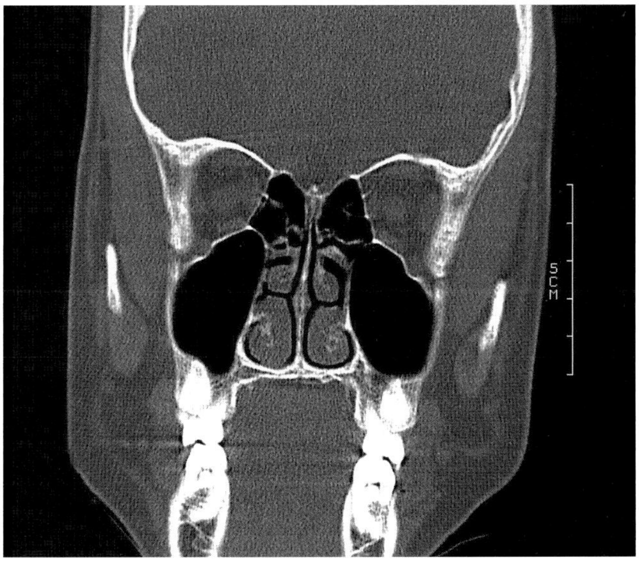

Fig. 43.1a

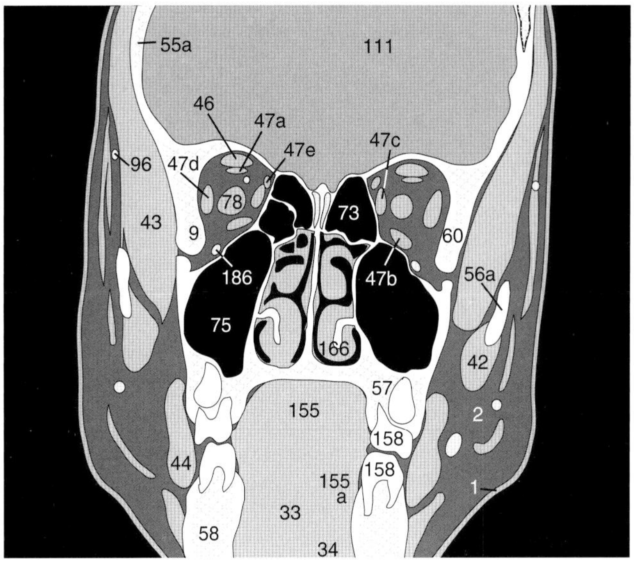

Fig. 43.1b

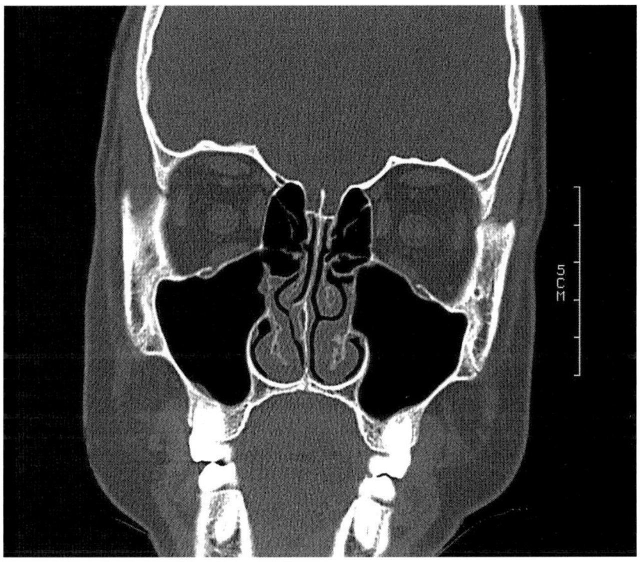

Fig. 43.2a

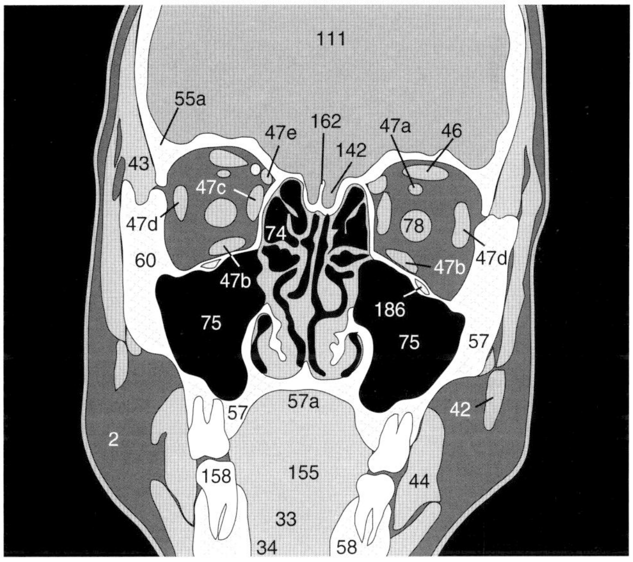

Fig. 43.2b

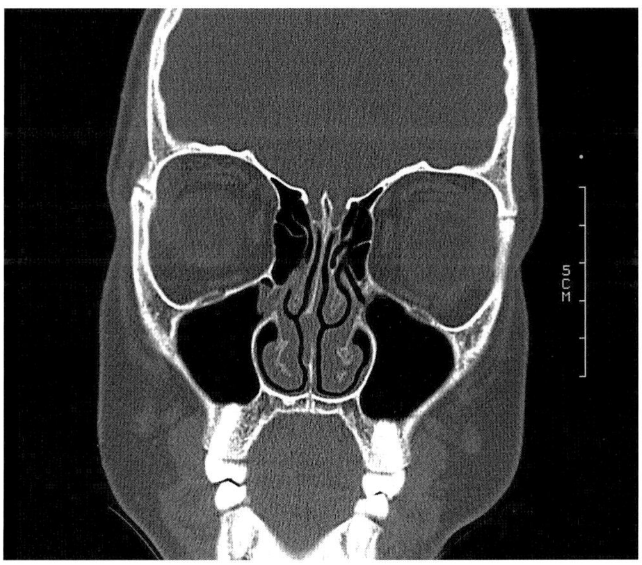

Fig. 43.3a

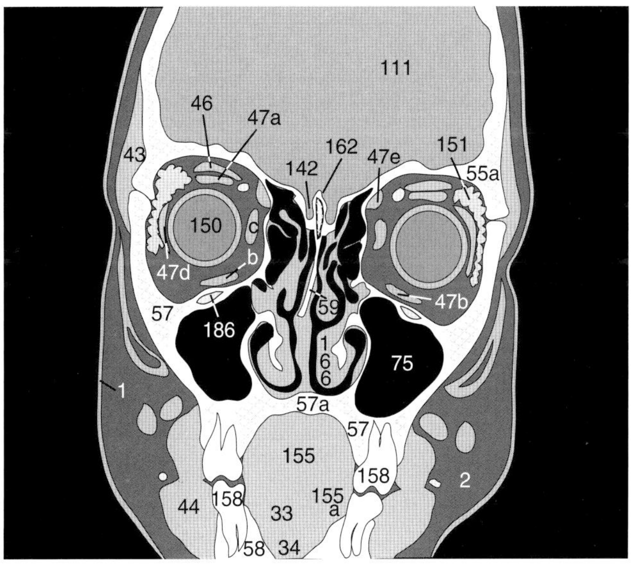

Fig. 43.3b

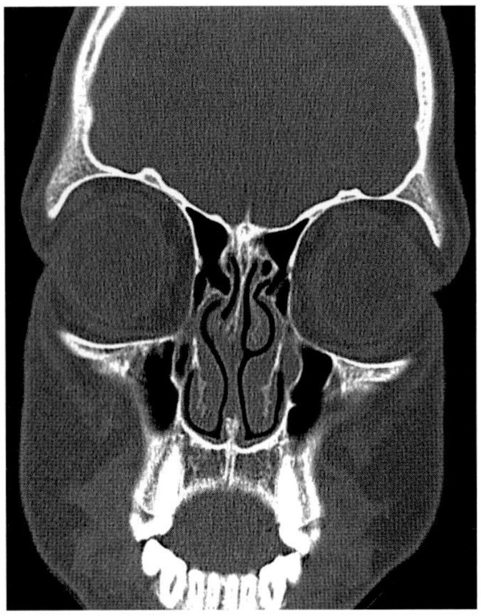

Fig. 44.1a

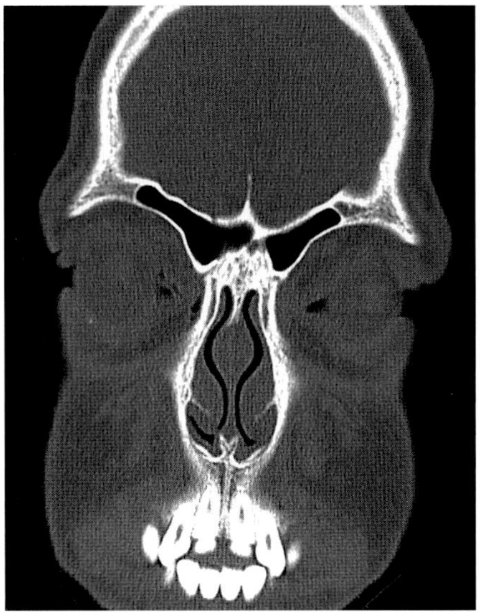

Fig. 44.2a

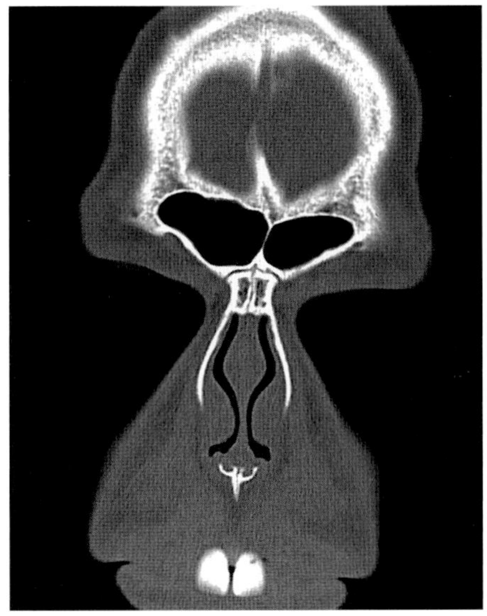

Fig. 44.3a

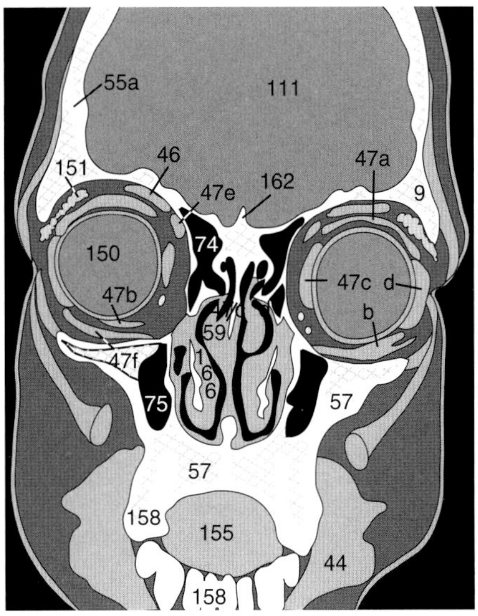

Fig. 44.1b

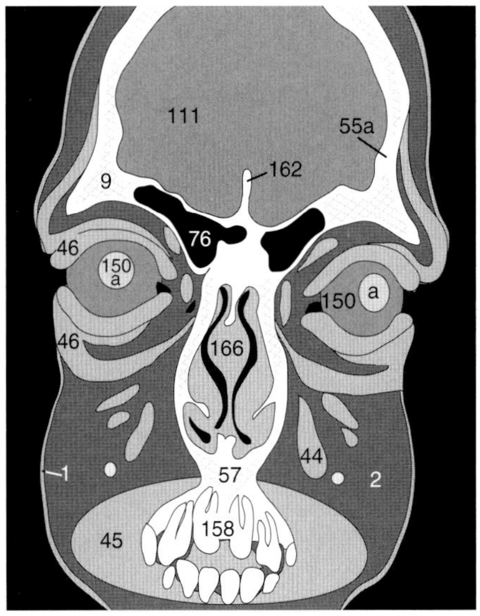

Fig. 44.2b

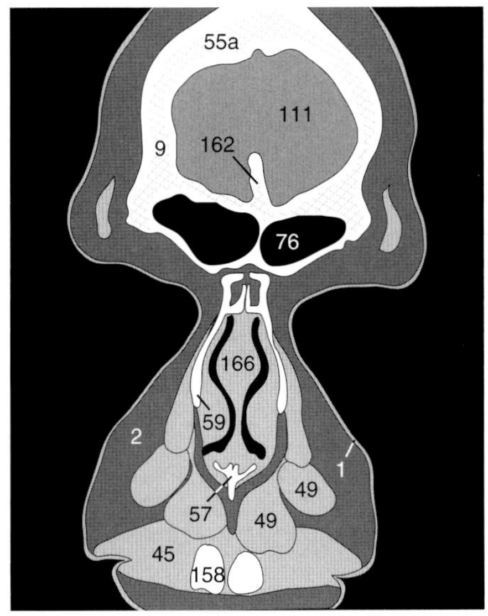

Fig. 44.3b

As inserções dos músculos extraoculares no globo **(150)** também podem ser nitidamente identificadas **(47a-f)** nos cortes anteriores. O curto músculo oblíquo inferior **(47f)**, porém, só é visto em planos coronais de aquisição, pois ele não passa com os outros músculos através do tecido conectivo adiposo retrobulbar. O mesmo problema ocorre nas aquisições axiais da face (comparar com a **Fig. 36.2b,c**).

Se houver suspeita de sinusite crônica, é muito importante verificar se o hiato semilunar está aberto. Ele representa o principal canal para a eliminação das secreções dos seios paranasais. Na **Figura 60.3**, podemos encontrar exemplos de variações anatômicas que estreitam esse canal e podem promover sinusite crônica.

Às vezes, descobre-se uma pneumatização reduzida congênita do seio frontal **(76)** ou um arranjo assimétrico de outros seios paranasais sem quaisquer consequências patológicas. O examinador deve sempre se assegurar de que todos os seios paranasais estejam preenchidos somente com ar, de que eles estejam bem definidos e que não apresentem níveis hidroaéreos. A hemorragia para o interior dos seios paranasais ou a detecção de bolhas de ar intracranianas deve ser obrigatoriamente interpretada como sinal indireto de uma fratura – exemplos dessas fraturas são encontrados na página 63.

Nas páginas anteriores, você aprendeu sobre a anatomia normal do cérebro, das órbitas e da face. Há algum tempo, você também estudou os fundamentos básicos da TC e a preparação adequada do paciente. Antes de continuarmos com a anatomia do osso temporal, seria bom verificar e atualizar seus conhecimentos sobre os capítulos já estudados. Todos os exercícios são numerados consecutivamente, começando com o primeiro na página 32.

Sem dúvida, você aperfeiçoará sua compreensão sobre a matéria se preencher as lacunas em seus conhecimentos, em vez de pular os problemas e olhar as respostas no final do livro. Volte às páginas relevantes somente se ficar impedido de prosseguir.

Exercício 2: Escreva, de memória, os parâmetros típicos de janela para imagens dos pulmões, dos ossos e das partes moles. Observe precisamente a largura e o centro de cada janela em unidades Hounsfield (UH) e forneça os motivos para as diferenças. Se você tiver dificuldades para responder a esta pergunta, volte para as páginas 16 e 17 para avivar a sua memória.

	Centro	Largura	Faixa da escala de cinza
Janela pulmão/pleura:			____UH a _____ UH
Janela para ossos:			____UH a _____ UH
Janela para partes moles:			____UH a _____ UH

Exercício 3: Quais são os dois tipos de meio de contraste (MC) oral que você conhece? Quais aspectos específicos você deve considerar ao administrar esse tipo de meio de contraste, dependendo do problema clínico? Há consequências que você deva mencionar?

MC oral (nome)	Indicação	Programa especial
• •		

Exercício 4: Quais aspectos deverão sempre ser esclarecidos antes de encaminhar seus pacientes para um exame de TC que provavelmente exija a injeção IV de MC? O mesmo se aplica se você considerar o encaminhamento de um paciente para uma venografia/angiografia ou para uma urografia intravenosa (UIV) (ambos os procedimentos são realizados com MC não iônico contendo iodo). As RMs, porém, são realizadas com gadolínio como MC. (As respostas às perguntas 3 e 4 podem ser encontradas nas pp. 18 e 19).

a)

b)

c)

Exercício 5: Como você faria a diferenciação entre estruturas longas como vasos, nervos ou certos músculos e estruturas nodulares como linfonodos ou tumores? (A resposta está na p. 15).

Exercício 6: Em quais vasos é possível encontrar fenômenos de turbulência, causados por injeção de MC, que não podem ser confundidos com um trombo? (Se você não se lembra, volte para as pp. 21-23).

Varreduras por TC em cortes finos (TC de resolução ultra-alta ou UHRCT) são geralmente usadas para visualizar o osso petroso na avaliação da orelha interna. Essa técnica emprega espessuras de cortes de 0,3 a 1,0 mm com avanço contínuo do leito entre cortes sucessivos. A melhor resolução espacial e o aumento dos detalhes são obtidos investigando-se apenas um FOV reduzido no osso petroso por meio da técnica de cortes finos, em oposição à investigação do crânio como um todo. O osso petroso **(55b)** de cada lado é visualizado separadamente, sob alta amplitude. Por experiência, esse é o melhor meio de se visualizarem pequenas estruturas anatômicas, como o aparelho auditivo **(61a-c)**, a cóclea **(68)** ou os ductos semicirculares **(70a-c)**.

O filme do topograma de reconhecimento **(Fig. 46.1)** indica os cortes coronais. Não é mais necessário colocar o paciente em posição prona com o pescoço exageradamente estendido (veja p. 41). Nos sistemas atuais de TC, o ângulo mais largo de inclinação do pórtico (*gantry*) possibilita a obtenção desses cortes mesmo com o paciente em supino.

Observe a pneumatização das células mastoides **(62)** e as paredes normalmente finas do conduto auditivo externo **(63b)**. Inflamações desses seios cheios de ar levam a efusões características e/ou ao espessamento das mucosas (veja **Fig. 60.2a**).

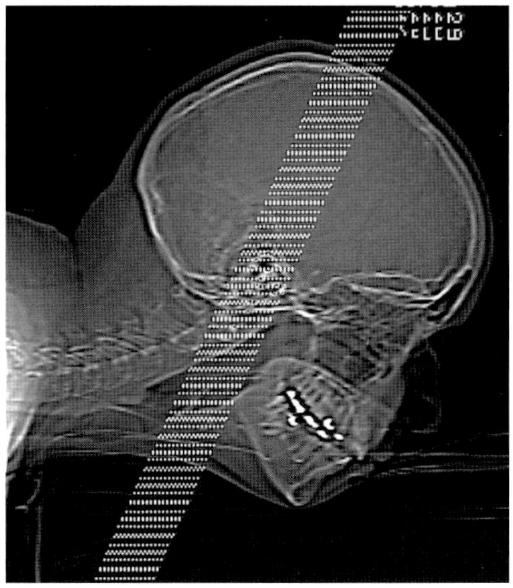

Fig. 46.1

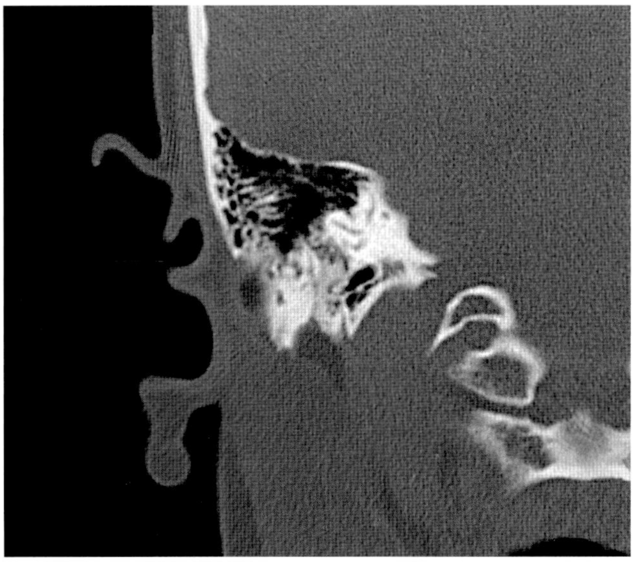

Fig. 46.2a

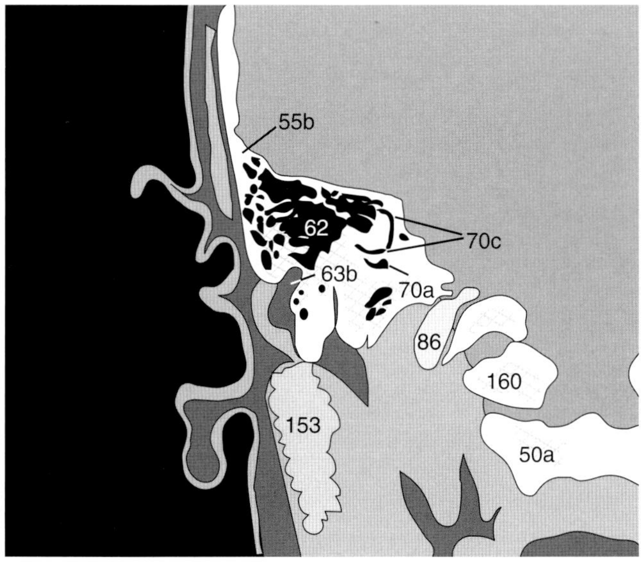

Fig. 46.2b

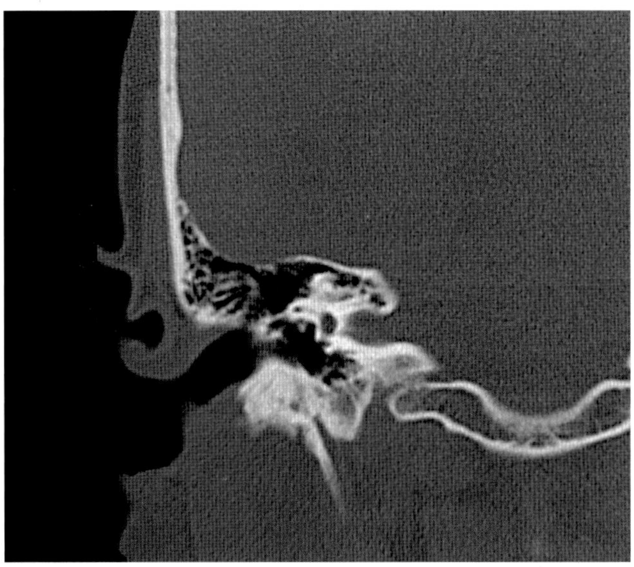

Fig. 46.3a

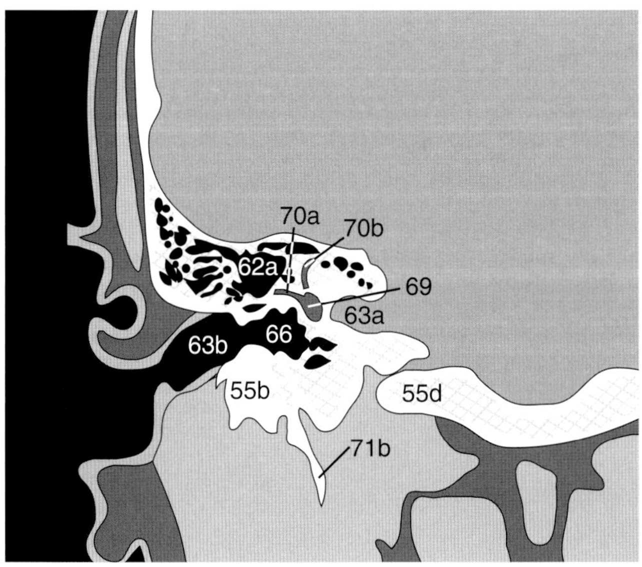

Fig. 46.3b

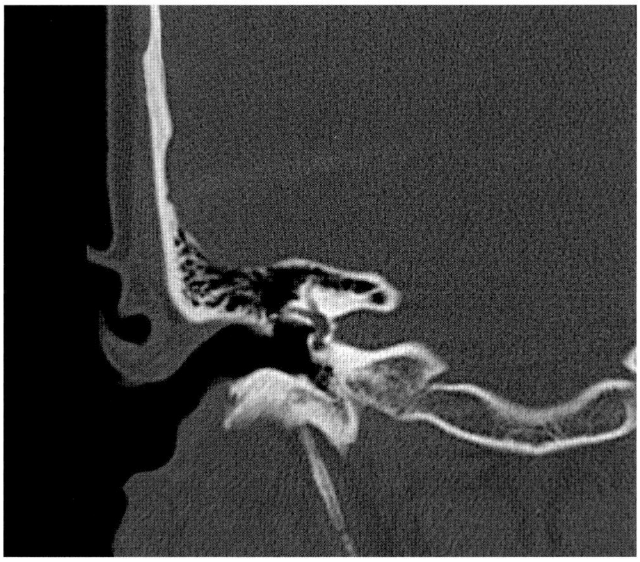

Fig. 47.1a

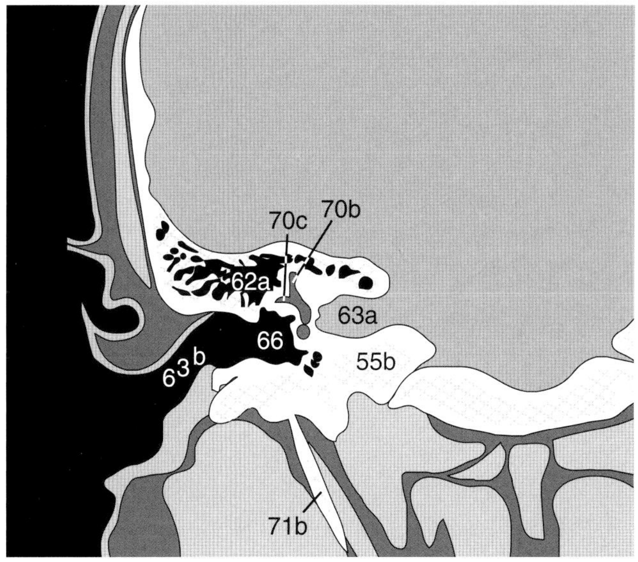

Fig. 47.1b

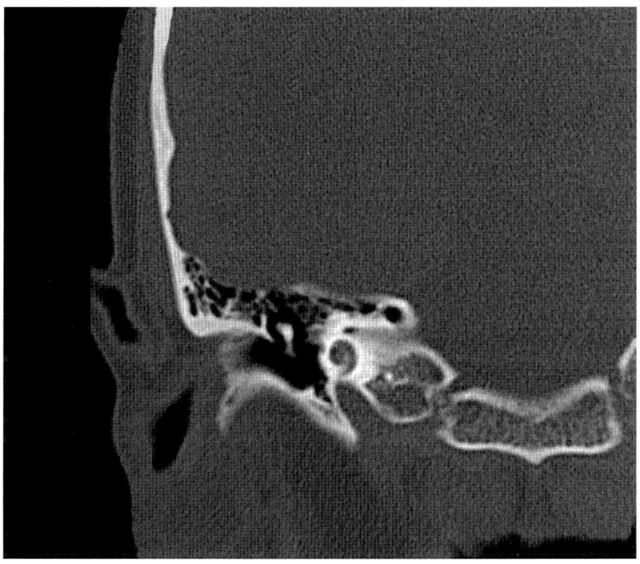

Fig. 47.2a

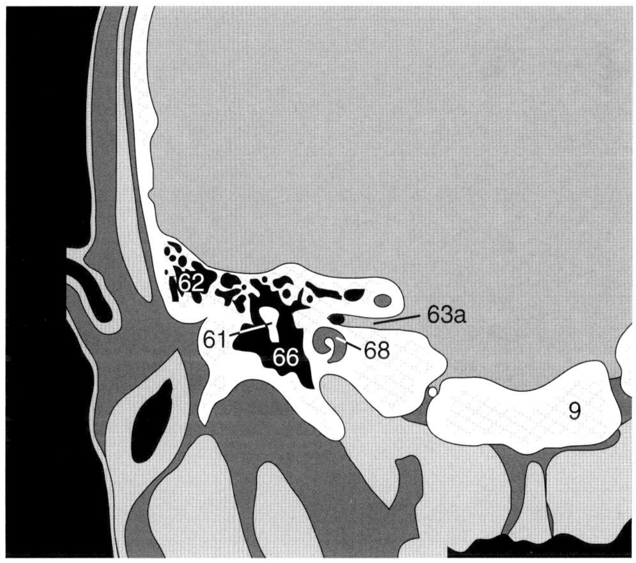

Fig. 47.2b

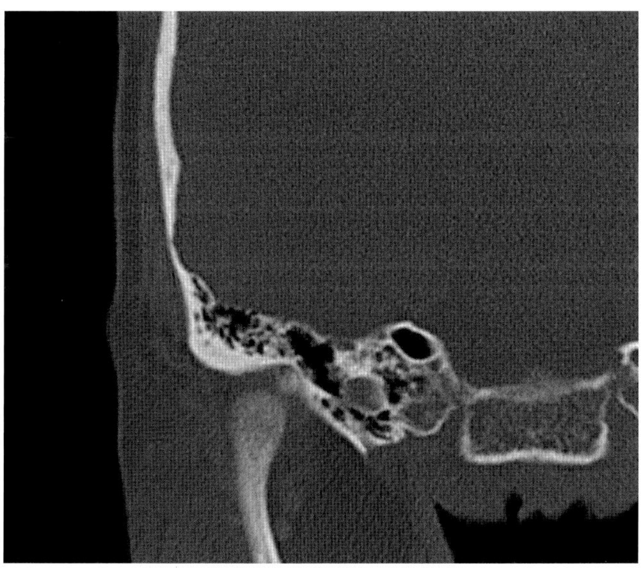

Fig. 47.3a

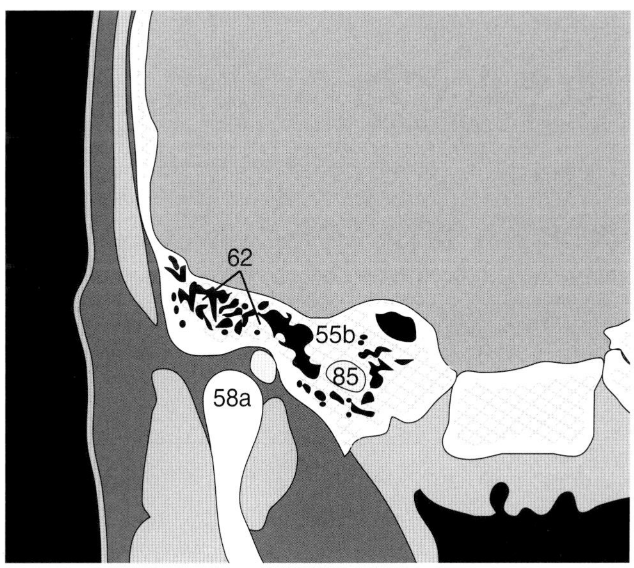

Fig. 47.3b

Analogamente às imagens coronais, as imagens axiais são obtidas com cortes finos sem sobreposição, ou seja, espessura de 2 mm e incrementos de 2 mm, observadas em janelas para ossos. Os hemisférios cerebelares **(104)**, o lobo temporal **(110)** e as partes moles da gálea são, portanto, mal identificados. Com exceção dos ossículos **(61a-c)** e dos canais semicirculares **(70a-c)**, a artéria carótida interna **(64)**, a cóclea **(68)** e os condutos auditivos interno **(63a)** e externo **(63b)** podem ser vistos. A depressão em forma de funil na borda posterior do osso temporal **(Fig. 48.2a)** representa a abertura do ducto perilinfático (★★ = aqueduto da cóclea) para o interior do espaço subaracnóideo. Na **Figura 49.1a**, observe a localização do gânglio geniculado do nervo facial (★), ventral ao canal do facial. O topograma **(Fig. 48.1)** mostra um plano de corte axial obtido com o paciente em posição supina.

Teste seus Conhecimentos! Exercício 7: Pense em diagnósticos diferenciais envolvendo efusão na orelha média **(66)**, no conduto auditivo externo ou nas células mastóideas **(62)**, e compare seus resultados com os casos apresentados nas páginas 60, 62 e 63.

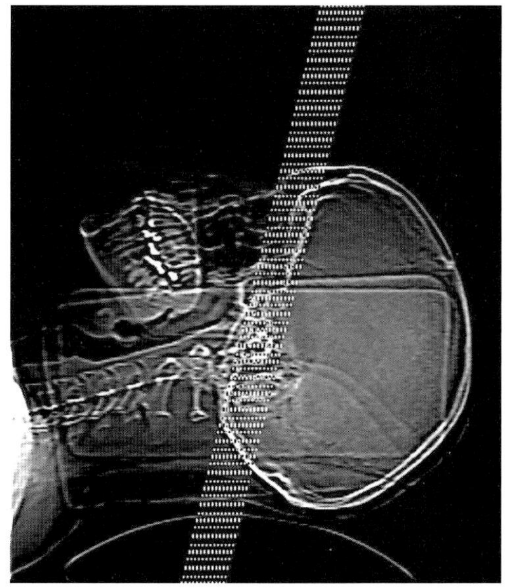

Fig. 48.1

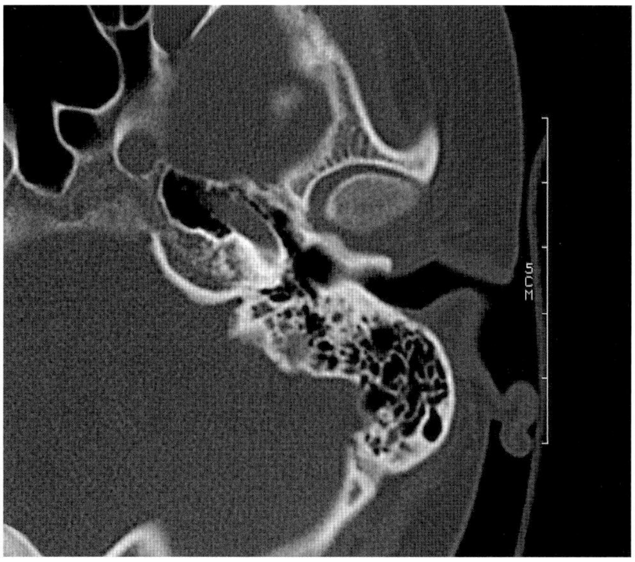

Fig. 48.2a

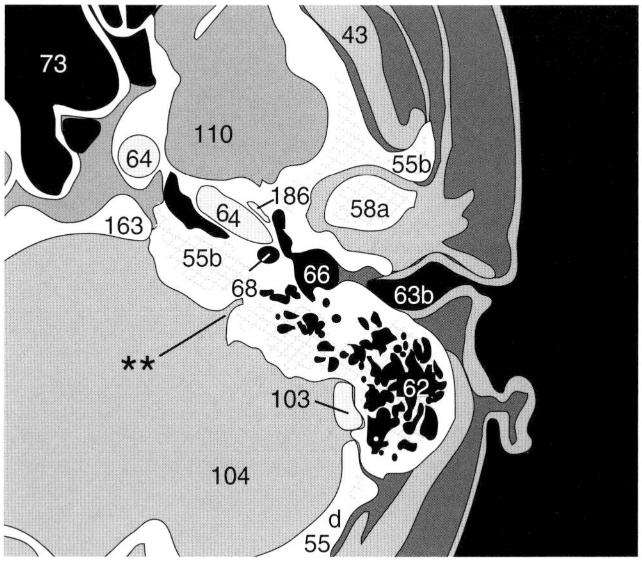

Fig. 48.2b

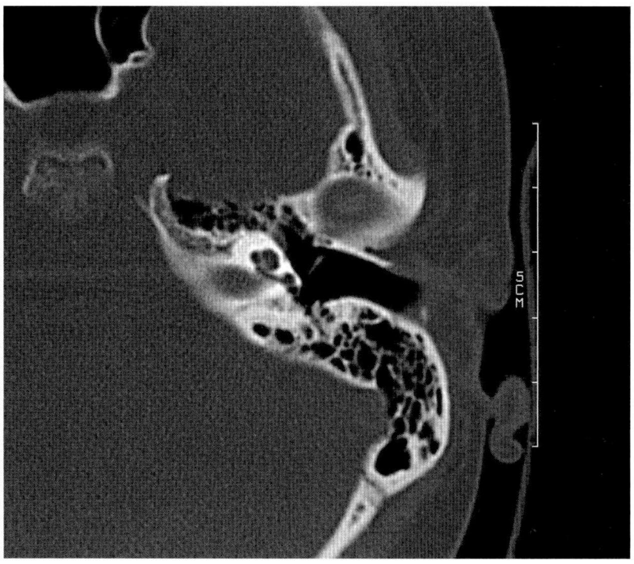

Fig. 48.3a

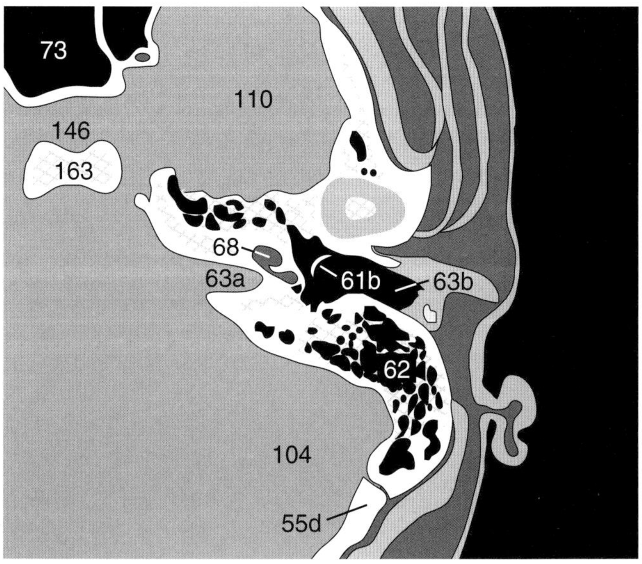

Fig. 48.3b

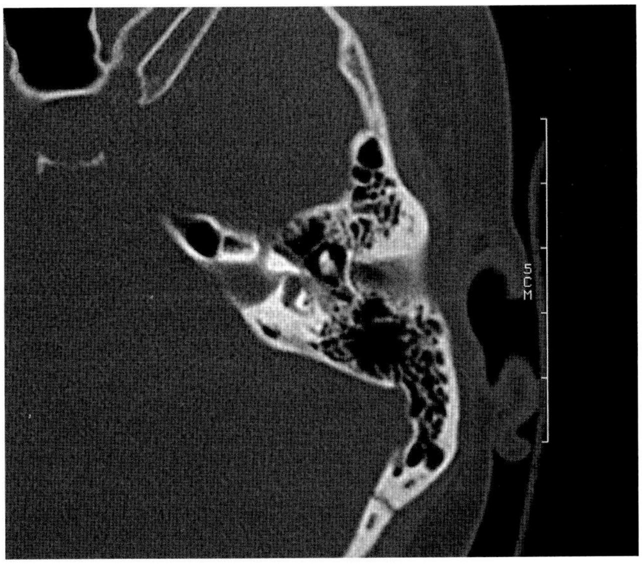

Fig. 49.1a

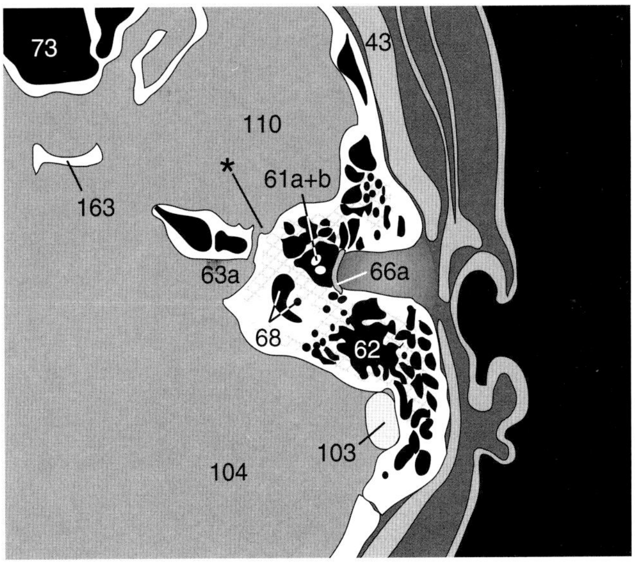

Fig. 49.1b

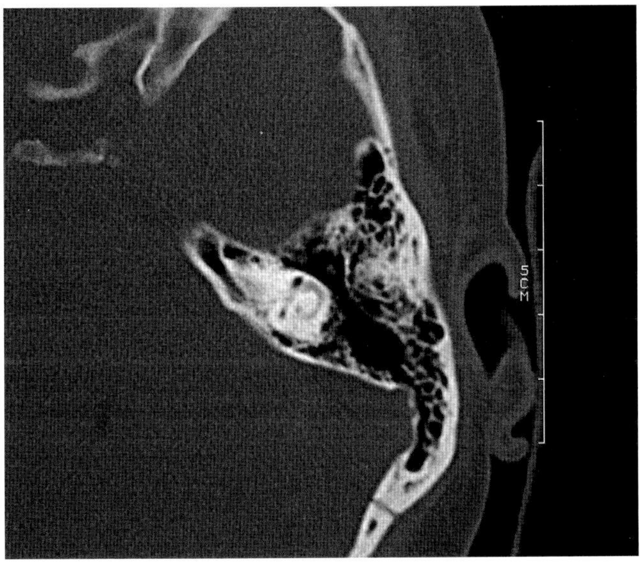

Fig. 49.2a

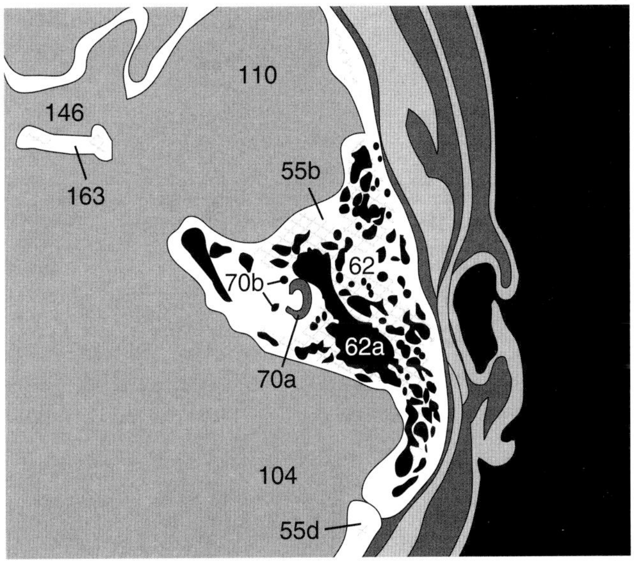

Fig. 49.2b

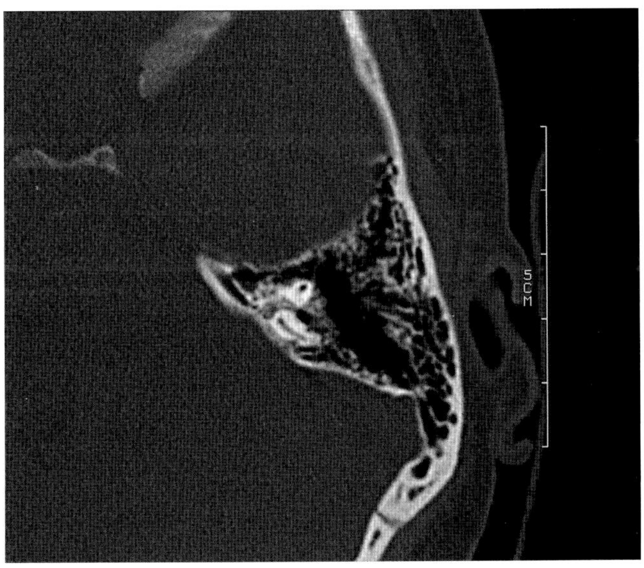

Fig. 49.3a

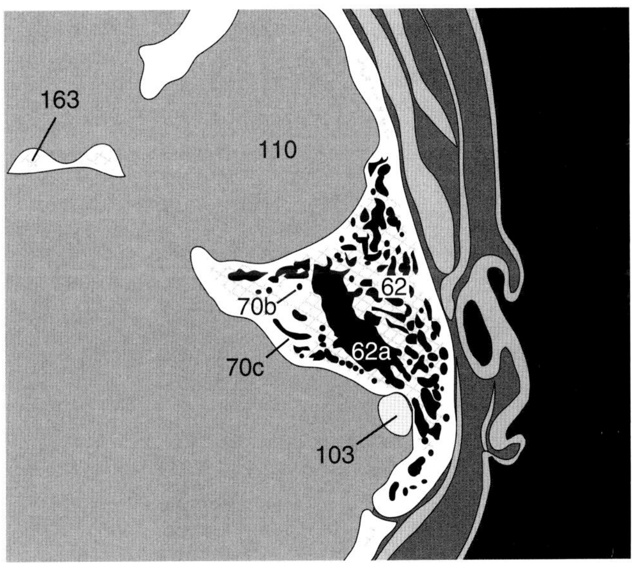

Fig. 49.3b

Você se lembra da sequência sistemática para a avaliação das imagens de TCC? Caso não, volte para a *checklist* na página 26 ou para suas anotações na página 32.

Após a avaliação das partes moles, é essencial examinar os espaços liquóricos internos e externos. A largura dos ventrículos e os espaços subaracnóideos de superfície aumentam continuamente com a idade.

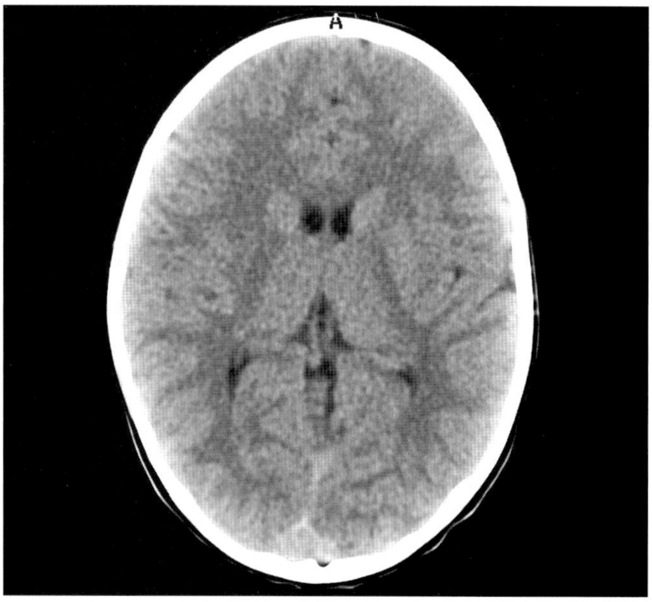

Fig. 50.1a

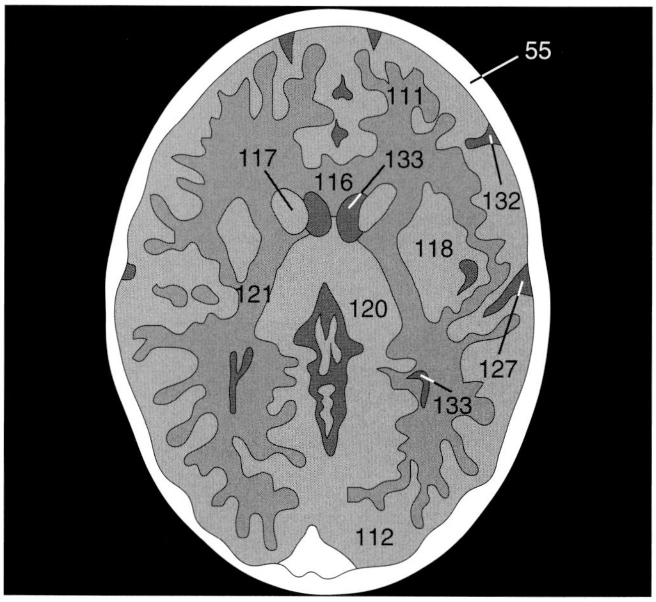

Fig. 50.1b

Uma vez que o cérebro da criança **(Fig. 50.1a)** ocupa todo o crânio **(55)**, o espaço subaracnóideo externo quase não aparece, mas, com o passar dos anos, os sulcos tornam-se pronunciados **(Fig. 50.2a)** e o LCR **(132)** torna-se visível entre o córtex e a calvária. Em alguns pacientes, essa redução fisiológica no volume do córtex é observada principalmente no lobo frontal **(111)**. O espaço entre ele e o osso frontal **(55a)** torna-se bem grande. A chamada involução cerebral especialmente frontal não deverá ser confundida com atrofia patológica do cérebro ou com a microencefalia congênita. Na **Figura 50.1a**, se a investigação por TC tivesse sido realizada em um paciente idoso, seria necessário considerar edema cerebral difuso com giros patologicamente apagados. Antes de se fazer o diagnóstico de edema cerebral ou de atrofia cerebral, é preciso sempre verificar a idade do paciente.

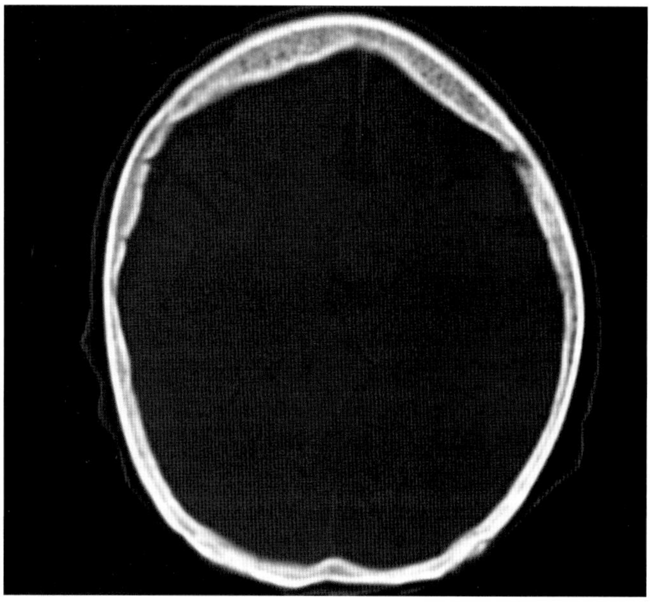

Fig. 50.2a

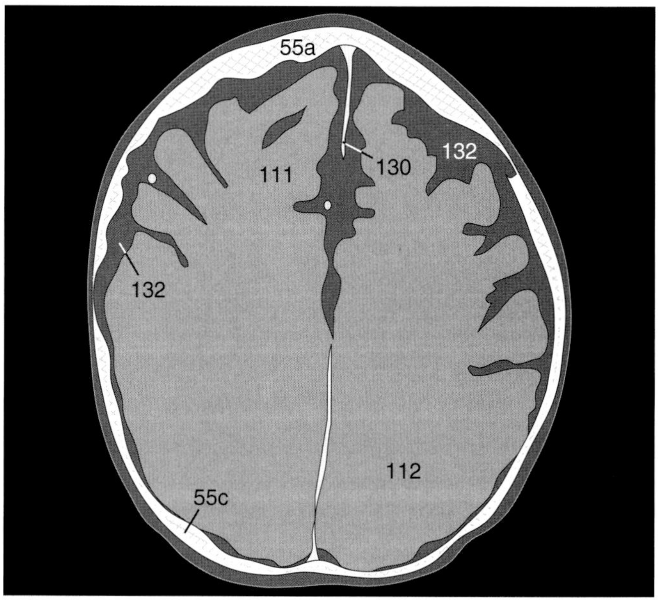

Fig. 50.2b

A **Figura 50.2a** mostra uma variação da normalidade adicional. Especialmente em pacientes de meia-idade do sexo feminino, às vezes, pode-se observar um quadro de hiperostose do osso frontal **(55a)** (síndrome de Steward-Morel) sem qualquer significado patológico. O osso frontal **(55a)** é espessado internamente nos dois lados, às vezes apresentando um contorno ondulado. Na dúvida, a janela para osso pode ajudar a diferenciar entre a esponjosa normal e infiltração maligna.

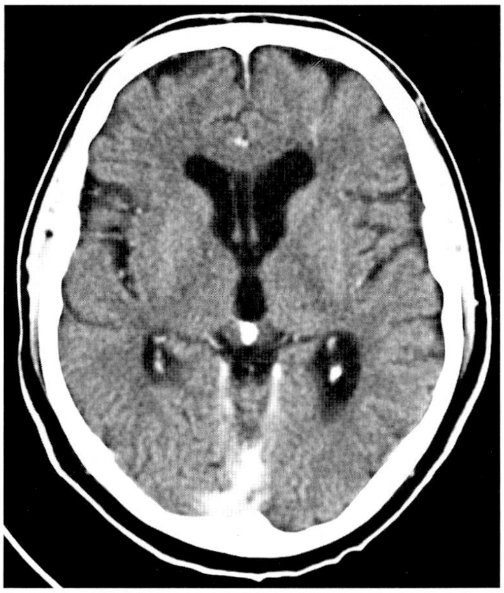

Fig. 51.1a

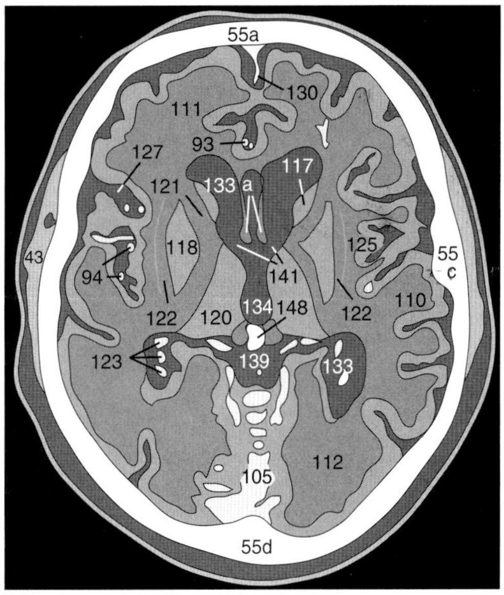

Fig. 51.1b

Uma fusão incompleta do septo pelúcido **(133a)** pode, como outra variação, levar ao desenvolvimento do chamado *cavum* do septo pelúcido. Reveja as imagens normais nas **Figuras 30.2a**, **30.3a** e **31.1a** para comparação. Normalmente, só a parte do septo localizada entre os dois prolongamentos anteriores dos ventrículos laterais **(Fig. 51.1a)** é envolvida; com menos frequência, o *cavum* estende-se totalmente até os cornos posteriores **(Fig. 51.2a)**.

No plano da **Figura 51.1**, medial à cabeça do núcleo caudado **(117)**, é possível avaliar ambos os forames de Monro **(141)**, que funcionam como uma rota para o plexo coroide **(123)**, e o LCR proveniente dos ventrículos laterais **(133)** para o terceiro ventrículo **(134)**.

Refresque suas habilidades anatômicas nomeando todas as demais estruturas na **Figura 51.1** e verificando seus resultados na seção de legendas do encarte.

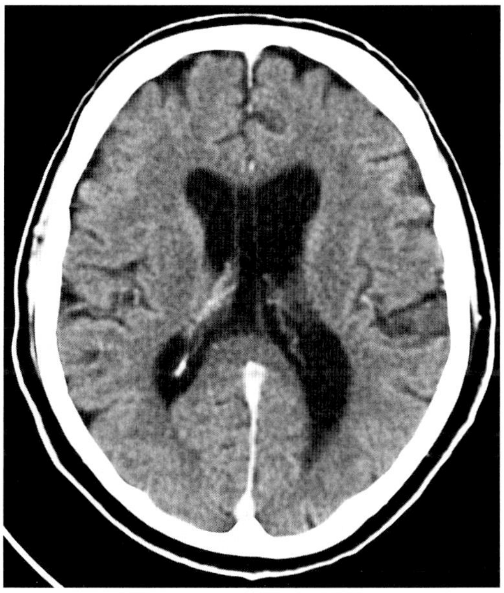

Fig. 51.2a

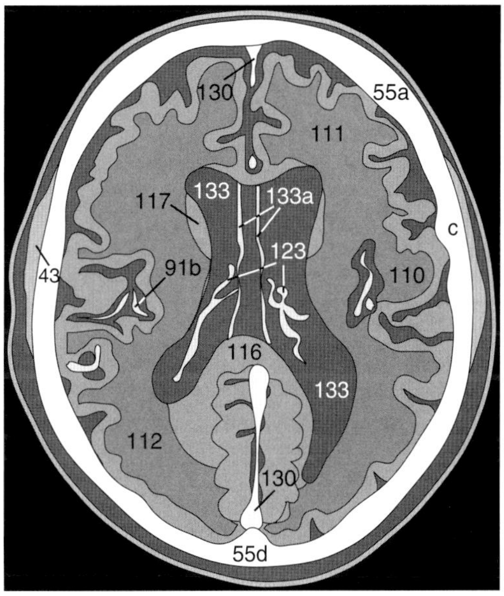

Fig. 51.2b

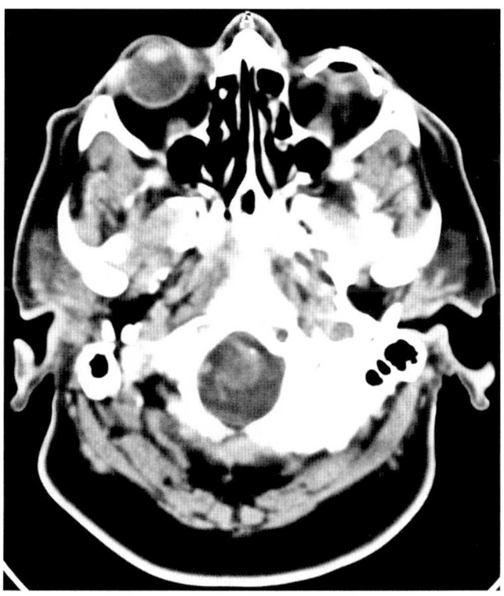

Fig. 51.3a

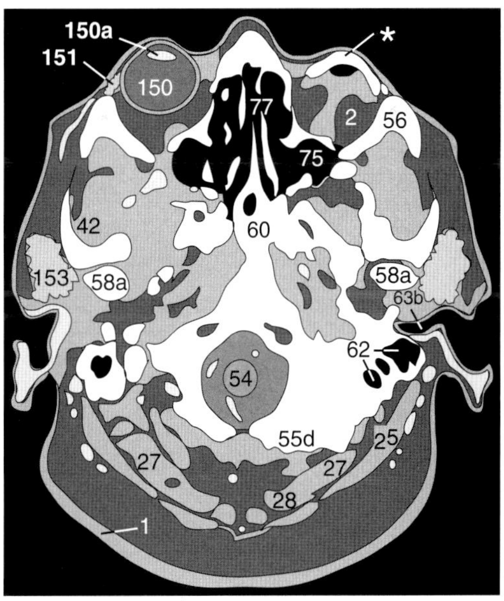

Fig. 51.3b

Em raras ocasiões, o radiologista observará uma prótese ocular (★) após a enucleação de um globo ocular **(150)**. Em pacientes com histórico de tumor da órbita, uma recidiva local, p. ex. no espaço retrobulbar **(2)** precisa ser descartada nas imagens de TC de acompanhamento *(check-up)*.

Na **Figura 51.3a**, a imagem de TC da órbita mostrou alteração pós-operatória mínima sem evidência de tumor recorrente.

Uma das regras mais importantes para a avaliação de imagens de TC é sempre comparar vários planos adjacentes (veja pp. 14 e 15). Se a cabeça estiver levemente inclinada durante a aquisição das imagens, um dos ventrículos laterais **(133)**, por exemplo, poderá aparecer no plano de imagem **(d_S)**, enquanto o ventrículo contralateral ainda está fora do plano **(Fig. 52.1)**. Apenas o teto desse ventrículo vai aparecer na imagem.

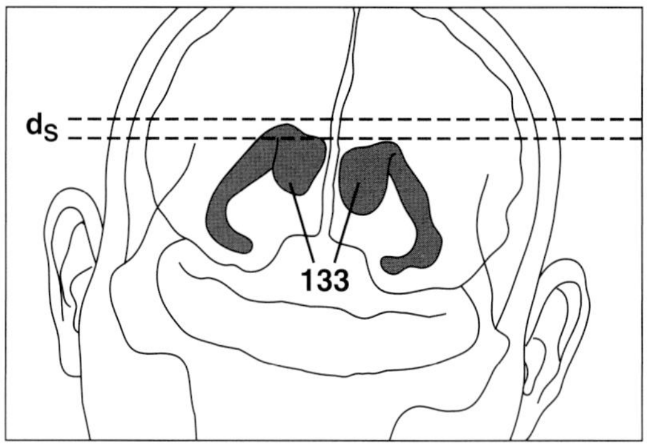

Fig. 52.1

Portanto, o computador vai calcular uma área borrada e hipodensa que poderá ser confundida com um infarto cerebral **(Fig. 52.2a)**. Ao compararmos esse plano com o plano adjacente logo abaixo dele **(Fig. 52.3a)**, a situação se esclarecerá, uma vez que os contornos assimétricos dos ventrículos examinados agora estão óbvios.

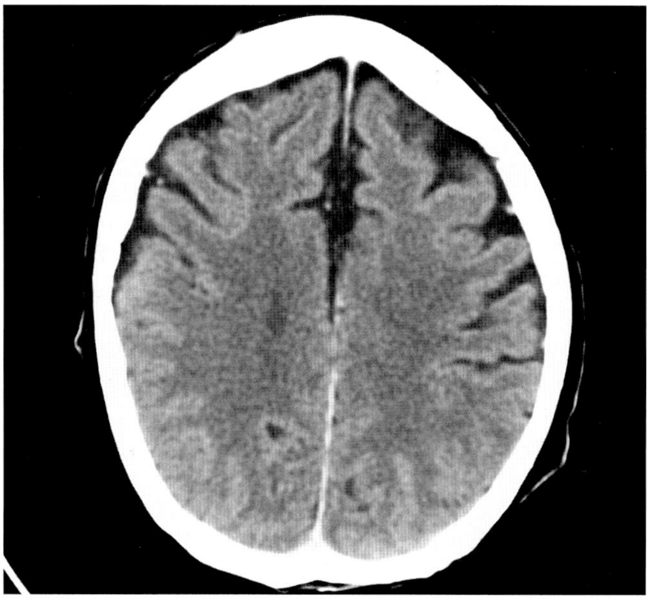

Fig. 52.2a

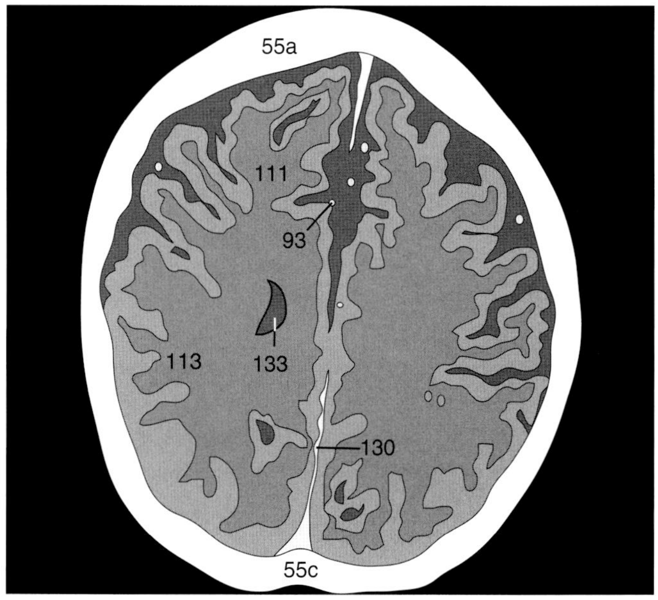

Fig. 52.2b

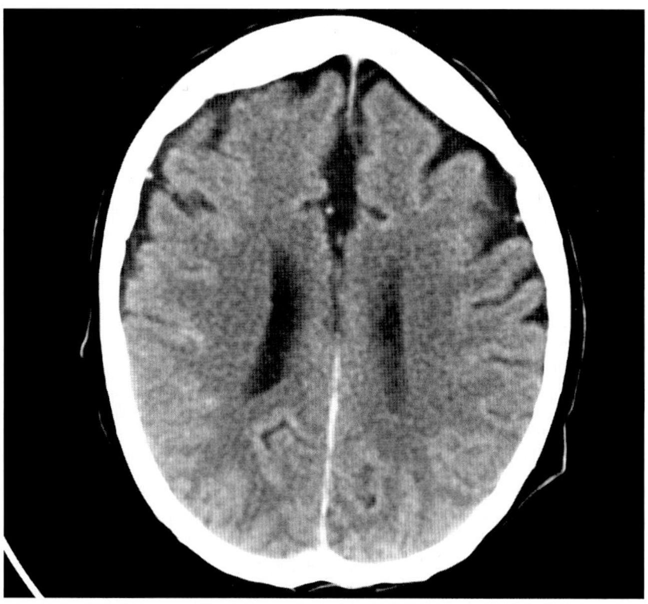

Fig. 52.3a

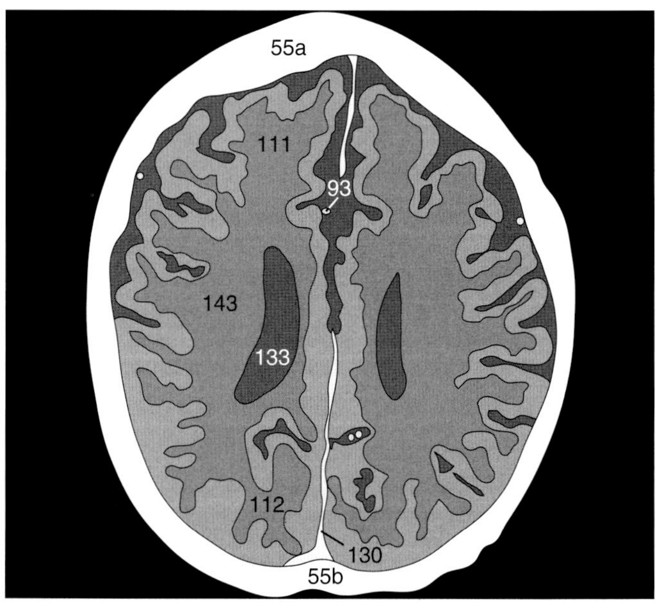

Fig. 52.3b

Esse exemplo ilustra a importância do posicionamento correto da cabeça do paciente. A posição exata do nariz em uma projeção AP (anteroposterior) é obtida usando-se as luzes de posicionamento do *gantry*. Os movimentos involuntários da cabeça podem ser mantidos ao mínimo com acolchoamento macio. Em pacientes ventilados ou inconscientes, pode ser necessária a imobilização adicional da cabeça com faixas ajustáveis adequadas.

Um dos primeiros passos na interpretação da TCC é a avaliação das partes moles. As contusões com hematomas subcutâneos **(8)** podem indicar traumatismo craniano **(Fig. 53.1a)** e devem levar a uma busca cuidadosa por um hematoma intracraniano. Não se pode esperar que pacientes muito feridos mantenham a cabeça imóvel durante o tempo necessário para um exame de TC, e isso causa rotação considerável. Os contornos assimétricos (★ na **Fig. 53.1a**) no teto da órbita **(55a)**, o osso esfenoide **(60)** ou o osso temporal (não assimétrico nos exemplos ilustrados) são, portanto, ocorrências frequentes e podem levar a interpretações errôneas entre osso hiperdenso e hematoma intracraniano fresco.

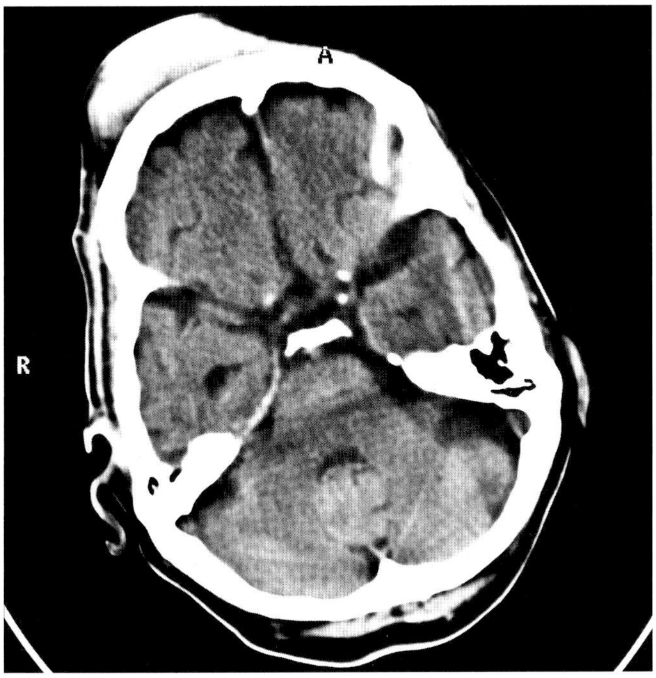

Fig. 53.1a

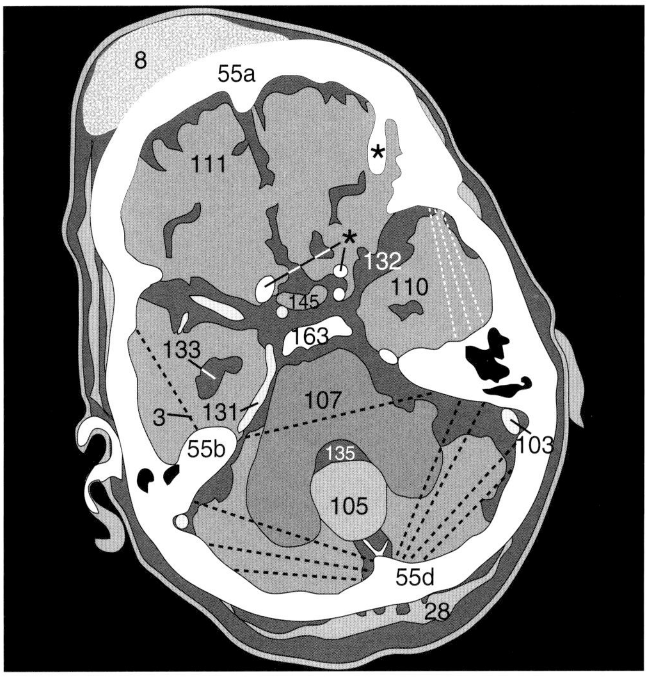

Fig. 53.1b

A dúvida sobre tratar-se apenas de uma imagem assimétrica da base do crânio ou de um hematoma real pode ser respondida comparando-se os cortes adjacentes **(Fig. 53.2a)**. Nesse exemplo, os ossos da base do crânio causaram o efeito de volume parcial hiperdenso. Apesar da contusão extracraniana frontal direita evidente, o sangramento intracraniano não pode ser confirmado. Favor notar os artefatos **(3)** consideráveis de endurecimento (osso) do feixe sobrepondo-se ao tronco cerebral **(107)**. Estes artefatos não apareceriam em imagens de RM desses níveis.

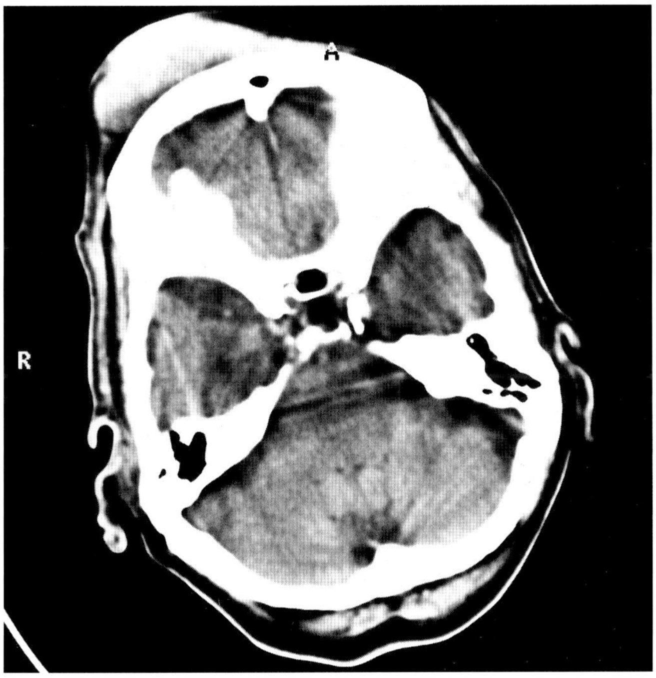

Fig. 53.2a

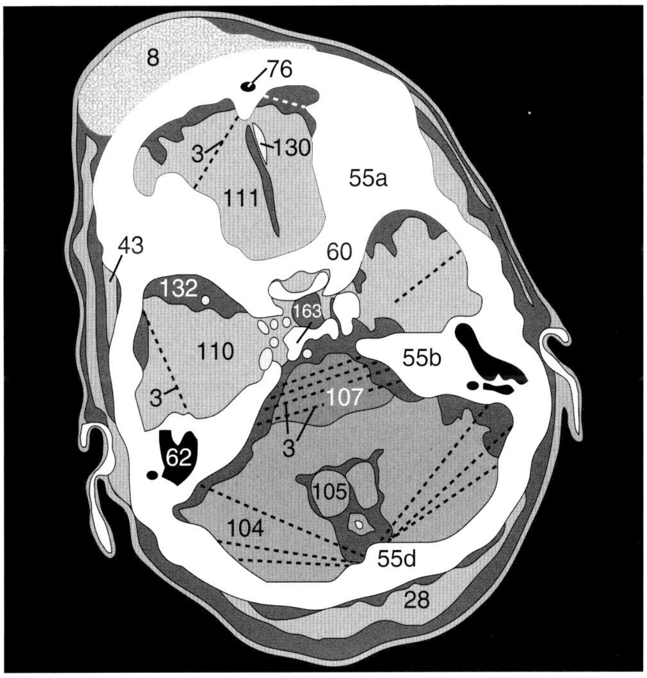

Fig. 53.2b

Após termos discutido que os efeitos de volume parcial devidos a posições assimétricas (p. ex., **55b** na **Fig. 54.2b**) podem ser interpretados erroneamente como hematomas agudos, este capítulo destacará as características dos diferentes tipos de hemorragia intracraniana.

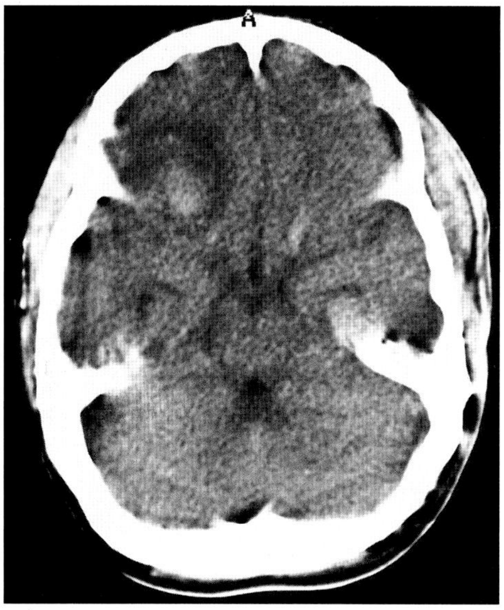

Fig. 54.1a

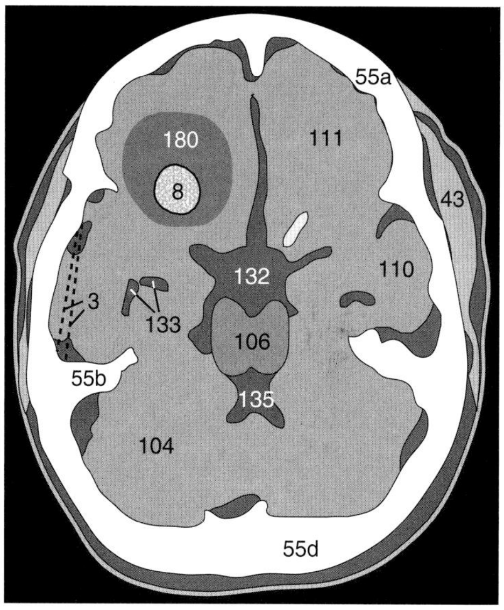

Fig. 54.1b

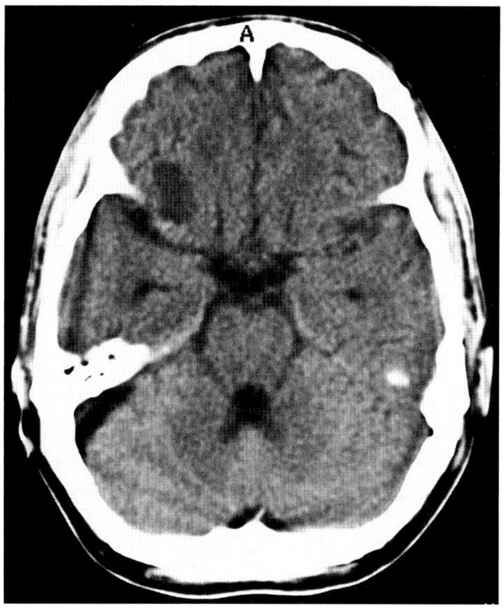

Fig. 54.2a

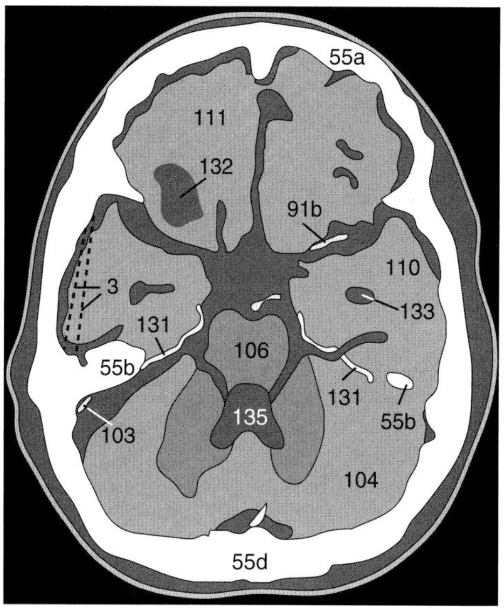

Fig. 54.2b

Hemorragia Causada por Contusão

O sangramento por contusão cerebral pode ocorrer como uma consequência direta de um traumatismo craniano **(Fig. 54.1a)**. Uma hemorragia aguda **(8)** aparece como uma massa hiperdensa que pode estar acompanhada de edema circunjacente **(180)** e deslocamento do tecido cerebral adjacente. Em pacientes anêmicos, o hematoma é menos denso e pode, portanto, mostrar-se isodenso em relação ao cérebro normal.

Se houver dano à parede vascular somente secundariamente à hipoperfusão mediada pelo edema, a hemorragia pode ocorrer somente após algumas horas ou, mais raramente, depois de alguns dias do traumatismo craniano. A TCC obtida logo após a ocorrência do traumatismo craniano, e que não mostra nenhuma alteração patológica não é, portanto, um bom prognosticador, já que a hemorragia cerebral tardia não pode ser descartada. Um novo exame para acompanhamento deverá ser realizado, se o quadro do paciente piorar. Após a reabsorção completa de um hematoma **(Fig. 54.2a)** um defeito bem definido e isodenso preenchido por LCR persiste **(132)**.

A contusão leva, frequentemente, a uma hemorragia epidural, subdural ou subaracnóidea e pode drenar para o interior dos ventrículos **(Fig. 55.1a)**. As possíveis complicações dessa "drenagem" ou de uma hemorragia subaracnóidea são as alterações na circulação do LCR causadas por obstrução das granulações aracnóideas, do forame de Monro ou do quarto ventrículo. Esse quadro pode causar hidrocefalia com pressão craniana aumentada e herniação transtentorial do cérebro.

Os hematomas epidurais e subdurais também podem causar deslocamento significativo do tecido cerebral e desvios da linha média. Frequentemente, isso causa, por sua vez, obstrução do forame contralateral de Monro, resultando em dilatação unilateral do ventrículo lateral no lado oposto ao sangramento **(Fig. 56.3)**. As características úteis no diagnóstico diferencial dos vários tipos de sangramento intracraniano são apresentadas na **Tabela 54.1**.

Tipo de sangramento	Características
Hemorragia subaracnóidea	Sangue hiperdenso no espaço subaracnóideo ou na cisterna basal, em vez de LCR hipodenso
Hematoma subdural	Hematoma fresco: sangramento em formato de crescente e hiperdenso, próximo à calvária, com edema ipsolateral; o hematoma é côncavo em direção ao hemisfério; pode estender-se para além das suturas cranianas
Hematoma epidural	Biconvexo, levemente elipsoide e próximo à calvária; não ultrapassa as suturas cranianas; normalmente hiperdenso, raramente sedimentado

Tabela 54.1

Se houver extensão intraventricular de hemorragia intracraniana (**Fig. 55.1a**), a calcificação fisiológica do plexo coroide (**123**), nos ventrículos laterais (**133**) e no terceiro ventrículo (**134**), assim como aquelas da habênula e da glândula pineal (**148**), precisará ser diferenciada das hemorragias frescas e hiperdensas (**8**). Pedimos notar o edema (**180**) que circunda a hemorragia (**Fig. 55.1a**).

Se o paciente estiver na posição supina, pode-se observar o nível horizontal fluido-fluido causado pela sedimentação do sangue nos prolongamentos posteriores dos ventrículos laterais (**Fig. 55.2a**). O paciente corre o risco de sofrer herniação transtentorial, se a cisterna *ambiens* estiver apagada (**Fig. 55.2b**). Neste caso, o terceiro ventrículo estará completamente ocupado por sangue (➪ na **Fig. 55.2a, b**), e ambos os ventrículos laterais estarão bastante dilatados. O LCR extravasou para a substância branca periventricular (⇨). Além disso, um corte mais caudal desse paciente mostra hemorragia subaracnóidea no espaço subaracnóideo (⬋, ⬊ na **Fig. 55.2b**).

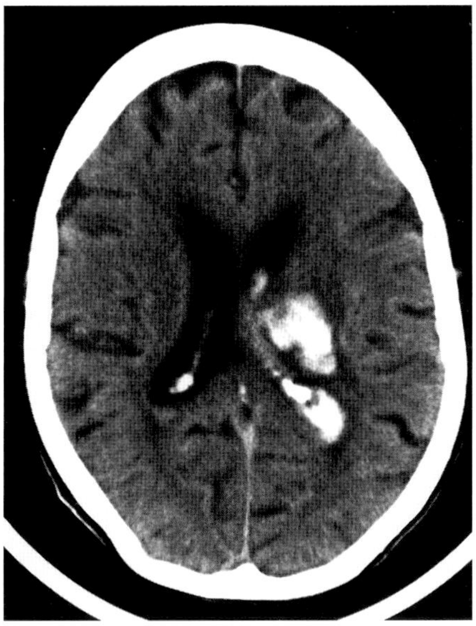

Fig. 55.1a

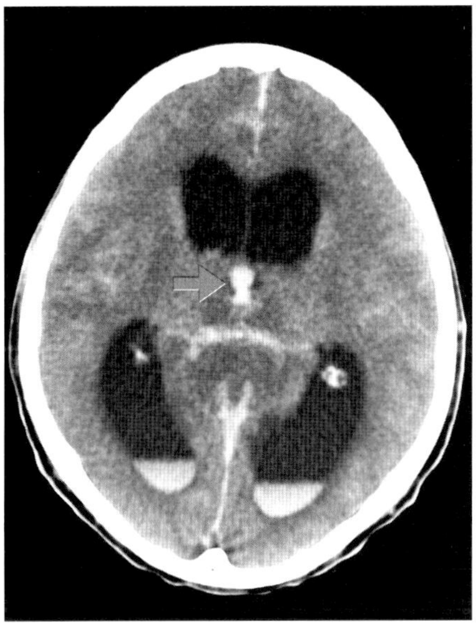

Fig. 55.2a

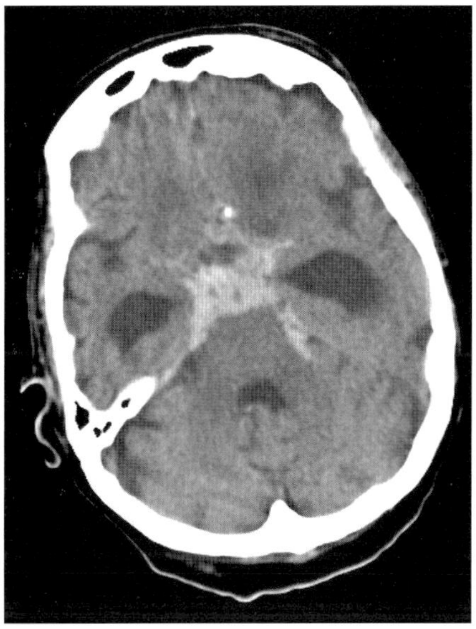

Fig. 55.3a

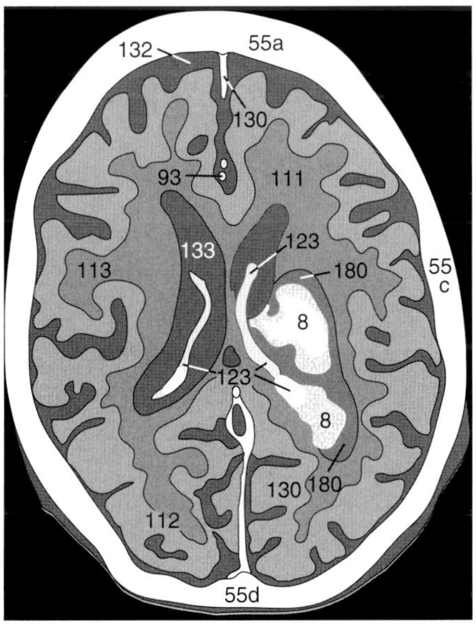

Fig. 55.1b

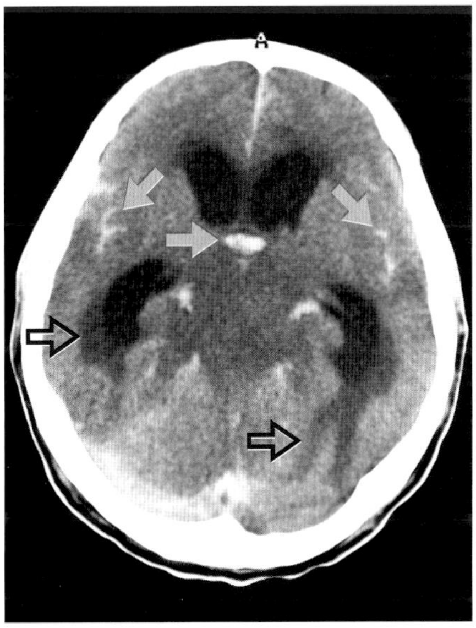

Fig. 55.2b

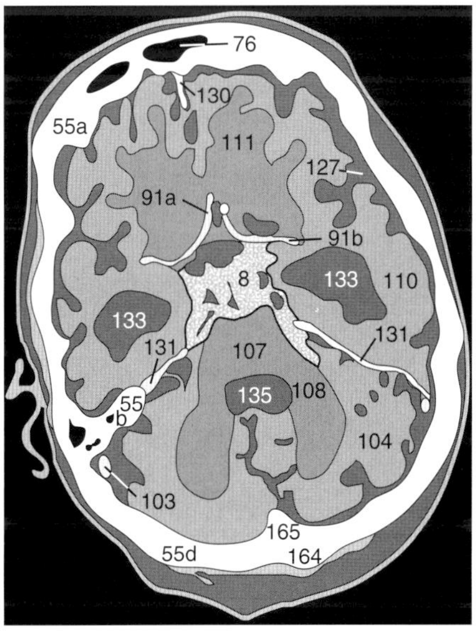

Fig. 55.3b

Hemorragia Subaracnóidea

Uma hidrocefalia obstrutiva, como aquela causada por hemorragia subaracnóidea (**8** na **Fig. 55.3a, b**), pode ser facilmente identificada, porque os prolongamentos temporais (**133**) dos ventrículos laterais aparecem dilatados. Nesses casos, é importante olhar mais detalhadamente a amplitude do espaço subaracnóideo na superfície cerebral: giros cerebrais menos definidos normalmente indicam um edema cerebral difuso. No caso presente, porém, a amplitude da cisura sylviana (**127**) e do espaço subaracnóideo mostram-se normais. Portanto, não há edema agudo (ainda).

Uma vez que os espaços subaracnóideos são muito estreitos em pacientes mais jovens, é possível que uma hemorragia subaracnóidea passe despercebida em crianças. O único sinal identificável pode ser uma pequena área hiperdensa adjacente à foice **(130)**. Nos adultos, uma hemorragia subaracnóidea pequena também causa apenas uma pequena área circunscrita de hiperdensidade (**8** na **Fig. 56.1a**). No momento da realização dessa TC, o sangramento era tão discreto que não havia causado ainda nenhum deslocamento de tecido cerebral.

Hematoma Subdural

O sangramento para o espaço subdural resulta de contusões cerebrais, vasos danificados na pia-máter ou de veias emissárias laceradas. O hematoma aparece, de início, como uma margem longa e hiperdensa, próxima à calota craniana (**8** na **Fig. 56.2a**). Ao contrário do hematoma epidural, o hematoma subdural normalmente tem formato algo irregular e é levemente côncavo em direção ao hemisfério adjacente. Esse tipo de sangramento não fica confinado às suturas cranianas e pode espalhar-se ao longo de toda a convexidade desse hemisfério.

Os hematomas subdurais podem causar também importante deslocamento do tecido cerebral **(Fig. 56.3a)** e levar a distúrbios na circulação do LCR e ao encarceramento do tronco cerebral na incisura do tentório. Portanto, para fins de tratamento, a diferenciação entre um hematoma epidural e um subdural não é tão importante quanto a avaliação da extensão da hemorragia. Os hematomas com propensão à expansão, especialmente se o edema for uma ameaça, deverão, portanto, ser drenados ou tratados cirurgicamente.

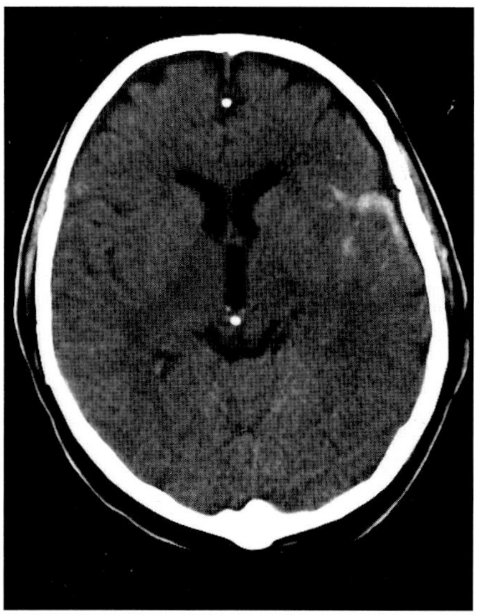

Fig. 56.1a

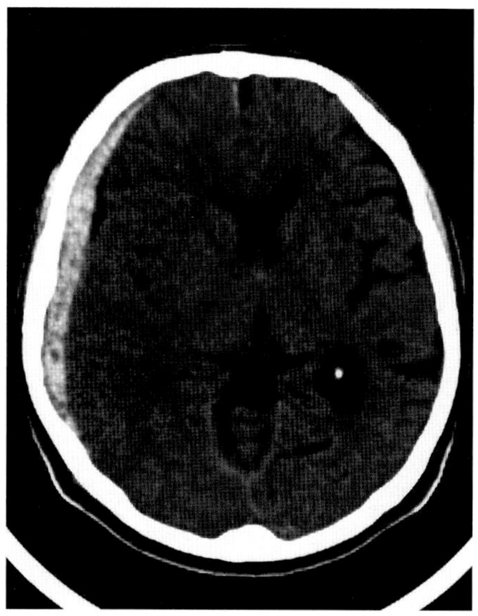

Fig. 56.2a

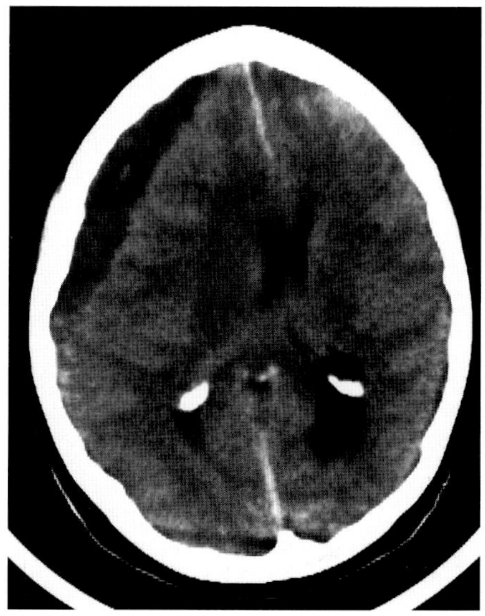

Fig. 56.3a

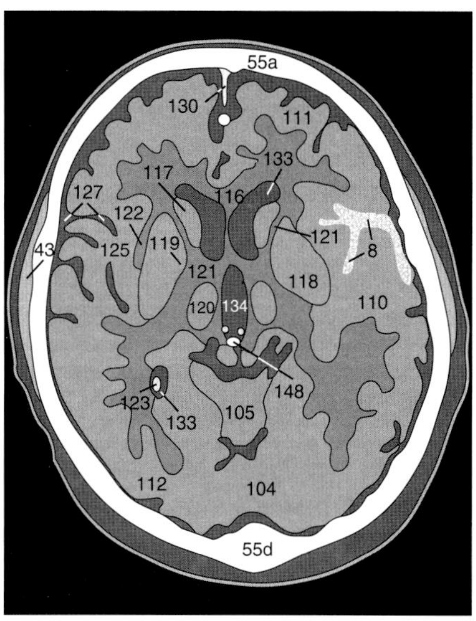

Fig. 56.1b

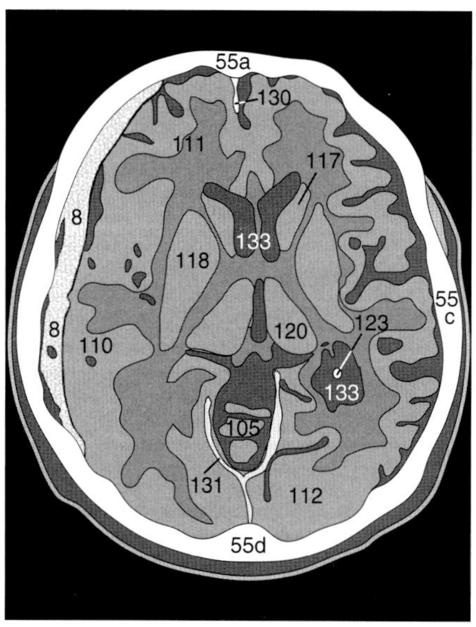

Fig. 56.2b

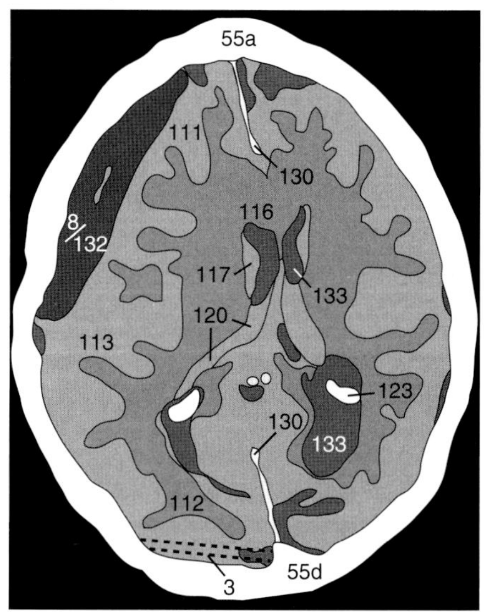

Fig. 56.3b

Os hematomas subdurais crônicos (**8** na **Fig. 56.3a**) podem aparecer com hipodensidade homogênea ou não homogênea, com sedimentação de sangue. O perigo envolvido em um pequeno sangramento venoso é a presença do intervalo sem sintomas e o início lento de sonolência até o desenvolvimento do coma. Portanto, um paciente com sangramento suspeito após um traumatismo craniano sempre deverá ser mantido em observação para se detectar qualquer piora clínica.

Hematomas Extradurais

O sangramento para os espaços extradurais são, em geral, resultantes de danos à artéria meníngea média e raramente por sangramento venoso dos seios ou das granulações aracnóideas (corpos de Pacchioni). As áreas predispostas são as regiões temporoparietais ou, às vezes, a fossa craniana posterior, neste caso havendo sério risco de herniação tonsilar. A hemorragia arterial levanta a dura da superfície interna do crânio **(55)** e, então, aparece como uma área biconvexa e hiperdensa, com uma borda lisa em relação ao hemisfério adjacente. O hematoma não se estende para além das suturas entre os ossos frontal **(55a)**, temporal **(55b)**, parietal **(55c)** ou occipital **(55d)**. Em hematomas extradurais pequenos **(8)**, o formato biconvexo não é muito nítido **(Fig. 57.1a)**, dificultando sua distinção de um hematoma subdural.

É importante distinguir entre uma fratura de crânio fechada com a dura intacta e uma fratura de crânio composta com o perigo de infecção secundária. Um sinal inequívoco de fratura de crânio composta **(Fig. 57.2a)** é a evidência de bolhas de ar intracranianas **(4)**, que comprovam a conexão entre os espaços intracranianos e os seios paranasais ou o meio externo. É difícil determinar se hematomas bilaterais hiperdensos **(8)** na **Figura 57.2** são extradurais ou subdurais. Neste caso, a distorção da linha média foi causada pelo edema perilesional do lado direito (lado esquerdo da **Fig. 57.2a**) uma vez que ele foi desviado para a esquerda (o lado do hematoma).

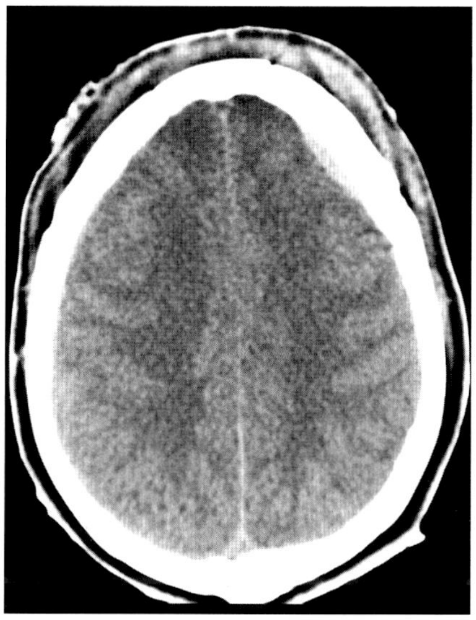

Fig. 57.1a

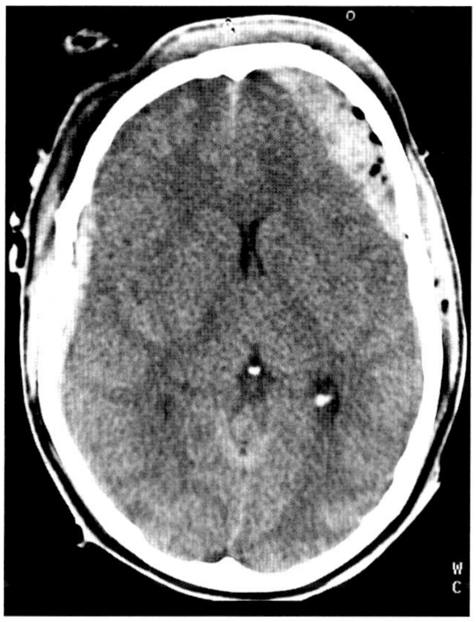

Fig. 57.2a

Teste seus Conhecimentos! Exercício 8:

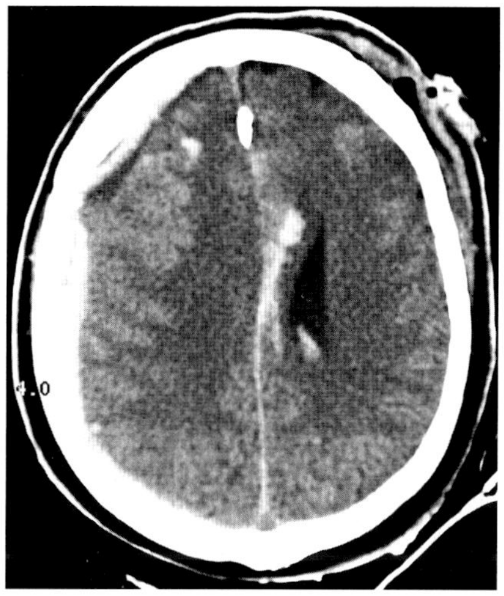

Fig. 57.3

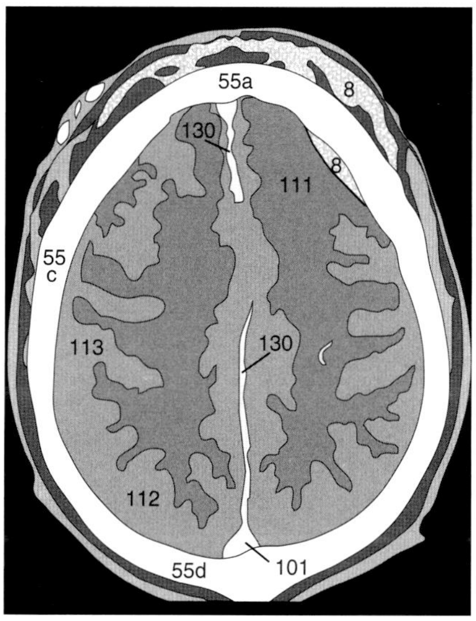

Fig. 57.1b

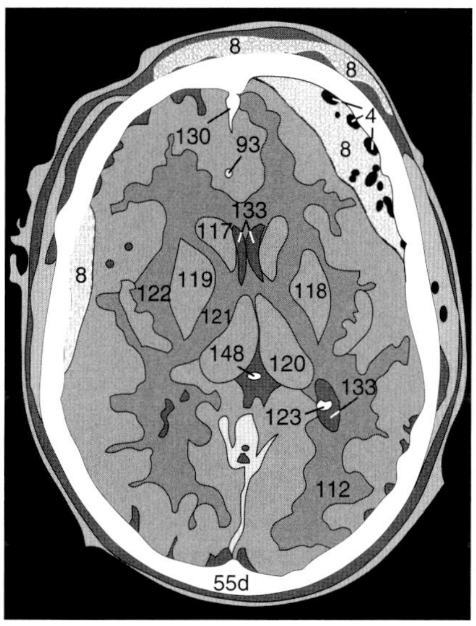

Fig. 57.2b

Espaço para sua sugestão de resposta:

Teste seus Conhecimentos! Exercício 8:

Ao examinar a imagem de outro paciente **(Fig. 57.3)**, você perceberá várias alterações patológicas. Use o espaço livre abaixo da figura para anotar quantos tipos diferentes de sangramento (se houver) você pode distinguir e de quais outras suspeitas patológicas/complicações você suspeita. As respostas estão no final do livro, mas lembre-se: seja um bom esportista e não trapaceie; pense primeiro!

Além das doenças cardiovasculares e neoplasias, os infartos cerebrais estão entre as causas mais frequentes de óbito. A oclusão de uma artéria cerebral por um trombo leva à necrose irreversível na área de suprimento sanguíneo. A oclusão vascular desenvolve-se em associação com alterações ateroscleróticas das artérias cerebrais ou, menos frequentemente, como resultado de arterite. Uma outra causa são coágulos sanguíneos provenientes da câmara esquerda do coração ou de placas trombóticas da bifurcação da carótida, que embolizam para o interior de um vaso cerebral.

Em caso de embolização, pequenas zonas de infarto hipodensas e de localização difusa em ambos os gânglios da base e hemisférios são um achado típico. Êmbolos mais antigos resultam em áreas pequenas e bem definidas **(180)** que, eventualmente aparecem isodensas ao LCR **(132)**. Essas áreas são denominadas de infartos lacunares **(Fig. 58.1a)**. Um padrão difuso de lesões requer a investigação das carótidas por dopplerfluxometria colorida ou por angiografia, além de um ecocardiograma para excluir a presença de trombos atriais.

Lembre-se de que em caso de suspeita de um AVE, pode levar até 30 horas para que o edema que acompanha o quadro seja diferenciado claramente como uma lesão hipodensa em relação ao tecido cerebral sadio. A investigação por TC deverá ser repetida, se a varredura inicial não mostrar nenhuma alteração patológica, mesmo que o paciente apresente sintomas e se os sintomas não se resolverem (a resolução dos sintomas indica um **a**taque **i**squêmico **t**ransitório, ou **AIT**). Nesse caso, a tomografia computadorizada não exibe quaisquer anormalidades.

Ao contrário do **AIT**, o **d**éficit **n**eurológico **i**squêmico **r**eversível **p**rolongado (**DNIRP** ou **PRIND**) é, com frequência, associado a zonas hipodensas de edema à tomografia computadorizada.

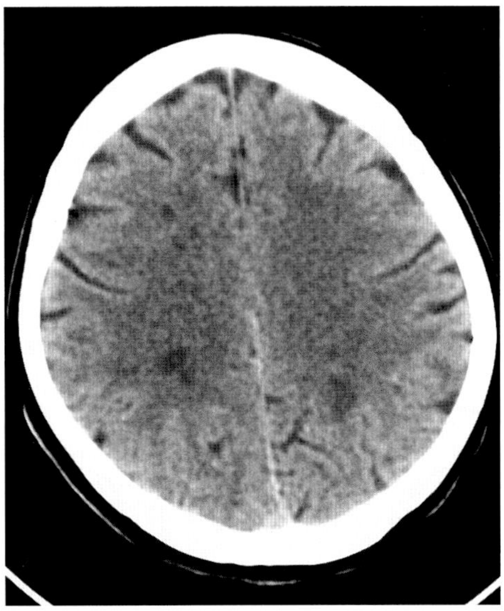

Fig. 58.1a

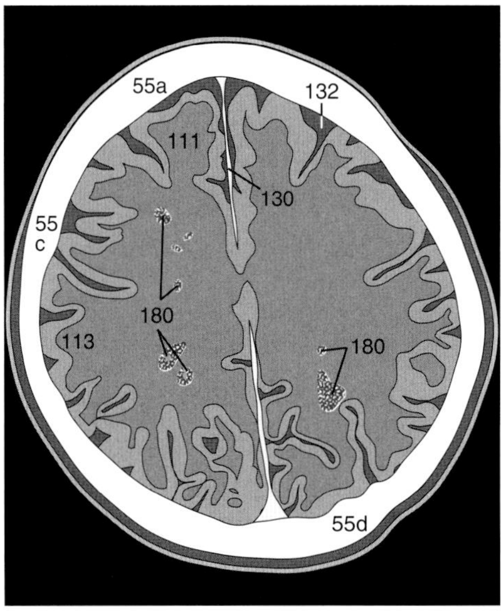

Fig. 58.1b

Se a área de infarto corresponder à distribuição de uma artéria cerebral, deve-se considerar uma oclusão do vaso sanguíneo correspondente. Nos infartos clássicos de ramos da artéria cerebral média, a isquemia provocará a formação de uma área hipodensa de edema (⇐, ⇙ na **Fig. 58.2a**).

Dependendo do tamanho, o infarto pode exercer importante efeito de massa e causar desvio da linha média. Normalmente, áreas de infarto menores não mostram nenhum desvio significativo da linha média. Se as paredes arteriais forem danificadas, poderá haver sangramento que aparecerá como área hiperdensa "cobrindo" os giros adjacentes.

A TC de acompanhamento sem contraste na **Figura 58.2b** mostra um sangramento adicional na cabeça do núcleo caudado direito (⇦) e no putâmen (⇖) direito. Nesse caso, o infarto tem 2 semanas e o tecido necrótico foi quase todo reabsorvido e substituído por LCR.

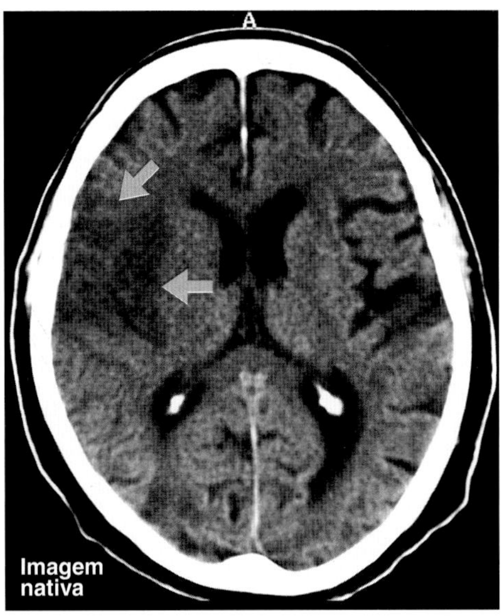

Fig. 58.2a

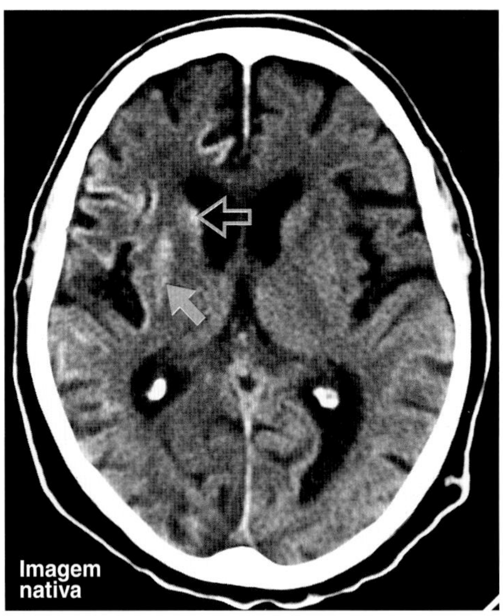

Fig. 58.2b

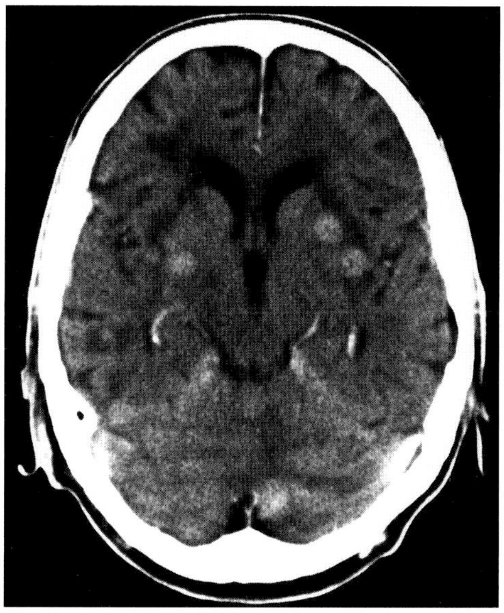

Fig. 59.1a

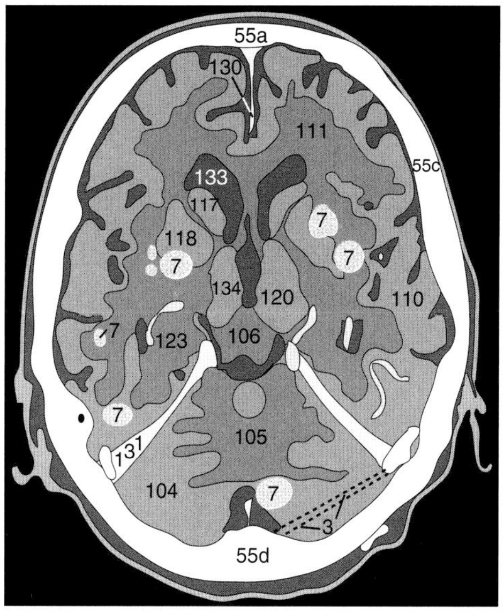

Fig. 59.1b

Enquanto o diagnóstico diferencial (DD) de hemorragia intracraniana e de infarto pode ser realizado sem o uso de meio de contraste (MC), a detecção de metástases cranianas **(7)** é definitivamente aperfeiçoada pela administração de MC IV. Até pequenas áreas nas quais a barreira hematoencefálica esteja lesada tornam-se visíveis **(Fig. 59.1a)**. Às vezes, grandes metástases causam edema circundante **(180)** que poderia ser interpretado erroneamente como edema relacionado com o infarto nas imagens sem contraste, caso a metástase aparecesse isodensa com relação ao tecido adjacente. Após a injeção IV de MC, a lesão no hemisfério esquerdo **(7)** é claramente definida **(Fig. 59.2a)**. Você percebeu também a segunda metástase menor no lobo frontal direito, que também se mostra circundada por edema **(180)**?

O diagnóstico diferencial de tumores cerebrais é feito com mais facilidade pela injeção de MC IV. Na imagem sem contraste **(Fig. 59.3a)**, o glioblastoma temporoparietal à esquerda **(7)** que exibe uma necrose central **(181)** poderia ser confundido com um infarto cerebral. A imagem após injeção de contraste, porém, revela a aparência típica de um glioblastoma com um realce irregular de suas margens **(Fig. 59.3c)**.

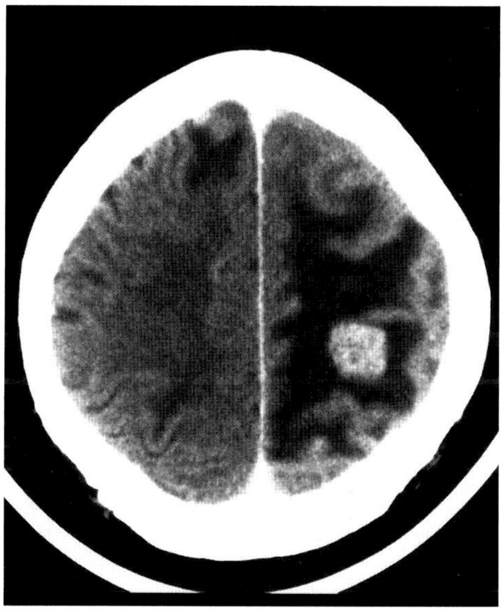

Fig. 59.2a

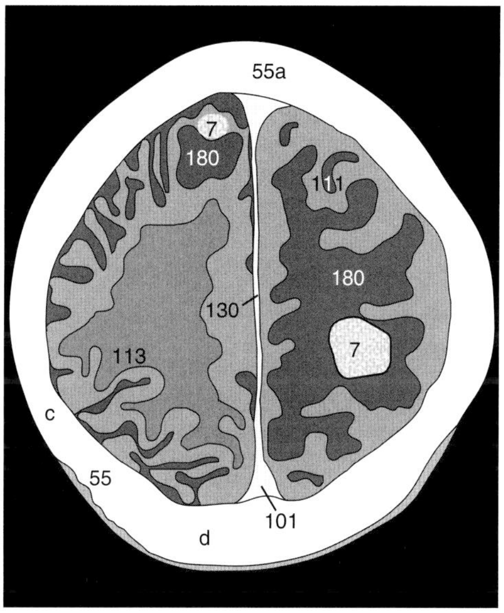

Fig. 59.2b

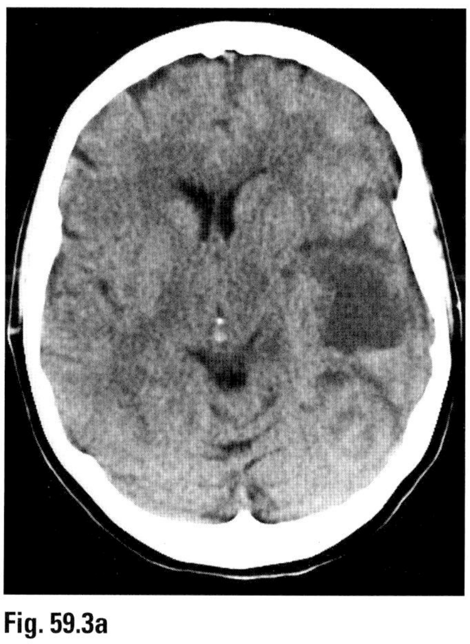

Fig. 59.3a

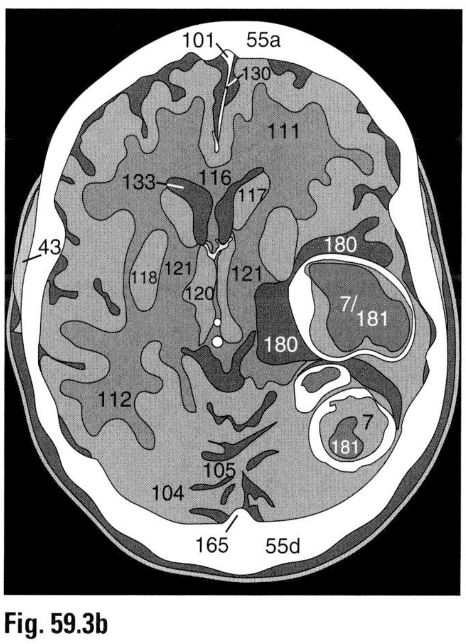

Fig. 59.3b

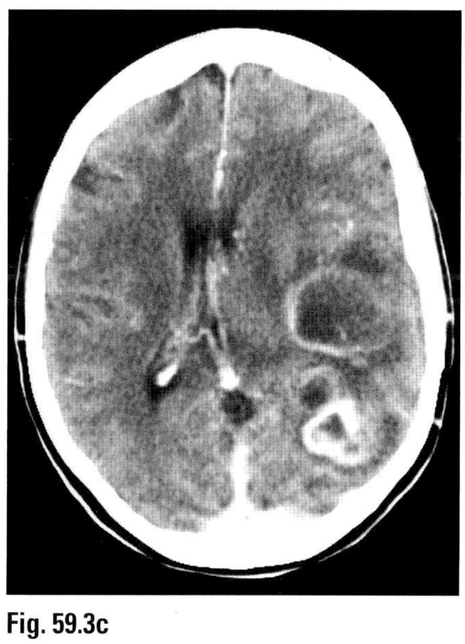

Fig. 59.3c

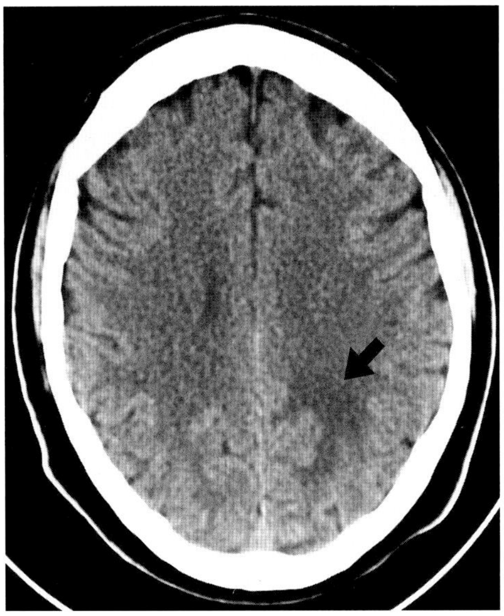

Fig. 60.1a

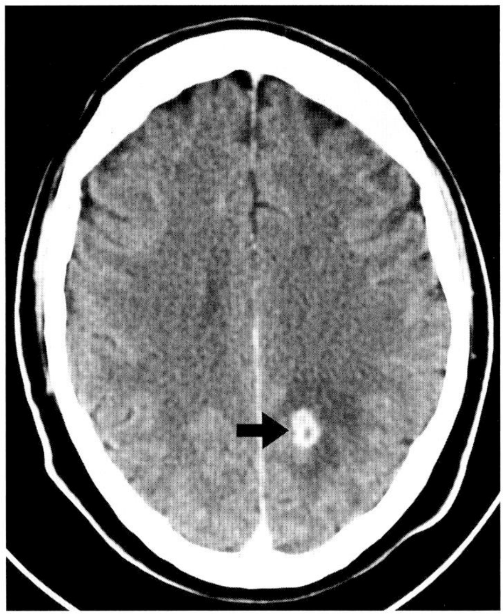

Fig. 60.1b

Outro exemplo das vantagens da utilização de MC IV é a demonstração de processos inflamatórios, pois o defeito adjacente na barreira hematoencefálica não aparecerá na imagem sem realce. A **Figura 60.1a** mostra edema hipodenso (↙) em uma imagem sem realce de um paciente portador de endocardite da valva aórtica. O meio de contraste **(Fig. 60.1b)** confirmou o achado ao realçar o processo inflamatório (➔). Essa embolia séptica no lobo occipital esquerdo foi causada por bactérias provenientes da valva aórtica.

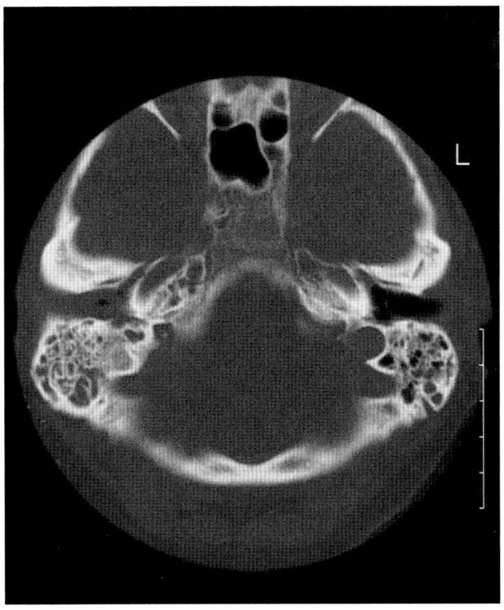

Fig. 60.2a

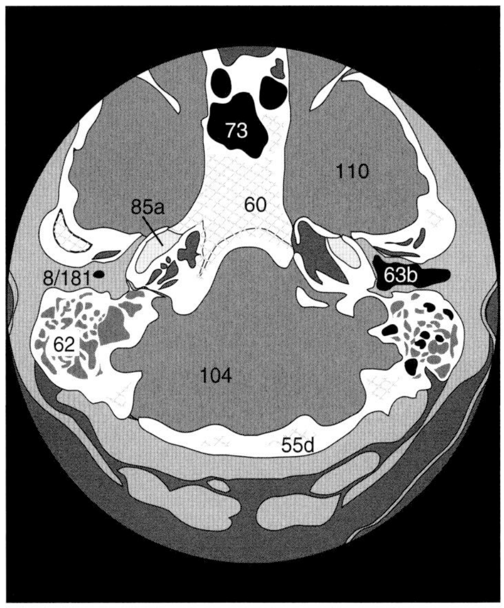

Fig. 60.2b

A inflamação dos seios paranasais e da orelha média já pode ser diagnosticada em imagens como efusões **(8)**, por exemplo, nas células mastóideas, normalmente cheias de ar **(62)**. O edema das mucosas do conduto auditivo externo **(63b)** é visível sem a necessidade de MC. A **Figura 60.2a** mostra um quadro de otite externa e média bilateral, que é mais importante à direita, onde envolve o antro e as células mastóideos. Com a formação progressiva do abscesso, será necessária a investigação por imagens na janela para ossos, para detectar uma possível erosão óssea.

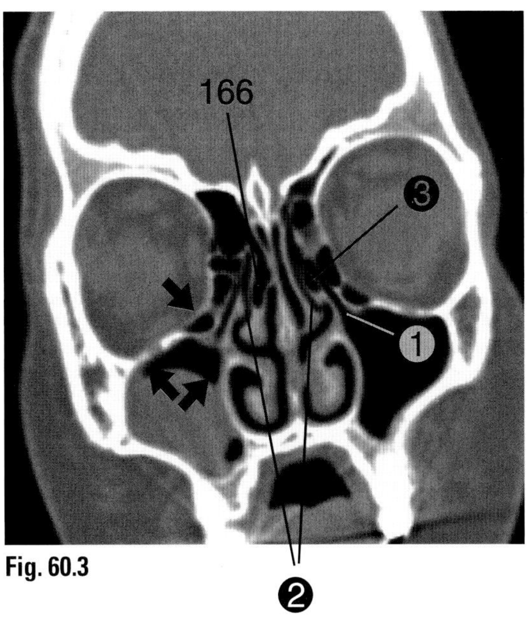

Fig. 60.3

Deve-se considerar um cisto de retenção, que aparece com frequência em um dos seios paranasais, no diagnóstico diferencial de inflamações avançadas. Tipicamente, esses cistos apresentam uma base larga na parede de um seio paranasal, se estendem para a luz deste seio e têm formato convexo e arredondado (↖, ↗ na **Fig. 60.3**).

Esses cistos só são significativos se obstruírem o infundíbulo (➀) do seio maxilar ou o canal semilunar (❷), causando acúmulo de secreções. Portanto, em pacientes com sinusite crônica, é importante verificar se o lúmen do canal semilunar (❷) está desobstruído ou se existem variações que possam restringir o transporte mucociliar dos produtos de secreção.

Células de Haller (↘), uma concha média pneumatizada **(166)** e um processo uncinado pneumatizado (❸) estão entre as variações mais frequentes. Todas essas variações podem obstruir o canal semilunar e causar sinusite crônica recidivante.

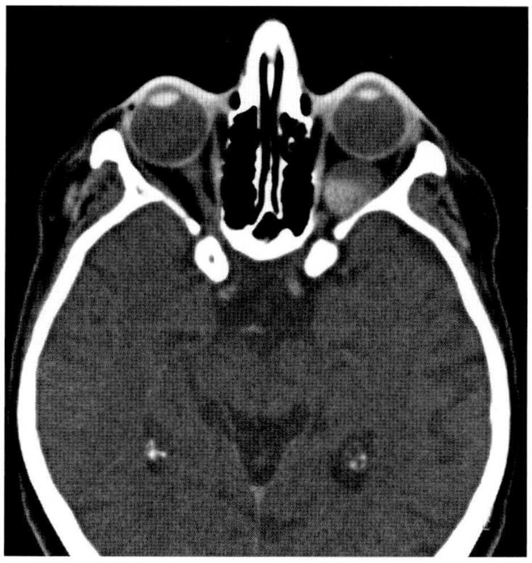

Fig. 61.1a

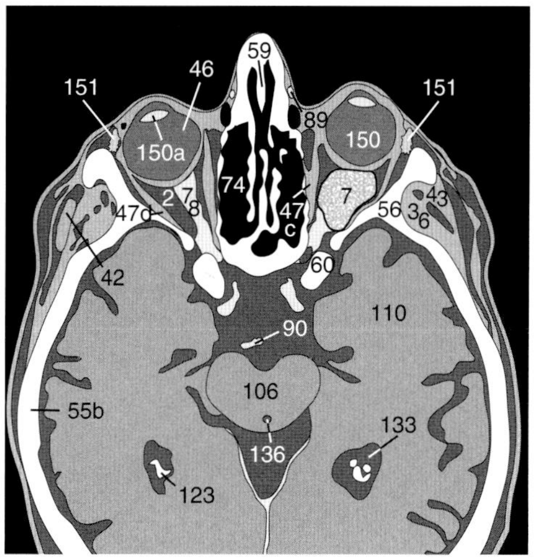

Fig. 61.1b

Você já viu alterações patológicas na glândula lacrimal (pp. 39 e 40) e na morfologia de uma prótese ocular à TC (p. 51). Toda massa na órbita deverá, com certeza, ser diagnosticada precocemente e tratada de maneira eficaz por causa da possibilidade de consequências graves à visão. Para não deixar passar despercebida a invasão das paredes da órbita por um tumor, as janelas para osso também deverão ser adquiridas. Na **Figura 61.1a**, existe um hemangioma **(7)** na gordura retrobulbar **(2)**, que não representa, necessariamente, uma indicação cirúrgica, por ser benigno. Nesse caso, o tumor causa uma proptose discreta.

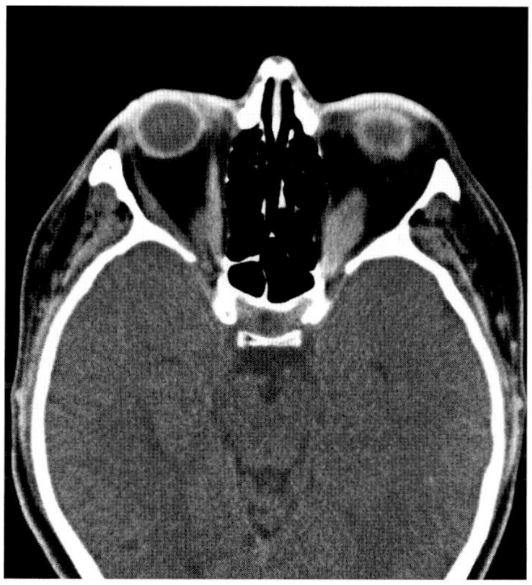

Fig. 61.2a

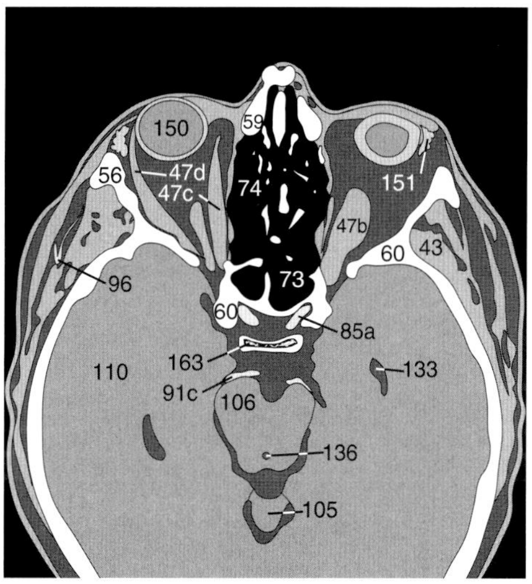

Fig. 61.2b

Oftalmopatia Endócrina

Alterações mínimas e discretas podem passar despercebidas durante o laudo de uma tomografia computadorizada: a oftalmopatia endócrina aparece, com frequência, como parte da doença de Graves e só pode ser diagnosticada em sua fase inicial com base no espessamento dos músculos oculares externos, p. ex., o músculo reto inferior (**47b** nas **Figs. 61.2a** e **61.3a**).

A miosite deverá ser considerada no diagnóstico diferencial. Se esse sinal precoce não for detectado, a doença do tecido da órbita, que representa, mais provavelmente, uma doença autoimune, pode progredir se não houver intervenção terapêutica. Portanto, o radiologista deverá sempre examinar a simetria dos músculos oculares externos **(47)** ao examinar uma tomografia computadorizada das órbitas.

Sempre haverá um padrão temporal típico de envolvimento. O primeiro achado é o aumento do volume do músculo reto inferior **(47b)**. A doença progredirá e afetará o músculo reto medial **(47c)**, o músculo reto superior **(47a)** e, por fim, todos os outros músculos oculares externos.

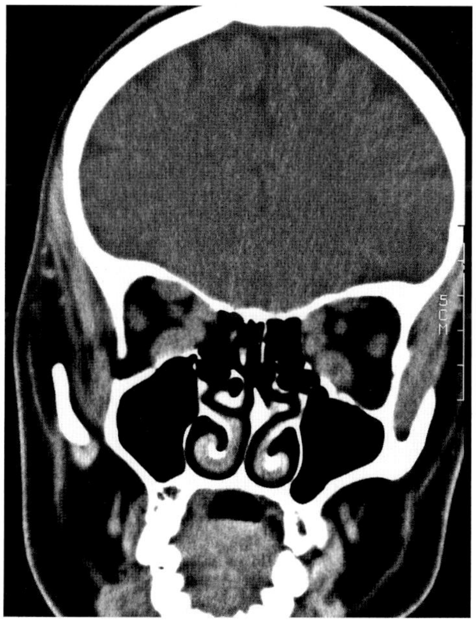

Fig. 61.3a

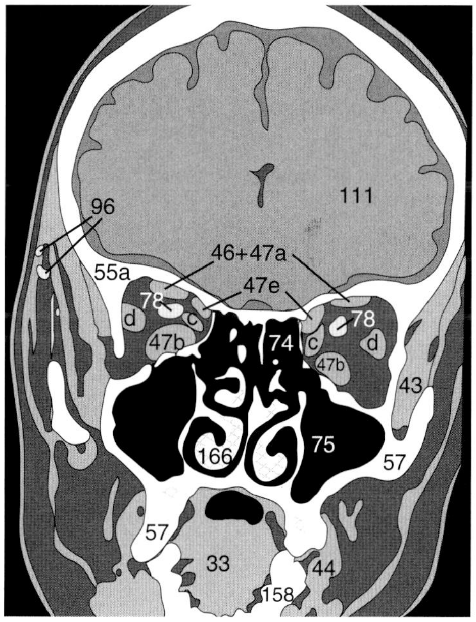

Fig. 61.3b

Ao contrário dos cistos de retenção benignos (p. 60), os tumores malignos dos seios paranasais levam, frequentemente, à destruição dos ossos da face e podem invadir a órbita, a cavidade nasal **(77)** ou até a fossa craniana. Por isso, é muito importante examinar ambas as janelas para partes moles e para osso. Para planejar uma ressecção, podem ser necessários vários planos de TC. O exemplo a seguir mostra um tumor dos seios paranasais **(7)** nos planos axial **(Fig. 62.1a)** e coronal **(Fig. 62.2a)**. O tumor originou-se da mucosa do seio maxilar direito **(75)** e infiltrou-se na cavidade nasal **(77)** e nas células etmoidais.

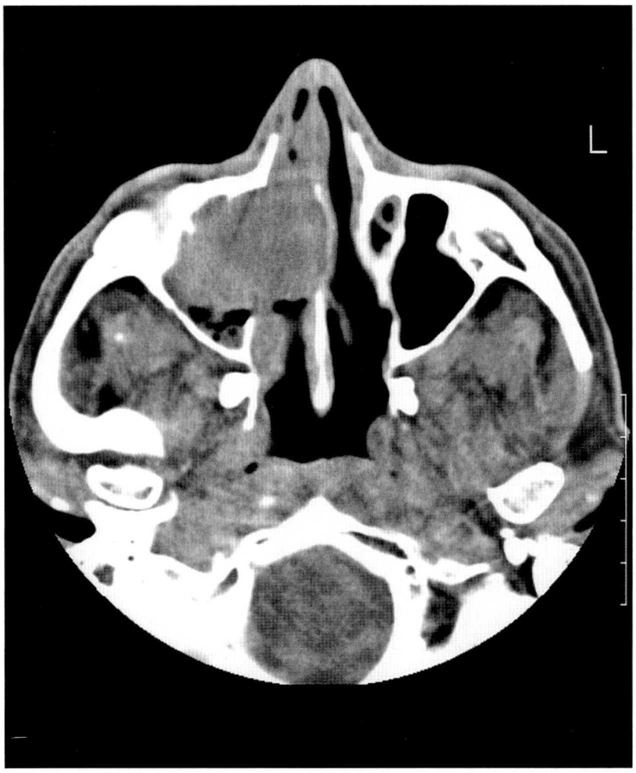

Fig. 62.1a

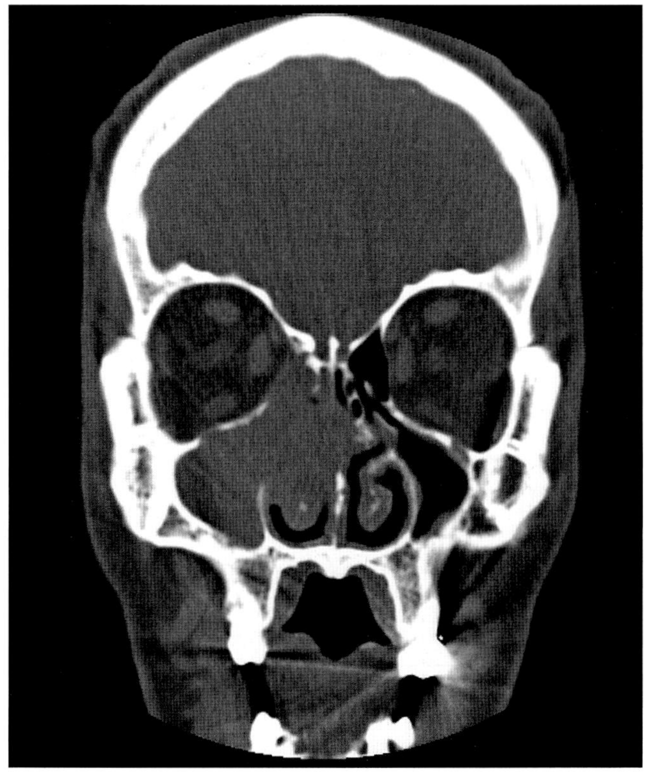

Fig. 62.2a

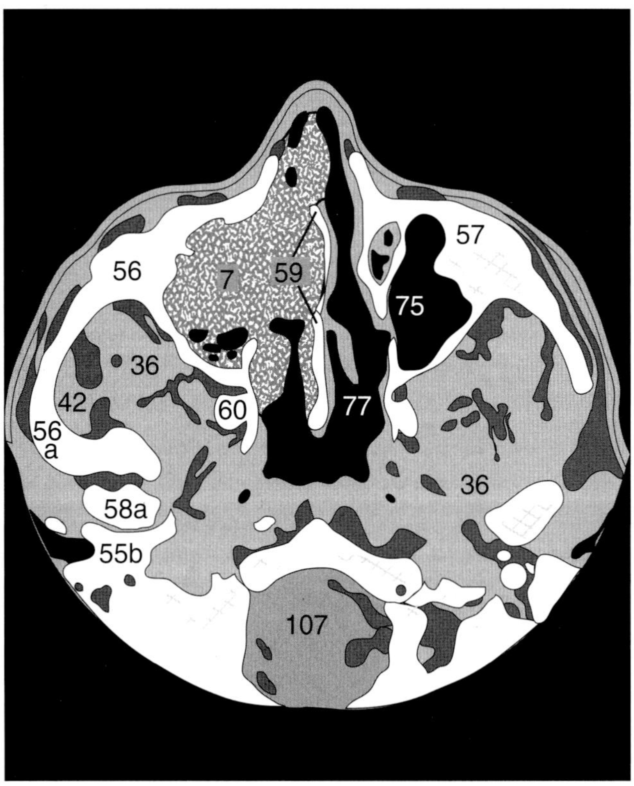

Fig. 62.1b

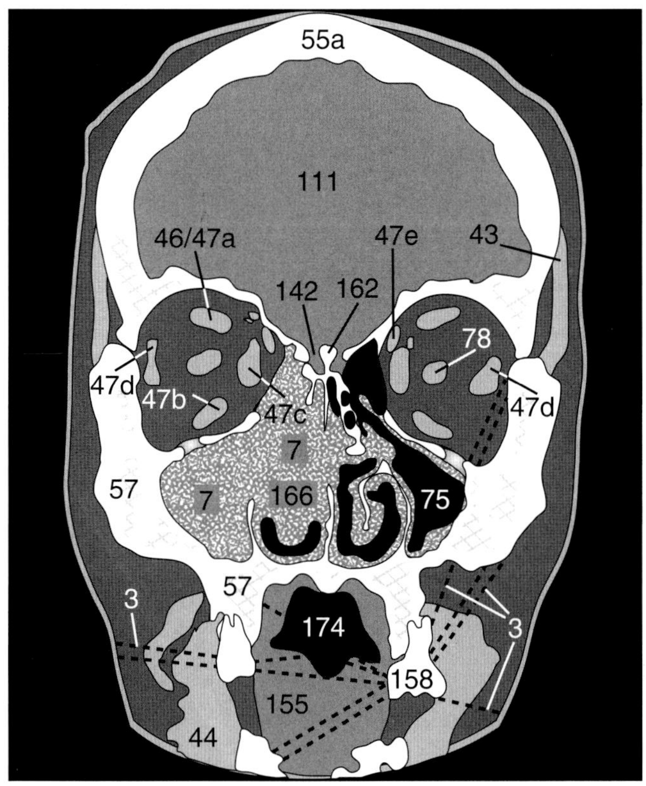

Fig. 62.2b

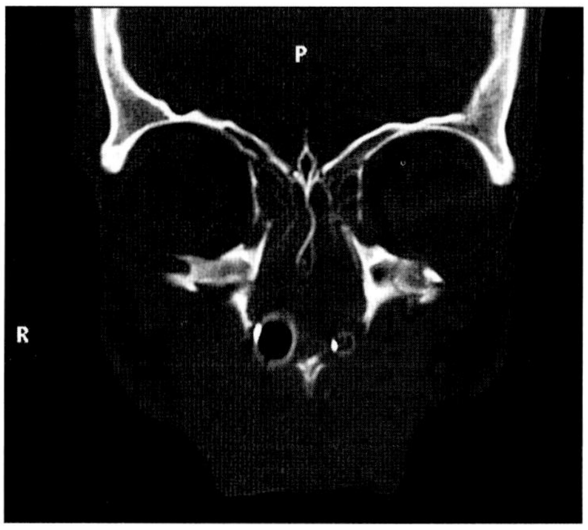

Fig. 63.1a

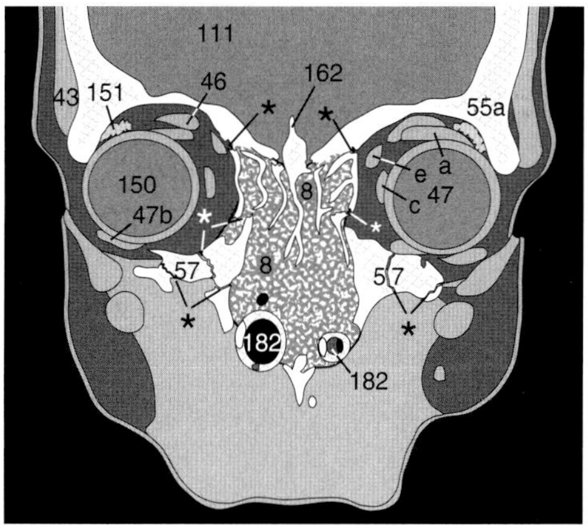

Fig. 63.1b

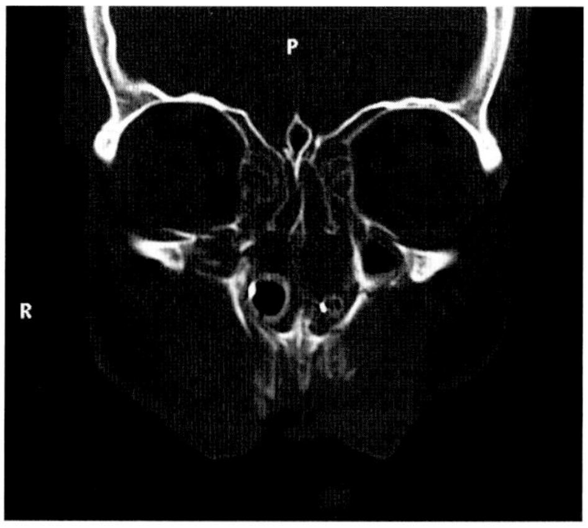

Fig. 63.2a

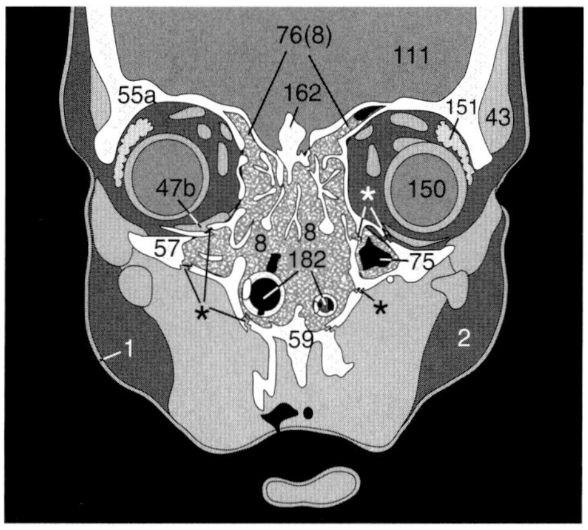

Fig. 63.2b

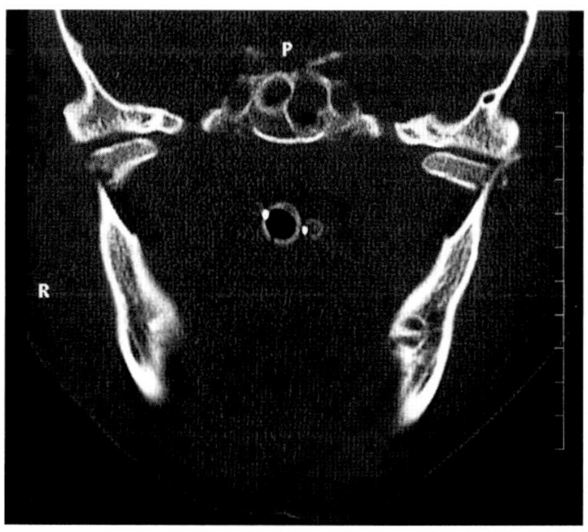

Fig. 63.3a

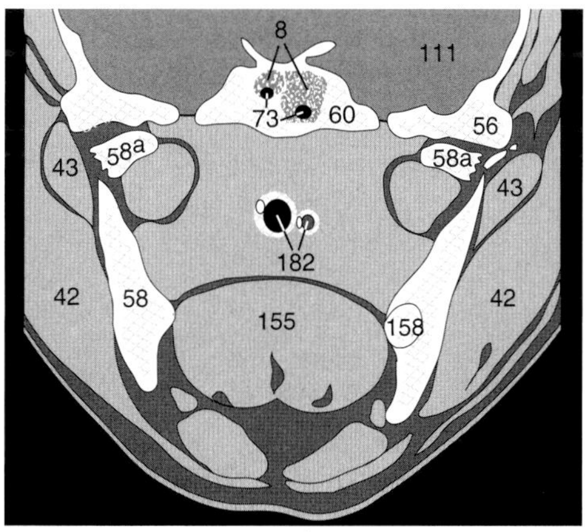

Fig. 63.3b

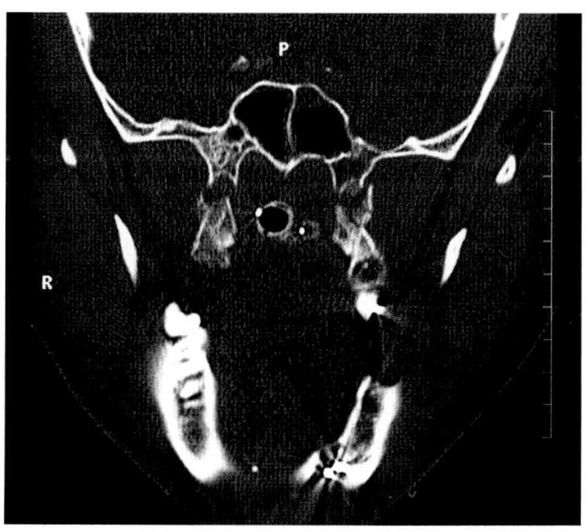

Fig. 63.4a

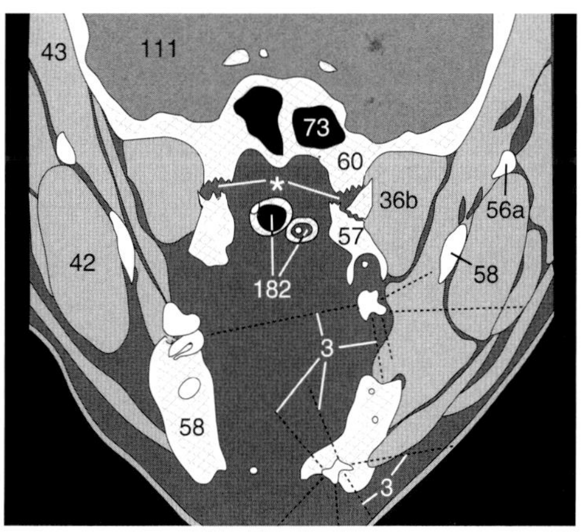

Fig. 63.4b

A razão mais comum para se realizar uma tomografia computadorizada no plano coronal é, além de determinar a extensão da sinusite crônica, diagnosticar fraturas: nas fraturas do assoalho da órbita (**Figs. 63.1a** e **63.2a**), qualquer herniação da gordura retrobulbar **(2)** ou do músculo reto inferior **(47b)** para o local da fratura (★) ou mesmo para o seio maxilar subjacente **(75)** deverá ser determinada antes da cirurgia. Na **Figura 63.2a**, o diagnóstico da fratura é mais fácil, pois existem fragmentos ósseos deslocados. Além disso, é importante detectar sinais indiretos de fratura, como os contornos muito finos e em degraus dos ossos e o sangramento secundário **(8)** para a cavidade nasal **(77)** ou seios frontal **(76)** e maxilar **(75)**.

Outra questão importante é determinar se a cabeça da mandíbula **(58a** na **Fig. 63.3a)** está ou não fraturada ou se o osso maxilar **(57)** sofreu fratura e deslocamento (★) do osso esfenoide **(60)** **(Fig. 63.4a)**. Neste caso, o sangramento intenso **(8)** exigiu entubação **(182)** e um catéter nasogástrico **(182)**.

Fraturas da face (Le Fort [33])

Tipo I Através dos ossos maxilares e seios maxilares (fratura de Guérin).

Tipo II Através do processo zigomático do maxilar, para o interior da órbita, e através do processo frontal da maxila do lado oposto; sem envolvimento do seio maxilar.

Tipo III Envolvendo a parede lateral da órbita e o processo frontal da maxila do lado oposto; geralmente envolvendo as células etmoidais e o arco zigomático. Às vezes, envolve também a base do crânio.

Sempre que não houver contraindicação, os exames de tomografia computadorizada da região do pescoço deverão ser realizados após a administração IV de meio de contraste (MC). Processos malignos e inflamatórios podem ser demonstrados com mais precisão com a ajuda do MC. O realce adequado dos vasos cervicais exige doses maiores de MC do que, por exemplo, as TCs do crânio. Na TC helicoidal, a injeção de MC deve ser precisamente cronometrada para a aquisição dos dados. Existem recomendações específicas e esquemas sugeridos para a injeção de MC ao final deste manual.

Seleção do Plano de Investigação por Imagens

De maneira análoga à TC do crânio, o topograma de planejamento sagital (escanograma) com resolução mais baixa é obtido em primeiro lugar. Os níveis transversais (axiais) e a angulação do *gantry* são determinados a partir desse topograma **(Fig. 64.1)**. Normalmente, os cortes do pescoço são obtidos usando-se a espessura de 4 a 5 mm. As imagens axiais são obtidas e impressas para visualização como se vistas de baixo, de modo que o lobo direito da tireóide aparece do lado esquerdo da traqueia, e o lobo esquerdo aparece à direita.

As imagens deverão ser obtidas com um campo de visão pequeno para otimizar os detalhes nas estruturas menores do pescoço. À medida que o opérculo torácico é abordado durante a investigação, o campo de visão vai aumentando para incluir possíveis anormalidades na fossa clavicular e na axila.

Os artefatos causados por próteses dentárias **(3)** normalmente obscurecem as estruturas ao redor (★) em apenas um ou dois níveis **(Fig. 64.2a)**. Pode ser necessário realizar uma segunda aquisição com outra angulação **(Fig. 64.2b)** para revelar áreas escondidas pelo artefato (★).

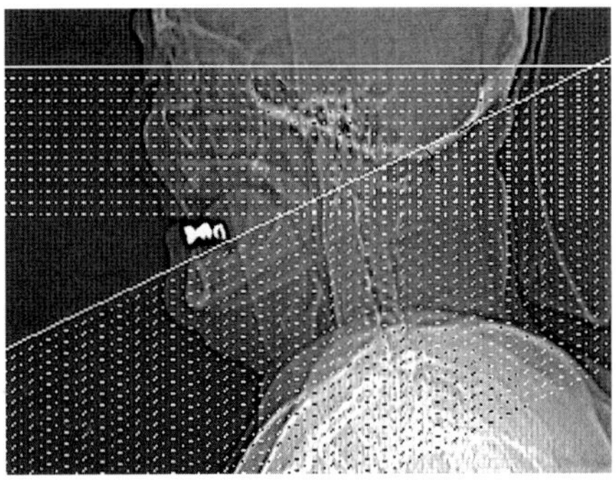

Fig. 64.1

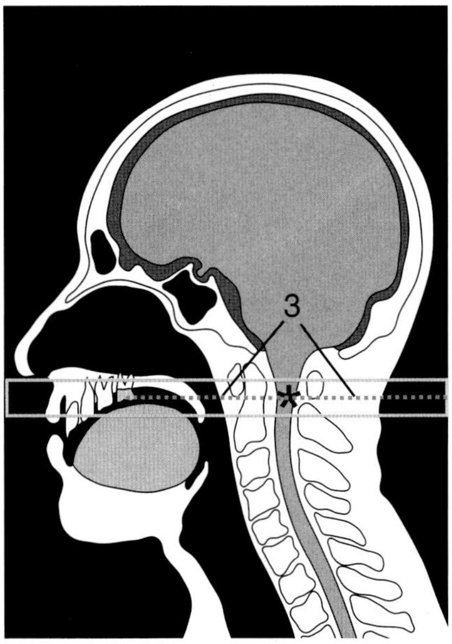

Fig. 64.2a

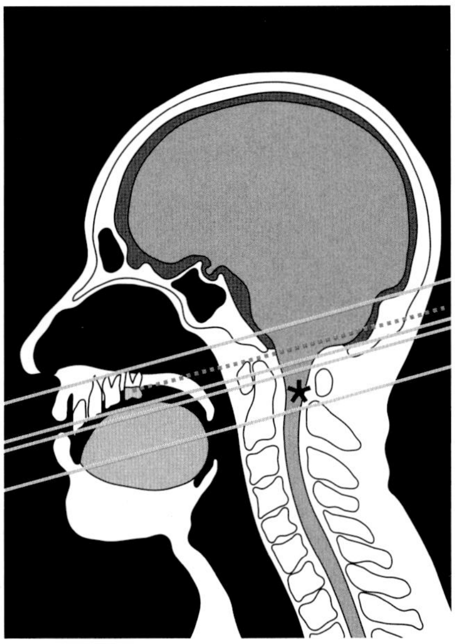

Fig. 64.2b

Sequência Sistemática para Interpretação

Um método sistemático para avaliação das TCs do crânio já foi recomendado neste texto (veja p. 26). Para as tomografias cervicais também não existe uma abordagem "única". A *checklist* apresentada neste texto foi desenvolvida com a experiência e é apenas uma das muitas opções para o iniciante. Cada examinador é livre para definir sua própria lista e estratégia.

Durante a investigação do pescoço por meio de imagens, filmes separados das imagens obtidas nas janelas para osso raramente são impressas, em virtude do custo. O radiologista precisa lembrar-se de observar as imagens nessas janelas para a pesquisa de fraturas ou de lesões líticas.

***Checklist* para Interpretação de Imagens de TC Cervical**
→ Simetria da musculatura do pescoço?
→ Gordura em boas condições e bem visível?
→ Perfusão normal dos vasos?
→ Tromboses ou estenoses ateroscleróticas?
→ Simetria e definição das glândulas salivares?
→ Parênquima da tireoide homogêneo e sem nódulos?
→ Algum realce patológico focal após injeção de MC?
→ Há estreitamento do lúmen traqueal?
→ Avaliação de linfonodos? Número e tamanho?
→ Vértebras cervicais examinadas em janela para osso?
→ Canal vertebral patente ou com estenose?

O radiologista atinge rapidamente os limites de resolução da TC (e, talvez, também dos seus conhecimentos anatômicos) ao tentar identificar todos os diferentes músculos do pescoço. Por isso, reduzimos o volume de detalhes nos desenhos de acompanhamento, de modo que os músculos menores estejam agrupados. Os músculos únicos têm pouca relevância clínica e, por isso, as legendas dessas imagens se referem a grupos de músculos combinados, por exemplo, os músculos escalenos, os músculos elevadores da coluna vertebral. Os leitores que desejarem mais detalhes anatômicos deverão consultar a literatura relevante [5, 31].

As imagens cervicais iniciam-se normalmente na base do crânio e continuam em sentido caudal até o opérculo torácico. Os cortes cranianos (**Figs. 65.1-65.3**) incluem, portanto, o seio maxilar **(75)**, a cavidade nasal **(77)** e a faringe **(176)**. Dorsal à faringe ficam os músculos longo da cabeça e longo do pescoço **(26)**, que se estendem em sentido caudal. Lateralmente à mandíbula **(58)**, começando na **Figura 65.2a**, está a glândula parótida **(153)**, situada próxima aos grandes vasos cervicais e ao nervo vago (também na p. 64). Em frente à ponte/bulbo **(107)**, as artérias vertebrais **(88)** unem-se para formar a artéria basilar **(90)**.

A disseminação de processos inflamatórios dentro dos espaços de tecido conectivo cervical é restrita aos compartimentos definidos pela fáscia cervical [30]. As diferentes camadas dessa fáscia são explicadas na página a seguir (**Fig. 66.4**).

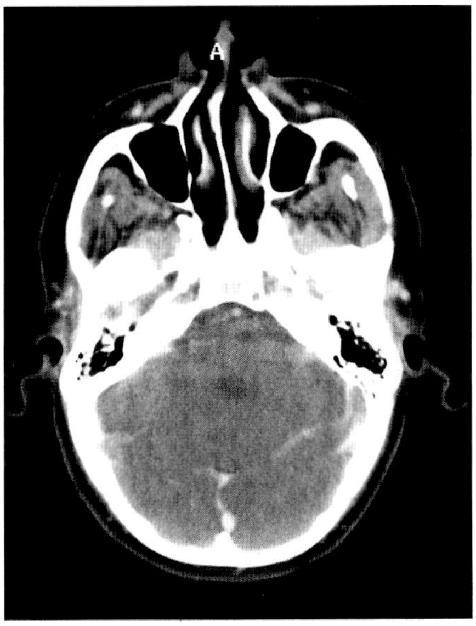

Fig. 65.1a

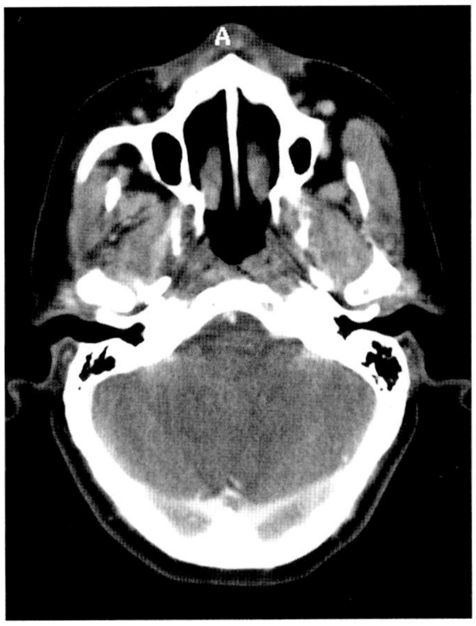

Fig. 65.2a

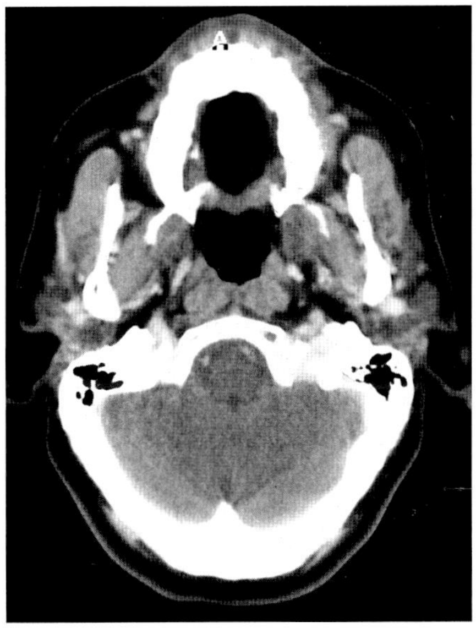

Fig. 65.3a

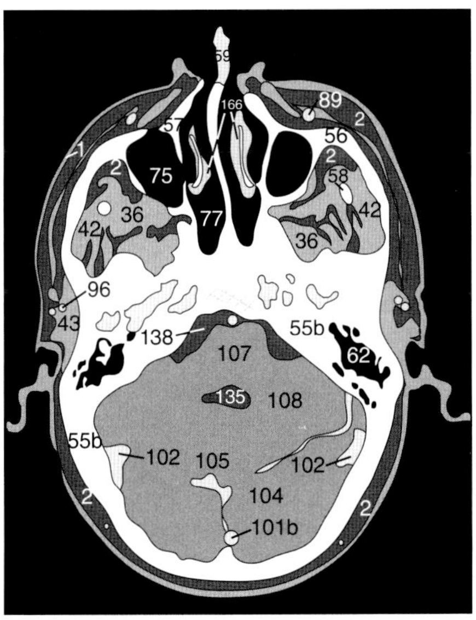

Fig. 65.1b

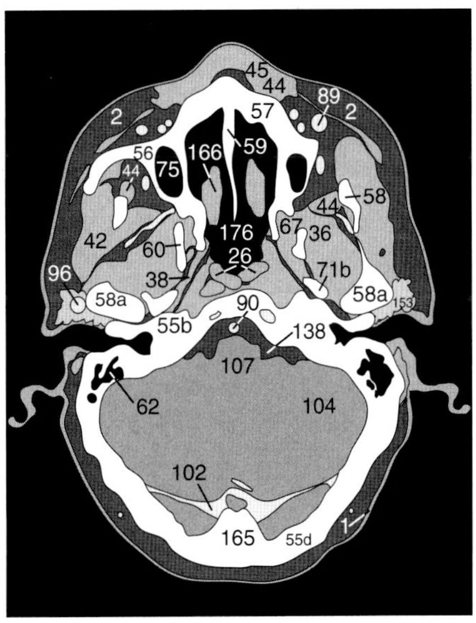

Fig. 65.2b

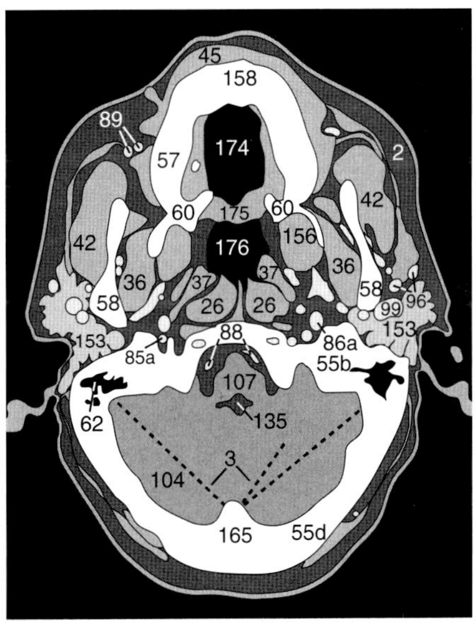

Fig. 65.3b

Mais adiante, ainda em sentido caudal, os seguintes músculos cervicais tornam-se visíveis sob o músculo trapézio **(23)**: medialmente ficam o músculo semiespinal da cabeça **(28)** e o músculo longuíssimo da cabeça **(27)** e, mais lateralmente, fica o músculo esplênio da cabeça **(25)**. A glândula parótida **(153)** fica situada cranial e posterior à glândula submandibular **(154)**, próxima à mandíbula **(58)**. A faringe **(176)** está cercada pelo anel de tecido tonsilar (anel de Waldeyer) **(157, 156)**. Observe que o bulbo da carótida está situado entre as **Figuras 67.4a** e **68.2a**; esse é o ponto no qual a artéria carótida comum **(85)** se bifurca nos ramos carotídeos interno **(85a)** e externo **(85b)**. Sob a língua **(155)**, o assoalho da boca está organizado em camadas. De cranial à caudal temos: o músculo genioglosso **(33)**, mais lateralmente o músculo genio-hióideo **(34)** e o ventre anterior do músculo digástrico **(31)**. O fino músculo superficial é o platisma **(48)**.

Compartimentos do Pescoço

Se houver inflamações ou processos inflamatórios originando-se nos espaços supraesternais (⊕) ou pré-traqueais entre a fáscia superficial (*) e a camada dorsal da fáscia pré-traqueal (★★), esses processos não poderão espalhar-se para o mediastino, porque as duas fáscias se inserem no esterno (**56** na **Fig. 66.4**). No nível da glândula parótida, existe uma barreira similar, consistindo no septo sagital que separa o espaço retrofaríngeo do parafaríngeo. As inflamações que se originam mais dorsalmente, entre as fáscias pré-traqueal (★★) e pré-vertebral (***), podem espalhar-se em sentido caudal para o mediastino.

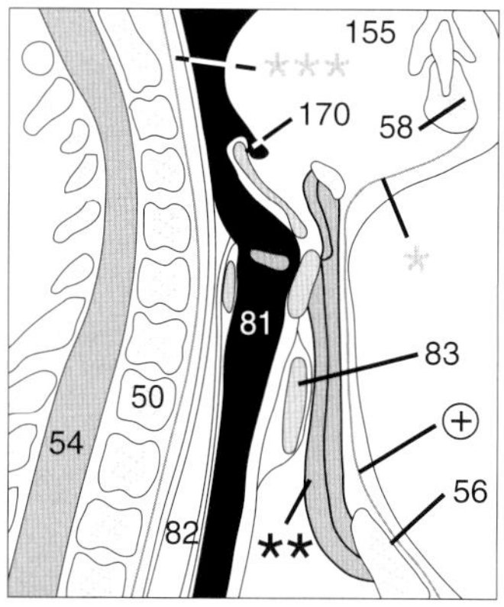

Fig. 66.4a

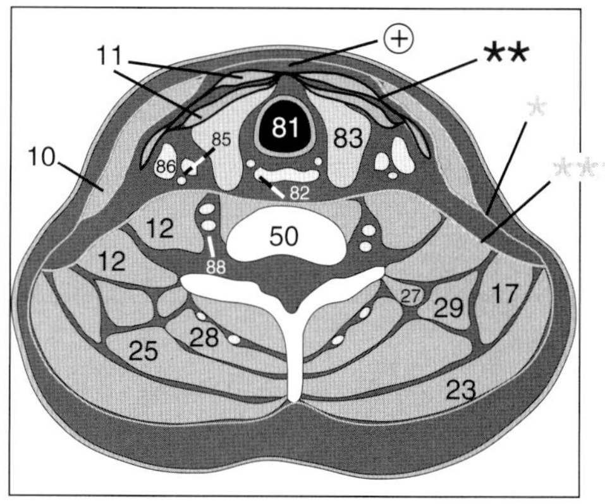

Fig. 66.4b

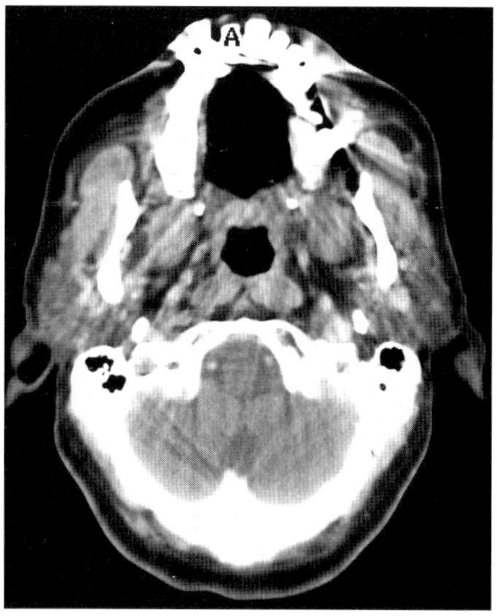

Fig. 66.1a

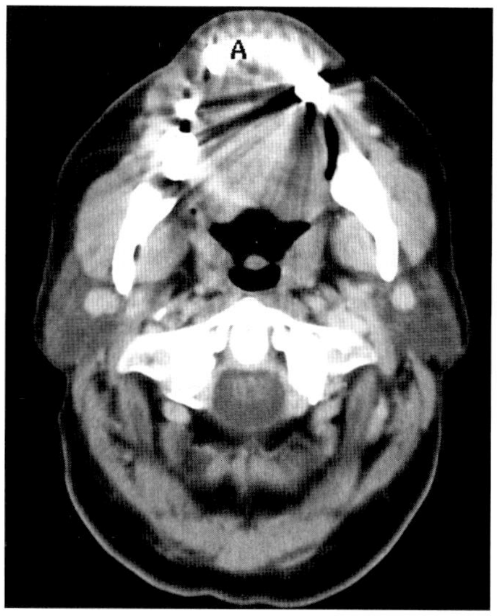

Fig. 66.2a

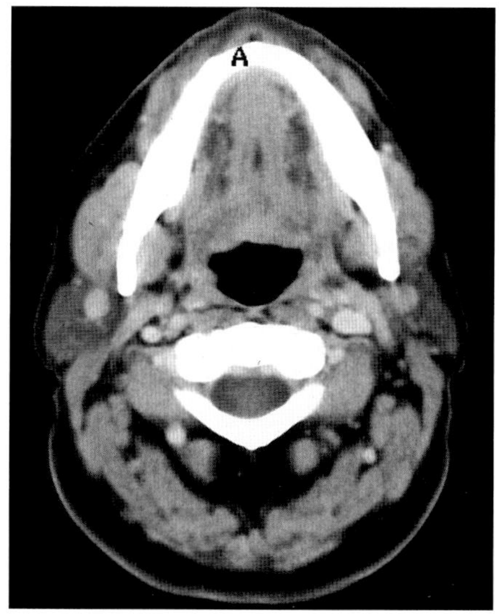

Fig. 66.3a

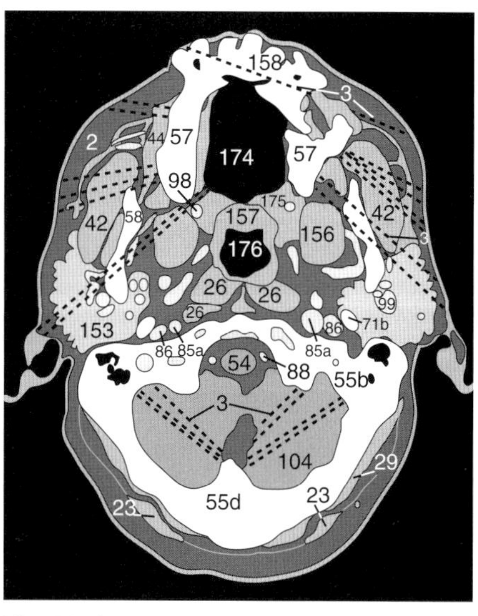

Fig. 66.1b

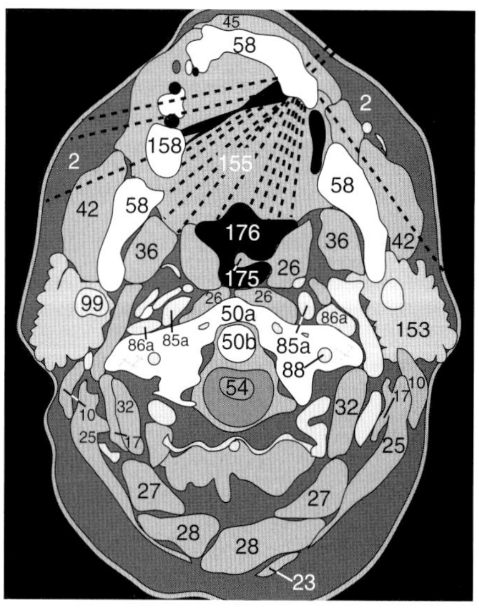

Fig. 66.2b

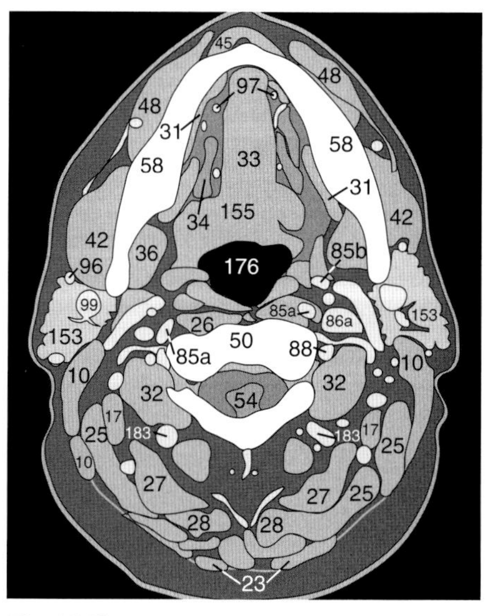

Fig. 66.3b

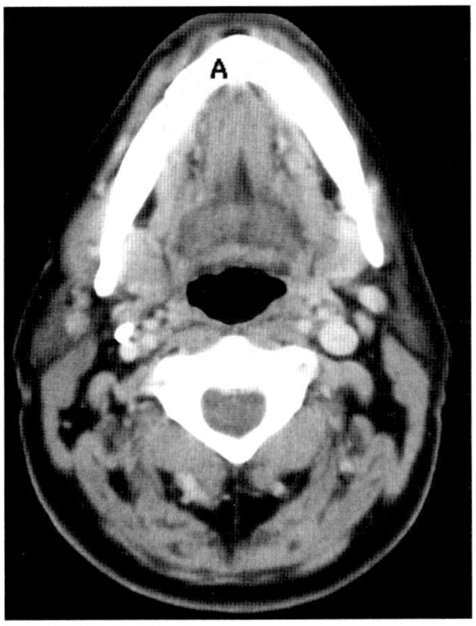

Fig. 67.1a

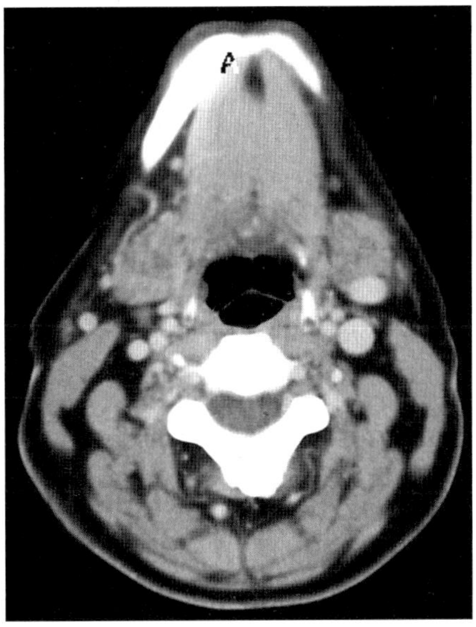

Fig. 67.2a

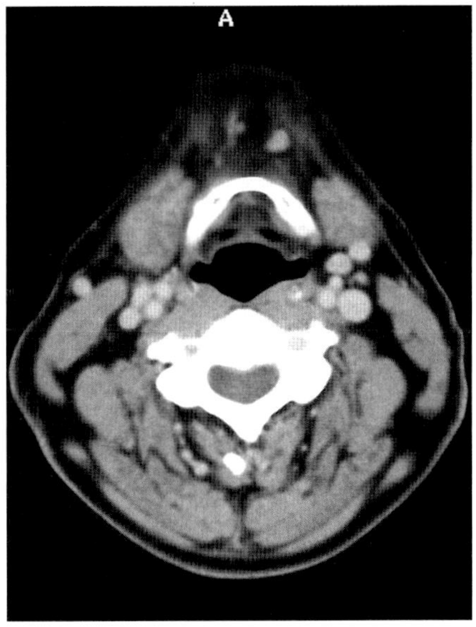

Fig. 67.3a

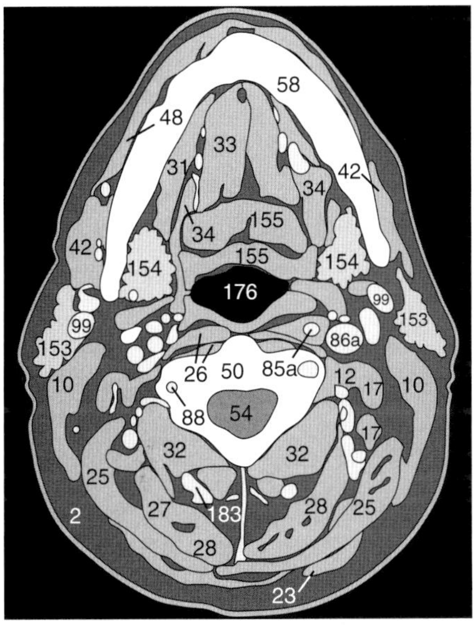

Fig. 67.1b

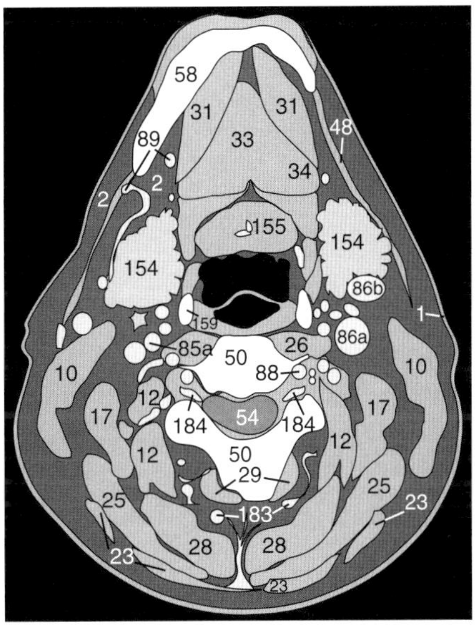

Fig. 67.2b

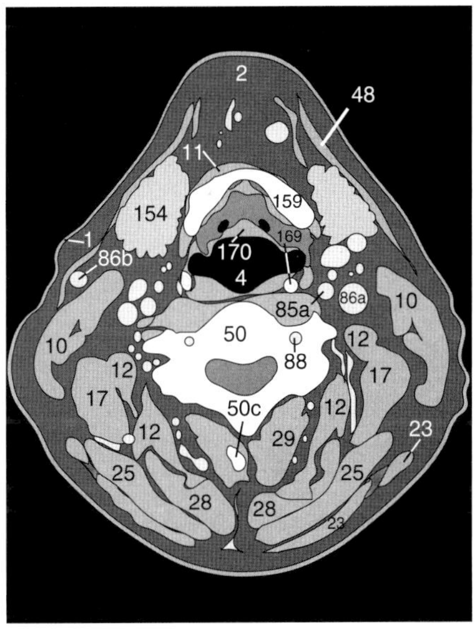

Fig. 67.3b

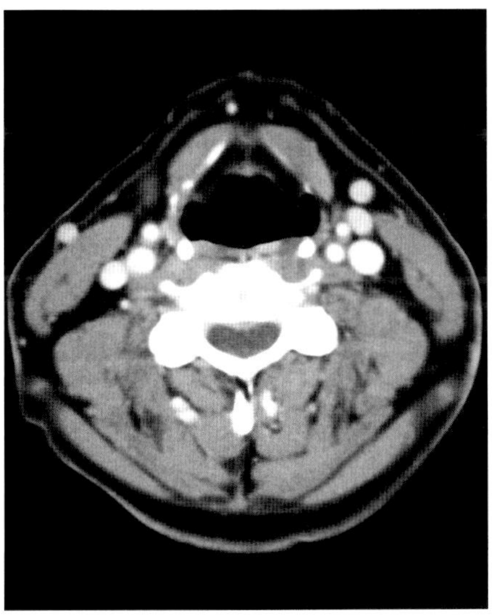

Fig. 67.4a

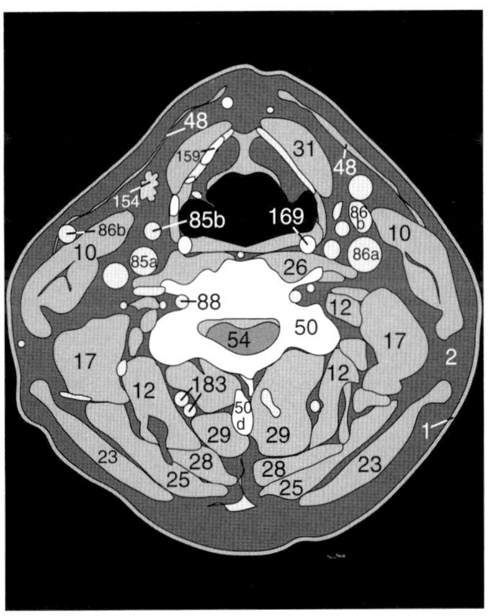

Fig. 67.4b

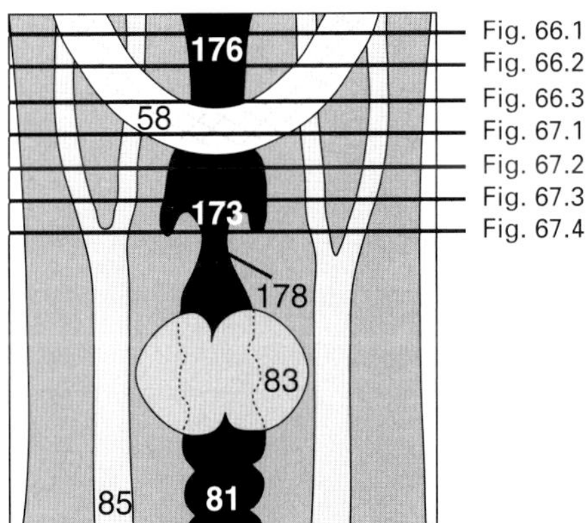

Fig. 67.5

A bifurcação da artéria carótida comum **(85)** é uma área propícia à formação de placas ateroscleróticas **(Fig. 68.1a)** que podem ser complicadas pela deposição de trombos (★). Observe a posição das cartilagens cricóidea **(167)** e aritenóidea **(168)** na rima glótica **(178)**. Nesses indivíduos normais, o MC realça a densidade das veias jugulares não só internas **(86a)**, como externas **(86b)** e anteriores **(86c)**, mas também da artéria vertebral **(88)** nos forames transversos das vértebras cervicais.

O radiologista deve estar sempre atento para as alterações degenerativas nas margens dos corpos das vértebras cervicais **(50)** ou para discos herniados que podem estreitar o canal que contém a medula cervical **(54)**. De cada lado da traqueia **(81)**, ficam os dois lobos da glândula tireoide **(83)**, que deverão mostrar contorno regular e parênquima homogêneo **(Fig. 68.3a)**.

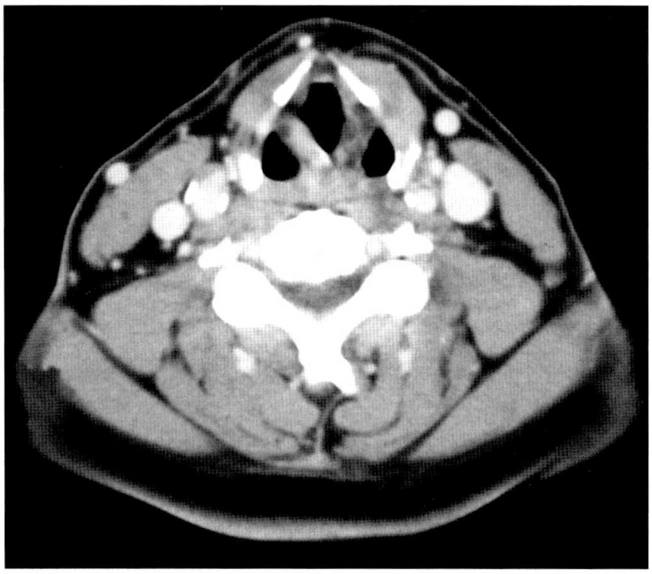

Fig. 68.1a

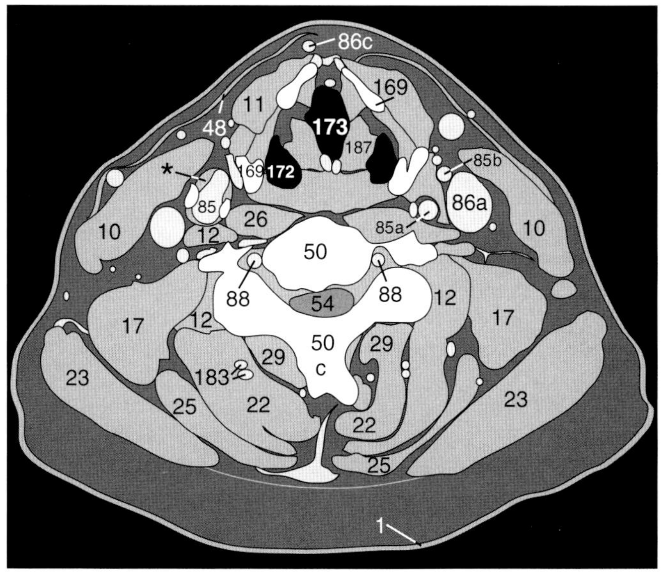

Fig. 68.1b

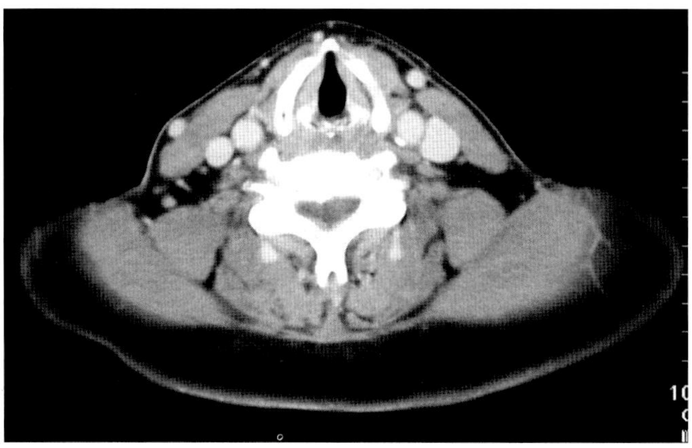

Fig. 68.2a

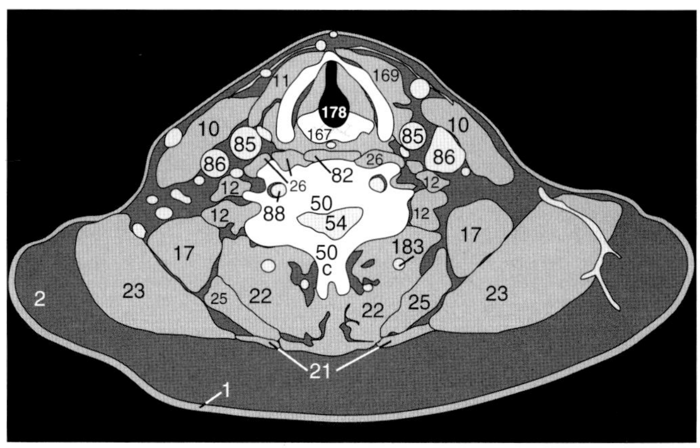

Fig. 68.2b

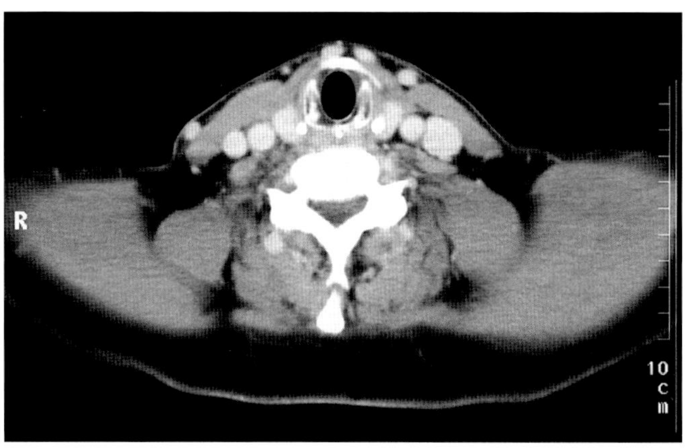

Fig. 68.3a

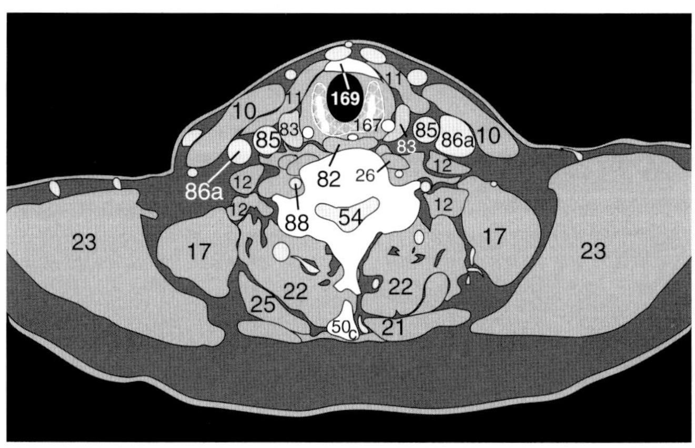

Fig. 68.3b

Por causa de seu teor de iodo, a glândula tireoide **(83)** mostra-se hiperdensa em comparação com os músculos adjacentes tanto antes e, mais ainda, após a administração de meio de contraste **(Figs. 69.1-69.3)**. Às vezes, os iniciantes confundem o esôfago **(82)**, dorsal à traqueia **(81)**, com linfonodos aumentados ou com um tumor. Na dúvida, a comparação com outros cortes é útil: normalmente, uma área pequena e hipodensa indica a presença de ar no lúmen do esôfago em um corte adjacente. Como uma regra, a junção cervicotorácica é examinada com os braços elevados para minimizar os artefatos devido aos ossos. Os músculos do gradil peitoral, assim como as articulações do ombro, aparecem, portanto, em posições não familiares.

O capítulo a seguir trata da patologia do pescoço e inclui um pequeno "Teste seus Conhecimentos"; imagens e desenhos da anatomia normal estendendo-se em sentido caudal continuam na página 74.

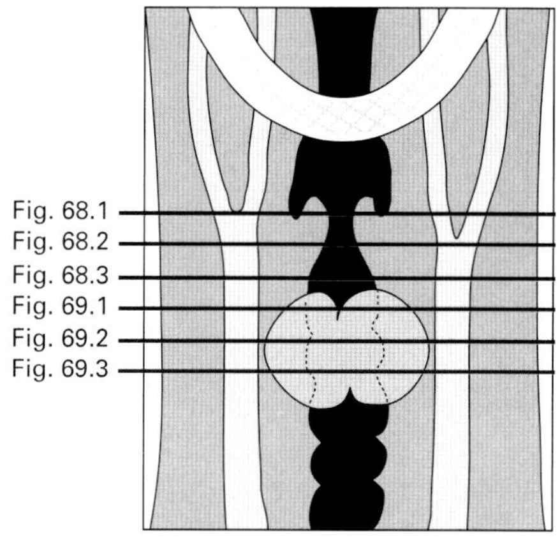

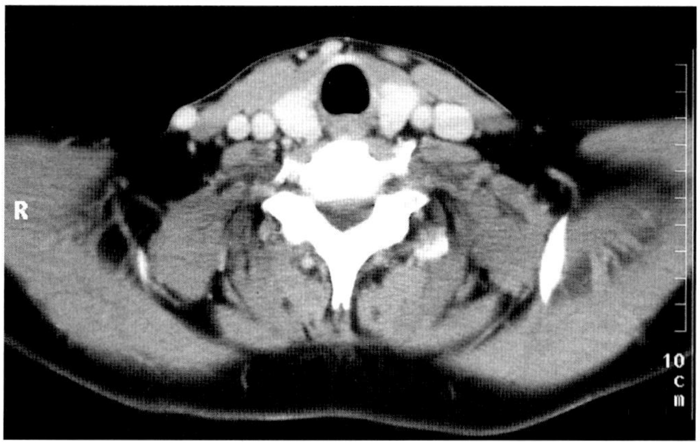

Fig. 69.1a

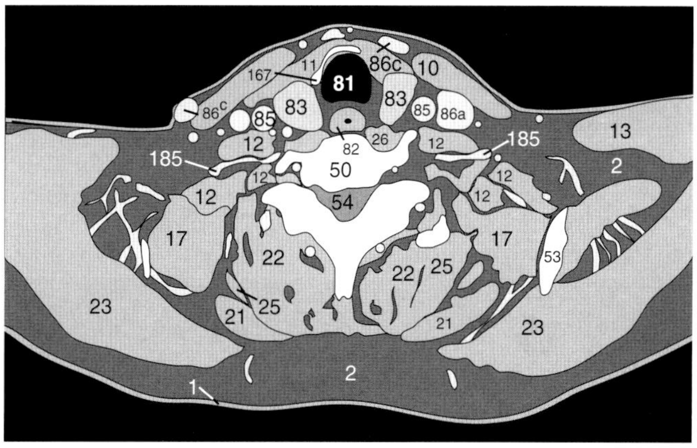

Fig. 69.1b

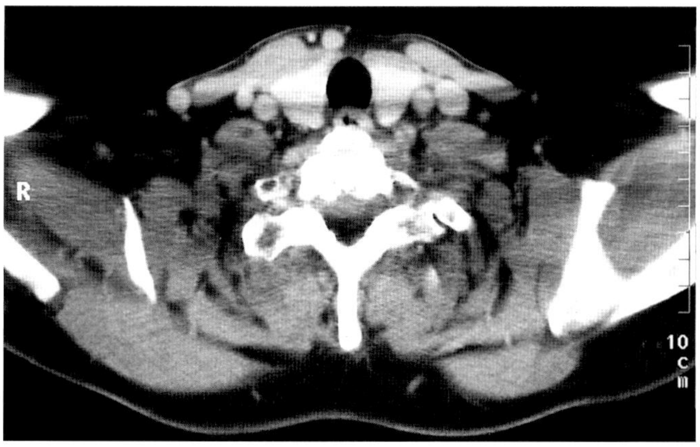

Fig. 69.2a

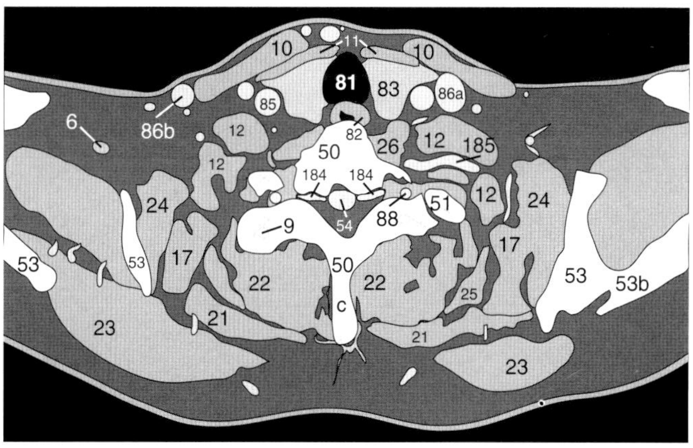

Fig. 69.2b

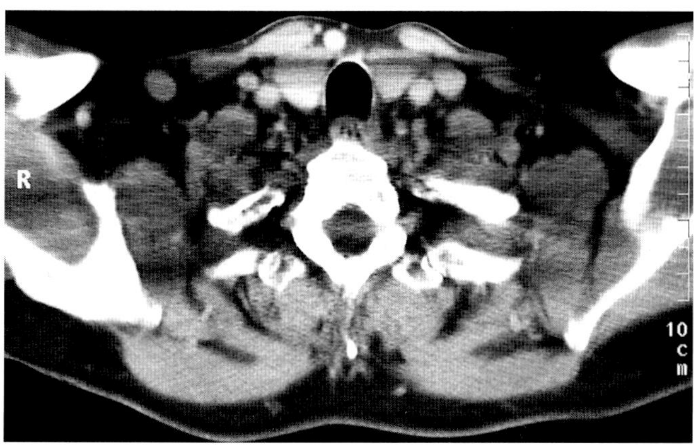

Fig. 69.3a

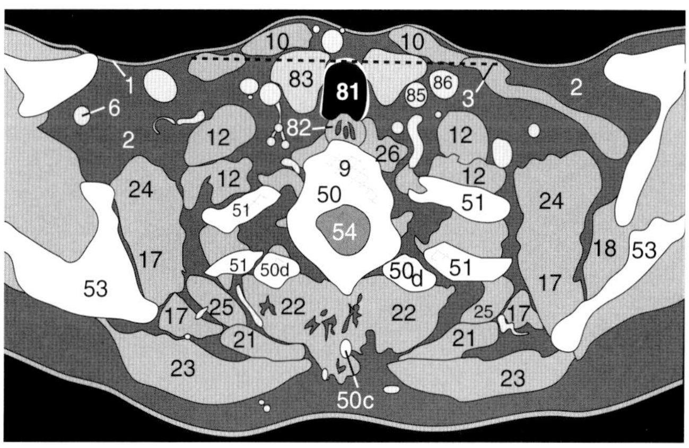

Fig. 69.3b

Linfonodos cervicais aumentados **(Fig. 70.1a)** são nitidamente visíveis como massas nodulares isoladas **(6)** que não podem ser acompanhadas até os níveis adjacentes (veja p. 15). Grandes linfomas **(7)** ou conglomerados de linfonodos **(Fig. 70.1a)** frequentemente desenvolvem necrose central **(181)**. Às vezes, é difícil diferenciá-los de abscessos com necrose central **(181)** como demonstrado, por exemplo, na **Figura 70.2a**. Tipicamente, os abscessos infiltram o tecido adiposo ao redor com edema em padrão estriado **(180)**, de modo que estruturas como artérias, veias ou nervos (do lado esquerdo do pescoço, na **Fig. 70.2a**) ficam difíceis de se identificar. Em pacientes imunocomprometidos, os abscessos podem aumentar significativamente de tamanho. Compare as imagens nas **Figuras 70.3a** (sem realce) e **70.3b** (com realce): após a injeção de meio de contraste, a parede externa do abscesso (★) e os septos centrais tornaram-se realçados. Essas imagens são tão semelhantes aos grandes hematomas ou aos tumores necróticos, que o diagnóstico diferencial pode ser difícil sem uma história clínica detalhada.

Observe também as placas ateroscleróticas ou tromboses no lúmen da artéria carótida **(85)** como na **Figura 70.1a**.

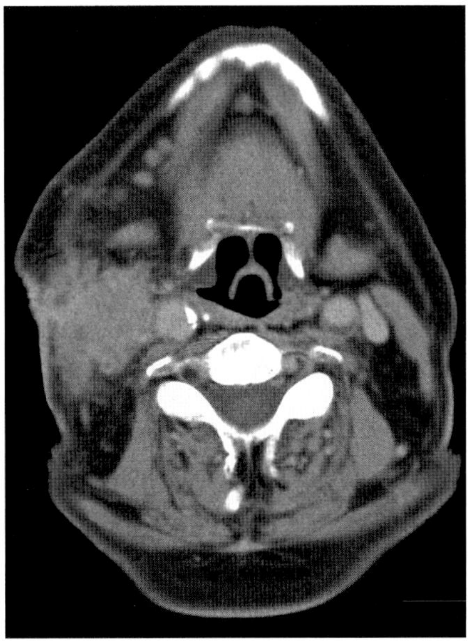

Fig. 70.1a

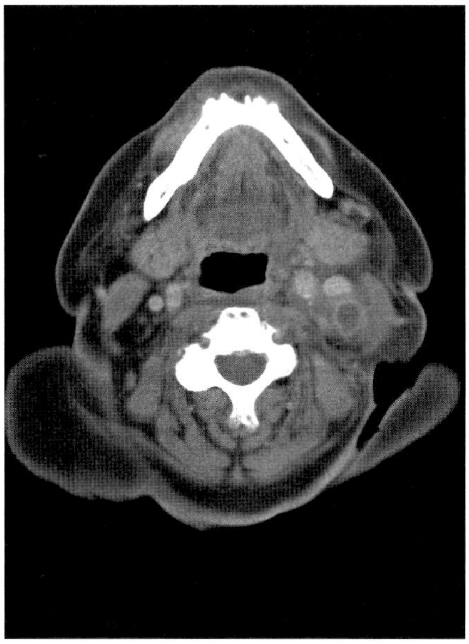

Fig. 70.2a

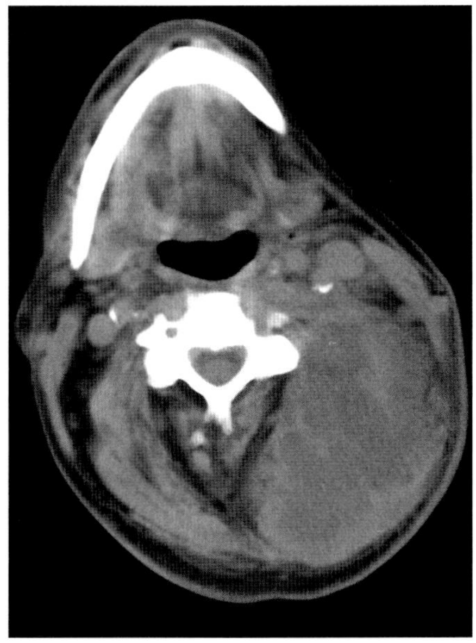

Fig. 70.3a (sem realce)

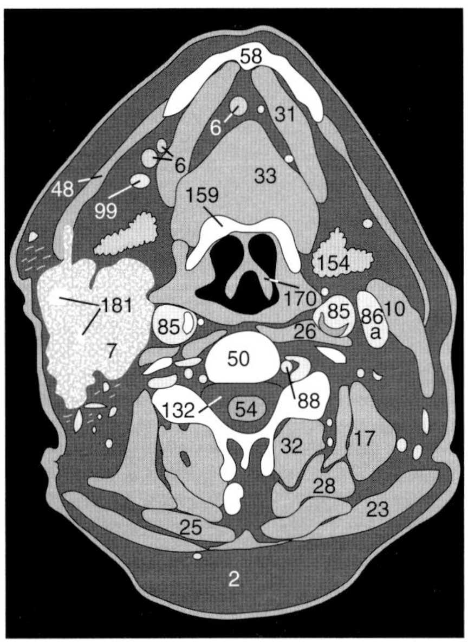

Fig. 70.1b

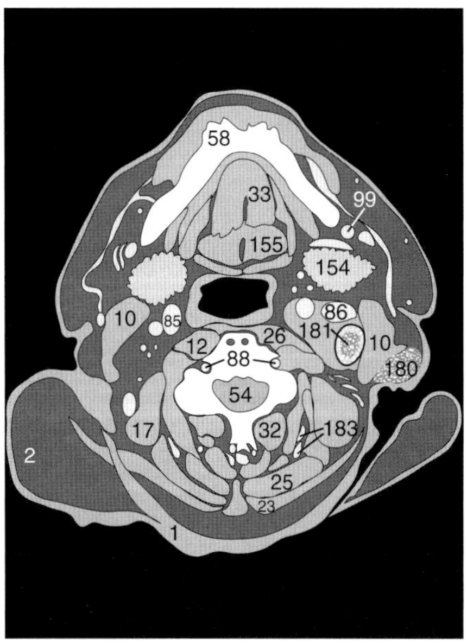

Fig. 70.2b

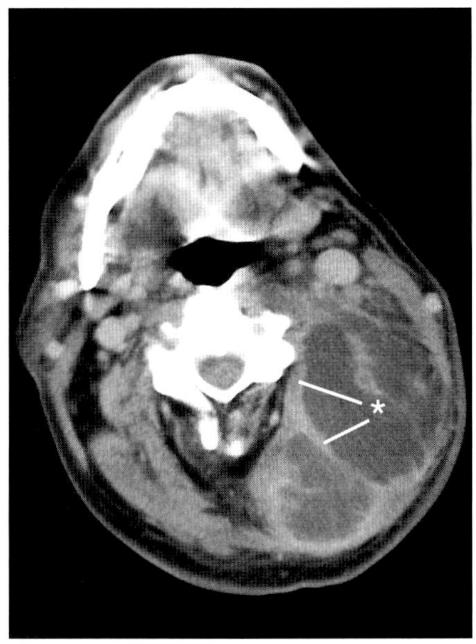

Fig. 70.3b (com realce)

O parênquima da glândula tireoide **(83)** deverá aparecer bem demarcado e apresentar padrão homogêneo nas imagens de TC. O diâmetro transverso médio de cada lobo fica entre 1 e 3 cm, o sagital entre 1 e 2 cm e entre 4 e 7 cm no diâmetro longitudinal. O volume total da glândula tireoide varia entre 20 e 25 mL. Se a glândula estiver aumentada, deve-se verificar a presença de compressão ou estenose **(81)** da traqueia e a borda caudal do bócio deverá ser determinada.

Um bócio benigno **(83)** pode estender-se para as regiões retroesternais e deslocar lateralmente os vasos supra-aórticos **(85, 87, 88)** **(Fig. 71.2)**.

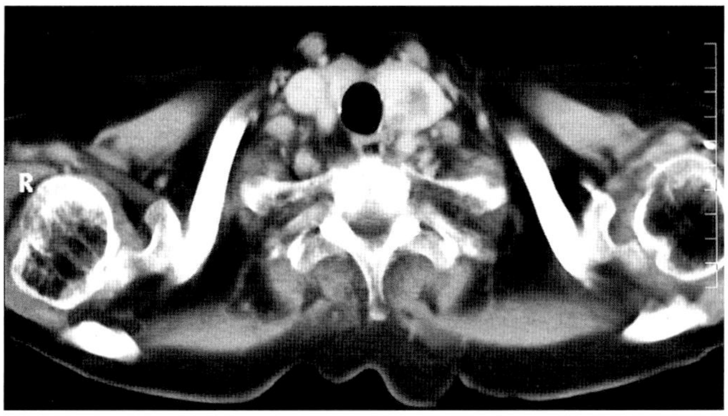

Fig. 71.1a

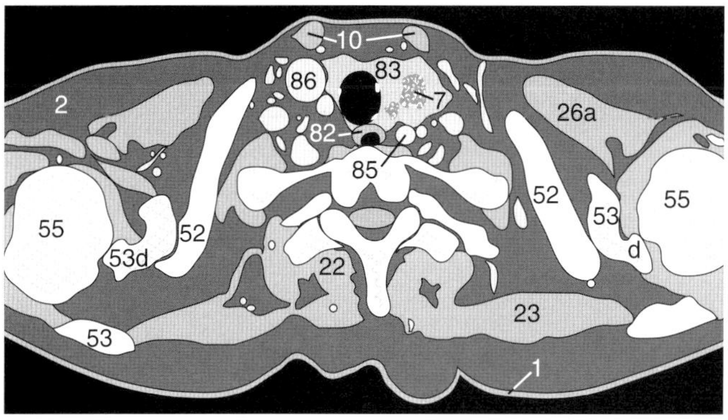

Fig. 71.1b

Um carcinoma da tireoide **(7)** aparece com estrutura não homogênea, e os contornos não são facilmente distinguidos do parênquima restante normal **(83)** **(Fig. 71.1a)**.
Em carcinomas em estágio avançado **(Fig. 71.3)**, os vasos e os nervos cervicais mostram-se completamente cercados pelo tumor, observando-se as áreas de necrose **(181)**. As paredes da traqueia **(81)** estão comprimidas e podem estar infiltradas. Após a ressecção parcial de um bócio **(Fig. 71.4)** ainda se pode observar algum tecido tireóideo **(83)** próximo à traqueia. Neste caso, a veia jugular interna esquerda também foi removida, e o lúmen da veia jugular direita **(86a)** mostra-se, portanto, maior que o normal.

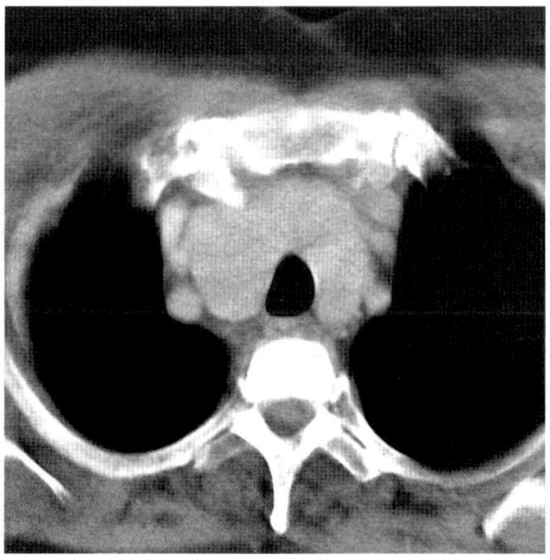

Fig. 71.2a

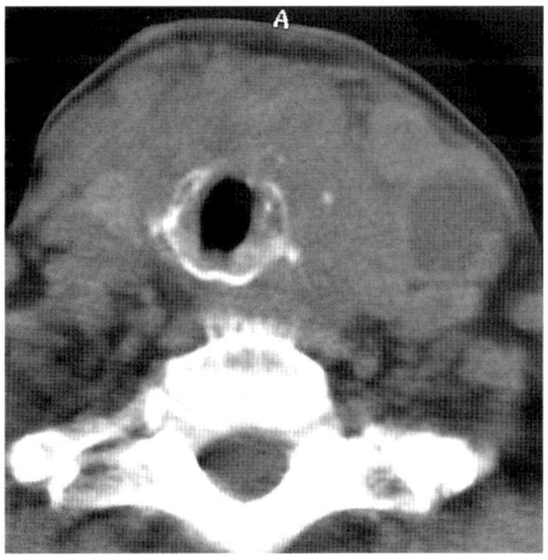

Fig. 71.3a

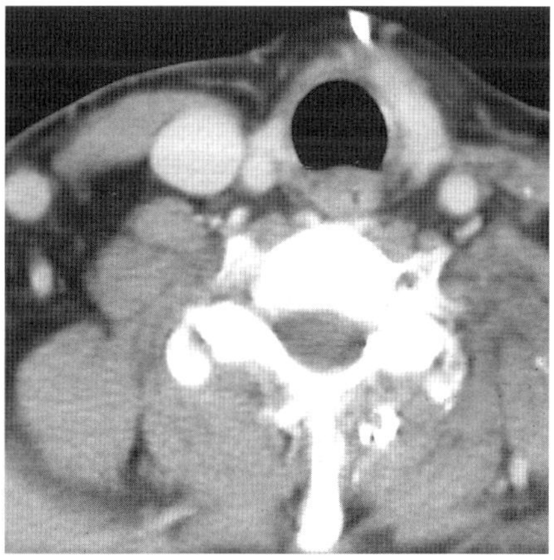

Fig. 71.4a

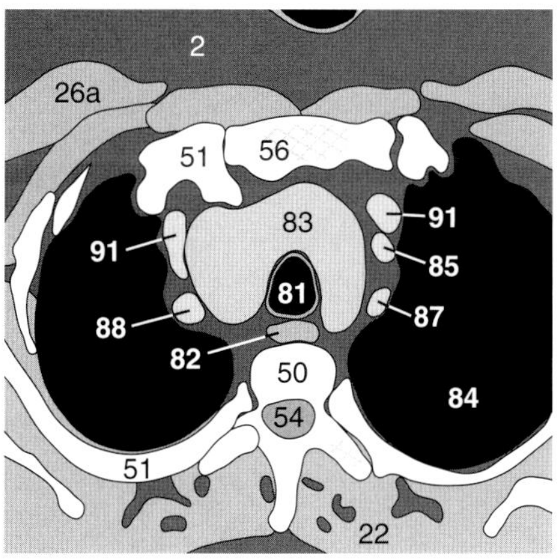

Fig. 71.2b

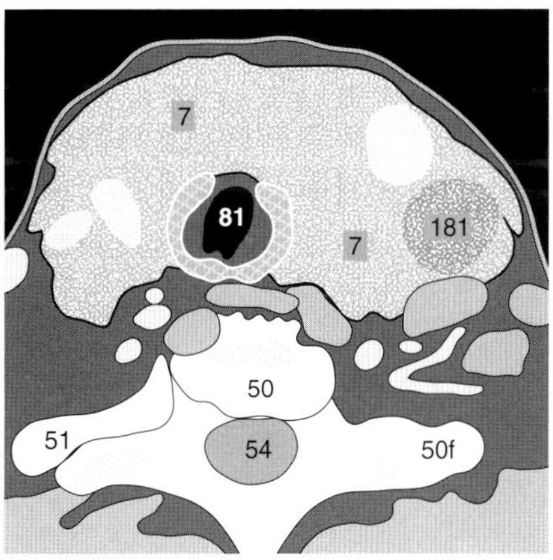

Fig. 71.3b

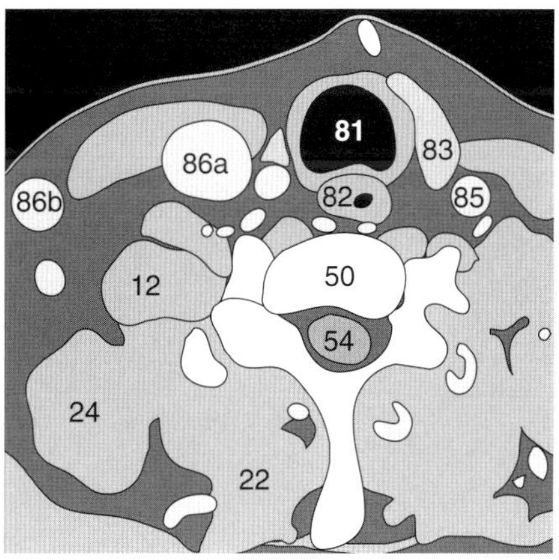

Fig. 71.4b

Antes de continuarmos com os próximos capítulos, os exercícios a seguir darão ao leitor a oportunidade de verificar seus conhecimentos. As perguntas vão-se tornando cada vez mais difíceis à medida que você avança no texto; a primeira pergunta não deverá representar um problema, enquanto as últimas de cada capítulo serão realmente um desafio. Aproveite ao máximo esta oportunidade para autoavaliação e não se aborreça se você cometer alguma falha. Em nossa experiência, esses testes simples o ajudarão a fixar melhor o que você aprendeu.

É muito mais eficaz preencher as lacunas em seus conhecimentos à medida que elas apareçam do que pular um problema e ir direto para a resposta. Portanto, consulte as respostas no final do livro somente depois de ter resolvido o problema por si mesmo. Dessa forma, você não verá as respostas às perguntas pelas quais você ainda não passou. Isso o manterá em suspense!

Exercício 9: Qual ajuste de janela (centro da janela e amplitude em UH) você selecionaria para uma TC de crânio a melhor possível? Por quê? Antes de iniciar o exame, qual angulação do *gantry* você escolhe para seus cortes no topograma de planejamento, e qual espessura de fatia e incrementos de espessura você usa? Por que você escolheu esses parâmetros?

Exercício 10: Do que você se lembra sobre os critérios para distinguir entre os quatro tipos de hemorragia intracraniana? Quais os tipos de hemorragia com os quais você está familiarizado? Como você pode diferenciá-los com relação à morfologia na tomografia computadorizada? Quais complicações ou consequências devem chamar sua atenção em especial (consulte as pp. 54-57 para ajuda)?

Tipo de hemorragia:

-
-
-
-

Características:

Exercício 11: Como você identifica uma hemorragia subaracnóidea em crianças?

Exercício 12: Imagine a anatomia dos gânglios basais do cérebro, e desenhe um corte transversal no nível da cápsula interna. Compare seu desenho com as **Figuras 30.2a, b**. Repita este exercício de vez em quando até que você consiga fazê-lo com facilidade.

Exercício 13: Examine a **Figura 72.1** cuidadosamente. O paciente foi envolvido em um acidente automobilístico. Não se envolva com as características mais evidentes; busque as outras variações ou anormalidades. De que você suspeitaria?

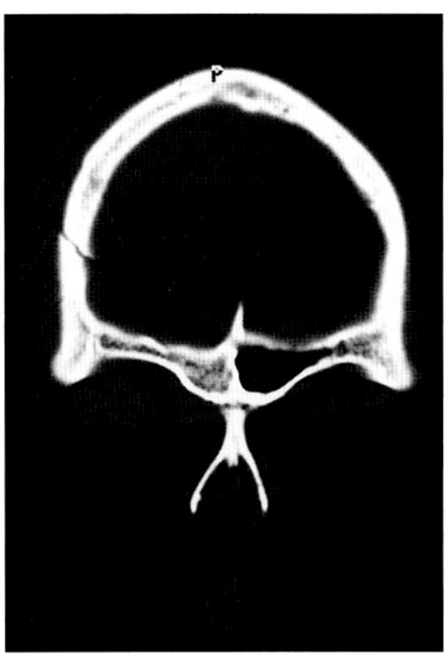

Fig. 72.1

Exercício 14: A **Figura 72.2** contém uma variação incomum; você consegue identificá-la? Ao descobrir qual é, examine novamente a imagem para se certificar de que descobriu todos os achados patológicos.

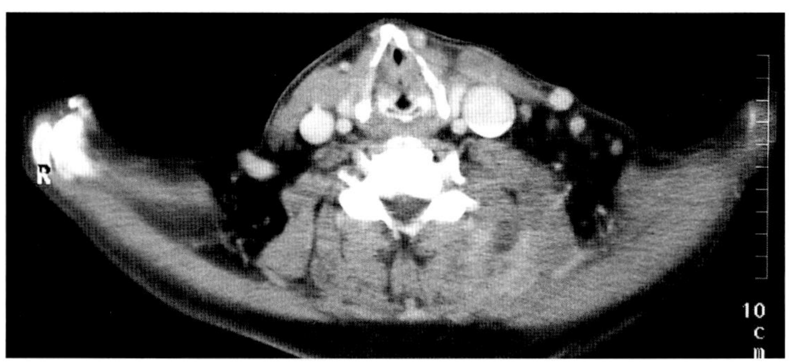

Fig. 72.2

Exercício 15:

A TCC na **Figura 73.1** é de um paciente de 43 anos. Anote a sua tentativa de diagnóstico e o procedimento que você adotaria.

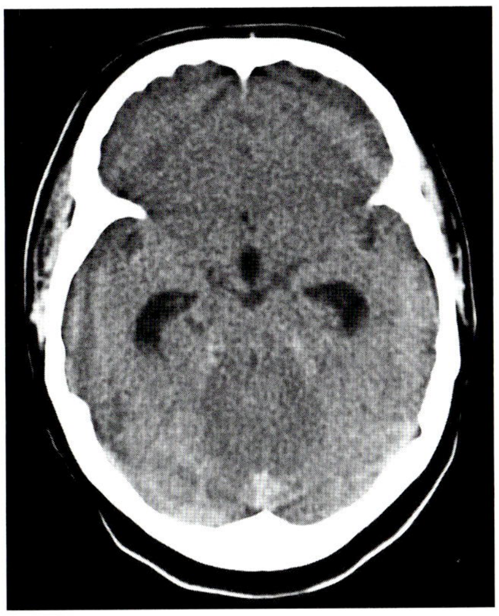

Fig. 73.1

Exercício 16:

Você identifica algo incomum na **Figura 73.2**? Existe alguma anormalidade? Ou se trata apenas de um artefato ou até de um achado normal?

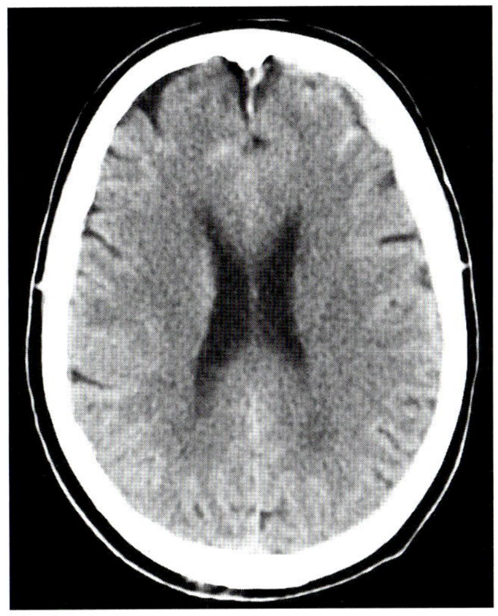

Fig. 73.2

Exercício 17:

Existe alguma característica nesta imagem da órbita (**Fig. 73.3**) que não seria considerada como um achado normal? Veja as suas anotações. Não desista tão rapidamente!

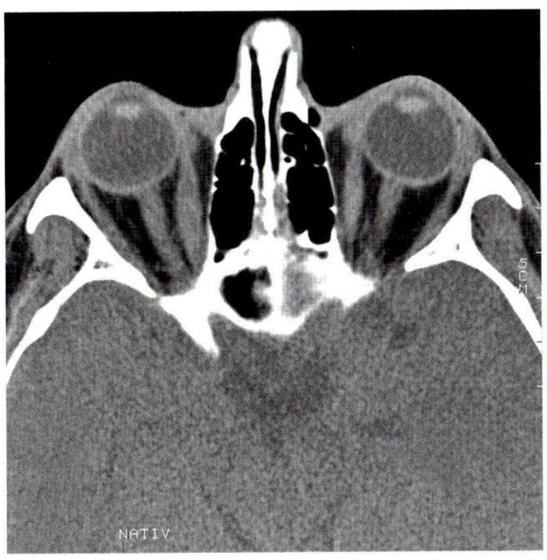

Fig. 73.3

Exercício 18:

Um paciente confuso, proveniente de uma casa de repouso, com suspeita de sangramento intracraniano é trazido para uma TCC. Quantos focos de hemorragia "fresca" (**Fig. 73.4**) você identifica? Qual é o seu diagnóstico diferencial? Qual deles é o diagnóstico mais provável? Quais informações complementares também seriam úteis?

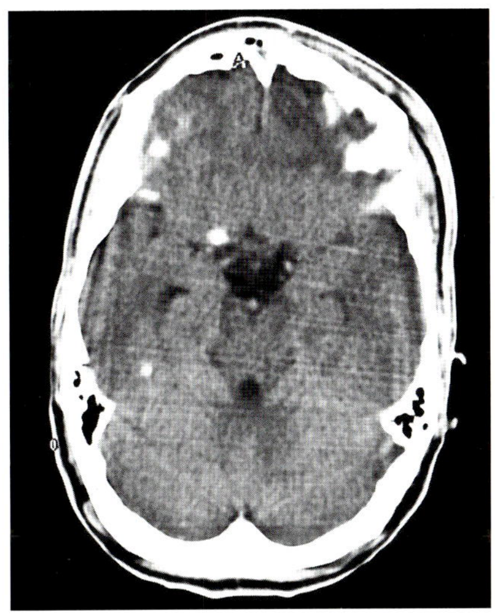

Fig. 73.4

Depois de termos discutido a anatomia normal dos cortes cervicais caudais (p. 67), apresentamos a anatomia torácica normal. A partir desta página você encontrará os códigos numéricos para os desenhos na orelha posterior do livro.

Seleção do Plano de Imagem

Como regra, as imagens de tórax são adquiridas no plano transversal ou axial, com espessuras e incrementos de 8 a 10 mm. Os cortes com espessura de 10 mm sobrepor-se-ão em 1 mm, por exemplo, quando a mesa do paciente avançar em incrementos de 8 mm. O pequeno topograma (**Fig. 75.1**) que acompanha cada folha de imagens mostra a posição dos cortes com relação às estruturas anatômicas principais da região. Para não perder nenhuma alteração patológica nos pulmões (rever p. 13), passou a ser prática aceita fazer um filme com janela para parênquima e outro com janela para partes moles ou fornecer um CD com os dados das imagens. Cada imagem poderá, portanto, ser apreciada em dois ajustes diferentes de janela. Novamente, a grande quantidade de imagens torna necessária uma técnica sistemática para a avaliação, para não se perder tempo examinando as imagens aleatoriamente, para trás e para a frente.

Sequência Sistemática para Interpretação de TC

O iniciante se esquece, com frequência, de verificar as partes moles da parede torácica porque o exame do mediastino e dos pulmões é automaticamente considerado como mais importante. Esses tecidos deverão, portanto, ser avaliados em primeiro lugar. Os locais comuns de anormalidades são as mamas e a gordura axilar **(2)**. Em seguida – e usando também as janelas para partes moles – examina-se o mediastino em busca de massas. A abordagem mais fácil é orientar-se com relação ao arco da aorta **(89b)**, que pode ser reconhecido até mesmo pelos inexperientes (**Fig. 77.3**). A partir desse ponto, cranialmente, os ramos principais são identificados para se descartar a presença de massas no mediastino superior, próximo ao tronco braquiocefálico **(88)**, artéria carótida comum esquerda **(85)** e artéria subclávia **(87)**, assim como as veias braquiocefálicas **(91)**, veia cava superior **(92)**, traqueia **(81)** ou o esôfago **(82)**, em situação mais dorsal. Em sentido caudal, os locais mais comuns de linfonodomegalias são: janela aortopulmonar, logo abaixo da bifurcação da traqueia **(81a)**, o tecido peri-hilar, posterior à crura do diafragma (= retrocrural) próximo à aorta descendente **(89c)**. A presença de alguns linfonodos menores que 1,5 cm de diâmetro na janela aortopulmonar pode ser considerada normal [19, 41]. Na TC, os LNs de tamanho normal raramente são vistos anteriores ao arco aórtico **(89b)**. A avaliação da janela para partes moles estará completa quando o coração (esclerose coronária, dilatações?) e os hilos pulmonares (vasos bem definidos e não lobulados ou dilatados) tiverem sido verificados. Somente então o radiologista voltará à janela para o parênquima ou para a pleura.

Uma vez que a janela para pleura é muito ampla, é possível examinar a medula da coluna vertebral, assim como o parênquima pulmonar. Dessa forma, além dos vasos pulmonares, é possível também examinar a estrutura óssea. Ao examinar os vasos pulmonares, procure identificar uma redução gradual do diâmetro desses vasos enquanto caminha do hilo para a periferia. A oligemia pulmonar só é normal nas margens dos lobos e na periferia.
É essencial diferenciar entre vasos em corte transversal e massas sólidas por meio da comparação de níveis adjacentes (cf. p. 15). Massas sólidas mais ou menos esféricas podem indicar metástases intrapulmonares. A *checklist* ajudará você a interpretar as TCs torácicas de maneira sistemática.

A apresentação simultânea de dois ajustes de janela em um mesmo filme (janela para o pulmão e para partes moles) não provou ser prática, pois as anormalidades com níveis de densidade entre os dois podem passar despercebidas. Consulte o capítulo sobre pulmão na página 84, para varreduras na janela para parênquima.

Checklist para Interpretação de TCs do Tórax

1. Na janela para partes moles:

- **Partes moles, especialmente:**
  - Linfonodos axilares
  - Mama (lesões malignas?)
- **Mediastino em quatro regiões:**
  - A partir do arco da aorta cranialmente (LNs?, timoma/bócio?)
  - Região hilar (configuração e tamanho dos vasos, lobulados e aumentados?)
  - Coração e artérias coronárias (esclerose?)
  - Quatro locais típicos preferidos por linfonodos:
    - Anterior ao arco da aorta (normal: quase nenhum ou < 6 mm)
    - Na janela aortopulmonar (normal: < 4 LNs < 15 mm)
    - Subcarinal (normal: < 10 mm; DD: esôfago)
    - Próximo à aorta descendente (normal < 10 mm; DD: ázigo)

2. Na janela para pulmão:

- **Parênquima pulmonar:**
  - Padrão normal de ramificação e calibre dos vasos?
  - Oligemia vascular somente nas fissuras interlobares? Bolhas?
  - Alguma suspeita de focos pulmonares? Infiltrados inflamatórios?
- **Pleura:**
  - Placas, calcificação, derrame pleural, pneumotórax?
- **Ossos (vértebras, escápula, costelas):**
  - Estrutura normal da medula?
  - Osteófitos degenerativos?
  - Processos focais líticos ou escleróticos?
  - Estenose do canal medular?

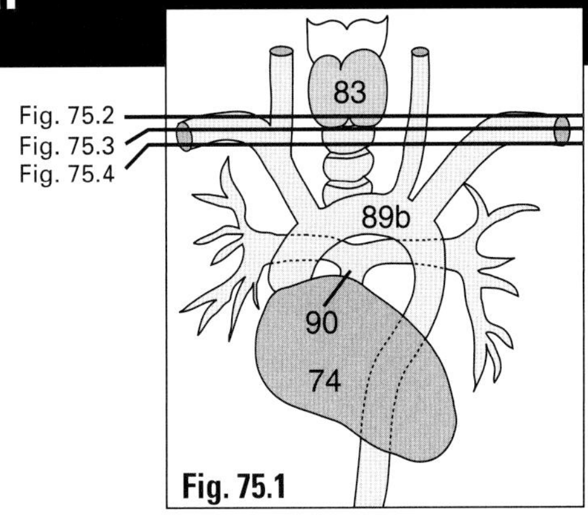

Fig. 75.1

Artefatos **(3)** serão observados no nível do opérculo torácico, se houver meio de contraste (MC) na veia subclávia **(87)** no momento da aquisição dos dados (cf. **Fig. 23.3**). O parênquima da glândula tireoide **(83)** deverá mostrar-se homogêneo e claramente definido da gordura ao redor **(2)**. Assimetria no diâmetro da veia jugular **(86)** é vista com frequência e não tem significado patológico. Ramos dos vasos axilares **(93)** e torácicos laterais **(95)** cortados ortogonalmente devem ser obrigatoriamente distinguidos dos LNs axilares. Se os braços estiverem elevados, o músculo supraespinal **(19)** localiza-se medialmente à espinha da escápula **(53b)** e ao músculo infraespinal **(20)**. Geralmente, os músculos peitoral maior **(26a)** e menor **(26b)** são separados por uma fina camada de gordura.

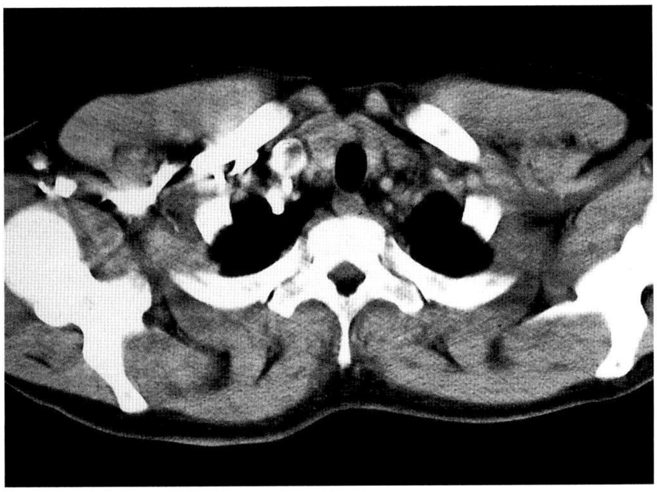
Fig. 75.2a

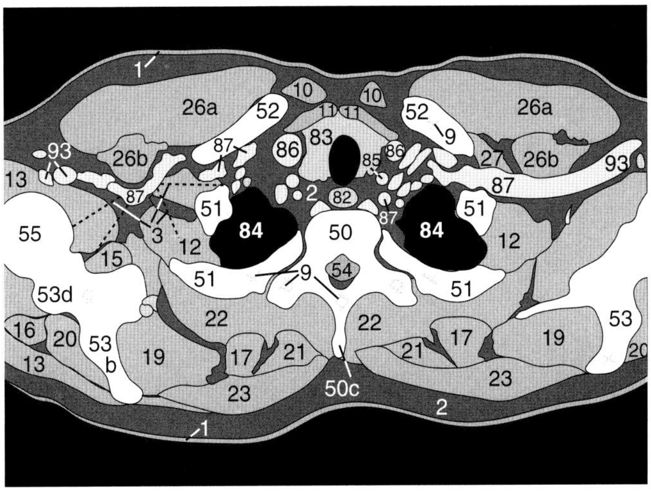

Fig. 75.2b

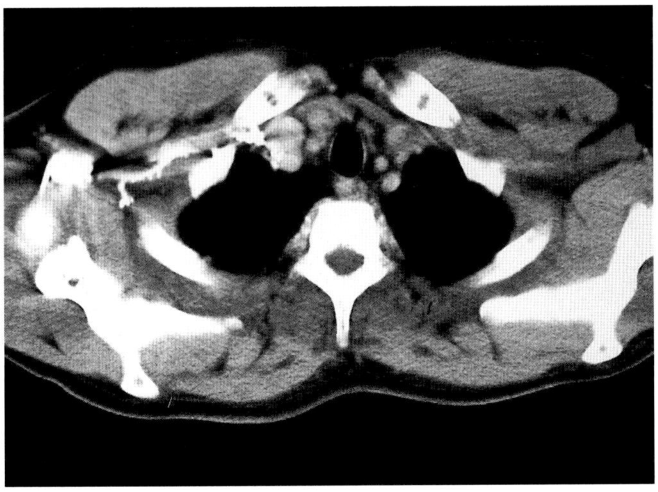
Fig. 75.3a

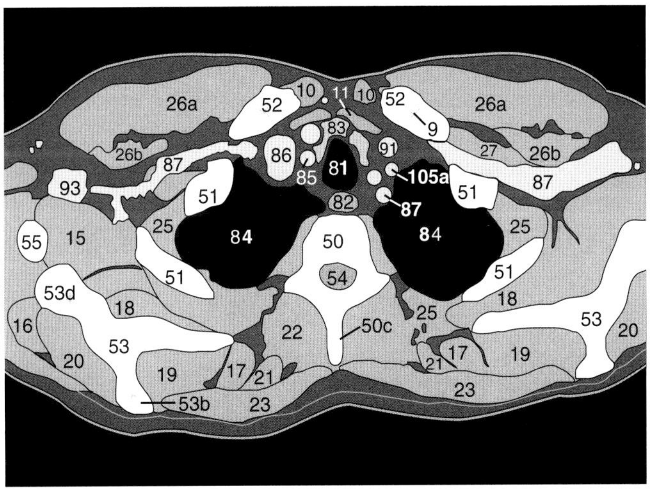

Fig. 75.3b

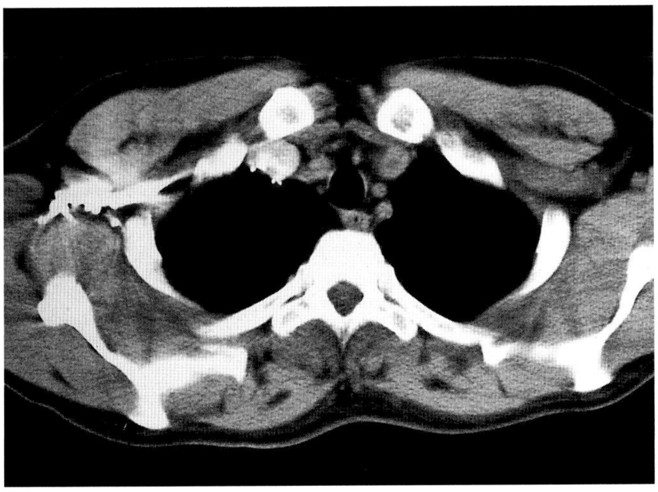
Fig. 75.4a

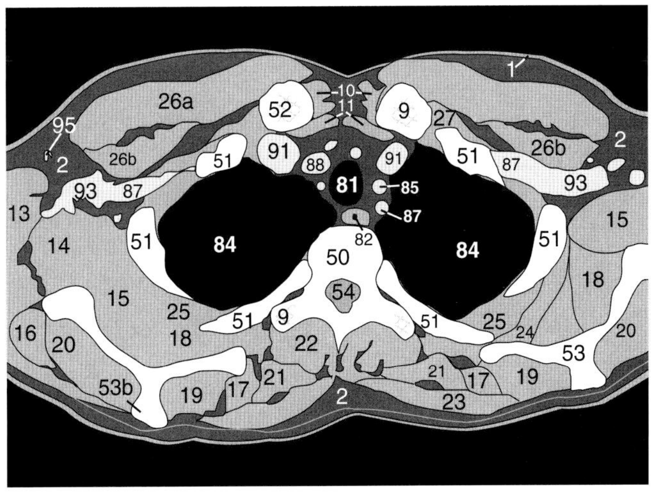

Fig. 75.4b

As TCs do tórax também podem ser examinadas mais caudalmente. O pulmão esquerdo **(84)** aparece no lado direito da imagem e vice-versa. Começando no arco da aorta **(89b** na **Fig. 77.2)**, o desenho dos vasos do arco aórtico deverá ser completamente familiar ao radiologista. No corte da **Figura 76.1**, a artéria subclávia esquerda **(87)** é vista mais posteriormente e pode ser acompanhada na direção cranial nas imagens na página 75. Na frente da artéria subclávia fica a artéria carótida comum esquerda **(85)** e o tronco braquiocefálico **(88)**. Mais para a direita e anteriormente ficam as veias braquiocefálicas **(91)**, as quais formam a veia cava superior **(92)** nos níveis das **Figuras 76.3-77.1**. Na gordura da axila **(2)**, LNs normais **(6)** são identificáveis com frequência por sua forma indentada típica: o hilo contém gordura. Em um ângulo diferente, o hilo hipodenso aparecerá no centro de uma imagem oval. Linfonodos normais são bem definidos e não deverão exceder 1 cm de diâmetro nessa localização **(Figs. 76.1** e **76.3)**.

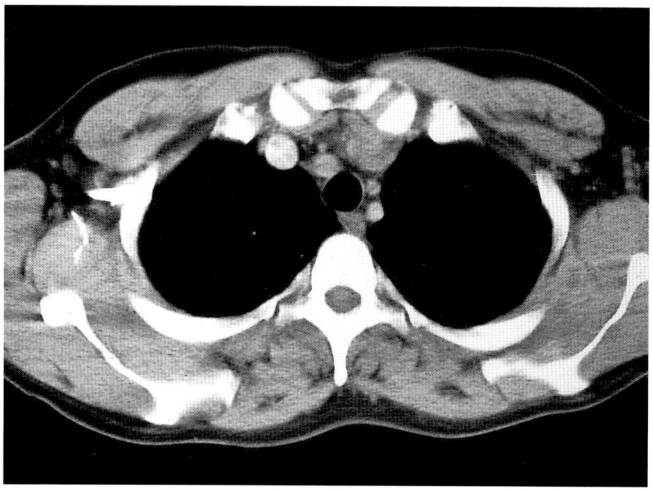

Fig. 76.1a

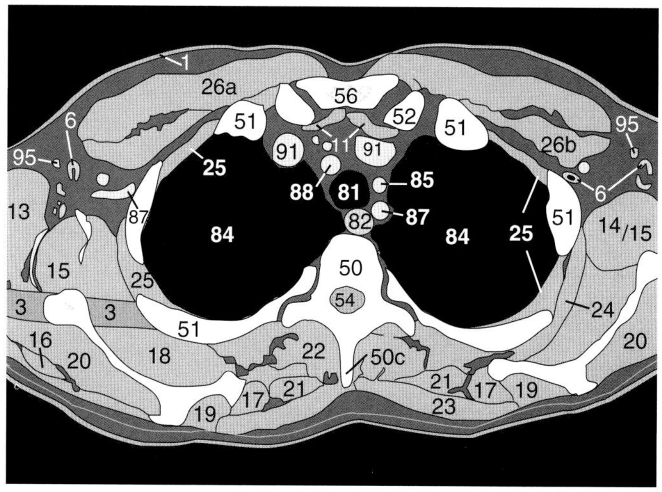

Fig. 76.1b

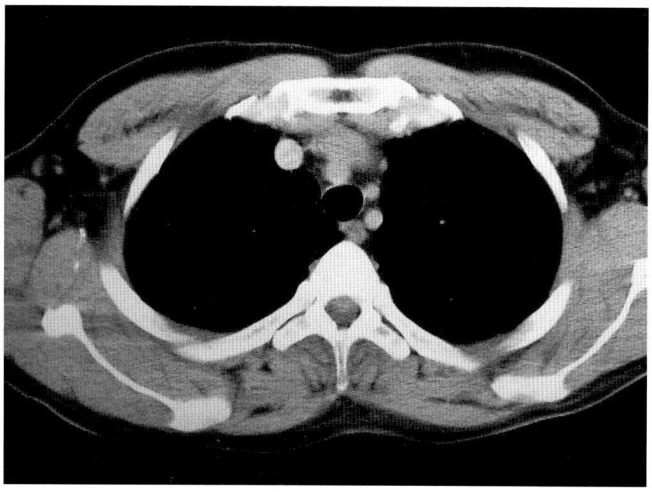

Fig. 76.2a

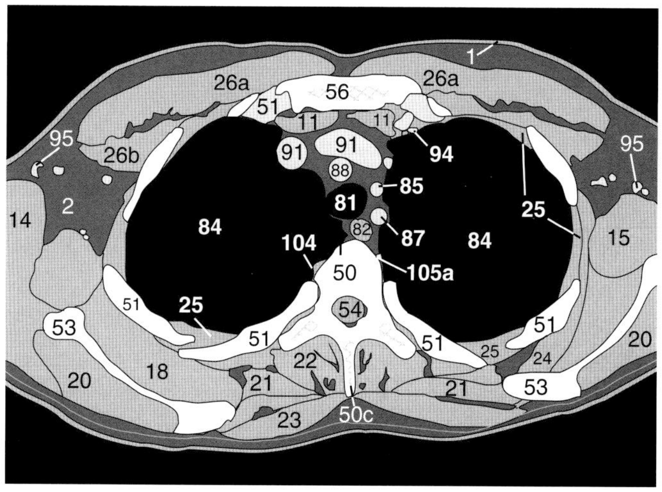

Fig. 76.2b

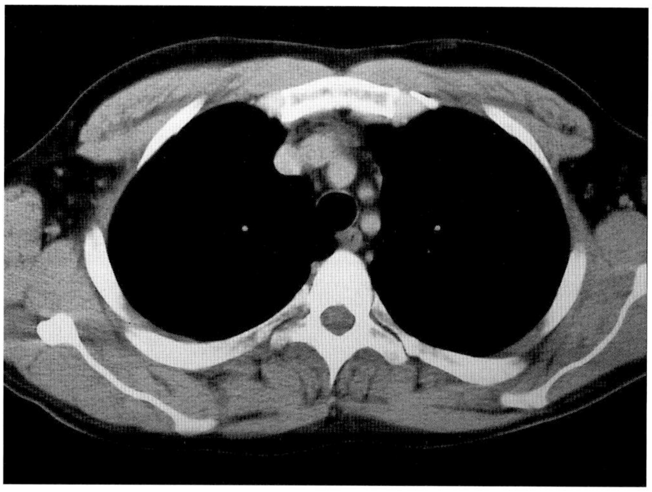

Fig. 76.3a

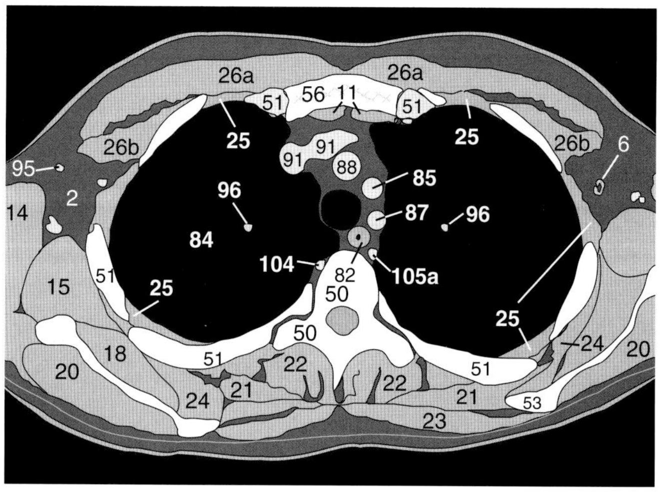

Fig. 76.3b

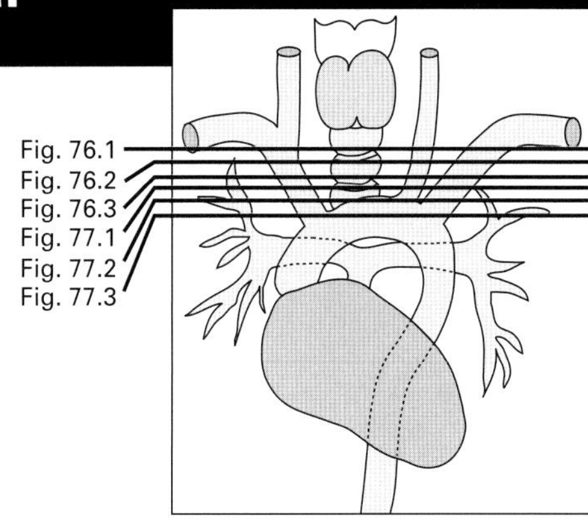

A veia ázigo **(104)** localiza-se dorsal à traqueia **(81)**, próxima ao esôfago **(82)**. Logo acima do brônquio principal direito, ela se arqueia anteriormente para o interior da veia cava superior (**92** na **Fig. 77.2**). Certifique-se de não confundir a veia ázigo paravertebral **(104)**, a veia hemiázigo **(105)** ou a hemiázigo acessória **(105a)** com os LNs para-aórticos (**Figs. 77.3** e **76.3**).

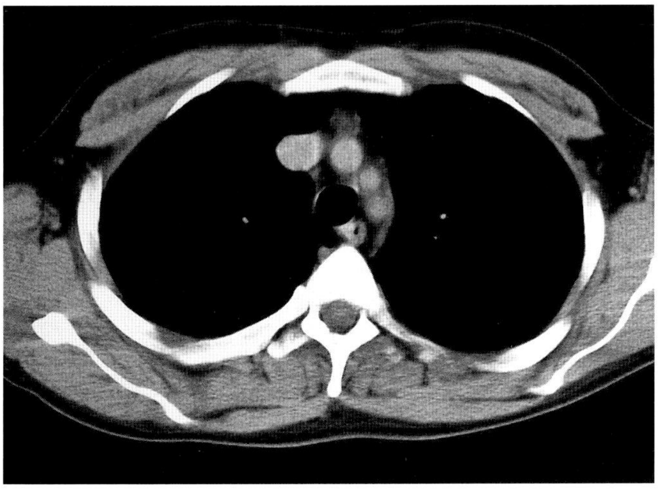

Fig. 77.1a

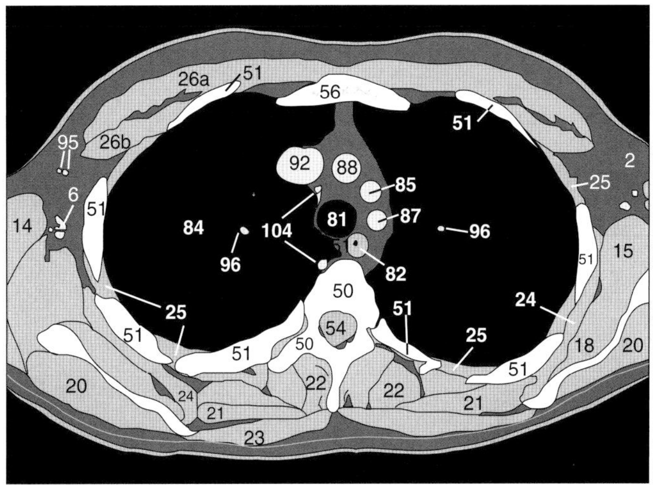

Fig. 77.1b

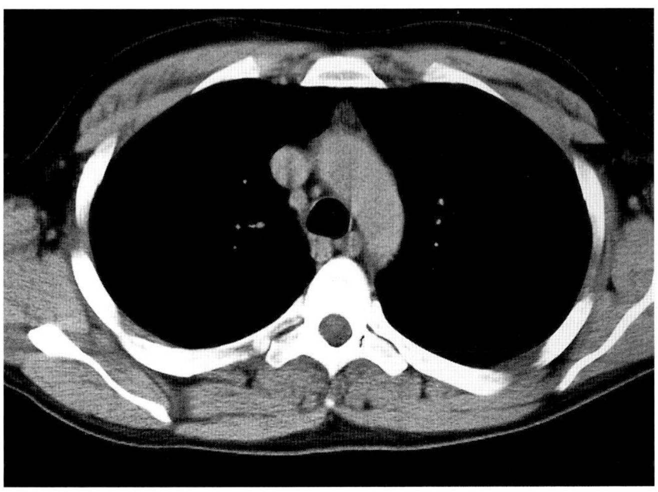

Fig. 77.2a

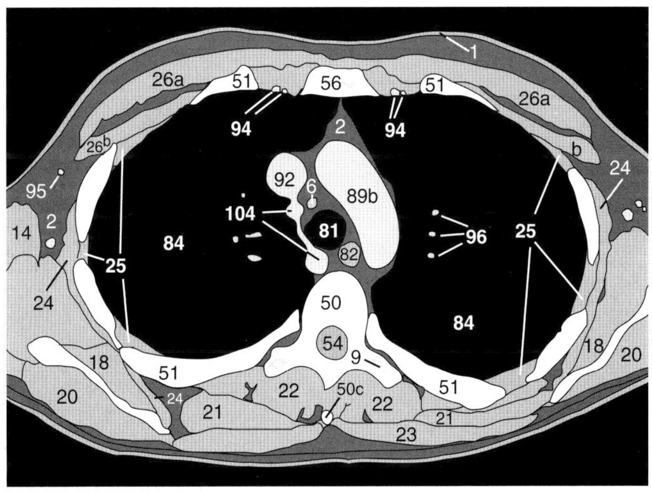

Fig. 77.2b

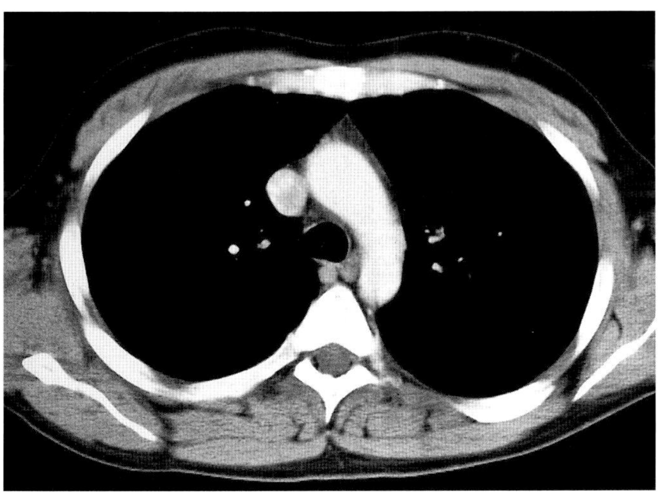

Fig. 77.3a

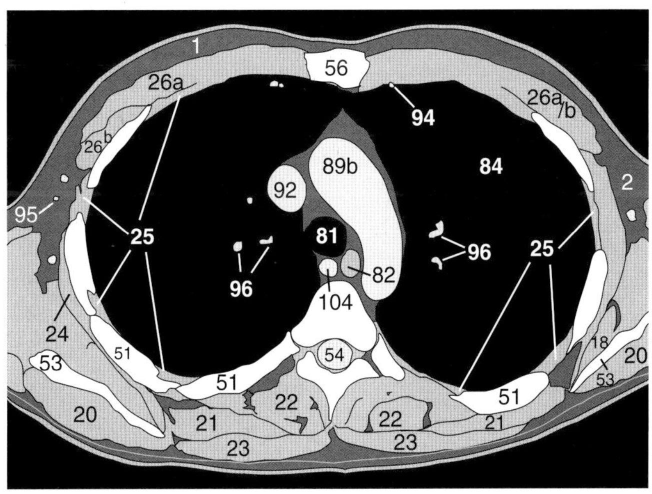

Fig. 77.3b

Logo caudalmente ao arco da aorta **(89b)**, localiza-se o tronco pulmonar **(90)**, que se bifurca nas artérias pulmonares **(Fig. 78.2)** direita **(90a)** e esquerda **(90b)**. No nível das **Figuras 78.1** e **78.2** está a janela aortopulmonar, um local de predileção dos LNs mediastinais **(6)**. Verifique também a presença de linfonodomegalias ou de massas malignas na posição subcarinal entre os dois brônquios principais **(81b)** próximos aos vasos pulmonares **(96)** **(Fig. 78.3)**. Próxima aos vasos torácicos internos (mamários) **(94)**, encontra-se drenagem regional linfática das porções mediais das mamas, enquanto a drenagem linfática das porções laterais das mamas se direciona principalmente para os linfonodos axilares.

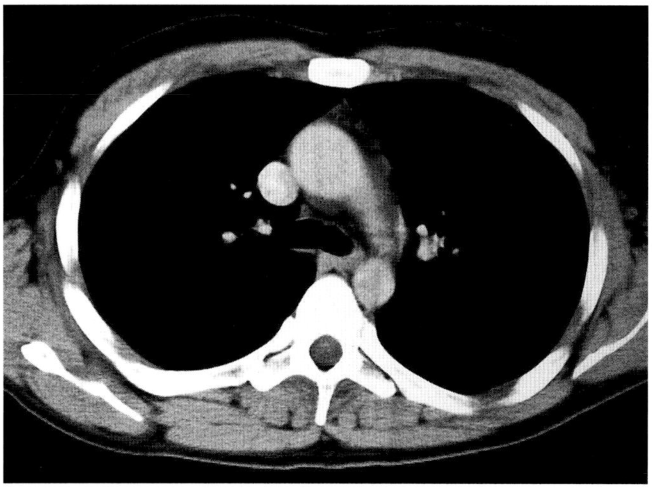

Fig. 78.1a

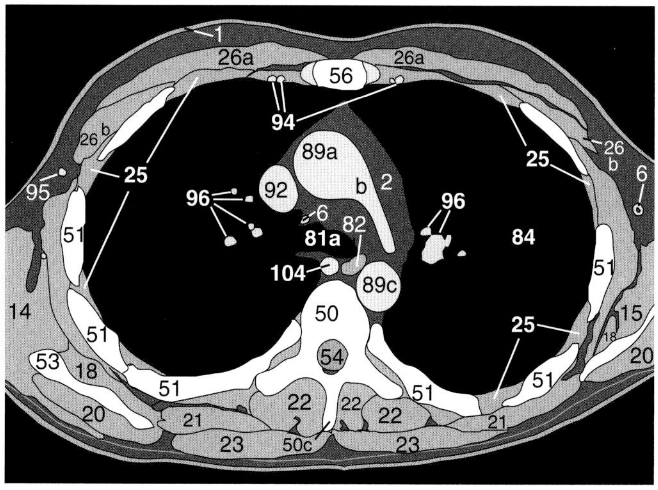

Fig. 78.1b

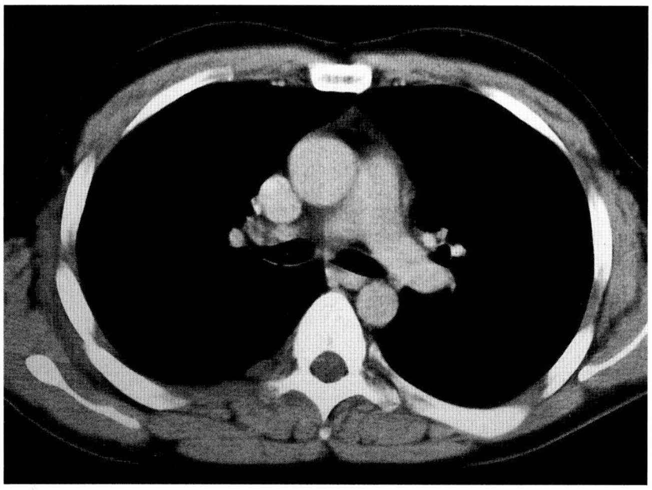

Fig. 78.2a

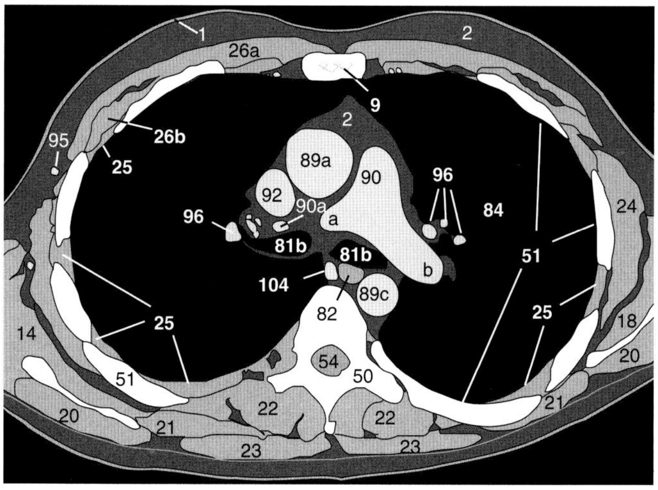

Fig. 78.2b

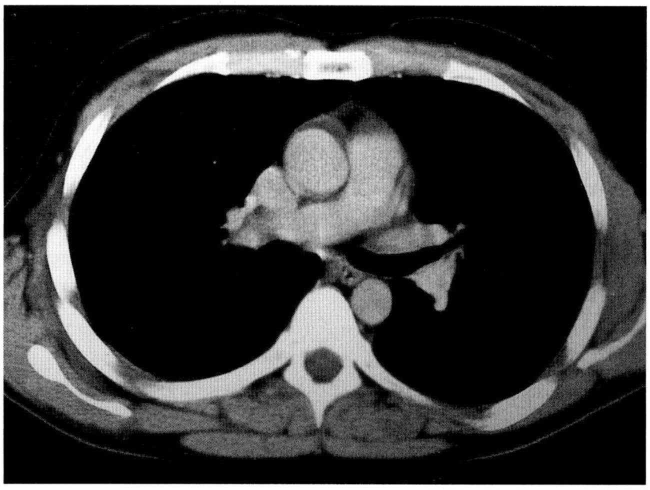

Fig. 78.3a

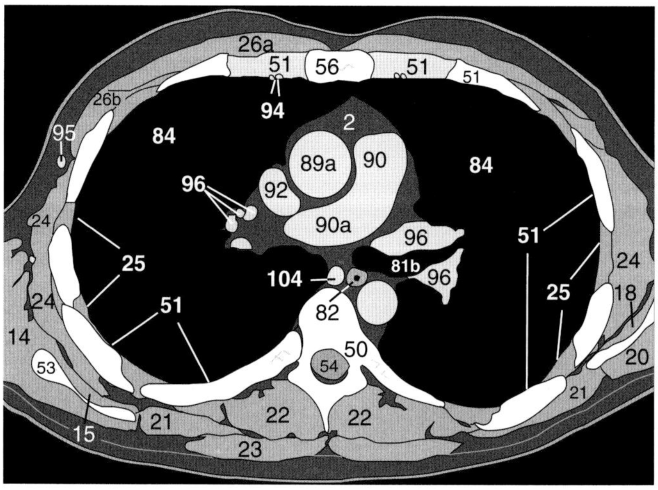

Fig. 78.3b

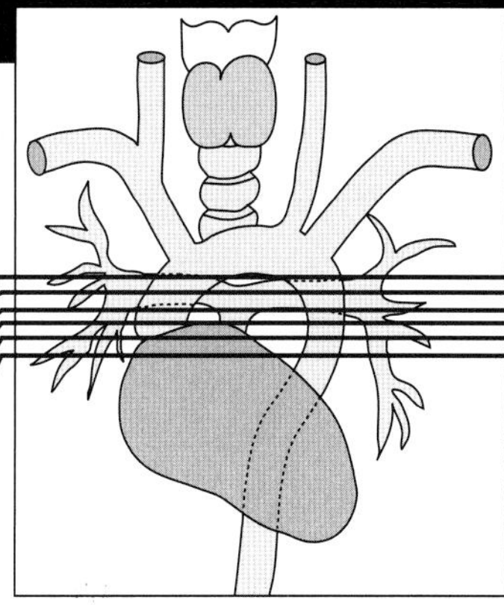

O tecido glandular **(73)** na gordura das mamas da parede torácica anterior é facilmente diferenciado dos tumores cutâneos por causa da simetria (**Figs. 79.1** e **79.2**). As artérias coronárias principais também **(77)** são diferenciáveis na gordura epicárdica **(2)** (**Fig. 79.3**). O radiologista deverá desenvolver uma figura mental clara das posições da veia ázigo **(104)** e do esôfago **(82)** próximo à aorta descendente **(89c)**, de modo que, mais tarde, ele seja capaz de reconhecer quaisquer linfonodos patológicos próximos a essas estruturas.

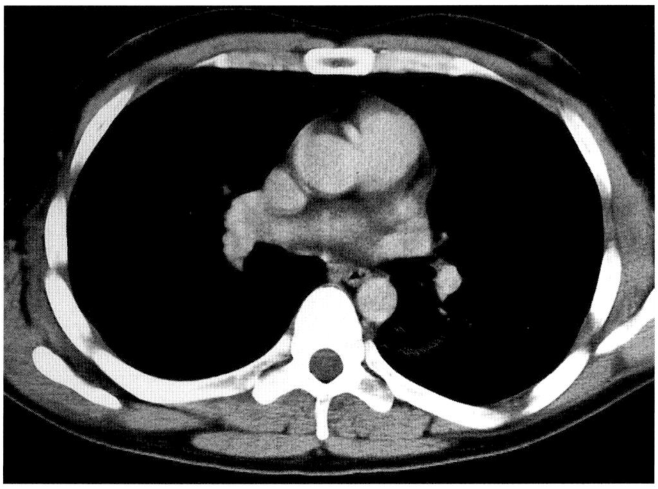
Fig. 79.1a

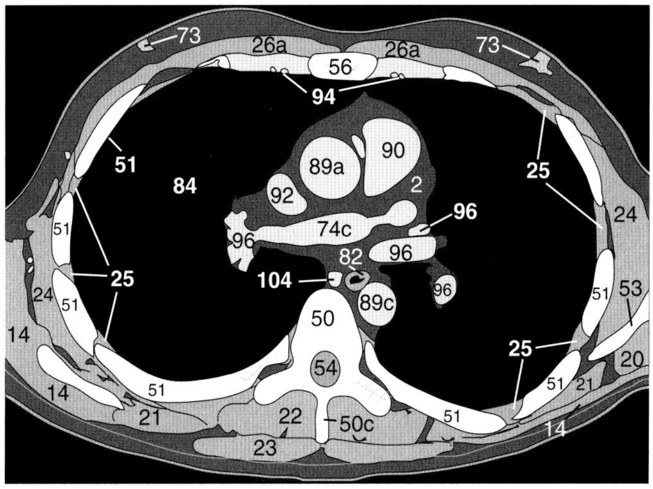

Fig. 79.1b

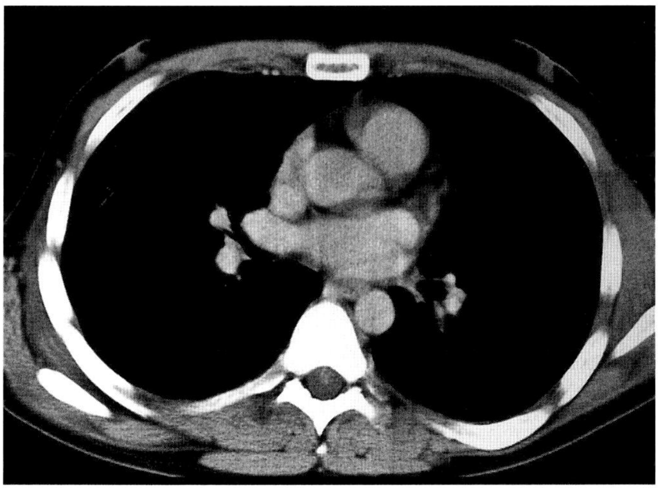
Fig. 79.2a

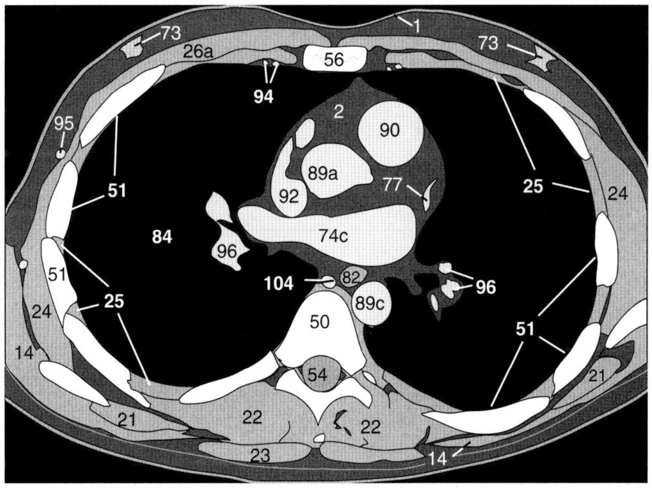

Fig. 79.2b

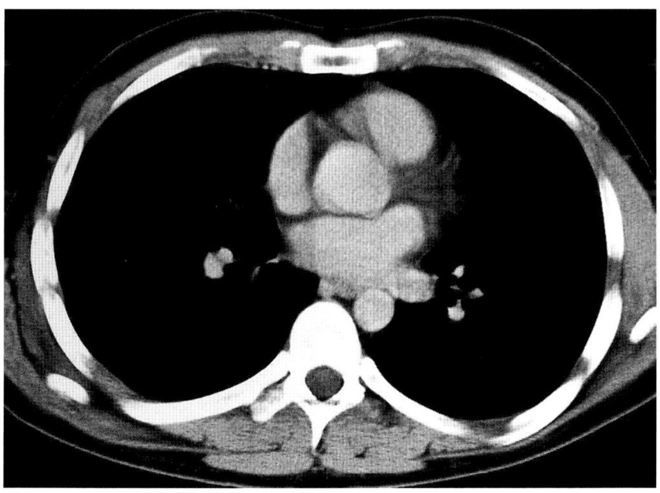
Fig. 79.3a

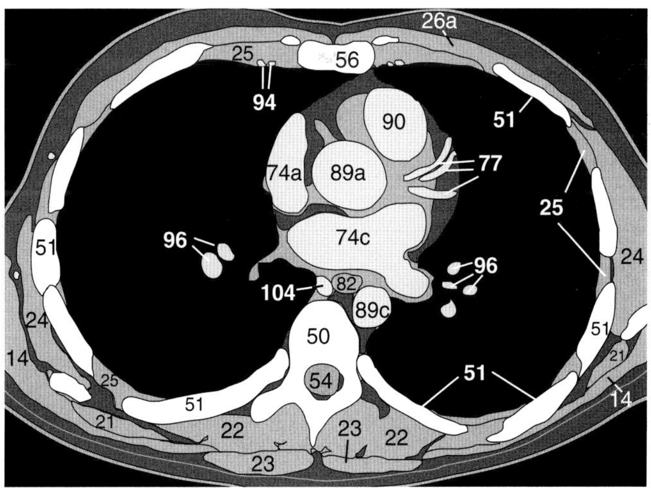

Fig. 79.3b

O átrio esquerdo **(74c)** é a câmara cardíaca posicionada mais posteriormente, enquanto a saída do ventrículo esquerdo **(74d)** e a aorta ascendente **(89a)** localizam-se no centro do coração. O átrio direito **(74a)** localiza-se do lado direito, e o ventrículo direito **(74b)** anteriormente, atrás do esterno **(56)**. Somente os ramos centrais maiores dos vasos pulmonares **(96)** podem ser vistos na janela para partes moles. Os vasos pulmonares menores, mais periféricos, são mais bem avaliados na janela para o parênquima (não mostrada aqui).

Observe a junção entre a veia hemiázigo **(105)** e a veia ázigo **(104)**, que jamais deverá ser confundida com um linfoma paravertebral **(Fig. 80.2)**.

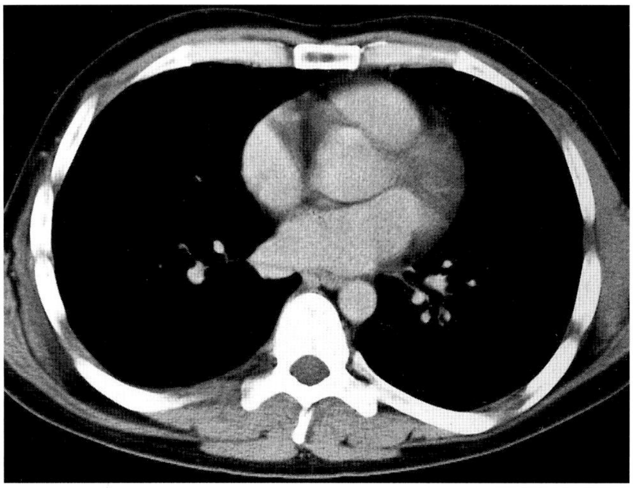

Fig. 80.1a

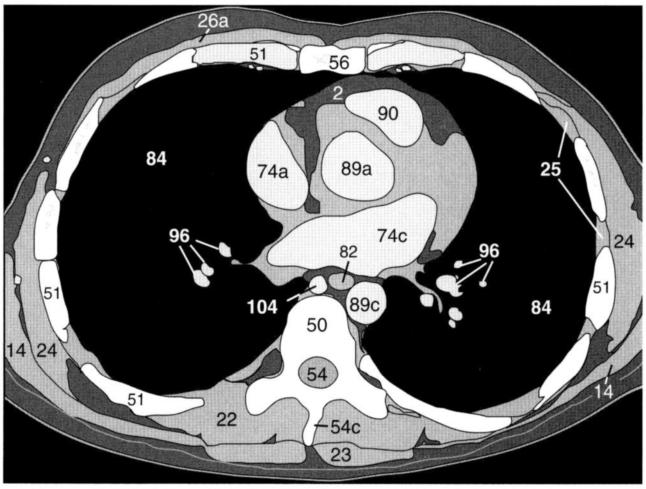

Fig. 80.1b

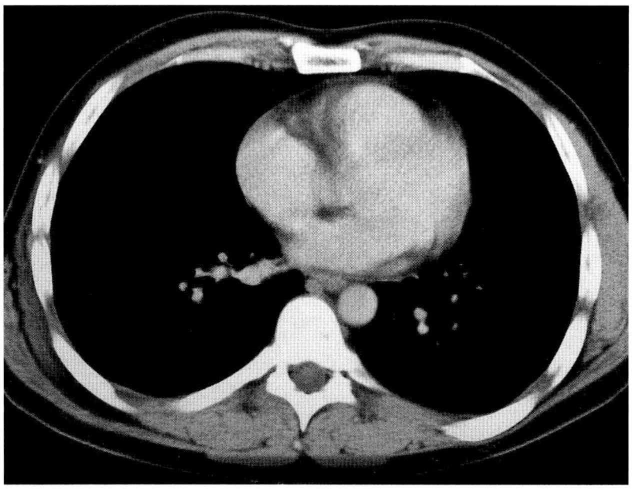

Fig. 80.2a

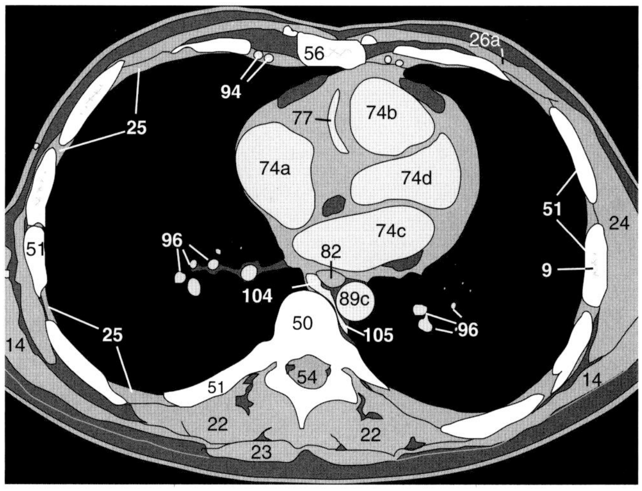

Fig. 80.2b

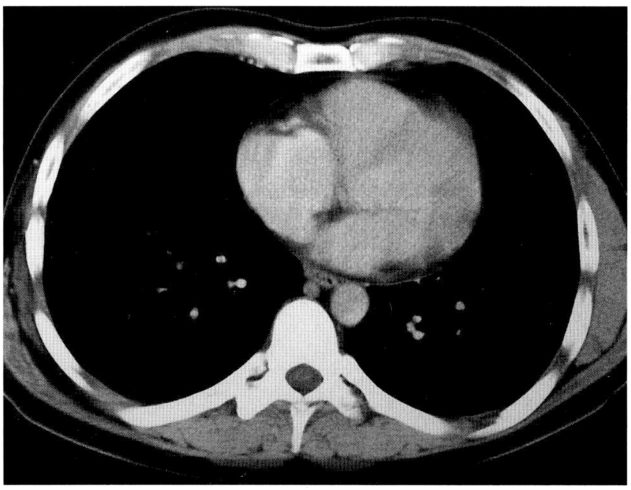

Fig. 80.3a

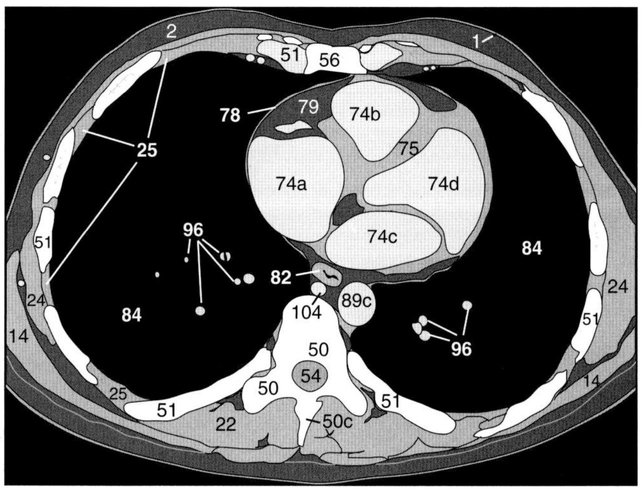

Fig. 80.3b

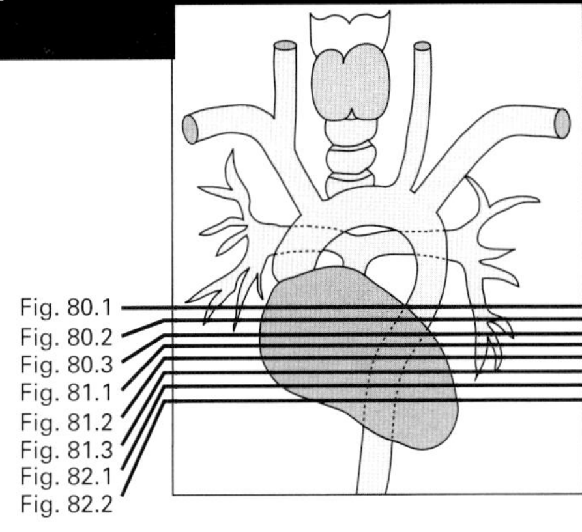

Os cortes nesta página mostram a abertura do seio coronário **(76)** para o interior do átrio direito **(74a)** e os cortes sequenciais das artérias coronárias **(77)**. A gordura epicárdica hipodensa **(79)** não deverá ser confundida com líquido do espaço pericárdico. A artéria torácica interna, também conhecida como artéria mamária interna **(94)**, está sendo cada vez mais usada em operações de revascularização, sendo cirurgicamente anastomosada com o ramo descendente anterior da artéria coronária esquerda.

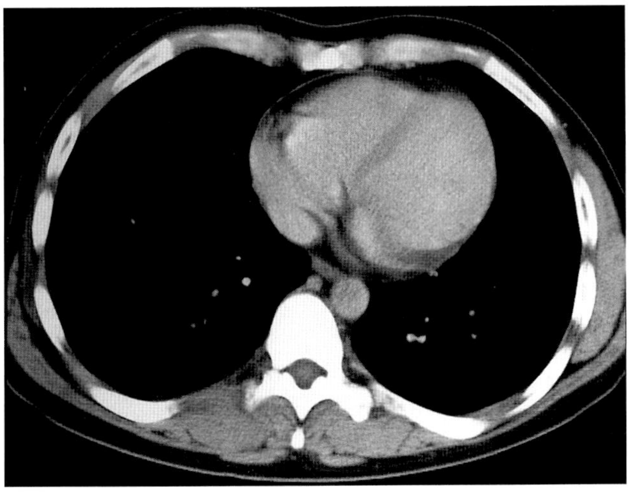

Fig. 81.1a

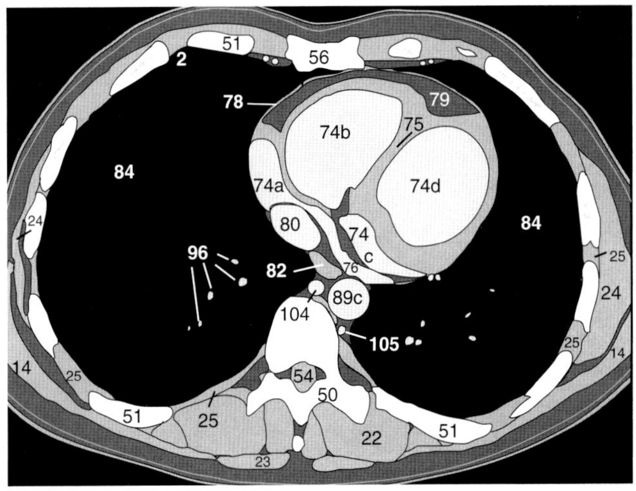

Fig. 81.1b

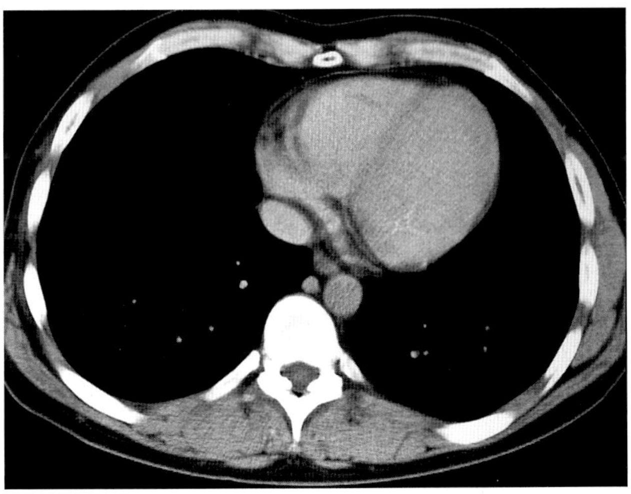

Fig. 81.2a

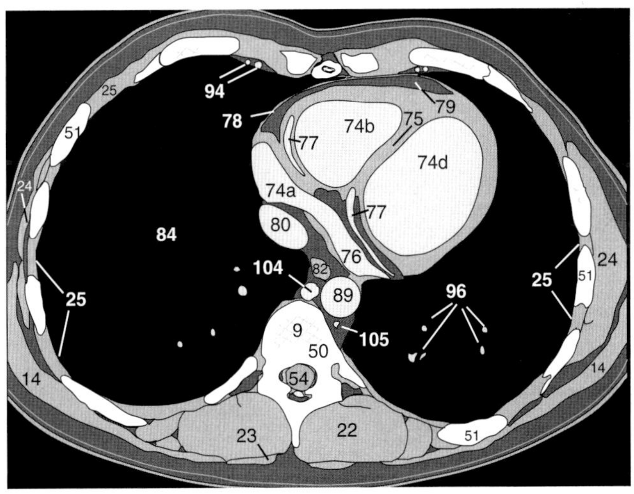

Fig. 81.2b

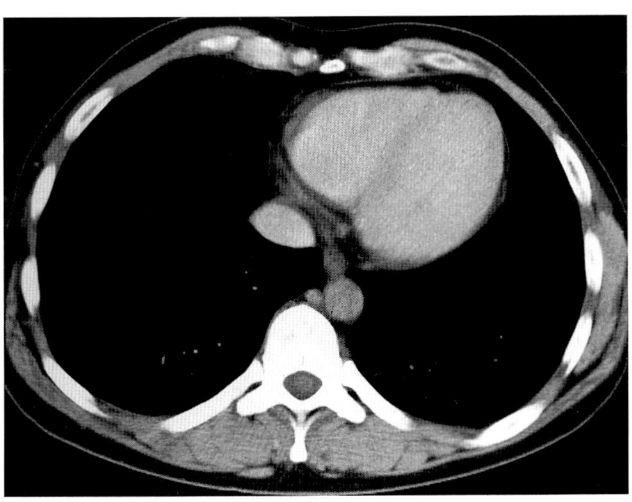

Fig. 81.3a

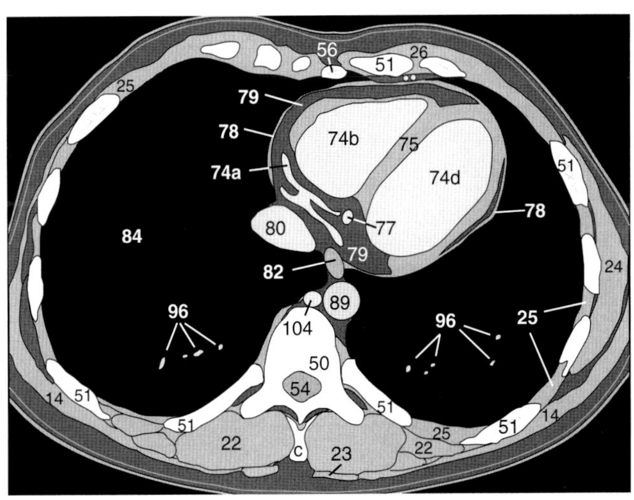

Fig. 81.3b

A veia cava inferior **(80)** é vista mais caudalmente **(Figs. 82.1** e **82.2)** e, por fim, o diafragma **(30)** aparece junto com as porções superiores do fígado **(122)**. Muitos radiologistas que suspeitam da presença de um carcinoma brônquico (CB) obtêm imagens na borda caudal do fígado (veja p. 83), porque um carcinoma brônquico geralmente provoca metástases para o fígado e para as glândulas suprarrenais. O calibre dos vasos pulmonares próximos à periferia do diafragma é tão pequeno que eles não são visíveis na janela para partes moles, como nas imagens aqui apresentadas. O padrão da vascularização pulmonar deverá, portanto, ser examinado nas janelas para parênquima, que incluem os valores de densidade negativa da escala de Hounsfield. Somente após a execução desse passo, a avaliação de uma TC do tórax estará completa.

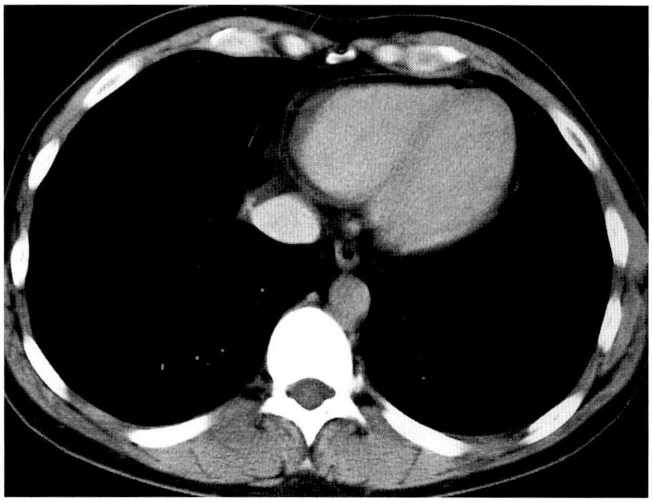

Fig. 82.1a

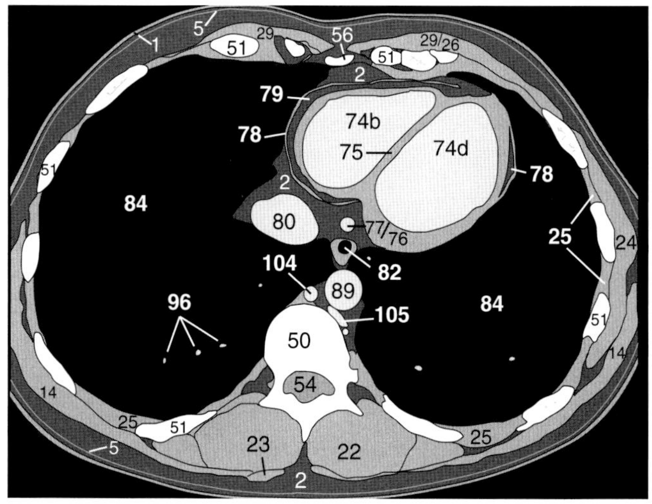

Fig. 82.1b

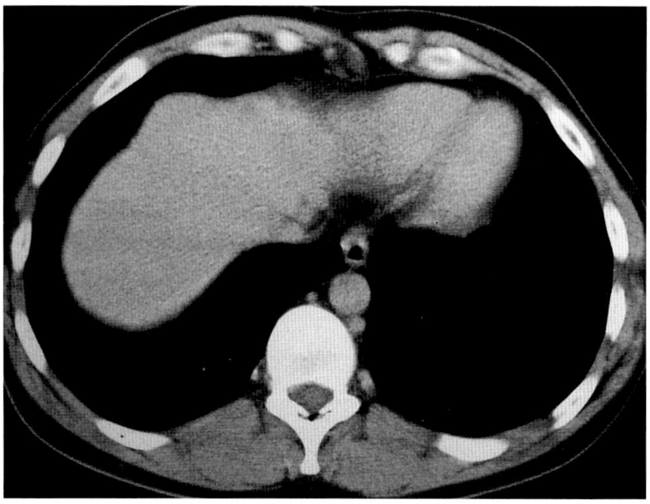

Fig. 82.2a

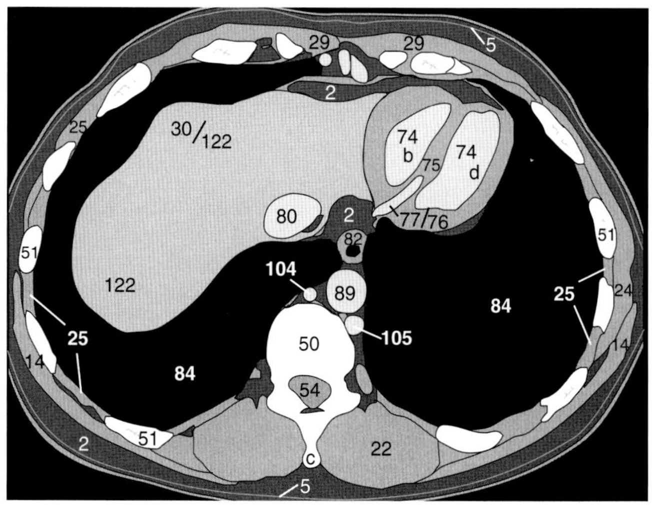

Fig. 82.2b

Teste seus Conhecimentos! Exercício 19:

Escreva, a seguir, uma sequência concisa, embora completa, de todos os critérios para a interpretação de uma TC torácica. A seguir, compare suas anotações com a *checklist* da página 74, e repita este exercício de vez em quando até que você consiga memorizar todos os critérios.

1. Janela para partes moles:

Partes moles, especialmente:

1. Janela para partes moles:

Mediastino em quatro regiões:

2. Janela para parênquima:

Segmentos do Pulmão

É especialmente importante sermos capazes de identificar os segmentos dos pulmões nas imagens de TC, se houver planejamento de broncoscopia para biópsia ou para remoção de corpo estranho. O pulmão direito tem 10 segmentos. No pulmão esquerdo, os segmentos apical e posterior do lobo superior possuem um brônquio comum e o segmento 7 (segmento paracardíaco [basal medial] do lobo inferior) está ausente.

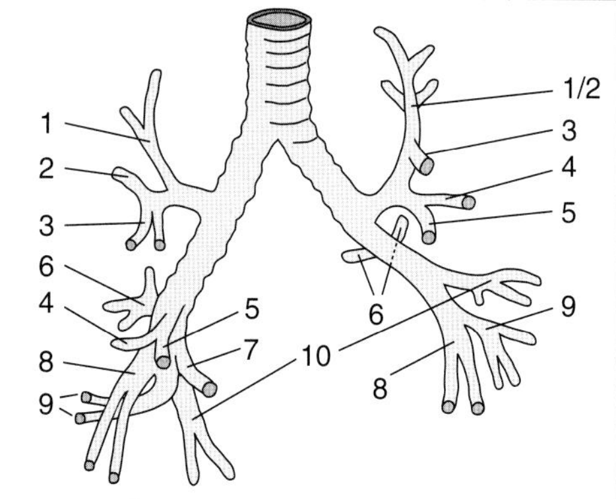

Fig. 84.1 Árvore brônquica, projeção anterior.

Lobo Superior	1 apical 2 posterior 3 anterior
Lobo Médio	4 lateral (lingular superior) 5 medial (lingular inferior)
Lobo inferior	6 superior/apical 7 paracardíaco/basal medial 8 basal anterior 9 basal lateral 10 basal posterior

O parênquima próximo às fissuras interlobares (——) aparecem sem vascularização.

As bordas dos segmentos (······) em geral não são visíveis em cortes com espessura normal e só podem ser identificadas pelos ramos das veias pulmonares **(96)** que passam ao longo dessas bordas.

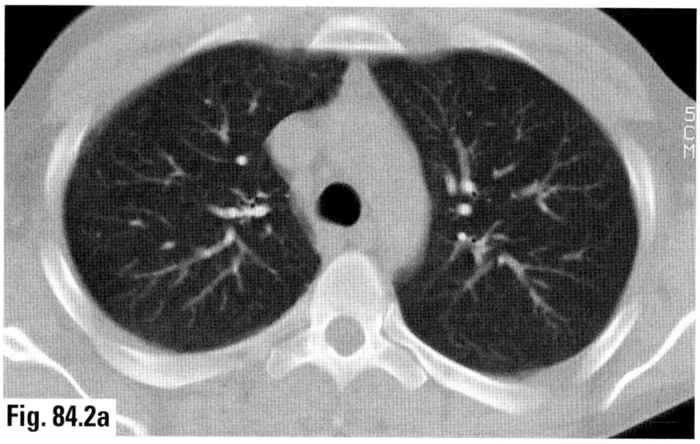

Fig. 84.2a

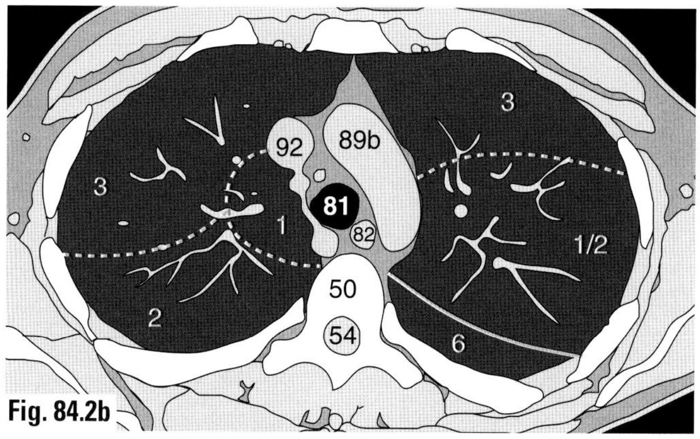

Fig. 84.2b

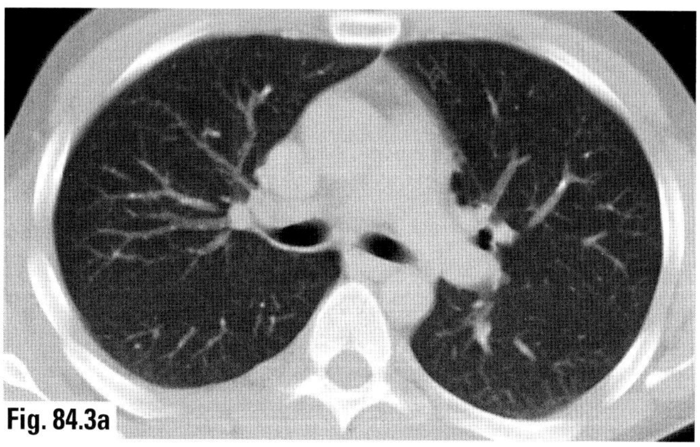

Fig. 84.3a

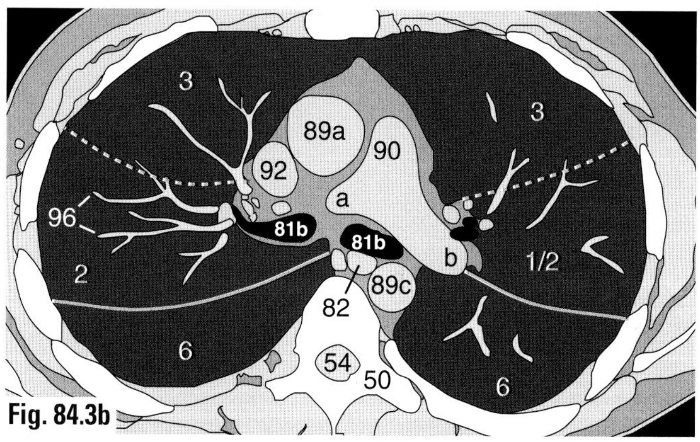

Fig. 84.3b

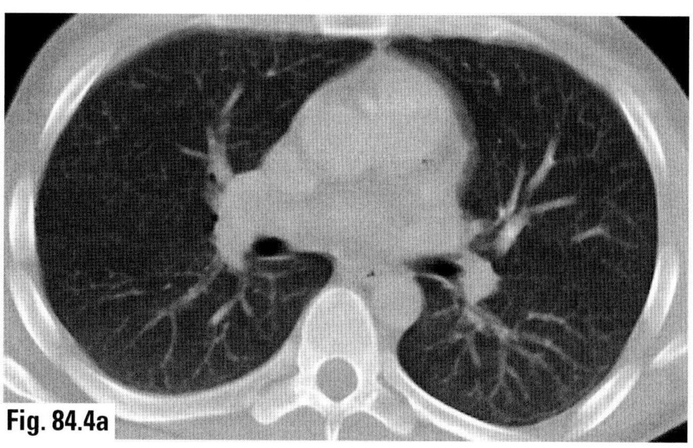

Fig. 84.4a

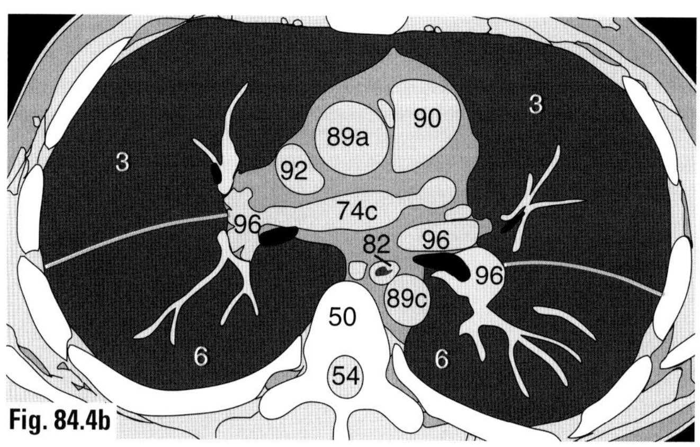

Fig. 84.4b

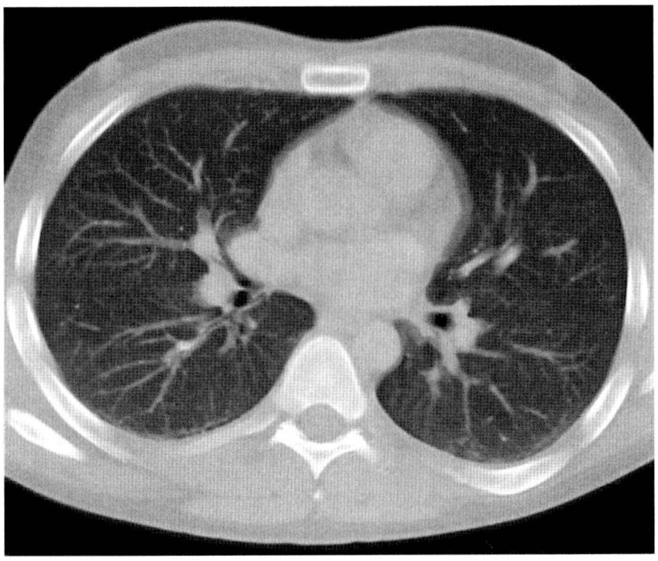
Fig. 85.1a

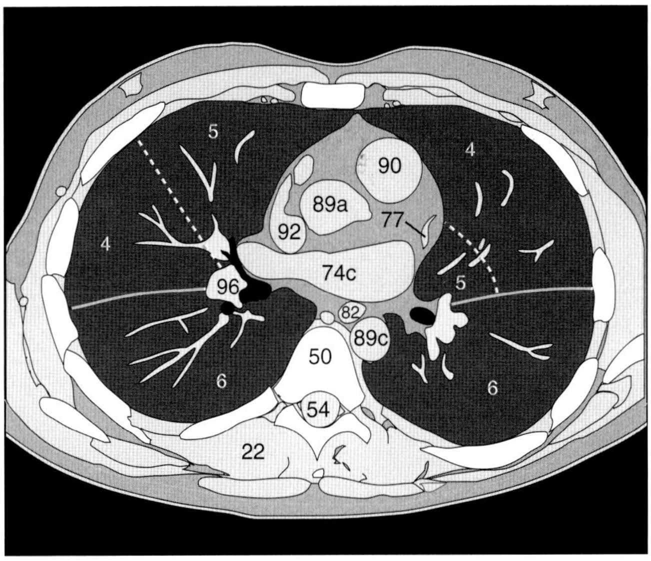

Fig. 85.1b

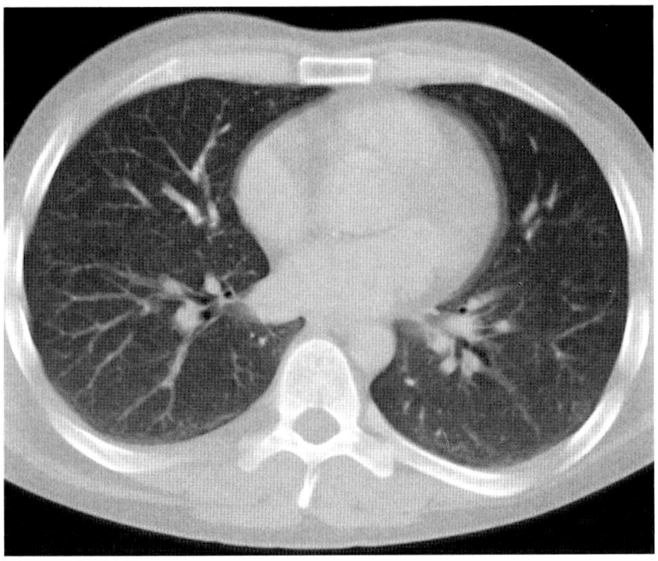
Fig. 85.2a

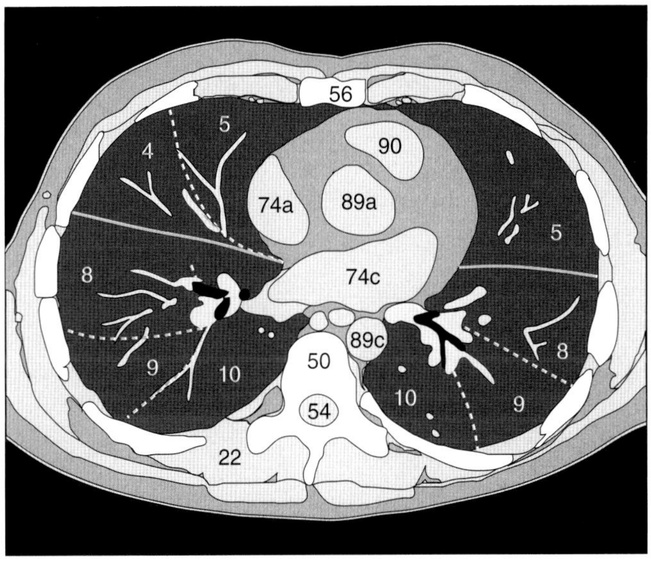

Fig. 85.2b

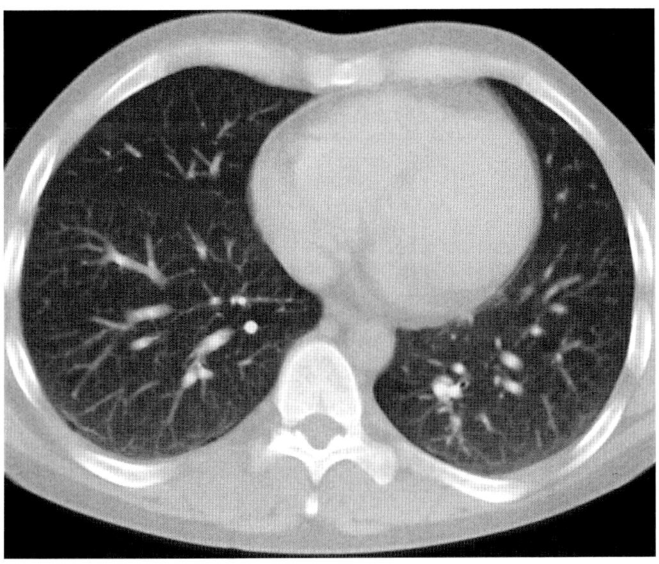
Fig. 85.3a

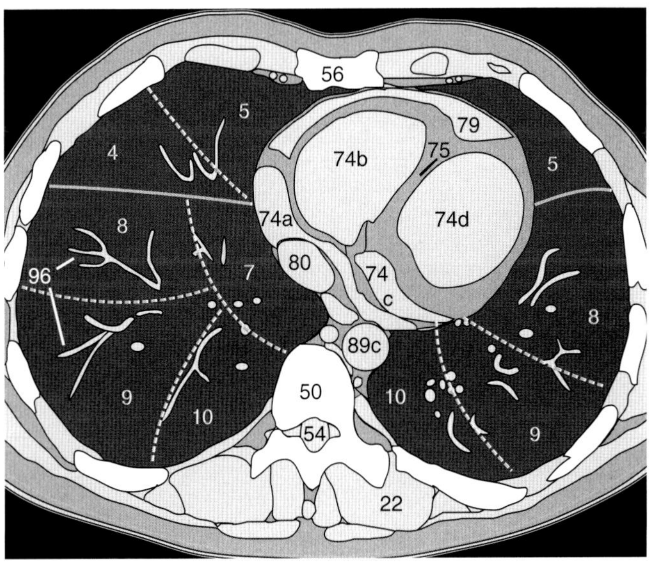

Fig. 85.3b

Técnica de Alta Resolução

TCAR significa **t**omografia **c**omputadorizada de **a**lta **r**esolução usando cortes finos e um algoritmo de reconstrução de alta resolução espacial. Mesmo os aparelhos de TC convencionais podem adquirir imagens com espessura estreita de corte inferior à medida-padrão de 5 a 8 mm. Os parâmetros de aquisição de imagens podem ser ajustados no console até uma espessura de 1 a 2 mm, se necessário.

Na técnica de tomografia computadorizada helicoidal (TCH), cortes mais finos também podem ser computados com um fator de *pitch* de 1:1 após a aquisição (veja também p. 8). Entretanto, nem sempre vale a pena reconstruir fatias com espessura inferior a 1 mm, pois a proporção sinal-ruído reduz a qualidade da imagem.

A TCAR não é, portanto, o método de escolha para exames de rotina do tórax, pois a quantidade de radiação será muito maior para a aquisição de mais cortes. Tempos mais prolongados de exame e custos maiores para os filmes também são argumentos contra o uso da TCAR. O exame só demonstrará de maneira muito satisfatória as estruturas com níveis naturalmente altos de contraste, como as áreas ao redor dos ossos.

Efeitos da Alta Resolução sobre a Qualidade da Imagem

A **Figura 86.1** mostra uma imagem convencional de uma lesão pulmonar **(7)** cercada por uma zona de edema ou de um infiltrado **(185)**. Em um ajuste d_S de 10 mm, essa zona assemelha-se muito à área mal ventilada nas porções posteriores do lobo inferior **(178)**.

A TCAR diferencia essas áreas de densidade aumentada mais nitidamente **(Fig. 86.2)**, pois a média de *voxel* não tem nenhum efeito apreciável (veja também p. 14).

O DD inclui carcinoma brônquico, metástase de câncer de mama resultando em linfangite carcinomatosa e pneumonia atípica.

Essas imagens mostram uma complicação rara após cateterização do coração direito. O catéter foi posicionado muito perifericamente e causou hemorragia **(173)** nas partes adjacentes do pulmão. O acompanhamento de 3 semanas mostrou recuperação completa.

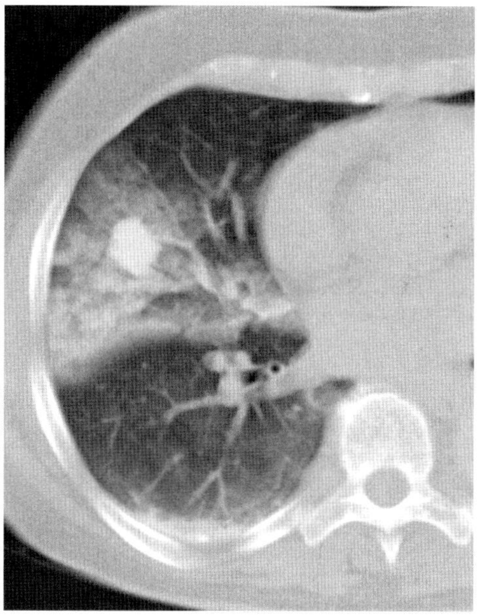

Fig. 86.1a

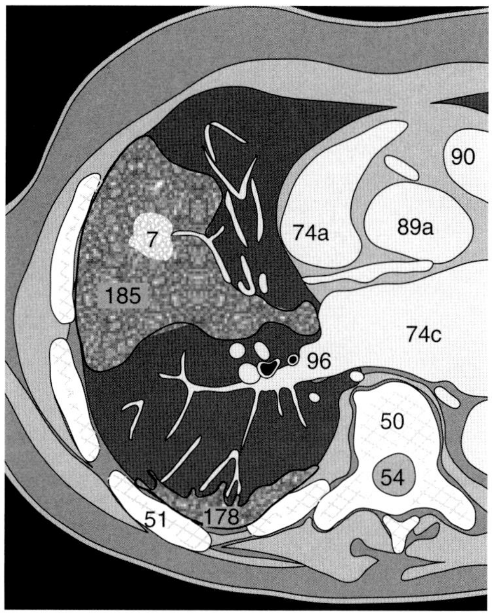

Fig. 86.1b

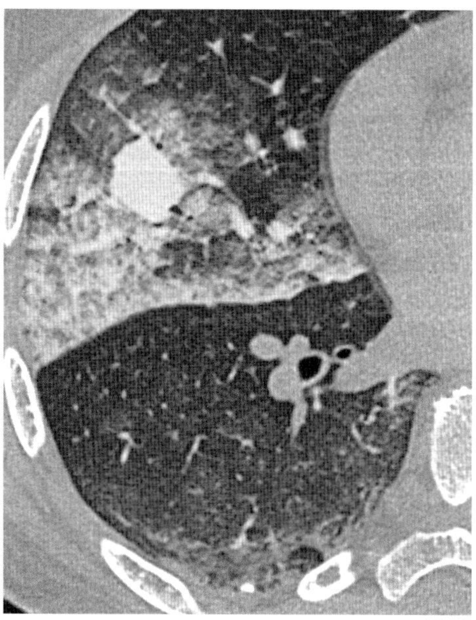

Fig. 86.2a

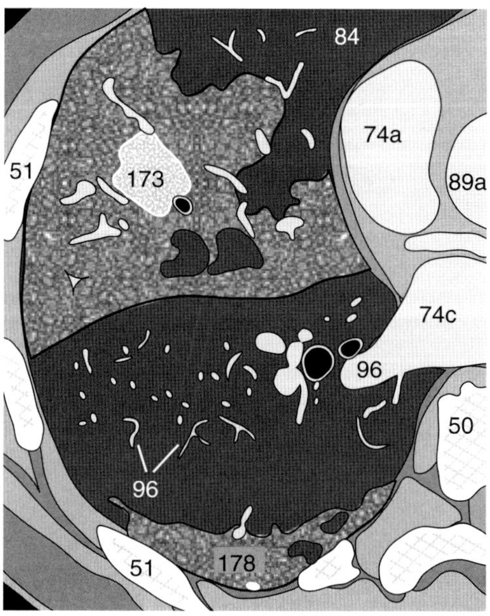

Fig. 86.2b

Indicações

Uma das muitas vantagens da técnica de TCAR é a possibilidade de distinguir o tecido cicatricial mais antigo de uma inflamação aguda, por exemplo, em pacientes imunocomprometidos ou receptores de medula óssea. O tecido cicatricial mais antigo **(186)** é sempre bem definido (**Fig. 87.1**), enquanto os infiltrados agudos são cercados por uma zona de tecido edematoso **(185)**, como mostra a **Figura 87.2**. A TCAR é, com frequência, o único método para se determinar se a quimioterapia deverá continuar em um paciente com linfoma que esteja na fase aplásica da terapia ou descontinuada por causa de uma pneumonia fúngica. Às vezes, os infiltrados recentes **(178)** podem ser vistos próximos ao tecido cicatricial mais antigo cicatrizado **(186)** (**Fig. 87.3**).

Uma vez que as fatias são extremamente finas, a fissura interlobar horizontal (★) pode aparecer como um anel bizarro ou como um crescente (**Figs. 87.1** e **87.2**).

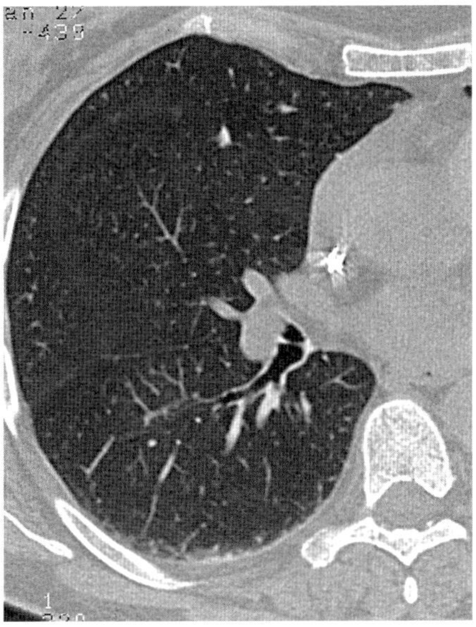

Fig. 87.1a

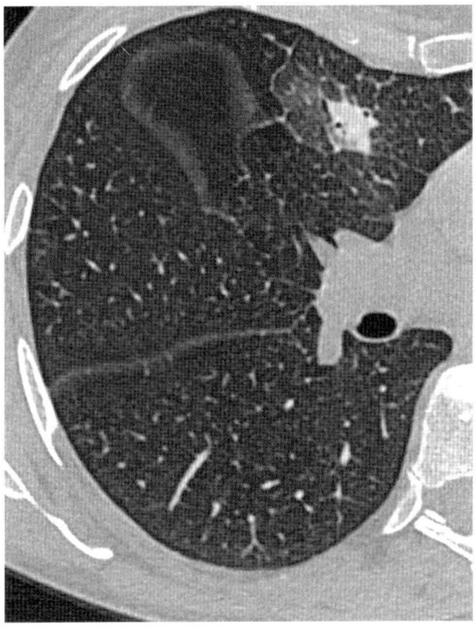

Fig. 87.2a

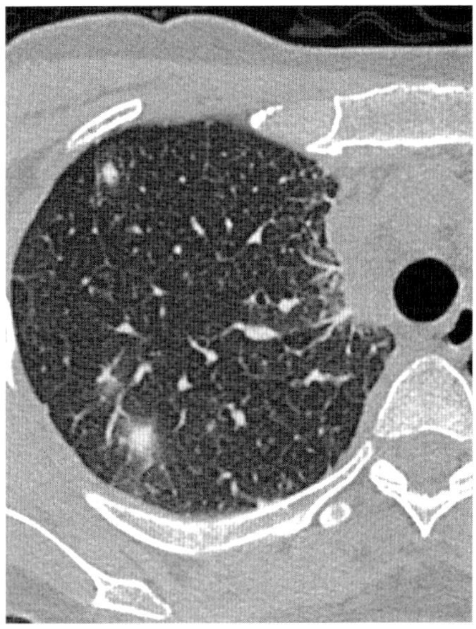

Fig. 87.3a

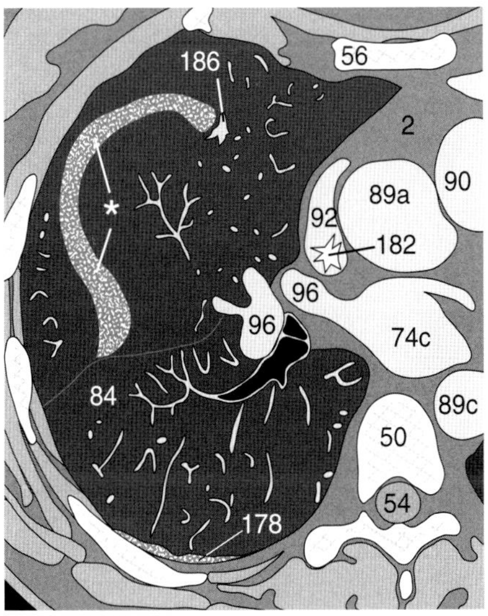

Fig. 87.1b

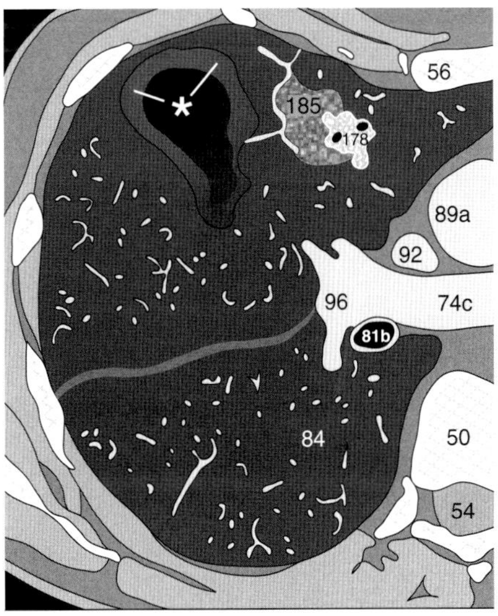

Fig. 87.2b

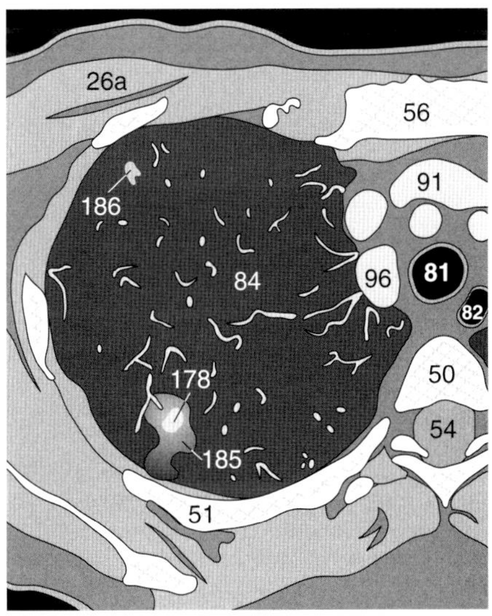

Fig. 87.3b

Áreas menores de colapso, as quais são geralmente encontradas próximas à pleura posteriormente no pulmão, devem ser obrigatoriamente diferenciadas de fissuras vistas do topo (**178** na **Fig. 87.1**). Na dúvida, pode ser útil repetir a varredura na posição prona. As áreas de colapso e pouco ventiladas podem, então, desaparecer, ou ser vistas anteriormente. As anormalidades pulmonares decorrentes de um infiltrado ou de uma pneumoconiose permanecerão inalteradas.

Entre as muitas variações anatômicas do tórax, um trajeto atípico da veia ázigo **(140)** é relativamente comum. Esse vaso pode passar do mediastino posterior através do lobo apical direito para a veia cava superior **(92)**. Ela está localizada dentro de uma dobra pleural e, portanto, separa o lobo ázigo do restante do lobo superior direito. Geralmente, essa variação é descoberta por acaso em uma radiografia convencional do tórax (➚ na **Fig. 88.1**) e não tem significado clínico. As **Figuras 88.2-88.4** mostram o trajeto anômalo do vaso conforme ele aparece nas imagens de TC.

Posições ou ramificações atípicas dos vasos do arco da aorta **(89)** são mais raras. Um exemplo é a artéria subclávia direita, conhecida como *Arteria lusoria*, que pode assemelhar-se a uma lesão no mediastino superior.

Observe que o tecido mamário normal, circundado de gordura **(2)**, pode apresentar contornos muito irregulares (**72** na **Fig. 88.4**). Ao usar as janelas para parênquima, o radiologista deverá procurar não só por lesões redondas e sólidas e infiltrados inflamatórios, como também reconhecer qualquer afilamento ou mesmo ausência de vasos pulmonares.

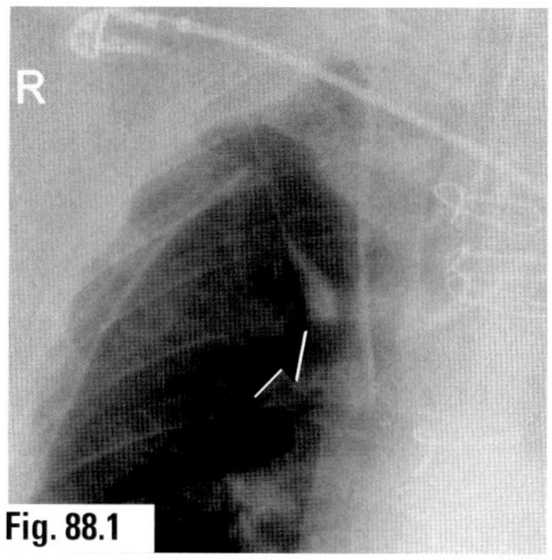

Fig. 88.1

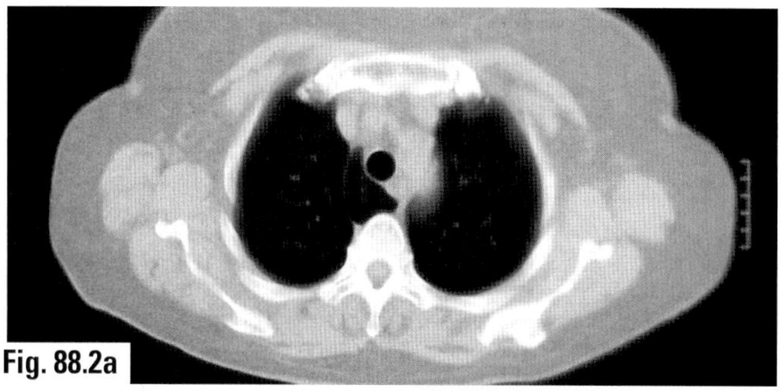
Fig. 88.2a

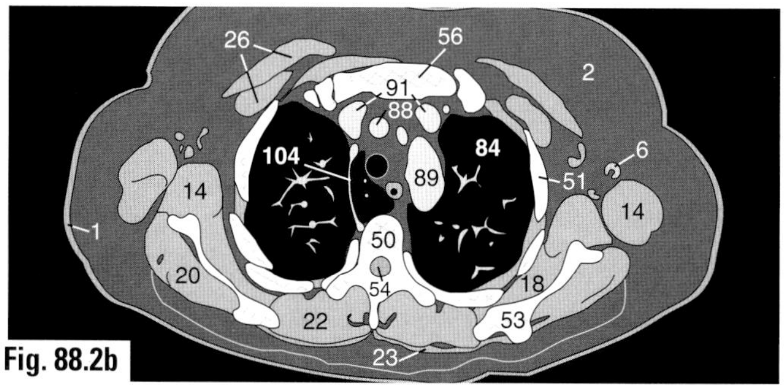

Fig. 88.2b

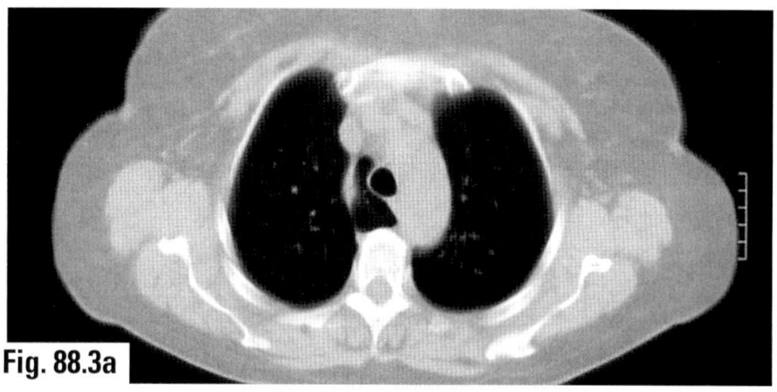
Fig. 88.3a

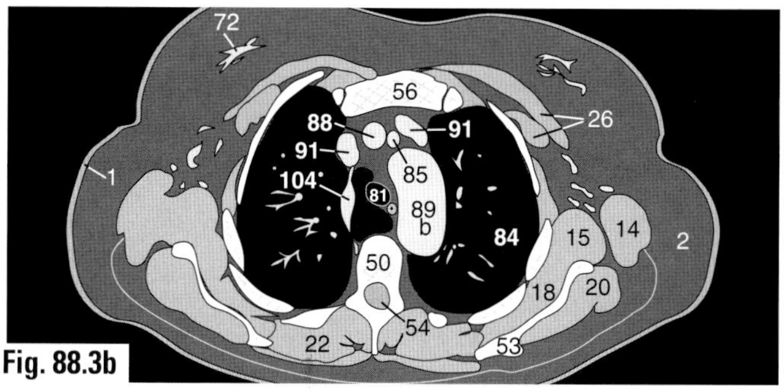

Fig. 88.3b

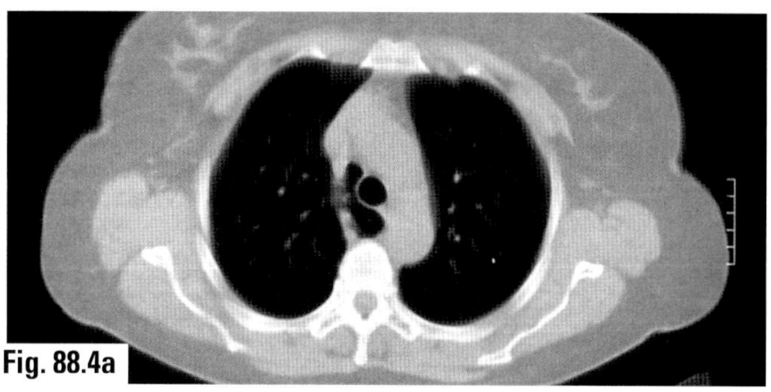
Fig. 88.4a

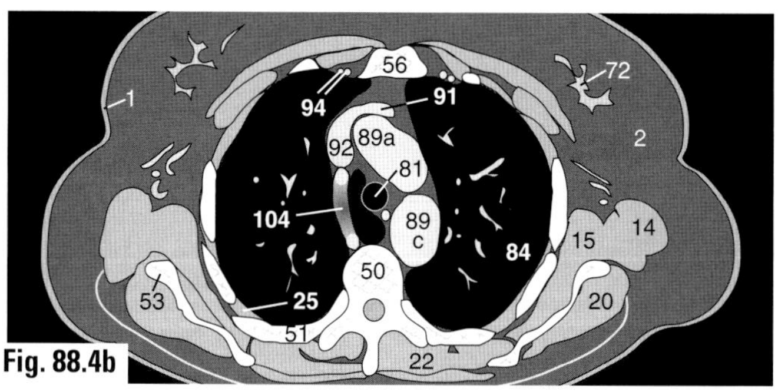

Fig. 88.4b

Entretanto, a atenuação dos vasos nem sempre é um sinal de enfisema. Assimetria no padrão broncovascular desenvolve-se depois que uma parte dos pulmões foi ressecada. No paciente examinado na **Figura 88.5**, o lobo superior esquerdo fora removido e o tecido pulmonar restante compensou e ocupou toda a cavidade torácica esquerda (metade direita da imagem). Há menos vasos pulmonares por unidade de volume e um desvio ipsolateral do mediastino. Essas alterações são acompanhadas por leve elevação do diafragma. À época da obtenção dessa TC de acompanhamento, o paciente estava saudável e não apresentava nem enfisema nem tumor recidivante.

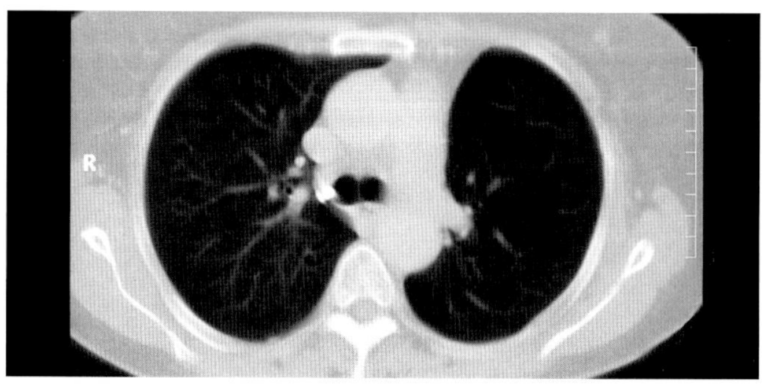

Fig. 88.5

De acordo com a sequência na *checklist* na página 74, deve-se agora passar para a janela para as partes moles, visando examinar as partes moles da parede do tórax. A maioria das anormalidades estará localizada nas axilas e na mama feminina.

Alterações em Linfonodos

Os linfonodos axilares normais **(6)** são geralmente ovalados e têm menos de 1 cm de dimensão. Com frequência, eles apresentam um centro hipodenso ou têm a forma de uma ferradura, como na **Figura 89.1**, uma característica conhecida como sinal do "hilo gorduroso". A arquitetura de um LN normal caracteriza-se por vasos que penetram no hilo, que contém gordura hipodensa. Muitos LNs anormais perderam seus contornos normais e apresentam-se mais arredondados ou irregulares. Estes LNs mostrar-se-ão sólidos e sem o sinal do hilo gorduroso, como aqueles observados na axila esquerda na **Figura 89.2**. Para comparação direta há dois linfonodos normais do outro lado na mesma imagem.

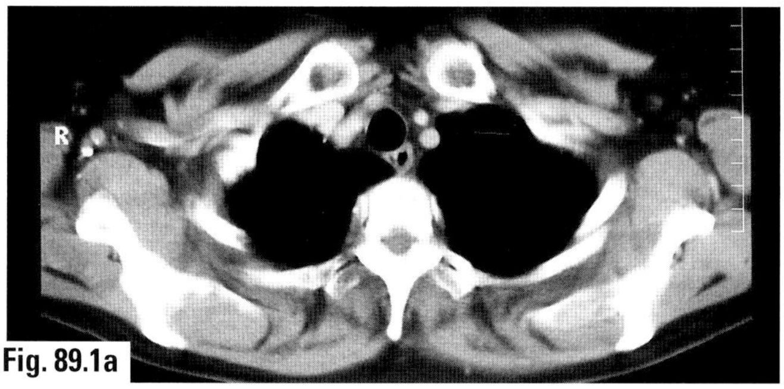

Fig. 89.1a

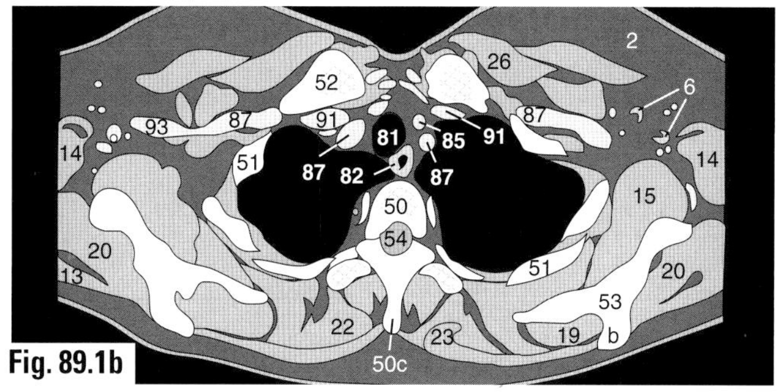

Fig. 89.1b

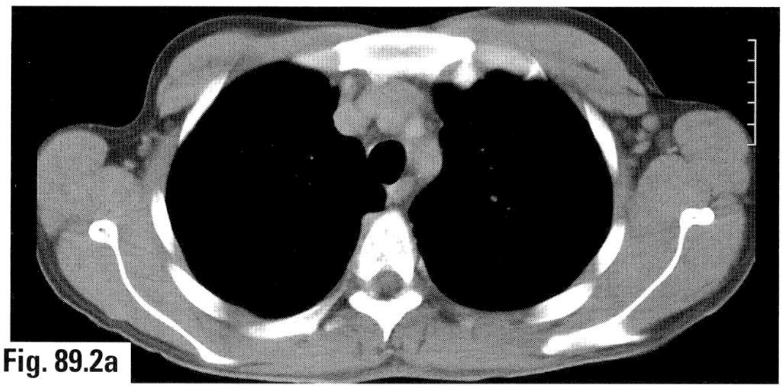
Fig. 89.2a

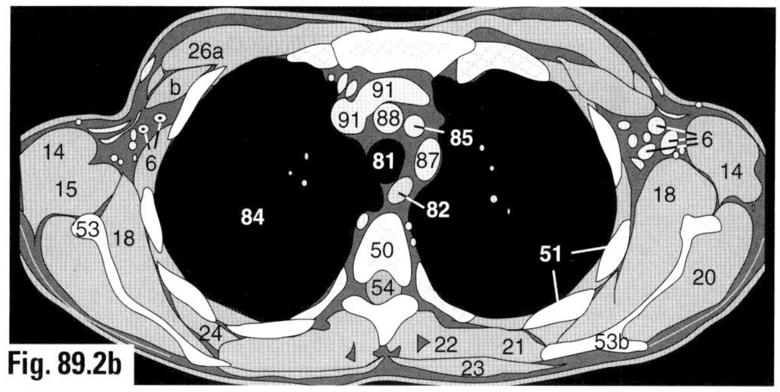

Fig. 89.2b

Linfonodos metastáticos maiores **(7)** são geralmente mal definidos e difíceis de serem diferenciados da gordura ao redor **(2)**. Eles geralmente apresentam áreas centrais de necrose **(181)**, de modo que o diagnóstico diferencial com um abscesso com liquefação central deverá ser obrigatoriamente considerado **(Fig. 89.3)**. Se as metástases para linfonodos axilares tiverem sido tratadas por cirurgia ou radioterapia, a data e o tratamento deverão ser anotados na folha de encaminhamento para a TC de acompanhamento. Os processos pós-operatórios de cicatrização **(186)** alteram a morfologia dos LNs **(Fig. 89.4)**, de modo que eles se assemelham a linfonodos anormais (veja acima). Novamente, a falta de informações clínicas torna o diagnóstico desnecessariamente difícil para o radiologista.

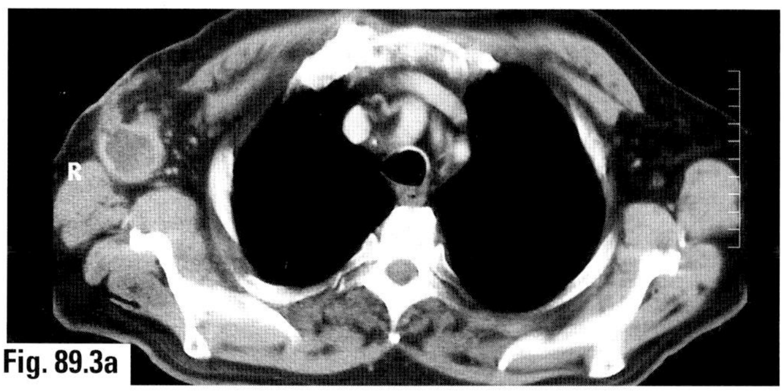

Fig. 89.3a

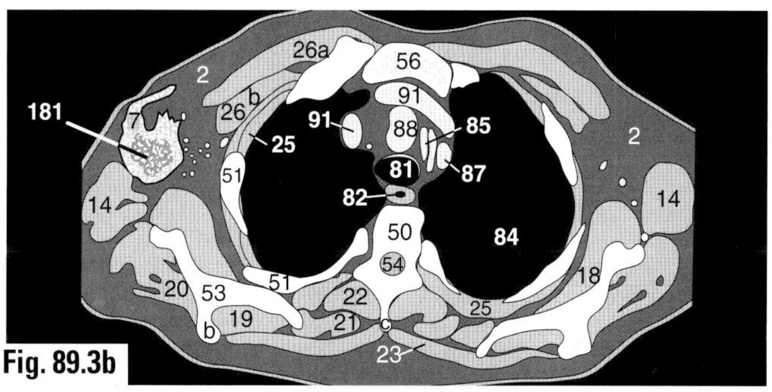

Fig. 89.3b

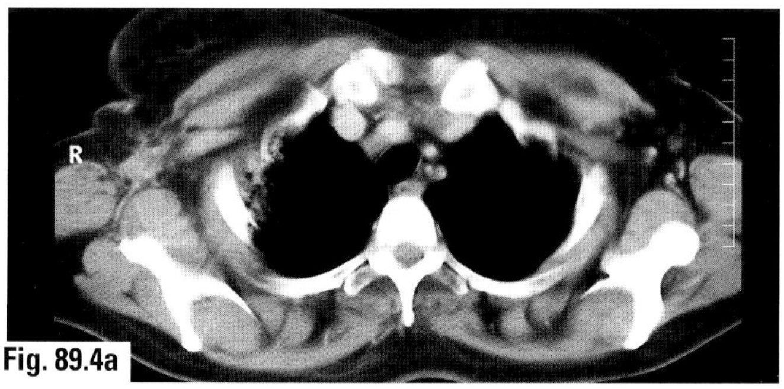

Fig. 89.4a

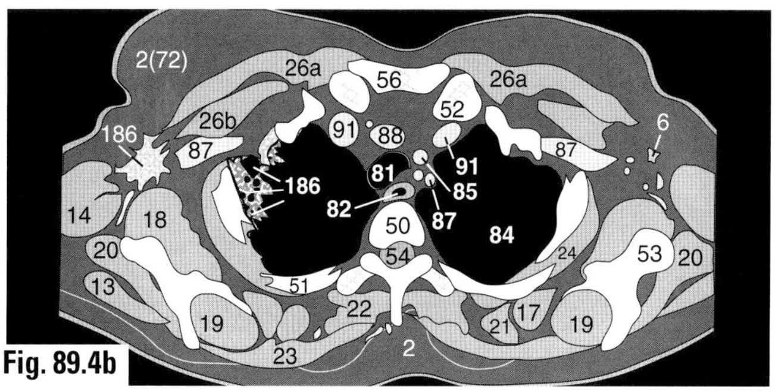

Fig. 89.4b

Mama

O parênquima normal **(72)** da mama feminina tem contornos muito irregulares e extensões mais delgadas, digitiformes que penetram na gordura ao redor **(2)** (cf. **Fig. 88.4**). Formas bizarras podem ser vistas com frequência **(Fig. 90.1)**. Os estágios avançados do câncer de mama **(7)** apresentam aparência sólida e irregular **(Fig. 90.1)**. O tecido maligno atravessa os planos fasciais ou infiltra a parede torácica, dependendo do tamanho. Uma TC de base após a mastectomia **(Fig. 90.2)** deverá ajudar na identificação precoce de tumor recidivante. O diagnóstico de tumor recorrente é dificultado pela fibrose pós-radioterapia, do tecido cicatricial pós-cirúrgico e da falta de gordura ao redor. Deve-se dedicar atenção especial aos linfonodos regionais (cf. pp. 74 e 89) e aos ossos, de modo que as metástases **(7)** vertebrais **(50)** **(Fig. 90.2)** não passem despercebidas. Nesses casos, a janela para osso deve ser obrigatoriamente examinada.

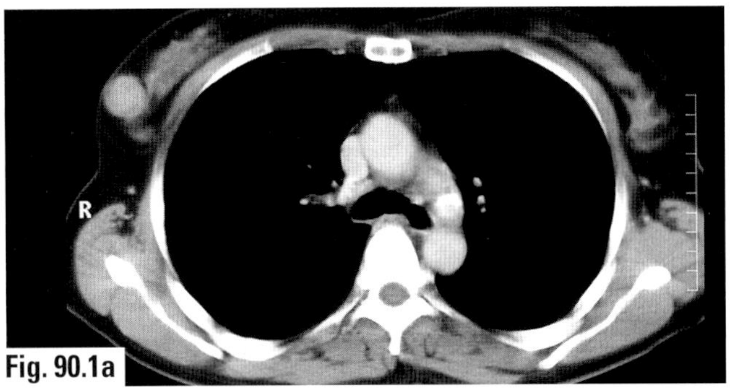

Fig. 90.1a

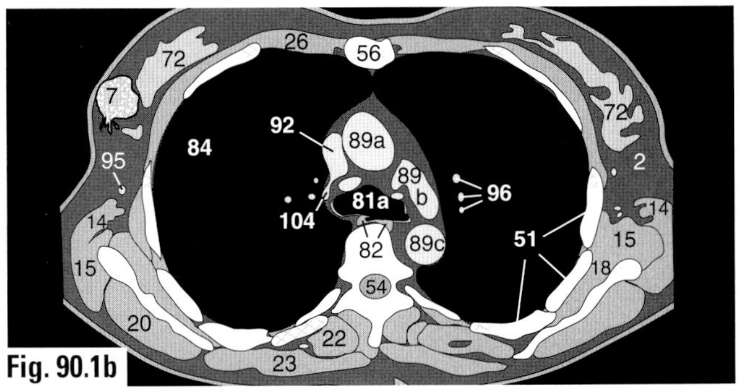

Fig. 90.1b

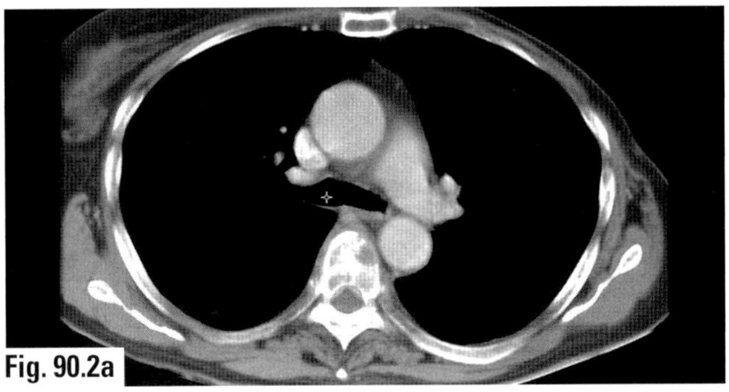
Fig. 90.2a

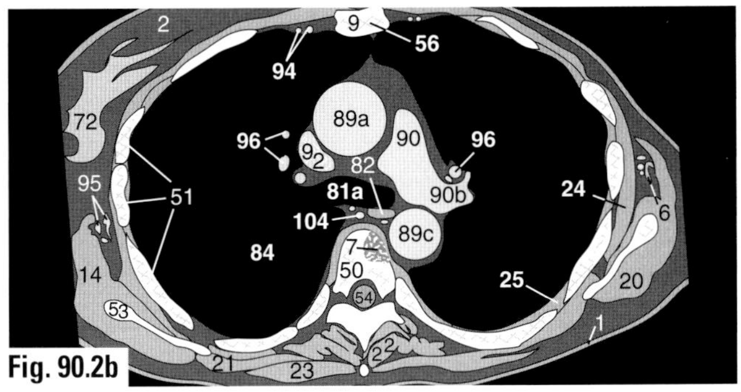

Fig. 90.2b

Esqueleto Torácico

Osteólise do esqueleto torácico é comum e deve-se, geralmente, a metástases ou a um plasmacitoma. Na **Figura 90.3**, uma metástase **(7)** de um carcinoma da tireoide destruiu parte da clavícula esquerda **(52)**. A osteólise pode, porém, ser causada também por um encondroma ou por um granuloma eosinofílico, por exemplo, de uma costela. Além dos processos destrutivos (cf. **Fig. 22.3**), os processos degenerativos envolvendo a esclerose e a formação de osteófitos devem ser diferenciados das metástases escleróticas, as quais são típicas, por exemplo, do carcinoma da próstata (cf. p. 145).

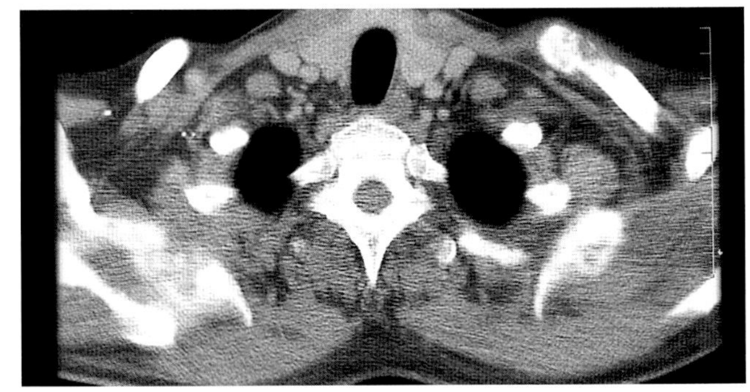
Fig. 90.3a

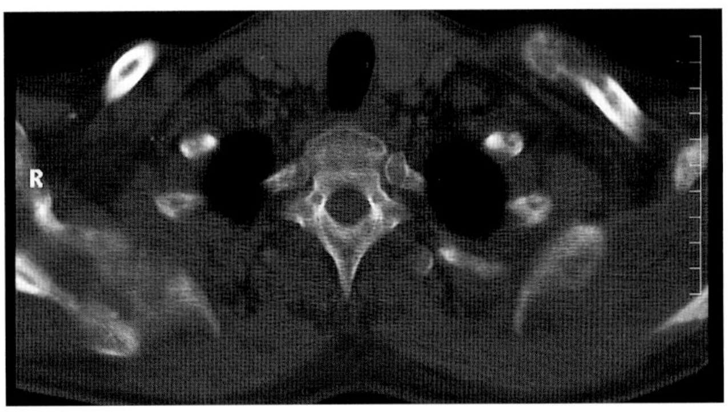

Fig. 90.3b

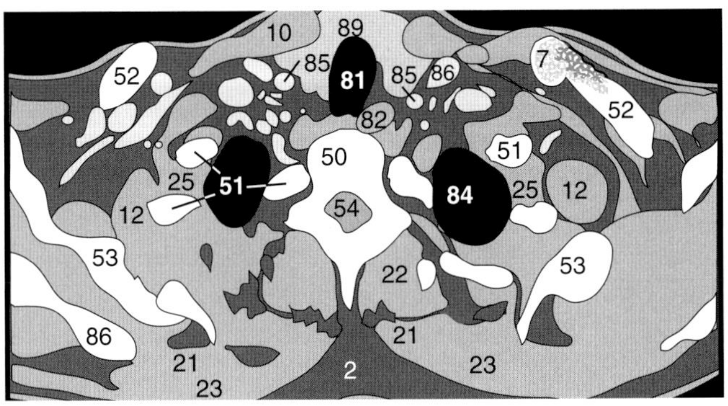

Fig. 90.3c

Antes de estar apto a detectar lesões e linfonodomegalias, o radiologista precisa conhecer a anatomia normal. Se você é um estudante, deverá, primeiro, estudar a anatomia seccional normal. É de seu total interesse trabalhar nas páginas a seguir somente quando estiver suficientemente familiarizado com os capítulos anteriores.

Tumores

Um aumento benigno no tecido adiposo **(2)** secundário à terapia com cortisona é, às vezes, observado no mediastino anterior **(Fig. 91.1)**. Em casos duvidosos, a densitometria poderá ajudar no diagnóstico diferencial (DD) (cf. p. 15). Nesse exemplo, a densidade média na região de interesse (ROI), que está posicionada em tecido possivelmente adiposo, é de -89,3 UH com um desvio-padrão de aproximadamente 20 UH (cf. **Tabela 16.1**). Como regra, o tamanho de um ROI em cm^2 (AR) também é fornecido **(Fig. 91.1)**. O DD dessa massa incluiria um bócio retroesternal e timoma.

Nas crianças e nos adultos jovens, a densidade do timo é de aproximadamente +45 UH. Como resultado da involução, a densidade do órgão diminui com a idade a partir da terceira década de vida até ter atingido a densidade típica da gordura (-90 UH). O lobo esquerdo do timo é, com frequência, maior que o direito e pode alcançar a janela aortopulmonar. Um lobo não deverá ter mais de 1,3 cm de espessura nos adultos; até os 20 anos de idade, a espessura de 1,8 cm é considerada normal.

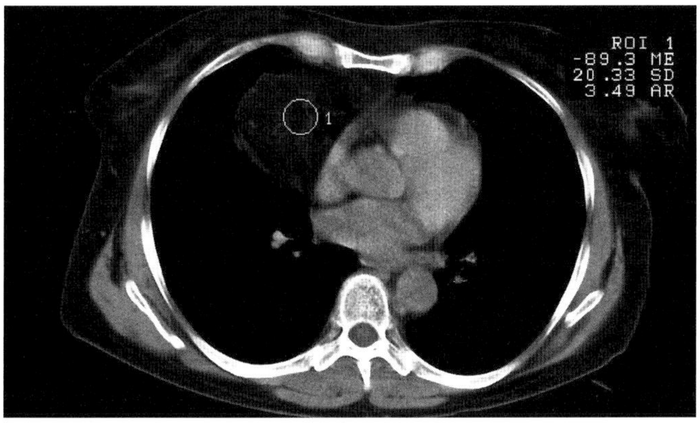

Fig. 91.1a

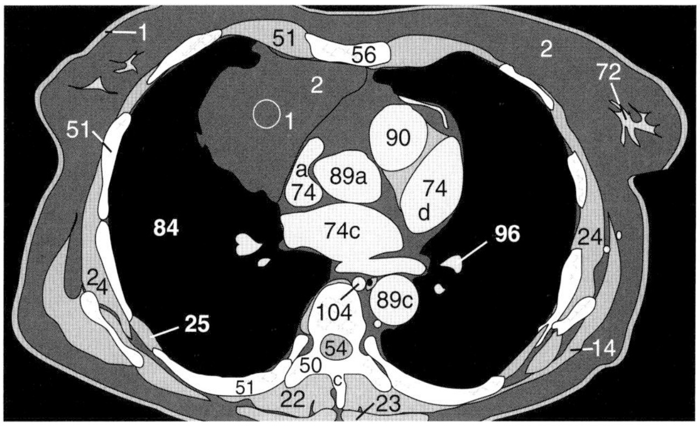

Fig. 91.1b

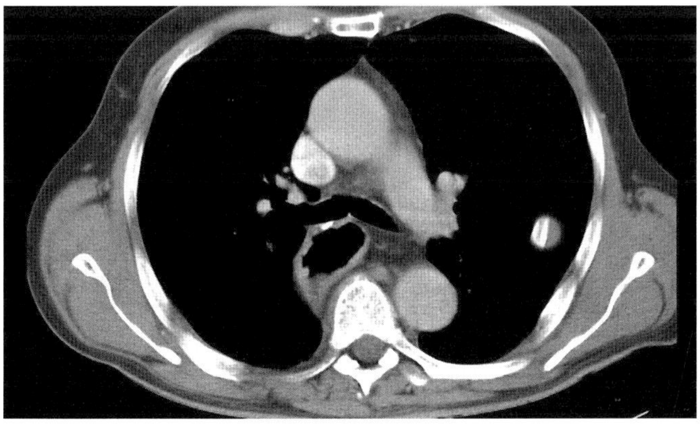

Fig. 91.2a

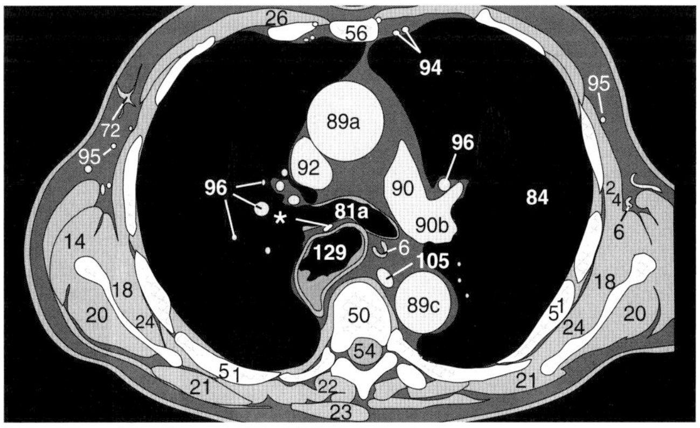

Fig. 91.2b

O espessamento maligno das paredes do esôfago deve ser diferenciado dos segmentos gástricos que se seguem à cirurgia do esôfago **(Fig. 91.2)**. Possível linfonodomegalia **(6)** próxima ao estômago **(129)** deverá ser excluída por TC de acompanhamento. Às vezes, clipes de metal pós-operatórios causam artefatos (★) que dificultam ainda mais a avaliação do mediastino. Após a ressecção esofágica, partes do cólon (➔) podem ser encontradas no mediastino anterior **(Fig. 91.3)**. A comparação com cortes adjacentes mostrará rapidamente que essa estrutura não é uma bolha enfisematosa, mas sim um órgão tubular contendo um lúmen.

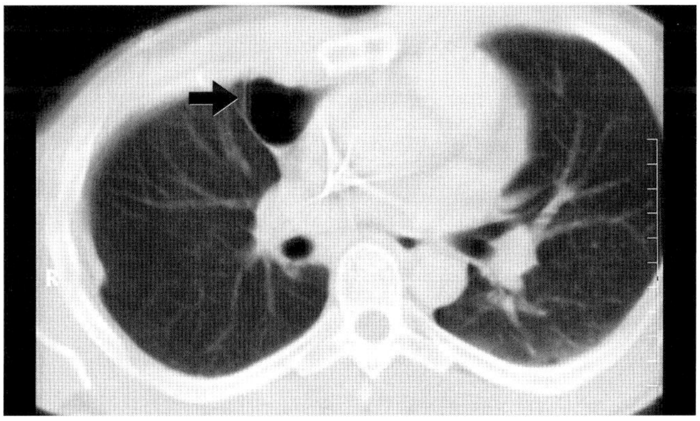

Fig. 91.3

Linfonodomegalias

Os LNs normais são encontrados com frequência no nível da janela aortopulmonar. Eles se mostram principalmente ovalados ou irregulares, com menos de 10 mm de diâmetro [19] e bem diferenciados da gordura do mediastino **(2)**. Nessa área, os LNs **(6)** não são, em geral, considerados suspeitos até excederem 1,5 cm de diâmetro. A demonstração do sinal do "hilo gorduroso" (cf. p. 89) não é obrigatória, mas sugere natureza benigna **(Fig. 92.1)**.

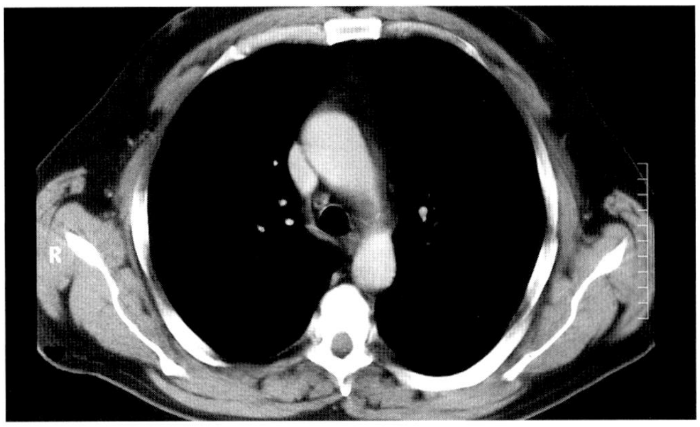

Fig. 92.1a

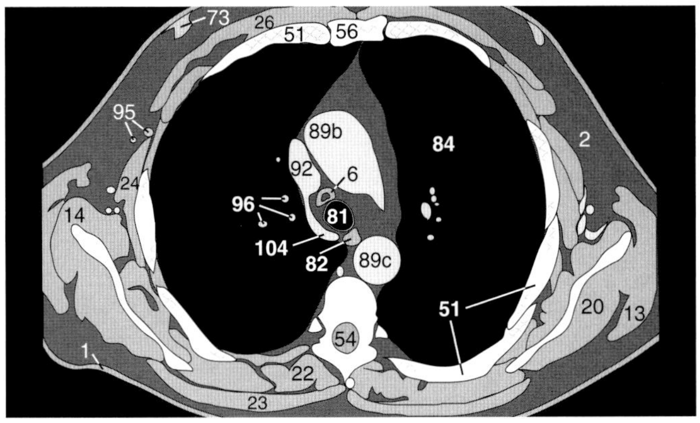

Fig. 92.1b

Se mais de três LNs forem vistos na janela aortopulmonar ou se apenas um único LN se mostrar com aumento anormal, o DD incluirá não só uma metástase de um carcinoma brônquico, mas também um linfoma **(Fig. 92.2)**.

Linfonodos aumentados no mediastino e, especialmente no hilo, também são característicos de sarcoidose (doença de Boeck) (**6** na **Fig. 92.3**). Na **Figura 92.2**, também há metástases intrapulmonares **(7)**. Você percebeu? Outros locais de predileção para LNs anormais são a região anterior ao arco da aorta, abaixo da bifurcação da traqueia (subcarinal) e as regiões para-aórtica e retrocrural.

Tamanho normal (diâmetro) dos LNs torácicos [19, 41]:

• Mediastino anterior	<	6 mm
• Janela aortopulmonar	<	15 mm
• Hilo	<	10 mm
• Subcarinal	<	10 mm
• Para-aórtico	<	7 mm

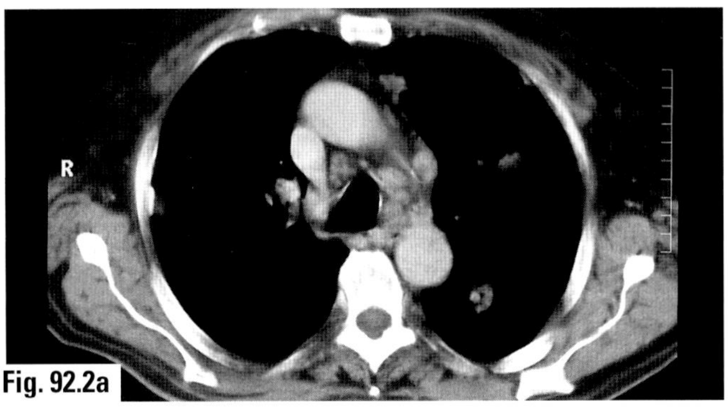

Fig. 92.2a

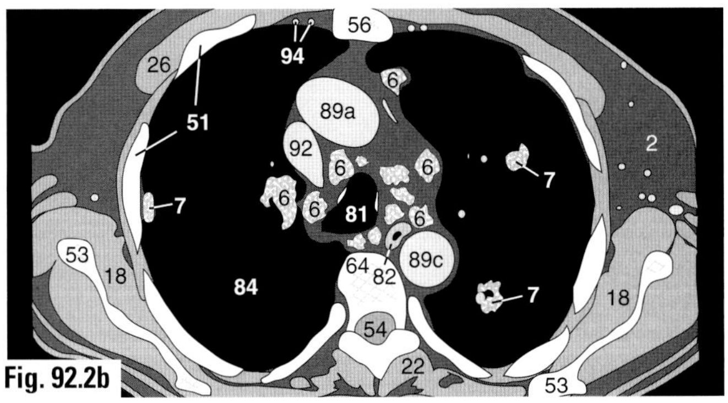

Fig. 92.2b

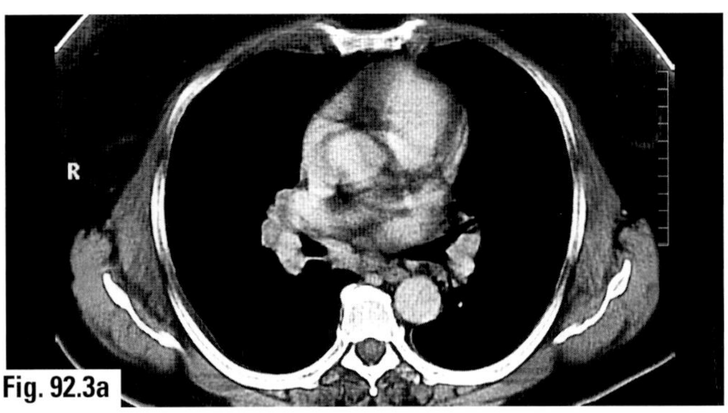

Fig. 92.3a

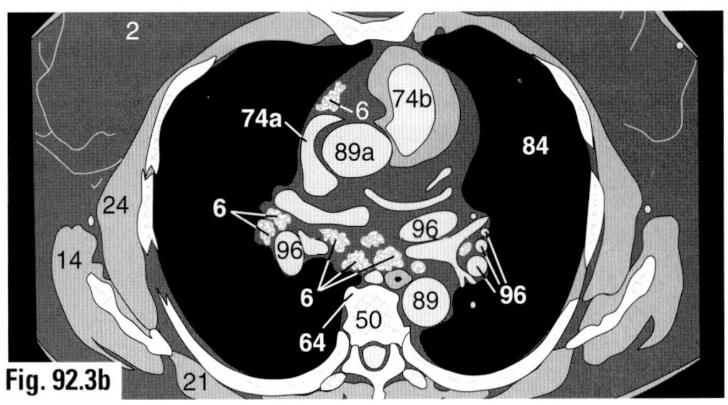

Fig. 92.3b

Doenças Vasculares

Os fenômenos de influxo do meio de contraste (MC) injetado em uma veia do braço (cf. p. 21) e a presença de vasos anômalos (cf. p. 88) no mediastino já foram discutidos. O MC não misturado completamente deve ser diferenciado de um possível trombo **(173)** no lúmen da veia braquiocefálica **(91)**. Esse trombo pode aderir a um catéter venoso central (**182** na **Fig. 93.1**).

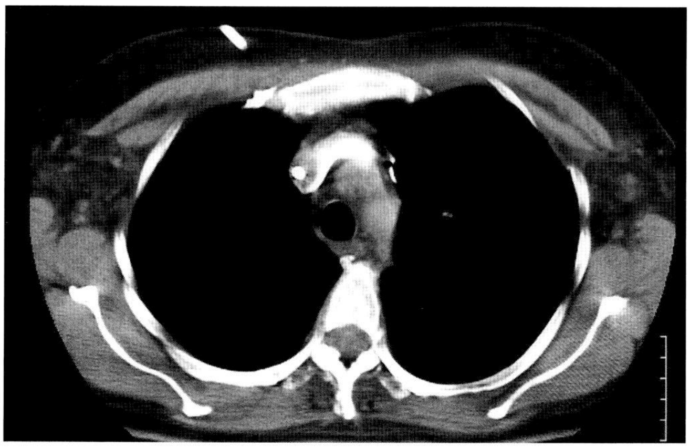

Fig. 93.1a

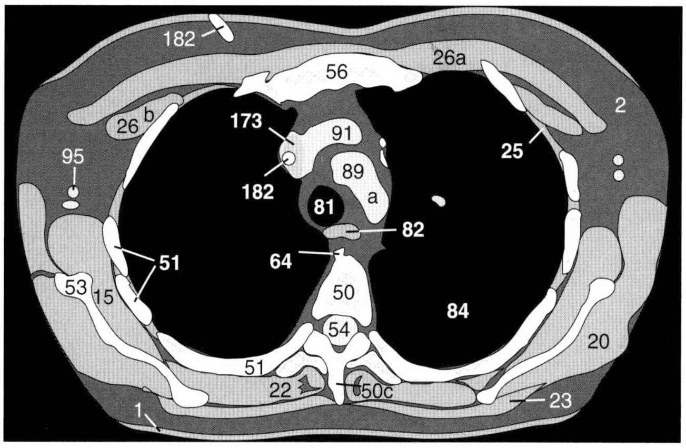

Fig. 93.1b

Placas ateroscleróticas **(174)** na aorta **(89)** são frequentemente acompanhadas de depósitos trombóticos (**173** na **Fig. 93.3**). Elas determinam o alongamento e dilatação da aorta e podem, por fim, levar a um aneurisma **(171)**. A dilatação da aorta torácica será considerada um aneurisma se o lúmen for maior que 4 cm. O registro das medições de distâncias e tamanhos **(Fig. 93.2)** facilita a avaliação de qualquer dilatação progressiva nas TCs de acompanhamento. É importante pesquisar qualquer envolvimento dos ramos dos grandes vasos ou a presença de um *flap* de dissecção (**172** na **Fig. 93.4**). De acordo com a extensão desse *flap*, três tipos de dissecção poderão ser diagnosticados (veja de Bakey [20]).

Um aneurisma verdadeiro com diâmetro superior a 6 cm, com uma forma mais sacular que fusiforme ou com um lúmen excêntrico, tem uma incidência maior de ruptura, cujas consequências incluem um hematoma mediastinal, um hemotórax ou tamponamento pericárdico.

Dissecção de Aneurismas da Aorta
(de acordo com de Bakey [20])

Tipo I (aproximadamente 50%)
Aorta ascendente; pode-se estender até a bifurcação abdominal

Tipo II (aproximadamente 15%)
Somente na aorta ascendente, estendendo-se ao tronco braquiocefálico

Tipo III (aproximadamente 25%)
Íntima lacerada distalmente à artéria subclávia esquerda

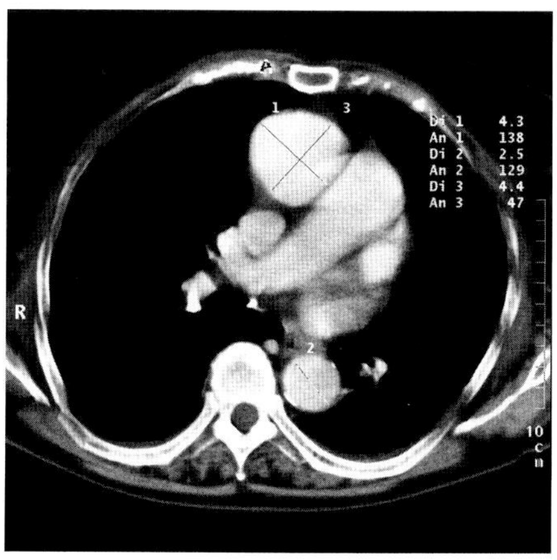

Fig. 93.2

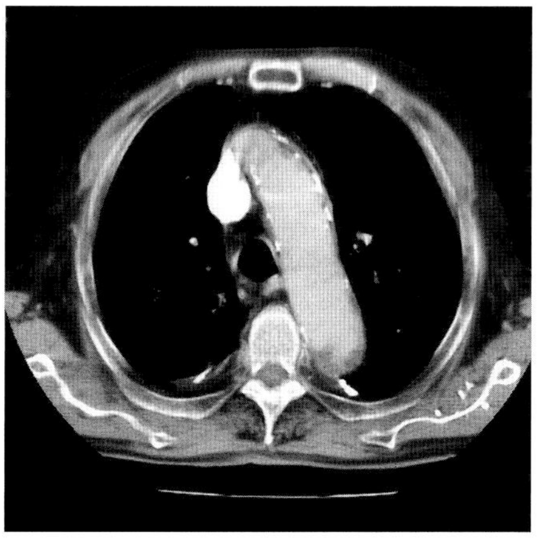

Fig. 93.3a

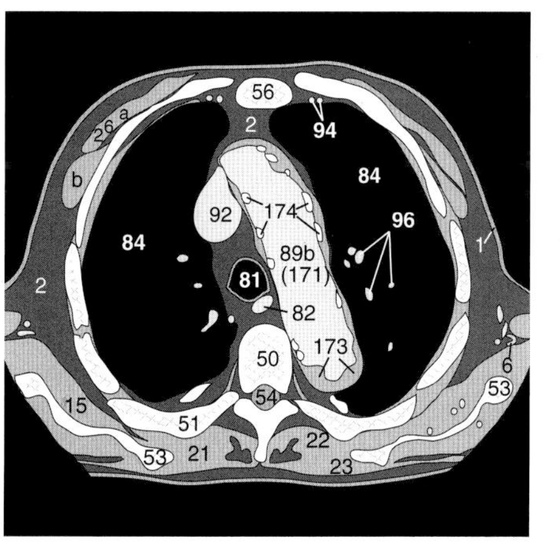

Fig. 93.3b

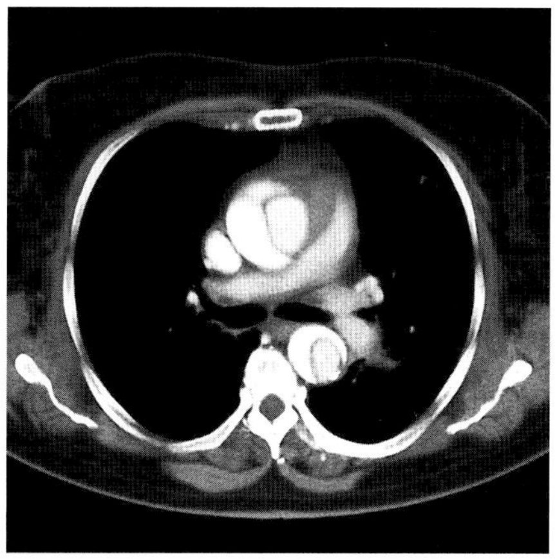

Fig. 93.4a

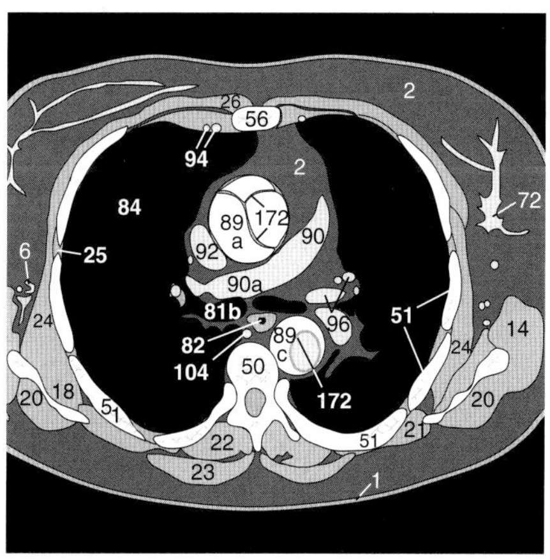

Fig. 93.4b

Embolia Pulmonar

Se um êmbolo grande se destacou de um trombo em uma veia profunda da perna, ele será visualizado como uma área hipodensa ( ) no interior da artéria pulmonar envolvida nas imagens com contraste (**Fig. 94.1**). Após embolia pulmonar importante, os segmentos ou lobos afetados ( ) normalmente se tornam mal ventilados, provocando atelectasia. Os vasos pulmonares tornam-se atenuados, o que pode ser demonstrado em radiografias convencionais. A detecção angiográfica por TC de êmbolos pulmonares é descrita na página 186 mais detalhadamente.

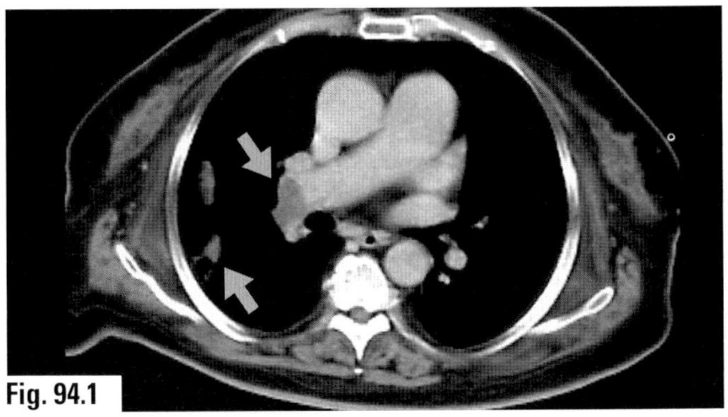

Fig. 94.1

Coração

Você já deve ter-se familiarizado com a anatomia normal do coração nas páginas 79-81. A dilatação resultante de incompetência valvular ou de cardiomiopatias, assim como as falhas de enchimento intracardíacas podem ser reconhecidas em imagens de TC. Se houve injeção de meio de contraste, será possível detectar um trombo atrial ou um aneurisma ventricular trombosado. A imagem na **Figura 94.2** ilustra um caso de insuficiência cardíaca global com átrios acentuadamente dilatados (******) e osteófitos degenerativos vertebrais incidentais na coluna torácica ( ).

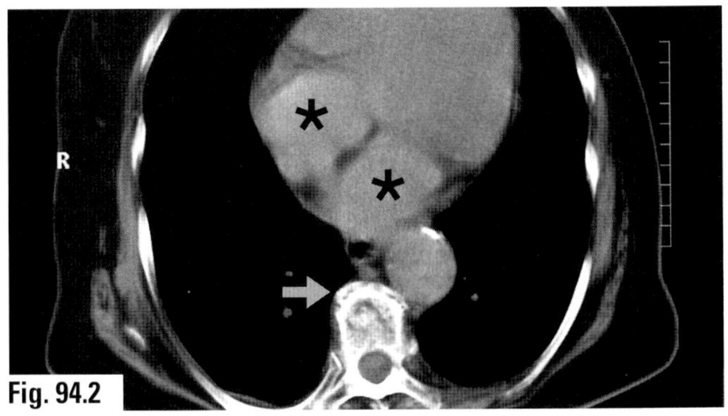

Fig. 94.2

Derrames pericárdicos podem ocorrer em infecções virais, uremia, com as doenças vasculares do colágeno, com um ataque cardíaco ou com tuberculose, entre outras causas. Um derrame pericárdico **(8)** aparece como uma borda espessa de líquido com baixa densidade (entre 10 e 40 UH) circundando o coração (**Fig. 94.3**). Somente o sangue fresco teria um nível mais alto de densidade. Derrames maciços, como os que aparecem na **Figura 94.3**, não só comprimem os pulmões adjacentes **(178)**, mas também comprometem a função cardíaca.

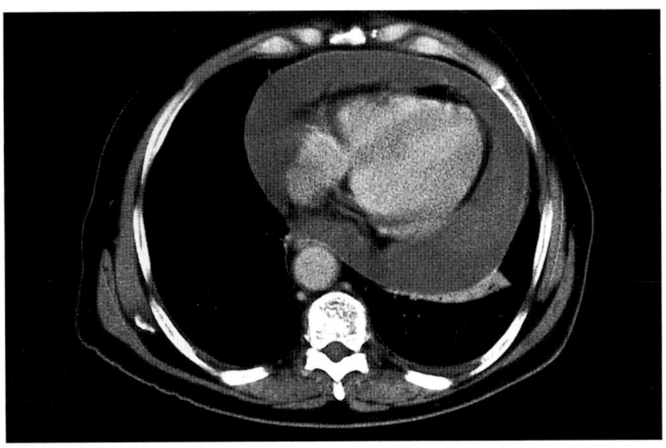

Fig. 94.3a

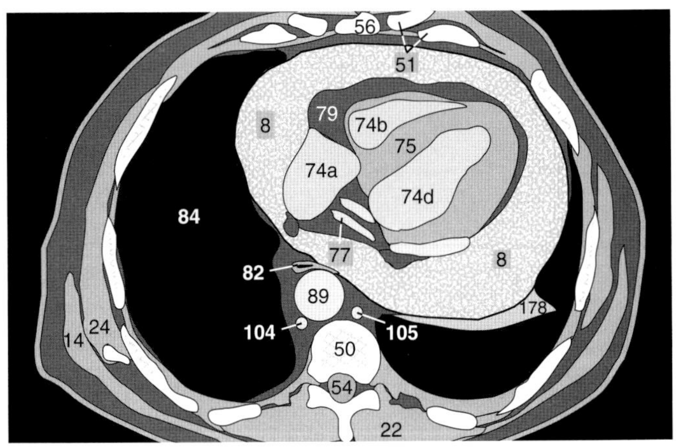

Fig. 94.3b

Os derrames podem levar à fibrose ou calcificação do pericárdio ( ) que, por sua vez, causa pericardite constritiva (**Fig. 94.4**). Observe que, nesses casos, a veia cava, a veia ázigo ou até os átrios podem mostrar-se acentuadamente dilatados como sinal da insuficiência cardíaca.

A aterosclerose das artérias coronárias causa calcificação, que é bem demonstrada por linhas finas e hiperdensas na gordura epicárdica. Atualmente, porém, uma avaliação completa do grau de estenose exige uma angiografia.

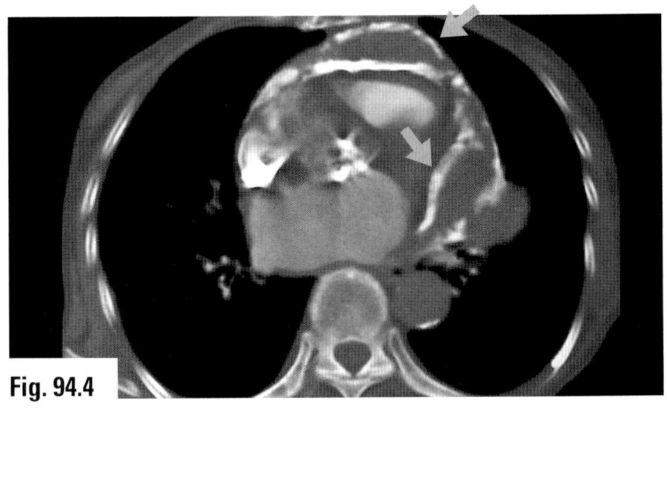

Fig. 94.4

Lesões Intrapulmonares Focais

Quando metástases pulmonares múltiplas se mostram bem avançadas, as lesões podem até ser reconhecidas no topograma **(Fig. 95.1a)**. Dependendo da idade e da vascularização das metástases, elas aparecem como nódulos esféricos de tamanhos variados **(Fig. 95.1b)**. Quanto mais irregulares os contornos das lesões (p. ex., estreladas ou espiculadas), maior a probabilidade de serem lesões malignas. Se, porém, tratar-se de lesões solitárias com calcificação central (como uma pipoca) ou com calcificação periférica, a probabilidade maior será de hamartoma benigno ou granuloma.

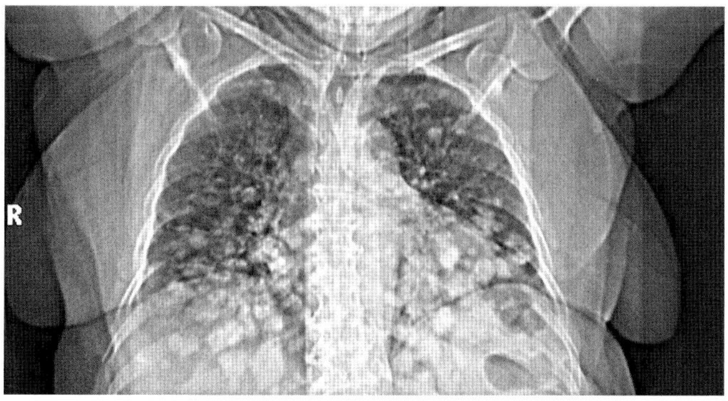

Fig. 95.1a

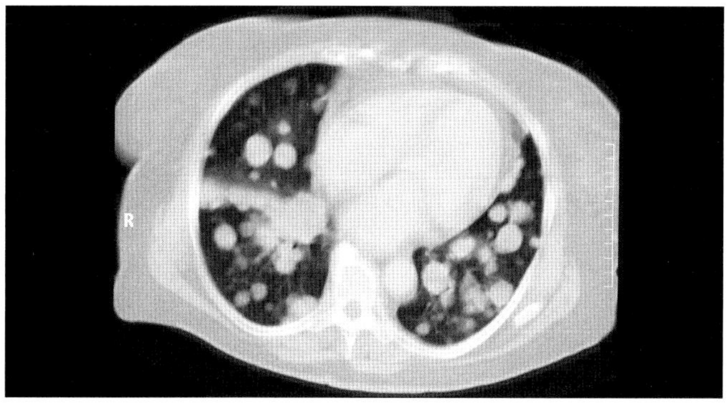

Fig. 95.1b

As metástases pulmonares não são visualizadas nas radiografias convencionais, a menos que apresentem dimensões superiores a 5 ou 6 mm de diâmetro. Nas imagens de TC, entretanto, elas já podem ser identificadas com 1 a 2 mm de diâmetro. Se localizadas na periferia, é fácil diferenciá-las dos vasos sanguíneos em corte transversal. Metástases pequenas localizadas próximas ao hilo são muito mais difíceis de se distinguirem dos vasos. Nesses casos, a análise detalhada das imagens em alta resolução (TCAR) pode ser o melhor método de investigação.

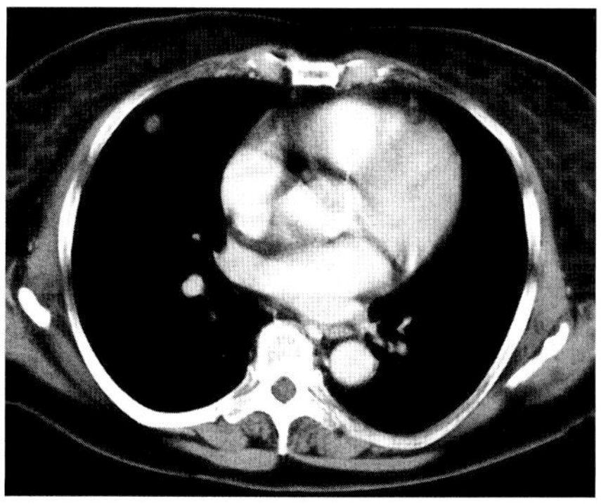

Fig. 95.2a

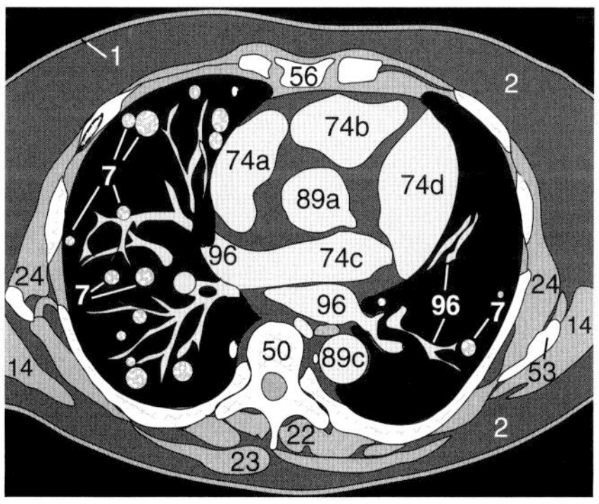

Fig. 95.2b

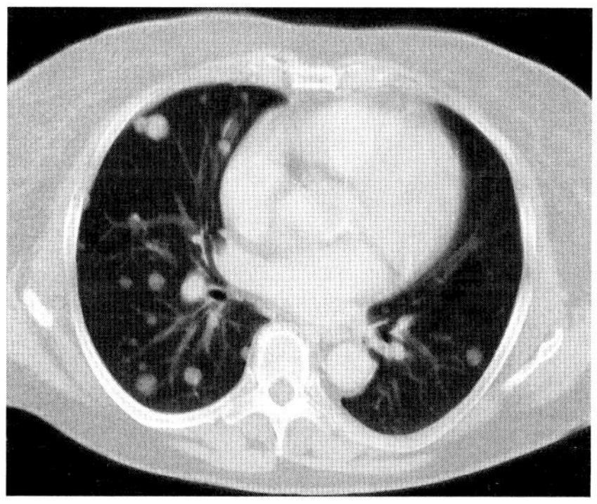

Fig. 95.2c

A escolha correta da exibição da imagem (janela) é essencial: lesões focais pequenas **(7)** do pulmão **(84)** não aparecem em janelas para partes moles **(Fig. 95.2a)** ou podem ser confundidas com vasos normais **(96)**. As janelas para parênquima **(Fig. 95.2c)** deverão ser sempre usadas para o exame do parênquima pulmonar. No caso a seguir **(Fig. 95.3a)**, múltiplas metástases pequenas **(7)** próximas à pleura passariam despercebidas, se a janela para o parênquima não tivesse sido usada **(Fig. 95.3c)**. Esses exemplos demonstram a importância de apreciar cada imagem em janelas para parênquima pulmonar e para partes moles.

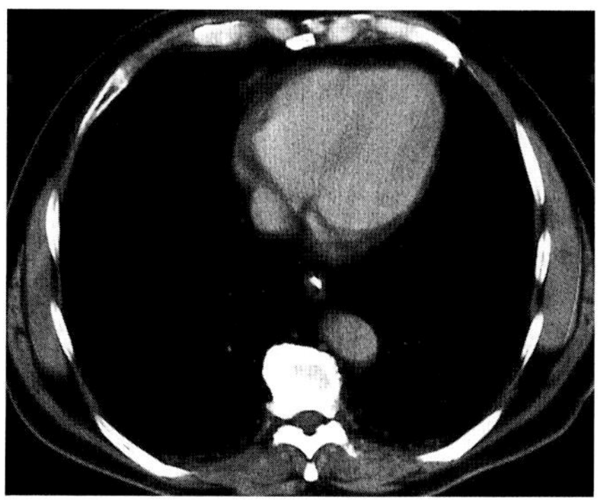

Fig. 95.3a

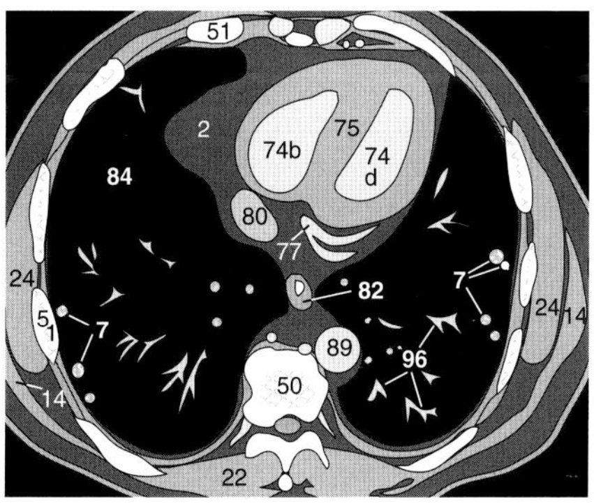

Fig. 95.3b

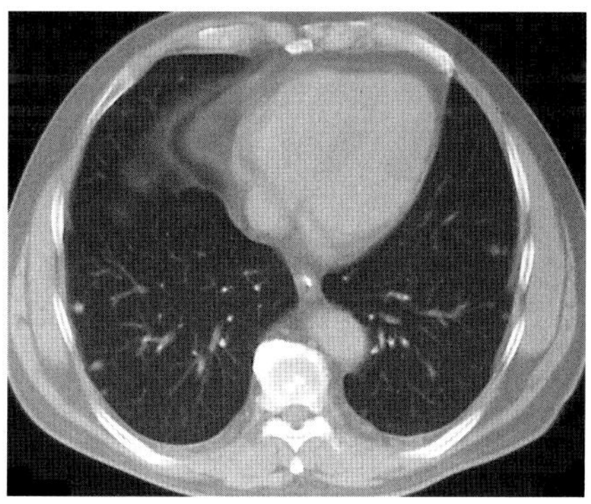

Fig. 95.3c

Como resultado das mudanças de comportamento dos fumantes, a incidência de carcinomas brônquicos (CB), especialmente entre as mulheres e os adultos jovens, aumentou. Além do diagnóstico histológico e da classificação do carcinoma, a localização da lesão é um fator prognóstico importante: um CB de tamanho considerável **(7)** na periferia do pulmão **(Fig. 96.1)**, quase com toda a certeza, será visualizado em uma radiografia do tórax. Carcinomas brônquicos mais avançados e de localização central normalmente não são operáveis e podem obstruir o lúmen brônquico, levando ao colapso distal **(178)**. A **Figura 96.2** mostra um caso avançado no qual o tumor tem áreas de necrose central **(181)**, e o pulmão está circundado por um derrame pleural **(8)**.

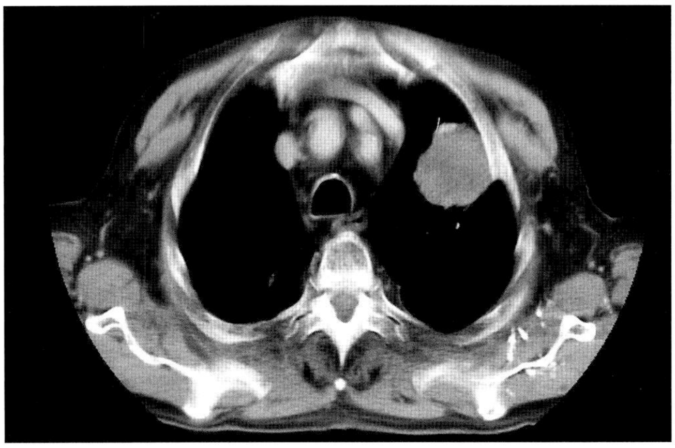

Fig. 96.1a

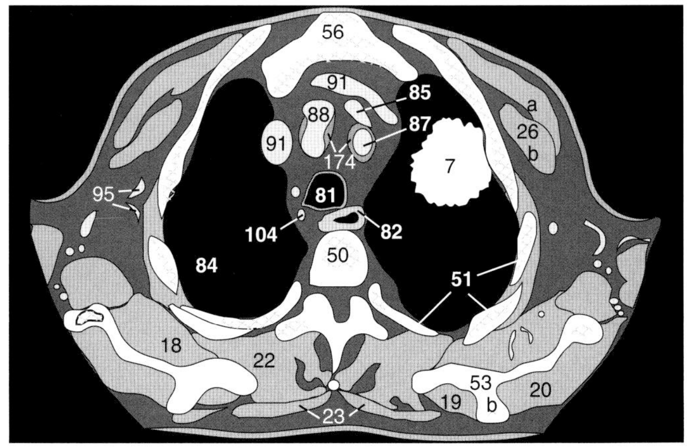

Fig. 96.1b

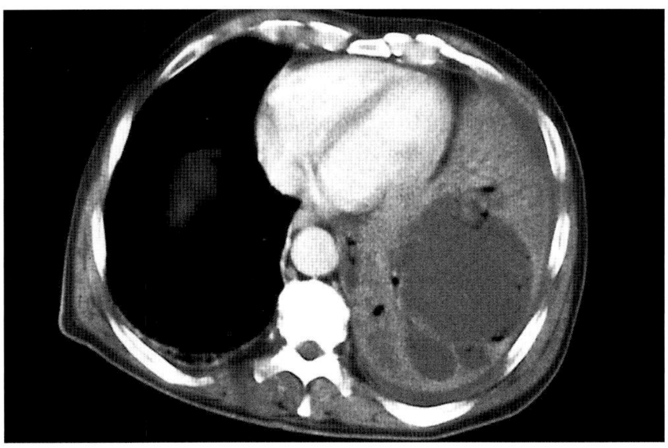

Fig. 96.2a

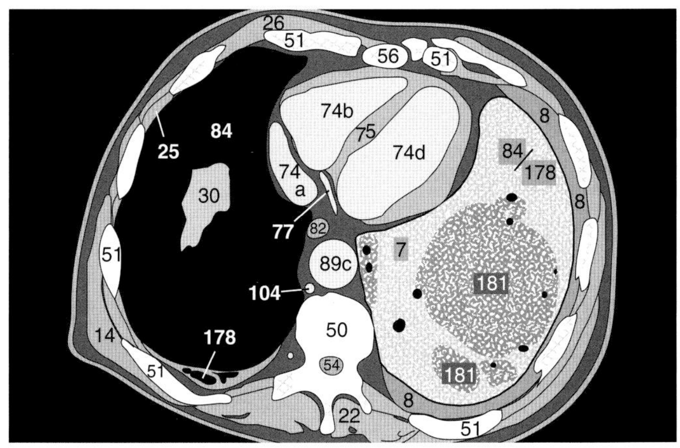

Fig. 96.2b

A linfangite carcinomatosa (**7** na **Fig. 96.3**) se dissemina a partir do hilo ou da pleura visceral para o tecido intersticial do pulmão via vasos linfáticos. A obstrução desses vasos por células tumorais leva à congestão linfática **(185)**. Inicialmente, os lobos superiores permanecem normotransparentes, mas, à medida que a doença progride, eles também se tornam infiltrados. Os vasos linfáticos e os LNs maiores gradualmente são infiltrados pela doença metastática.

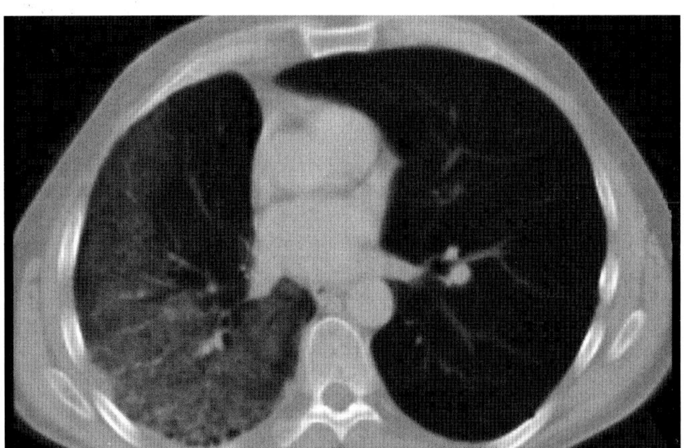

Fig. 96.3a

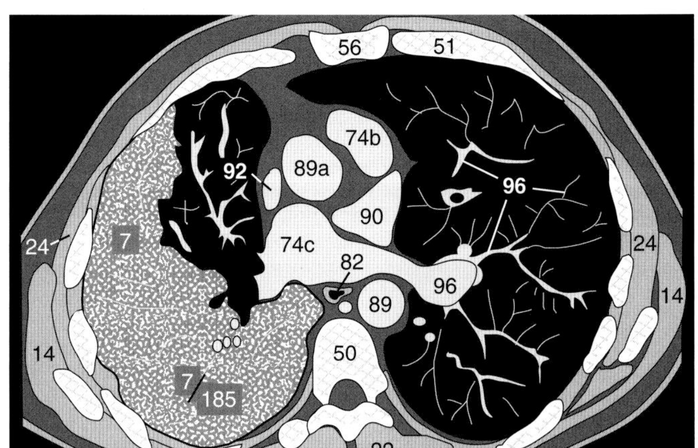

Fig. 96.3b

Sarcoidose

As alterações da sarcoidose (doença de Boeck) devem ser obrigatoriamente diferenciadas de um quadro de múltiplas metástases pulmonares: granulomas epiteliais normalmente infiltram bilateralmente (**Fig. 97.1**) os linfonodos hilares **(6)** e em seguida disseminam-se pelo tecido perivascular e ao longo dos vasos linfáticos até a periferia do pulmão. Múltiplos nódulos pulmonares pequenos e vários graus de fibrose intersticial podem estar presentes. Granulomas grandes **(7)**, como os observados na **Figura 97.2**, podem assemelhar-se a metástases intrapulmonares.

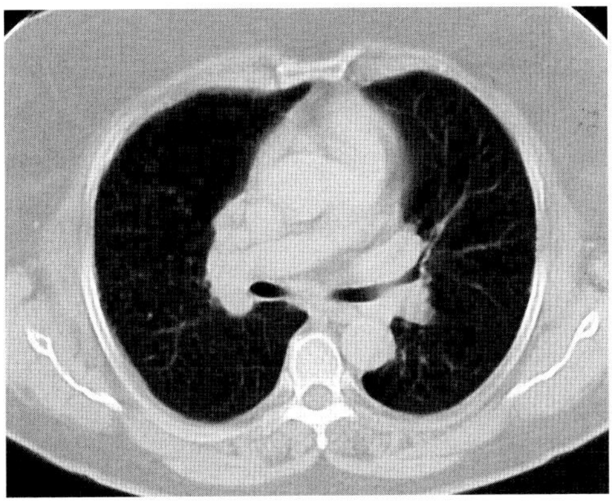

Fig. 97.1a

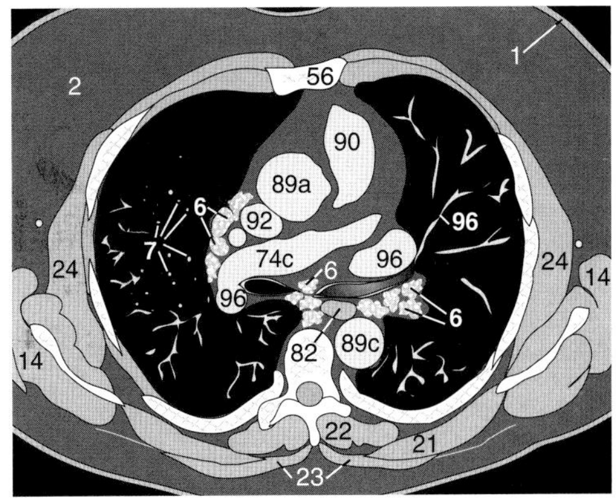

Fig. 97.1b

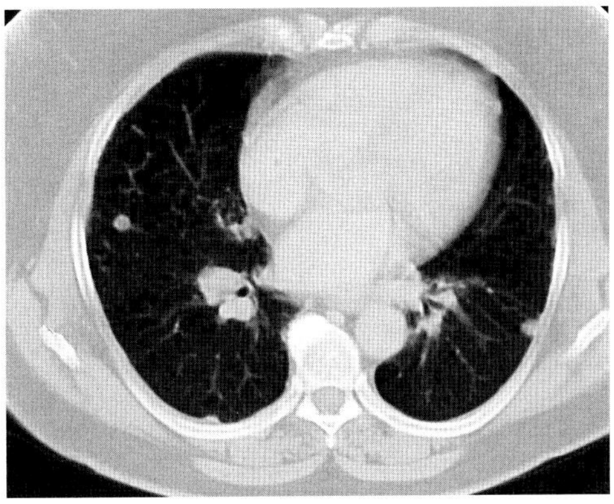

Fig. 97.2a

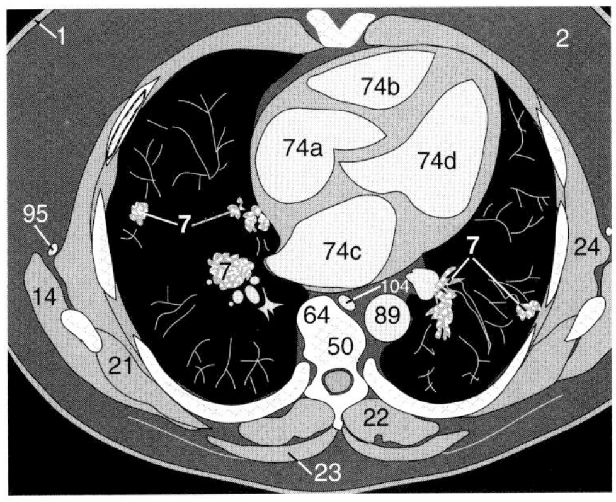

Fig. 97.2b

Tuberculose

Se uma massa maior cavitar **(181)**, o DD incluirá, por exemplo, um carcinoma brônquico com necrose central ou tuberculose cavitária. A **Figura 97.3** ilustra esse último quadro em uma localização atípica em um paciente HIV positivo com imunidade comprometida. Observe também as alterações enfisematosas no tecido na periferia da lesão **(176)**.

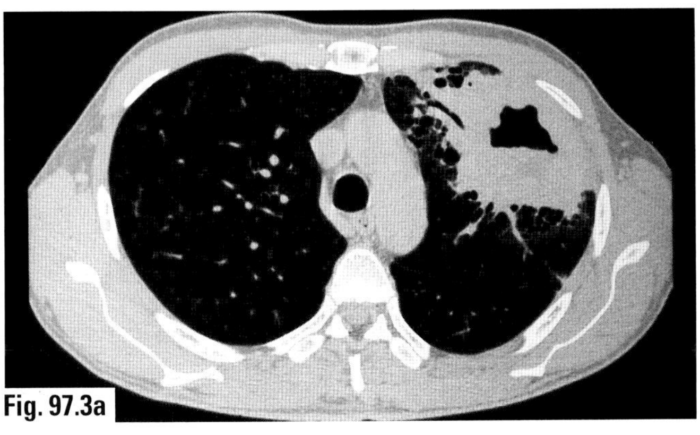

Fig. 97.3a

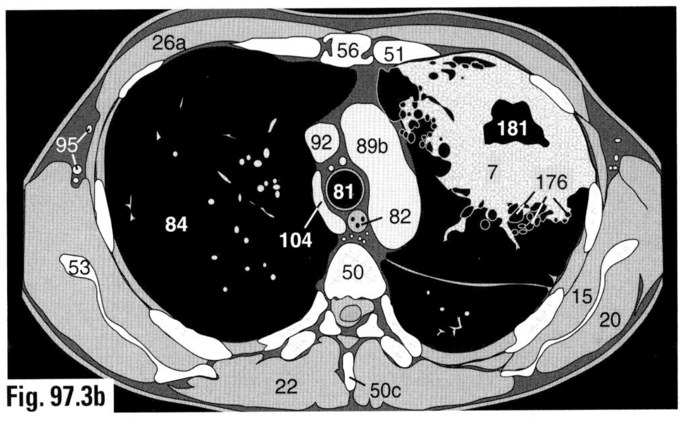

Fig. 97.3b

Aspergillus

A superinfecção por *Aspergillus* pode ocorrer no interior de uma cavidade preexistente em pacientes imunocomprometidos. Os esporos do *A. fumigatus* são comuns nas plantas e no solo. Com frequência, a cavidade não fica completamente preenchida pela bola de *aspergillus*, de modo que é possível identificar um pequeno crescente de ar (na **Fig. 97.4**). A aspergilose também pode levar à asma brônquica alérgica ou provocar alveolite alérgica exógena.

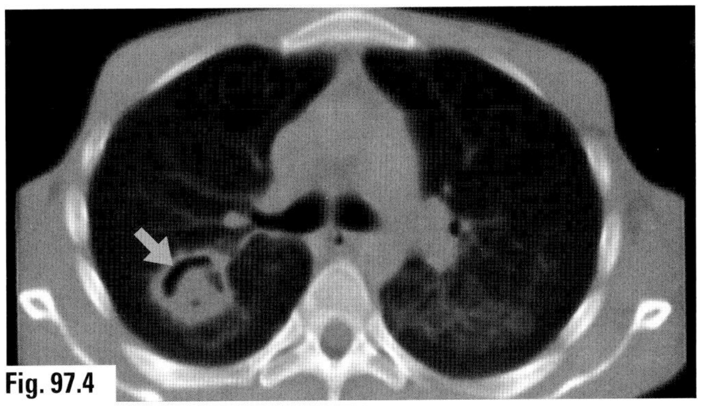

Fig. 97.4

Pleura

Derrames pleurais volumosos **(8)**, como no caso ilustrado na **Figura 98.1**, comprimem o pulmão **(84)** e podem levar a grandes áreas de atelectasia **(178)** afetando segmentos individuais ou até mesmo todo o lobo. Os derrames aparecem como coleções líquidas homogêneas de densidade quase aquosa nos espaços pleurais. Geralmente, os derrames acompanham infecções, congestão pulmonar devido à insuficiência cardíaca direita, assim como congestão venosa decorrente de mesotelioma e carcinoma brônquico periférico.

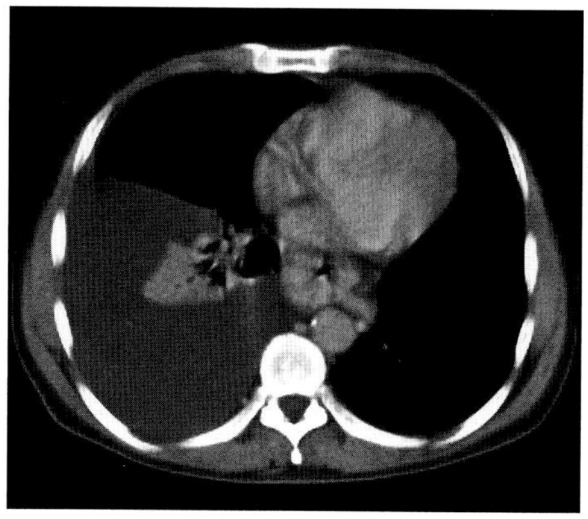

Fig. 98.1a

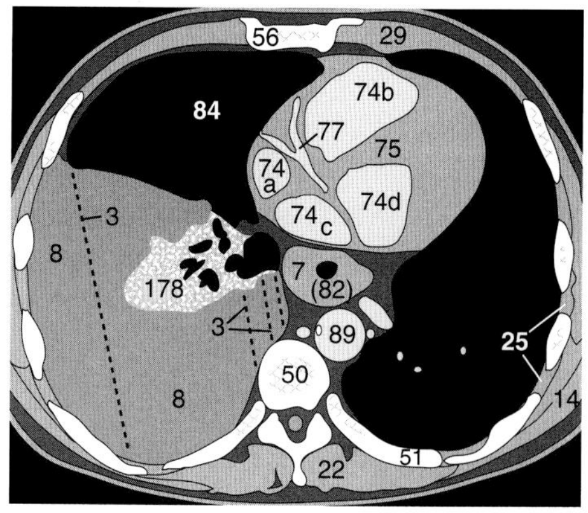

Fig. 98.1b

A drenagem do derrame pleural por meio da inserção de um dreno **(182)** é indicada se a atelectasia **(178)** afetar grandes áreas do pulmão **(Fig. 98.2)**. No caso mostrado na **Figura 98.2**, o tubo de drenagem foi obstruído por líquido rico em fibrina. O pulmão só poderá ser reinflado, se o coágulo de fibrina for eliminado ou o dreno for substituído.

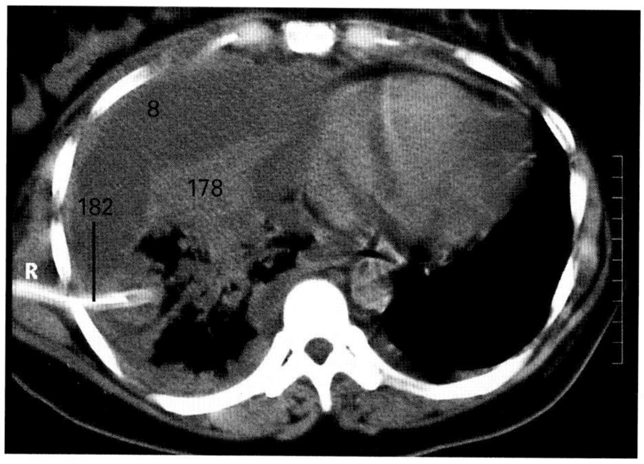

Fig. 98.2

Corpos estranhos são raramente encontrados nos espaços pleurais **(166** na **Fig. 98.3)**, mas precisam ser considerados após toracotomia (cirurgia do tórax). Nas janelas para parênquima **(Fig. 98.3c)**, as imagens mostram claramente a inflamação e o colapso **(178)** ao redor de um *swab* "esquecido".

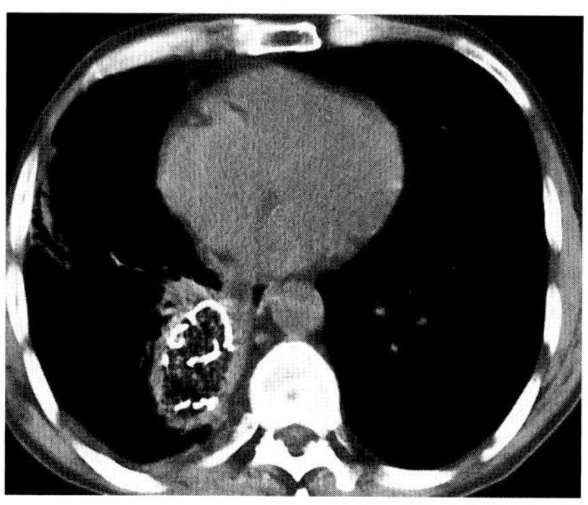

Fig. 98.3a

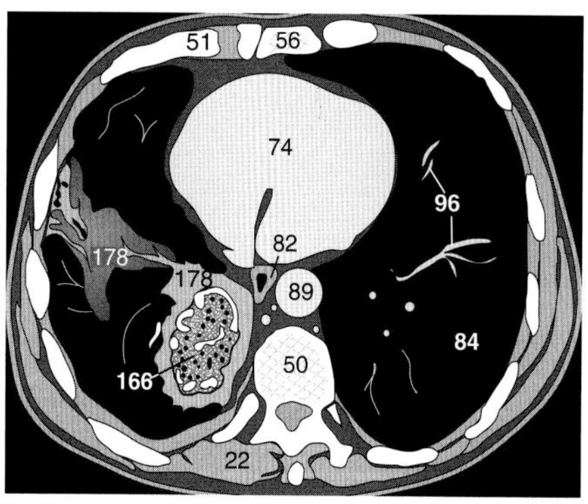

Fig. 98.3b

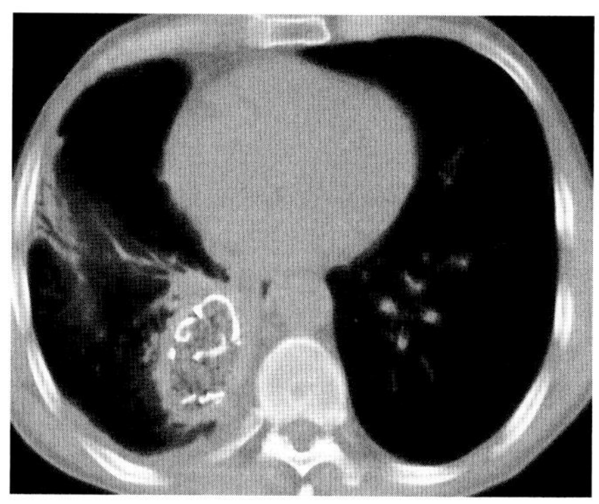

Fig. 98.3c

Doença do Pulmão Associada ao Asbesto

A doença do pulmão associada ao asbesto tem um padrão reticulonodular fino de densidades aumentadas e difusas por todo o tecido pulmonar, especialmente nos septos interlobulares (⇧ e ⇗ na **Fig. 98.4**). Na pleura, as características patológicas típicas são o espessamento e as placas (**186** na **Fig. 98.4**). A fibrose e o enfisema pelas cicatrizes aparecem nos estágios mais tardios da doença. As áreas em forma de fuso ou mais triangulares com atenuação aumentada são, geralmente, difíceis de se distinguir daquelas características dos carcinomas brônquicos.

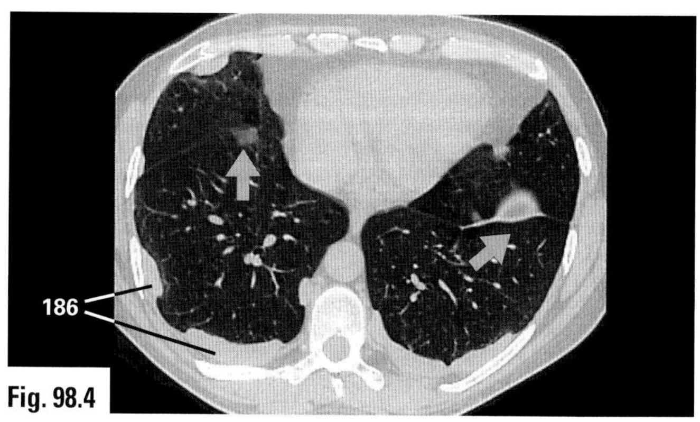

Fig. 98.4

Silicose

Nódulos múltiplos e bem definidos aparecem no tecido conectivo intersticial em resposta a partículas fagocitadas de sílica. Os lobos superiores do pulmão são mais comumente afetados. Sinais de fibrose, que podem progredir para um padrão de faveolamento, podem ser mais bem – e em estágios bem precoces – detectados com TCAR (usando espessuras de 2 mm em vez de 10 mm; **Fig. 99.1**). Os nódulos mais finos e menores podem ser encontrados espalhados por todo o pulmão; opacidades maiores, que podem evoluir para cavitação, estão localizadas nas áreas de fibrose mais densa (↗ na **Fig. 99.2**). Linfonodos hilares ou mediastinais aumentados (**Fig. 99.3**) desenvolvem, com frequência, um padrão de calcificação em casca de ovo. À medida que a doença progride, aumentam a fibrose e o enfisema secundário a cicatrizes (← na **Fig. 99.1**).

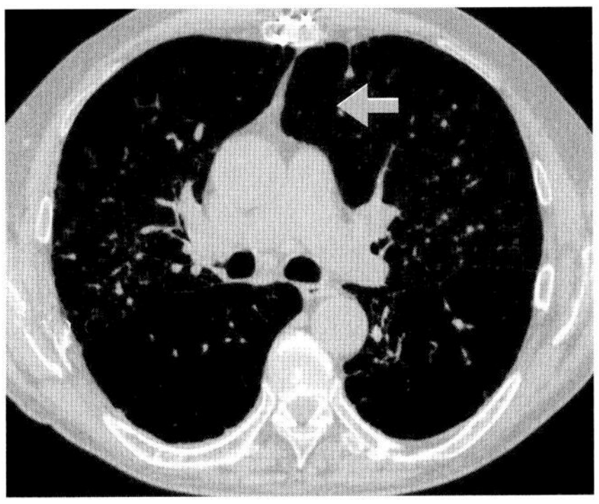

Fig. 99.1

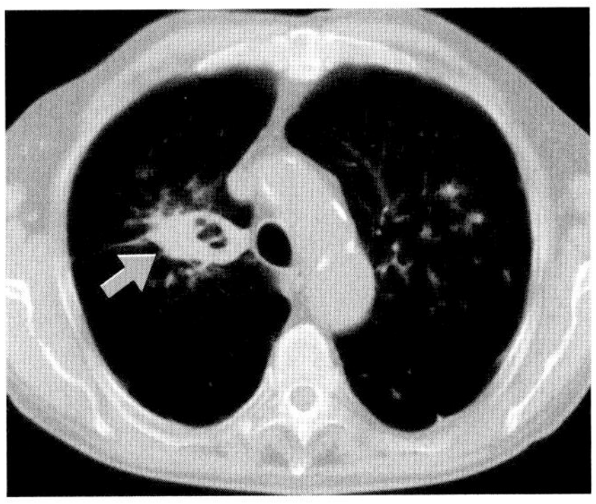

Fig. 99.2

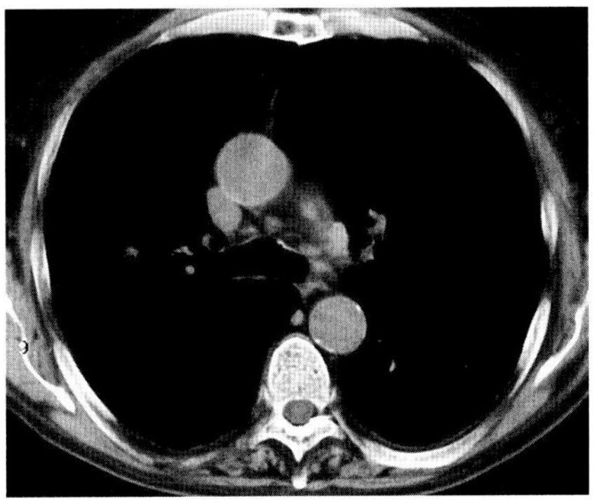

Fig. 99.3

Enfisema

Enfisema progressivo com bolhas (**176** na **Fig. 99.4b**) ou bronquiectasias com infiltrados inflamatórios associados (**178** na **Fig. 99.5**) não são visíveis nas imagens da janela para partes moles nos estágios iniciais. Esses infiltrados são vistos com mais facilidade e detectados com maior rapidez em imagens com cortes finos, usando-se janelas para parênquima [25-27].

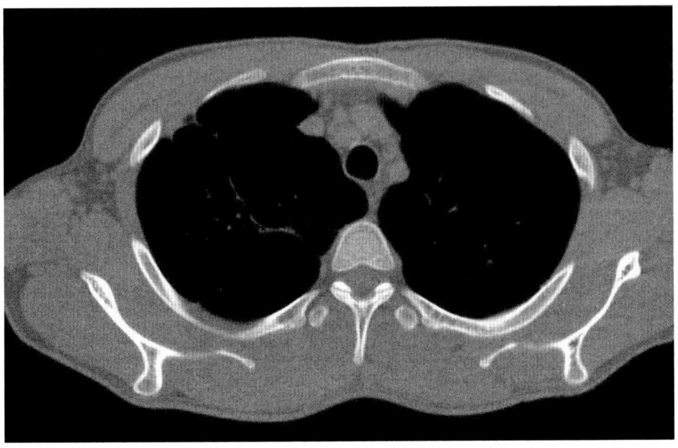

Fig. 99.4a

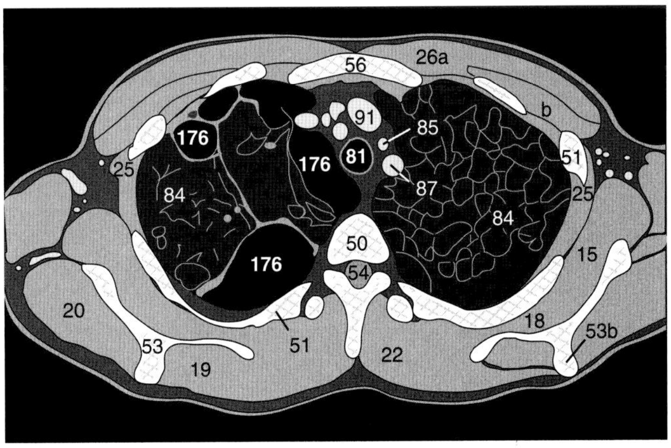

Fig. 99.4b

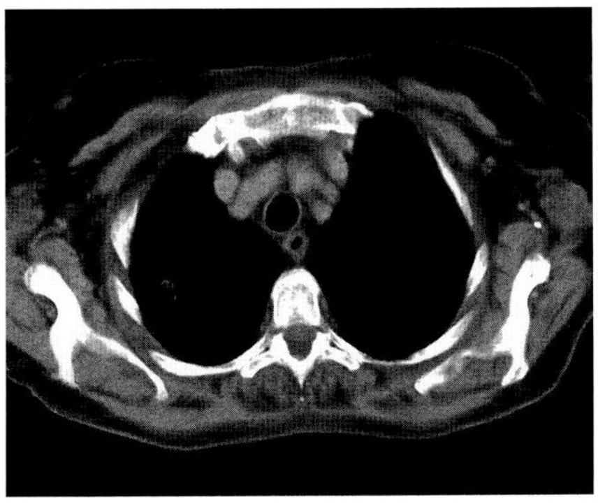

Fig. 99.5a

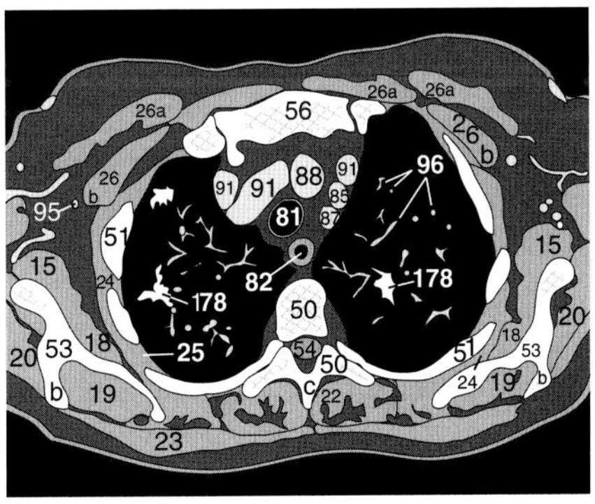

Fig. 99.5b

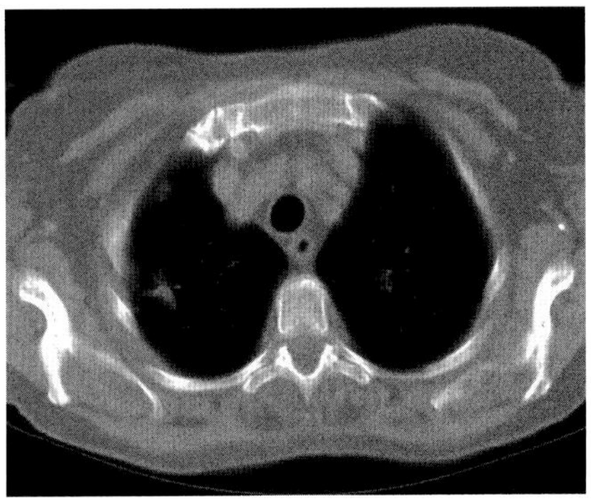

Fig. 99.5c

A patogênese da fibrose intersticial do pulmão (**Fig. 100.1**) nem sempre pode ser estabelecida e é conhecida como fibrose pulmonar idiopática. Isso é especialmente verdadeiro quando ela afeta mulheres de meia-idade. O padrão da fibrose assemelha-se àquele ilustrado nas páginas anteriores, exceto pelo fato de que as alterações enfisematosas começam, tipicamente, em regiões subpleurais. A fibrose pulmonar pode acompanhar qualquer uma das doenças vasculares do colágeno nos estágios avançados e levar a alterações morfológicas similares, por exemplo, em esclerodermia (**Fig. 100.2**) ou poliarterite nodosa (**Fig. 100.3**).

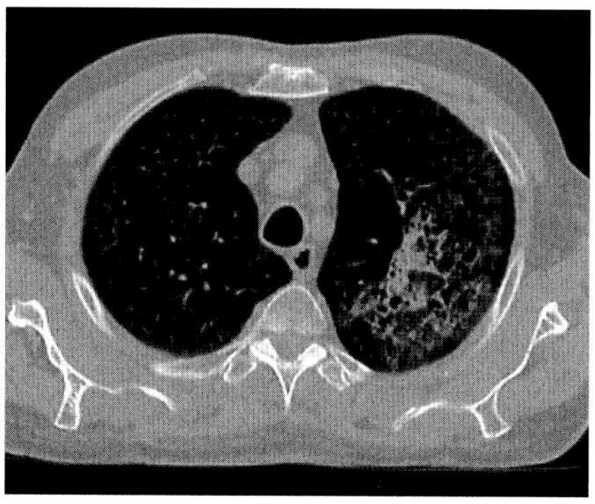

Fig. 100.1

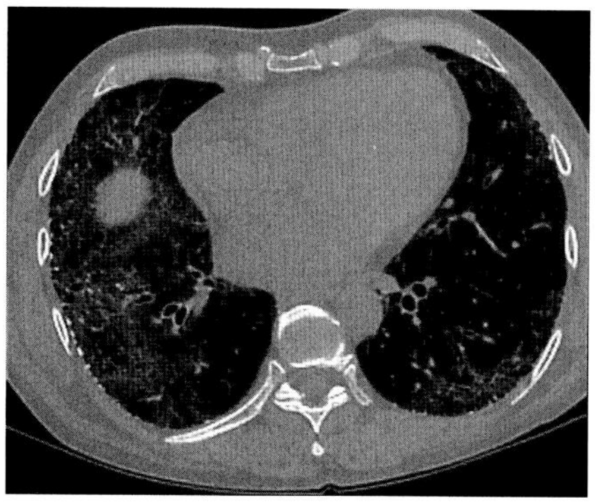

Fig. 100.2

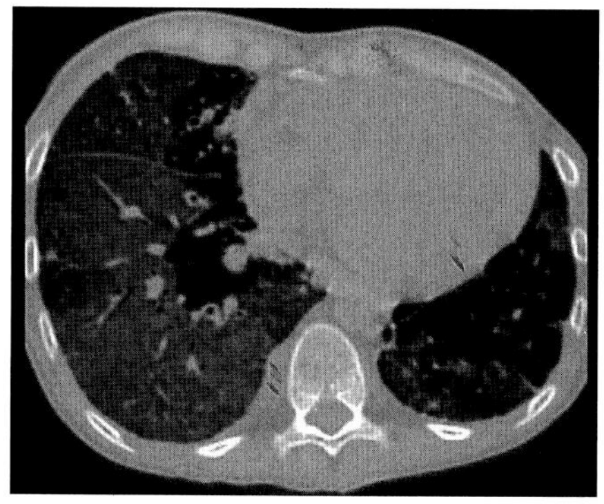

Fig. 100.3

Teste seus Conhecimentos!

Você deverá tentar responder a todas as perguntas desta e da página seguinte antes de ler as respostas no final do livro, para não estragar a diversão de responder cada uma delas.

Exercício 20:

Você identifica alguma anormalidade na **Figura 100.4**, ou se trata de uma imagem com anatomia normal? Discuta seu DD.

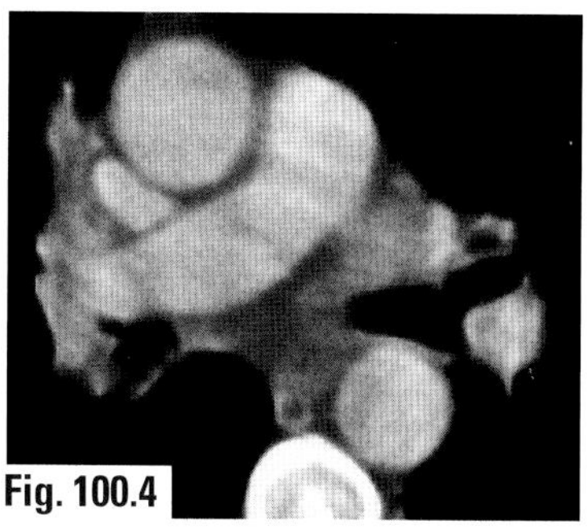

Fig. 100.4

Exercício 21:

Na **Figura 100.5**, como você interpretaria a área densa no pulmão esquerdo? Discuta seu DD, e faça uma lista de informações complementares que você precisa e os passos necessários para ter certeza sobre a lesão.

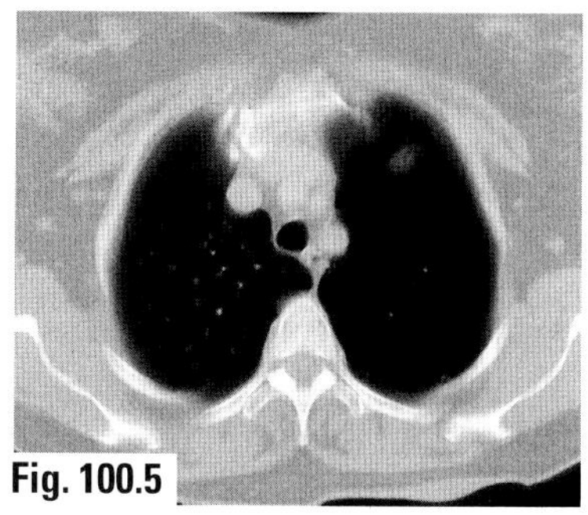

Fig. 100.5

Exercício 22:

Um paciente de 62 anos apresentou-se com dor intensa nas costas e foi examinado por TC. Qual é o seu diagnóstico para as alterações observadas na **Figura 100.6**? Você pode classificar o tipo de alteração e o grau de gravidade?

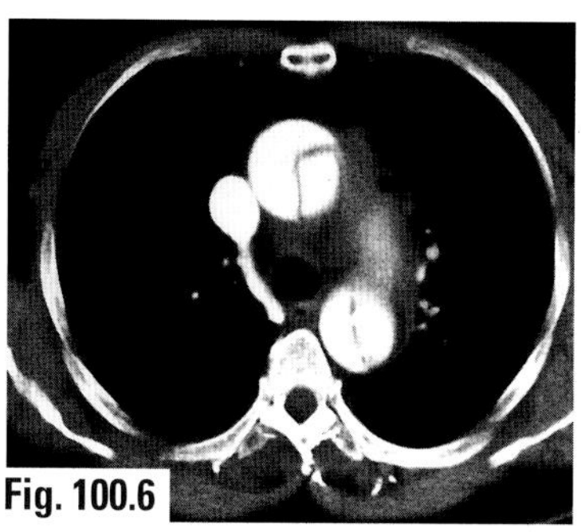

Fig. 100.6

Exercício 23:

Descreva com detalhes as alterações patológicas na **Figura 100.7** e os passos em seu DD.

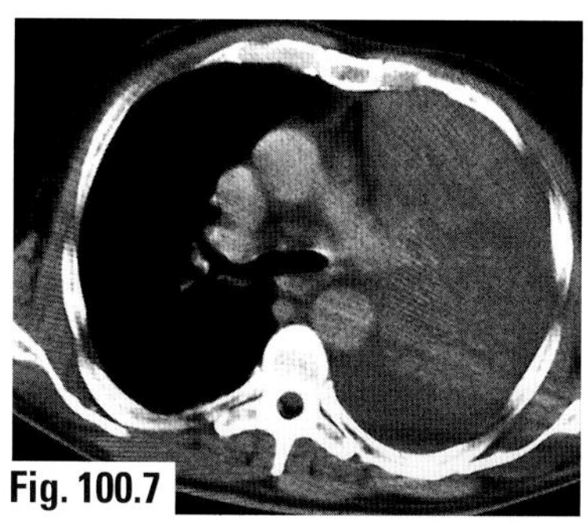

Fig. 100.7

Exercício 24:

Quais outros procedimentos diagnósticos você recomendaria para o caso ilustrado na **Figura 101.1**? De qual lesão você suspeita? Quais outras alterações você reconhece?

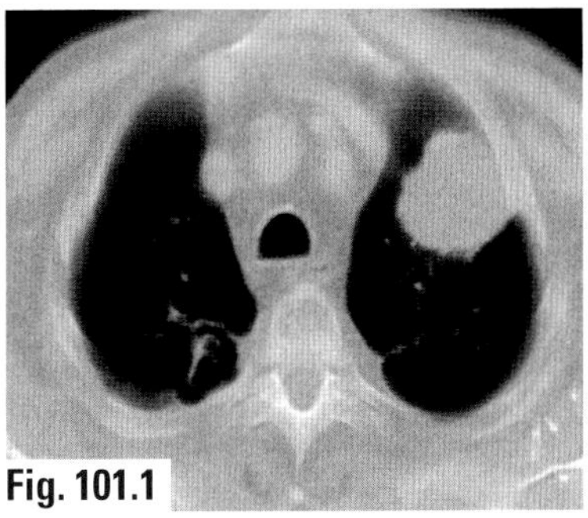

Fig. 101.1

Exercício 25:

A identificação de lesões mesmo minúsculas pode ser decisiva para se chegar ao diagnóstico correto. O que você vê na **Figura 101.2**?

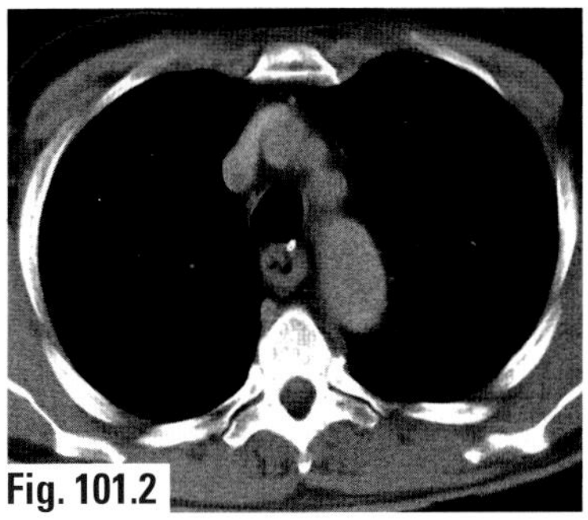

Fig. 101.2

Exercício 26:

Uma paciente na 26ª semana de gestação queixou-se de falta de ar. O médico inicialmente achou que poderia ser por causa do diafragma alto. Duas semanas depois, ela foi examinada por TC. Anote cuidadosamente todas as alterações que você vê na **Figura 101.3** e quais os passos em seu DD.

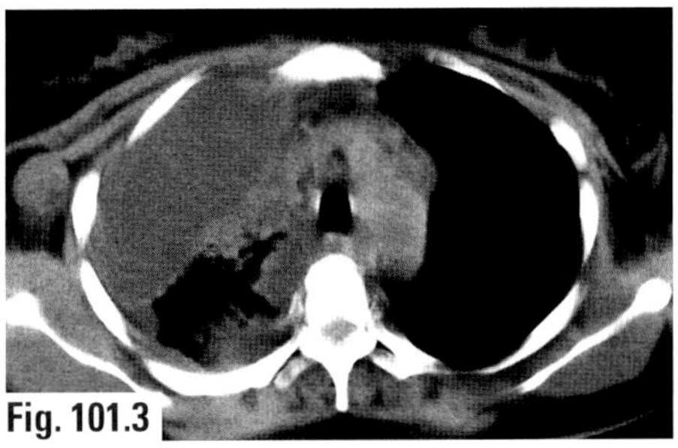

Fig. 101.3

Exercício 27:

Uma paciente de 56 anos com história de tabagismo apresentou-se com perda ponderal não intencional e graves episódios de tosse que já vinham ocorrendo há 3 meses. Ela não tinha doenças prévias. A **Figura 101.4** ilustra a anatomia normal, variante da normalidade ou alguma anormalidade?

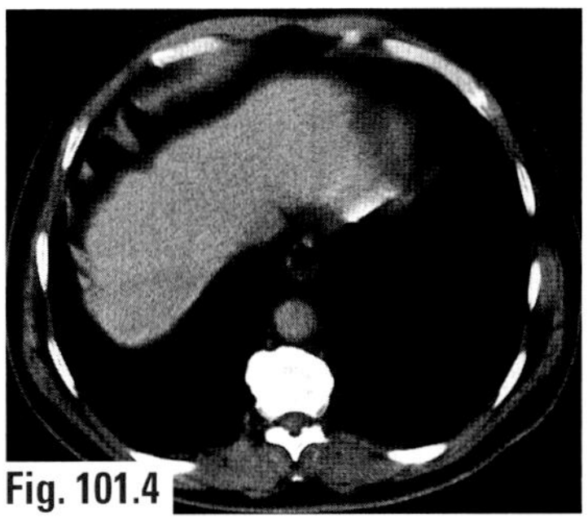

Fig. 101.4

Exercício 28: A **Figura 101.5a, b** ilustra a anatomia normal, uma anomalia ou um linfoma? Discuta sua opinião.

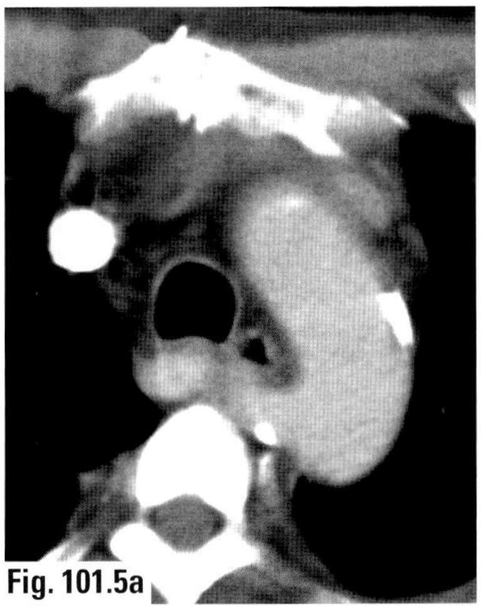

Fig. 101.5a

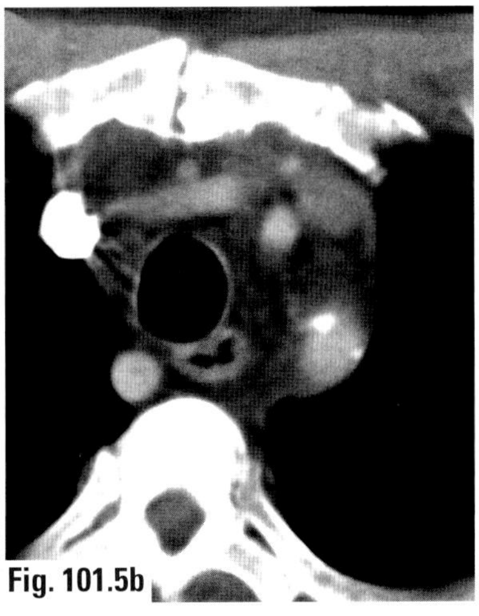

Fig. 101.5b

É certo que um dos princípios fundamentais do aprendizado efetivo consiste em múltiplas repetições com intervalos intermitentes e crescentes de tempo.

Assim, você deve repetir os **Exercícios 1 e 19** agora e tentar elaborar novamente todos os critérios importantes para a avaliação de TCs do crânio e do toráx:

Checklist da TCC

Checklist da TC de Tórax

Em geral, todos os órgãos com densidade de partes moles devem aparecer uniformes e bem definidos, exceto quando ocorrem efeitos de volume parcial (cf. p. 14) ou durante a fase inicial do realce arterial pelo meio de contraste (MC) em uma tomografia helicoidal (cf. pp. 120 e 126). Estruturas como vasos sanguíneos e alças intestinais deverão estar claramente definidas na gordura intra-abdominal. O mesmo se aplica à gordura nos músculos.

Espaços de tecido conectivo mal definidos podem indicar edema ou uma infiltração inflamatória ou maligna. Se a anatomia não puder ser claramente definida, informações complementares poderão ser obtidas medindo-se a densidade de áreas específicas ou comparando-se imagens sem contraste e com contraste (cf. pp. 15 e 121).

Novamente, a *checklist* proposta não pretende ser "prescritiva", mas servir de ferramenta útil para o novato reduzir o número de achados patológicos perdidos.

Seleção do Plano da Imagem

No abdome, os cortes também são adquiridos transversalmente (= axialmente). Se o avanço da mesa estiver definido em 8 mm com espessura de fatia de 10 mm, haverá sobreposição de 1 mm em cada lado do corte. Recentemente, observa-se tendência no sentido de fatias mais finas com espessura entre 5 e 8 mm.

Os topogramas pequenos nas páginas a seguir (com base na **Fig. 103.1**) mostram nitidamente as posições das fatias com relação à anatomia das estruturas principais para cada série de imagens.

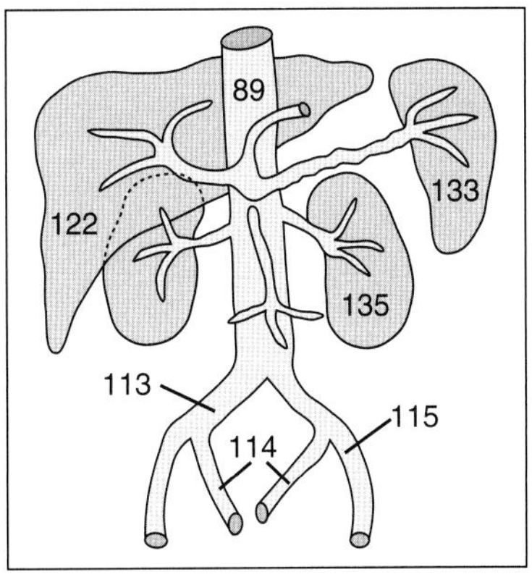

Fig. 103.1

Sequência Sistemática para Interpretação

De maneira análoga à interpretação da TC de tórax, sugerimos que você inicie com os tecidos da parede abdominal. Pode-se economizar tempo considerável se examinarmos coerentemente esses tecidos em orientação craniocaudal. Para os iniciantes, recomenda-se uma inspeção sistemática de cada órgão ou sistema de cranial a caudal para que o examinador não precise se concentrar em muitas estruturas de uma só vez. O procedimento proposto abrange duas ou três passagens pelas imagens. À medida que sua experiência aumenta, você pode querer desenvolver seu próprio método. Leitores experientes têm mais capacidade de detectar todas as alterações patológicas em uma só passagem em orientação craniocaudal.
É prudente avaliar os órgãos internos que ficam no mesmo plano transversal. A uniformidade do parênquima, o tamanho e a superfície lisa do fígado e do baço deverão ser verificados juntos. O mesmo se aplica para a avaliação do pâncreas e das glândulas suprarrenais; elas também ficam no mesmo nível (cf. pp. 105 e 106). Se todo o sistema urinário tiver de ser examinado, o radiologista ganhará tempo se examinar os órgãos reprodutores e a bexiga na pelve menor antes de passar para o exame das partes superiores do trato gastrointestinal ou os linfonodos regionais e os vasos retroperitoneais (veja *checklist* à direita).
Por fim, a presença de lesões ósseas escleróticas e líticas e o estado do canal espinal deverão ser verificados (cf. p. 155).

***Checklist* para Exames Abdominais**			
Parede abdominal:	(Especialmente as regiões periumbilical e inguinal) Hérnias, Linfonodomegalias?		
Fígado e baço:	Parênquima homogêneo sem lesões focais? Superfícies bem definidas?		
Vesícula biliar:	Parede fina, bem definida? Cálculos?		
Pâncreas, glândulas suprarrenais:	Bem definidos, tamanho normal?		
Rins, ureter e bexiga:	Excreção simétrica de MC? Obstrução, atrofia, parede da bexiga lisa e fina?		
Órgãos reprodutores:	Próstata uniforme e de tamanho normal? Cordão espermático, útero e ovários?		
Trato GI:	Bem definido? Espessura normal das paredes? Estenoses ou dilatações?		
Retroperitôneo:	Vasos:	Aneurismas? Tromboses?	
	Linfonodomegalias?		
	Mesentéricos	(normalmente	< 10 mm)
	Retrocrurais	(normalmente	< 7 mm)
	Para-aórticos	(normalmente	< 7 mm)
	Parailíacos	(normalmente	< 12 mm)
	Parainguinais	(normalmente	< 18 mm)
Janela para osso:	Coluna lombar e pelve: Lesões degenerativas? Fraturas? Lesões líticas ou escleróticas focais? Estenoses da coluna vertebral?		

As imagens dos órgãos abdominais incluem os recessos costofrênicos dos pulmões **(84)**, que se estendem bastante caudal, lateral e dorsalmente. O parênquima do fígado **(122)** e do baço **(133)** normalmente se mostra homogêneo sem lesões focais na fase venosa do realce pelo meio de contraste (MC): os ramos da veia porta **(102)** e o ligamento falciforme **(124)** podem ser distinguidos. Para se avaliar a parede gástrica **(129a)**, é preciso encher o estômago **(129)** com água, que atua como um meio de contraste de baixa densidade, após uma injeção IV de Buscopan. O diafragma **(30)** entre as cavidades torácica e abdominal tem atenuação semelhante à do parênquima do fígado e do baço, e pode, portanto, não ser diferenciado desses órgãos se sua cúpula for seccionada obliquamente.

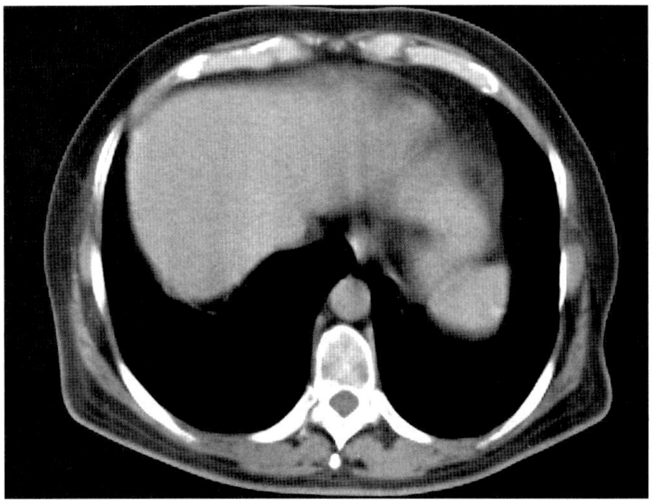

Fig. 104.1a

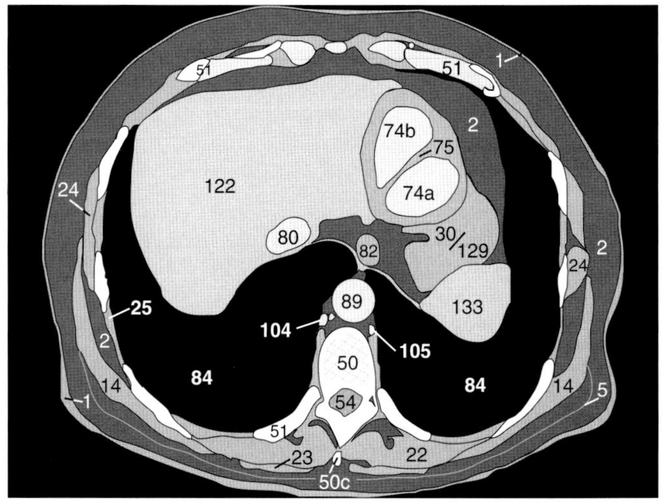

Fig. 104.1b

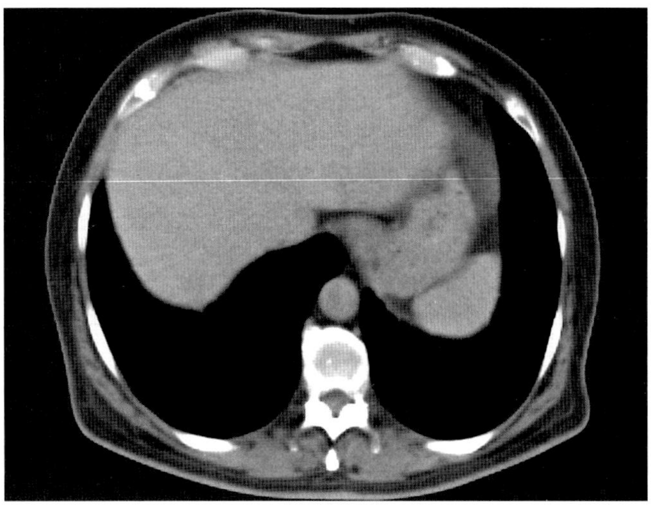

Fig. 104.2a

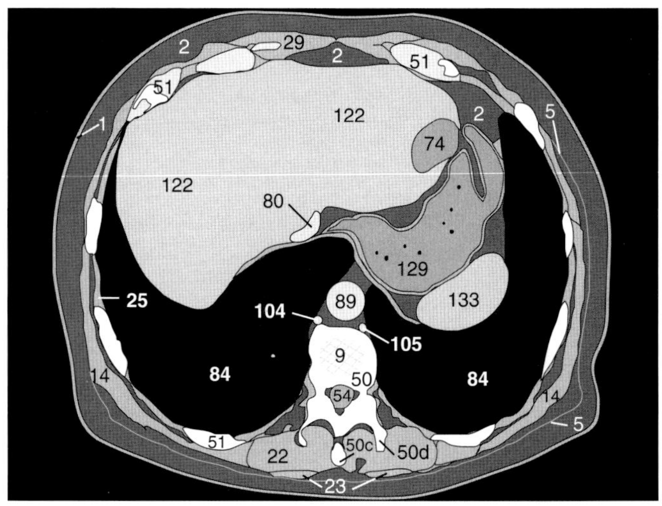

Fig. 104.2b

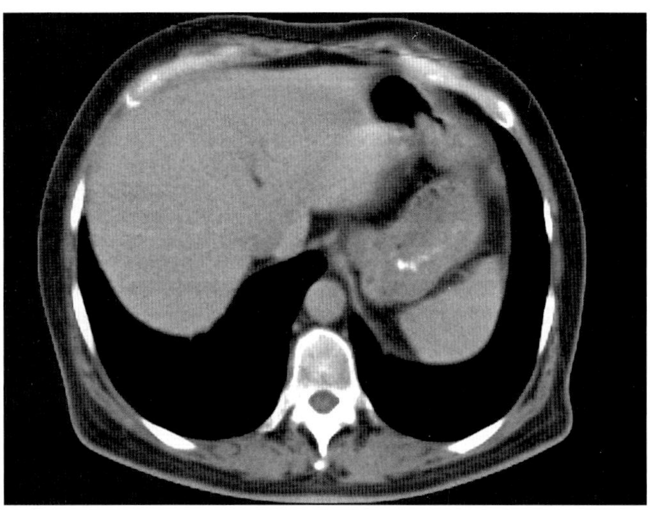

Fig. 104.3a

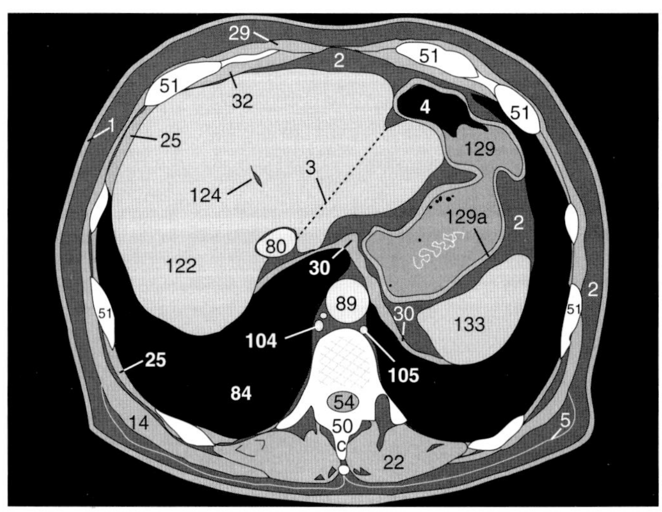

Fig. 104.3b

A glândula suprarrenal direita normalmente se localiza cranial ao polo superior do rim **(135)**, enquanto a glândula esquerda localiza-se ventral ao polo superior do rim. Consequentemente, as duas glândulas suprarrenais **(134)** são vistas nas mesmas imagens. Observe a posição do diafragma **(30)** entre o pulmão **(84)** e a veia cava inferior **(80)**. Os vasos na curvatura menor do estômago **(109)** e as paredes gástricas **(129a)** são geralmente bem definidos e nitidamente diferenciados da gordura e do tecido conectivo ao redor **(2)**.

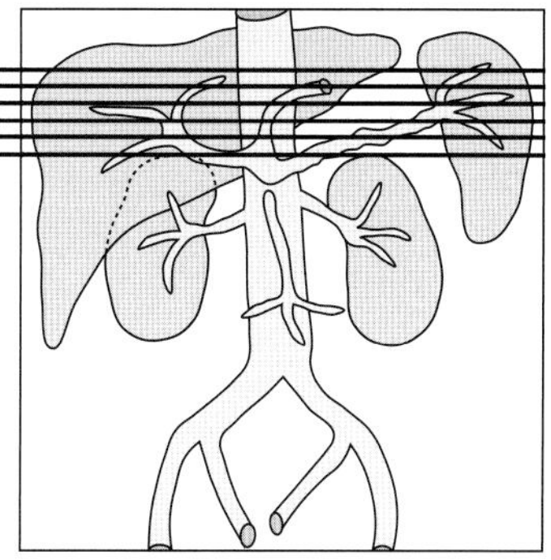

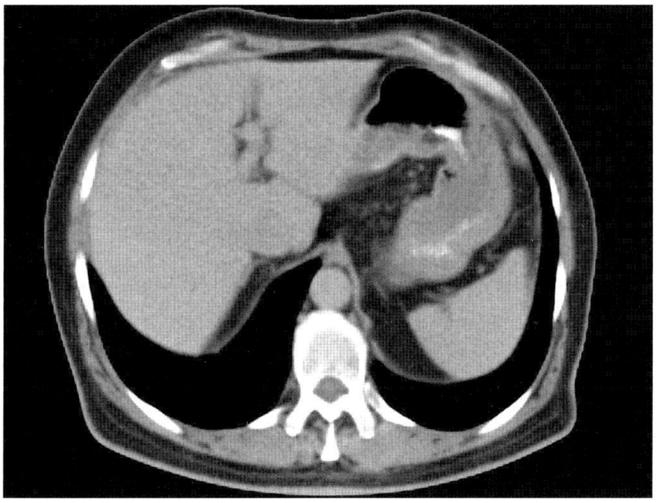

Fig. 105.1a

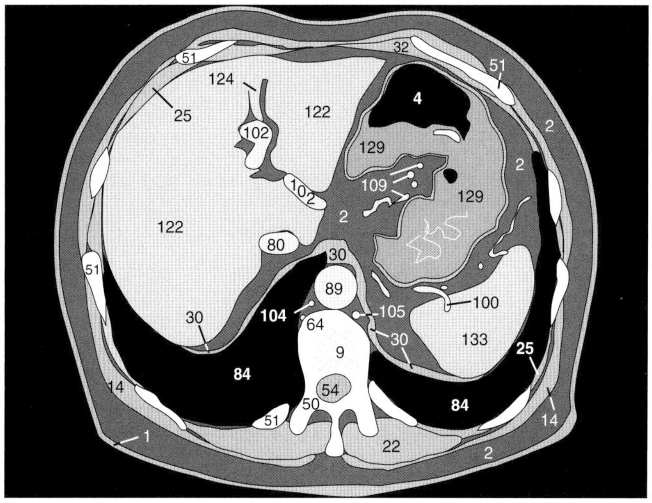

Fig. 105.1b

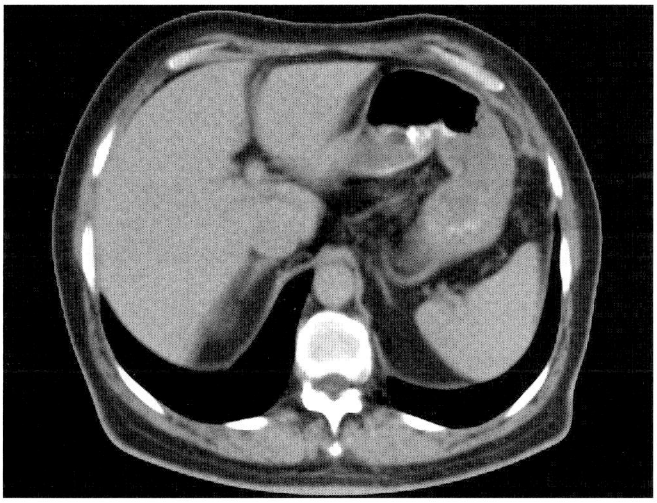

Fig. 105.2a

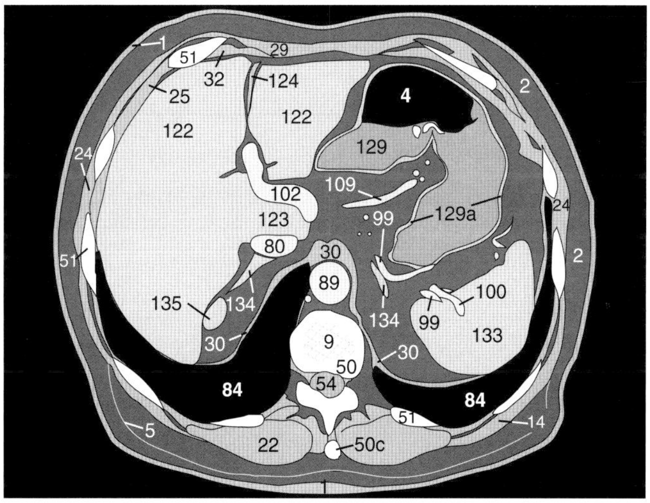

Fig. 105.2b

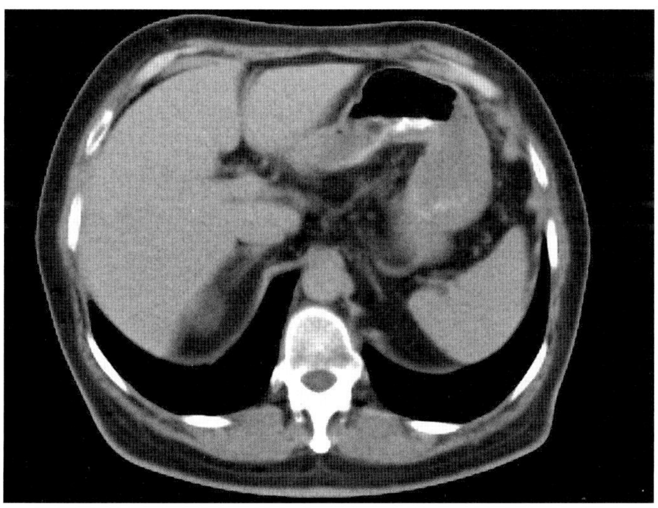

Fig. 105.3a

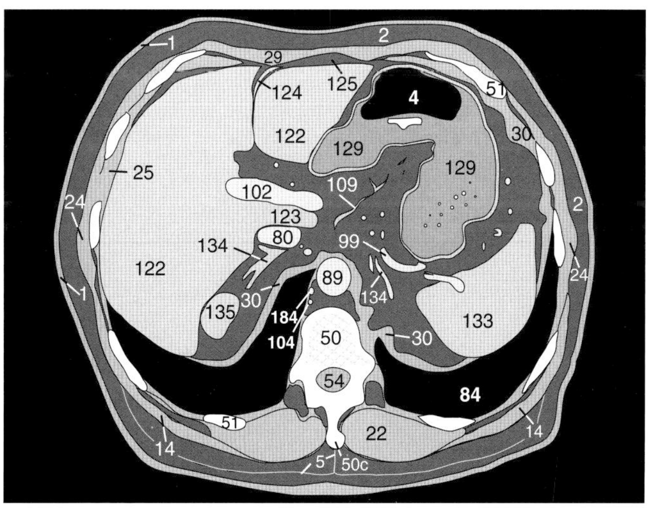

Fig. 105.3b

Tipicamente, o pâncreas **(131)** possui parênquima bem definido e um contorno irregular. A cabeça e o processo uncinado do pâncreas estendem-se bem mais caudalmente (abaixo na **Fig. 107.2**). A glândula suprarrenal esquerda **(134)** tem, com frequência, a forma de Y, enquanto a glândula direita assemelha-se a uma seta ou uma vírgula. Observe a origem do tronco celíaco **(97)** e da artéria mesentérica superior (AMS) **(106)** a partir da aorta abdominal **(89)**. Linfonodomegalias podem, frequentemente, ser encontrados nesta região. Na **Figura 106.3**, o efeito do realce por contraste de um bolo de MC arterial torna-se evidente. Nesse ponto, a AMS **(106)** já foi mais realçada que a veia acompanhante **(107)**, que não contém nenhum contraste ainda. Dentro de instantes (**Fig. 107.1**), o bolo de MC já opacificou também a veia mesentérica superior **(107)**.

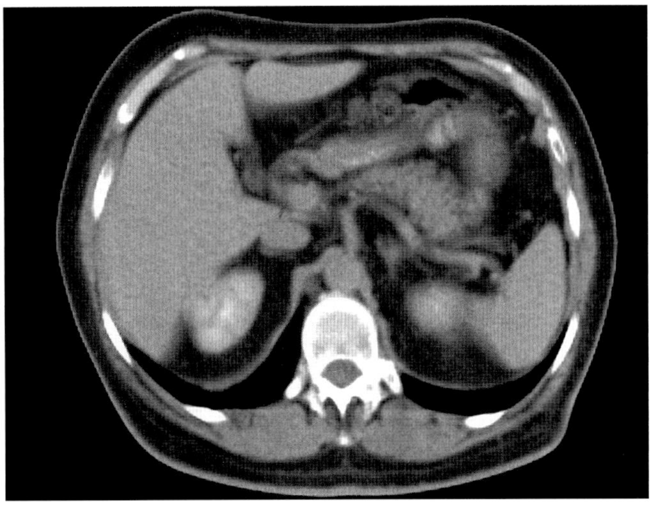

Fig. 106.1a

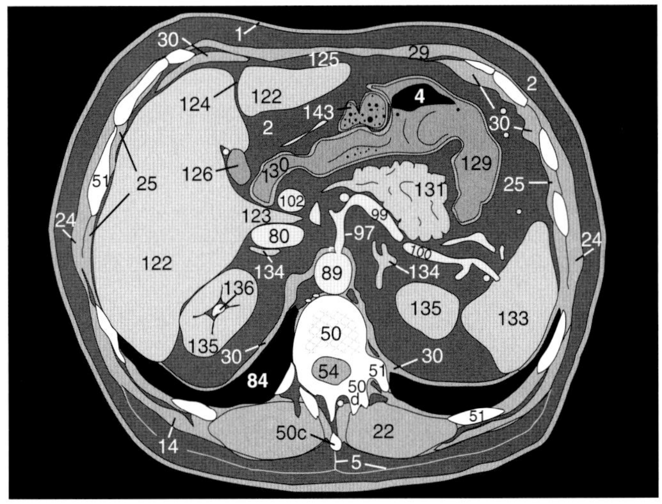

Fig. 106.1b

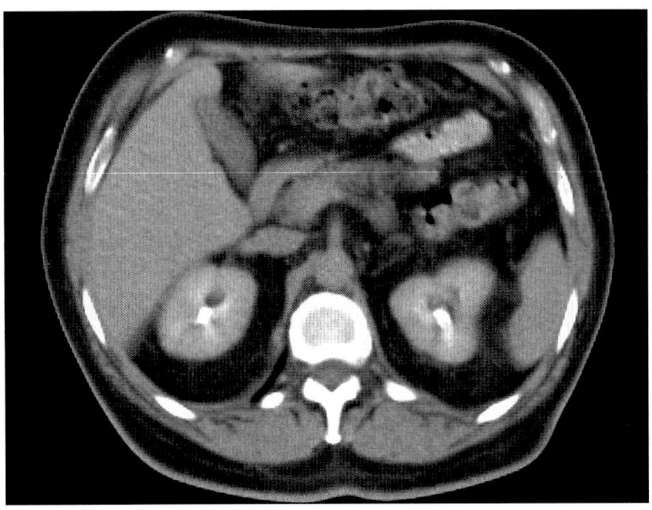

Fig. 106.2a

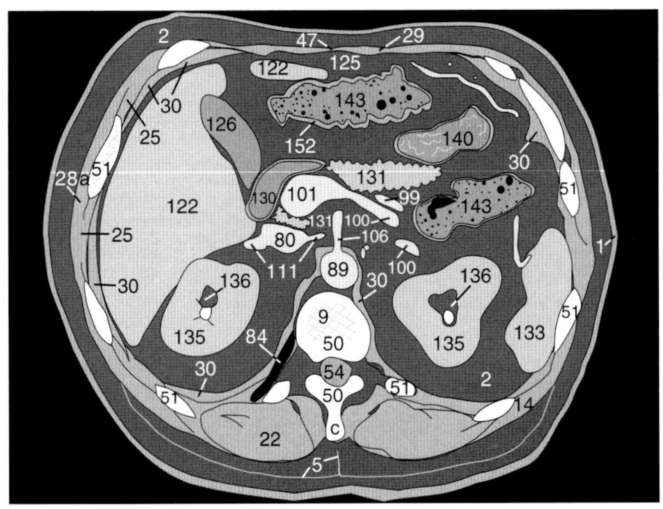

Fig. 106.2b

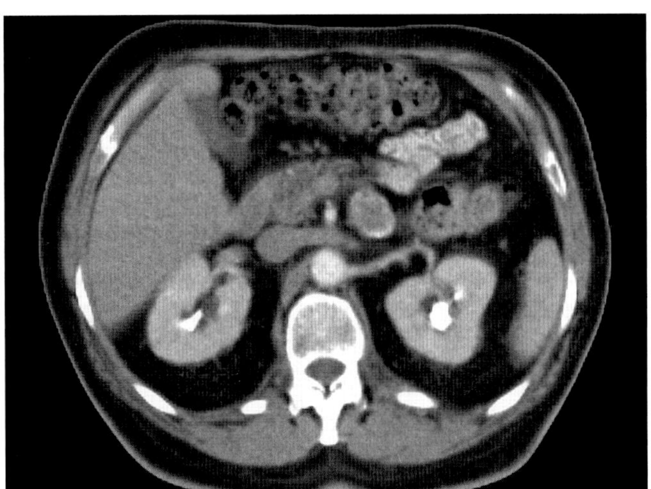

Fig. 106.3a

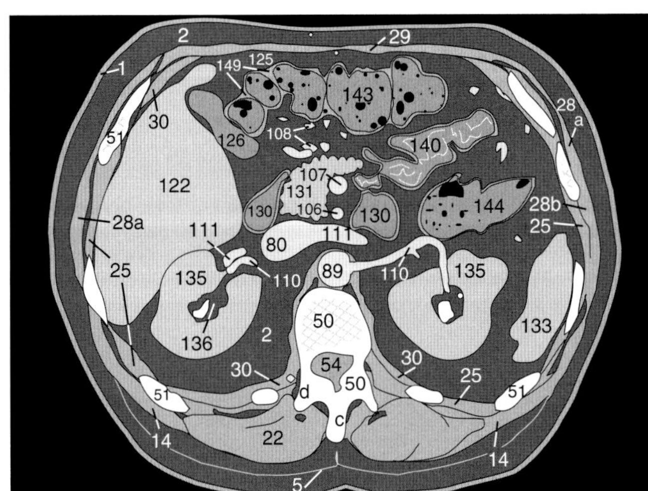

Fig. 106.3b

Procure por calcificações arteriais nas origens das artérias renais **(110)** no nível das veias renais **(111)**. A veia renal esquerda nem sempre passa entre a aorta **(89)** e a AMS **(106)** em direção à veia cava inferior **(80)**, como se vê na **Figura 107.1**. As variações anatômicas não são comuns (cf. p. 116). É frequente, também, a presença de cistos benignos **(169)** na pelve renal **(136)** próximos ao ureter **(137)** ou no parênquima renal **(135)** **(Figs. 107.2** e **107.3)**. Esses cistos não realçam após a injeção de MC (cf. p. 133).

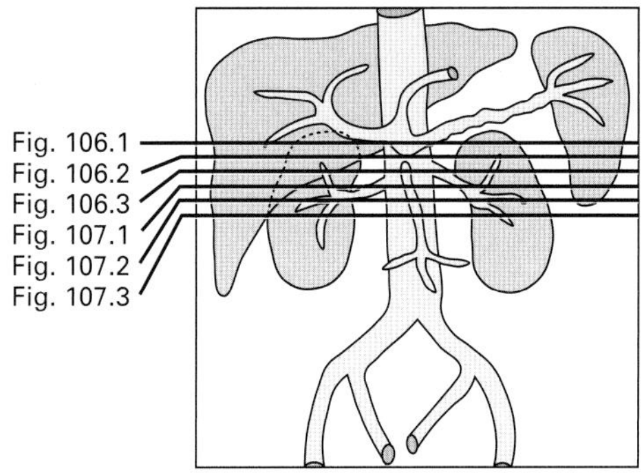

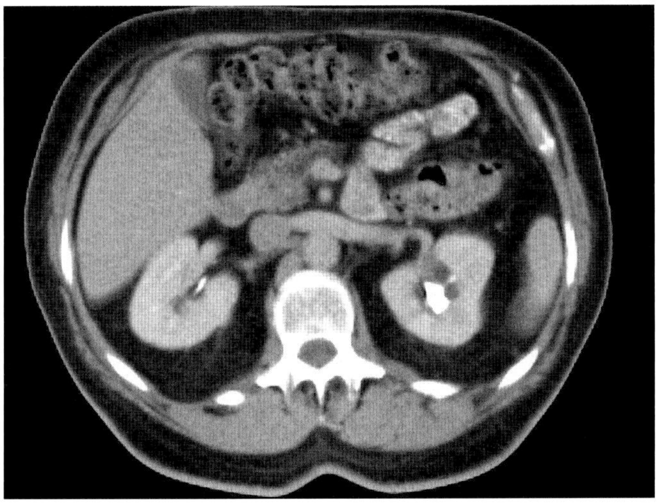

Fig. 107.1a

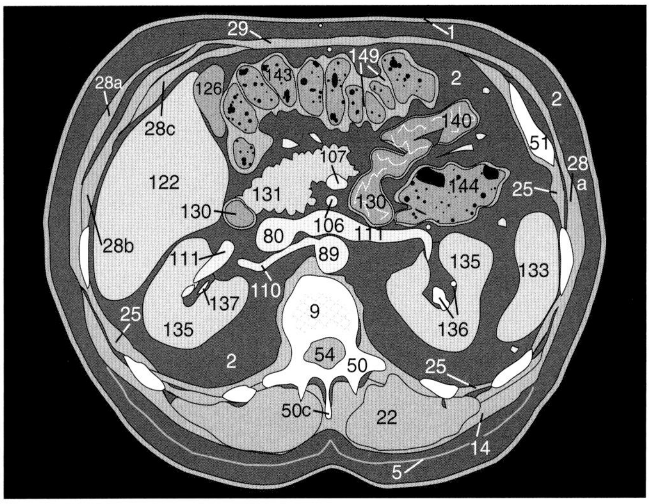

Fig. 107.1b

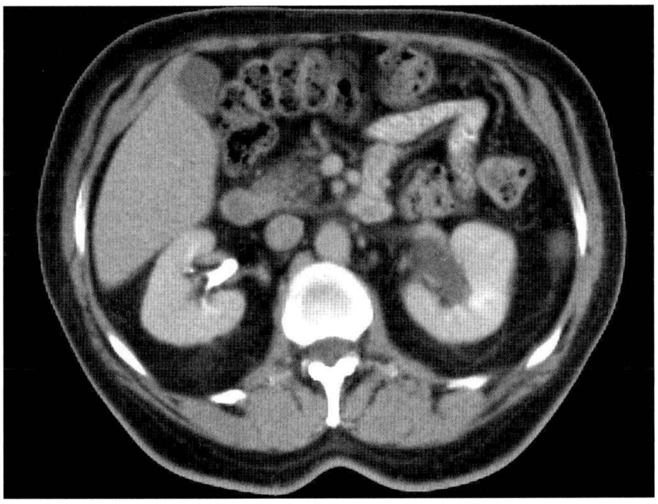

Fig. 107.2a

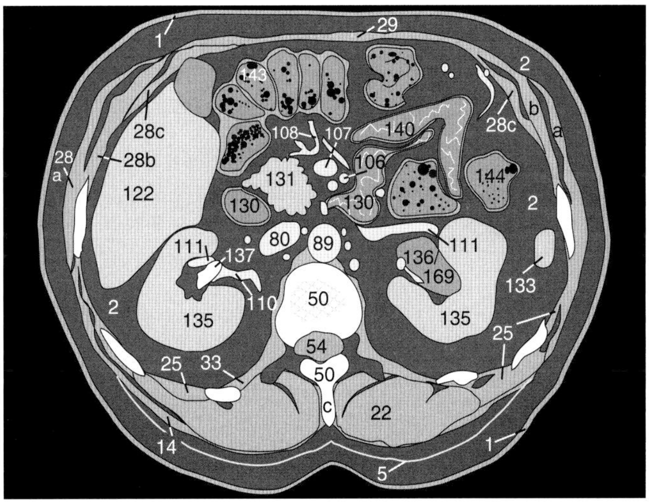

Fig. 107.2b

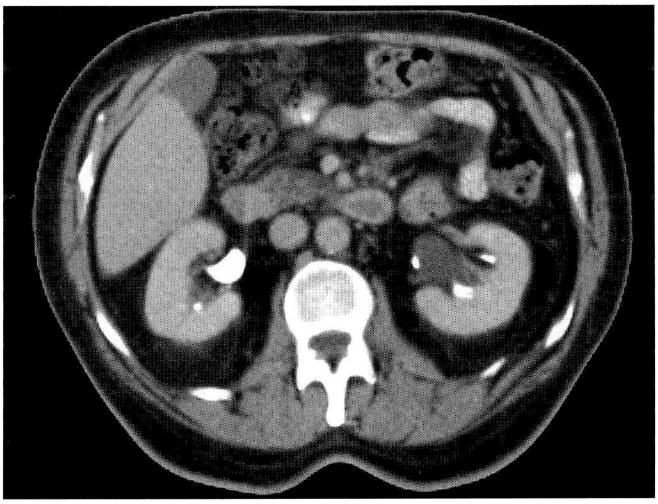

Fig. 107.3a

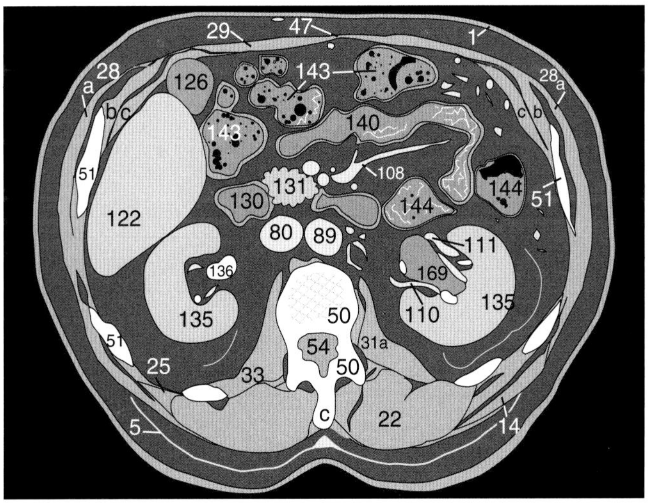

Fig. 107.3b

Próximo à vesícula biliar **(126)**, às vezes é possível observar efeitos de volume parcial **(Fig. 108.1)** do cólon adjacente **(143/144)**, cujas paredes **(152)** deverão apresentar-se normalmente finas e bem definidas, em contraste com a raiz do mesentério do intestino delgado (como na **Fig. 108.3**). O duodeno **(130)** só pode ser diferenciado das outras alças intestinais **(140)** com base em sua posição. Nesse nível, você poderá observar também os rins **(135)** em busca de margens lisas e possível cicatriz parenquimatosa. A presença de gordura facilita a identificação do músculo reto do abdome **(29)**, assim como dos músculos oblíquos da parede abdominal **(28a-c)**.

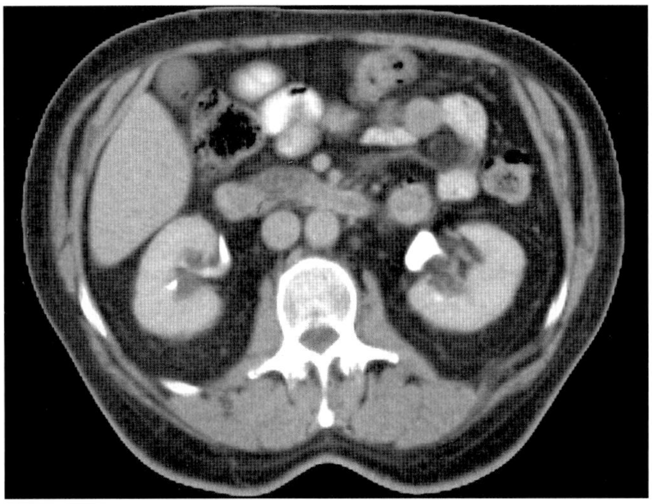

Fig. 108.1a

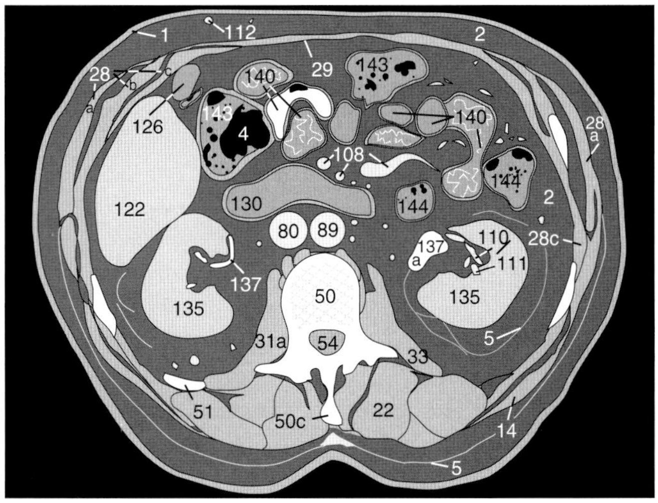

Fig. 108.1b

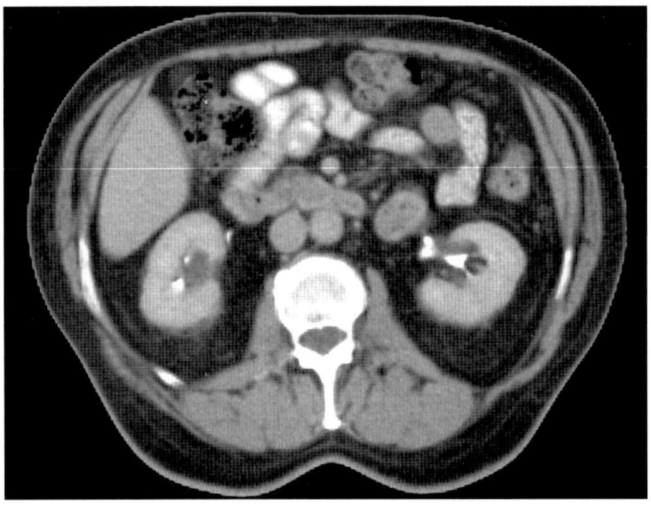

Fig. 108.2a

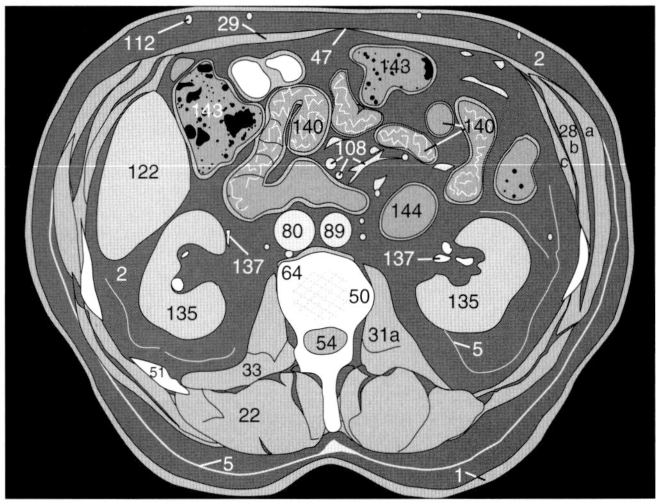

Fig. 108.2b

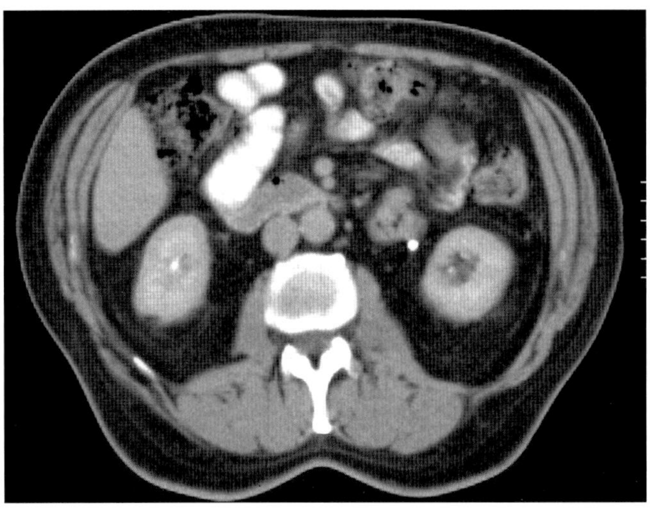

Fig. 108.3a

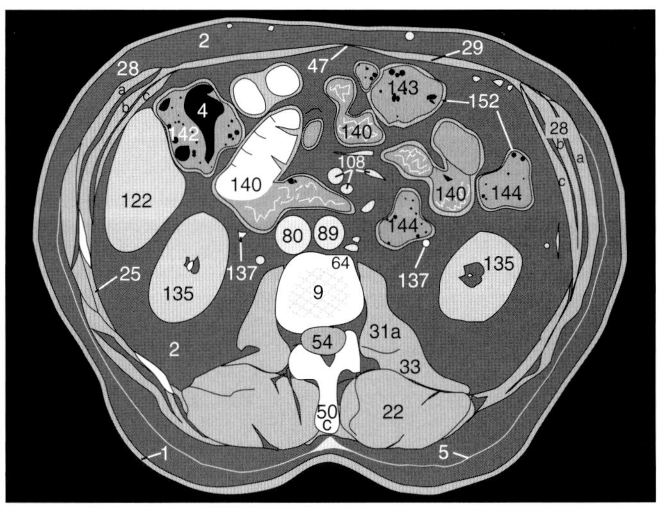

Fig. 108.3b

Observe a posição típica das porções proximais dos ureteres **(137)**, mediais aos polos inferiores dos rins **(135)** e anteriores ao músculo psoas **(31a)**. Nas **Figuras 109.2** e **109.3**, os lumens de ambos os ureteres aparecem hiperdensos, porque o MC está sendo excretado na urina. Partes da fáscia renal **(5)** podem ser identificadas nas **Figuras 109.2** e **109.3**. Haustrações causadas pelas pregas semilunares (pregas haustrais) **(149)** são típicas do cólon (**142-144** nas figuras a seguir).

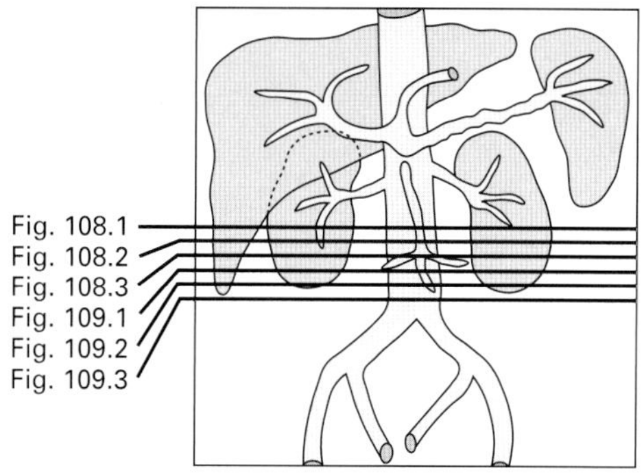

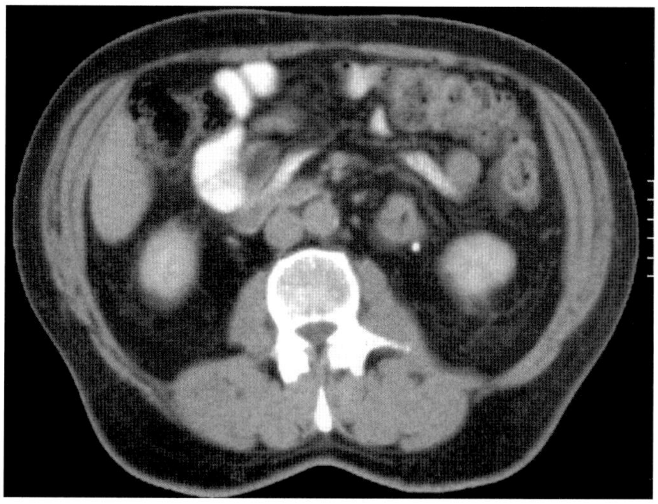

Fig. 109.1a

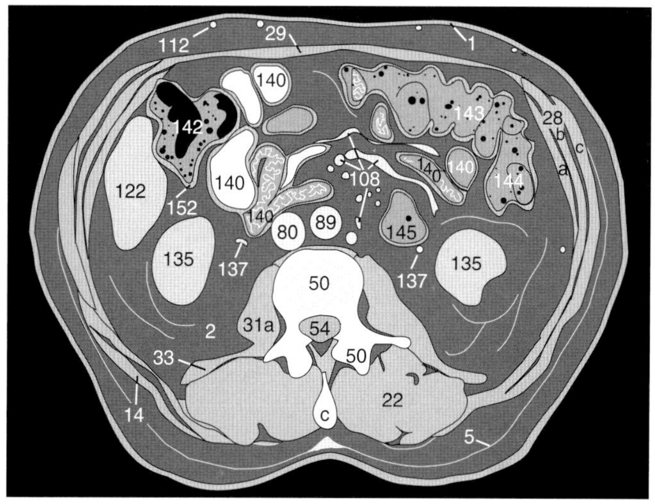

Fig. 109.1b

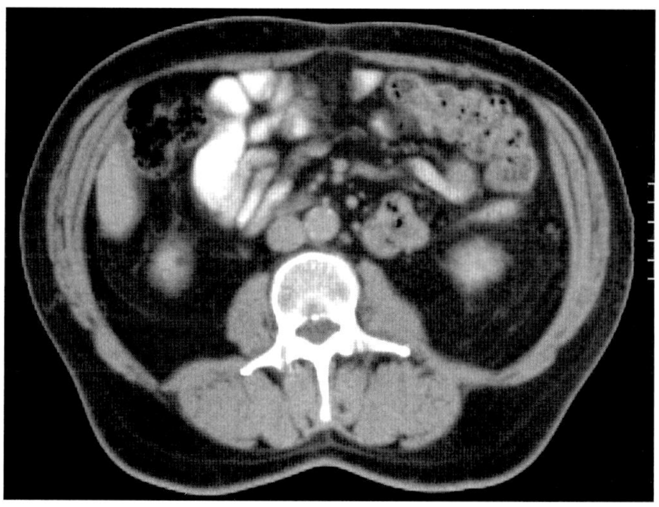

Fig. 109.2a

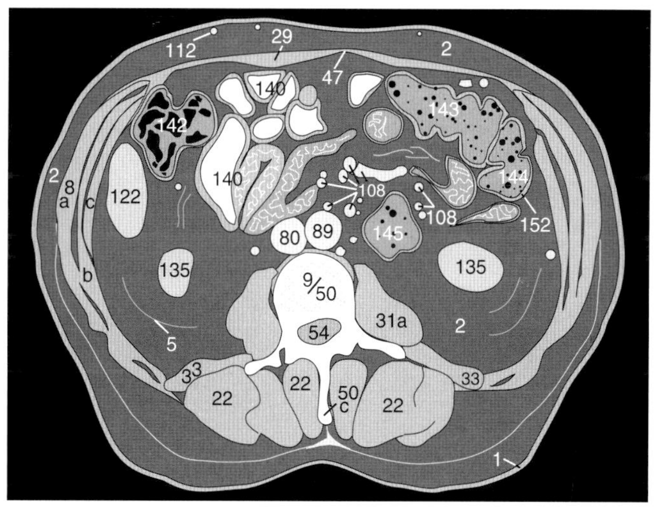

Fig. 109.2b

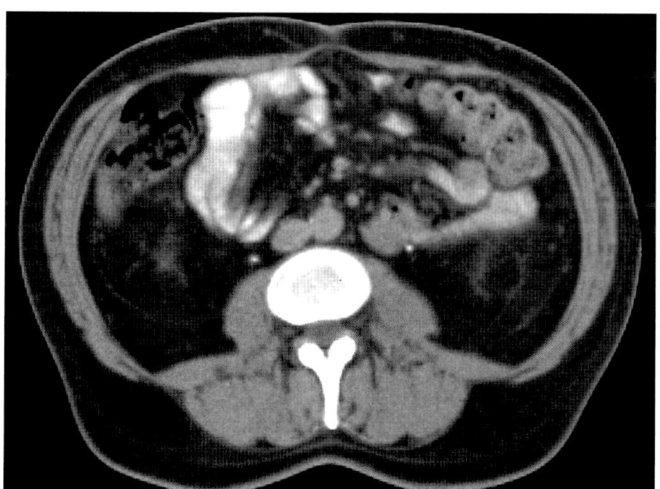

Fig. 109.3a

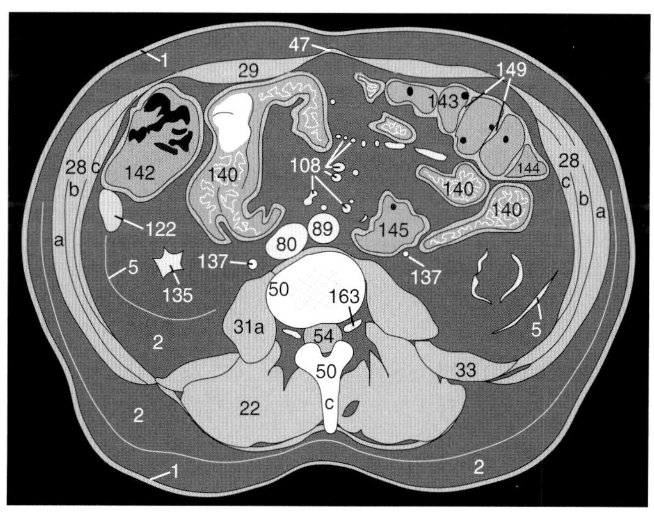

Fig. 109.3b

Na **Figura 110.1**, pode-se ver o padrão de ramificação dos vasos mesentéricos superiores **(108)** que suprem o intestino delgado **(140)**. Na bifurcação da aorta **(89)** (geralmente no corpo vertebral de L4, **Fig. 110.2**), as artérias ilíacas comuns **(113)** são anteriores às veias correspondentes **(116)**. Os dois ureteres **(137)** estão localizados mais lateralmente na frente dos músculos psoas **(31a)**. Junto com os ossos ilíacos **(58)** aparecem também os músculos glúteos médios **(35a)** que, às vezes, apresentam locais de injeções intramusculares (cf. **Fig. 117.3**).

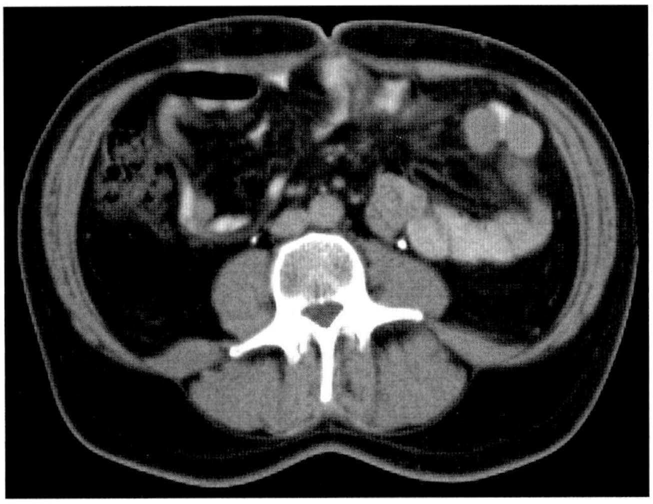

Fig. 110.1a

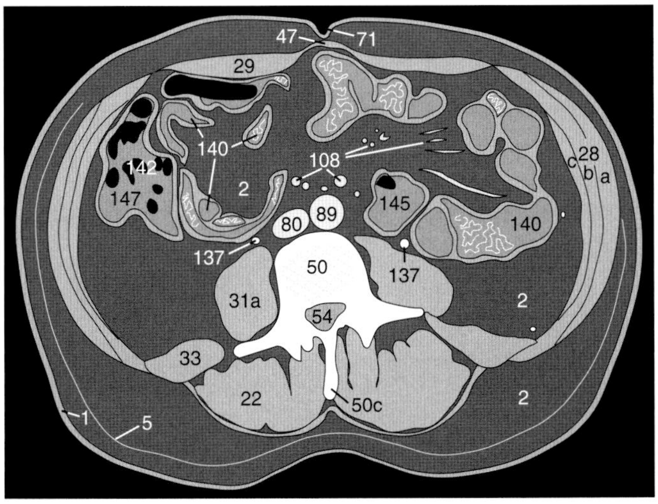

Fig. 110.1b

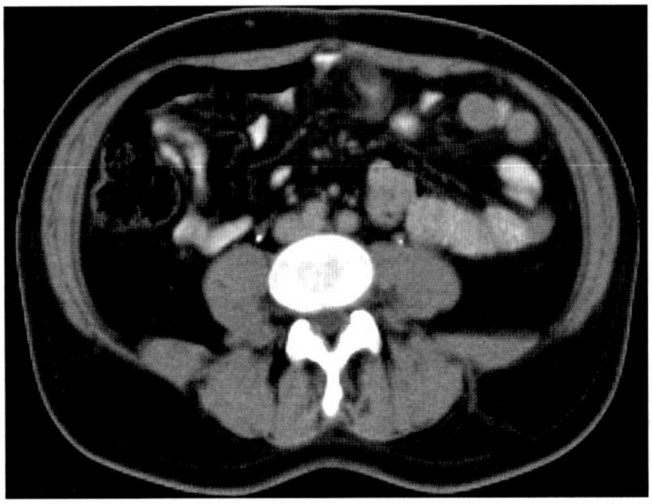

Fig. 110.2a

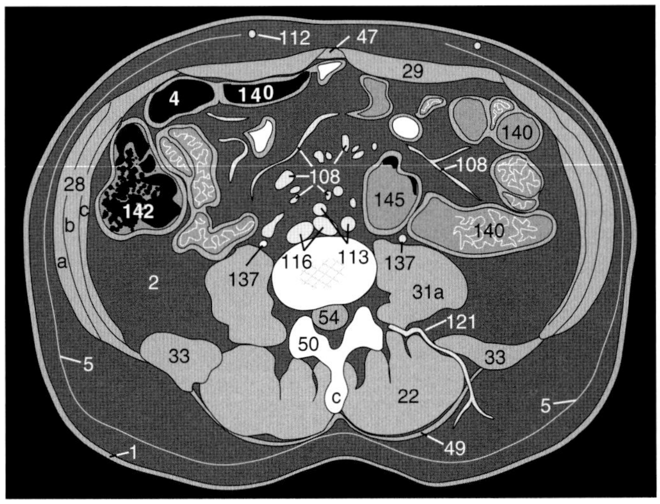

Fig. 110.2b

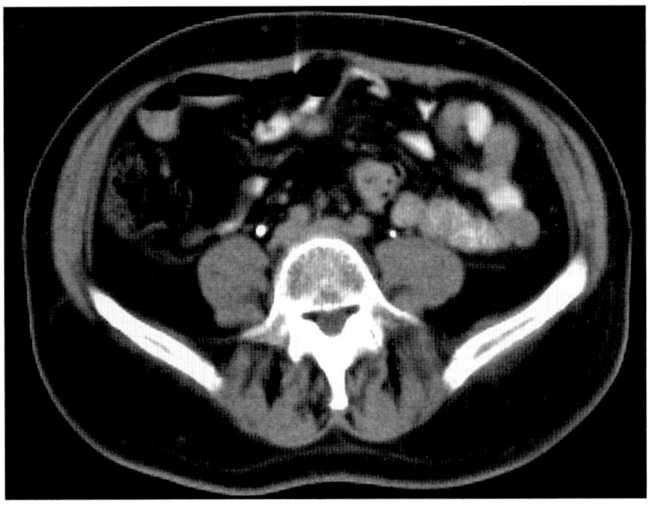

Fig. 110.3a

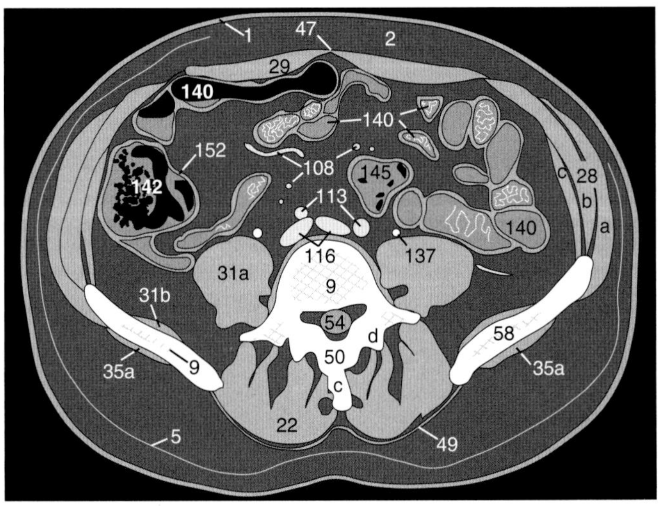

Fig. 110.3b

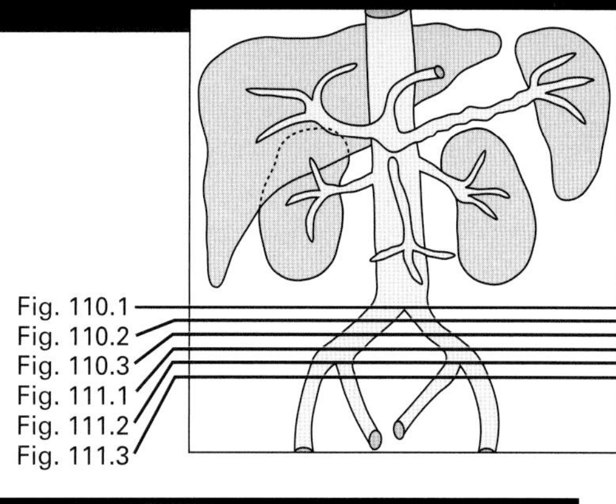

Para se excluir uma hérnia abdominal, você deverá procurar por uma linha alba de largura normal **(47)** entre os músculos retoabdominais **(29)**. Em situação mais caudal **(Fig. 111.3)**, há um local de preferência de linfonodomegalias na divisão dos vasos ilíacos nas artéria/veia externas **(115/118)**, que passam anteriormente, e nas artéria/veia internas **(114/117)**, que se localizam mais posteriormente. A transição da coluna lombar **(50)** para o sacro **(62)** fica nesse nível.

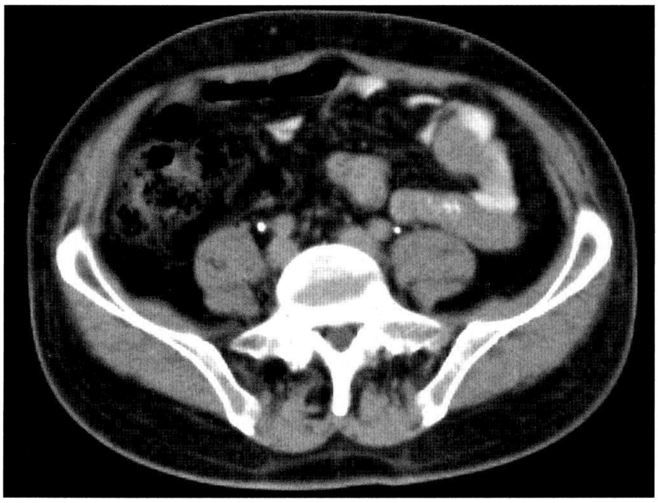

Fig. 111.1a

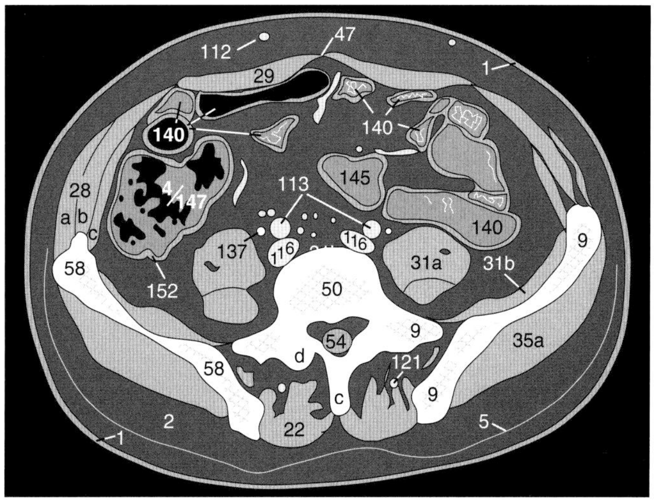

Fig. 111.1b

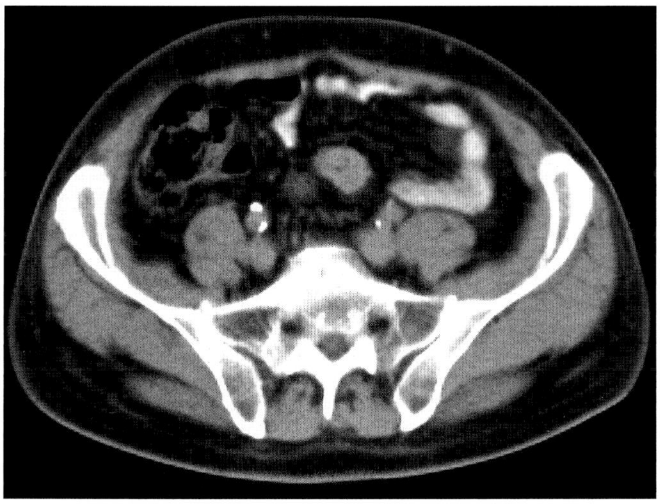

Fig. 111.2a

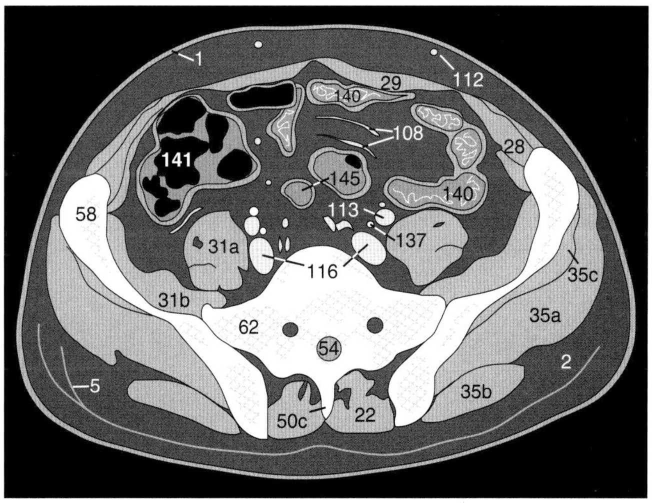

Fig. 111.2b

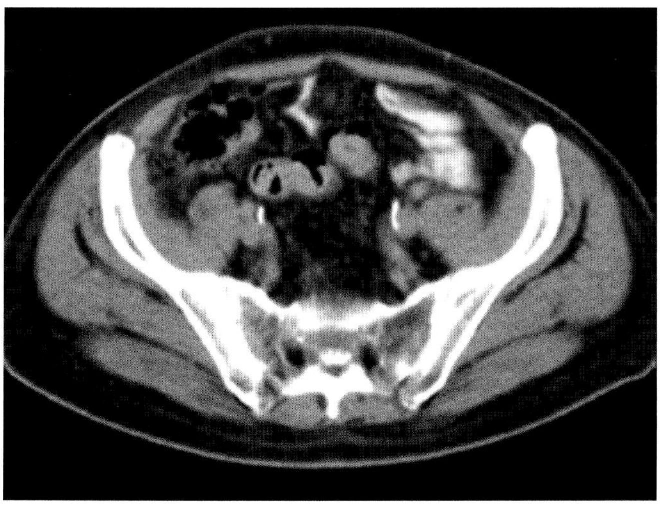

Fig. 111.3a

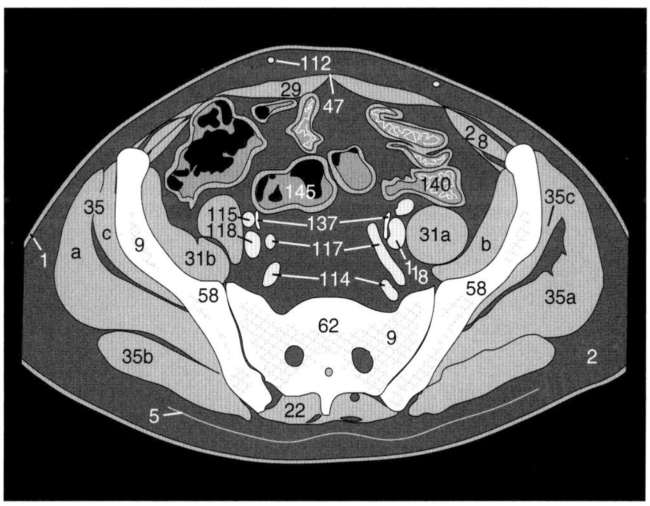

Fig. 111.3b

Nas imagens a seguir, os ureteres **(137)** passam posteriormente para alcançar as porções laterais da base da bexiga **(138)**. Dentro da bexiga, as diferenças na concentração de MC excretado na urina podem ser reconhecidas como níveis líquido-líquido com densidades diferentes **(Figs. 112.3** e **113.1)**. Na próxima página, uma pelve masculina demonstra a próstata **(153)**, a vesícula seminal **(154)**, o cordão espermático **(155)** e a raiz do pênis **(156)**. Observe, em especial, os músculos obturadores internos **(41a)** e os músculos levantadores do ânus **(42)** laterais ao canal anal **(146a)**; as imagens da pelve feminina nas páginas 114/115 não foram obtidas tão caudais quanto aquelas da pelve masculina.

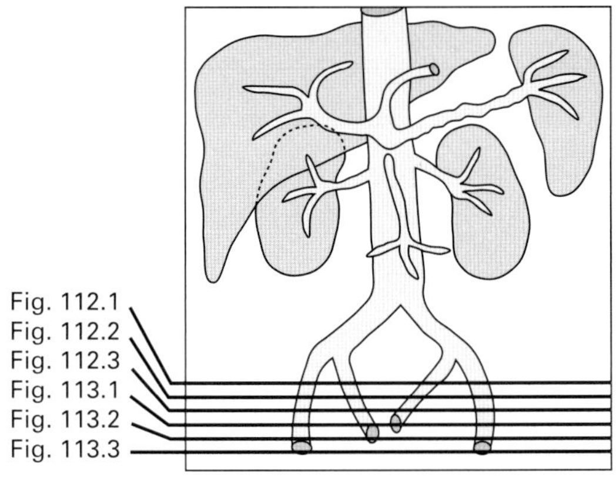

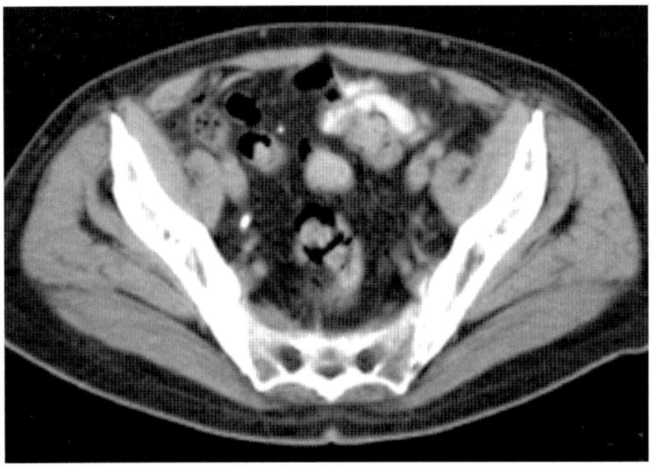

Fig. 112.1a

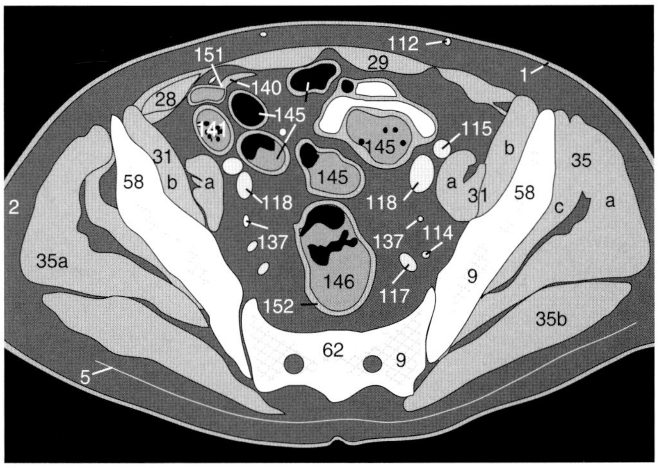

Fig. 112.1b

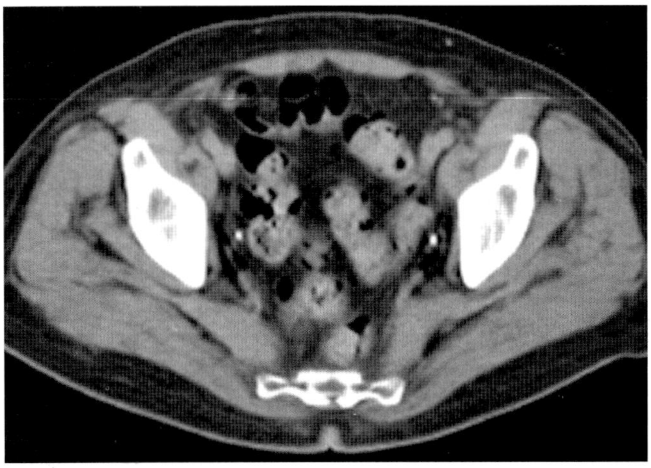

Fig. 112.2a

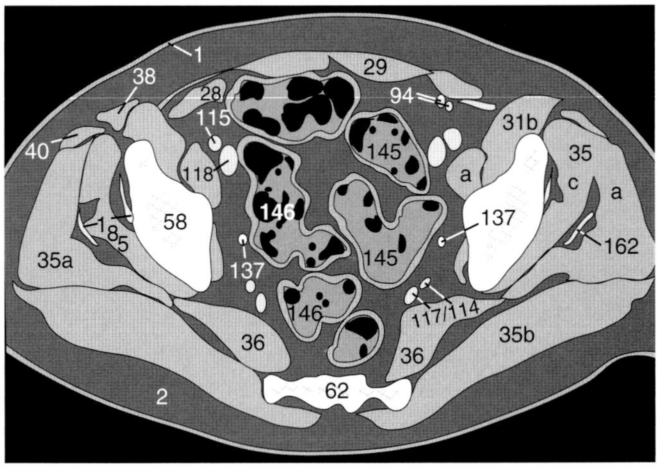

Fig. 112.2b

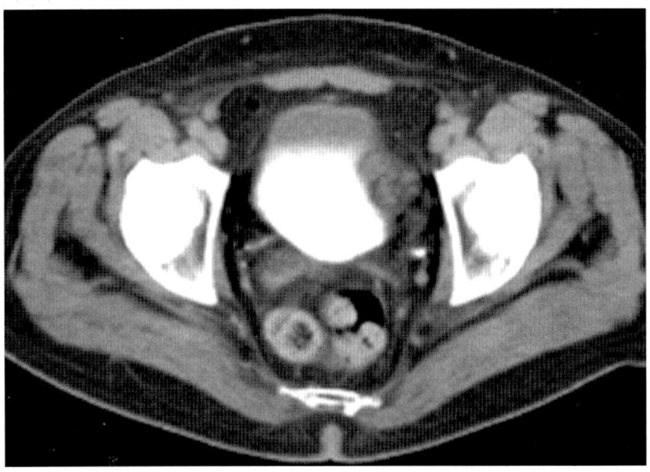

Fig. 112.3a

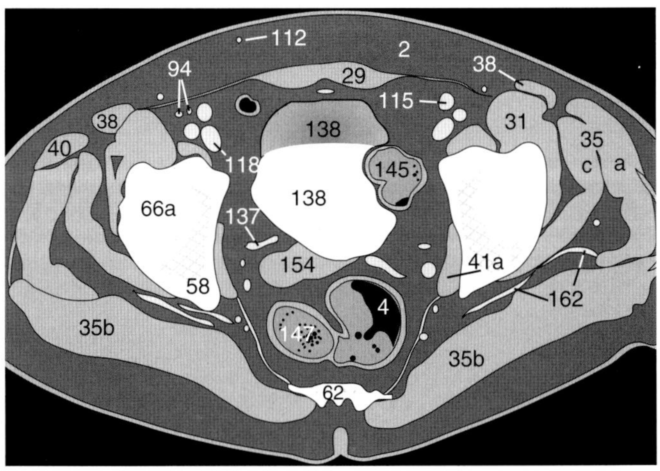

Fig. 112.3b

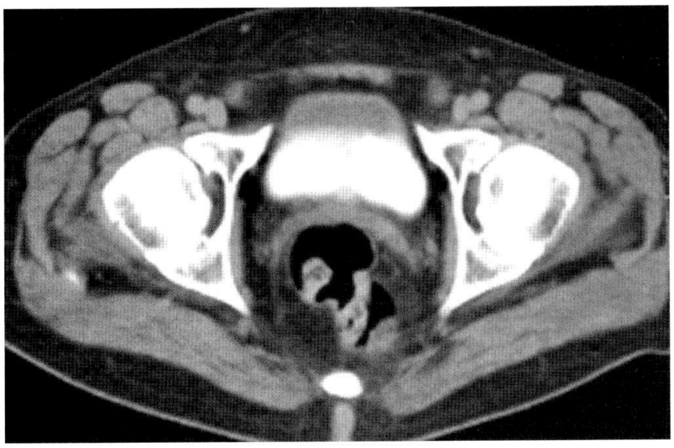

Fig. 113.1a

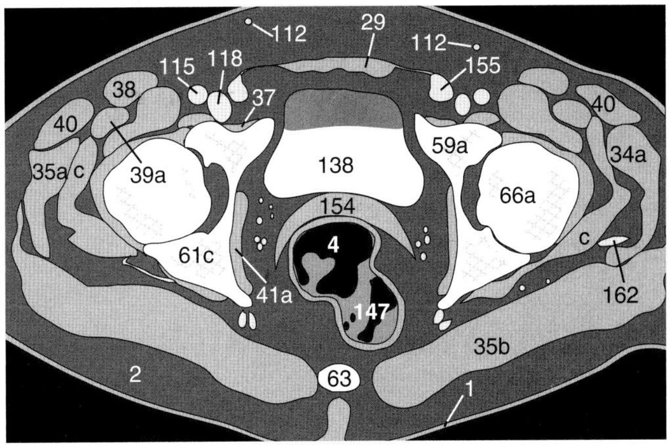

Fig. 113.1b

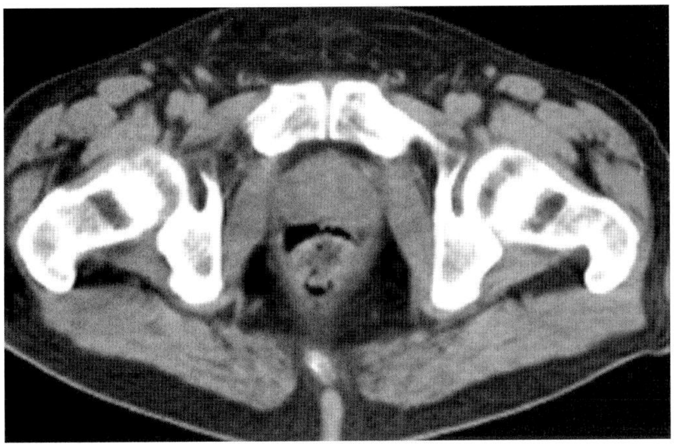

Fig. 113.2a

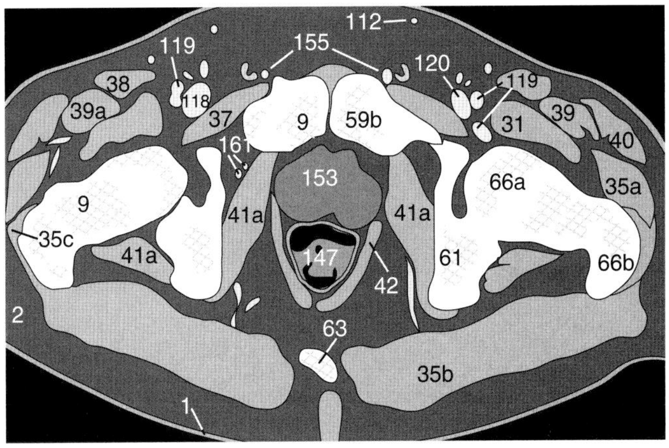

Fig. 113.2b

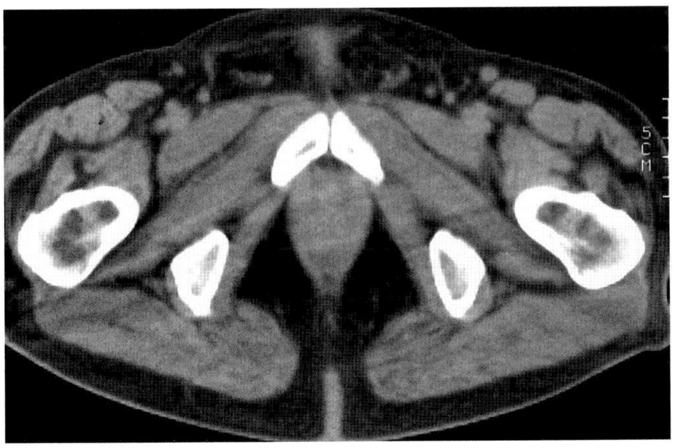

Fig. 113.3a

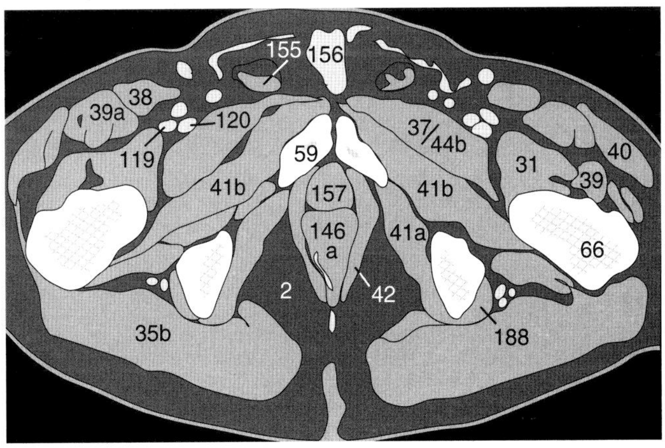

Fig. 113.3b

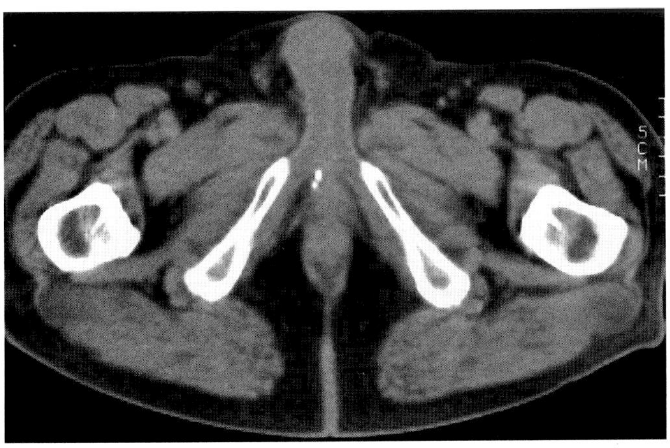

Fig. 113.4a

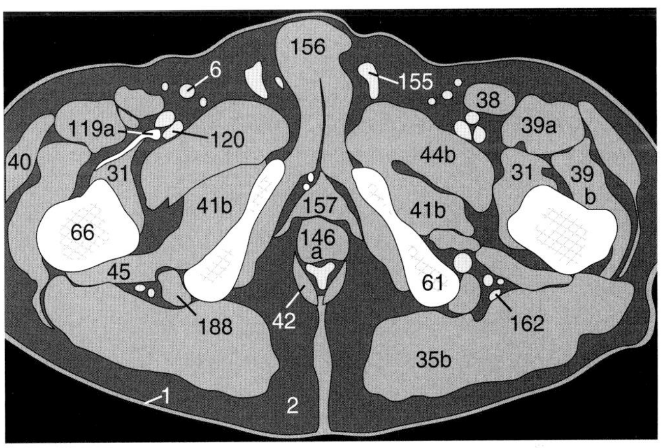

Fig. 113.4b

Na pelve feminina, o tamanho e a posição do útero **(158)** em relação à bexiga podem variar consideravelmente de uma paciente para outra. O útero pode estar cranial ou lateral à bexiga **(Figs. 114.1-115.1)**. O colo do útero e a vagina estão situados entre a bexiga **(138)** e o reto **(146)**, enquanto os ovários **(159)** estão localizados mais lateralmente. Dependendo da idade e da fase do ciclo menstrual, os folículos ovarianos podem ser confundidos com lesões císticas (cf. p. 133).

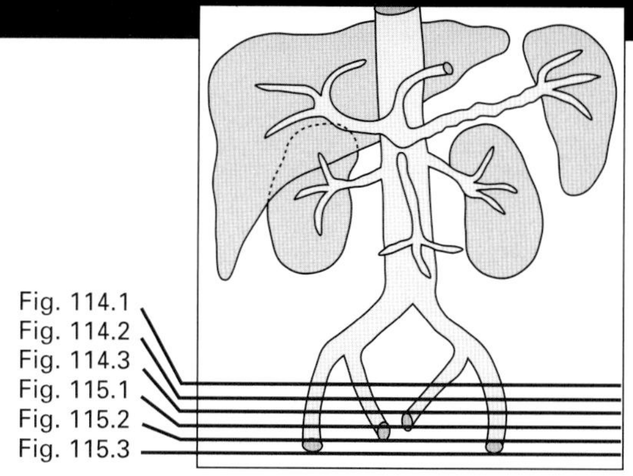

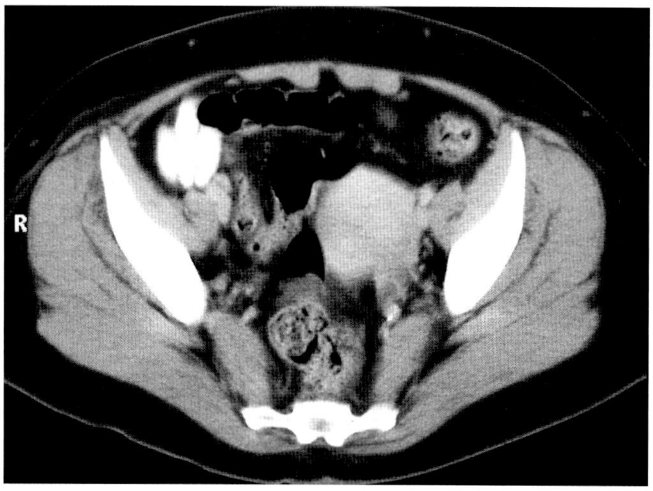

Fig. 114.1a

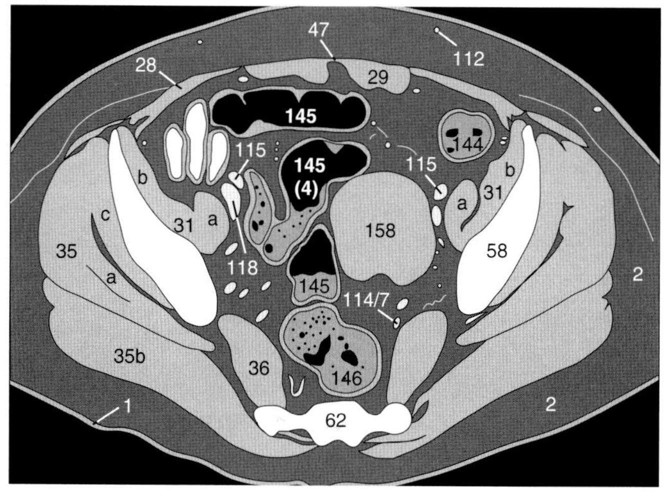

Fig. 114.1b

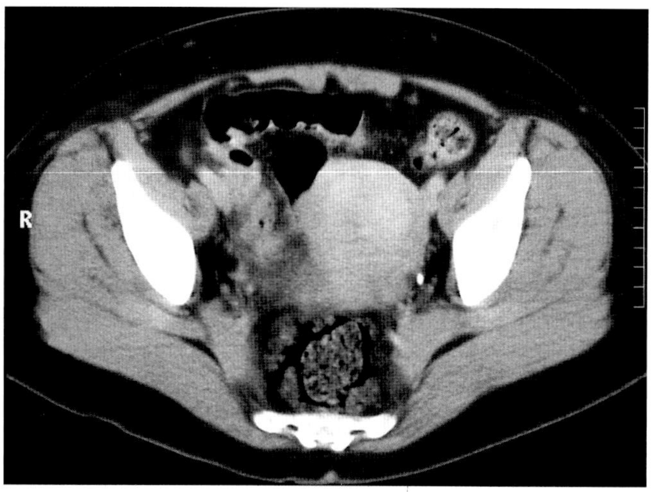

Fig. 114.2a

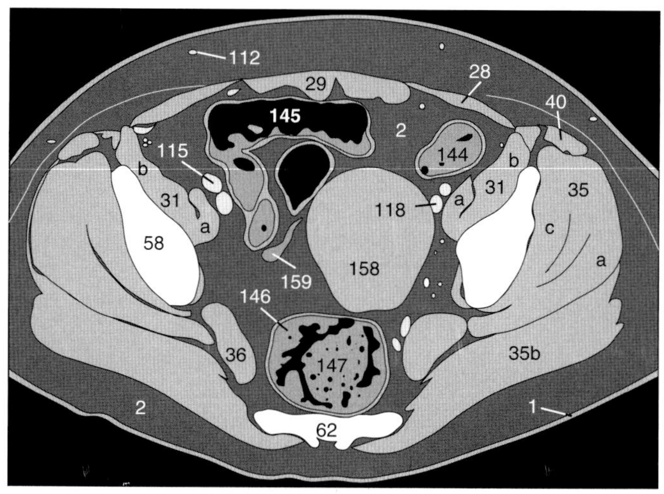

Fig. 114.2b

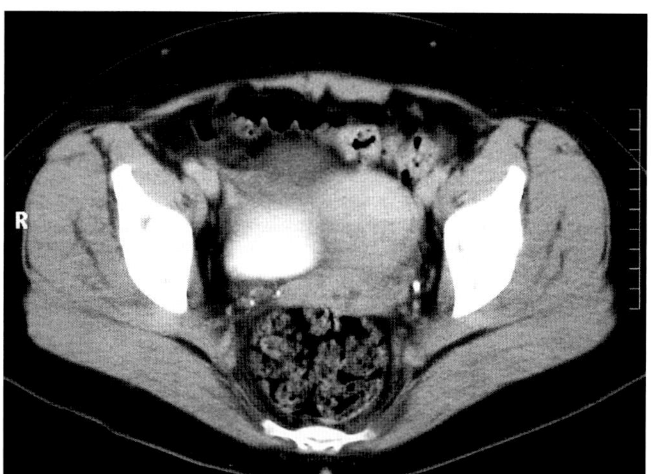

Fig. 114.3a

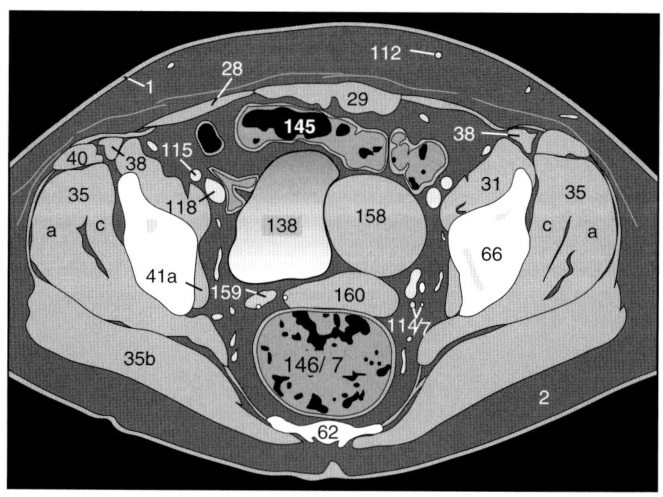

Fig. 114.3b

Líquido livre intra-abdominal (ascite ou hemorragia) pode ser observado no fundo de saco retouterino entre o reto e o útero, assim como no espaço vesicouterino. Na região inguinal, linfonodos **(6)** com até 2 cm de diâmetro podem ser vistos e considerados normais **(Figs. 115.2** e **115.3)**. O tamanho dos linfonodos abdominais normais, em geral, não excede 1 cm. Não é possível examinar as articulações dos quadris em janelas para partes moles **(Fig. 115.3)**; as cabeças dos fêmures **(66a)** nas fossas acetabulares **(59/61)** podem ser mais bem analisadas nas janelas para ossos (não mostradas aqui). A avaliação de janelas para ossos completa o exame das imagens abdominais e pélvicas.

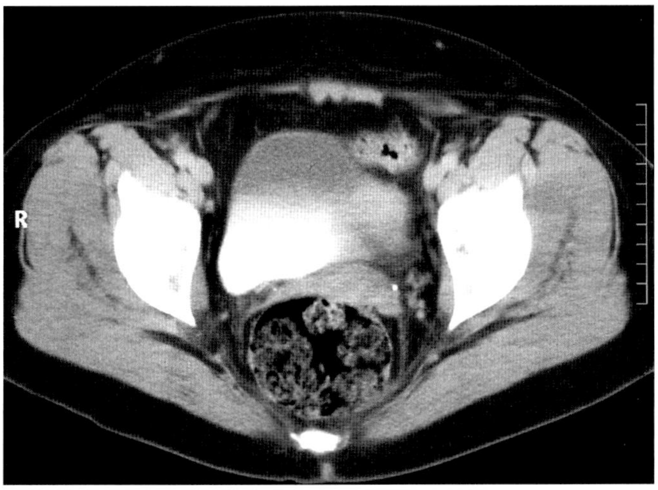

Fig. 115.1a

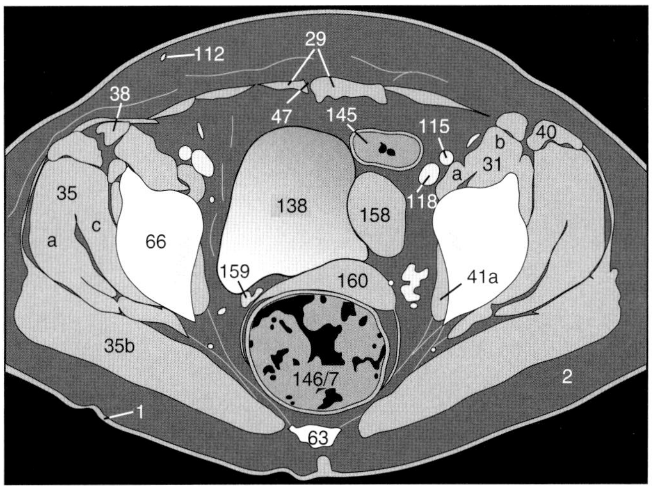

Fig. 115.1b

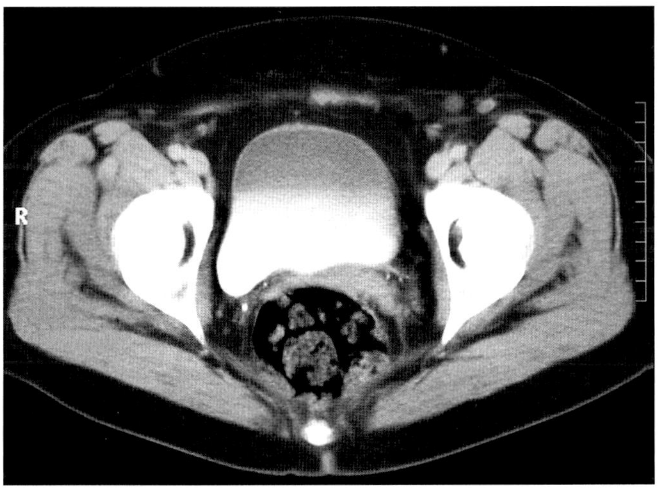

Fig. 115.2a

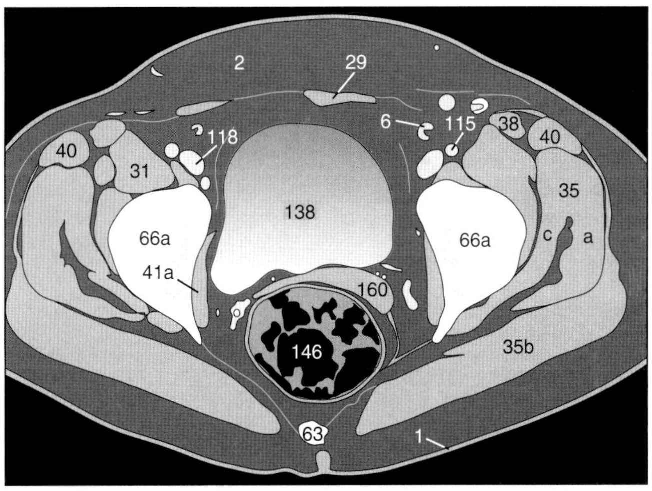

Fig. 115.2b

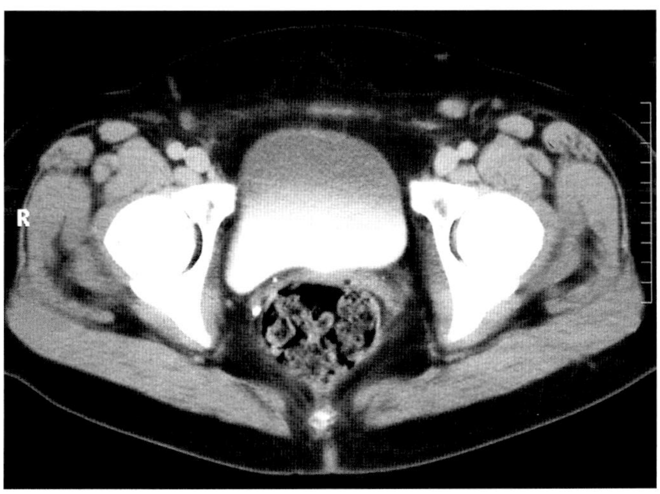

Fig. 115.3a

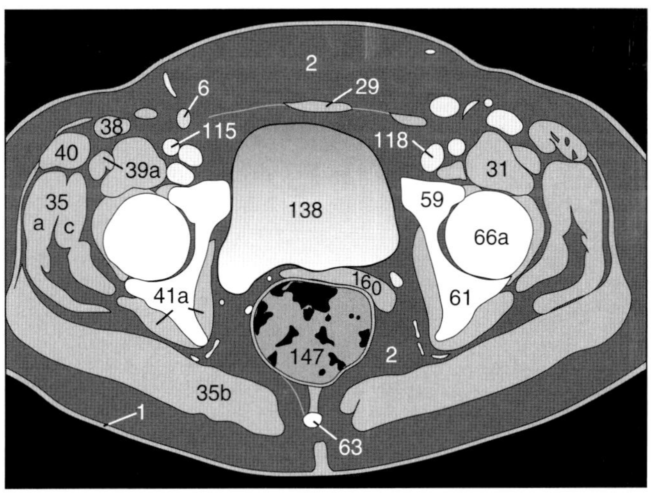

Fig. 115.3b

Variações Anatômicas

Para o iniciante, é importante estar familiarizado com as variações anatômicas mais comuns que podem levar a erros de interpretação das imagens de TC. Em alguns pacientes, os contornos do lobo direito do fígado **(122)** podem aparecer "recortados" pelas impressões do diafragma **(30)**, as quais poderão ser confundidas com lesões hepáticas **(Fig. 116.1)**. As paredes de um estômago vazio **(129)** são espessas e podem sugerir uma lesão maligna **(129a)**.

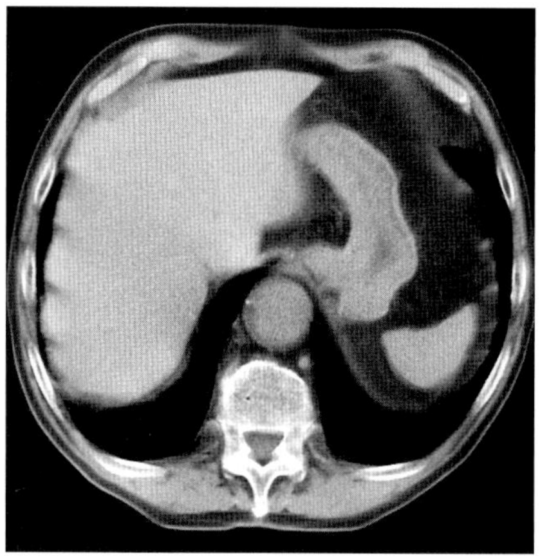

Fig. 116.1a

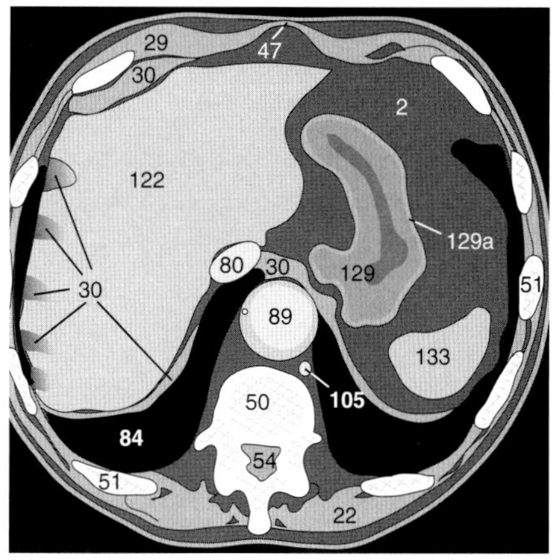

Fig. 116.1b

A ultrassonografia pode confundir uma veia renal esquerda anômala **(111)** com um linfonodo retroaórtico. Normalmente, a veia renal esquerda passa entre a artéria mesentérica superior **(106)** e a aorta **(89)**. Entretanto, a veia pode ser retroaórtica e passar entre a aorta e a coluna vertebral **(50)** em direção à veia cava inferior **(80)** **(Figs. 116.2-116.4)**. A duplicidade da veia renal esquerda com componentes pré-aórtico e retroaórtico também pode ocorrer.

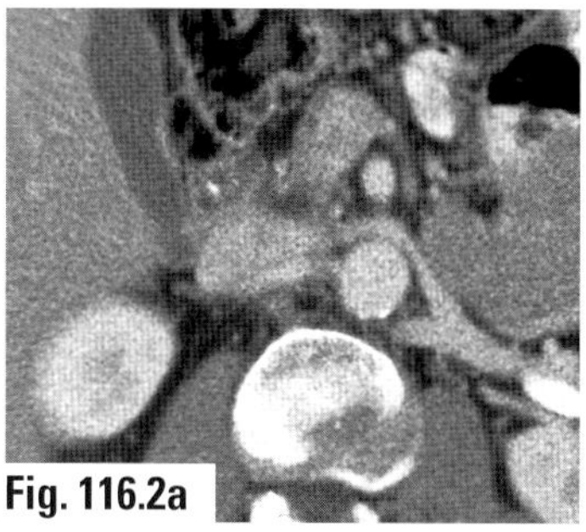

Fig. 116.2a

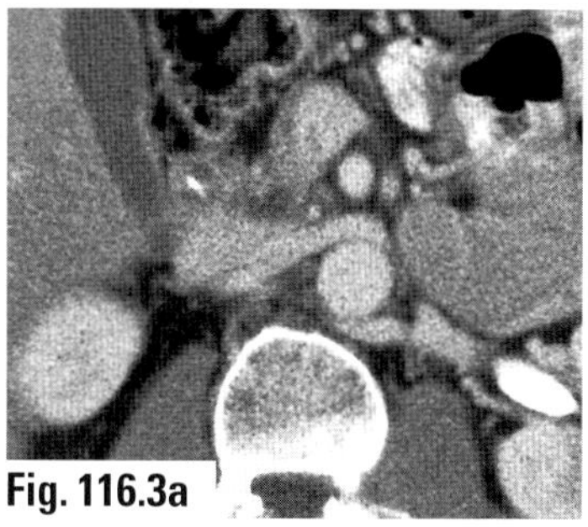

Fig. 116.3a

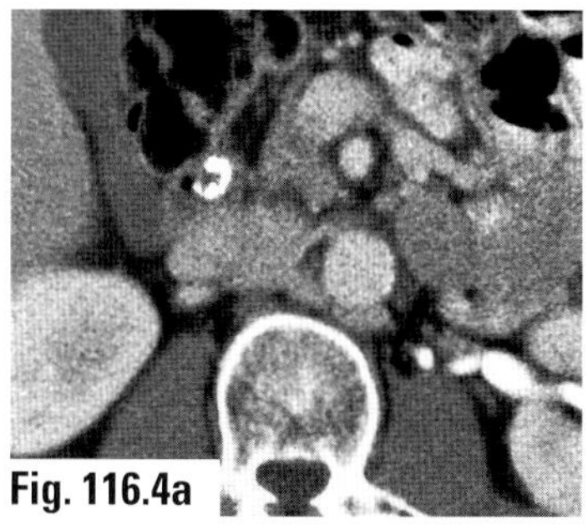

Fig. 116.4a

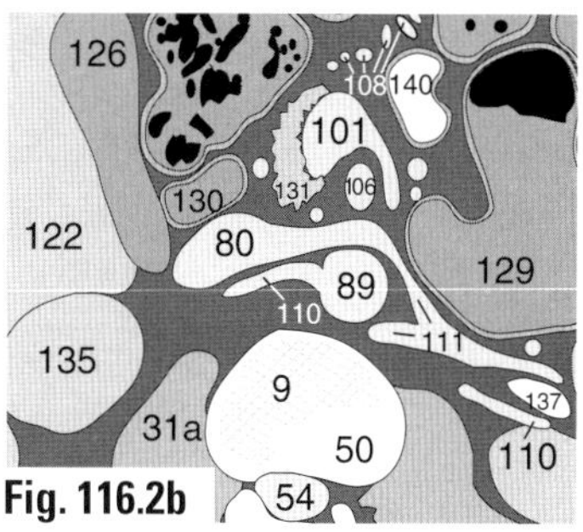

Fig. 116.2b

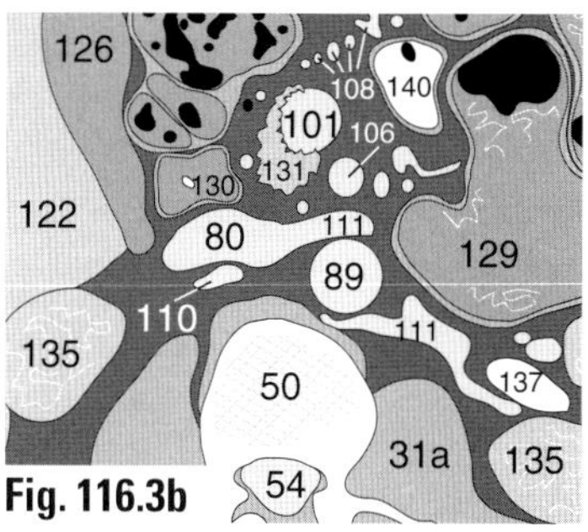

Fig. 116.3b

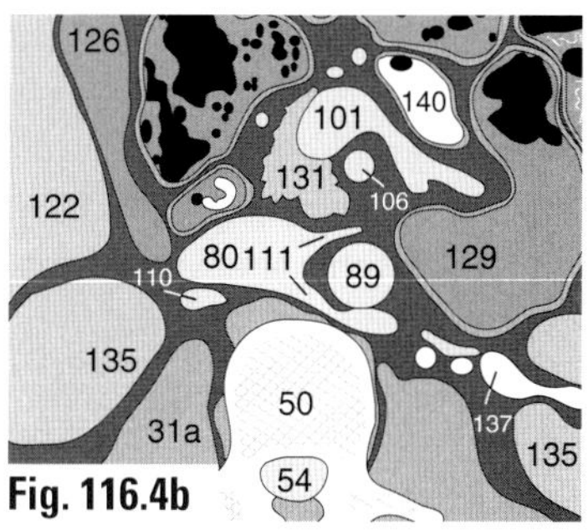

Fig. 116.4b

Efeitos de Volume Parcial Característicos

Se a parede de um órgão dentear na de outro, as imagens transversais poderão criar uma imagem como se um órgão estivesse dentro do outro. Por exemplo, o cólon sigmoide **(145)** pode aparecer "dentro" da bexiga **(138)** **(Figs. 116.5a)**. Comparando-se os cortes adjacentes **(Figs. 116.5a, c)** é fácil reconhecer que somente partes dos dois órgãos foram examinadas. Da mesma forma, a flexura colônica direita **(142)** pode parecer estar "dentro" da vesícula biliar **(126)** **(Fig. 116.6)**.

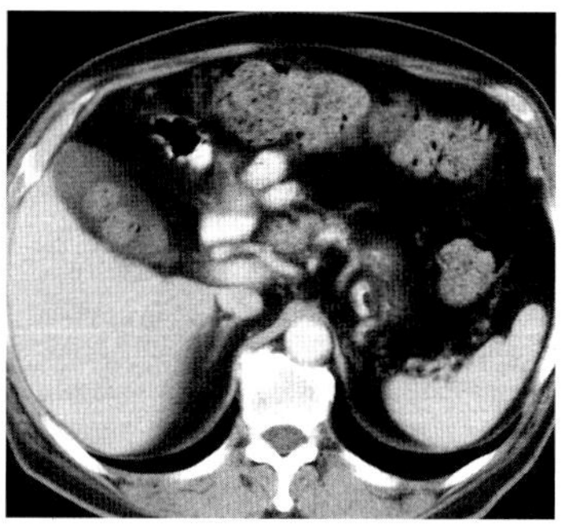

Fig. 116.6a

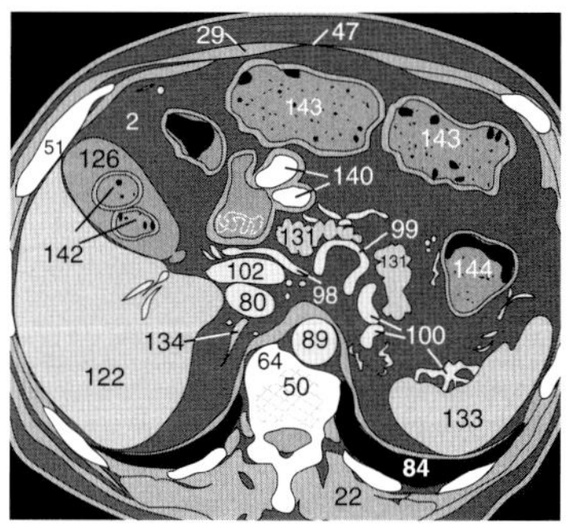

Fig. 116.6b

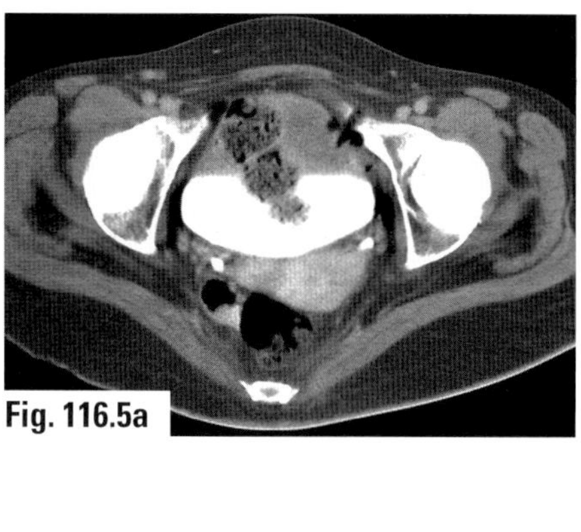

Fig. 116.5a

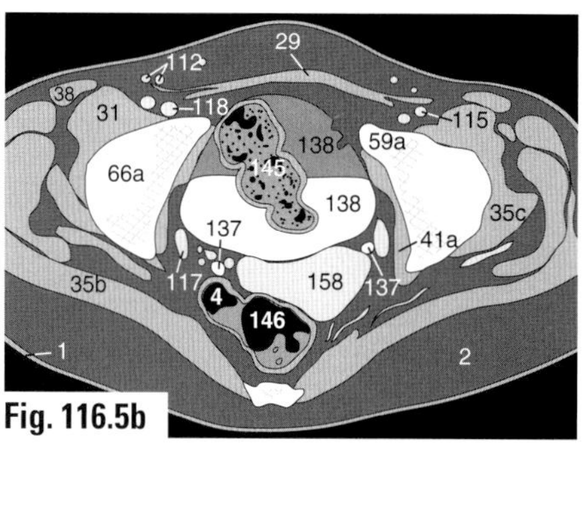

Fig. 116.5b

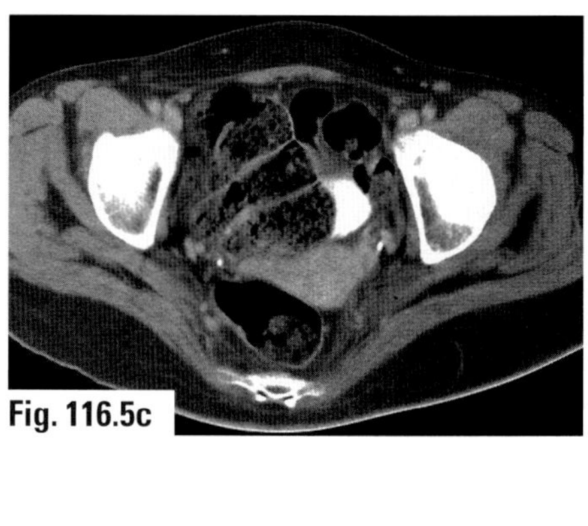

Fig. 116.5c

Linfonodomegalia

As patologias da parede abdominal ocorrem, mais frequentemente, na região inguinal. A linfonodomegalia com linfonodos de até 2 cm de diâmetro não deverá ser considerada anormal. Grandes massas linfonodais (←) são encontradas no linfoma não Hodgkin (**Fig. 117.1**) e, menos frequentemente, na doença de Hodgkin.

No DD, deverá ser considerado um hematoma inguinal **(173)** causado por hemorragia no sítio de punção da artéria femoral após angiografia coronariana (**Fig. 117.2**).

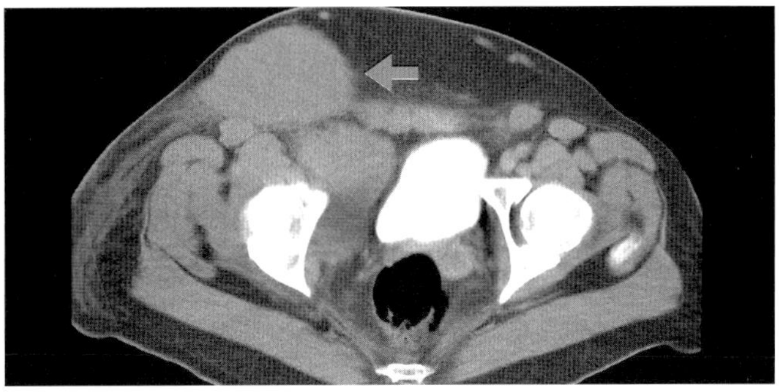

Fig. 117.1

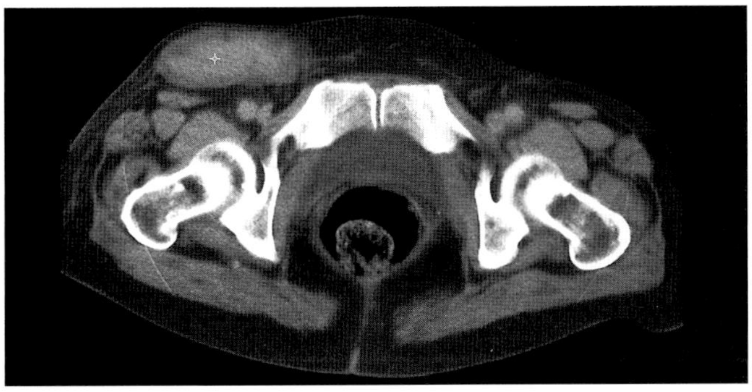

Fig. 117.2a

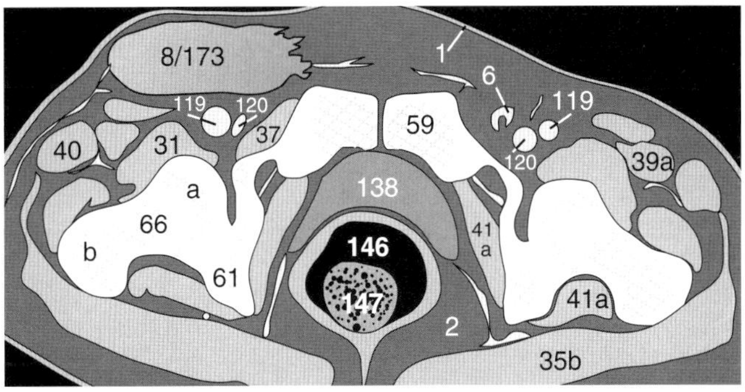

Fig. 117.2b

Abscessos

Sítios de injeção intramuscular na região glútea que resultam em necrose gordurosa subcutânea **(2)** ou em resíduo pós-inflamatório (→) são lesões tipicamente bem definidas, hiperdensas e parcialmente calcificadas (**Fig. 117.3**).

Um abscesso pode espalhar-se a partir dos músculos glúteos para a pelve através da fossa isquiorretal. Após infiltração difusa **(178)** dos músculos glúteos **(35)** com edema ao redor (**185** na **Fig. 117.4**), pode ocorrer liquefação **(181)** e, dependendo da localização e do tamanho, o abscesso poderá envolver o nervo ciático (**Fig. 117.5**).

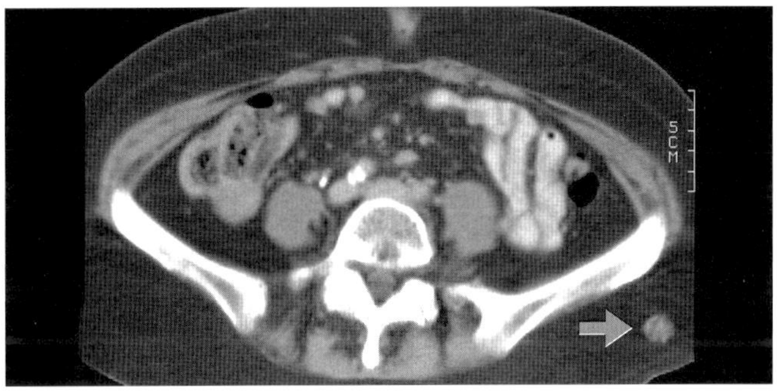

Fig. 117.3

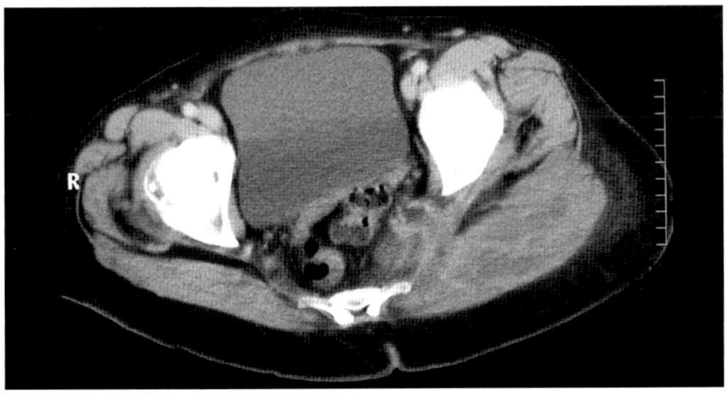

Fig. 117.4a

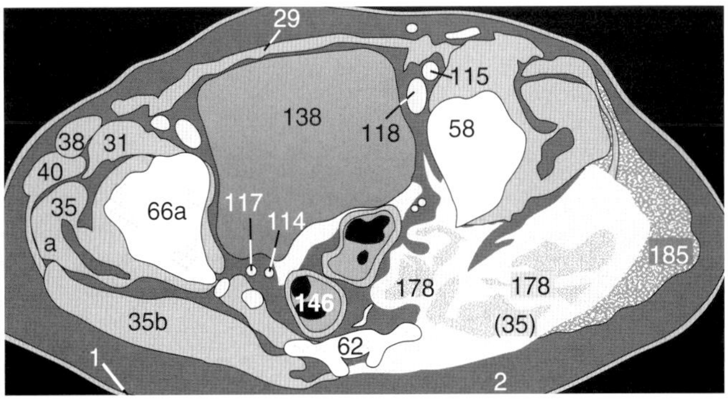

Fig. 117.4b

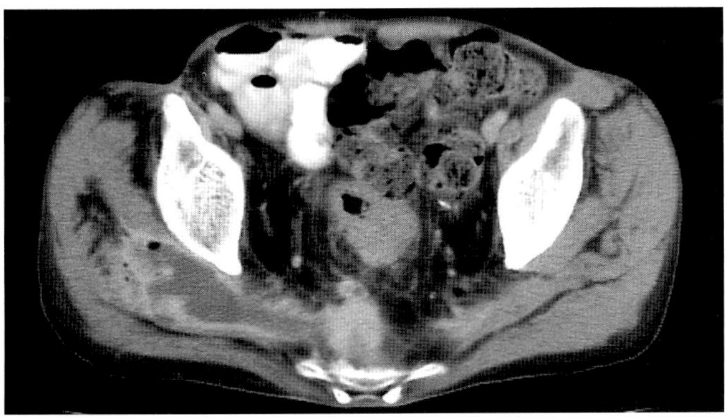

Fig. 117.5a

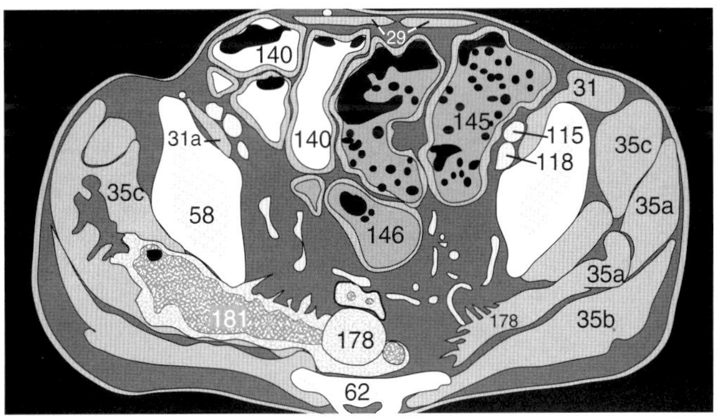

Fig. 117.5b

Na **Figura 118.1**, a TC mostra lesões subcutâneas resultantes de injeções de heparina **(173)** ou pequenos hematomas que podem simular metástases cutâneas **(7)** ou melanomas malignos **(Fig. 118.2)**. Metástases maiores tendem a invadir os músculos da parede abdominal **(29)** e, com frequência, apresentam hipodensidade e necrose central **(181)**. O realce após MC intravenoso também pode apontar para malignidade ou para um processo inflamatório florido. Se o grau de realce pelo MC for incerto, um ROI para análise da densidade é posiconado na lesão em uma imagem antes e em outra após o contraste para comparação **(Fig. 118.2)**.

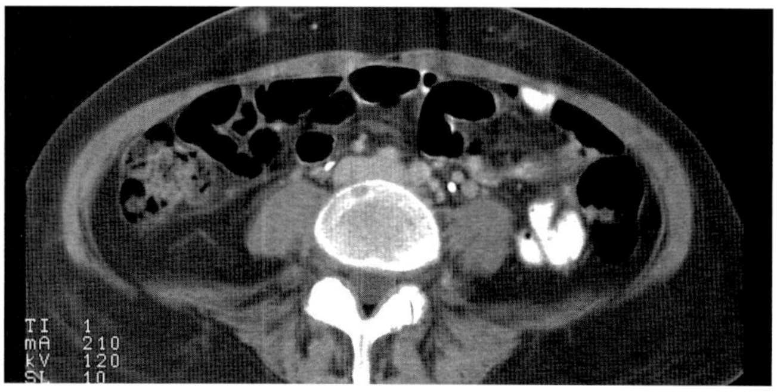

Fig. 118.1a

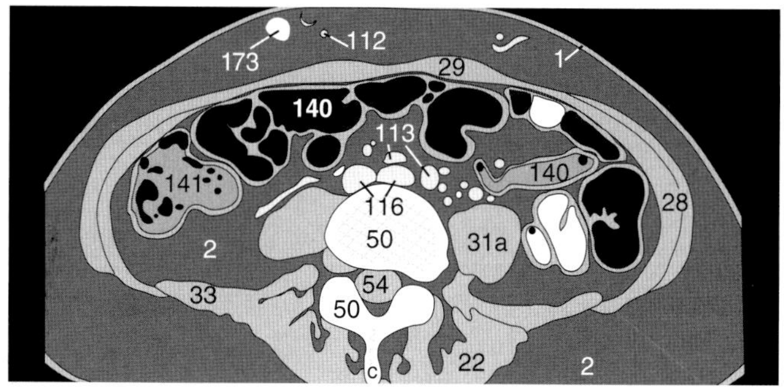

Fig. 118.1b

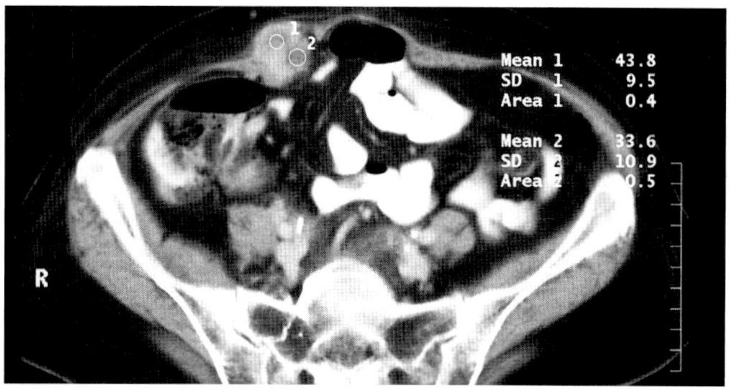

Fig. 118.2a

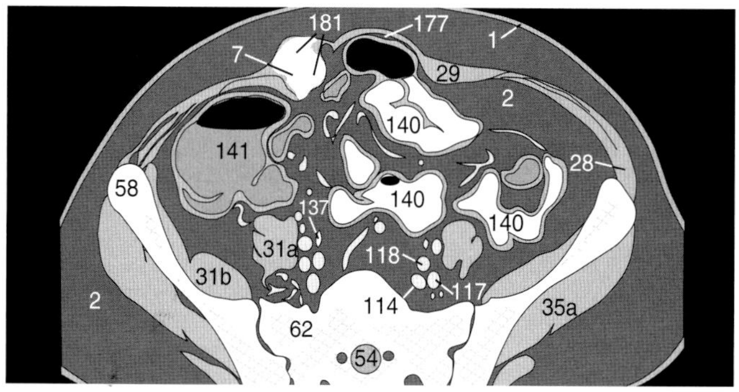

Fig. 118.2b

Na parede abdominal, as metástases podem não ser evidentes até se tornarem infectadas e evoluírem para um abscesso **(181)**, que foi cateterizado e drenado no caso ilustrado (**182** na **Fig. 118.3**). A segunda metástase **(7)**, logo abaixo da parede abdominal direita **(28)**, não foi identificada de início, porque os sintomas do paciente foram atribuídos ao abscesso adjacente.

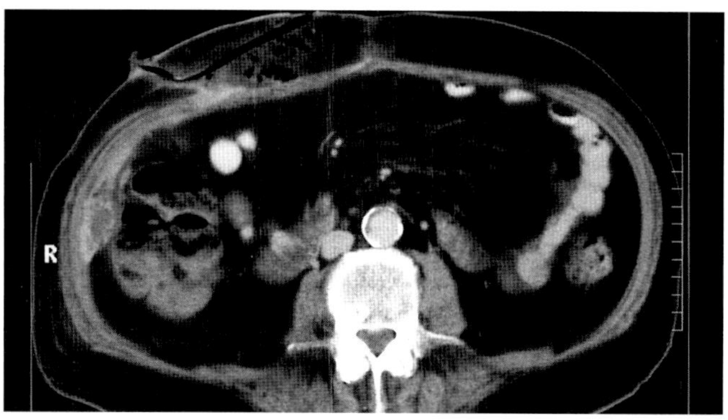

Fig. 118.3a

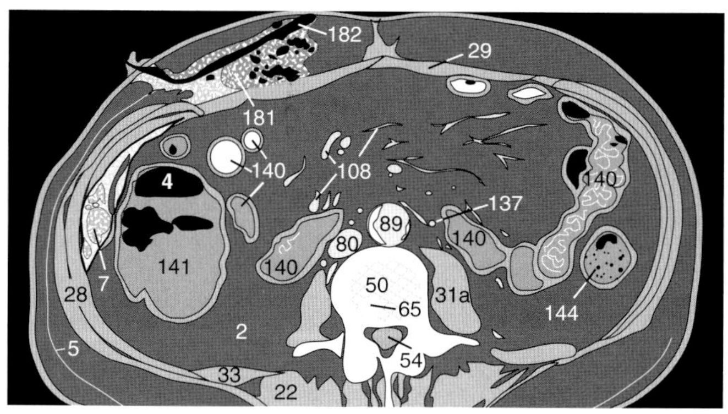

Fig. 118.3b

Em pacientes idosos, pode-se diagnosticar uma hérnia inguinal contendo intestino delgado ou mesmo hérnias escrotais bilaterais contendo alças do intestino delgado **(140)**. No caso da **Figura 118.4**, o processo vaginal **(177)** estava aberto bilateralmente.

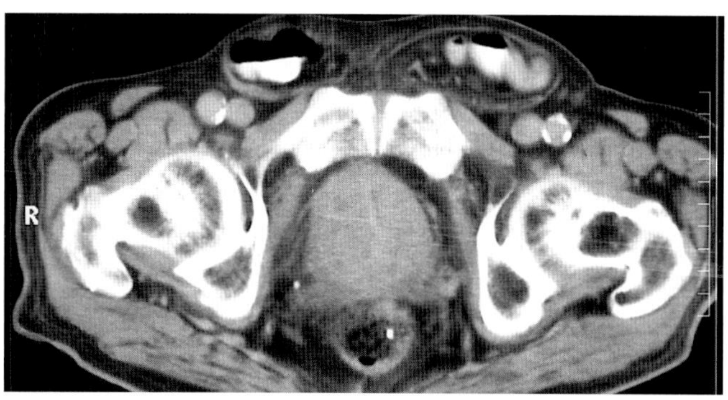

Fig. 118.4a

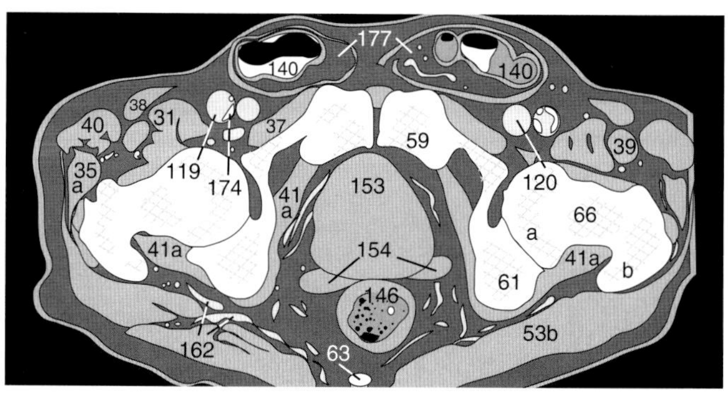

Fig. 118.4b

Segmentos do Fígado

Se houver planejamento para uma biópsia ou radioterapia hepática, será útil conhecer em qual segmento a lesão focal está situada. O fígado é subdividido horizontalmente (linha azul na **Fig. 119.1**) pelos ramos principais da veia porta **(102)** em porção cranial e porção caudal. As veias hepáticas principais **(103)** marcam as bordas dos segmentos na parte cranial (**Fig. 119.2**). A borda entre os lobos esquerdo e direito não é marcada pelo ligamento falciforme **(124)**, mas pelo plano entre a veia hepática média e a fossa da vesícula biliar **(126)**.

Lobo esquerdo	I lobo caudado II segmento lateral, cefálico III segmento lateral, caudal IV lobo quadrado (a: cefálico, b: caudal).
Lobo direito	V segmento anterior, caudal VI segmento posterior, caudal VII segmento posterior, cefálico VIII segmento anterior, cefálico

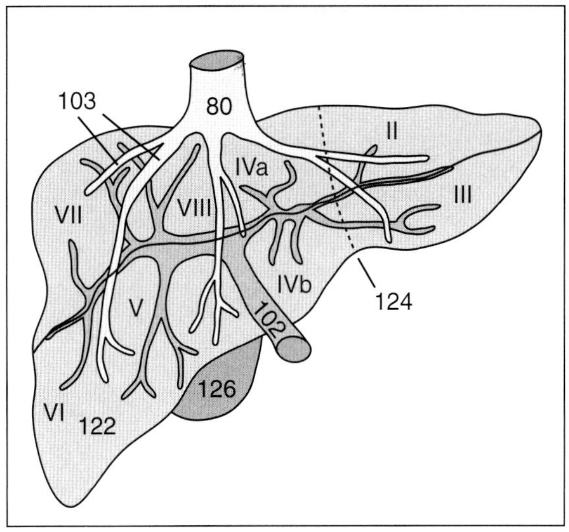

Fig. 119.1

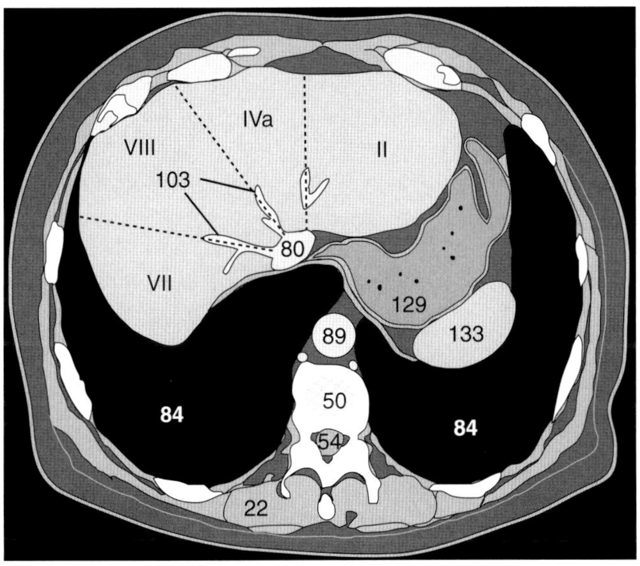

Fig. 119.2

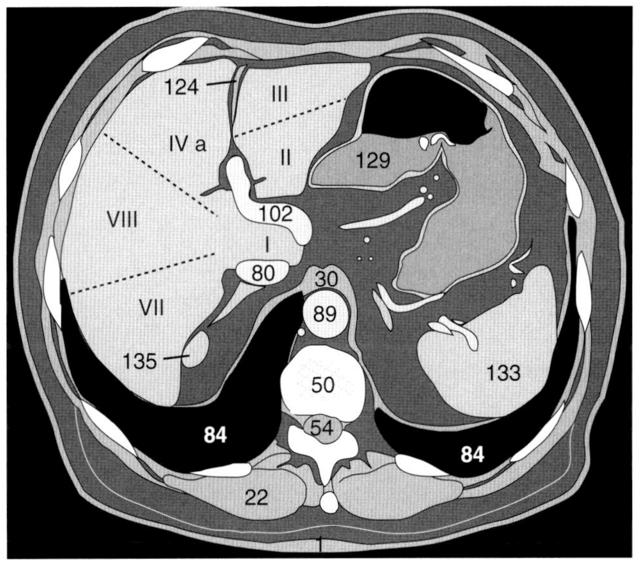

Fig. 119.3

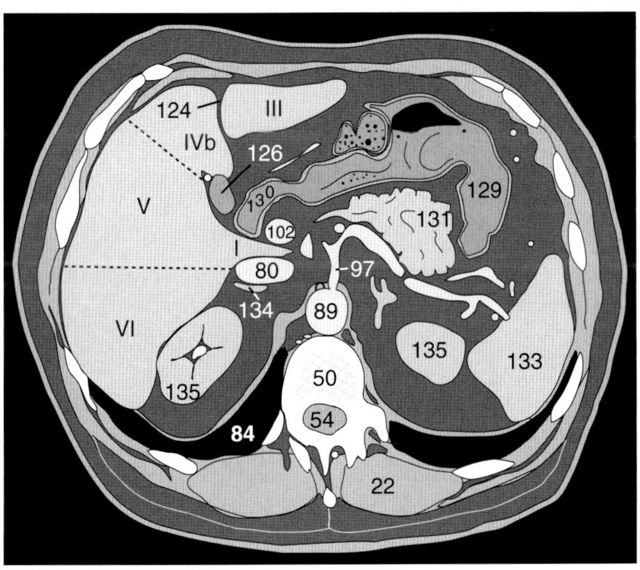

Fig. 119.4

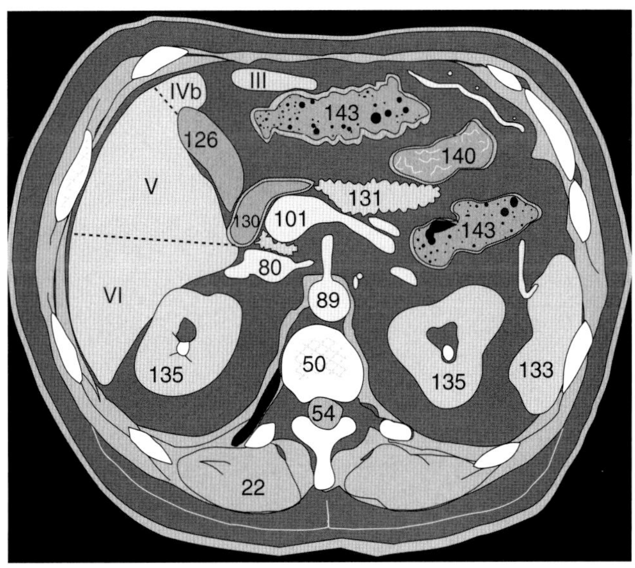

Fig. 119.5

Escolha da Janela

Na TC convencional (não helicoidal), o fígado **(122)** não realçado por contraste é investigado com uma largura de janela especial para fígado **(Fig. 120.1a)** definida entre 120 e 140 UH. O parênquima normal do fígado pode ser mais nitidamente distinguido das lesões em imagens com janelas de largura estreita, porque elas fornecem alto contraste das imagens. Se não houver infiltração gordurosa do fígado (o que reduziria a atenuação), os vasos intra-hepáticos **(103)** aparecerão como estruturas hipodensas. Nos casos de infiltração gordurosa, as veias podem aparecer isodensas ou mesmo hiperdensas nas imagens sem realce. As imagens de TC após o contraste são vistas usando-se uma largura de janela de aproximadamente 350 UH; isso suavizará o contraste da escala de cinza **(Fig. 120.1c)**.

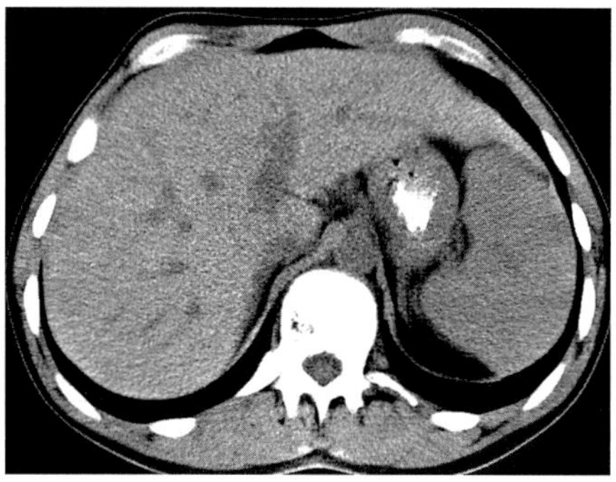

Fig. 120.1a

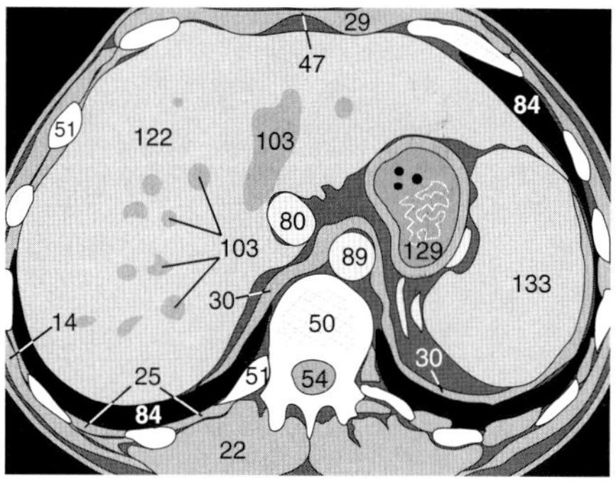

Fig. 120.1b

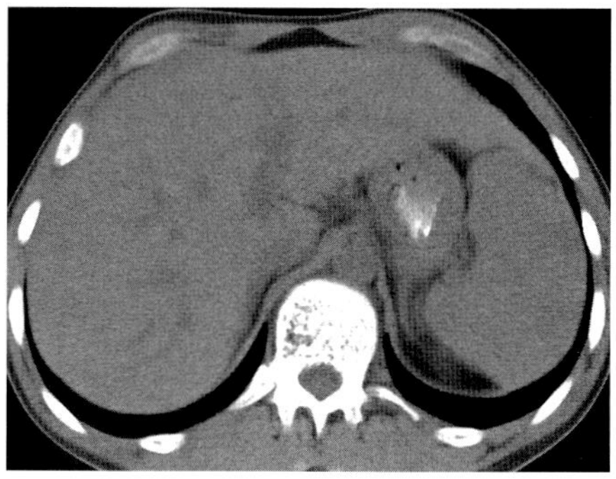

Fig. 120.1c

Passagem de um Bolo de Meio de Contraste

Em uma aquisição trifásica helicoidal nas fases arterial inicial, venosa portal e venosa tardia de realce por meio de contraste, o estudo sem contraste não é necessário [17, 18]. Lesões hipervasculares tornam-se muito mais bem definidas no início da fase arterial **(Fig. 120.2a)** que na fase venosa tardia. Nessa fase venosa tardia (de equilíbrio) **(Fig. 120.2b)**, os níveis de densidade dos sistemas arterial, venoso portal e venoso são praticamente idênticos.

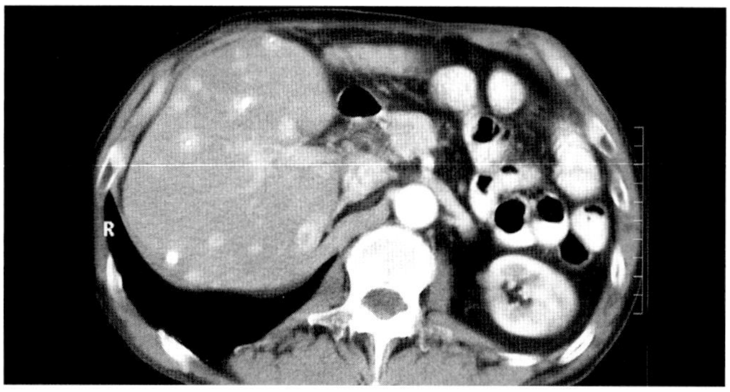

Fig. 120.2a

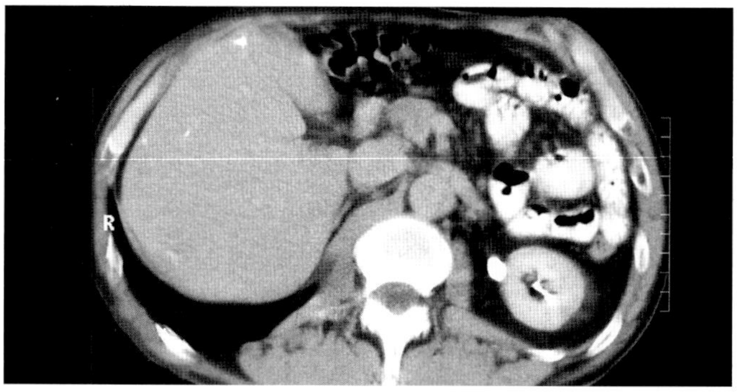

Fig. 120.2b

Portografia por TC

As chances de se demonstrar a extensão real das lesões hepáticas (p. ex., metástases) são substancialmente melhoradas, se o meio de contraste for injetado diretamente na artéria mesentérica superior ou na artéria esplênica, e as imagens forem então adquiridas na fase venosa portal [17, 21]. Uma vez que o suprimento sanguíneo principal da maioria das metástases e dos tumores é proveniente da artéria hepática, essas lesões aparecerão hipodensas no interior do parênquima hiperdenso normal que realçou pelos meios de contraste **(Fig. 120.3a)**. No mesmo paciente, a imagem da fase arterial inicial **(Fig. 120.3b)** mostra que, sem a portografia com meio de contraste, a extensão das metástases teria sido significativamente subestimada.

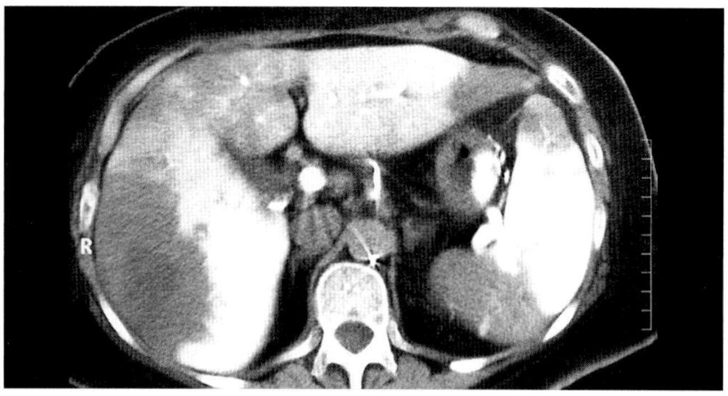

Fig. 120.3a

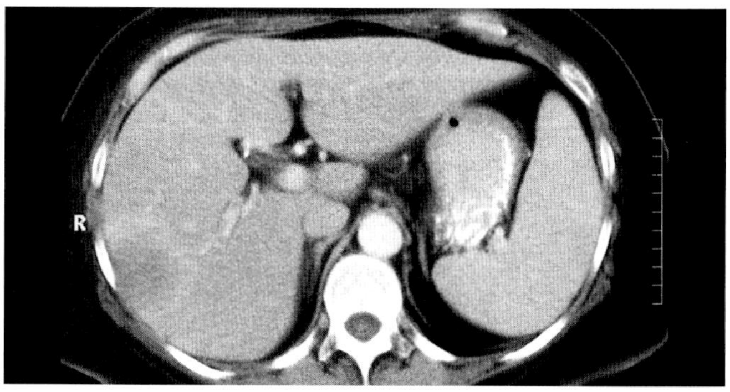

Fig. 120.3b

Cistos Hepáticos

Cistos hepáticos **(169)** contendo líquido seroso são lesões homogêneas, bem definidas, com paredes finas e valores de densidade próximos aos da água **(Fig. 121.1)**. Os efeitos de volume parcial poderão causar má delimitação do parênquima hepático adjacente **(122)** se os cistos forem pequenos. Na dúvida, um ROI deverá ser posicionado dentro do cisto para a medição da densidade **(Fig. 121.2a)**. É importante assegurar que o ROI esteja corretamente colocado no centro do cisto, bem distante das paredes (cf. pp. 15 e 133). Em cistos pequenos como, por exemplo, a lesão mal delineada na **Figura 121.2b**, a medição da densidade média foi muito alta, pois o parênquima hepático adjacente fora incluído no cálculo. Observe que os cistos benignos não mostram nenhum realce significativo após a administração do meio de contraste intravenoso.

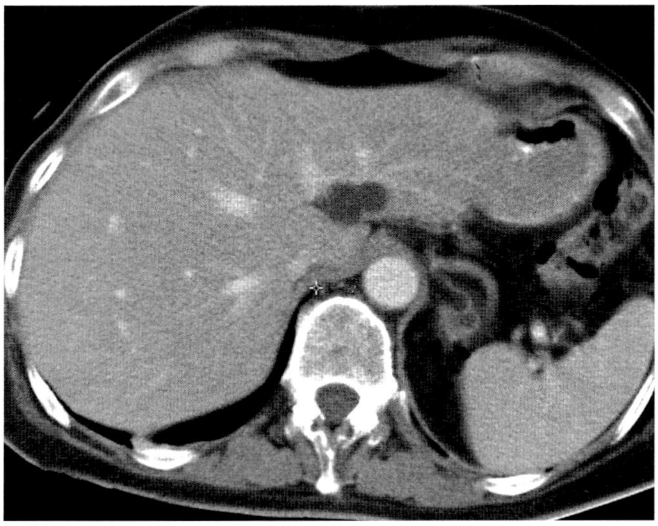

Fig. 121.1a

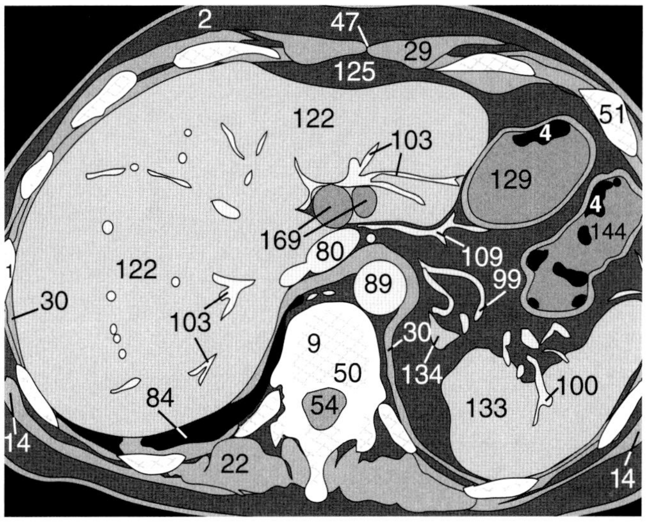

Fig. 121.1b

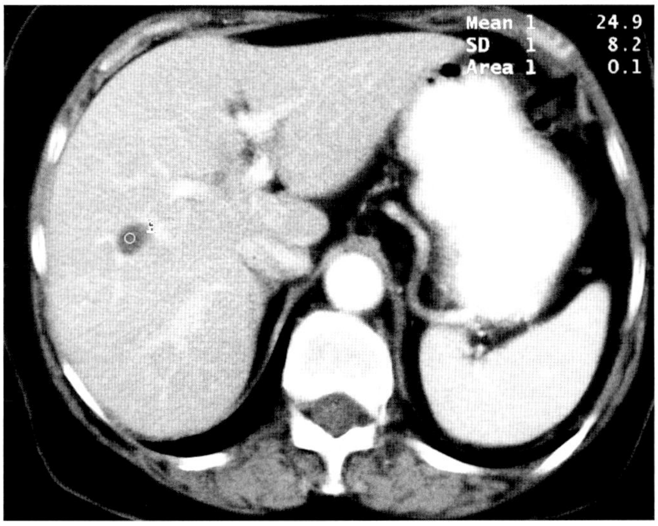

Fig. 121.2a

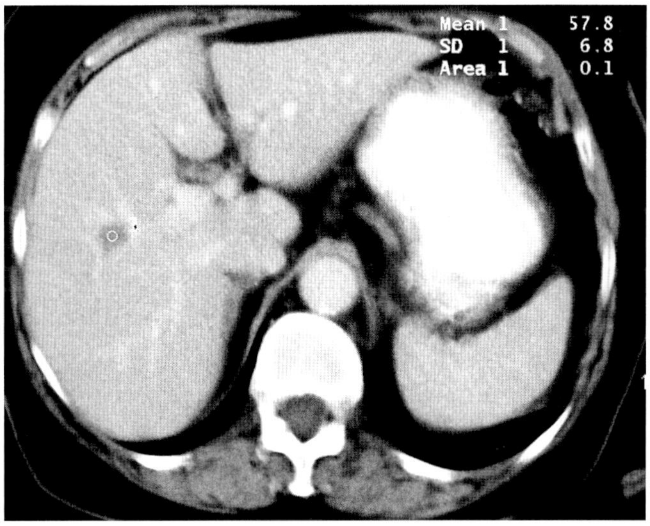

Fig. 121.2b

Os cistos hidáticos *(Echinococcus granulosus)* apresentam aparência multiloculada muito característica, frequentemente com septações em arranjo radial entre cistos diferentes (**169** na **Fig. 121.3**). A diferenciação entre cistos colabados, mortos e outras lesões intra-hepáticas pode ser difícil. O lobo direito do fígado é afetado com mais frequência e, às vezes, o lobo esquerdo ou o baço **(133)** são envolvidos, como mostra a **Figura 121.3**. A densidade do líquido do cisto está geralmente entre 10 e 40 UH em uma imagem sem contraste. Calcificação parcial ou completa da parede é frequente, e a membrana externa pode ser realçada pelo MC. O DD deve incluir infecções por *E. alveolaris* (não mostradas) e, às vezes, carcinoma hepatocelular que é mal definido, com lesões-satélite irregulares.

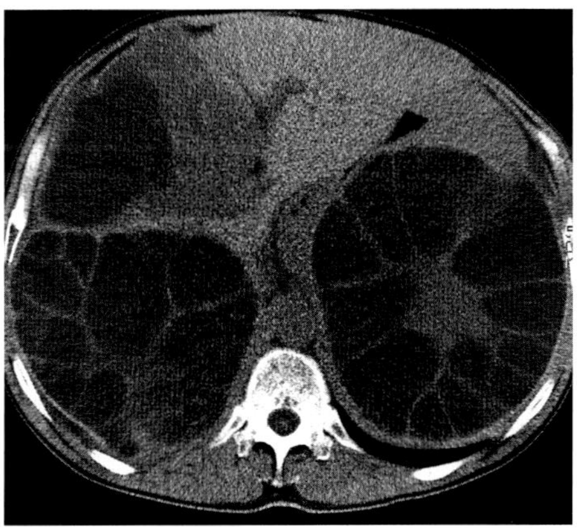

Fig. 121.3a

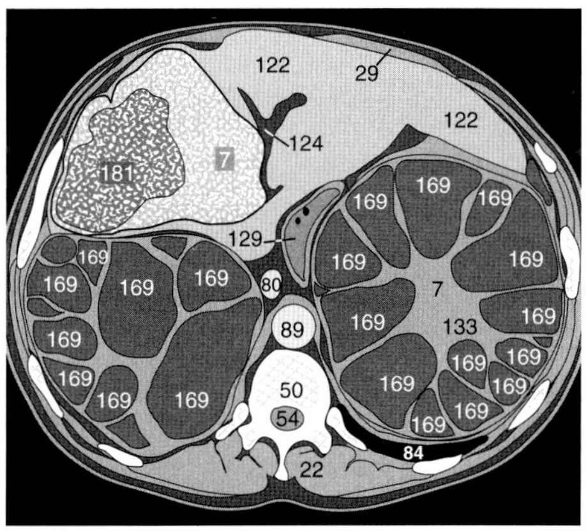

Fig. 121.3b

Metástases Hepáticas

Múltiplas lesões hepáticas focais sugerem metástases. Os sítios comuns de origem são: cólon, estômago, pulmão, mama, rins e útero. A morfologia e a vascularização diferem entre os tipos de metástases hepáticas. Uma aquisição helicoidal com contraste é, portanto, obtida nas fases venosa (**Fig. 122.1a**) e arterial precoce (**Fig. 122.1c**). Dessa maneira, as lesões menores (**7**) tornam-se bem definidas, e as veias hepáticas (**103**) não serão confundidas com metástases.

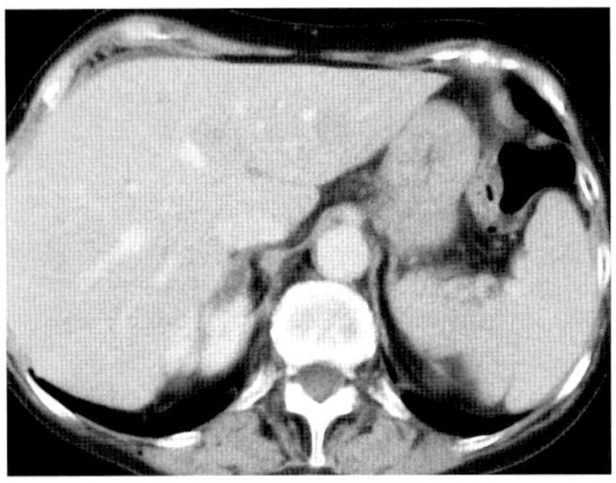

Fig. 122.1a

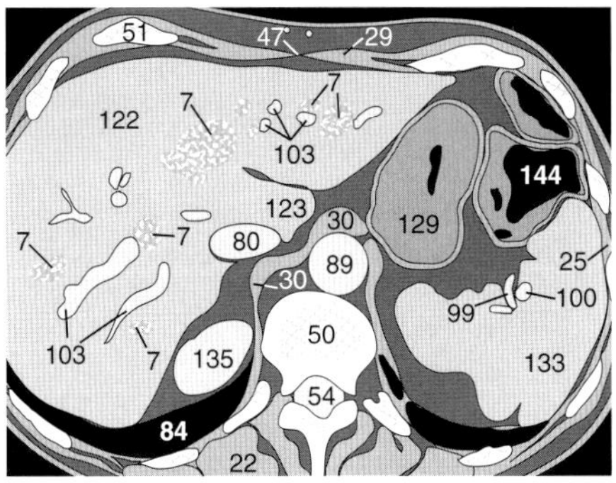

Fig. 122.1b

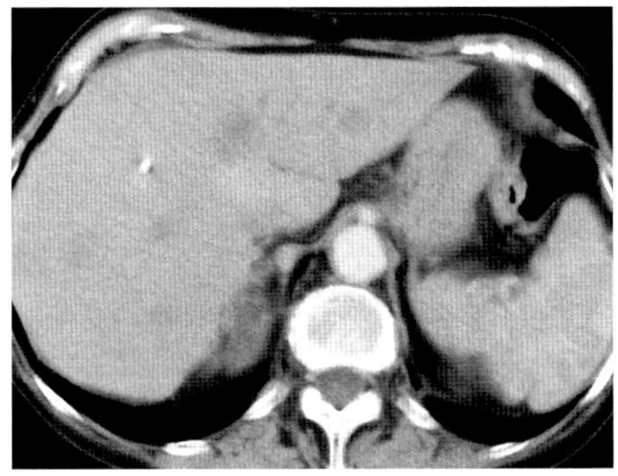

Fig. 122.1c

As metástases hipo e hipervasculares compartilham a aparência hipodensa (escura) na fase venosa por causa da eliminação *(wash-out)* rápida do meio de contraste. Se a TC helicoidal não estiver disponível, será importante e útil comparar as imagens sem contraste (**Fig. 122.2**) com as imagens realçadas (**Fig. 122.3**). No exemplo mostrado à direita, o número e o tamanho das lesões hepáticas (**7**) teria sido subestimado nas imagens com contraste. É facilmente compreensível que metástases individuais pequenas possam escapar de serem detectadas, se imagens sem contraste deixarem de ser obtidas. Para aumentar o contraste no parênquima hepático (**122**), devem-se sempre usar janelas estreitas para examinar imagens sem contraste (veja p. 117). Com esse procedimento, até metástases pequenas poderão ser identificadas (**7**) (**Fig. 122.2**). Essas metástases hepáticas pequenas (**7**) diferem de cistos pequenos por exibirem margens indistintas e densidade mais alta após injeção intravenosa de meio de contraste (**Fig. 122.4**) indicativo de realce. Os valores médios de densidade foram 55 e 71 UH, respectivamente (**Fig. 122.4**).

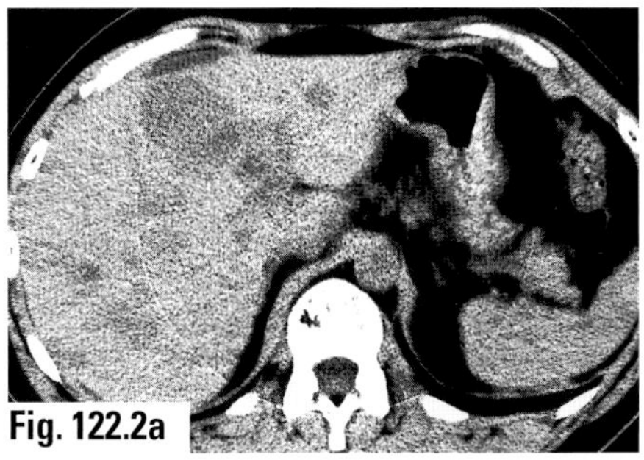

Fig. 122.2a

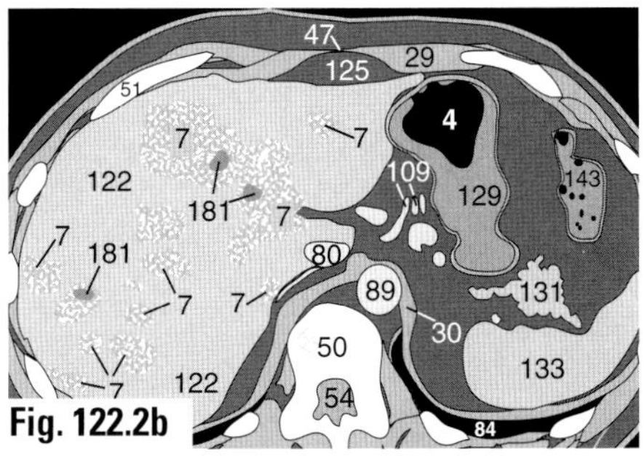

Fig. 122.2b

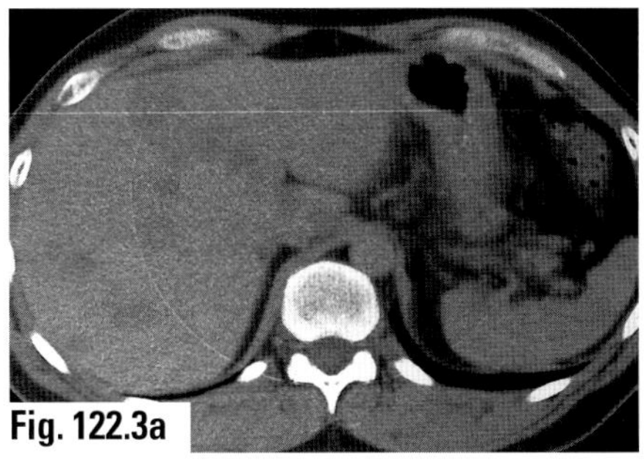

Fig. 122.3a

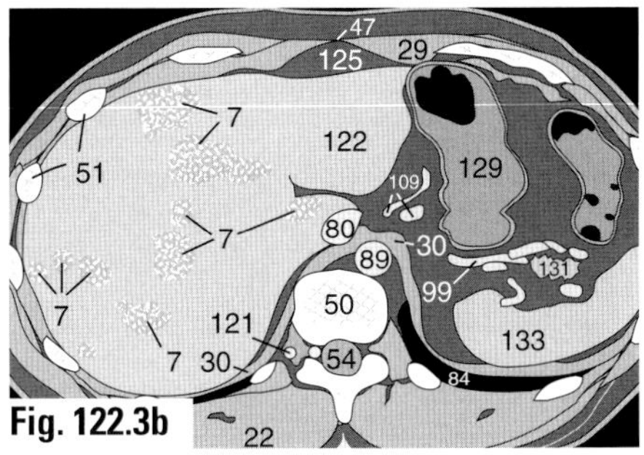

Fig. 122.3b

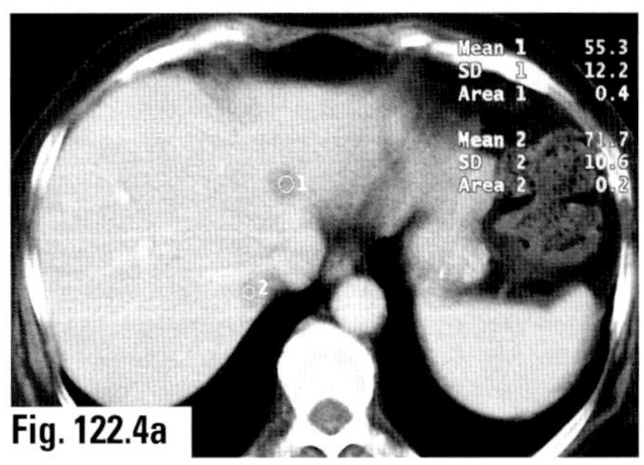

Fig. 122.4a

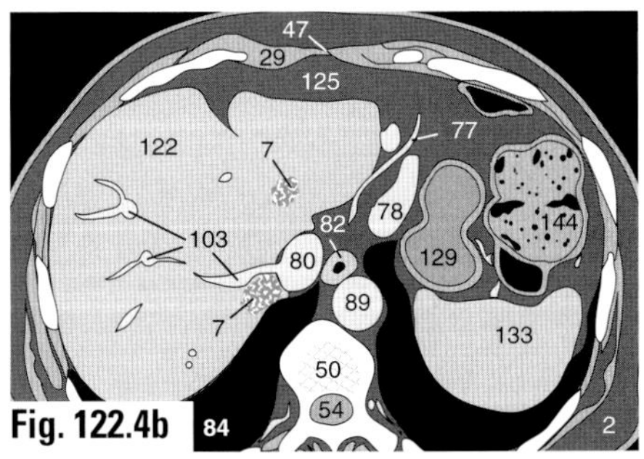

Fig. 122.4b

Em caso de dúvida diagnóstica e para referência no acompanhamento durante a terapia, é útil comparar as imagens de TC com os achados do ultrassom. Além do halo hipoecoico típico, as metástases apresentam aparências variadas no ultrassom, assim como nas imagens tomográficas [23]. O diagnóstico ultrassonográfico pode ser difícil, especialmente quando calcificações em metástases levam à sombra acústica. Embora muito raras, as metástases mucinosas de crescimento lento (p. ex. aquelas de carcinomas do cólon) podem tornar-se muito calcificadas (⬋ na **Fig. 122.5**).

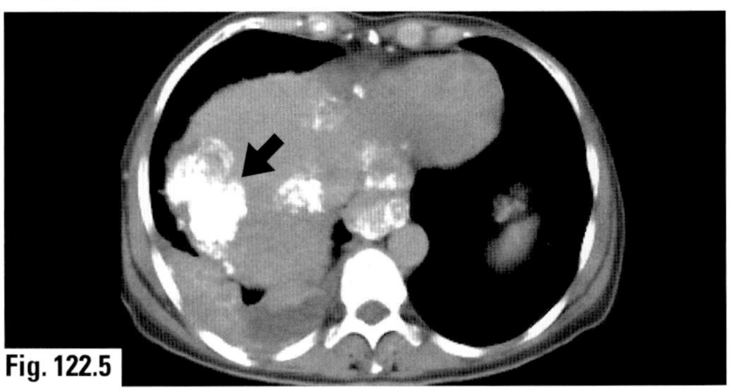

Fig. 122.5

Lesões Hepáticas Sólidas

A lesão hepática benigna mais comum é o hemangioma. Em imagens sem contraste, os hemangiomas pequenos são áreas homogêneas bem definidas, de atenuação reduzida. Após a injeção do meio de contraste, o realce começa, tipicamente, na periferia e progride em direção ao centro da lesão **(Fig. 123.1a)**, semelhante ao fechamento de um diafragma óptico. Nas sequências dinâmicas de TC com realce por bolo de contraste, o realce progride centripetamente. Após a administração de um bolo de MC, uma série de imagens de TC é obtida a cada poucos segundos no mesmo local. O acúmulo do meio de contraste nas cavidades do hemangioma (↘) leva ao realce homogêneo na fase venosa tardia **(Fig. 123.1b)**. Em grandes hemangiomas, isso poderá levar vários minutos ou resultar em realce não homogêneo.

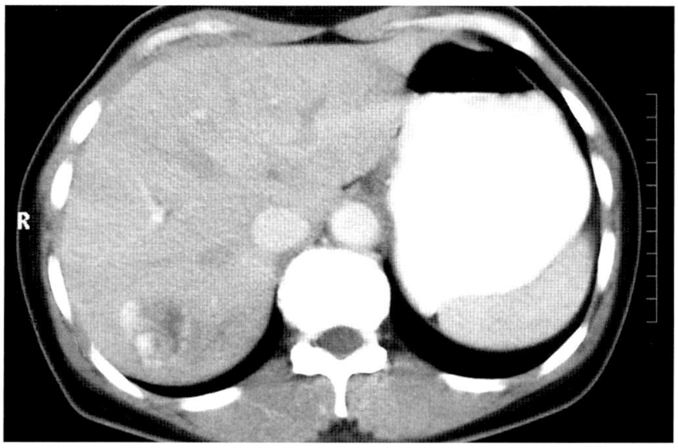

Fig. 123.1a

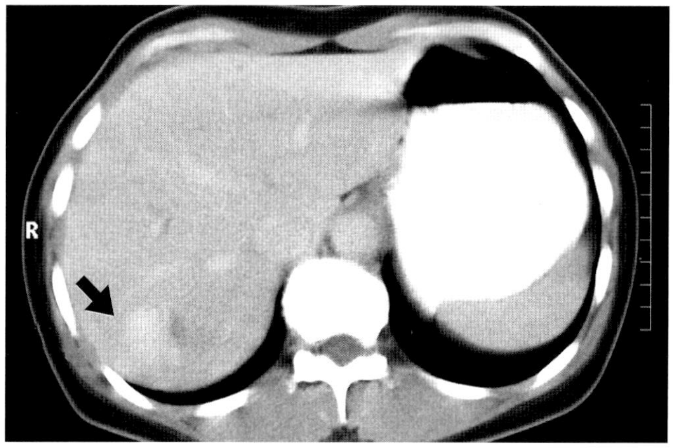

Fig. 123.1b

O adenoma hepático (↘) é mais frequente nas mulheres entre 20 e 60 anos com uma história longa de uso de contraceptivos orais. O adenoma origina-se nos hepatócitos e pode ser solitário ou múltiplo. Normalmente, essa lesão se mostra isodensa, às vezes hipervascular **(Fig. 123.2)**, e pode estar acompanhada de infarto hipodenso, necrose central e/ou hemorragia hiperdensa espontânea. A excisão cirúrgica é recomendada em virtude da possibilidade de hemorragia aguda e degeneração maligna. Ao contrário, a hiperplasia nodular focal (HNF) não mostra nenhuma tendência à degeneração maligna, e as lesões desse tipo contêm ductos biliares. Nas imagens sem contraste, a hiperplasia aparece como uma lesão hipodensa, às vezes isodensa, mas bem definida. Após a injeção IV do MC, a HNF frequentemente demonstra uma área central hipodensa (★), de formato irregular, representando seu suprimento sanguíneo central; entretanto, essa característica é vista somente em 50% de todas as hiperplasias nodulares focais **(Fig. 123.3)**.

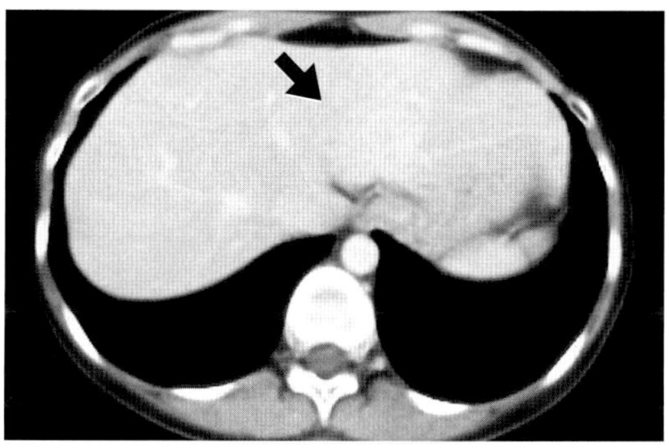

Fig. 123.2

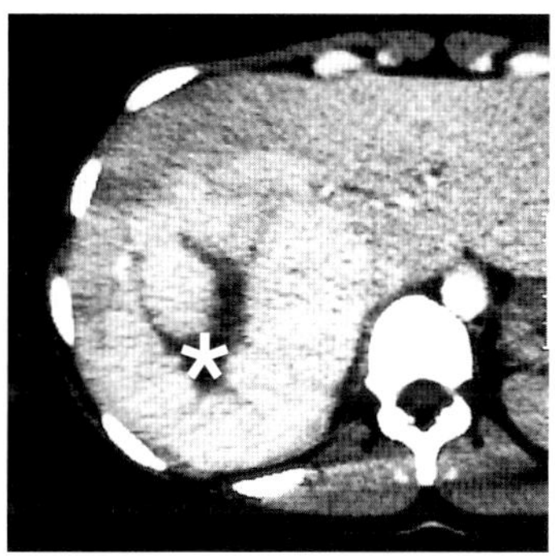

Fig. 123.3

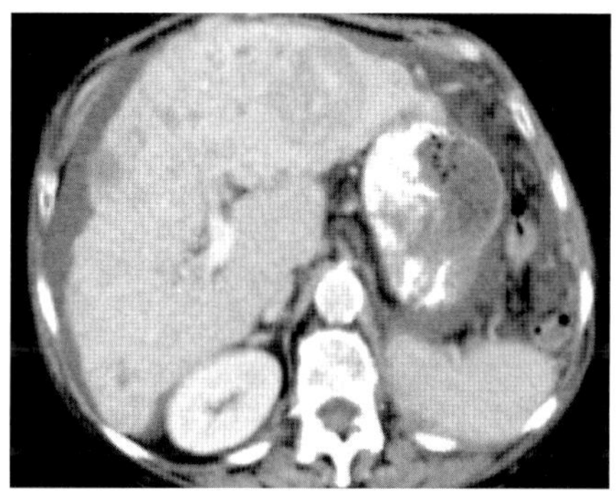

Fig. 123.4

O carcinoma hepatocelular (CHC) ocorre, com frequência, em pacientes com uma história longa de cirrose hepática e é visto mais frequentemente em homens com mais de 40 anos. Em 1/3 dos casos, o CHC é solitário, embora lesões multifocais não sejam raras. Trombose nos ramos da veia porta, causada pela invasão do lúmen do vaso pelo tumor, pode ser vista em 1/3 dos casos. A aparência tomográfica desse carcinoma **(Fig. 123.4)** é extremamente variável. Em imagens sem contraste, o carcinoma geralmente aparece hipodenso ou isodenso; o MC pode mostrar realce difuso ou da borda e necrose central. Quando houver quadro concomitante de cirrose, poderá ser difícil definir as bordas de um CHC. O linfoma secundário deverá ser considerado no DD, porque ele pode infiltrar o parênquima hepático e ser a causa de hepatomegalia difusa. Naturalmente, isso não significa que cada caso de hepatomegalia seja devido a um linfoma. Os linfomas não Hodgkin são semelhantes ao CHC por causa de suas similaridades em relação à vascularização e ao crescimento nodular.

Lesões Hepáticas Difusas

Nas alterações gordurosas do fígado, a densidade do parênquima não realçado, que é de aproximadamente 65 UH, pode diminuir, de modo que ele se mostre isodenso ou mesmo hipodenso em relação aos vasos sanguíneos (**Fig. 124.1**; cf. p. 120). Na hemocromatose (**Fig. 124.2**), o acúmulo de ferro leva ao aumento da atenuação superior a 90 UH e pode atingir até 140 UH. Nesses casos, o contraste natural entre parênquima e vasos é ainda maior. A cirrose (**Fig. 124.3**), que resulta de dano crônico ao fígado, tem aparência nodular difusa e geralmente dá ao órgão um contorno irregular, cheio de protuberâncias.

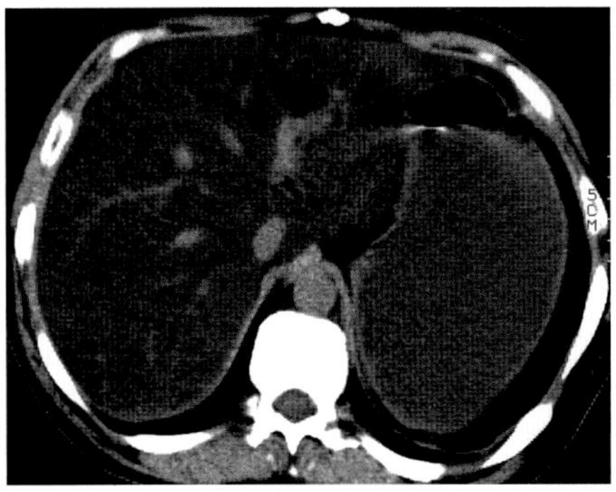

Fig. 124.1

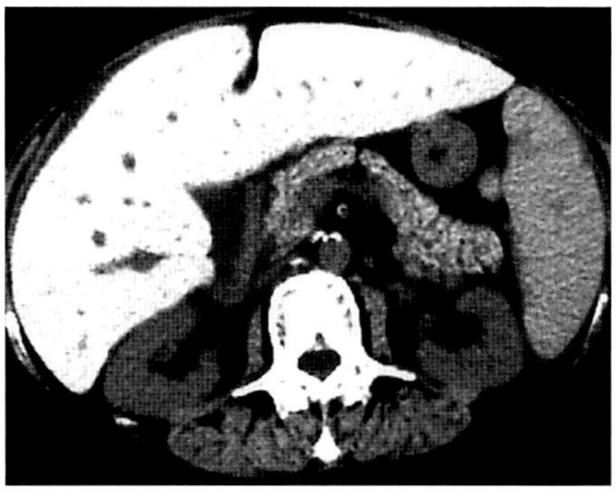

Fig. 124.2

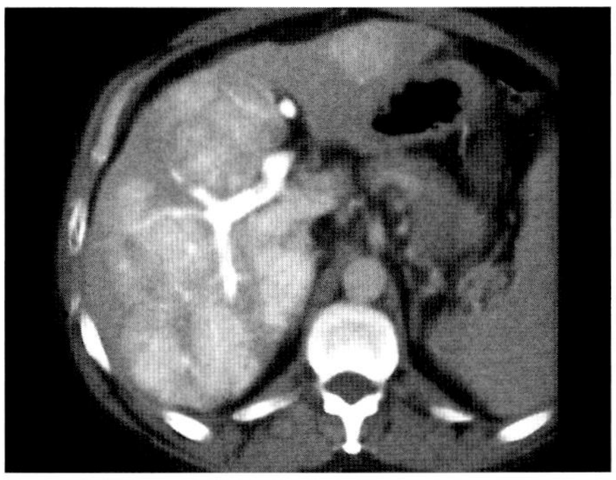

Fig. 124.3

Patologia Abdominal: Vias Biliares

Vias Biliares

Após uma anastomose cirúrgica coledocoentérica, esfincterotomia ou colangiopancreatografia retrógrada endoscópica (CPRE), é normal a presença de gás hipodenso (➔) no interior dos ductos biliares intra-hepáticos (**Fig. 124.4**). Essas causas de gás biliar devem ser obrigatoriamente diferenciadas de bactérias anaeróbicas formadoras de gás no interior de um abscesso.

A dilatação das vias biliares intra-hepáticas **(128)** é chamada de colestase (**Fig. 124.5**) e pode resultar de cálculos na vesícula, de uma obstrução maligna das vias biliares ou de um carcinoma pancreático na ampola de Vater. Observe, na **Figura 124.5**, a calcificação **(174)** da artéria esplênica tortuosa **(99)** e as metástases hepáticas **(7)**. Essas metástases mal definidas e discretamente hipodensas devem ser diferenciadas dos artefatos **(3)** que surgem das costelas adjacentes ao fígado **(122)** e ao baço **(133)**. Esses artefatos por endurecimento do feixe resultam de alterações abruptas na atenuação entre o órgão e a costela **(51)**.

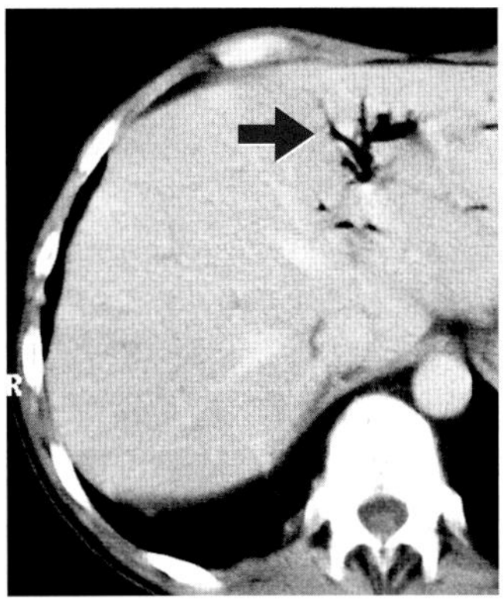

Fig. 124.4

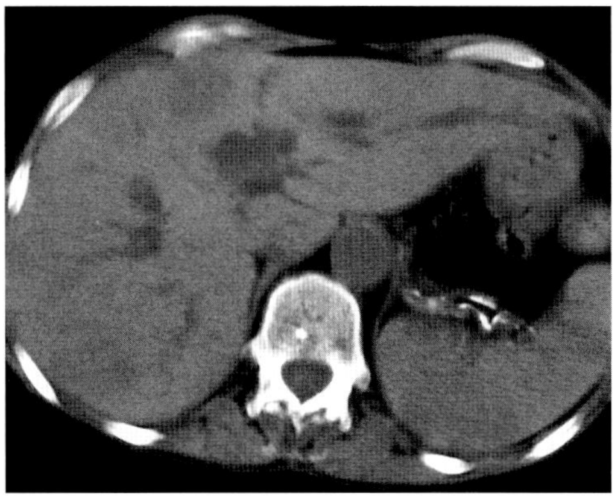

Fig. 124.5a

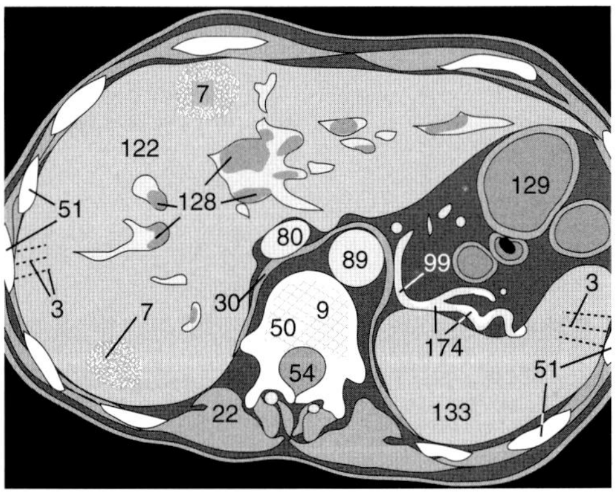

Fig. 124.5b

Se não for possível tratar a causa da colestase cirurgicamente, a introdução de um *stent* (**182** na **Fig. 124.6**) pode descomprimir um ducto biliar obstruído **(128)**.

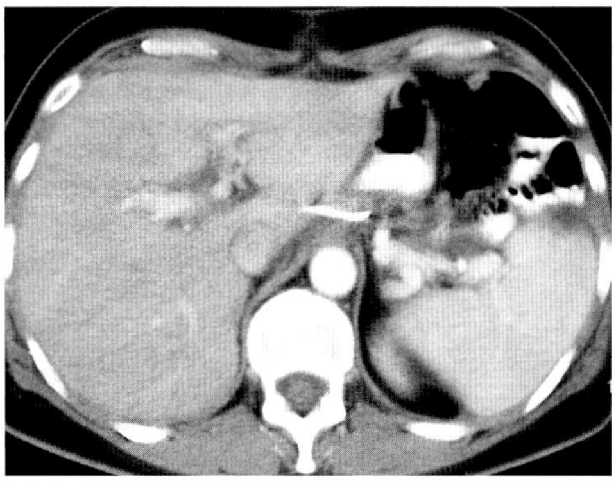

Fig. 124.6a

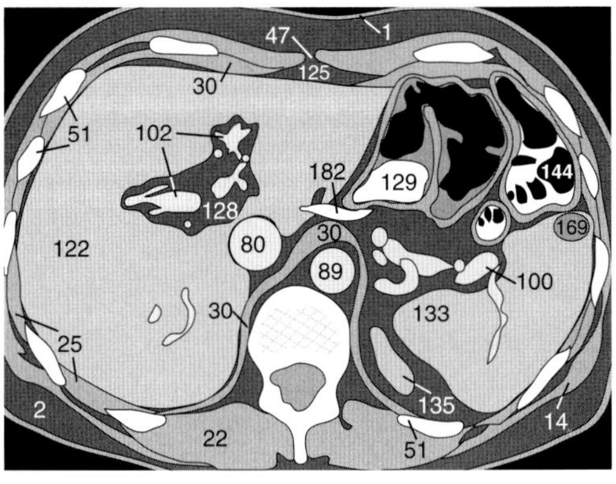

Fig. 124.6b

O tamanho e a forma da vesícula biliar variam dependendo de quando o paciente se alimentou pela última vez. A hidropisia da vesícula biliar só deverá ser diagnosticada se a dilatação for muito acentuada, ou seja, se o diâmetro for superior a 5 cm em vários cortes transversais. A atenuação da bile é normalmente um pouco maior que aquela da água (0 UH), mas pode aumentar até para 25 UH se a bile estiver muito concentrada [4].

Colecistolitíase

Na vesícula **(126)**, os cálculos **(167)** podem mostrar padrões diferentes de calcificação **(Fig. 125.1)**. Calcificações em forma de taças ou anelares podem ser vistas em cálculos contendo colesterol e bilirrubina **(Fig. 125.2)**. Se houver cálculos obstruindo a drenagem da vesícula, ou se uma inflamação causou estenose, poderá haver formação de lama resultante da atenuação aumentada e da sedimentação de bile **(Fig. 125.3)**. Cálculos do ducto comum deverão ser diagnosticados usando-se a TC com cortes finos, pois os cálculos menores poderão ser perdidos nos cortes com espessura padronizada.

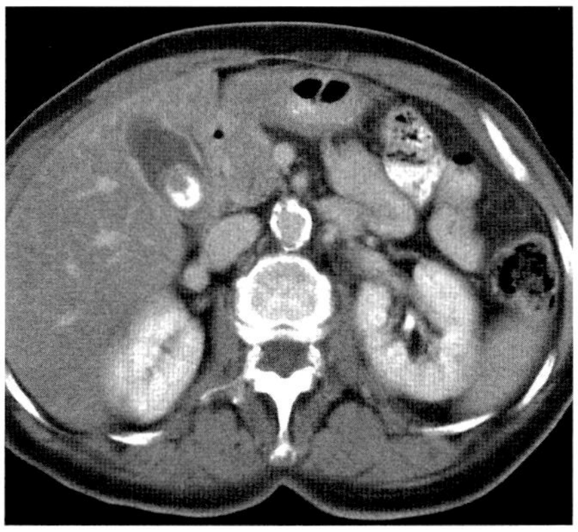

Fig. 125.1a

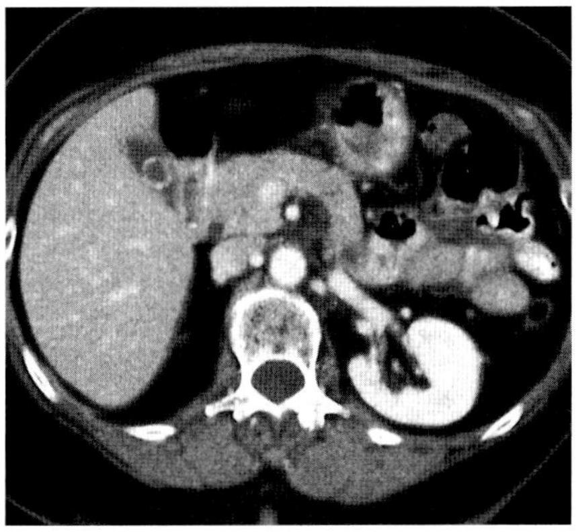

Fig. 125.2a

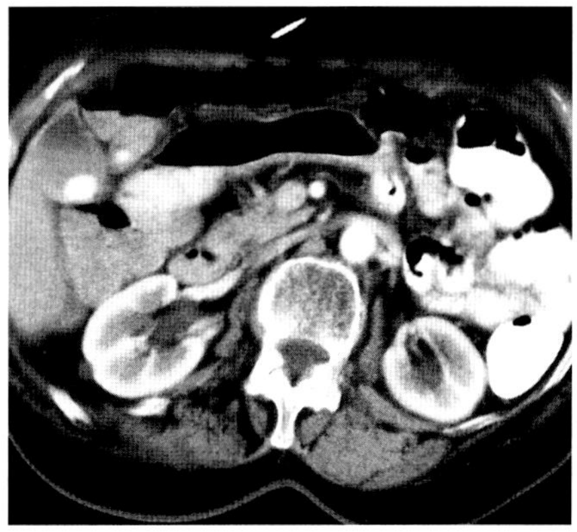

Fig. 125.3a

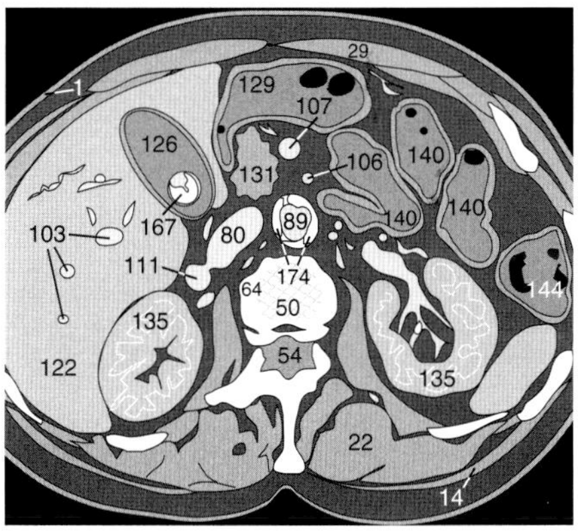

Fig. 125.1b

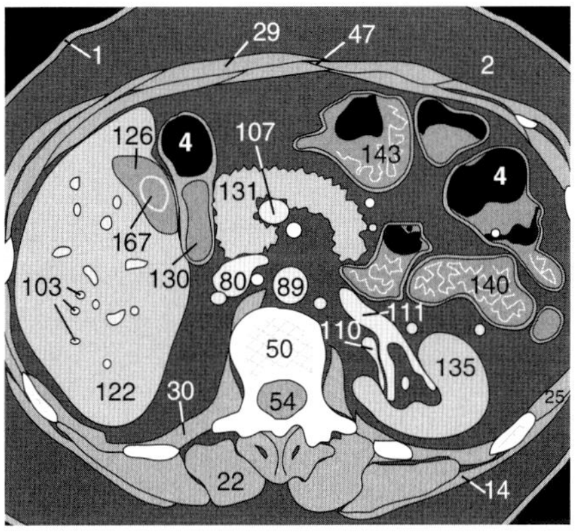

Fig. 125.2b

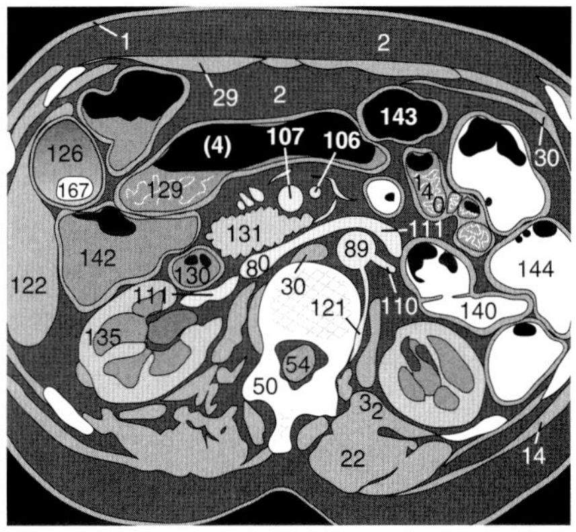

Fig. 125.3b

Lesões Inflamatórias Crônicas

A colecistolitíase pode levar à inflamação crônica, resultando em uma vesícula contraída e cheia de cálculos, na colecistite aguda ou no empiema da vesícula biliar (reconhecida por uma parede irregularmente espessada) (↖↗ na **Fig. 125.4**). Os processos inflamatórios crônicos aumentam o risco de degeneração maligna [24]. O desenvolvimento da vesícula biliar em porcelana **(Fig. 125.5)**, com padrão de calcificação **(174)** semelhante à casca do ovo, pode representar uma lesão pré-maligna.

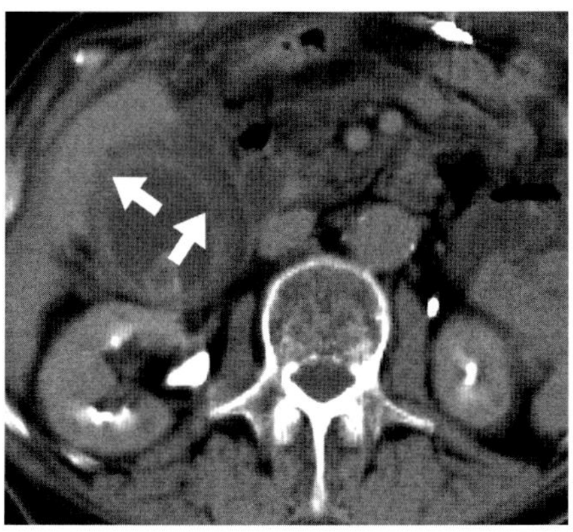

Fig. 125.4

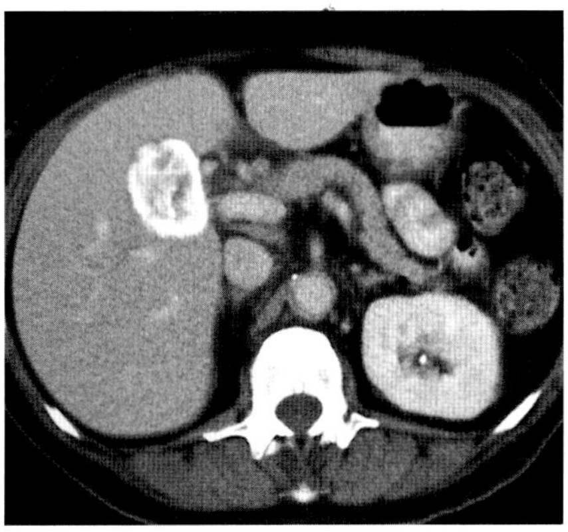

Fig. 125.5a

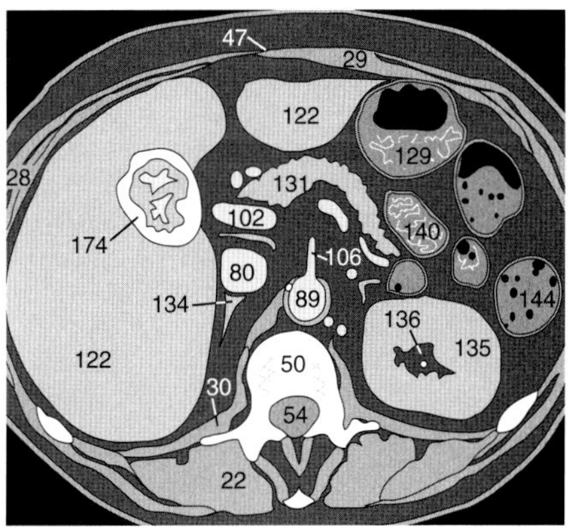

Fig. 125.5b

Realce pelo Meio de Contraste

Antes de prosseguir com a leitura, tente definir um aspecto característico do baço examinando a **Figura 126.1a**. O parênquima esplênico normal **(133)** tem atenuação de aproximadamente 45 UH nas imagens sem contraste. A atenuação do baço só aparecerá homogênea em uma imagem sem contraste ou na fase venosa tardia de um estudo com contraste **(Fig. 126.1c)**. Na fase arterial inicial **(Fig. 126.1a)**, o baço apresentará realce heterogêneo com aparência "malhada" ou marmorizada, em um padrão que representa sua arquitetura trabecular. Esse padrão não deverá ser interpretado erroneamente como sendo uma anormalidade. Observe também a distribuição irregular do MC no interior da veia cava inferior **(80)** e as duas (!) metástases hepáticas **(7)** na mesma imagem **(Fig. 126.1a)**. Você notou as áreas com atenuação semelhante à da água representando ascite periesplênica/periepática **(8)**?

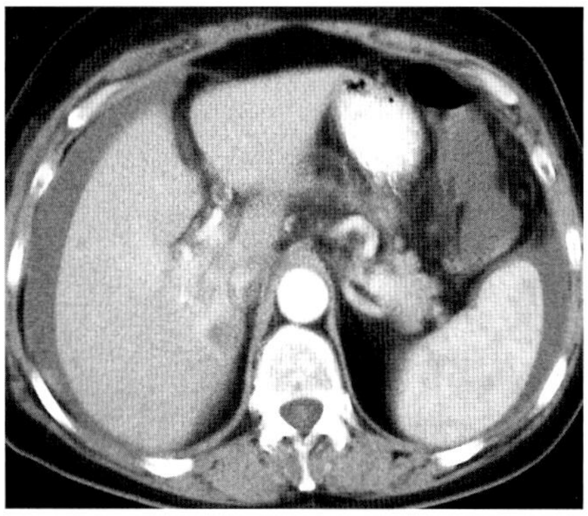

Fig. 126.1a

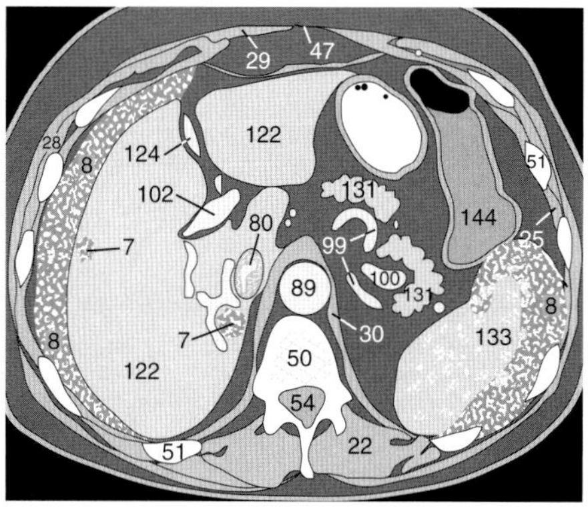

Fig. 126.1b

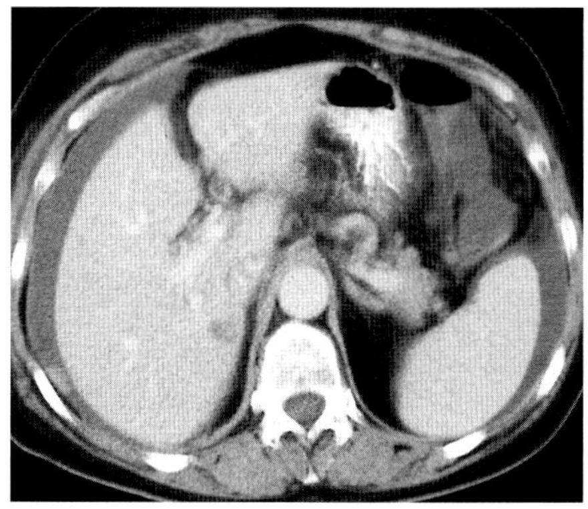

Fig. 126.1c

A artéria esplênica **(99)** mostra-se tipicamente alongada e tortuosa, de modo que pode ser estudada em várias imagens consecutivas. Em pacientes idosos, é comum a descoberta de placas ateroscleróticas (**174** na **Fig. 126.2**). Às vezes, um esplenúnculo homogêneo [baço acessório ➚], bem demonstrado na gordura ao redor, pode ser visto no hilo ou no polo inferior do baço **(Fig. 126.3)**. A diferenciação entre esse esplenúnculo e um linfonodo aumentado pode ser difícil.

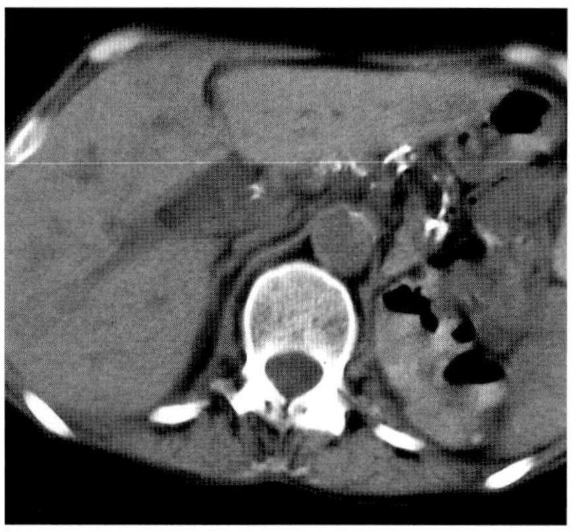

Fig. 126.2a

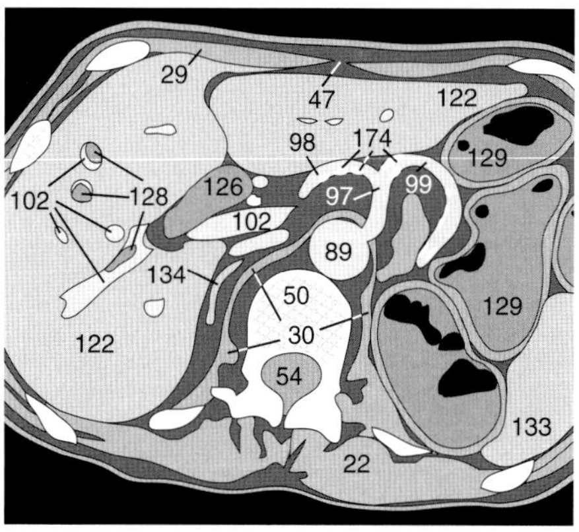

Fig. 126.2b

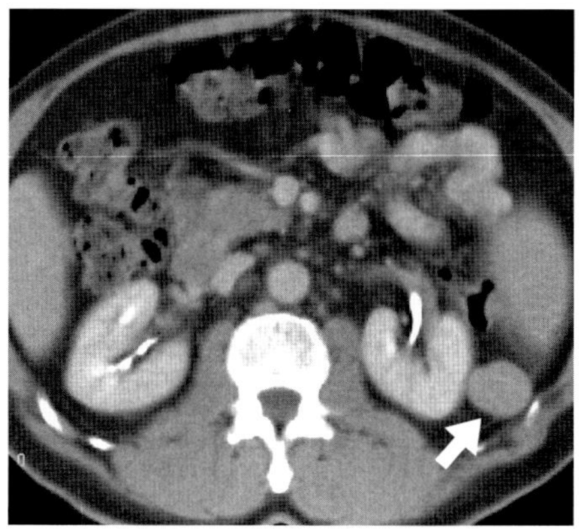

Fig. 126.3

Esplenomegalia

O aumento difuso do baço **(Fig. 127.1)** pode ser causado por várias condições: hipertensão portal, leucemia/linfoma, mielofibrose e anemia hemolítica, ou ainda por várias doenças de depósito. A avaliação do tamanho do baço é dificultada por variações individuais da forma. Uma esplenomegalia acentuada é facilmente reconhecida, mas em casos limítrofes (*borderline*) de esplenomegalia e para fins de acompanhamento é preciso conhecer os limites normais de tamanho do baço. No plano transversal, o baço deve ter não mais que 10 cm de comprimento (**l**) (linha pontilhada) e a largura (**d**, no ângulo à linha pontilhada) não deverá exceder 5 cm **(Fig. 126.4)**.

Na ultrassonografia, o baço não é medido no plano transversal, mas em um plano oblíquo paralelo ao espaço intercostal. Nesse plano, o limite superior do normal é de 11 cm para o eixo longo [28].

A dimensão craniocaudal do baço não deverá ser superior a 15 cm, de modo que, com fatias de 1 cm de espessura, ele não será visível em mais de 15 cortes. A esplenomegalia será diagnosticada se, pelo menos, dois desses três parâmetros forem superados.

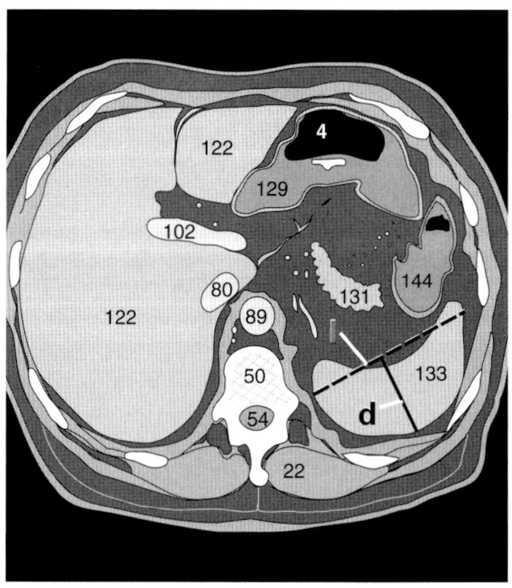

Fig. 126.4

À medida que a esplenomegalia se desenvolve, a forma normal em crescente típica é perdida **(Fig. 127.1)**. A esplenomegalia maciça, que pode ser causada por leucemia linfocítica crônica, atua como uma massa que ocupa espaço e desloca os órgãos adjacentes. Na **Figura 127.1**, o rim esquerdo está comprimido (↓). Se o suprimento sanguíneo não puder acompanhar o crescimento esplênico, poderão ocorrer infartos (↙), que aparecerão como áreas hipodensas que não realçam pela MC **(Fig. 127.2)**.

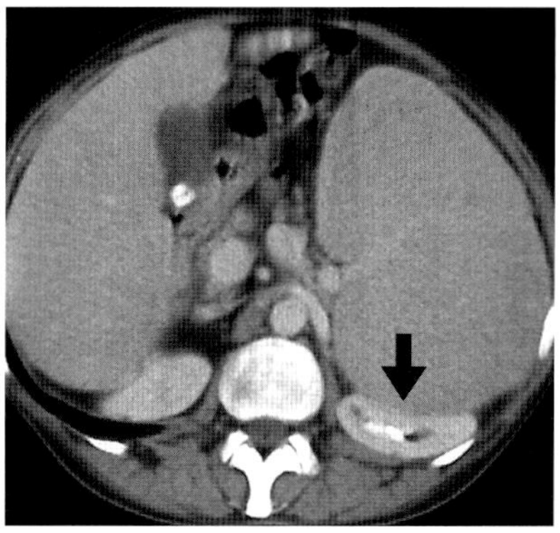

Fig. 127.1

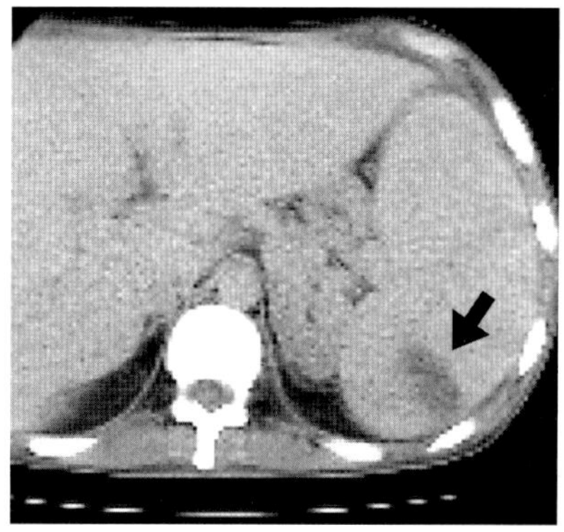

Fig. 127.2

Lesões Esplênicas Focais

Os cistos esplênicos compartilham as mesmas características dos hepáticos (cf. p. 121). As metástases esplênicas **(7)** são raras e difíceis de serem distinguidas dos cistos. No caso ilustrado na **Figura 127.3**, o diagnóstico de metástases esplênicas foi relativamente fácil, porque havia lesões hepáticas e ascite maligna **(8)**. Se houver lesões multifocais com realce não homogêneo pelo MC, os diagnósticos de linfoma esplênico focal ou de candidíase esplênica deverão ser considerados. A ascite **(8)** pode acompanhar a candidíase, como mostrado na **Figura 127.4**. O linfoma esplênico é normalmente caracterizado por infiltração difusa, e o baço pode ter a aparência normal.

O exame do baço **(133)** após trauma torácico ou abdominal fechado precisa ser obrigatoriamente meticuloso. Lacerações do parênquima **(181)** podem levar à formação de hematomas **(8)** subcapsulares, e a ruptura tardia dessa cápsula pode causar hemorragia volumosa para o interior da cavidade abdominal **(Fig. 127.5)**.

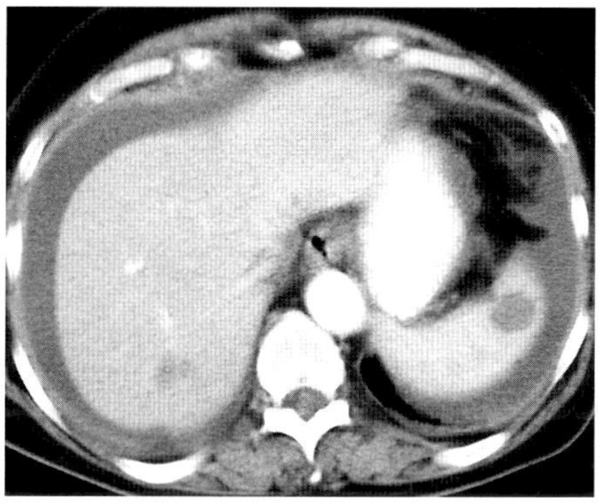

Fig. 127.3a

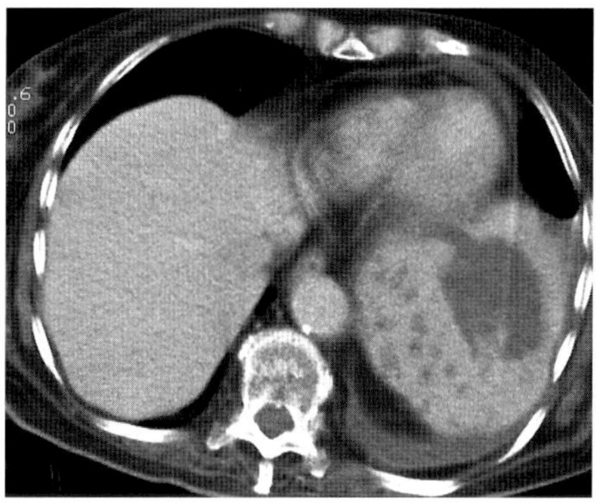

Fig. 127.4a

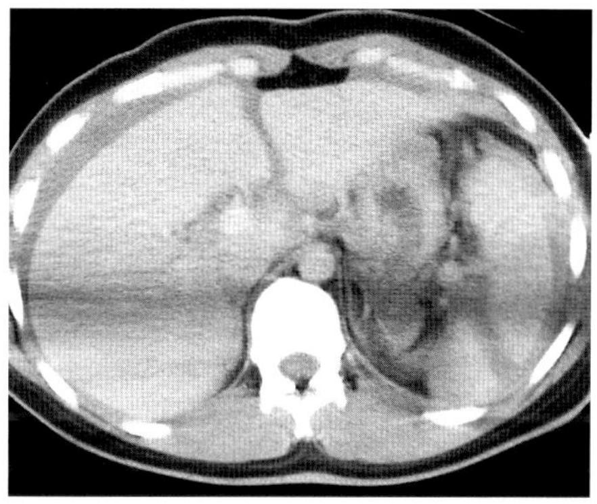

Fig. 127.5a

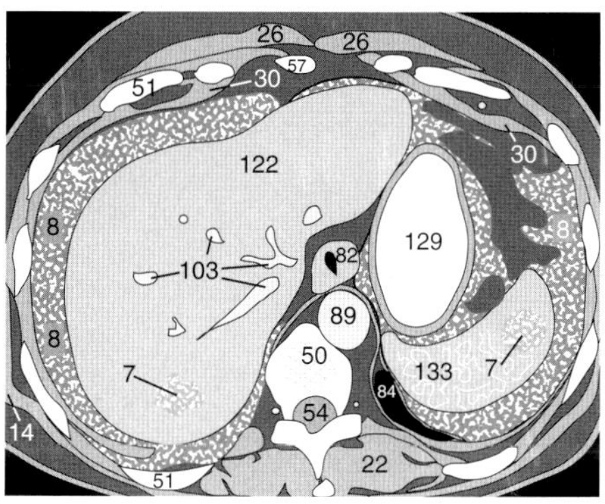

Fig. 127.3b

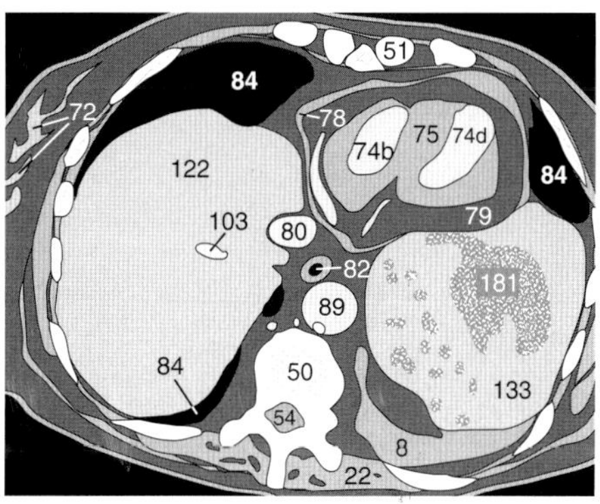

Fig. 127.4b

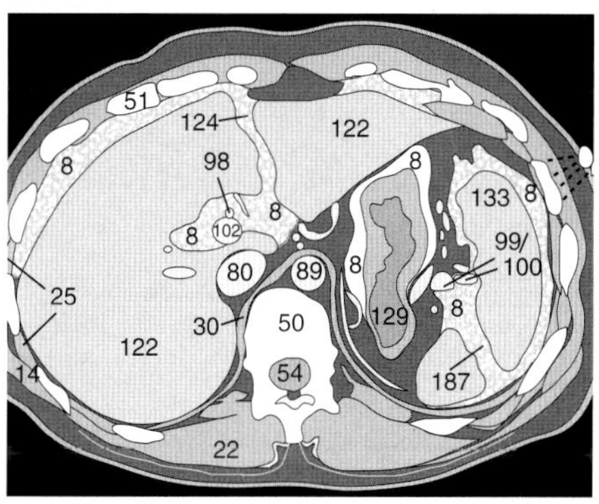

Fig. 127.5b

Os remanescentes de hematomas menores podem estar presentes como calcificações subcapsulares (↗) ou parenquimatosas (↑) **(Fig. 127.6)**.

As septações no interior das lesões císticas **(Fig. 127.7)** são fortemente sugestivas de equinococose e mostram-se muito semelhantes àquelas no fígado. Na maioria dos casos, o fígado também é afetado (cf. p. 121).

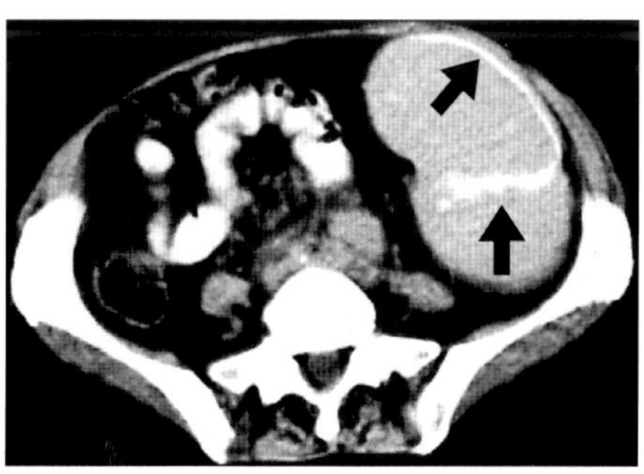

Fig. 127.6

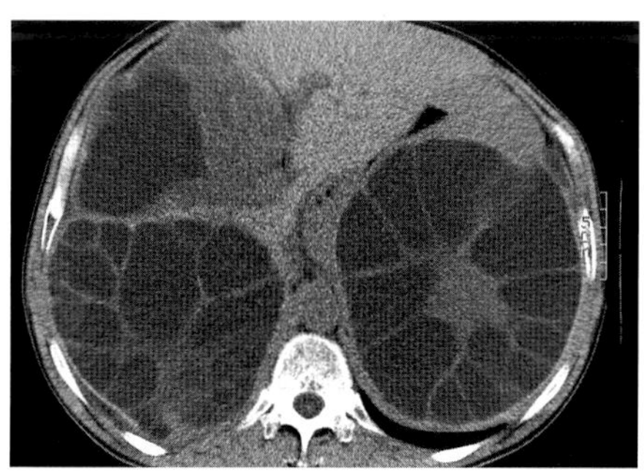

Fig. 127.7

Pancreatite Aguda e Crônica

A pancreatite aguda pode apresentar-se como pancreatite intersticial edematosa **(Fig. 128.1)**. Líquido peripancreático hipodenso (exsudato) **(8)** e edema no tecido conectivo **(185)** são achados comuns. A TC mostra contornos pancreáticos mal definidos; o padrão normalmente lobular do pâncreas mostra-se apagado **(Figs. 128.1** e **128.2)**. Na pancreatite necrosante hemorrágica **(Fig. 128.2)**, a extensão da necrose é um aspecto prognóstico.

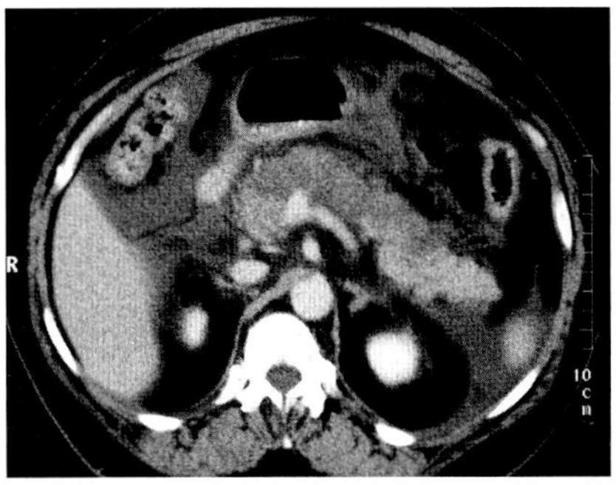

Fig. 128.1

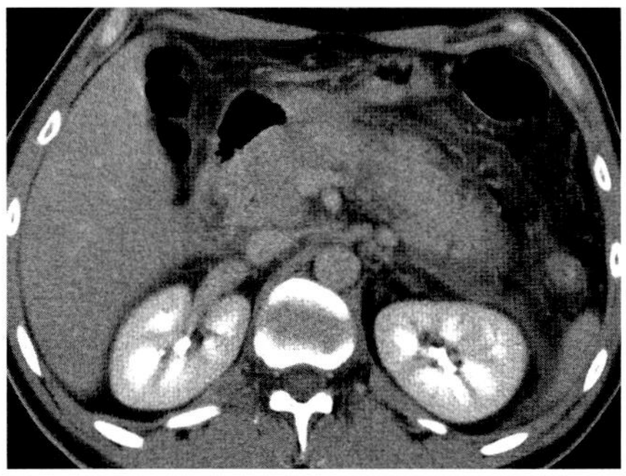

Fig. 128.2a

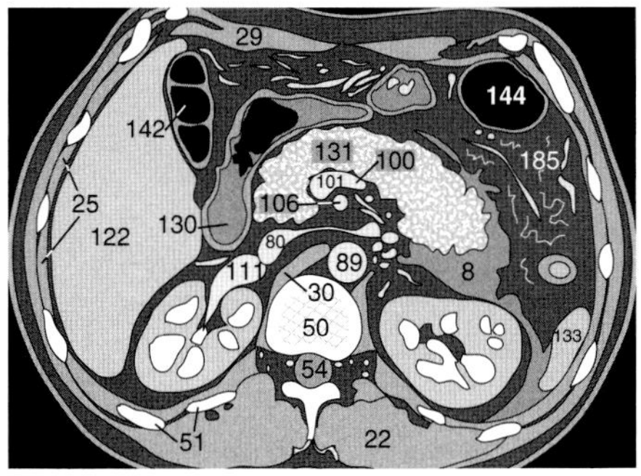

Fig. 128.2b

A pancreatite crônica progride de maneira lenta e progressivamente ou em episódios recorrentes. As duas causas mais comuns para esse quadro são o abuso do álcool e a colelitíase.

Os achados típicos na pancreatite crônica são fibrose e calcificações multifocais **(174)**, dilatação irregular do ducto pancreático **(132)** e, às vezes, a formação de pseudocistos **(169)** dentro do, ou adjacente ao, pâncreas **(131)** **(Figs. 128.3** e **128.4)**. A doença pode levar à **atrofia pancreática** como uma característica tardia.

A possibilidade de desenvolvimento de um carcinoma pancreático em associação à pancreatite calcificada crônica está, atualmente, sendo discutida.

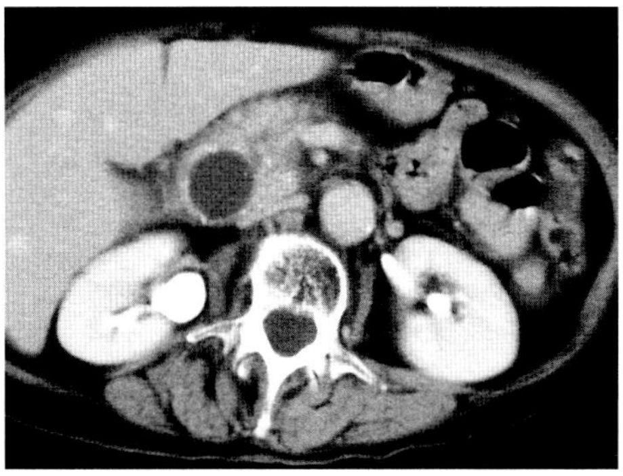

Fig. 128.3a

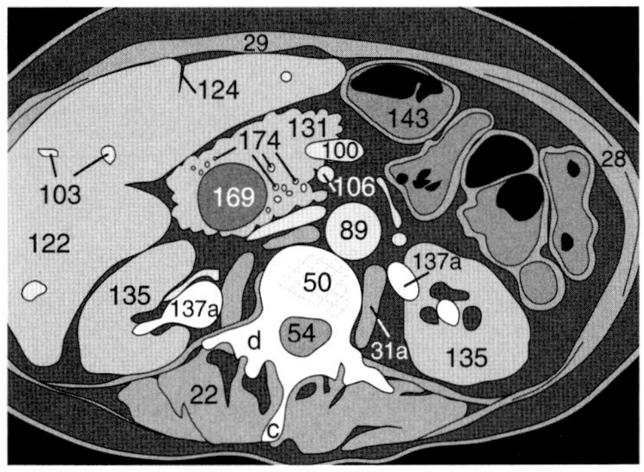

Fig. 128.3b

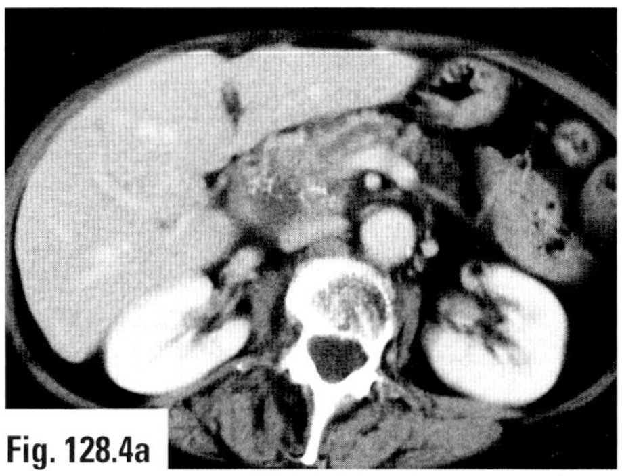

Fig. 128.4a

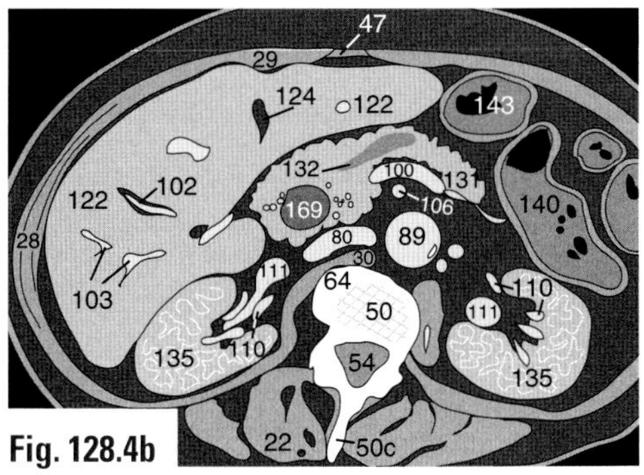

Fig. 128.4b

Neoplasias Pancreáticas

A maioria dos carcinomas pancreáticos **(7)** está localizada na cabeça do pâncreas **(131)**. Como resultado, até tumores pequenos podem causar colestase por obstruírem o ducto biliar comum **(127)** **(Fig. 128.5)**. Os carcinomas pancreáticos tendem a cursar com metástases muito precocemente para o fígado e linfonodos regionais. Na dúvida, deve-se realizar uma CPRE para examinar o pâncreas e os ductos biliares comuns por meio de imagens. Os tumores das células das ilhotas pancreáticas, dos quais 75% são funcionais, estão localizados no interior do corpo do pâncreas. A síndrome de Zollinger-Ellison **(Fig. 128.6)** é causada por um tumor produtor de gastrina (⬋). Outras neoplasias associadas ao pâncreas são: insulinomas, glucagonomas e as massas produtoras de serotonina.

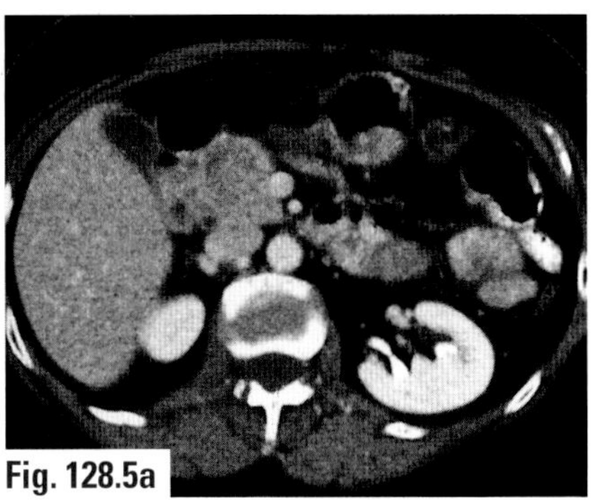

Fig. 128.5a

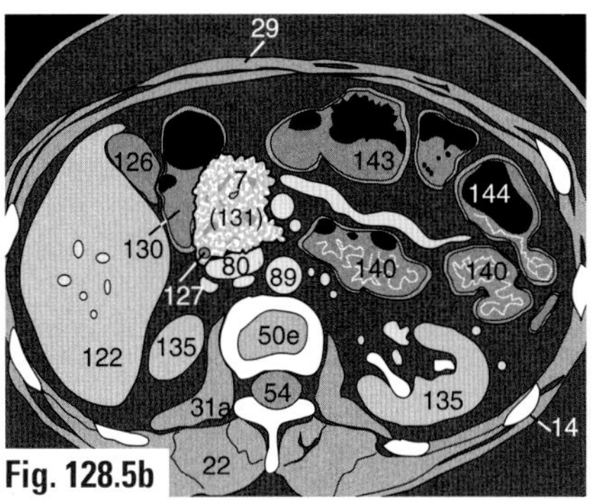

Fig. 128.5b

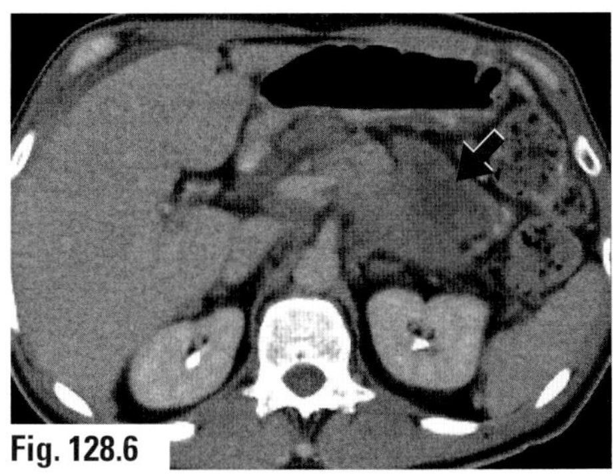

Fig. 128.6

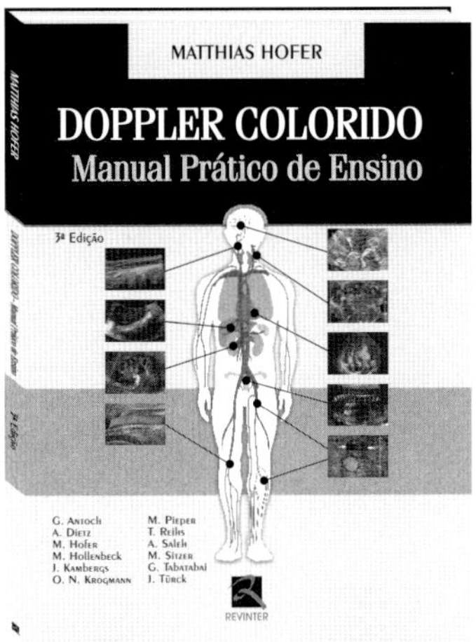

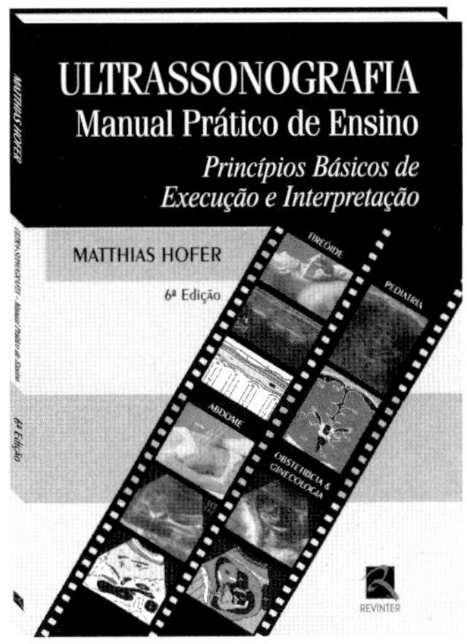

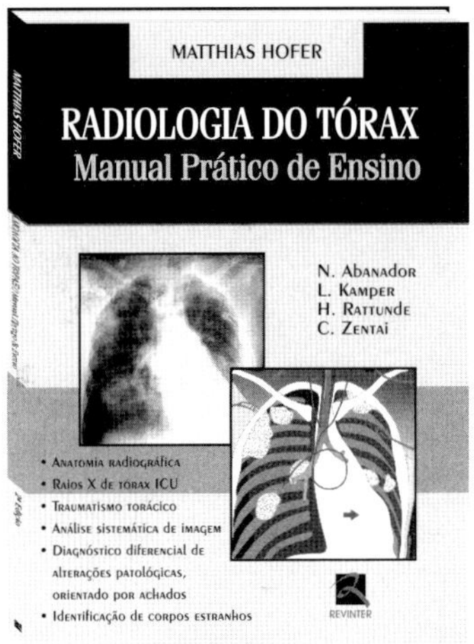

DOPPLER COLORIDO
Manual Prático de Ensino
3ª Edição

ULTRASSONOGRAFIA
Manual Prático de Ensino
Princípios Básicos de Execução e Interpretação
6ª Edição

RADIOLOGIA DO TÓRAX
Manual Prático de Ensino

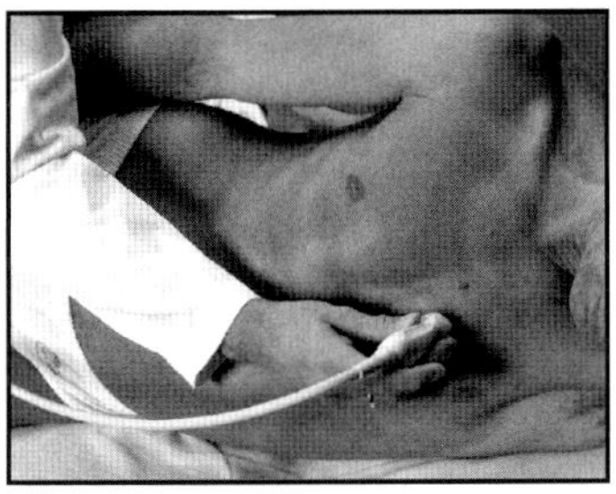

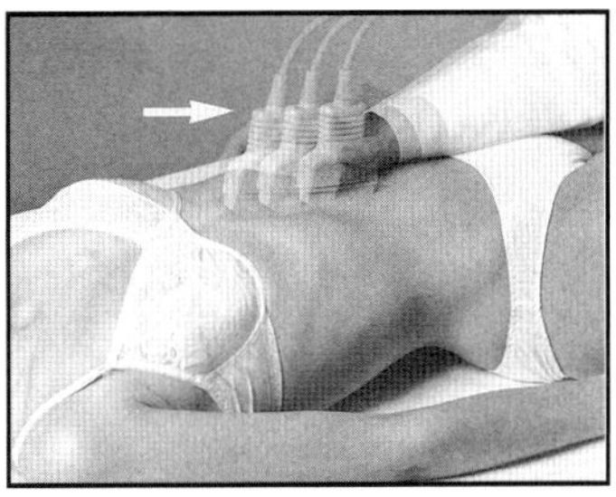

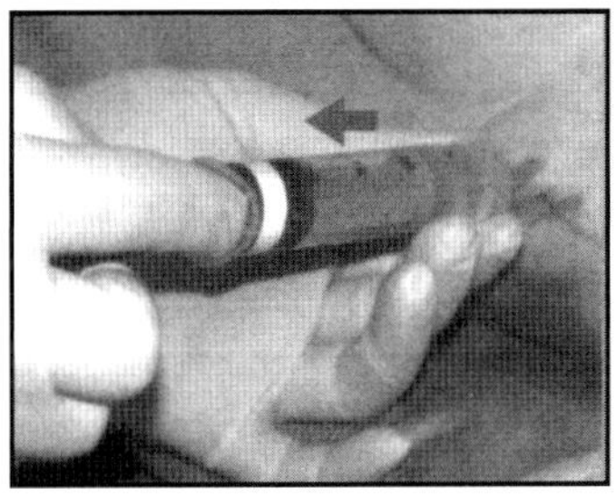

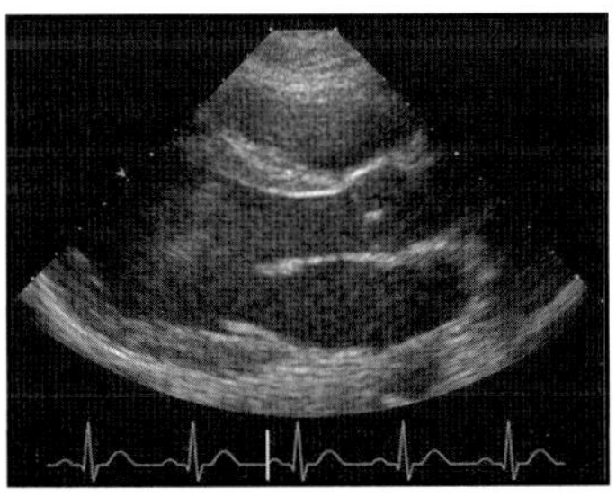

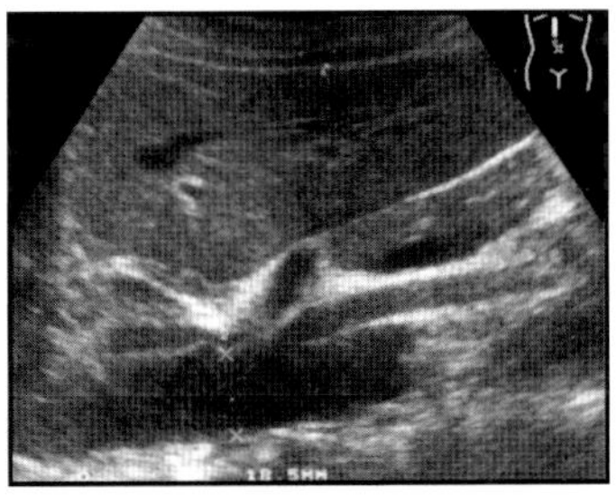

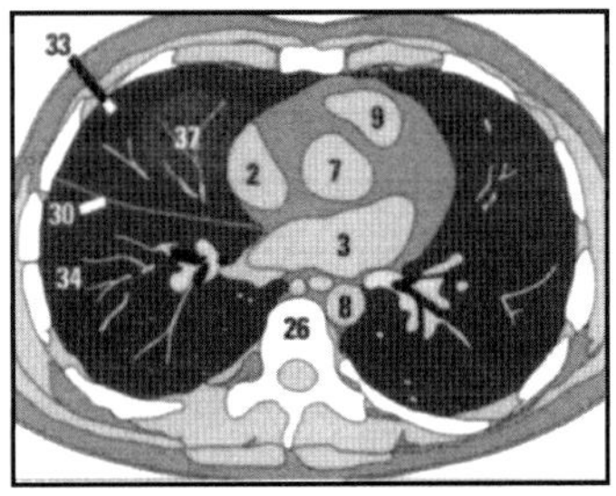

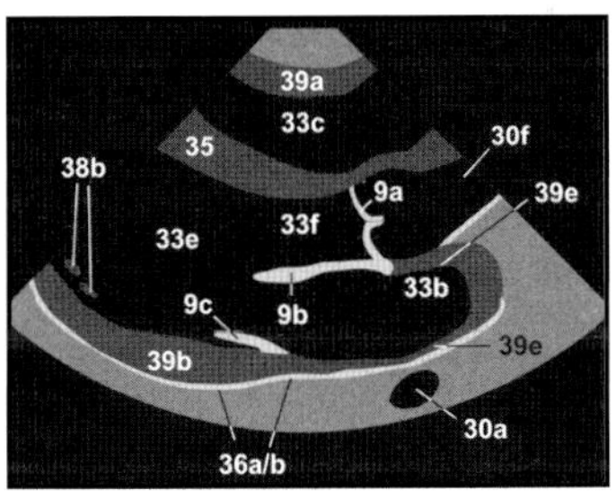

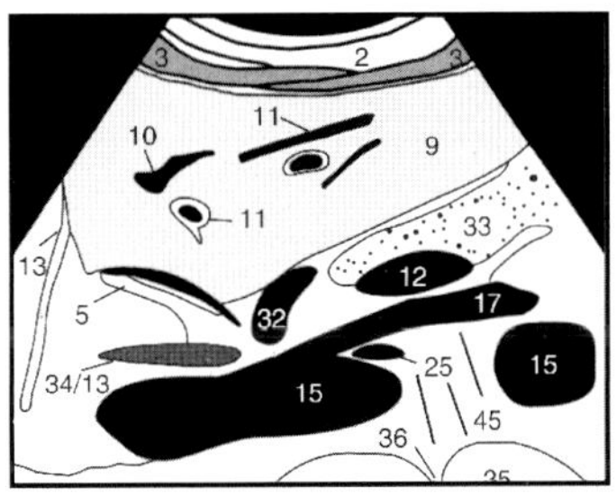

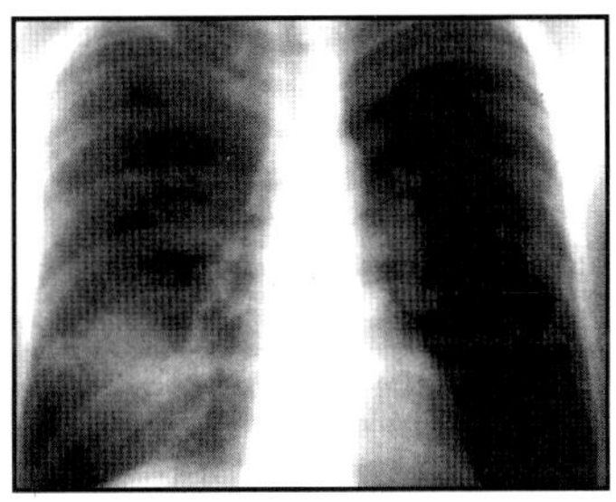

120 Páginas – Papel *Couché*
Formato 23 x 31 cm
Ricamente Ilustrado – Brochura
ISBN: 978-85-372-0512-9

125 Páginas – Papel *Couché*
Formato 23 x 31 cm
Ricamente Ilustrado – Brochura
ISBN: 978-85-372-0327-9

224 Páginas – Papel *Couché*
Formato 23 x 31 cm
Ricamente Ilustrado – Brochura
ISBN: 978-85-372-0172-5

REVINTER
Qualidade em Livros Médicos

MATRIZ: Rua do Matoso, 170 – Tijuca – Rio de Janeiro – RJ – 20270-135 – Tel.: (21) 2563-9700 – Fax: (21) 2563-9701
FILIAL: Rua Rego Freitas, 175 – Loja I, República, 01220-010 – São Paulo, SP – Tels.: (11) 3222-1114, 3362-2464 – Fax: (11) 3362-2465
livraria@revinter.com.br – www.revinter.com.br

Nada Substitui o Livro!

A forma e a posição normais das glândulas suprarrenais já foram descritas nas páginas 105 e 106. A extensão máxima dessas glândulas está entre 2,1 e 2,7 cm, e a glândula direita é, com frequência, levemente mais longa que a esquerda. A espessura dos ramos não deve ser superior a 5 a 8 mm no plano transversal. Um espessamento fusiforme ou nodular **(7)** provavelmente será anormal na TC, e normalmente é indicativo de hiperplasia ou de adenoma da glândula suprarrenal (**134** na **Fig. 130.1**). Tipicamente, essas glândulas podem ser nitidamente diferenciadas da gordura adjacente, do diafragma **(30)**, do rim **(135)**, do fígado **(122)** e da veia cava inferior **(80)**.

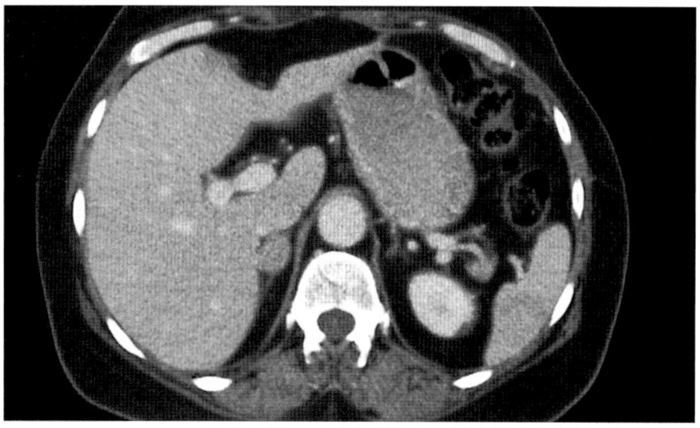

Fig. 130.1a

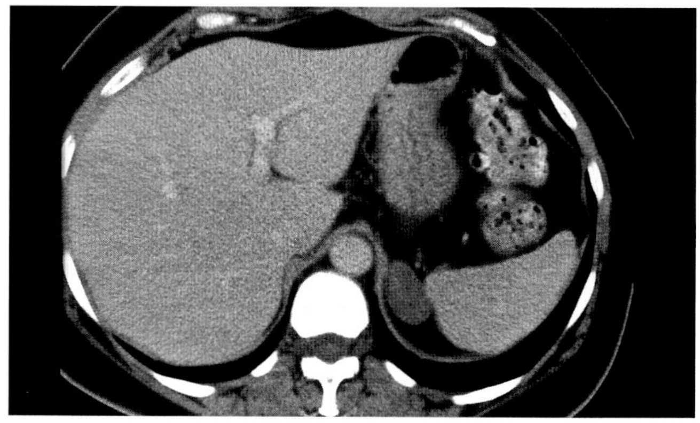

Fig. 130.2a

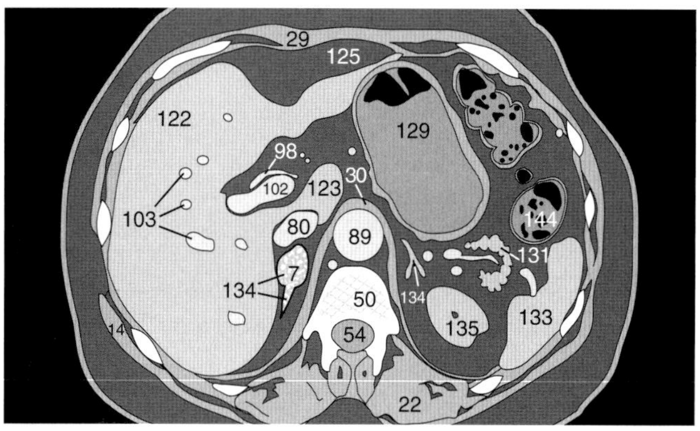

Fig. 130.1b

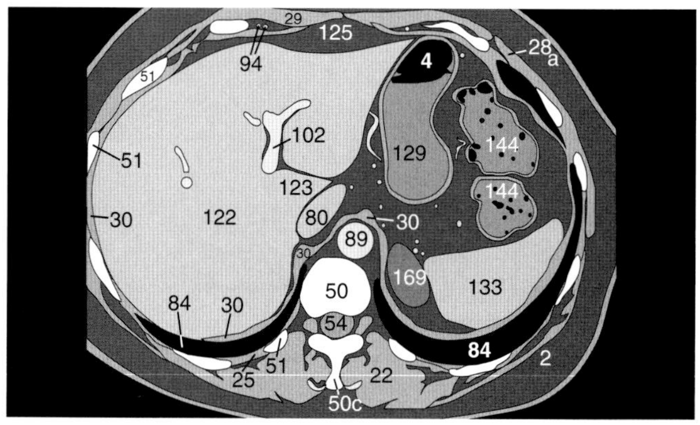

Fig. 130.2b

As condições a seguir podem ser diagnosticadas de acordo com o excesso hormonal específico: hiperplasia cortical suprarrenal congênita (androgênios), síndrome de Conn (aldosterona) e síndrome de Cushing (cortisona). Um cisto no polo renal superior **(Fig. 130.2)** ou um angiomiolipoma renal (cf. **Fig. 134.4**) deverão ser incluídos no DD. Os valores de atenuação de cistos benignos **(169)** deverão ficar próximos aos da água (= –1 UH no caso presente) **(Fig. 130.2)**. (Compare com os cistos na p. 133.)

Nos casos de aumento heterogêneo da glândula suprarrenal ou de infiltração de órgãos adjacentes, deve-se suspeitar de metástase ou de um carcinoma **(Fig. 130.3)**. Uma vez que os carcinomas broncogênicos cursam, frequentemente, com metástases para o fígado e para as glândulas suprarrenais, os estudos de TC do tórax para estadiamento de câncer de pulmão deverão ser ampliados para incluir a margem caudal do fígado e das glândulas suprarrenais. Tumores dos troncos simpáticos paravertebrais, que se localizam próximos às glândulas suprarrenais, também podem ser detectados, mas são raros. As imagens de ressonância magnética (RM) na **Figura 130.4a, b** mostram um neuroblastoma (➔) nos planos sagital **(a)** e coronal **(b)**.

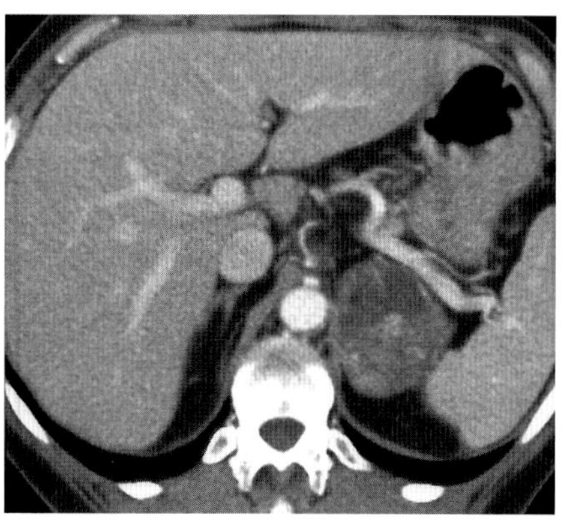

Fig. 130.3

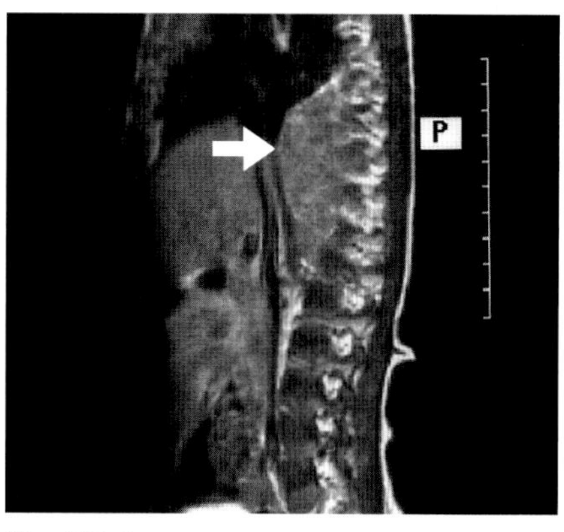

Fig. 130.4a

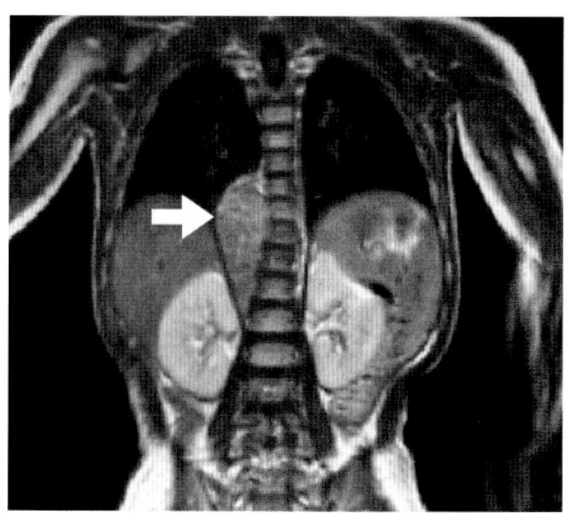

Fig. 130.4b

Sempre que houver dúvida se uma glândula suprarrenal aumentada representa um processo benigno, deve-se considerar a densitometria (veja páginas 121 e 131) com determinação do padrão de realce: adenomas benignos da glândula suprarrenal mostram tendência à eliminação *(washout)* consideravelmente mais rápida do meio de contraste que as lesões malignas, como as metástases e os carcinomas das glândulas suprarrenais (**Fig. 131.1**). Esse método exige uma investigação complementar por imagens no nível das glândulas após 3, 10 ou 30 minutos.

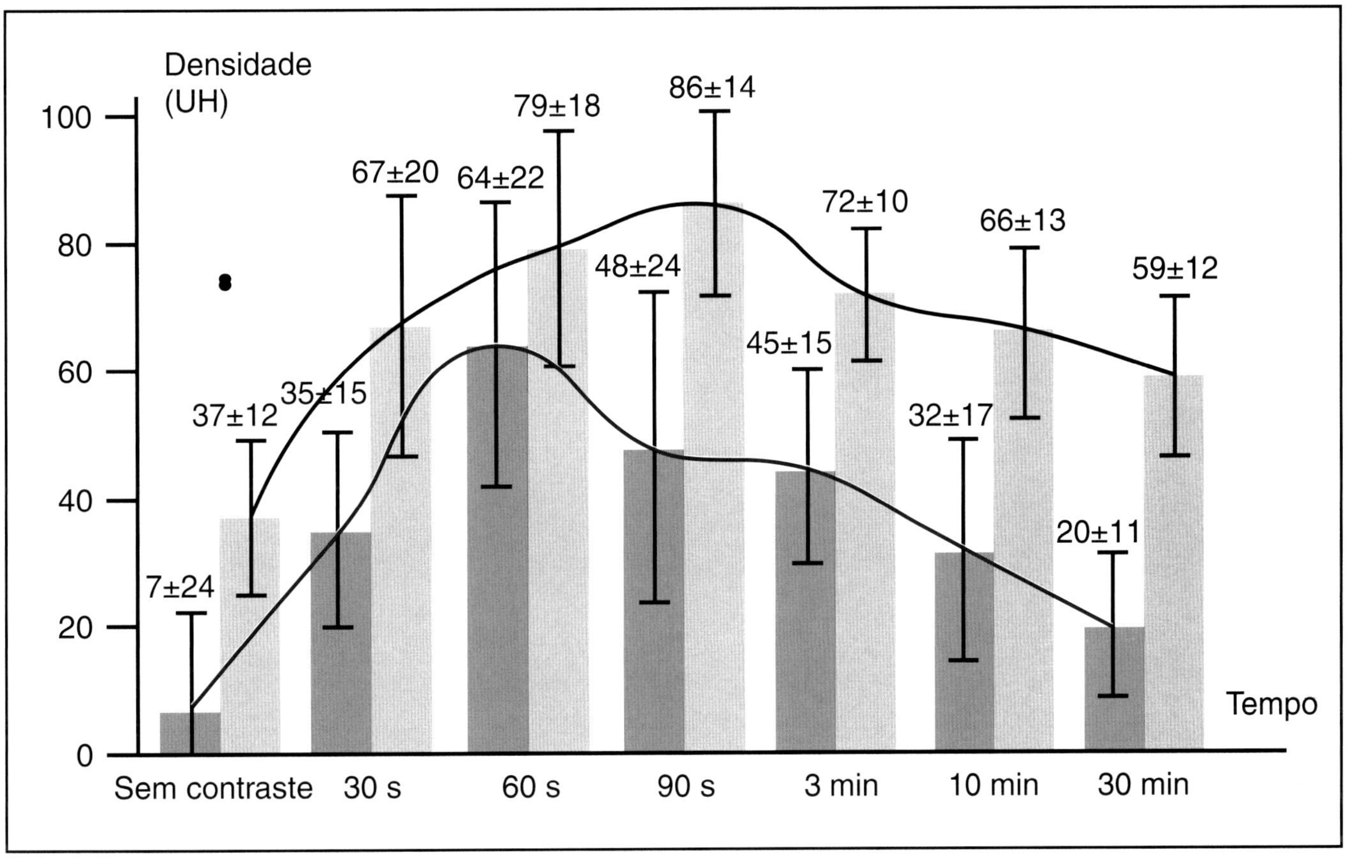

Fig. 131.1 Eliminação rápida (*washout*) de meio de contraste em adenomas benignos das glândulas suprarrenais (azul) em comparação com não adenomas (cinza).

Os tumores malignos das glândulas suprarrenais tendem a apresentar realce prolongado pelo MC. Essa diferença pode ser aplicada ao diagnóstico diferencial. O padrão dinâmico de realce nessas glândulas tem sido extensivamente investigado em vários estudos, os quais revelaram diferenças complementares em *washout* absoluto e relativo do pico de realce pelo contraste. Esse padrão de eliminação, entretanto, mostra certa superposição entre os tipos de tumor e, portanto, a avaliação se mostrou útil somente quando se aplicarem os seguintes parâmetros [42]:

Densitometria no DD de lesões expansivas das glândulas suprarrenais

Sem realce:	< 11 UH	=>	Adenoma
10 min após injeção de MC:	< 45 UH	=>	Adenoma
30 min após injeção de MC:	< 35 UH	=>	Adenoma

Para esses três valores, a faixa dos histogramas ou os chamados diagramas de distribuição de dados *(box-whisker plots)* da **Figura 131.1** não mostra sobreposição para ambos os tipos de tumor, e um tumor benigno das glândulas suprarrenais pode ser seguramente diagnosticado se os valores de densidade medidos ficarem abaixo desses valores. Em todos os demais casos, não se pode realizar um diagnóstico de adenoma benigno com grau aceitável de sensibilidade e de especificidade, recomendando-se avaliação complementar.

Variações Congênitas

A atenuação do parênquima renal **(135)** em imagens sem realce é de aproximadamente 30 UH. Às vezes, os rins se desenvolvem com tamanhos diferentes. Se os contornos se mostrarem lisos e a espessura do parênquima não for irregular, é provável a existência de hipoplasia renal unilateral **(Fig. 132.1)**. O rim menor não é, necessariamente, anormal.

Um rim também pode ter uma orientação atípica, como na **Figura 132.2**. Entretanto, se o órgão estiver localizado na fossa ilíaca **(Fig. 132.3)**, essa não será uma localização ectópica, mas sim um transplante renal **(135)**. O órgão é ligado aos vasos ilíacos **(113/116)** e à bexiga **(138)**.

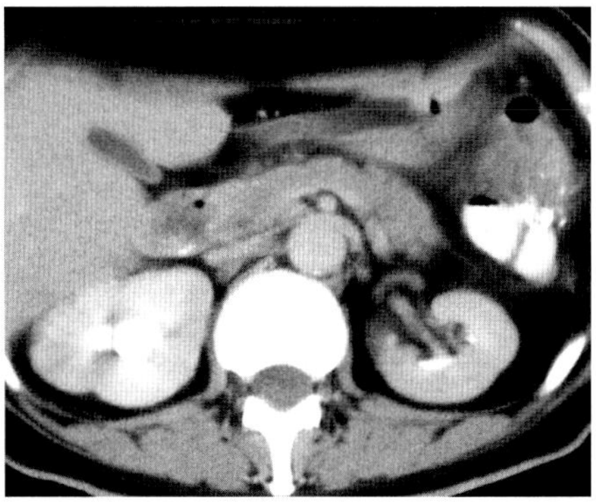

Fig. 132.1a

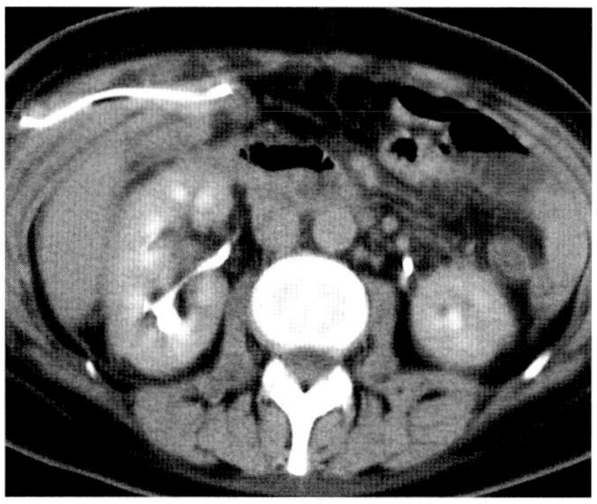

Fig. 132.2a

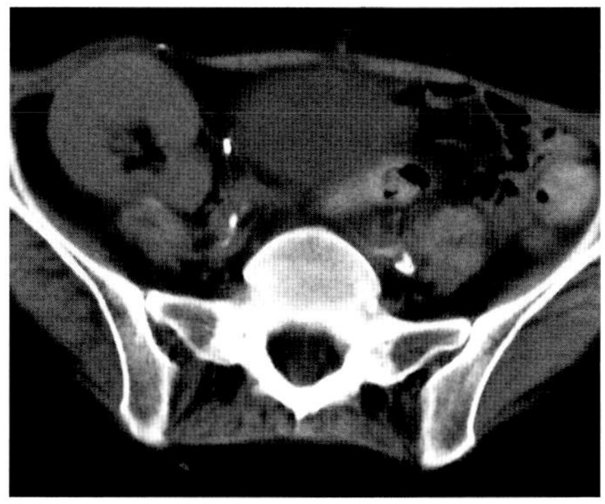

Fig. 132.3a

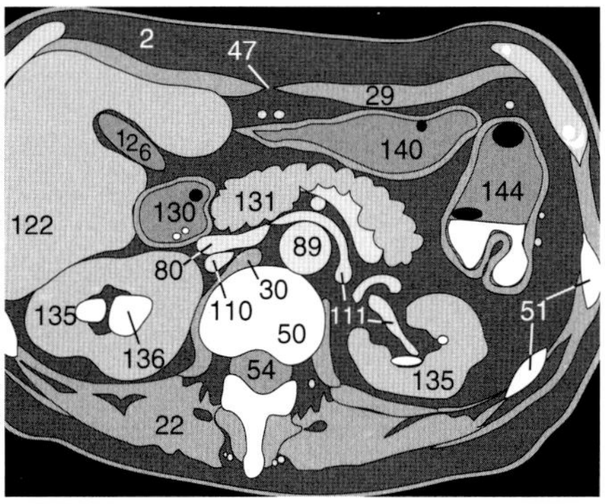

Fig. 132.1b

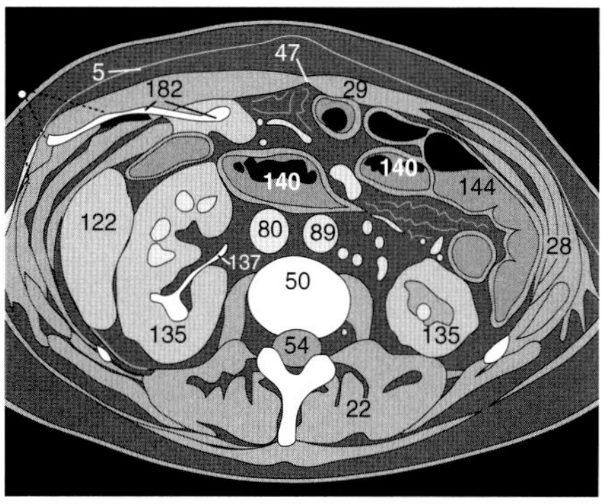

Fig. 132.2b

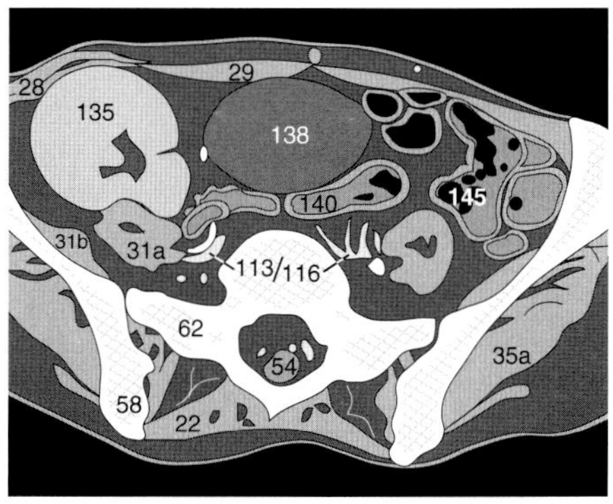

Fig. 132.3b

Diferenças acentuadas de tamanho, como ocorre na **Figura 132.2**, podem indicar duplicidade renal parcial ou completa de um lado. As posições e o número de artérias renais podem variar consideravelmente **(110** na **Fig. 132.1b)**. As artérias abdominais precisam ser examinadas cuidadosamente quanto à evidência de estenose como causa de hipertensão renal. O ureter **(137** ⇒**)** pode estar presente como um ureter duplo parcial ou total **(Fig. 132.4)**. No caso de duplicidade renal completa, a pelve renal também está duplicada.

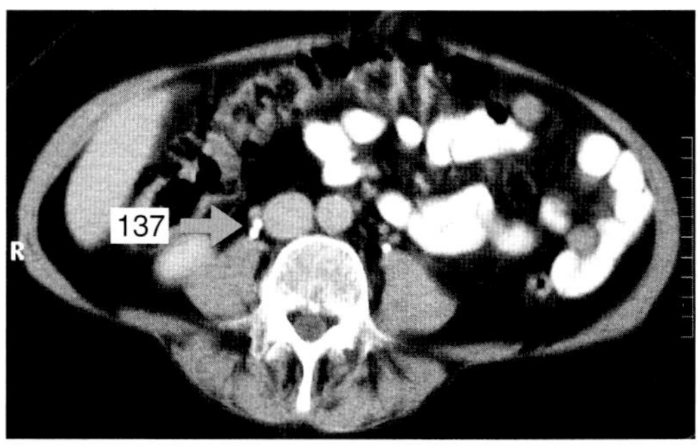

Fig. 132.4

Às vezes, a gordura de baixa densidade no hilo (★ na **Fig. 132.5b**) está somente mal diferenciada do parênquima renal **(135)** por causa de um artefato de endurecimento do feixe ou de média de volume parcial **(Fig. 132.5a)**. Isso dá a falsa impressão de um tumor renal. A comparação com o corte imediatamente adjacente **(Fig. 132.5c)** demonstra que só havia gordura hilar. Nesse exemplo em especial **(7)**, o tumor verdadeiro está localizado na margem posterior do lobo direito do fígado **(122)**.

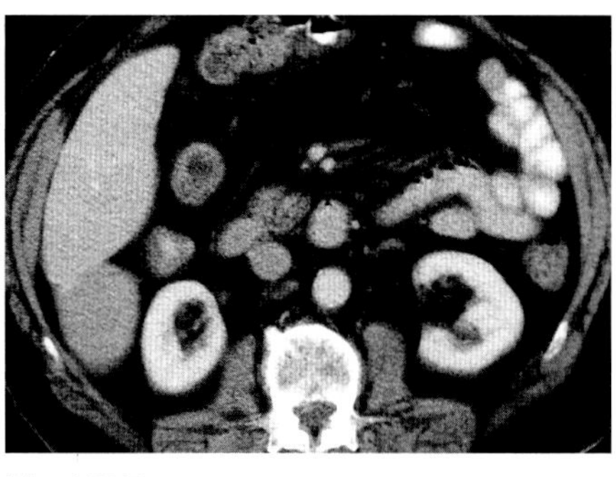

Fig. 132.5a

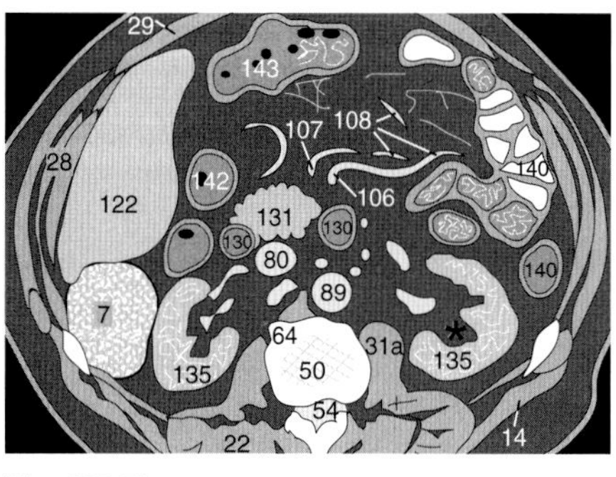

Fig. 132.5b

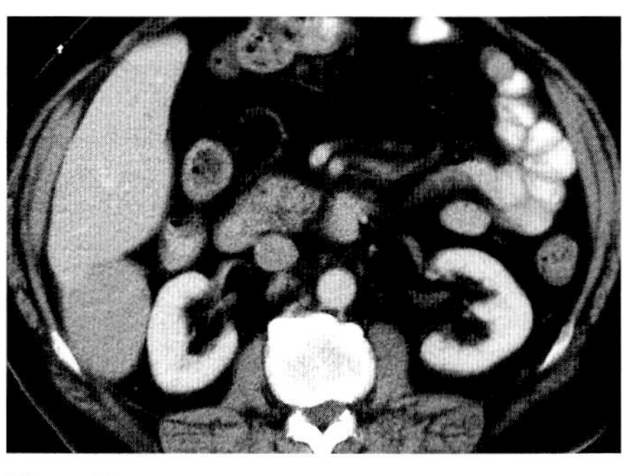

Fig. 132.5c

Cistos

Os cistos renais são achados incidentais frequentes em adultos e podem estar localizados em qualquer local no parênquima. Eles podem ser exofíticos ou parapiélicos, neste caso sendo semelhantes a uma hidronefrose. Os cistos benignos contêm um líquido seroso, geralmente transparente, com atenuação entre –5 e +15 UH. Eles não exibem realce pelo MC, pois são avasculares. A medição da atenuação pode não ser precisa se houver artefatos de volume parcial em virtude da espessura da fatia (**Fig. 133.1**: ~25 UH) ou em razão do posicionamento excêntrico do ROI (**Fig. 133.2**: ~22 UH) (cf. pp. 15 e 121). Somente o posicionamento correto do ROI no centro do cisto (○ na **Fig. 133.3**) fornecerá a média precisa de 10 UH. Em casos raros, a hemorragia no interior de cistos benignos resultará em valores de hiperdensidade nas imagens sem contraste. Os valores de atenuação não se alterarão em imagens após o contraste.

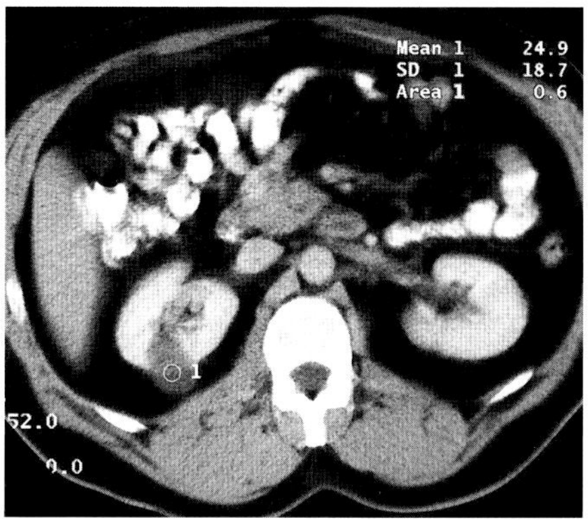

Fig. 133.1

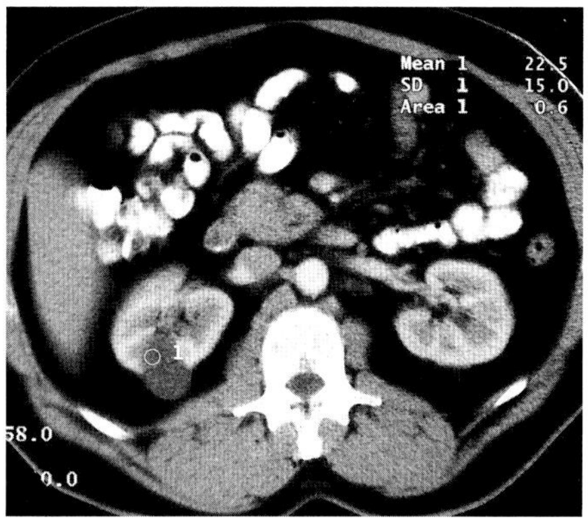
Fig. 133.2

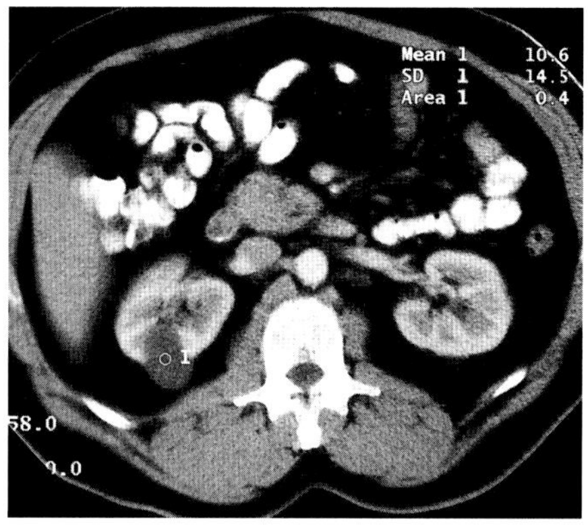
Fig. 133.3

Densidade aumentada ou calcificações em uma massa podem indicar um passado de tuberculose renal, infestação atual por *Echinococcus* (doença hidática) ou carcinoma renal cístico. A diferença entre imagens pré- e pós-contraste também fornece informações sobre a função renal: após cerca de 30 segundos, o córtex renal bem perfundido é a primeira porção do rim a acumular o MC (cf. **Figs. 133.2** e **133.3**). Após outros 30 a 60 segundos, o MC é excretado para os túbulos mais distais levando ao realce da medula e ao realce homogêneo do parênquima renal (cf. **Fig. 133.1**).

O aspecto de múltiplos cistos renais em crianças portadoras de doença renal policística autossômica recessiva congênita é significativamente diferente daquele de cistos ocasionais encontrados em adultos, que geralmente são achados incidentais. A doença renal policística no adulto (**169** na **Fig. 133.4**) é autossômica dominante e está associada a cistos múltiplos do fígado, dos ductos biliares e, mais raramente, a cistos no pâncreas ou a aneurismas abdominais ou cerebrais.

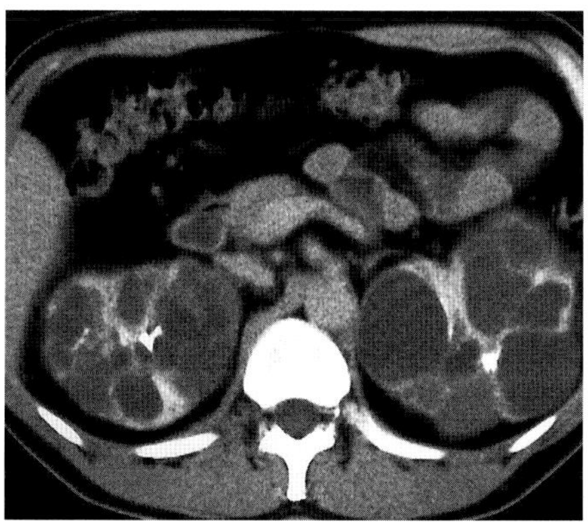
Fig. 133.4a

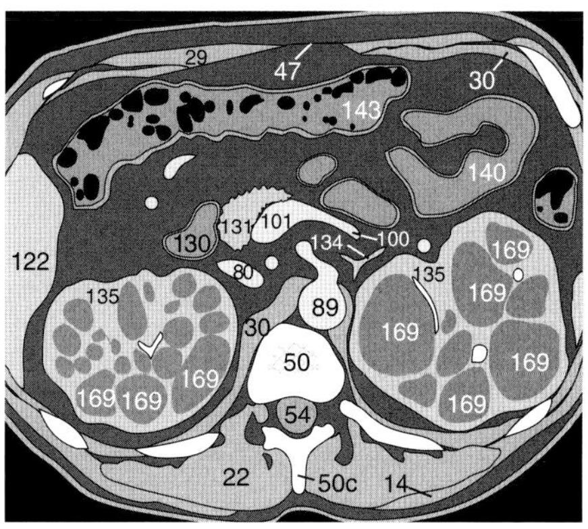

Fig. 133.4b

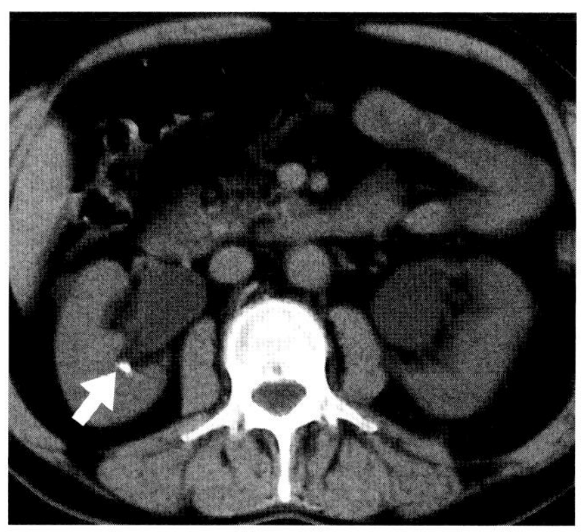
Fig. 133.5

Hidronefrose

Os cistos parapiélicos podem ser confundidos com hidronefrose grau 1 (**Fig. 133.5**), que se caracteriza na imagem sem contraste por pelve renal e ureter dilatados. Na hidronefrose grau 2, os cálices renais tornam-se mal definidos. Quando ocorrer atrofia do parênquima, a hidronefrose será classificada como grau 3 (veja p. 134). Uma vez que nenhum MC foi administrado ao paciente na **Figura 133.5**, a lesão hiperdensa (➚) no rim direito deve ser um cálculo renal.

Para o diagnóstico somente de nefrolitíase, a TC deverá ser evitada por causa da exposição indevida à radiação (ref. p. 174ff.). A ultrassonografia será o método escolhido para o diagnóstico da nefrolitíase, assim como da hidronefrose.

A hidronefrose, que causa a dilatação do ureter **(137)** e da pelve renal **(136)**, prejudica a função renal **(Fig. 134.1)**. Nessa imagem, o parênquima renal esquerdo **(135)** mostra realce tardio e reduzido pelo MC, quando comparado com o rim direito normal.

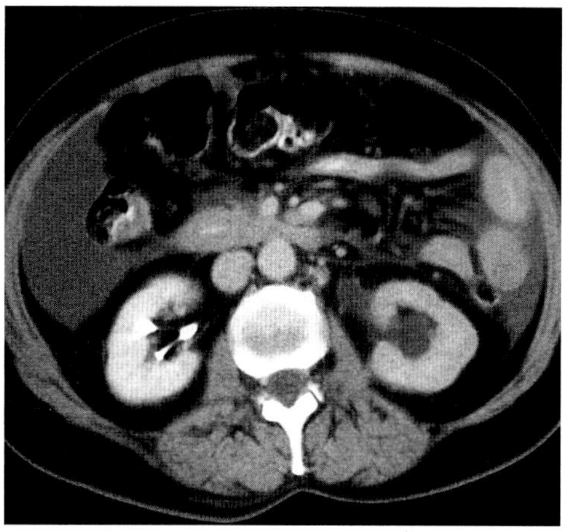

Fig. 134.1a

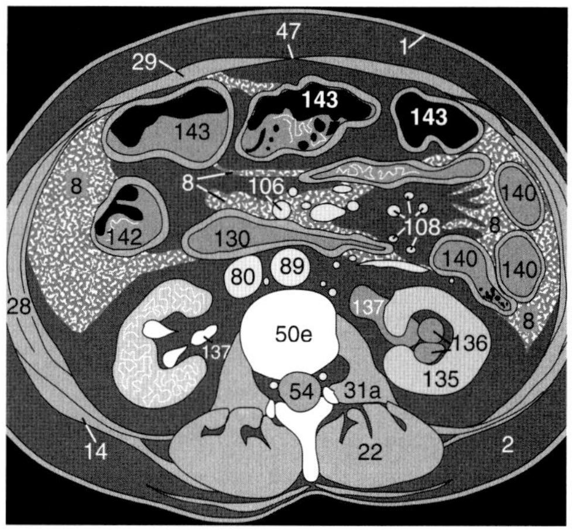

Fig. 134.1b

A hidronefrose crônica de grau 3 reduz o parênquima a uma borda estreita de tecido **(Fig. 134.2)**, resultando, por fim, em atrofia e em um rim não funcionante. Em caso de dúvida, a identificação do ureter dilatado (➘ na **Fig. 134.2b**) pode resolver o DD entre um cisto parapiélico e hidronefrose. O MC acumula-se na pelve renal dilatada, mas não em um cisto.

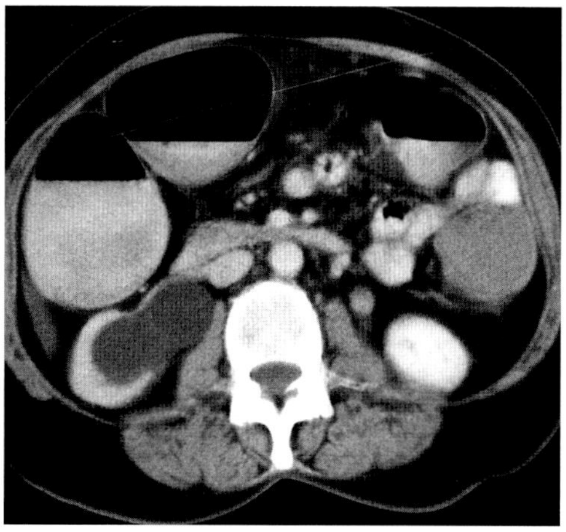

Fig. 134.2a

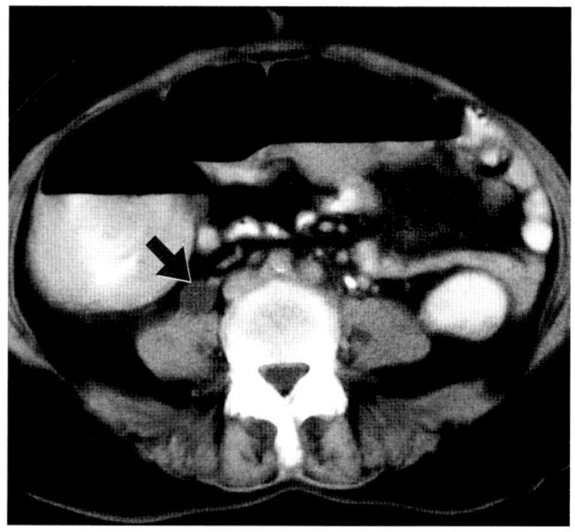

Fig. 134.2b

Tumores Sólidos

O realce pelo MC frequentemente ajuda a diferenciar entre volume parcial de cistos renais benignos e tumores renais hipodensos, já que só a morfologia à TC não fornece informações suficientes sobre a etiologia de uma lesão. Isso é especialmente verdadeiro quando uma massa (★) se mostra mal definida no interior do parênquima **(Fig. 134.3)**. O realce não homogêneo, a infiltração de estruturas adjacentes e a invasão da pelve ou da veia renal são critérios de malignidade.

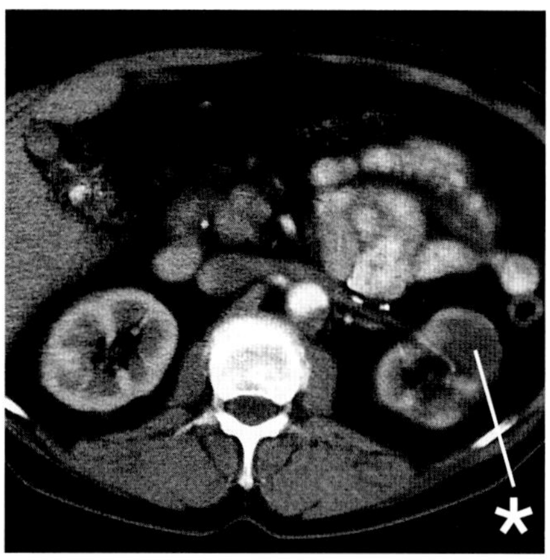

Fig. 134.3

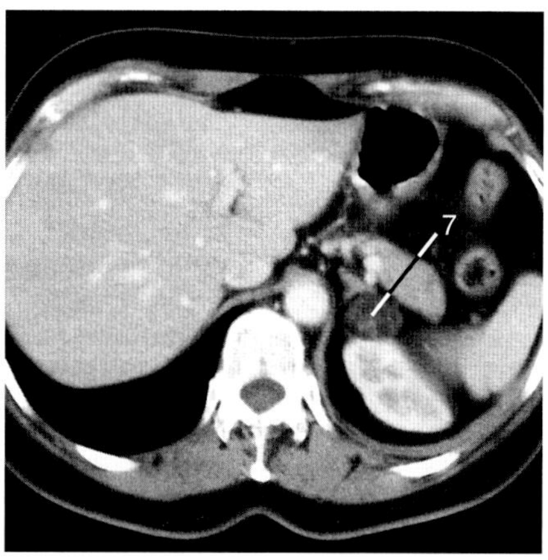

Fig. 134.4

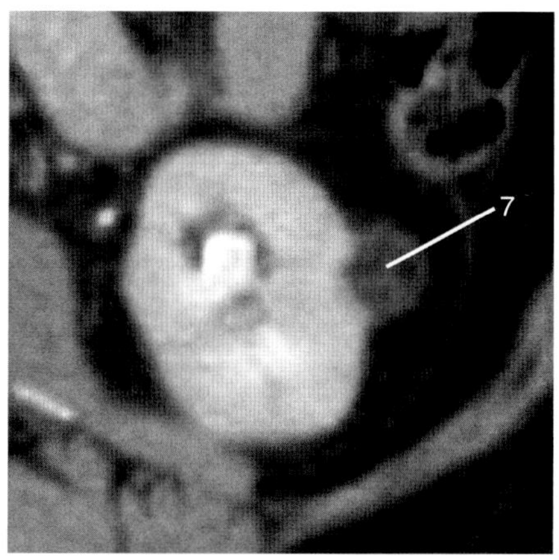

Fig. 134.5

Entretanto, quando a massa consiste não só em áreas sólidas e não homogêneas, mas contém também gordura, deve-se considerar um angiomiolipoma **(7)** **(Figs. 134.4** e **134.5)**. Esses hamartomas benignos contêm gordura, fibras musculares atípicas e vasos sanguíneos. As paredes dos vasos são anormais e complicações como hemorragia intratumoral ou retroperitoneal podem ocorrer (não ilustradas aqui).

Problemas Renais Relacionados com os Vasos Sanguíneos

Se a ultrassonografia mostrar hemorragia recente no abdome após trauma fechado ou penetrante, a origem do sangramento precisa ser localizada o mais rápido possível. O DD deve incluir não só a ruptura do baço ou o rompimento de um vaso sanguíneo principal, mas também uma lesão renal. Nas imagens sem contraste de uma ruptura renal (**Fig. 135.1a, b**), os contornos do rim (**135**) aparecem "borrados" e, dependendo da extensão da hemorragia, um hematoma recente hiperdenso (**8**) pode ser identificado nos espaços retroperitoneais. Nesse caso, as imagens com contraste (**Fig. 135.1c, b**) mostram que o parênquima renal (**135**) ainda se mostra bem perfundido e sua função está mantida.

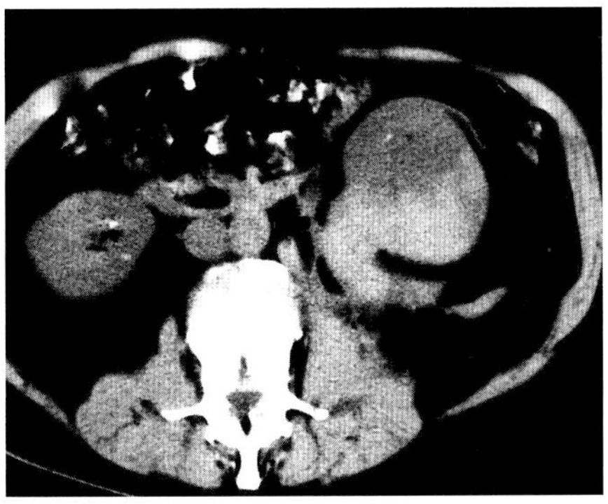

Fig. 135.1a

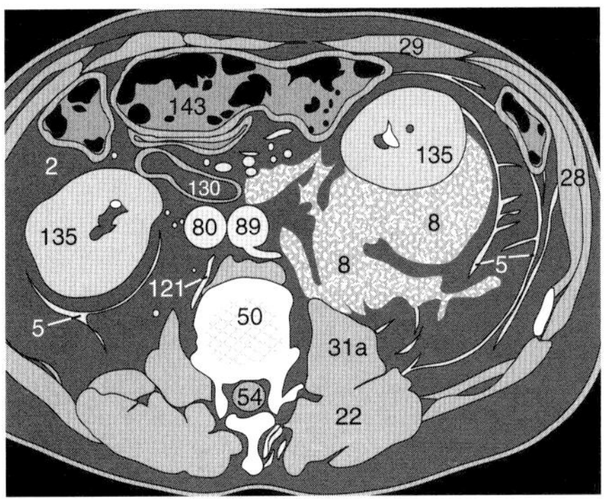

Fig. 135.1b

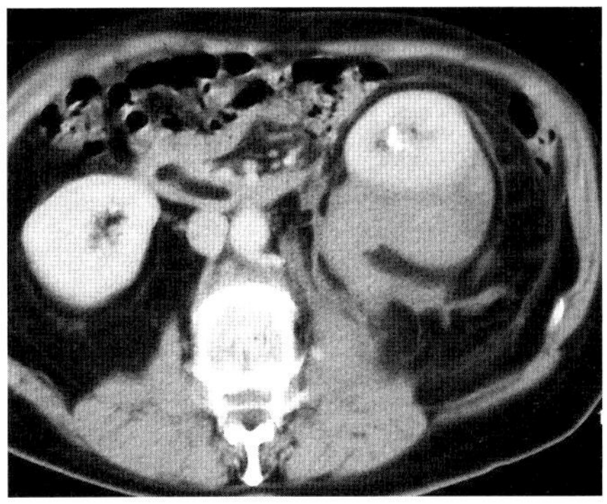

Fig. 135.1c

Após um procedimento de litotripsia extracorpórea por ondas de choque (LEOC), podem ocorrer, embora raramente, lesões renais que levam a pequenos hematomas ou extravasamento de urina do ureter. Se houver hematúria ou dor persistente após a LEOC, será essencial obter imagens tardias. O extravasamento de urina para os espaços retroperitoneais (➔ na **Fig. 135.2a-c**) não ficará opacificado nas imagens obtidas antes de o rim ter excretado o meio de contraste.

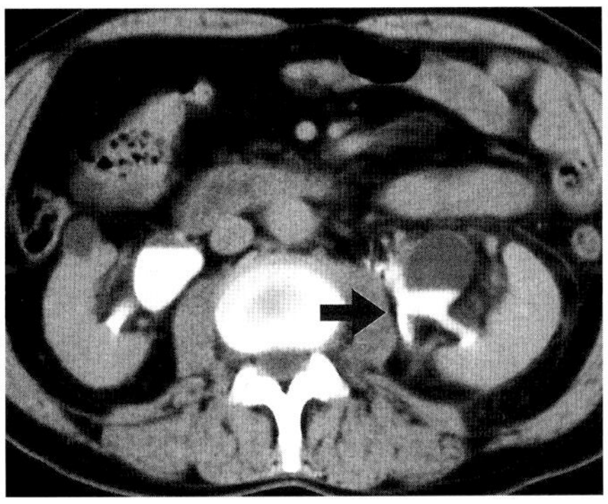

Fig. 135.2a

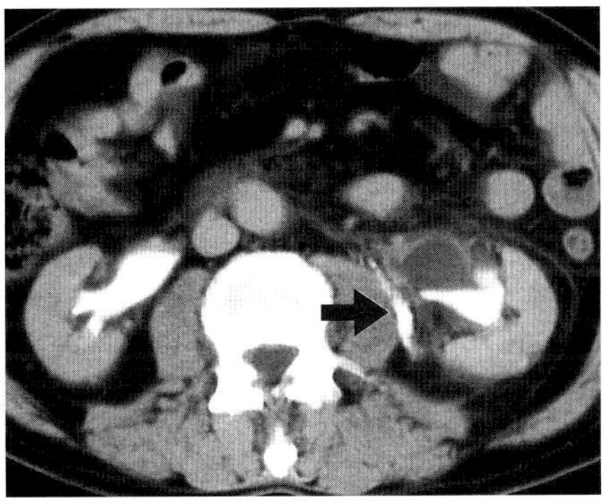

Fig. 135.2b

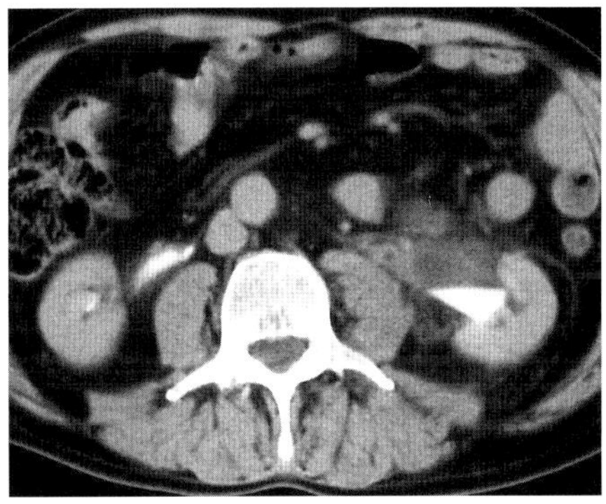

Fig. 135.2c

Os infartos renais (**180**) normalmente apresentam um formato triangular nas imagens de TC, correspondendo à arquitetura vascular do rim (**Fig. 135.3**). A base ampla é contígua à cápsula, e o triângulo afunila-se gradualmente em direção à pelve (**136**). Uma característica típica é a falta de realce após contraste IV na fase inicial de perfusão e na fase tardia de excreção. As embolias normalmente se originam no coração esquerdo ou na aorta em casos de aterosclerose (**174** na **Fig. 135.3**) ou de aneurismas (cf. p. 142).

Se houver falha de enchimento com baixa atenuação (**173**) no lúmen da veia renal (**111**) após a injeção de MC, a presença de um trombo plaquetário (**Fig. 135.4**) ou trombo tumoral proveniente de um carcinoma renal e estendendo-se para o interior da veia cava inferior (**80**) deverá ser considerada.

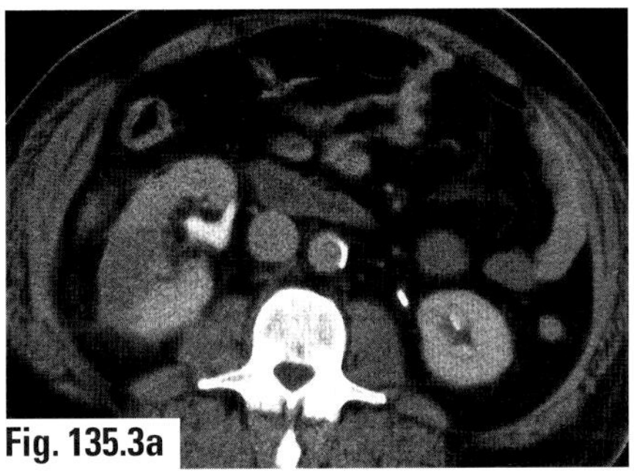

Fig. 135.3a

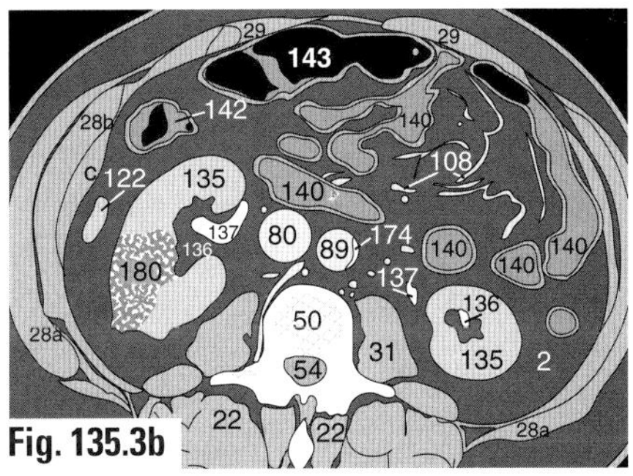

Fig. 135.3b

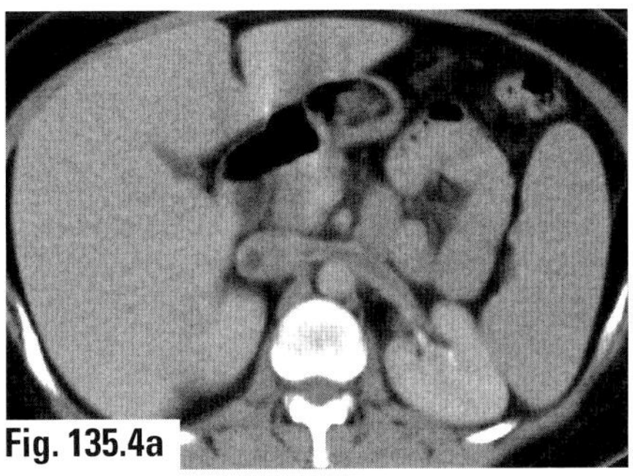

Fig. 135.4a

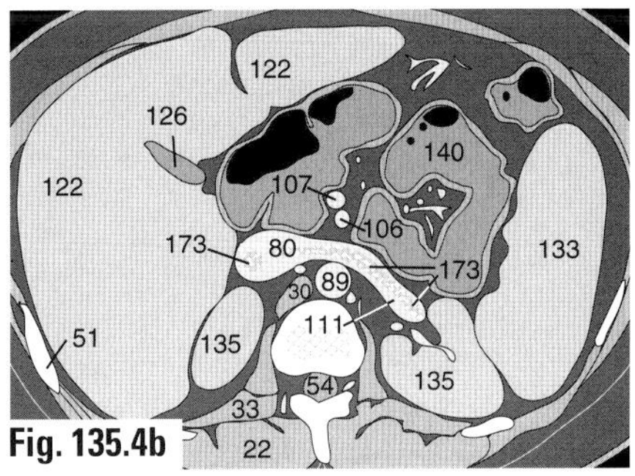

Fig. 135.4b

Catéteres

As paredes da bexiga são mais bem examinadas se a bexiga estiver distendida. Se houver um catéter urinário **(182)** no momento da TC **(Fig. 136.1)**, pode-se instilar água esterilizada como MC de baixa densidade. O espessamento focal ou difuso da parede de uma bexiga trabeculada, associado a um quadro de hiperplasia prostática, será demonstrado nitidamente. Se o ureter **(137)** tiver recebido um catéter **(182)** devido a estenoses ou tumores retroperitoneais, a extremidade distal do catéter "duplo J" poderá ser visível no lúmen da bexiga **(138)** (catéteres duplo J bilaterais na **Fig. 136.2**).

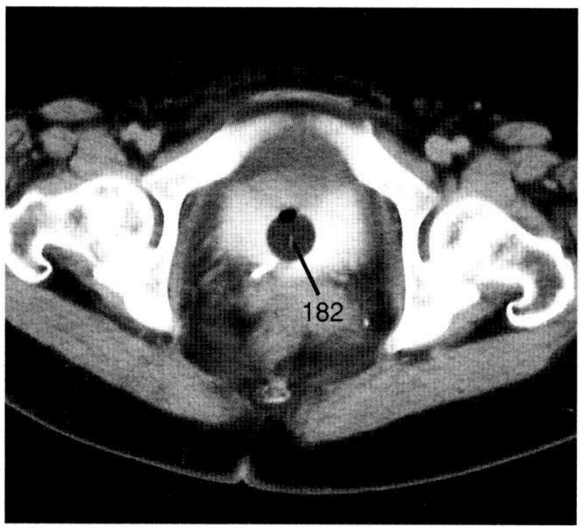

Fig. 136.1

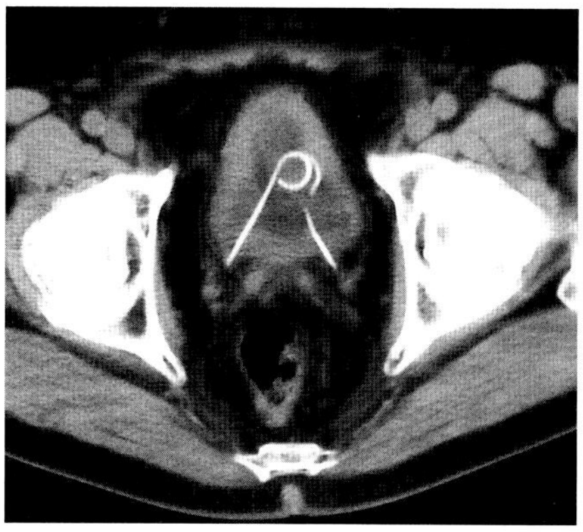

Fig. 136.2a

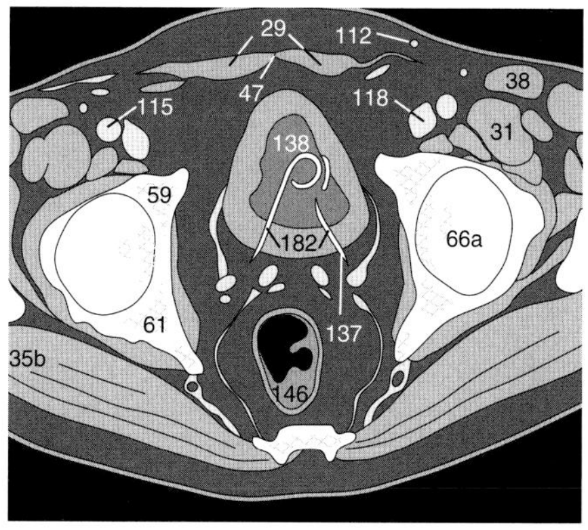

Fig. 136.2b

Divertículos

Divertículos situados na periferia da bexiga podem ser facilmente distinguidos de cistos ovarianos por meio de contraste **(Fig. 136.3)**. O "fenômeno do jato" é visto com frequência no recesso basal posterior da bexiga e é causado por peristalse nos ureteres. Eles injetam "jatos" de urina opacificada por MC na bexiga, que está preenchida com urina hipodensa **(Fig. 136.4)**.

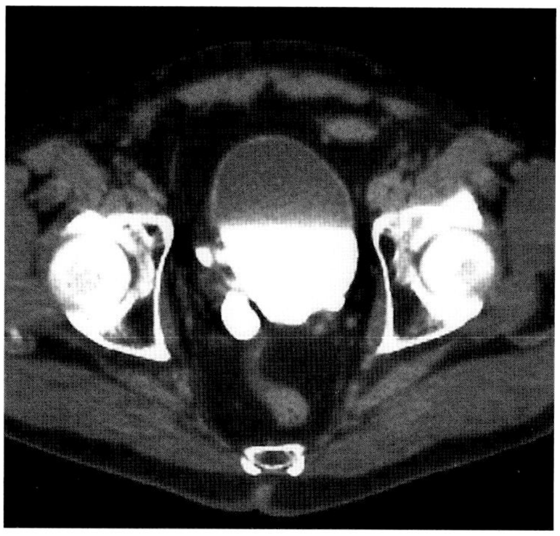

Fig. 136.3

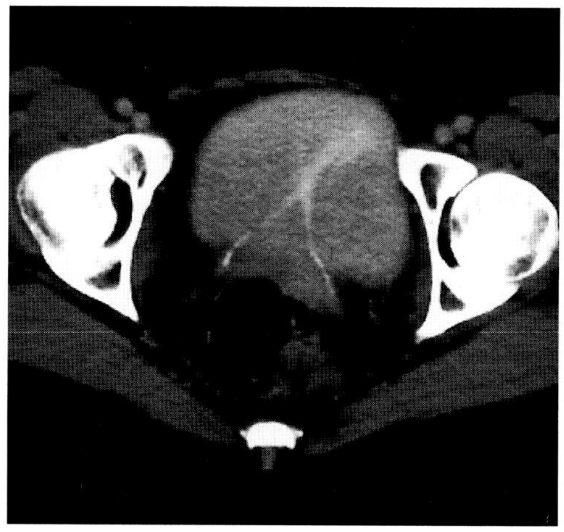

Fig. 136.4

Tumores Sólidos

Tumores da parede da bexiga **(7)**, que se tornam visíveis após MC intravenoso ou intravesical, possuem margens irregulares características que não exibem realce pelo meio de contraste **(Fig. 136.5)**. Os tumores não devem ser confundidos com coágulos sanguíneos intravesicais que podem ocorrer após ressecção transuretral da próstata. É importante determinar o tamanho preciso do tumor e a extensão da infiltração dos órgãos adjacentes (p. ex., colo do útero, útero ou reto) (⇐ na **Fig. 136.6**).

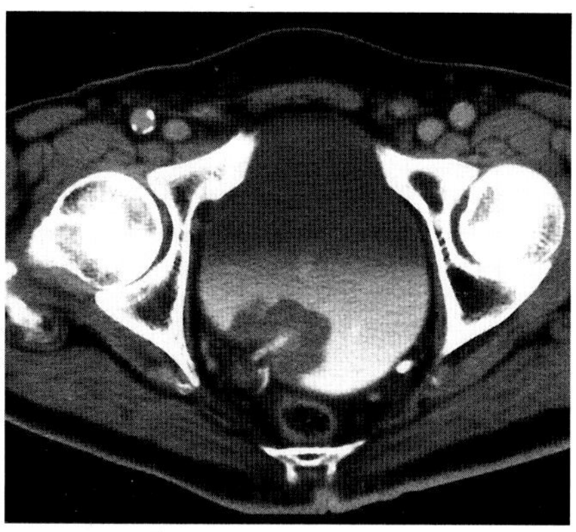

Fig. 136.5a

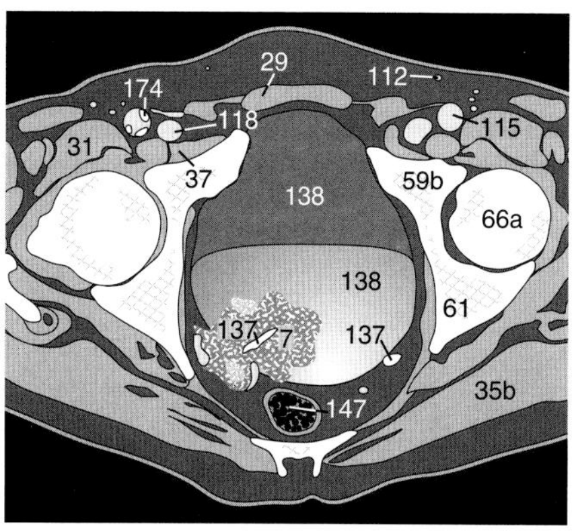

Fig. 136.5b

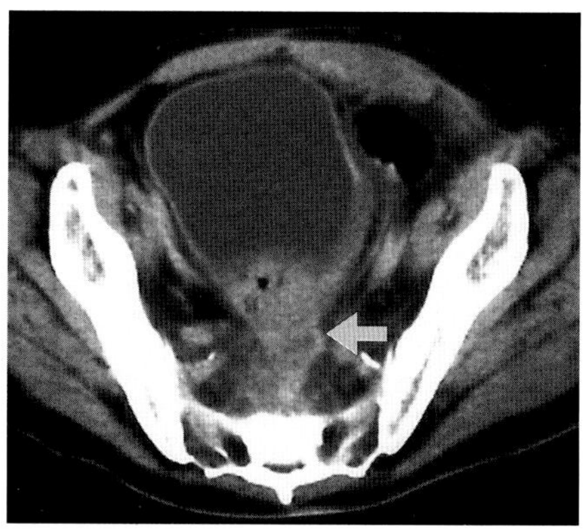

Fig. 136.6

Se houve ressecção da bexiga por causa de carcinoma, um reservatório urinário (★) poderá ser construído usando-se uma alça do intestino delgado (conduto ileal) que tenha sido isolada do trato GI. A urina é excretada do reservatório para uma bolsa de urostomia (⇦ na **Fig. 137.1b**). Na **Figura 137.2**, pode-se ver também uma colostomia (⇩) (cf. p. 140).

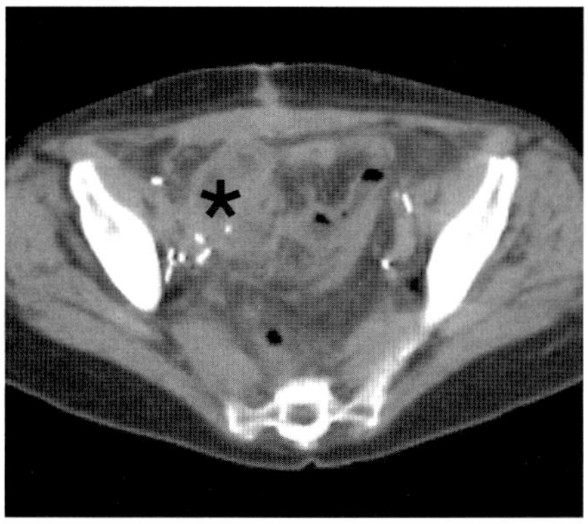

Fig. 137.1a

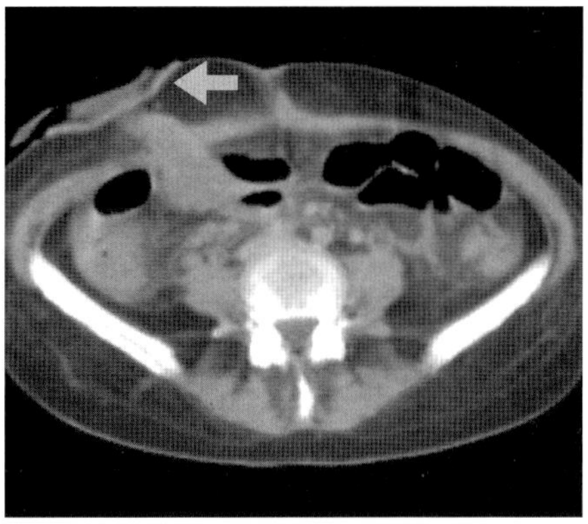

Fig. 137.1b

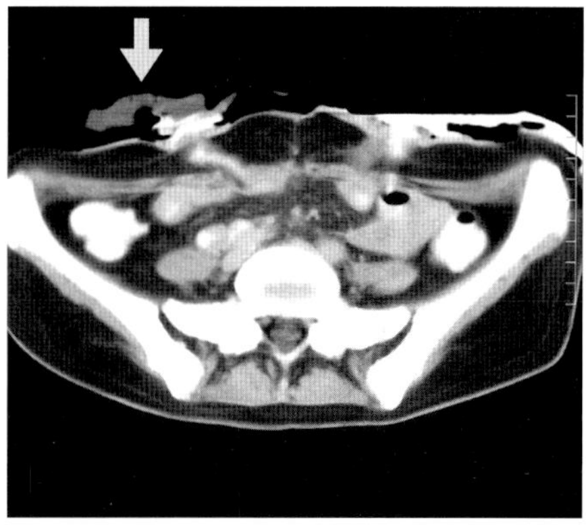

Fig. 137.2

Patologia Abdominal: Órgãos Reprodutores

Útero

Os corpos estranhos na cavidade uterina **(158)**, p. ex., um dispositivo contraceptivo intrauterino **(166)**, nem sempre são nitidamente visíveis em uma imagem transversal como na **Figura 137.3**. As calcificações **(174)** são um aspecto característico de miomas uterinos benignos. Apesar disso, pode ser difícil distinguir miomas múltiplos de um carcinoma do útero (**7** na **Fig. 137.4**). Se as paredes adjacentes da bexiga **(138)** ou do reto **(146)** estiverem infiltradas, o tumor será provavelmente maligno **(Fig. 137.5)**. A necrose central **(181)** ocorre nos dois tipos de tumor e é normalmente indicativa de um tumor maligno de crescimento rápido **(Fig. 137.4)**.

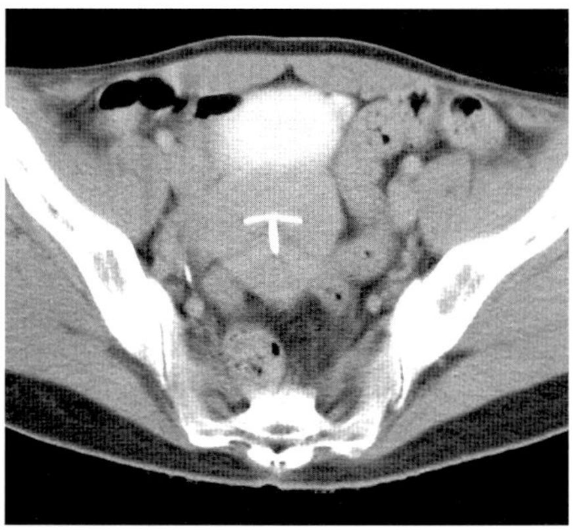

Fig. 137.3a

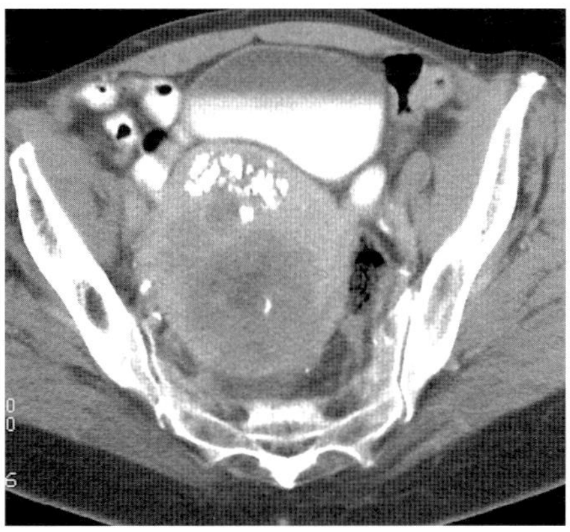

Fig. 137.4a

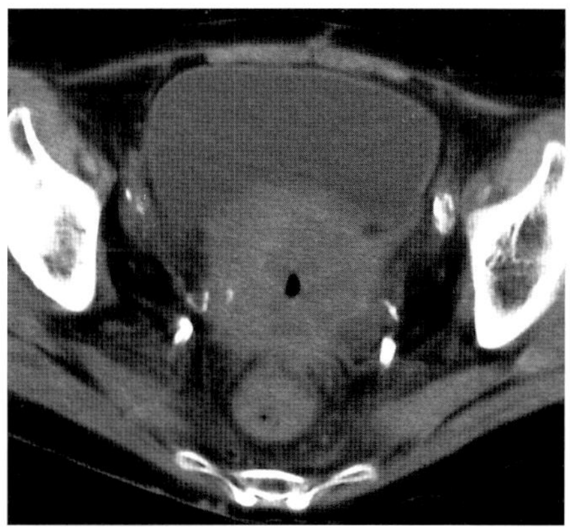

Fig. 137.5a

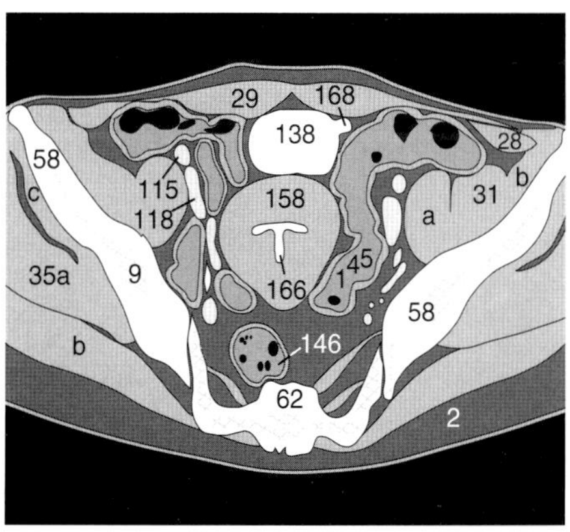

Fig. 137.3b

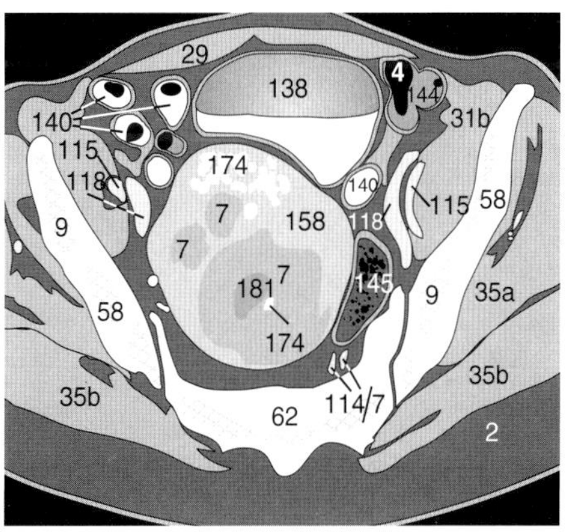

Fig. 137.4b

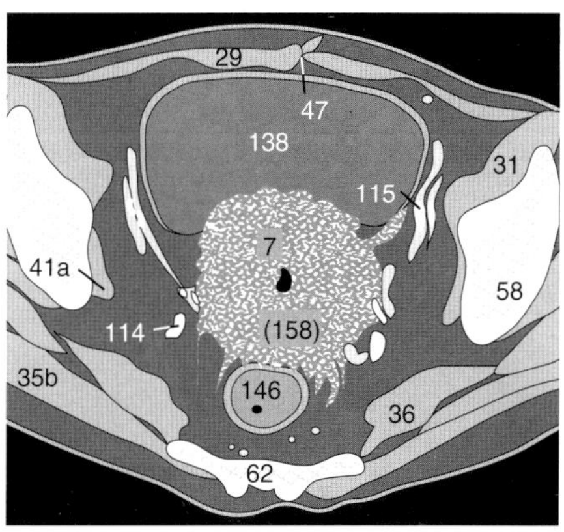

Fig. 137.5b

Ovários

As lesões ovarianas mais comuns são os cistos foliculares de paredes finas **(169)** que contêm líquido claro e com densidade equivalente à da água, que é inferior a 15 UH (**Fig. 138.1**). As medições de densidade, porém, não são confiáveis em cistos pequenos (cf. p. 133). Estes não podem ser claramente diferenciados dos cistos mucinosos ou dos cistos hemorrágicos. Este último tipo de cisto pode ser causado por endometriose. Às vezes, os cistos atingem dimensões consideráveis (**Fig. 138.2**) com consequente efeito de massa.

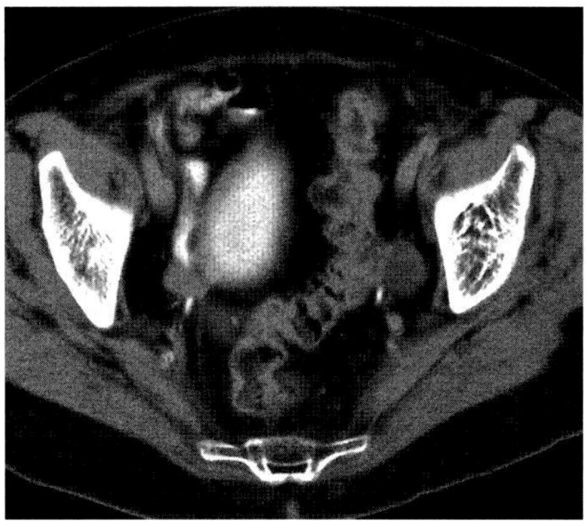

Fig. 138.1a

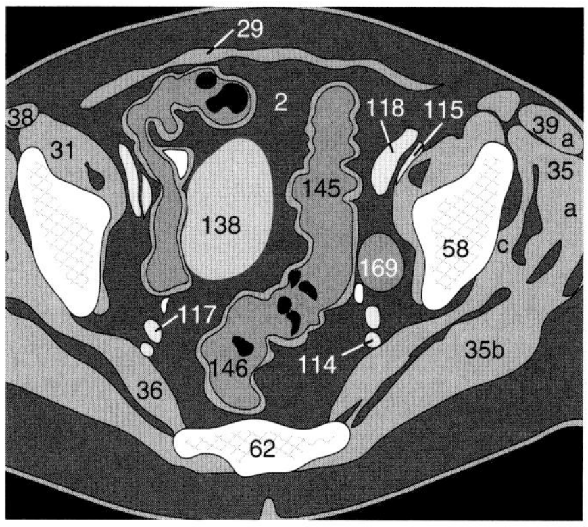

Fig. 138.1b

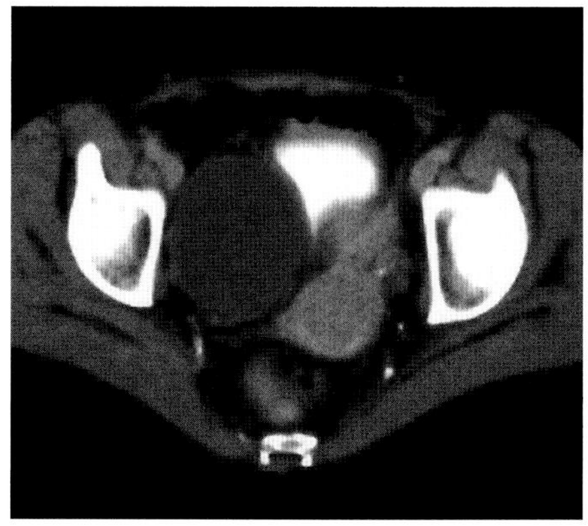

Fig. 138.2

Pode-se suspeitar da natureza maligna dos tumores ovarianos sólidos, se os critérios gerais a seguir usados para outros tumores estiverem presentes:

1) margens mal definidas;
2) infiltração de estruturas adjacentes;
3) linfonodos regionais aumentados; e
4) realce não homogêneo pelo MC.

A carcinomatose peritoneal (**Fig. 138.3**) ocorre frequentemente em carcinoma ovariano avançado e caracteriza-se pelo aparecimento de múltiplos nódulos finos e edema **(185)** no omento maior, na raiz do mesentério e na parede abdominal, além da ascite **(8)**.

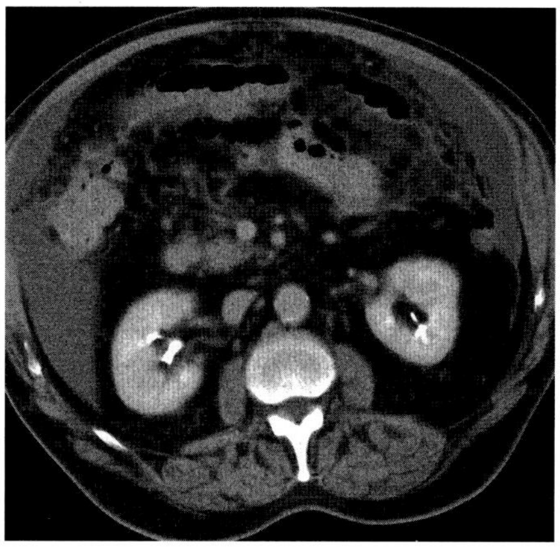

Fig. 138.3a

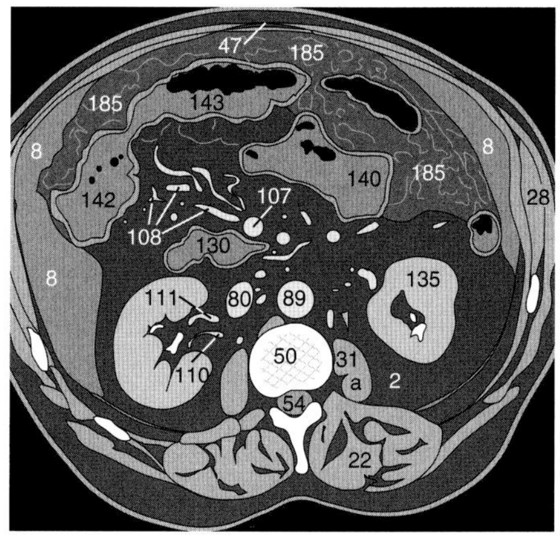

Fig. 138.3b

Próstata, Ductos Deferentes

A calcificação com alta densidade representando resíduo pós inflamatório é encontrada com frequência após um quadro de prostatite (**Fig. 138.4**). As calcificações também são ocasionalmente vistas nos ductos deferentes (**Fig. 138.5**). O carcinoma da próstata só é detectável em estágios avançados (**Fig. 138.6**) quando a parede da bexiga ou a fossa ísquiorretal adjacente estiverem infiltradas. Se houver suspeita de carcinoma da próstata, todas as imagens deverão ser cuidadosamente examinadas em janelas para ossos em busca de metástases escleróticas (blásticas) (veja p. 145).

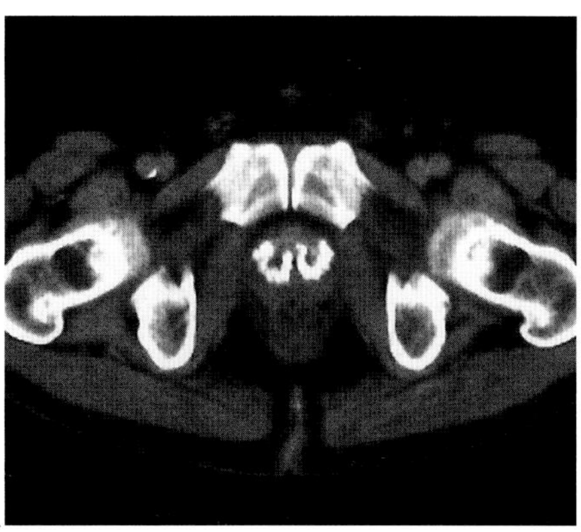

Fig. 138.4

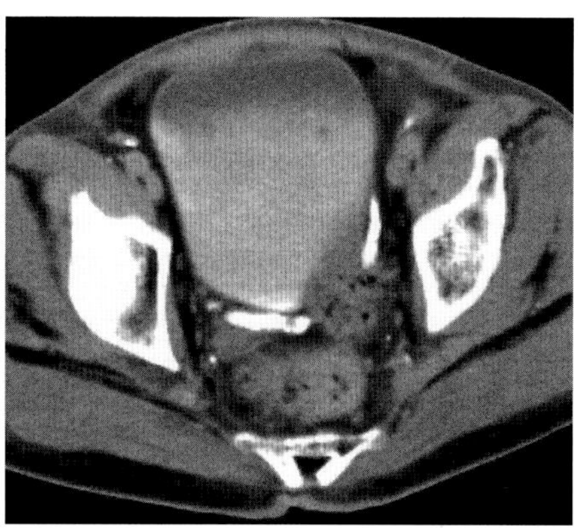

Fig. 138.5

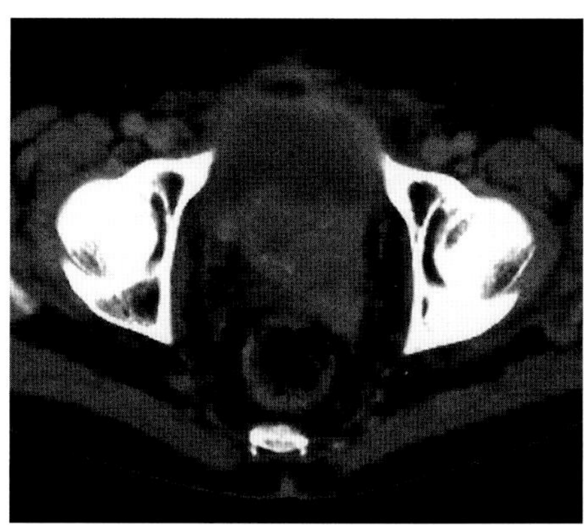

Fig. 138.6

Estômago

Apesar das vantagens de se usar água como meio de contraste hipodenso para estudo do estômago por imagens após injeção IV de Buscopan [15, 16], tumores pequenos podem escapar da investigação durante a TC convencional. A endoscopia e a endossonografia deverão ser realizadas para complementar a TC.

O espessamento focal acentuado da parede do estômago, que ocorre no carcinoma do estômago, normalmente é reconhecido com facilidade (⇐ na **Fig. 139.1**). Em casos de espessamento difuso da parede (**Fig. 134.2**), o DD deverá incluir também linfoma, leiomioma ou leiomiossarcoma do estômago. É vital procurar por bolhas de gás intraperitoneal (⇙ na **Fig. 139.3**), que evidencia uma pequena perfuração possivelmente ocorrendo com úlceras ou carcinomas ulcerativos avançados.

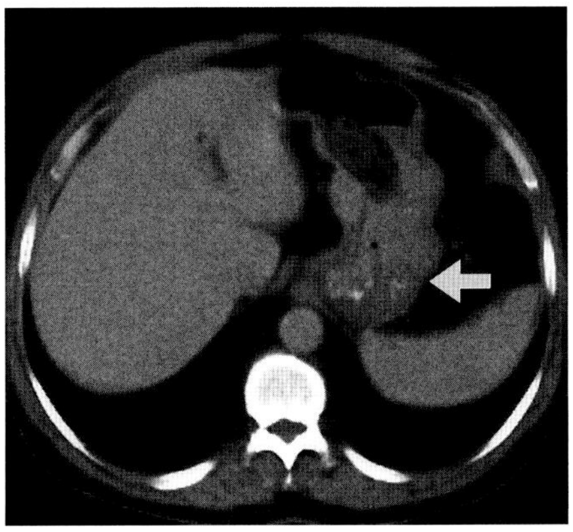

Fig. 139.1

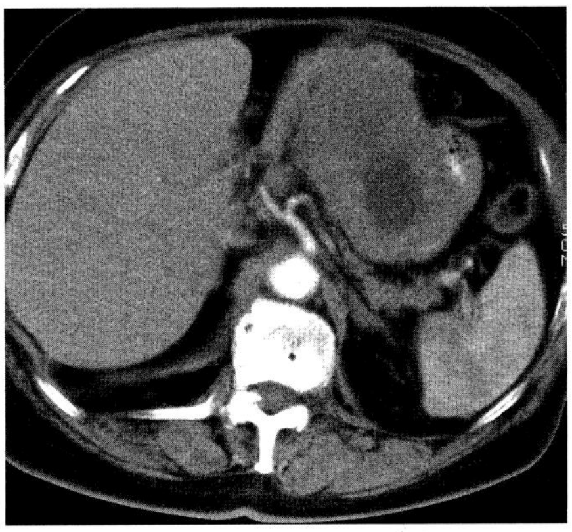

Fig. 139.2

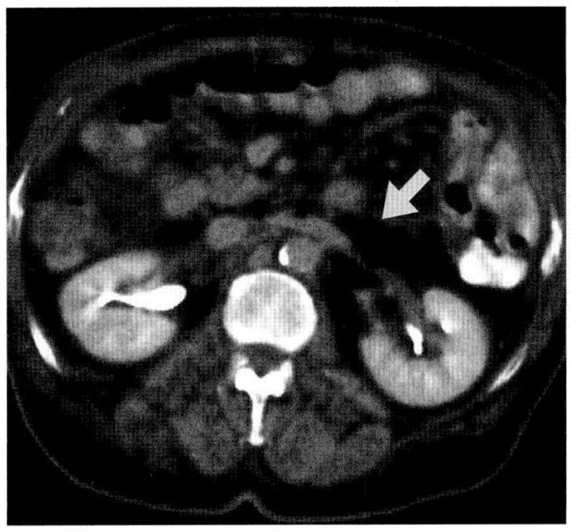

Fig. 139.3

Inflamação Intestinal

O exame deve abranger todo o intestino delgado e grosso na busca de espessamento da parede ou infiltração da gordura ao redor, conforme a *checklist* na página 81. Tanto a colite ulcerativa (**Fig. 139.4**) como a doença de Crohn (**Fig. 139.5**) são caracterizadas por espessamento da parede intestinal afetada (⇑) de modo que várias camadas da parede podem tornar-se visíveis. A coagulopatia intravascular disseminada (CID) ou a supercoagulação com warfarina pode causar hemorragia difusa **(8)** na parede do intestino **(140)** e também levar a espessamento mural (**Fig. 139.6**). O DD deverá incluir isquemia se a anormalidade estiver limitada a segmentos no território de vasos mesentéricos, p. ex., nas paredes do cólon **(152)**, como resultado de aterosclerose avançada **(174)**, ou de um êmbolo (**Fig. 139.7**). Portanto, você deverá verificar se os vasos mesentéricos **(108)** e as paredes intestinais exibem realce homogêneo após MC IV.

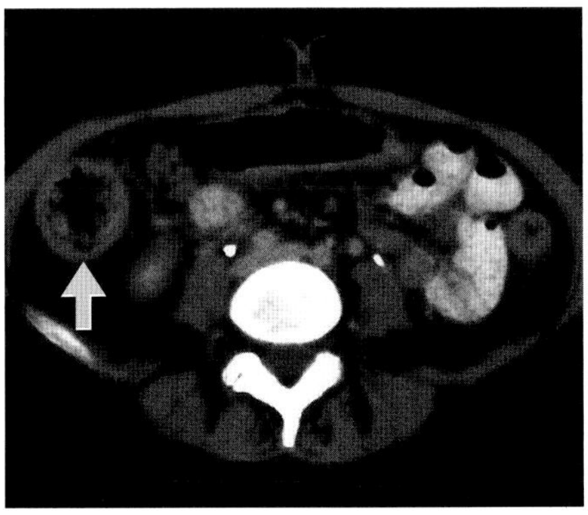

Fig. 139.4

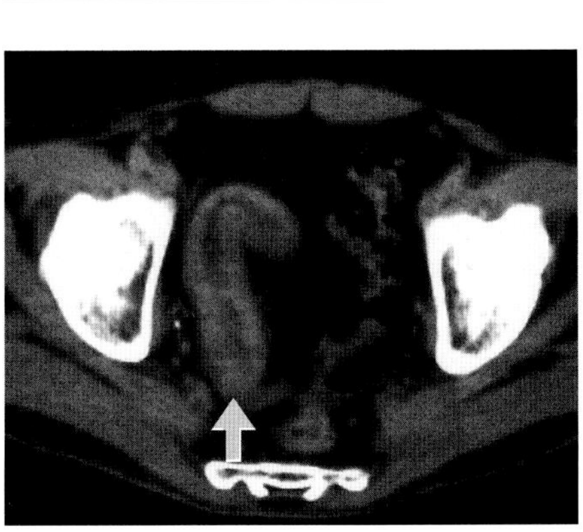

Fig. 139.5

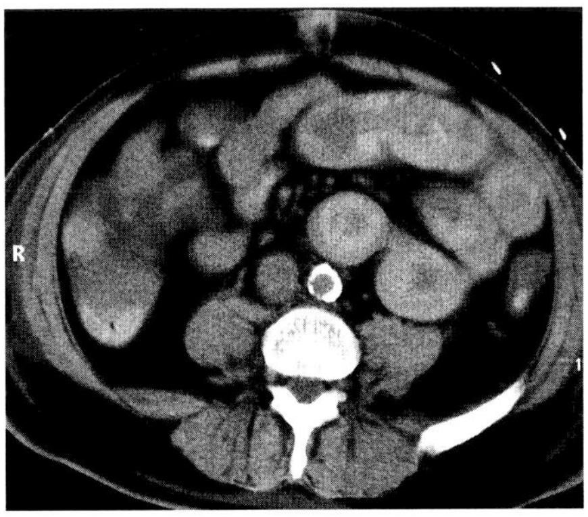

Fig. 139.6a

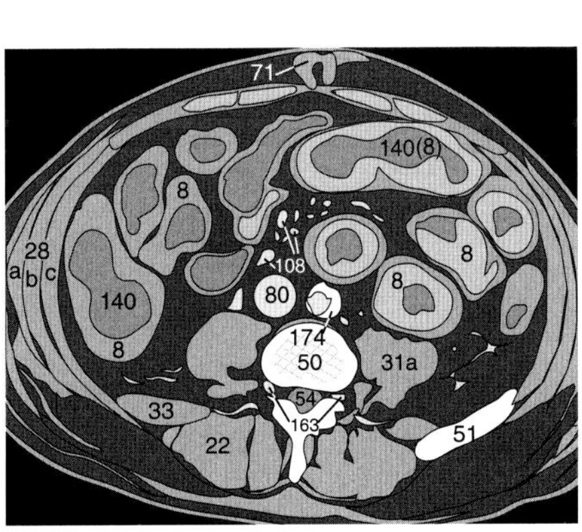

Fig. 139.6b

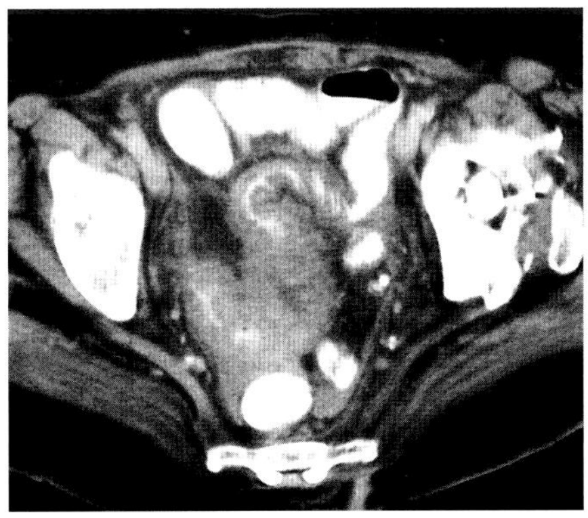

Fig. 139.7a

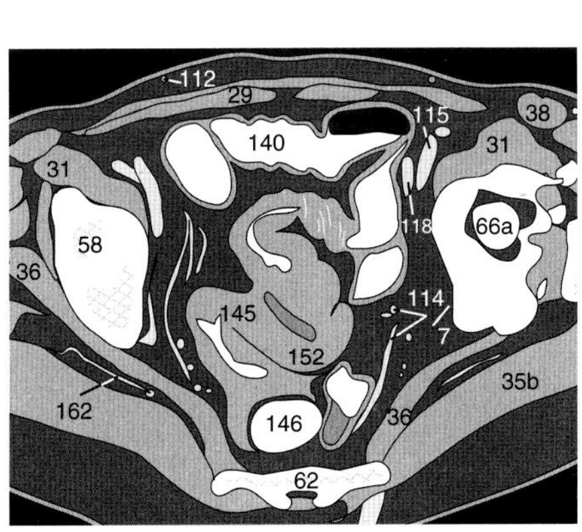

Fig. 139.7b

Cólon

Pacientes idosos apresentam, com frequência, doença diverticular **(168)** do cólon descendente **(144)** e do cólon sigmoide (**145** na **Fig. 140.1**). O quadro é mais significativo se houver desenvolvimento de diverticulite aguda **(Fig. 140.2)**, a qual se caracteriza por paredes colônicas mal definidas e infiltração edematosa da gordura mesentérica ao redor (na **Fig. 140.2**).

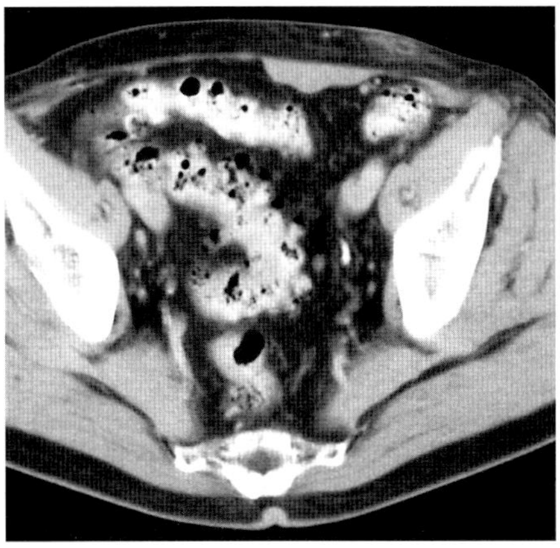

Fig. 140.1a

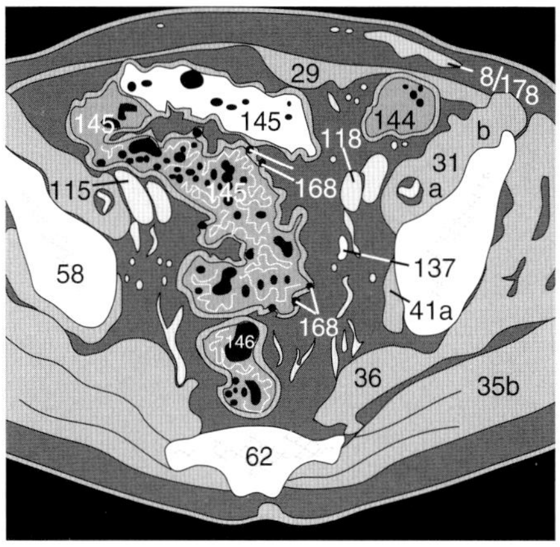

Fig. 140.1b

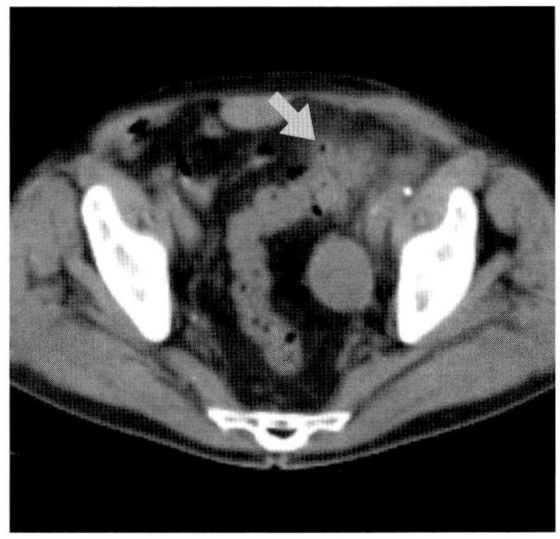

Fig. 140.2

O espessamento maligno da parede do cólon (**152** na **Fig. 140.3**) nem sempre é facilmente distinguido daquele encontrado na colite (cf. p. 139); nos dois quadros, existe estriação da gordura pericólica. O fígado deverá ser sempre investigado quanto a metástases, se a causa da anormalidade colônica for incerta.

Uma colostomia temporária (**170** na **Fig. 140.4**) poderá ser necessária, se uma hemicolectomia esquerda ou sigmoidectomia foi realizada por causa de diverticulite perfurada ou de carcinoma. Se o reto foi excisado, a colostomia será permanente. Uma complicação potencial da colostomia pode ser vista na **Figura 140.5**: existe um abscesso na parede abdominal **(181)**. Um carcinoide do intestino delgado (na **Fig. 140.6**) pode simular um carcinoma do cólon.

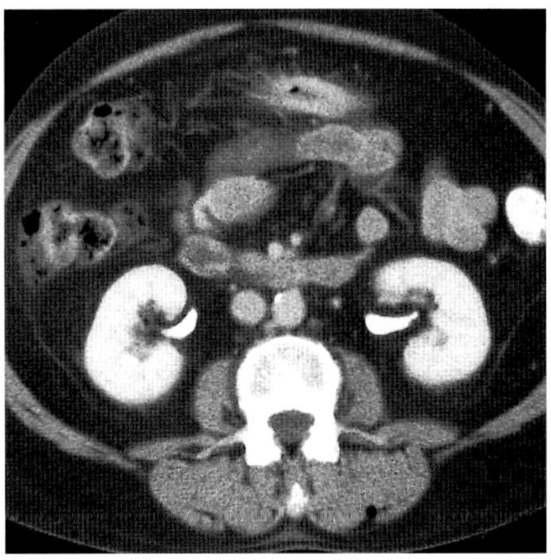

Fig. 140.3a

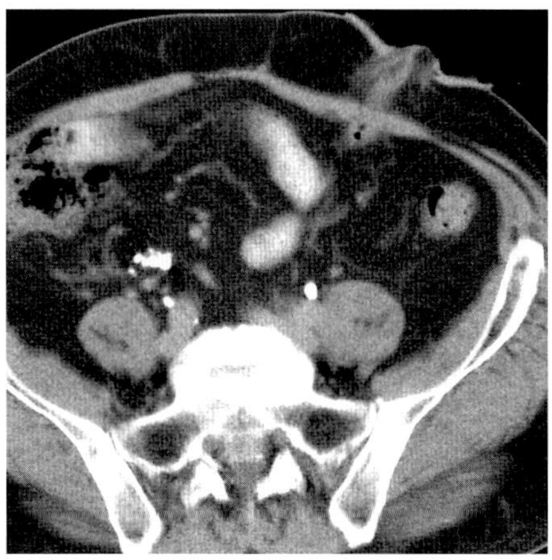

Fig. 140.4a

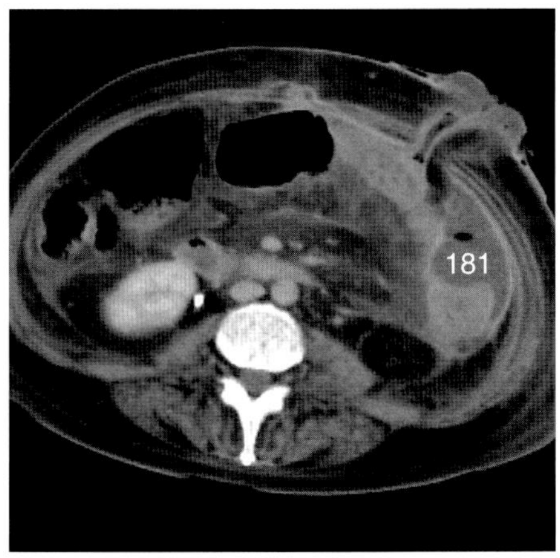

Fig. 140.5

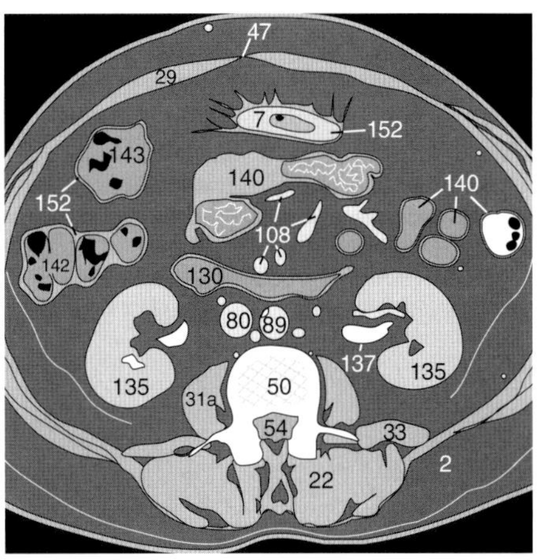

Fig. 140.3b

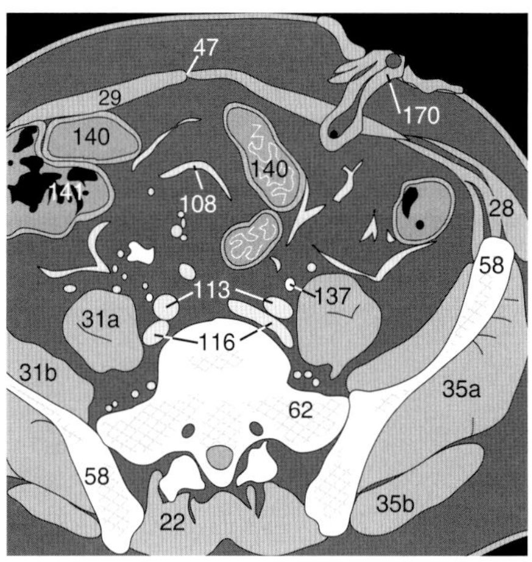

Fig. 140.4b

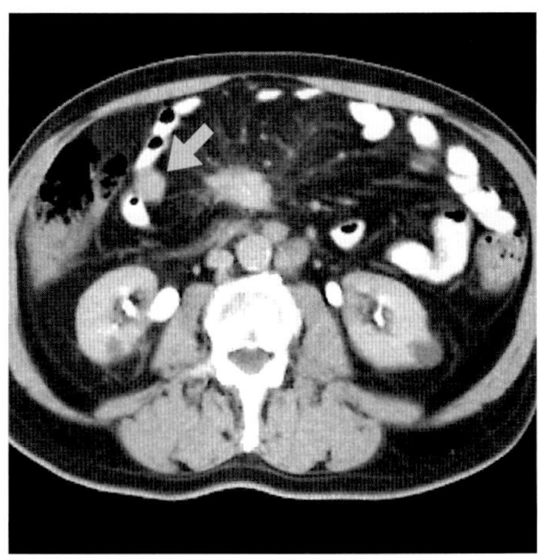

Fig. 140.6

Íleo

Níveis horizontais de ar-fluido ( ) e alças intestinais hipotônicas e distendidas **(140)** são características típicas do íleo. Se a dilatação for reconhecida no topograma **(Fig. 141.1)** ou em uma visão geral do abdome, deve-se suspeitar de íleo. Se somente o intestino delgado **(Fig. 141.2)** estiver envolvido, a causa mais provável será a obstrução mecânica por causa de aderências. Um cálculo de vesícula pode causar obstrução do intestino delgado (íleo biliar). Esse quadro é secundário à colecistite com a formação de uma fístula colecistoenteral e a passagem do cálculo da vesícula para o intestino. Esse cálculo pode obstruir o calibre mais estreito do íleo distal **(167** na **Fig. 141.3)**.

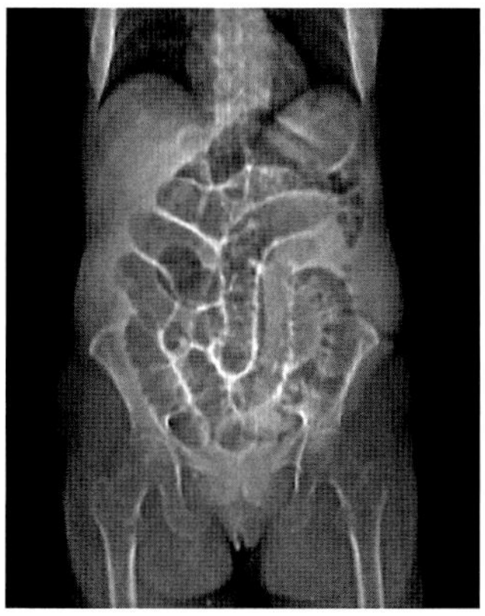
Fig. 141.1

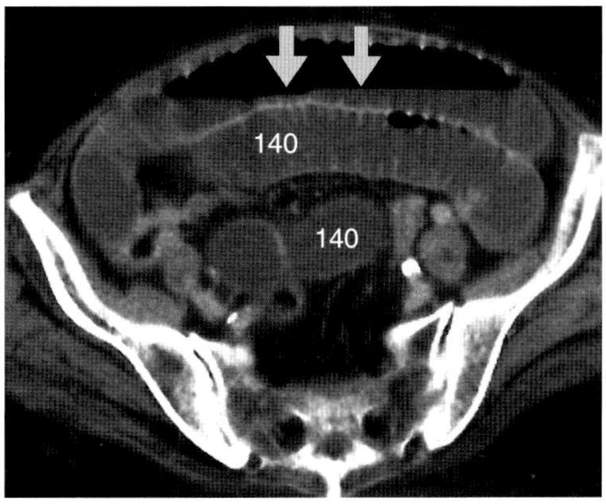

Fig. 141.2

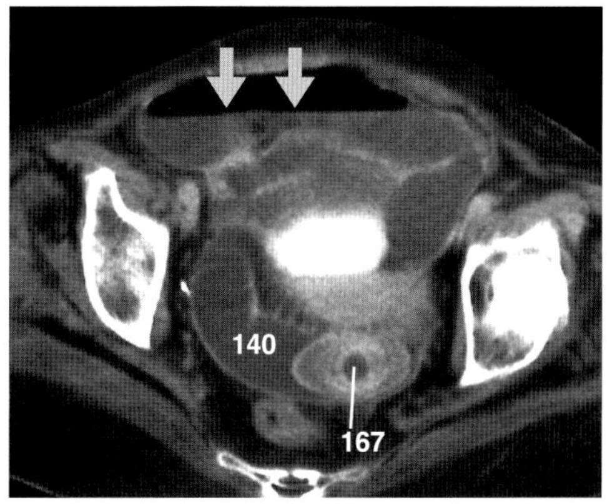

Fig. 141.3

A obstrução mecânica do cólon leva a níveis semelhantes de ar-fluido e distensão (na **Fig. 141.4**). Na busca pela causa de um íleo, todo o cólon deve ser obrigatoriamente examinado em busca de tumores causando obstrução ou constrição ou de inflamação focal.

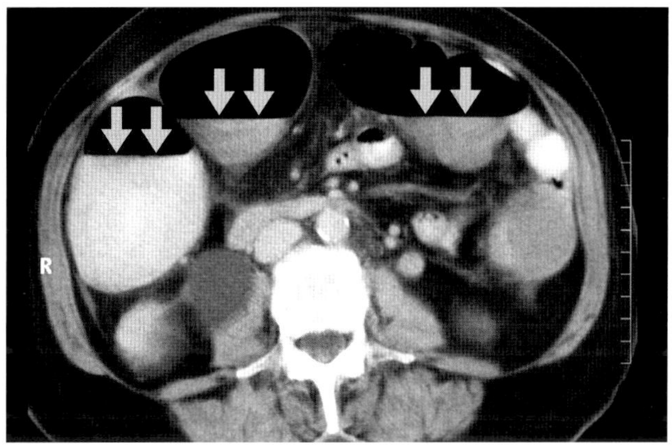

Fig. 141.4

Teste seus Conhecimentos! Exercício 29:

Na **Figura 141.4**, existem outros achados suspeitos além do íleo cólico? A imagem o faz lembrar-se de outros achados neste manual? Aproveite ao máximo as figuras, retornando aos capítulos anteriores, cobrindo o texto e identificando quantas estruturas for possível. Você vai melhorar a eficiência do seu aprendizado ao rever as imagens e diagramas e usar as legendas para certificar-se de que você acertou.

Notas

Aneurismas

Ectasia ou aneurismas da aorta abdominal **(89)** são, normalmente, o resultado de doença aterosclerótica **(174)** que leva à trombose mural (**173** na **Fig. 142.1**). Um aneurisma estará presente na aorta abdominal, se o diâmetro do lúmen patente atingir 3 cm ou se o diâmetro externo do vaso atingir mais de 4 cm (**Fig. 142.2**). Em pacientes assintomáticos, a intervenção cirúrgica é normalmente considerada quando a dilatação atingiu um diâmetro de 5 cm. O quadro geral do paciente e a taxa de progressão da dilatação devem ser considerados. Se o lúmen patente for central e cercado por trombose mural (**173** na **Fig. 142.2**), o risco de ruptura e hemorragia consequente será menor.

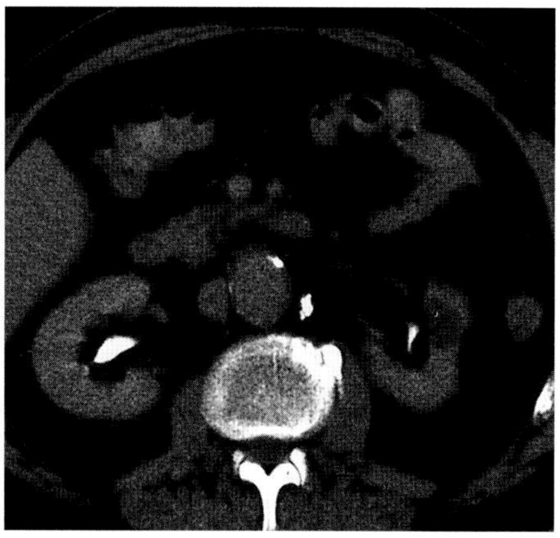
Fig. 142.1a

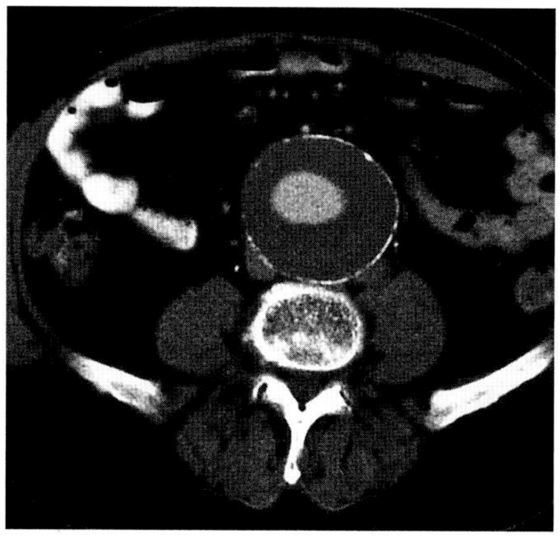
Fig. 142.2a

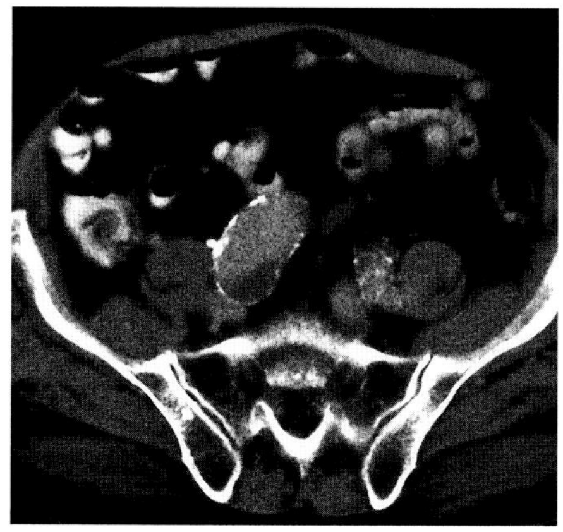
Fig. 142.3a

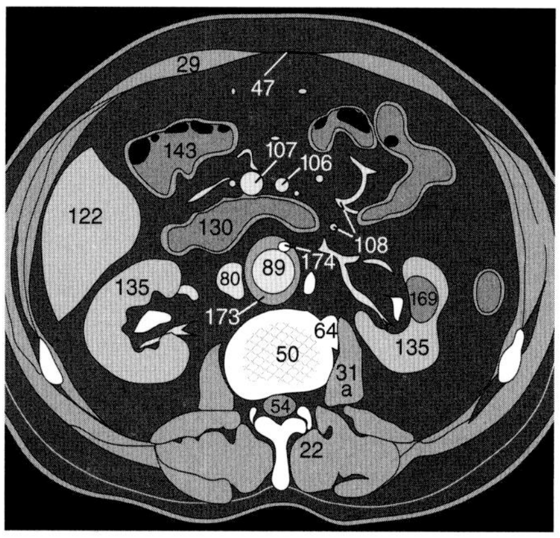

Fig. 142.1b

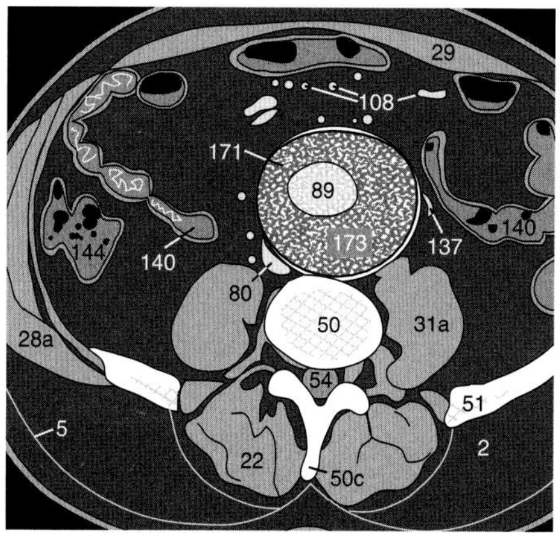

Fig. 142.2b

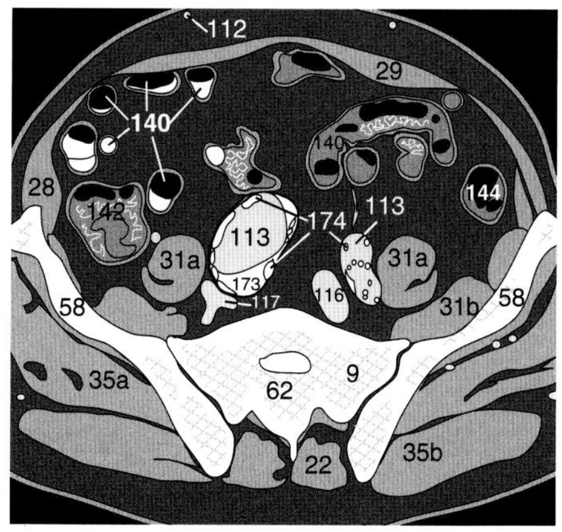

Fig. 142.3b

O risco de ruptura será maior, se o lúmen patente for excêntrico (➘ na **Fig. 142.4**) ou se a forma do vaso no corte transversal for muito irregular. A dilatação superior a 6 cm de diâmetro também tem alto risco de ruptura. O planejamento cirúrgico exige a determinação do envolvimento e do grau em que as artérias renal, mesentérica **(97)** e ilíaca **(113)** estão envolvidas pelo aneurisma (**Fig. 142.3**). A ruptura ou dissecção do aneurisma pode ser seguida de dor súbita que se pode estender da aorta torácica à aorta abdominal (cf. p. 93). A TC dinâmica com realce por meio de contraste mostrará a aba de dissecção (**172** na **Fig. 142.5**).

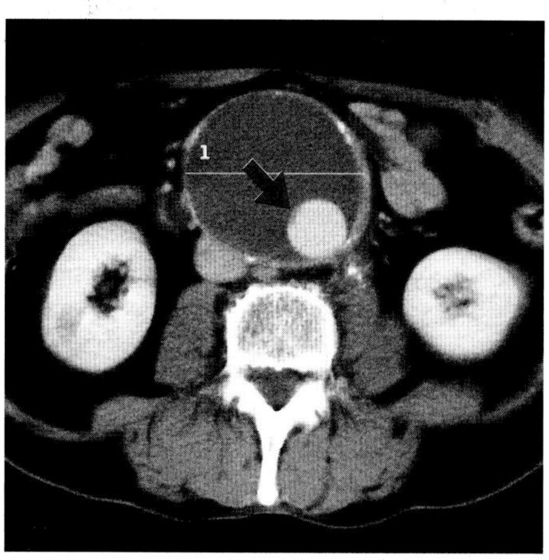

Fig. 142.4

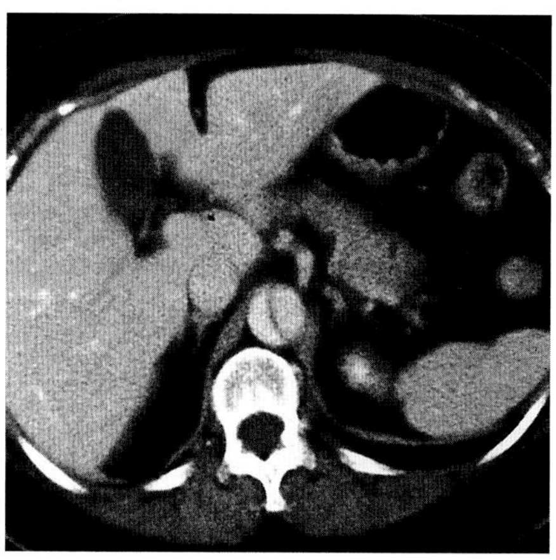
Fig. 142.5a

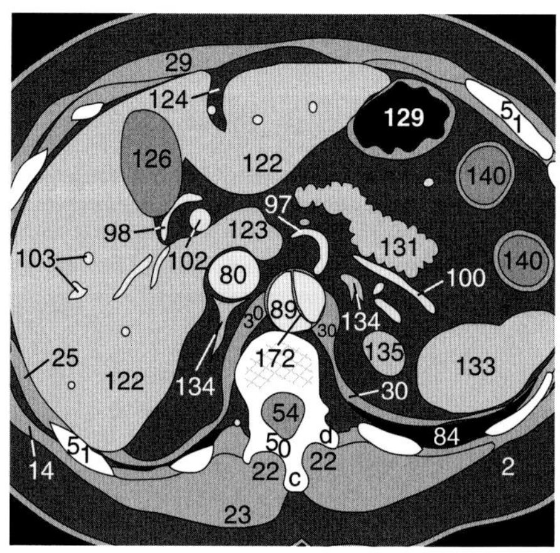

Fig. 142.5b

Tromboses Venosas

Nos casos de trombose em uma veia do membro inferior (➔), a venografia nem sempre mostra claramente se o trombo se estende ou não para as veias da pelve (**Fig. 143.1a, b**). O MC, que é injetado em uma veia superficial do pé, é frequentemente diluído de tal modo que se torna difícil avaliar o lúmen das veias femoral/ilíaca (⇘ na **Fig. 143.1c**). Nesses vasos, será necessário realizar uma TC com MC IV.

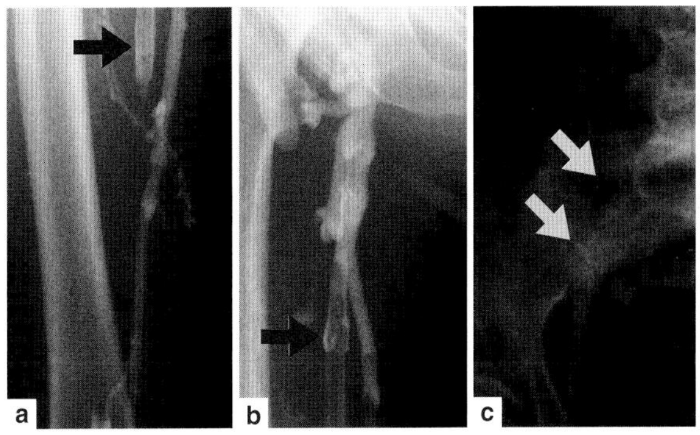

Fig. 143.1

O lúmen de uma veia que contém um trombo recente (⇘) é, em geral, pelo menos duas vezes maior que o normal (**Fig. 143.2a**). O segmento que contém o trombo ou é uniformemente hipodenso, em comparação com a artéria acompanhante, ou mostra uma falha de enchimento hipodensa, representando o próprio trombo. No caso ilustrado à direita, o trombo estendeu-se por toda a veia ilíaca comum esquerda (➚) até o segmento caudal da veia cava inferior (**Fig. 143.2b**), onde pode ser visto como uma área hipodensa (⬆) cercada por fluxo sanguíneo com meio contraste (**Fig. 143.2c**). Os cortes da TC devem continuar em sentido cranial até que a veia cava inferior não mostre mais nenhum sinal de trombo (⇓ na **Fig. 143.2d**).

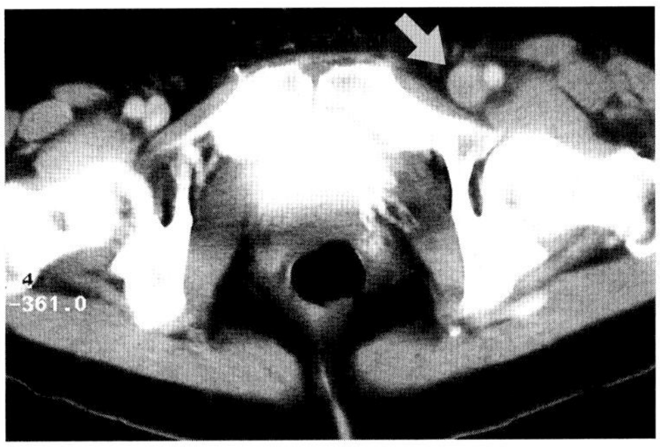

Fig. 143.2a

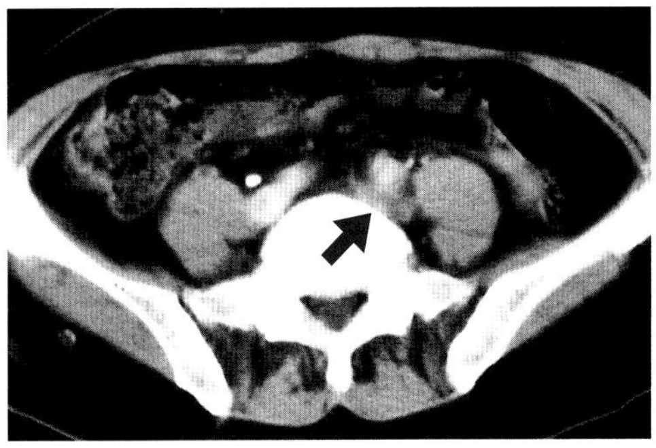

Fig. 143.2b

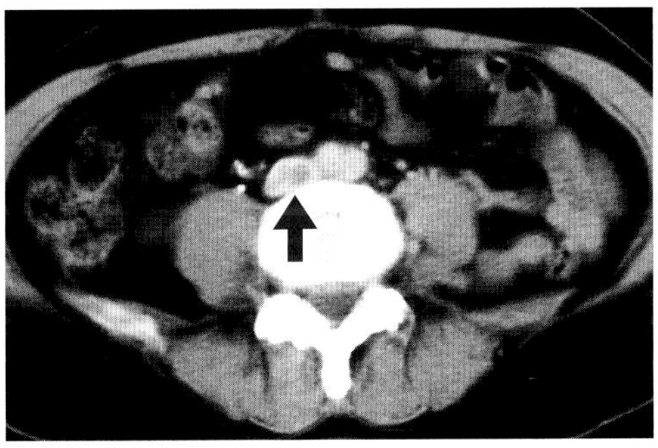

Fig. 143.2c

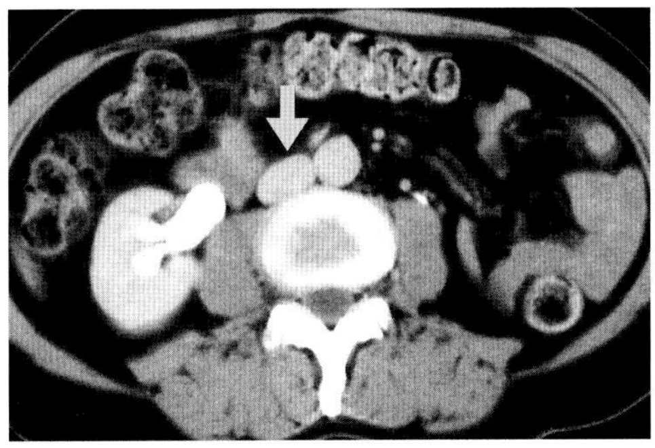

Fig. 143.2d

A injeção de MC em uma veia superficial do pé opacifica satisfatoriamente somente a perna ipsolateral, de modo que pode ser recomendável injetar o MC sistemicamente através de uma veia do braço para examinar os dois lados do sistema venoso da pelve. Se um dos lados estiver ocluído, colaterais poderão desenvolver-se (*) via a rede pré-púbica de veias (**Fig. 143.3a, b**). Essas colaterais são conhecidas como "desvio de Palma" e podem ser também criadas cirurgicamente caso um trombo em uma veia mais profunda resista à dissolução. O radiologista deverá tomar muito cuidado para não confundir um LN inguinal com a gordura fisiologicamente hipodensa do hilo ("sinal da gordura hilar", ⇙ na **Fig. 143.3c**) com uma veia parcialmente trombosada.

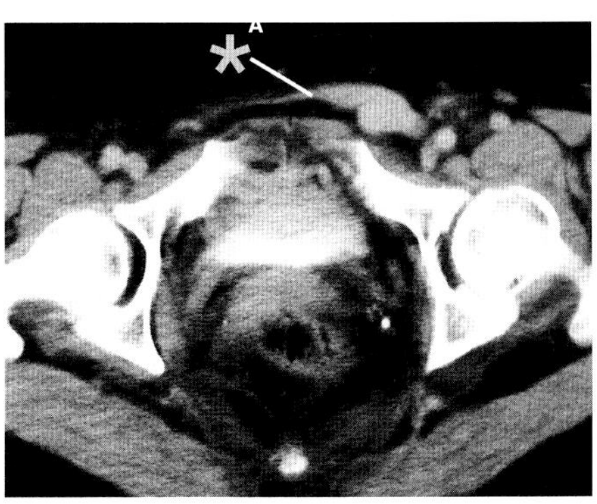

Fig. 143.3a

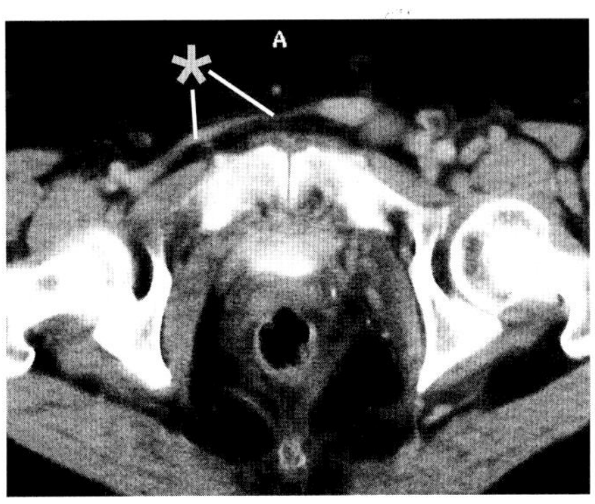

Fig. 143.3b

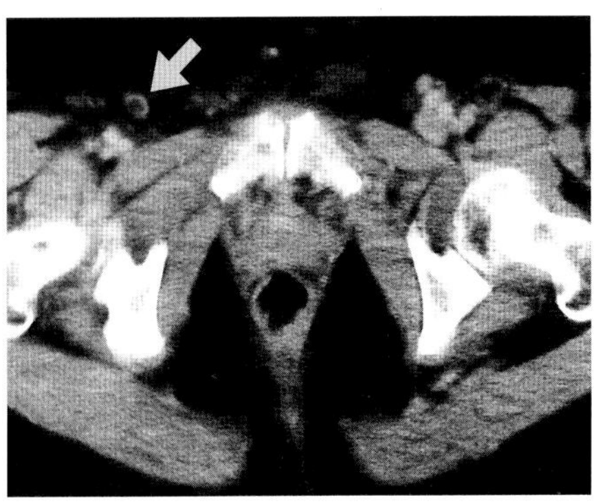

Fig. 143.3c

Para se evitar a embolia pulmonar em casos de trombose **(173)** da veia cava inferior (**80** na **Fig. 144.2**), o paciente deverá ser imobilizado até que o trombo se torne "endotelizado" ou responda à terapia e se dissolva. Às vezes, a circulação colateral acentuada desenvolve-se via as veias lombares **(121)**.

Dependendo do paciente e do tamanho do trombo, o vaso poderá ser explorado cirurgicamente, realizando-se uma trombectomia. Em caso de tromboses recorrentes, pode-se recomendar um desvio arteriovenoso para evitar a recorrência. O sucesso de uma terapia em especial também pode ser verificado por venografia ou ultrassonografia com Doppler colorido.

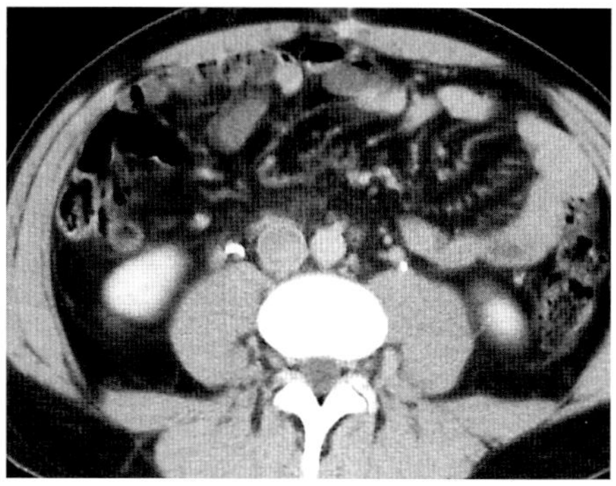

Fig. 144.1a

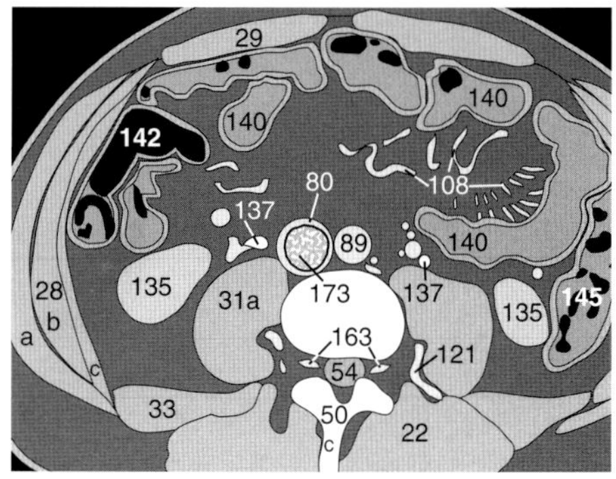

Fig. 144.1b

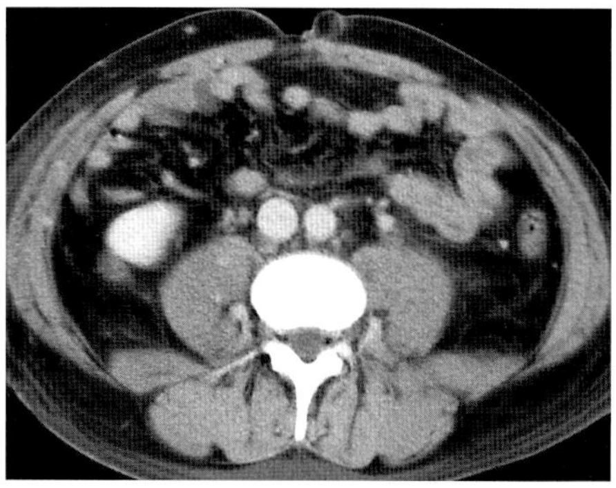

Fig. 144.2a

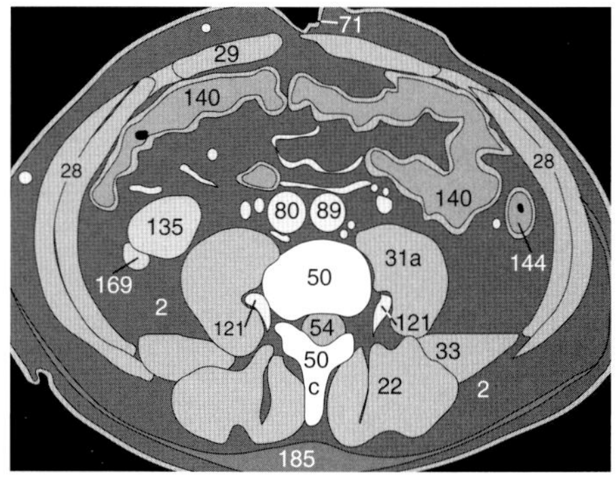

Fig. 144.2b

Linfonodomegalias

A densidade dos linfonodos é de aproximadamente 50 UH, o que corresponde àquela dos músculos. Linfonodos com diâmetros inferiores a 1 cm geralmente são considerados normais. Tamanhos entre 1 e 1,5 cm são considerados limítrofes, e os que superam 1,5 cm são considerados anormais. Os locais de preferência de linfonodomegalias são os espaços retrocrural, mesentérico (↘), intercavoaórtico (↖) e para-aórtico (cf. p. 103).

A **Figura 144.3** ilustra o caso de um paciente com leucemia linfocítica crônica.

É fundamental que o radiologista esteja familiarizado com as vias principais de drenagem linfática. A drenagem das gônadas, por exemplo, é feita diretamente para os LNs no nível do hilo renal. Metástases linfonodais (↙ na **Fig. 144.4**) de um tumor testicular serão encontradas nos linfonodos para-aórticos ao redor dos vasos renais, mas não nos linfonodos ilíacos, como seria de se esperar com carcinomas primários da bexiga, útero ou próstata.

Conglomerados de massas linfonodais **(6/7)** ao redor da aorta **(89)** e de seus ramos principais, como o tronco celíaco **(97)**, são um achado típico nos casos de linfoma não Hodgkin **(Fig. 144.5)**.

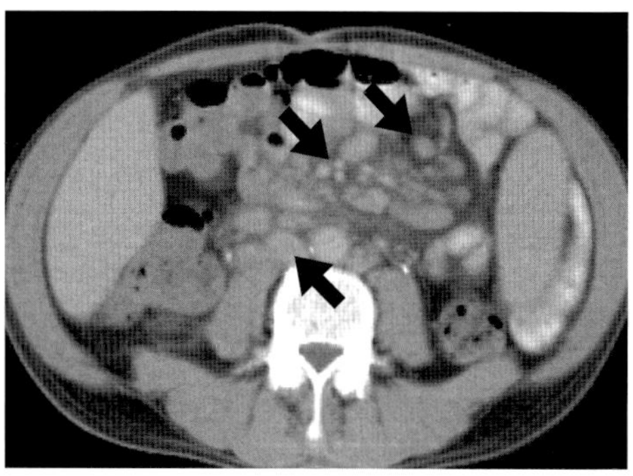

Fig. 144.3

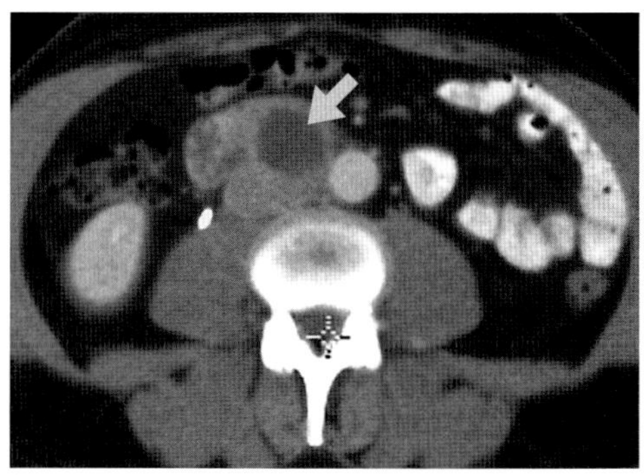

Fig. 144.4

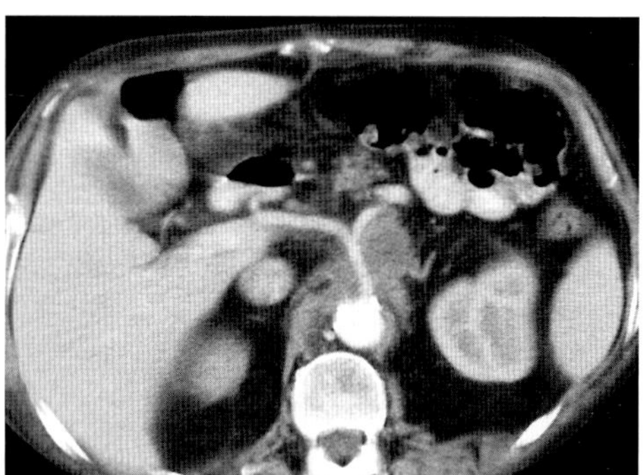

Fig. 144.5a

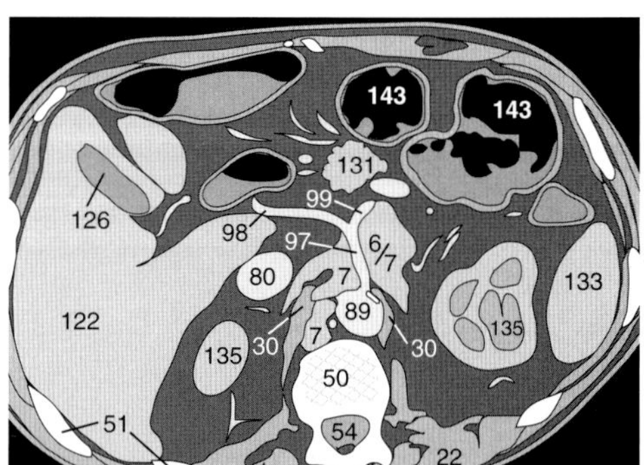

Fig. 144.5b

Anatomia Normal

A importância do exame das janelas para osso durante a TC abdominal já foi destacada na página 103. O espaço da medula dos ossos ilíacos **(58)** e do sacro **(62)** é normalmente homogêneo, e as superfícies das articulações sacroilíacas deverão mostrar-se lisas e regulares **(Fig. 145.1)**.

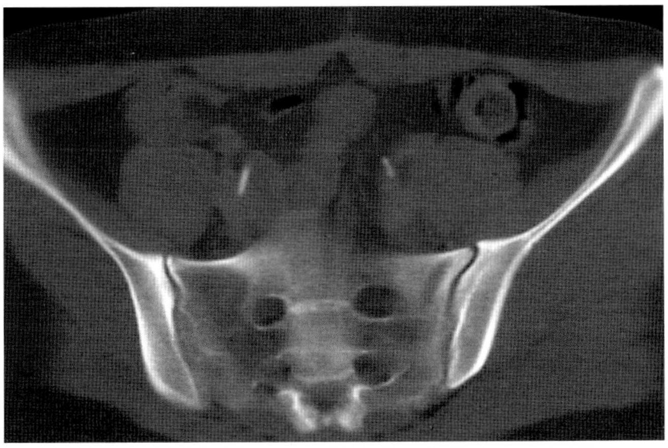

Fig. 145.1a

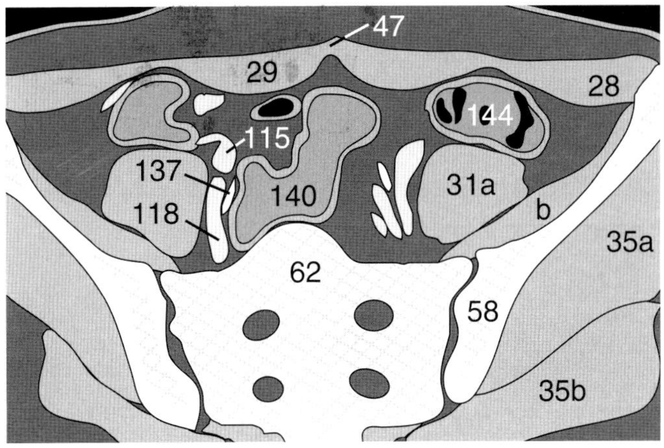

Fig. 145.1b

Metástases

As metástases ósseas escleróticas **(7)**, p. ex., de um carcinoma da próstata, nem sempre estão evidentes como na **Figura 145.2a** e podem variar em tamanho e grau de calcificação. Mesmo as metástases pequenas e mal definidas não deverão passar despercebidas (* na **Fig. 145.2b**). Essas metástases não podem ser reconhecidas rotineiramente em janelas para partes moles.

As metástases líticas **(7)**, que podem ser vistas em janelas para partes moles **(Fig. 145.3a)**, só depois de atingirem tamanho considerável podem ser detectadas com mais precisão em janelas para osso **(Fig. 145.3c)**. Este caso mostra uma doença metastática do ílio direito **(58)** que destruiu as trabéculas e grande parte do córtex. A erosão estende-se à articulação sacroilíaca. Consulte as páginas seguintes para mais imagens deste paciente.

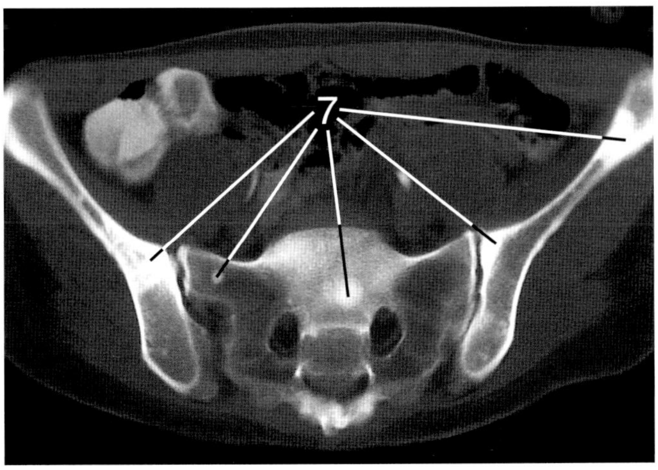

Fig. 145.2a

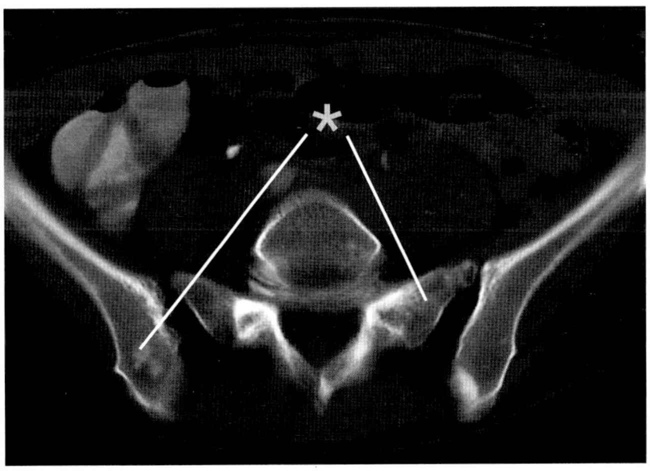

Fig. 145.2b

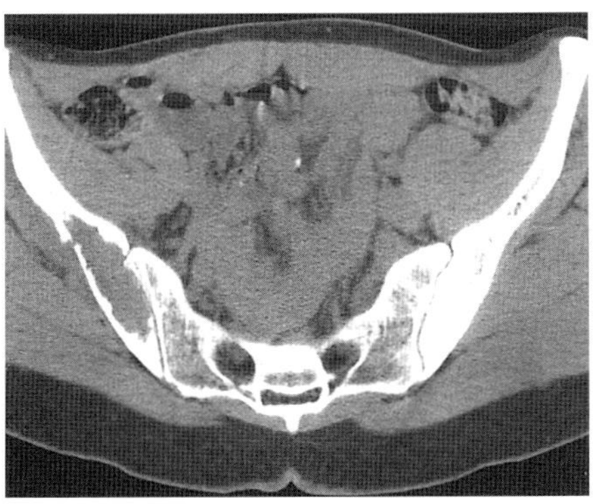

Fig. 145.3a

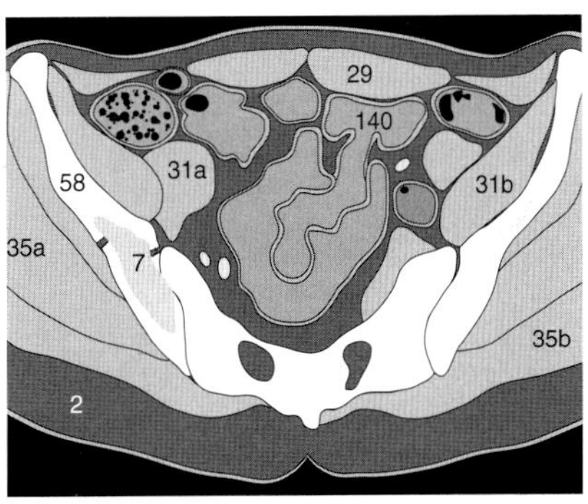

Fig. 145.3b

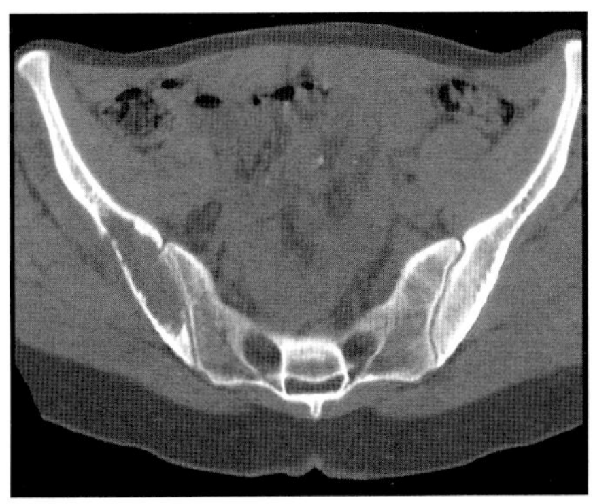

Fig. 145.3c

A integridade mecânica de um osso estará sob suspeita se houver qualquer processo envolvendo sua estrutura. O envolvimento das articulações adjacentes também precisa ser determinado. As reconstruções multiplanares (MPR, veja p. 13) em vários ângulos, p. ex., sagital e coronal, fornecem informações complementares. Se necessário, as reconstruções tridimensionais também poderão ser realizadas.

No caso mostrado na página anterior (veja **Fig. 145.3**), a questão da estabilidade é facilmente respondida: a reconstrução MPR coronal (**Fig. 146.1a**) mostra que o trabeculado do osso ilíaco direito foi completamente destruído em cerca de 10 cm (➡). A lesão estende-se desde o acetábulo até o ponto médio da articulação sacroilíaca e destruiu também boa parte do córtex. Em várias áreas, o córtex está rompido (⬅). Se compararmos as reconstruções sagitais bilaterais (**Fig. 146.1b, c**), será fácil verificar que existe um risco agudo de fratura.

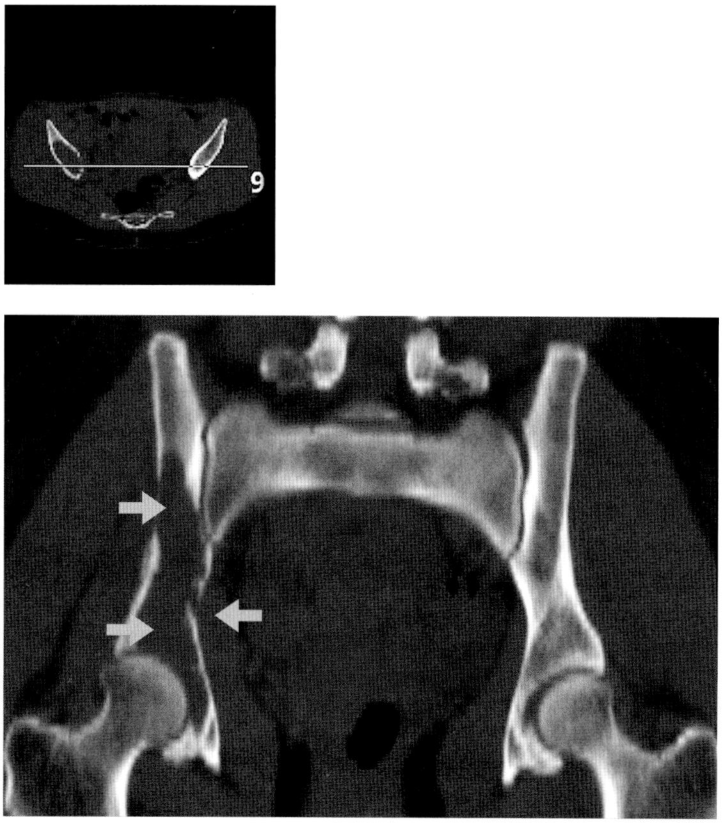

Fig. 146.1a

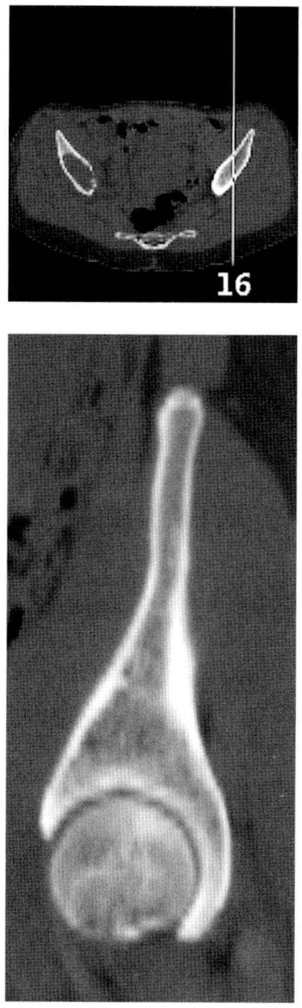

Fig. 146.1b

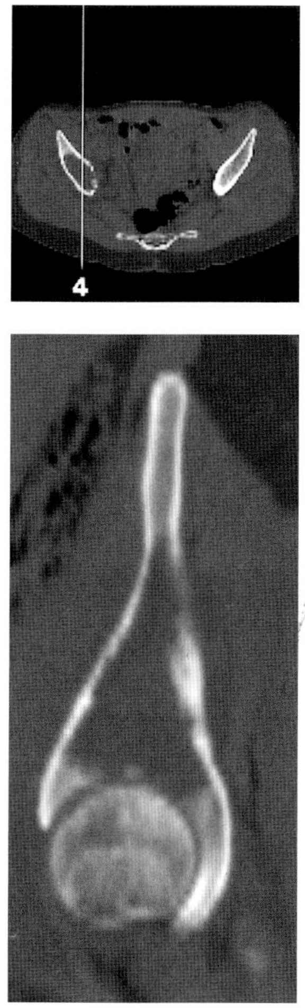

Fig. 146.1c

A reconstrução tridimensional desta pelve (**Fig. 146.2**) não acrescenta qualquer outra informação, pois mostra somente a ruptura cortical (⬋), vista em perspectiva lateral.

O grau de destruição do trabeculado e da medula não pode ser observado nessa reconstrução, pois o nível de atenuação foi definido para detectar o osso cortical e, portanto, o trabeculado mais profundo está "encoberto".

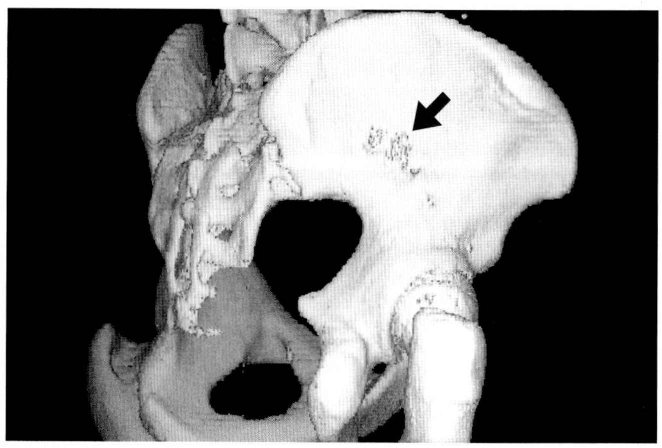

Fig. 146.2

Fraturas

As janelas para osso devem, evidentemente, ser usadas para a detecção de fraturas: em geral, as fraturas lineares e os deslocamentos menores não podem ser reconhecidos em janelas para partes moles.
É também essencial fornecer informações sobre o local exato da fratura e a posição dos possíveis fragmentos para o planejamento pré-operatório. No caso à direita, a fratura **(187)** da cabeça do fêmur **(66a)** é vista tanto no plano axial **(Fig. 147.1)**, quanto na reconstrução sagital **(Fig. 147.2)** (cf. p. 13).

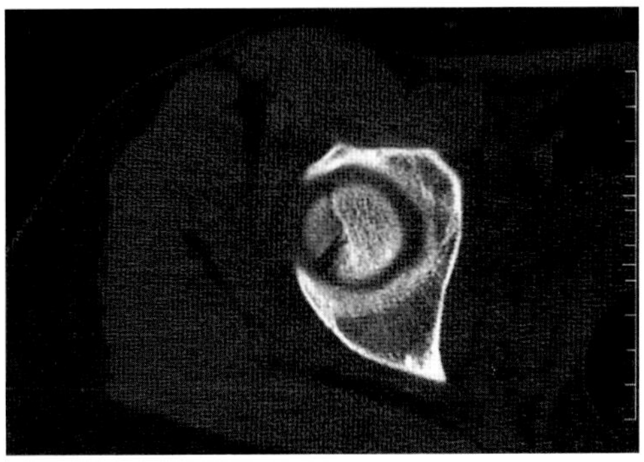

Fig. 147.1a

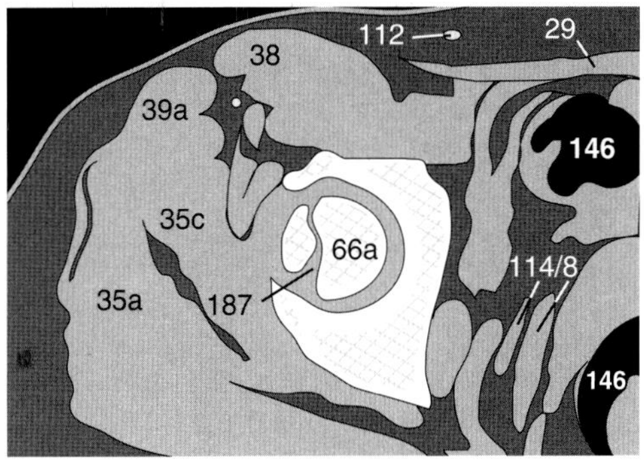

Fig. 147.1b

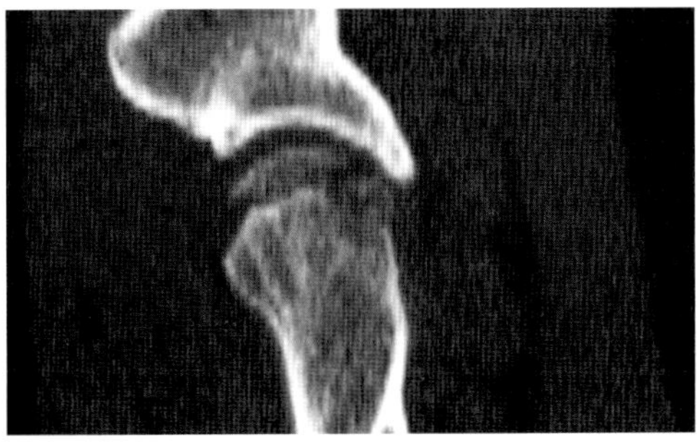

Fig. 147.2a

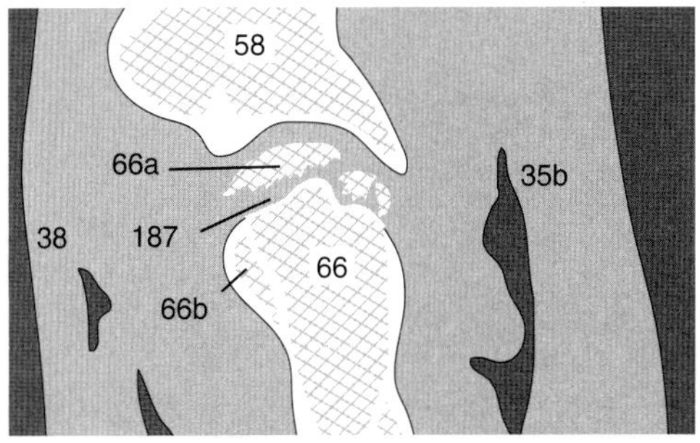

Fig. 147.2b

Para as articulações como a do quadril, pode ser útil realizar uma reconstrução multiplanar (MPR) no plano oblíquo **(Fig. 147.3)**. O ângulo da reconstrução é mostrado na **Figura 147.3a**. Seja cuidadoso para não confundir a sutura acetabular (↙) com a fratura real do ísquio (↗)!

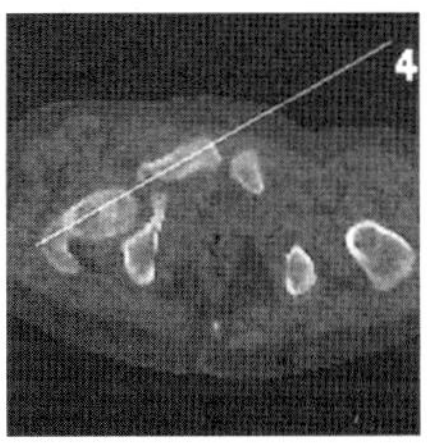

Fig. 147.3a

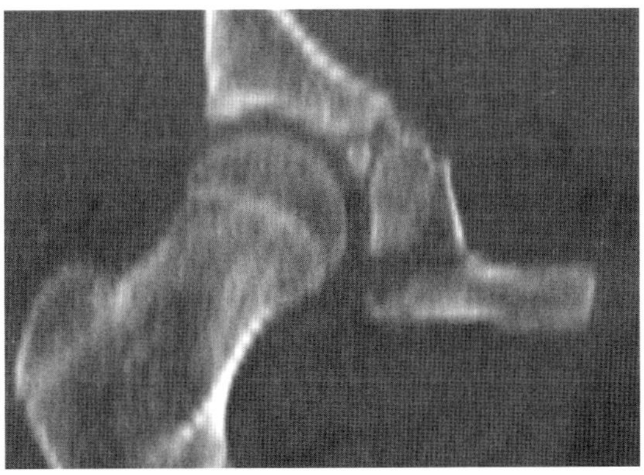

Fig. 147.3b

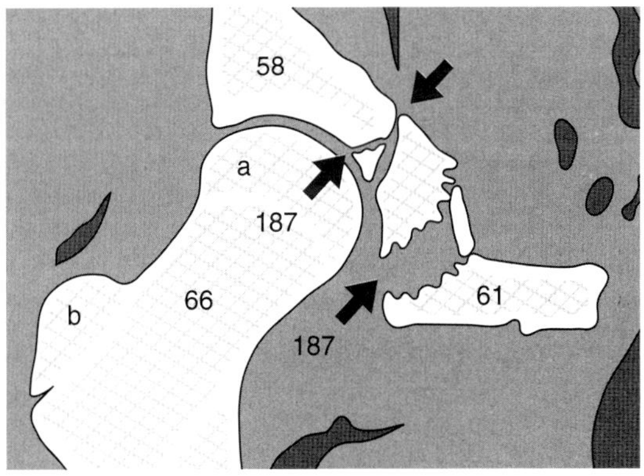

Fig. 147.3c

Um outro tipo de fratura que pode ser confundido com uma sutura está ilustrado na **Figura 147.4**. As suturas (↙) são bilateralmente simétricas, já as fraturas não são.

Neste caso, vários fragmentos ósseos (⟺) são vistos na junção iliopúbica direita, mas o acetábulo direito está intacto. Observe também a assimetria na imagem, causada por diferenças nos níveis das cabeças femorais. O paciente teve displasia acetabular esquerda (cf. figuras na p. 148).

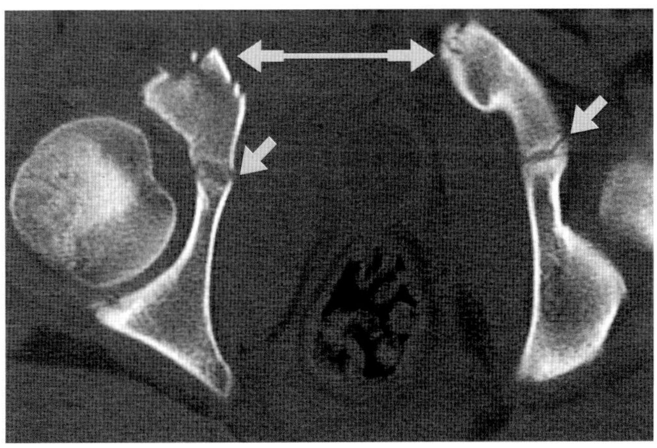

Fig. 147.4

Os fragmentos não são sempre tão obviamente deslocados, nem a fenda da fratura (↙) é tão ampla quanto no caso ilustrado na **Figura 148.1**. O radiologista deve procurar por descontinuidades finas (↗) e irregularidades discretas (←) no contorno cortical para não perder uma fratura ou um fragmento pequeno **(Fig. 148.2)**.

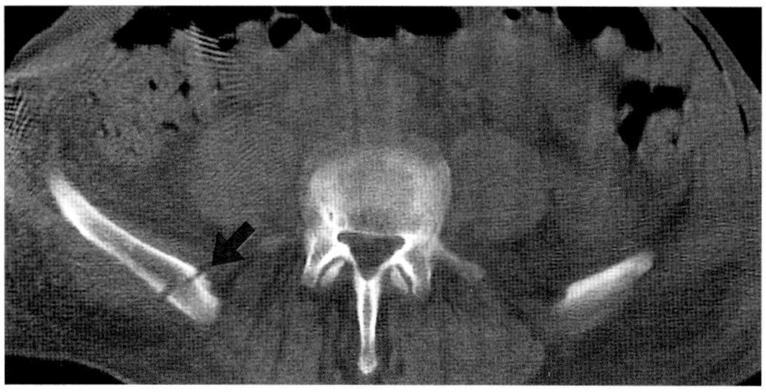

Fig. 148.1

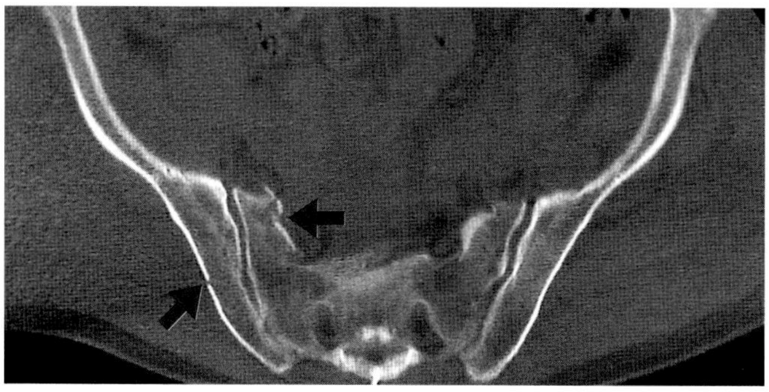

Fig. 148.2

Necrose da Cabeça Femoral e Displasia da Articulação do Quadril

Uma fratura da cabeça femoral ou mesmo um trauma direto à articulação do quadril podem interromper o suprimento de sangue para a cabeça via artéria acetabular (veja também **Figuras 147.1** e **147.2**). A necrose da cabeça a torna mal definida na imagem (↖), como visto na **Figura 148.3a**, e causa o encurtamento da perna. Uma imagem obtida 2 cm mais cefalicamente mostra o desenvolvimento de uma pseudoartrose em associação com a displasia acetabular direita (**Fig. 148.3b**). A reconstrução em 3D fornece uma visão geral, mas não fornece tantos detalhes quanto uma série de MPRs coronais (**Fig. 148.5b** com orientação na **Fig. 148.5a**).

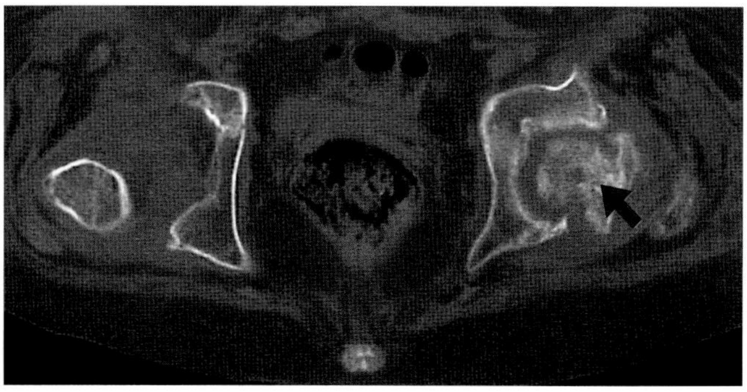

Fig. 148.3a

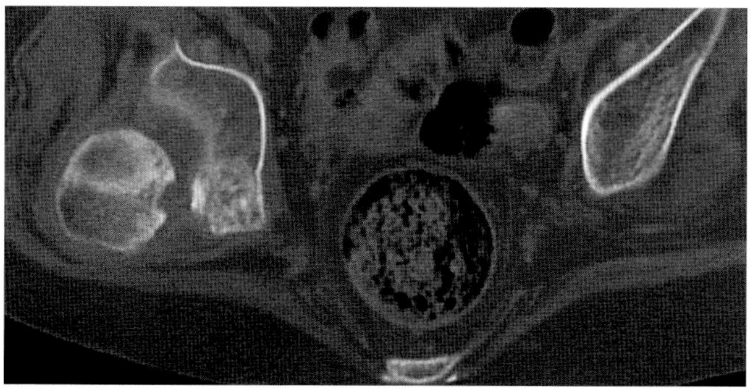

Fig. 148.3b

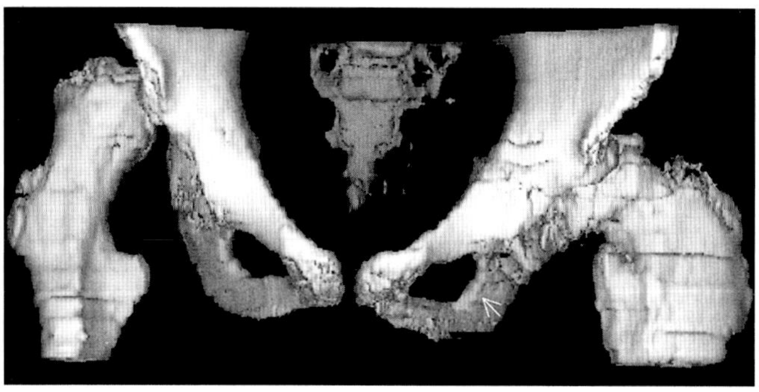

Fig. 148.4

As reconstruções multiplanares (MPRs) são usadas com frequência para fins de diagnóstico no planejamento da cirurgia de fraturas complexas. Elas contribuem com informações significativamente valiosas às imagens axiais convencionais. A tomografia computadorizada helicoidal (TCH) produz imagens MPRs especialmente precisas, porque os artefatos graduais disruptivos poderão ser evitados, se o paciente puder cooperar prendendo a respiração.

As reconstruções tridimensionais, como a da **Figura 142.4**, levam a imagens impressionantes, mas são úteis apenas para problemas específicos como a cirurgia plástica. O tempo e o custo necessários para se adquirir e reconstruir esse tipo de imagem são, na maioria dos casos, muito elevados.

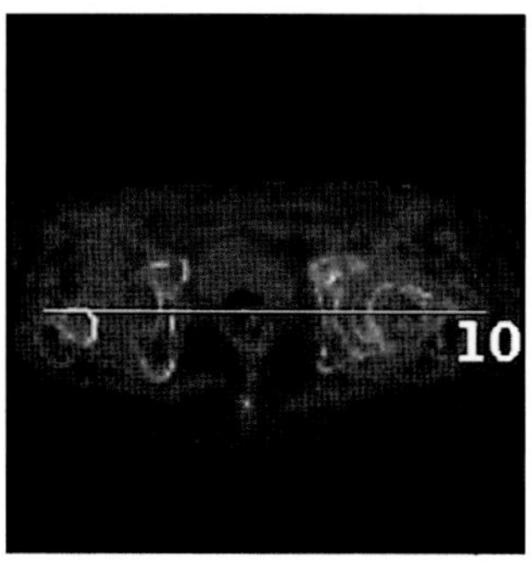

Fig. 148.5a

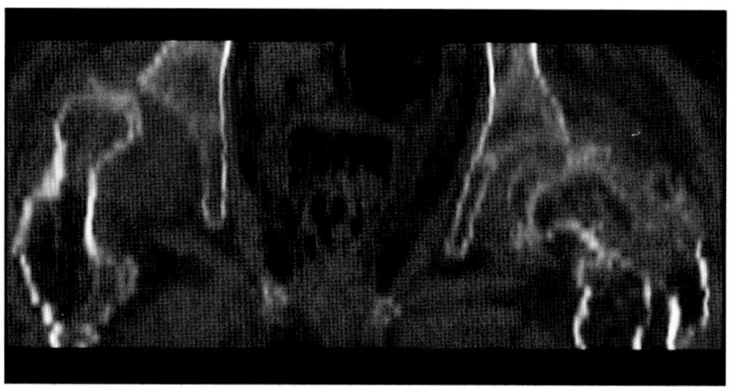

Fig. 148.5b

As imagens e as perguntas desta página ajudarão o radiologista a verificar o quanto ele aprendeu; as perguntas vão-se tornando cada vez mais difíceis de responder. Se você sempre se lembrar das regras básicas de interpretação de TC, evitará chegar a conclusões erradas. Não veja as respostas tão cedo!

Exercício 30:

Qual anormalidade você pode identificar na **Figura 149.1**? Nomeie quantos vasos sanguíneos você puder!

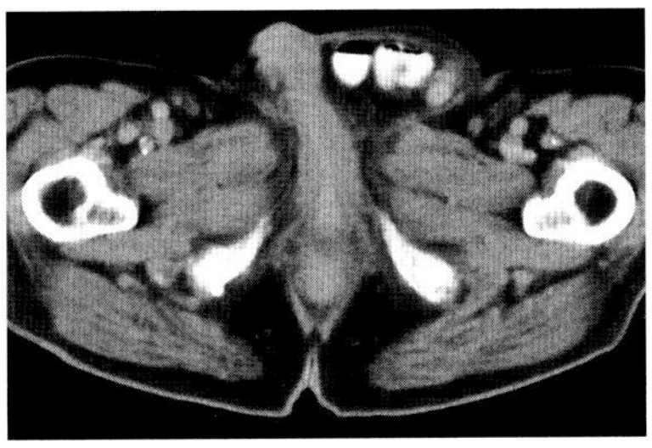

Fig. 149.1

Exercício 31:

Identifique o maior número possível de órgãos e de vasos sanguíneos na **Figura 149.2**. Procure as anormalidades.

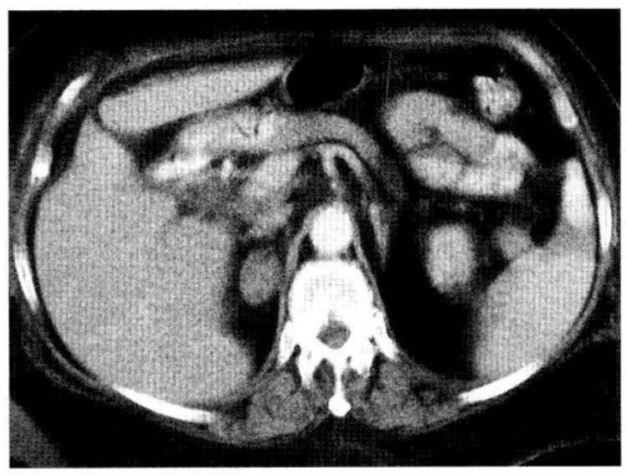

Fig. 149.2

Exercício 32:

Qual variação anatômica ou anormalidade você reconhece na **Figura 149.3**? Certifique-se de não ter perdido nada.

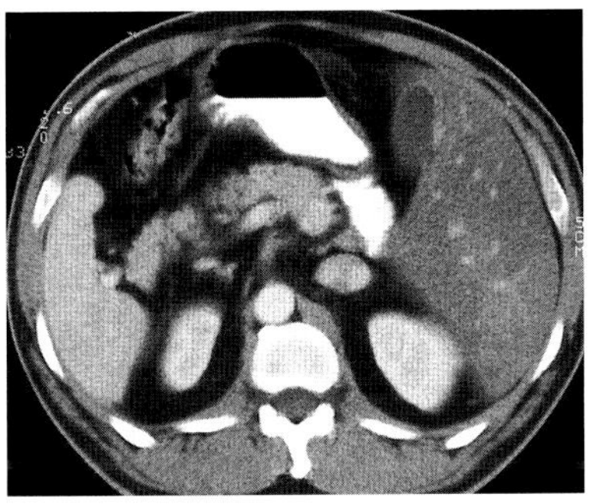

Fig. 149.3

Exercício 33:

"Você fuma?" Quais anormalidades você encontrou na **Figura 149.4**?

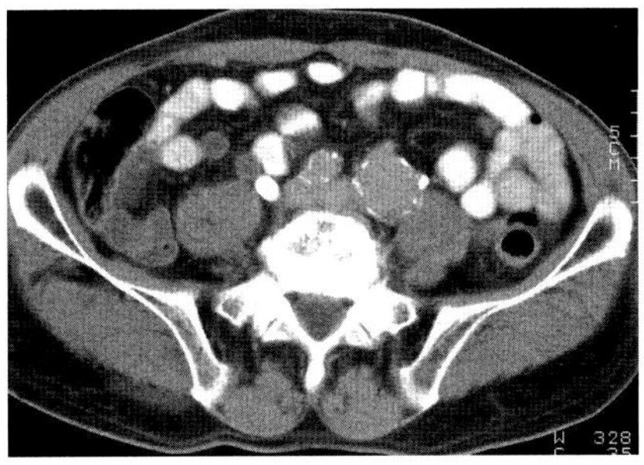

Fig. 149.4

Exercício 34:

É fácil identificar a lesão hepática na **Figura 149.5**. Qual é o seu DD?

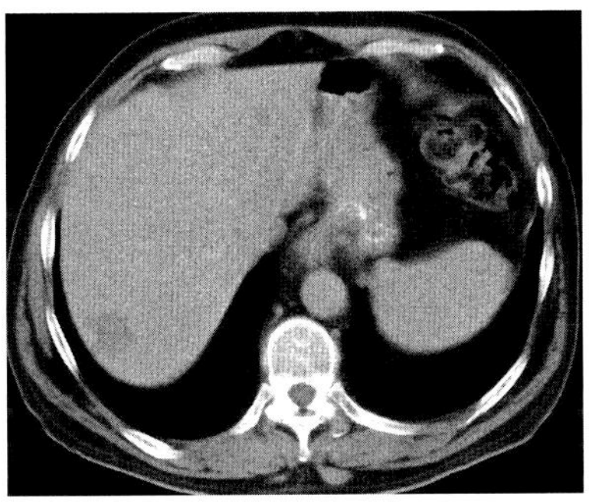

Fig. 149.5

Exercício 35:

Com frequência, as anormalidades não se limitam a um único órgão. O que você reconhece na **Figura 149.6**?

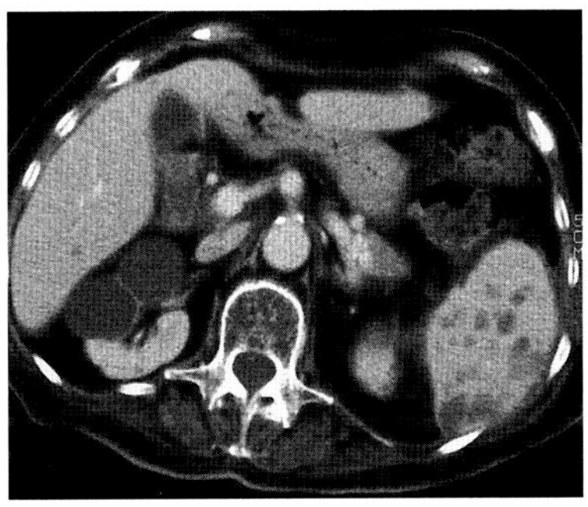

Fig. 149.6

As perguntas a seguir podem parecer capciosas, mas você deverá estar habilitado a responder a maioria se seguir "as regras do livro".

Exercício 36:

Descreva a lesão hepática na **Figura 150.1**. Que passos você deu para chegar ao seu diagnóstico diferencial? Como você procederá para confirmá-lo?

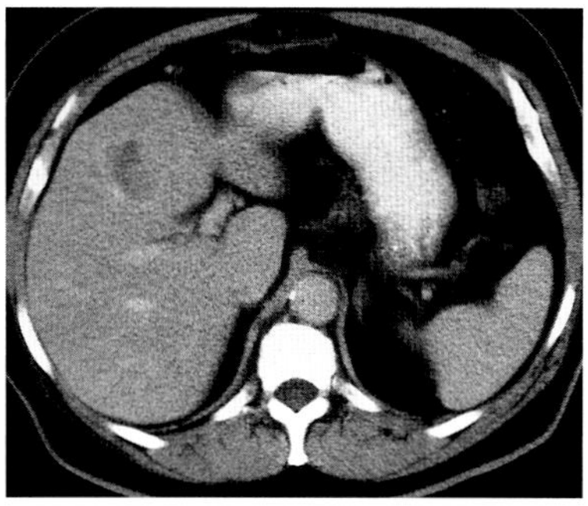

Fig. 150.1

Exercício 37:

As alterações mostradas na **Figura 150.2** são "normais" ou você suspeita que se tratam de achados patológicos?

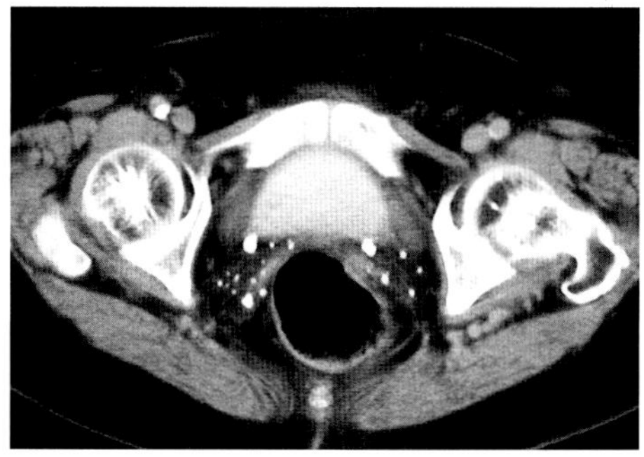

Fig. 150.2

Exercício 38:

Qual dos dois níveis de imagem à direita você selecionaria para executar medições de densitometria de uma lesão renal? Por quê?

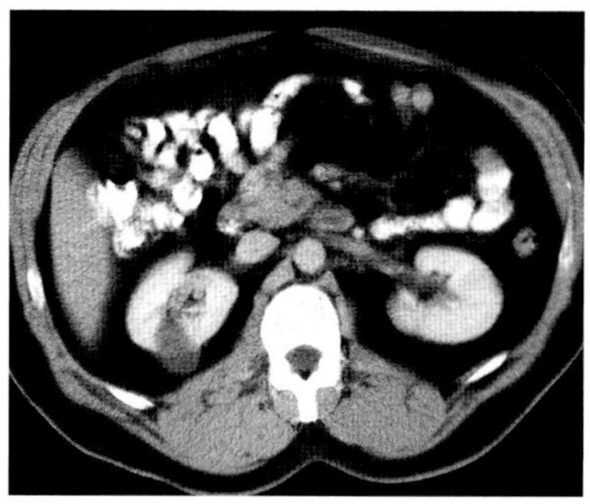

Fig. 150.3a

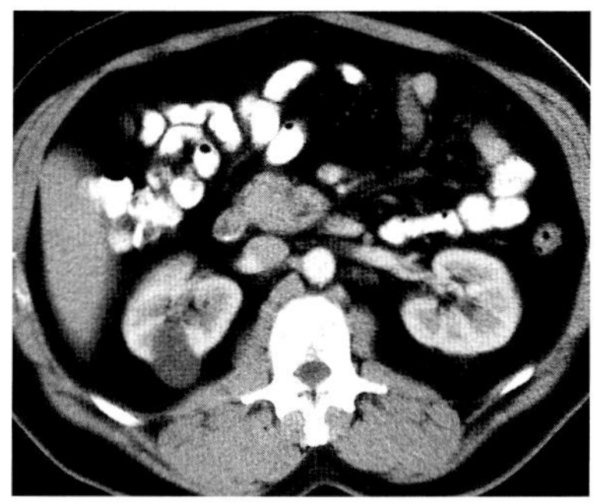

Fig. 150.3b

Exercício 39:

Um paciente é admitido para estadiamento de um melanoma maligno (**Fig. 150.4**). Até onde a lesão avançou? O que mais você faria para obter mais informações?

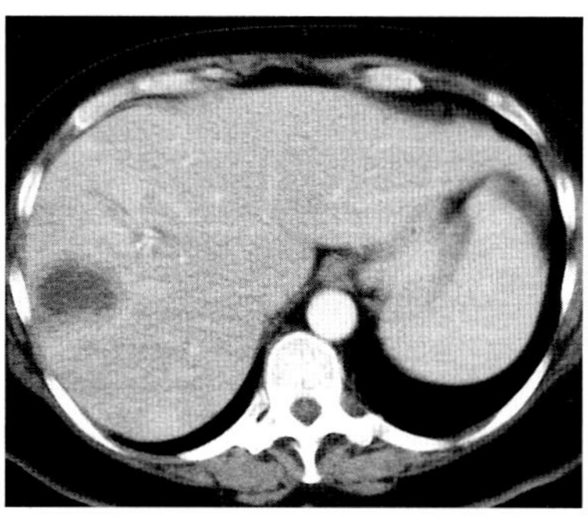

Fig. 150.4

Exercício 40:

Um paciente traumatizado não pode ser examinado por imagens na posição prona. Do que você suspeita na **Figura 150.5**, e o que você faria para obter mais informações?

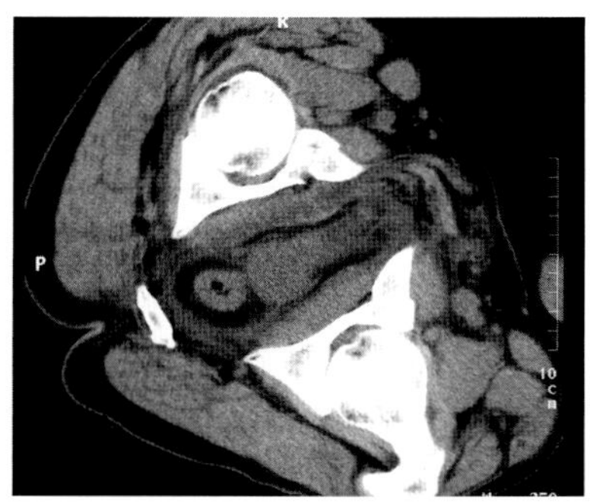

Fig. 150.5

Exercício 41:

Um problema para aqueles que já têm alguma rotina **(Fig. 151.1)**. Quanto tempo você levou para encontrar duas alterações patológicas e diagnosticá-las com exatidão?

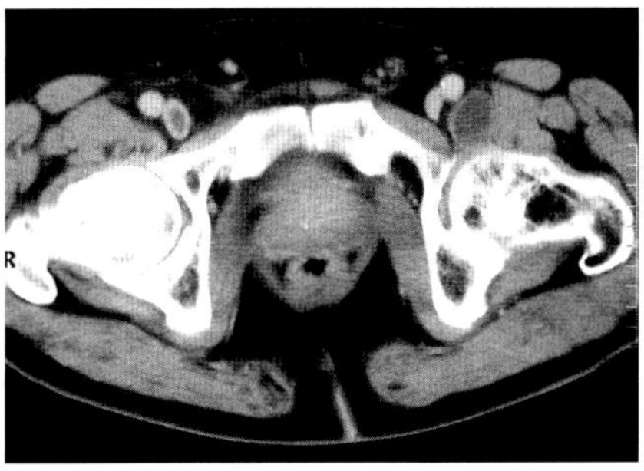

Fig. 151.1

Exercício 42:

Você vê alguma coisa anormal na **Figura 151.2**? Se positivo, como você a denominaria (a figura pequena indica uma estrutura preenchida com líquido)?

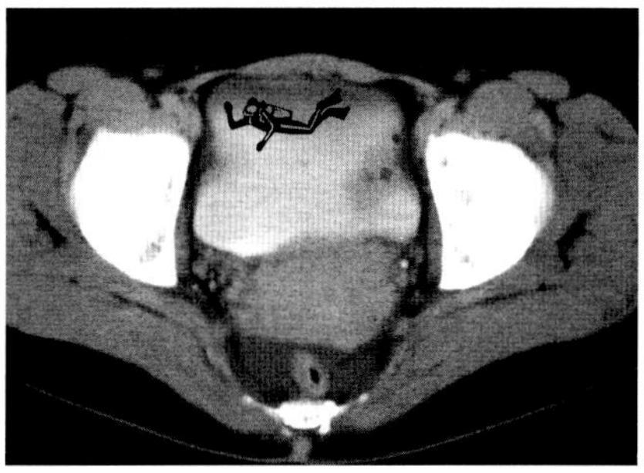

Fig. 151.2

Exercício 43:

Pelo menos três diagnósticos diferenciais deverão ser considerados para a **Figura 151.3**. Qual deles é o mais provável?

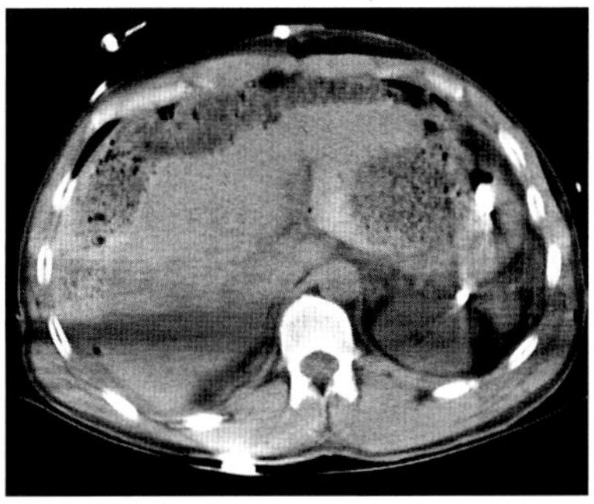

Fig. 151.3

Exercício 44:

Na **Figura 151.4**, há também várias possibilidades de explicação da alteração óbvia. Você está habilitado a encontrar **todas** as lesões possíveis em uma imagem como esta?

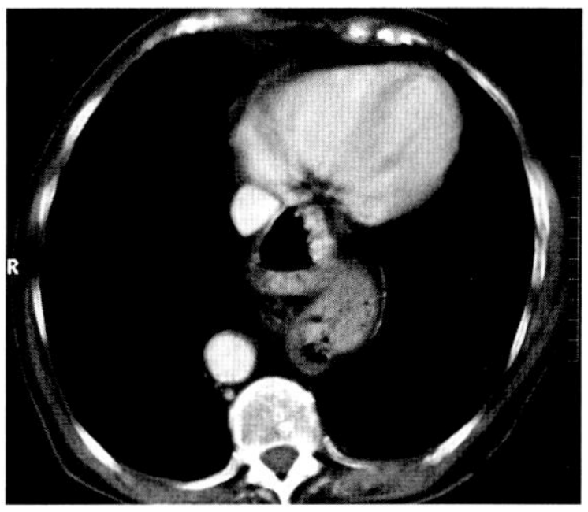

Fig. 151.4

Exercício 45:

Qual é a sua suspeita no caso da **Figura 151.5**? De quais informações complementares você precisa?

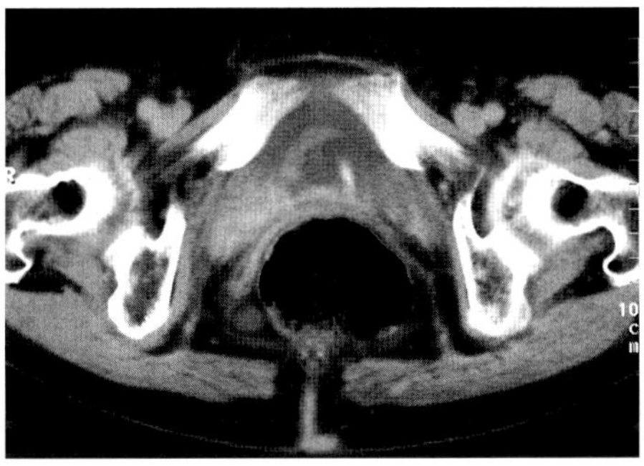

Fig. 151.5

Exercício 46:

Esta imagem **(Fig. 151.6)** pode conter vários quebra-cabeças. Novamente, relacione os diagnósticos mais prováveis e, então, pergunte a si mesmo de quais informações complementares você precisa.

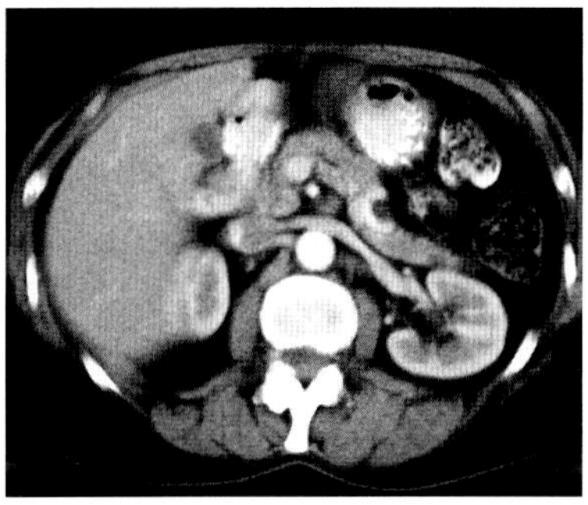

Fig. 151.6

Os côndilos occipitais na base do crânio articulam-se com a primeira vértebra, o atlas **(50a)**, que é a única vértebra sem corpo. O dente **(50b)** do áxis projeta-se para cima para o interior do atlas e é mantido no lugar pelo ligamento transverso (★) **(Figs. 152.1** e **152.2)**. Esse ligamento pode ser lacerado por uma lesão "em chicote" durante acidentes automobilísticos.

A largura do espaço (↔) entre o arco anterior do atlas (★★ nas **Figs. 152.1** e **152.2**) e o dente também é medida, como ocorre nas imagens de radiografias convencionais **(Fig. 152.3)**. Em adultos, essa medida não deverá exceder a 2 mm; nas crianças, 4 mm. A artéria vertebral passa através do forame transverso **(88)**.

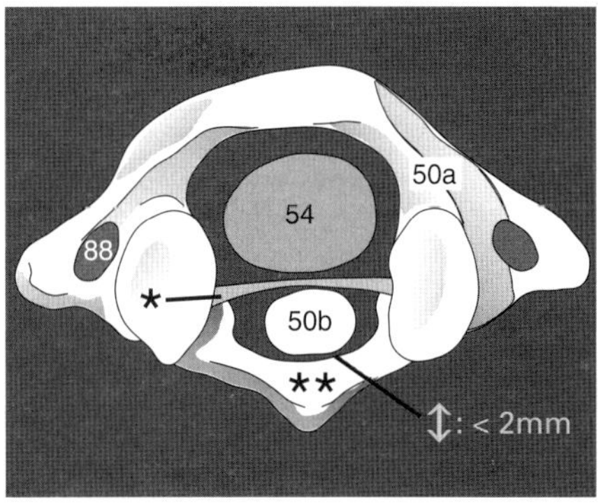

Fig. 152.1

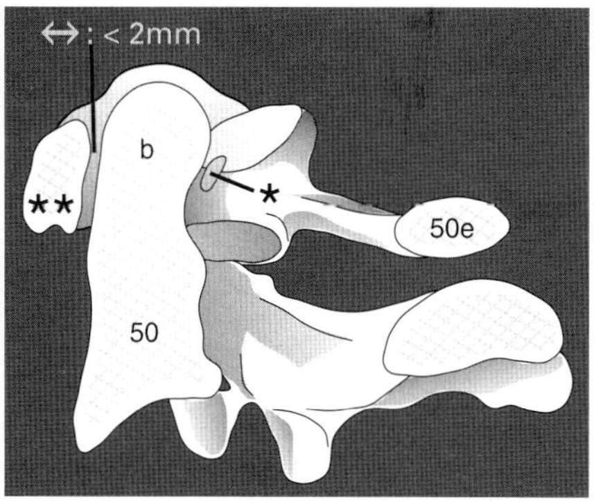

Fig. 152.2

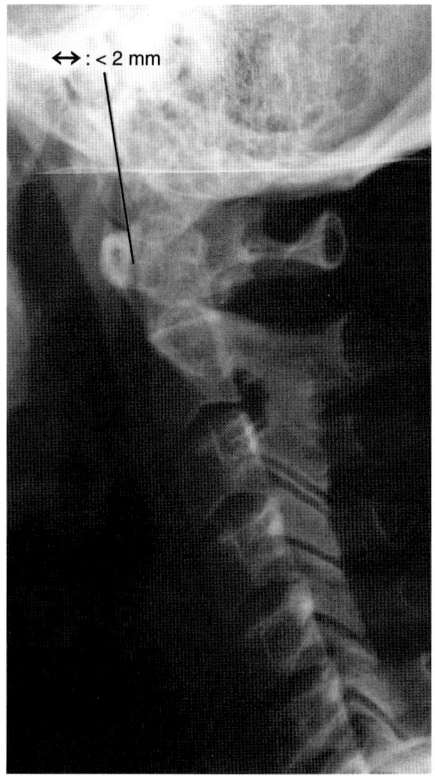

Fig. 152.3

As imagens a seguir mostram a anatomia normal no nível do atlas **(Fig. 152.4)** e o corpo do áxis **(Fig. 152.5)**. A cartilagem de um disco intervertebral **(50e** na **Fig. 152.6)** aparecerá mais homogênea e hipodensa que o padrão de trabeculado típico.

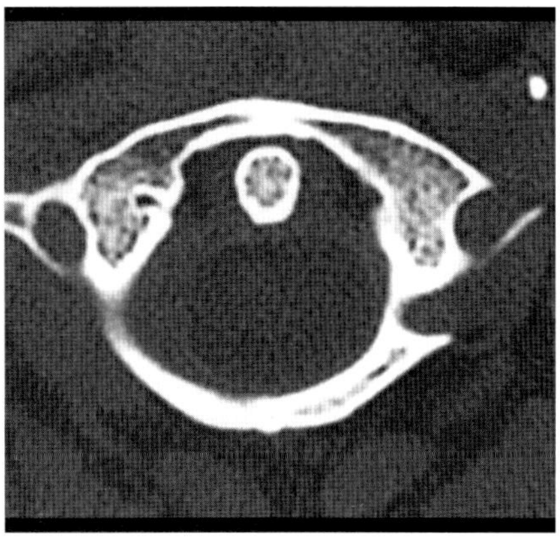

Fig. 152.4a

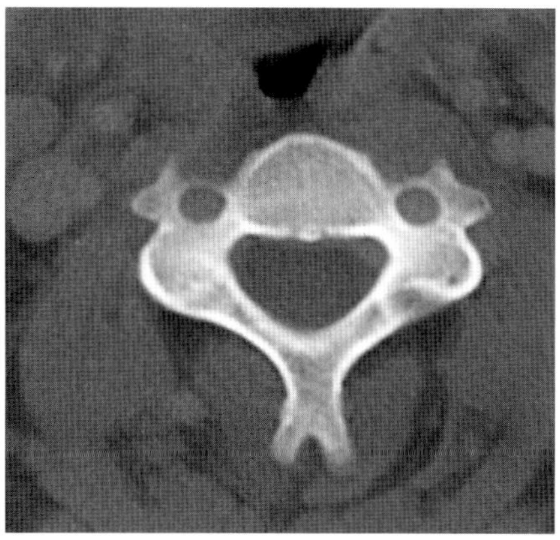

Fig. 152.5a

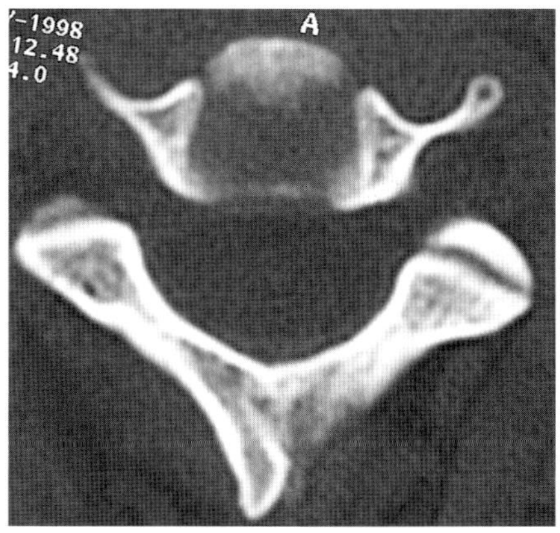

Fig. 152.6a

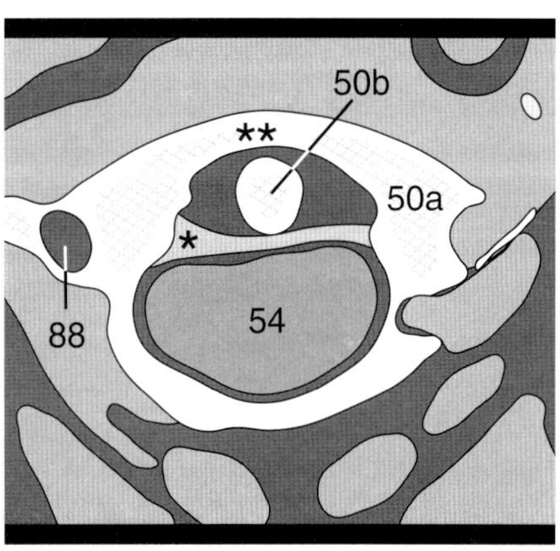

Fig. 152.4b

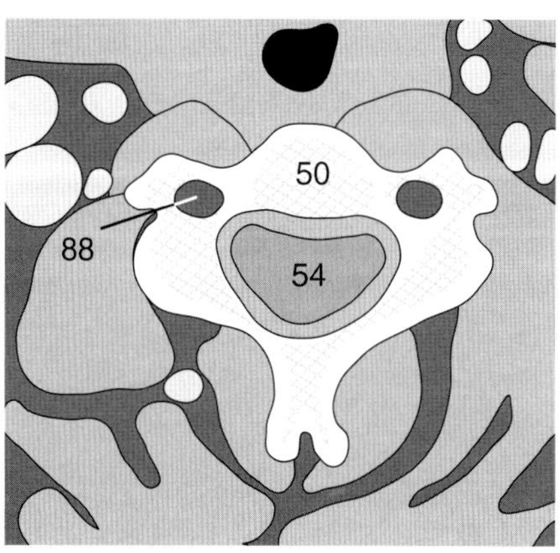

Fig. 152.5b

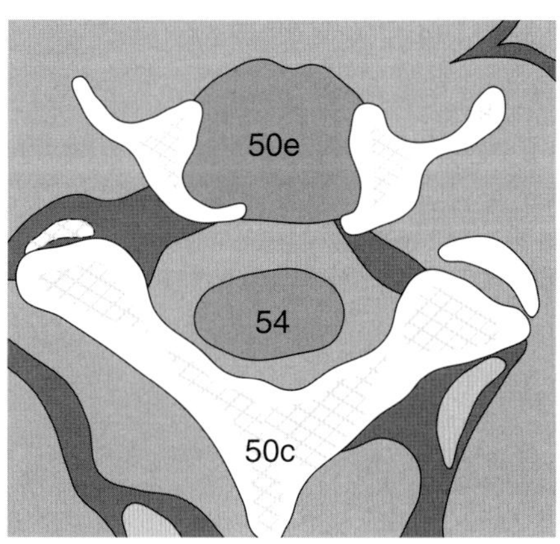

Fig. 152.6b

Protrusão do Disco Cervical

Um quadro de protrusão discal (prolapso do núcleo pulposo) é muito bem demonstrado em cortes de TC após mielografia (meio de contraste no espaço subaracnóideo [ESA]). A medula espinal é virtualmente isodensa ao líquido cefalorraquidiano (LCR) em imagens sem contraste, dificultando a definição dos contornos dessa estrutura. Após uma mielografia, o LCR **(132)** aparecerá hiperdenso em relação à medula **(54)**, assim como ao disco.

Normalmente, o LCR cerca a medula cervical de maneira uniforme **(Fig. 153.1)**. Um prolapso discal **(7)** que se projeta para o interior do espaço liquórico pode ser visto por ser hipodenso em relação ao LCR opacificado. O espaço entre a medula **(54)** e o corpo vertebral **(50)** está preenchido. Você reconhece a fossa piriforme **(172)**, o osso hioide **(159)**, a cartilagem tireóidea **(169)** e a cartilagem cricóidea **(167)**?

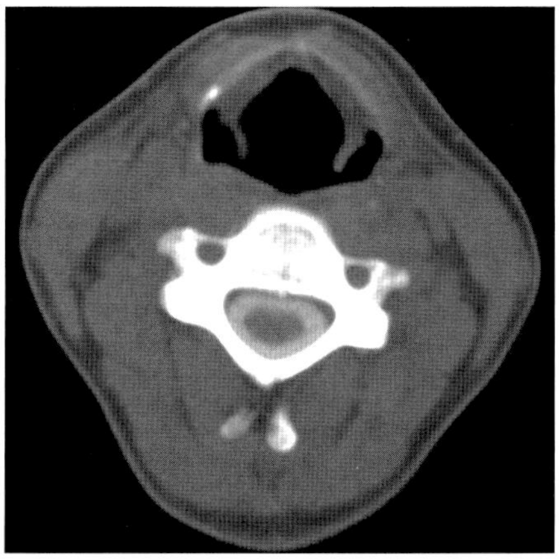

Fig. 153.1a

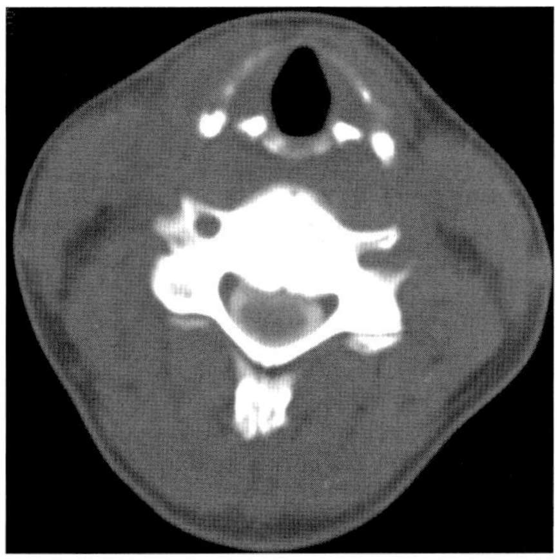

Fig. 153.2a

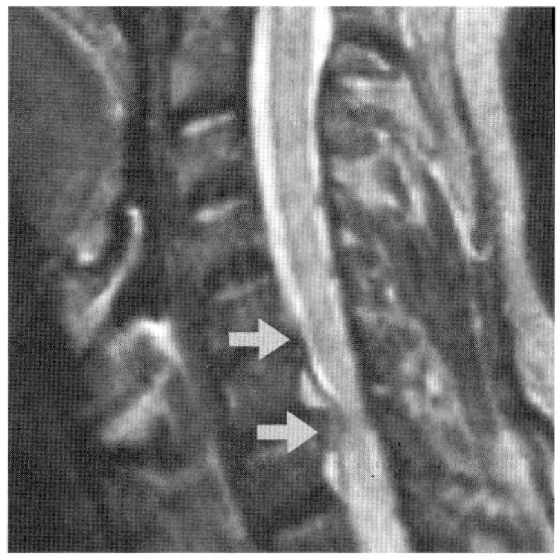

Fig. 153.3a

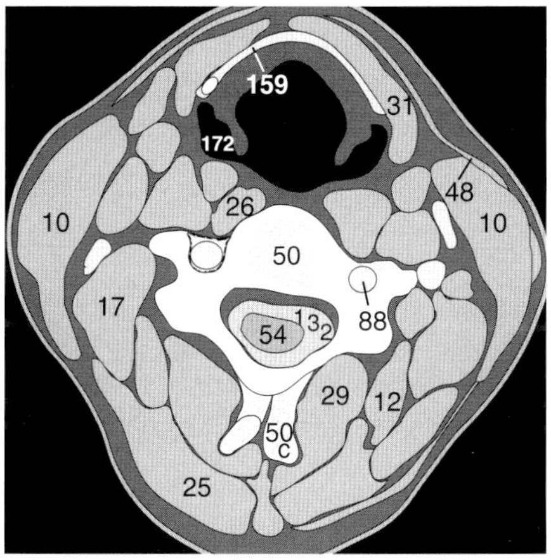

Fig. 153.1b

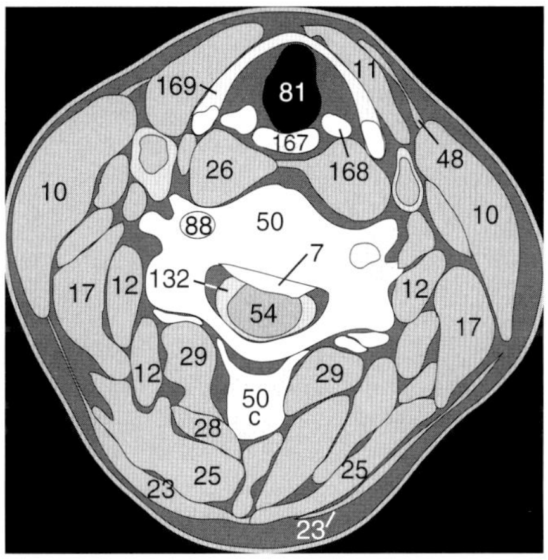

Fig. 153.2b

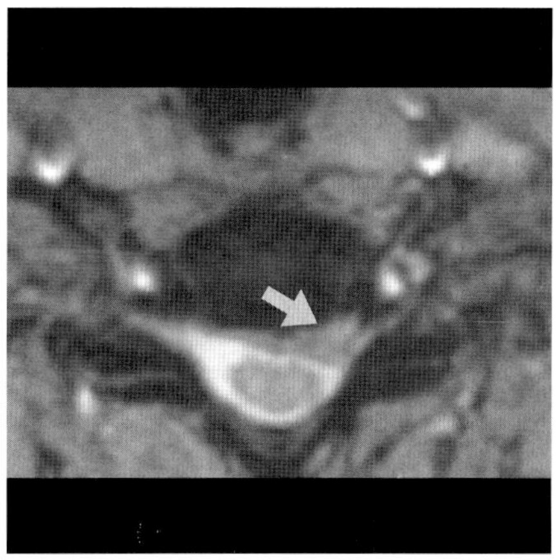

Fig. 153.3b

Um prolapso discal poderá ser visto ainda mais nitidamente em imagens de ressonância magnética (RM). A imagem sagital ponderada em T_2 na **Figura 153.3a** mostra a extensão das protrusões em dois espaços discais. O disco projeta-se para o interior do espaço liquórico hiperdenso (➡) na frente da medula. A imagem axial ponderada em T_2 **(Fig. 153.3b)** mostra que o prolapso se estende para a esquerda e causou estenose do forame intervertebral (➘).

Fraturas da Coluna Cervical

Após um trauma, é muito importante procurar por fraturas da coluna cervical ou por ligamentos lacerados (ref. p. 152) de modo a evitar lesão da medula se o paciente precisar ser movido ou transportado.

A **Figura 153.4a-c** mostra uma reconstrução multiplanar (MPR) na qual o côndilo occipital direito **(160)** está fraturado **(188)**, mas o dente **(50b)** ainda está na posição normal.

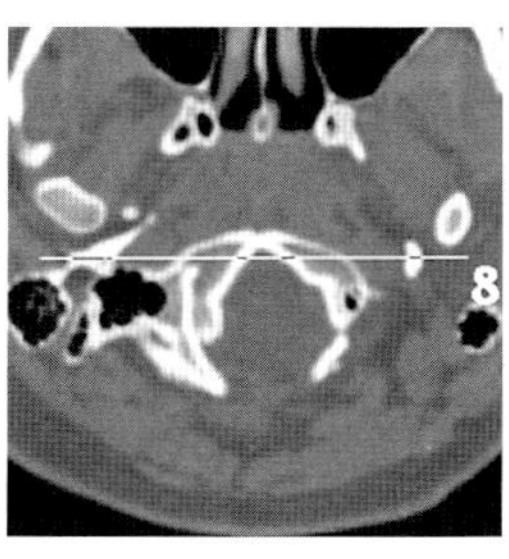

Fig. 153.4a

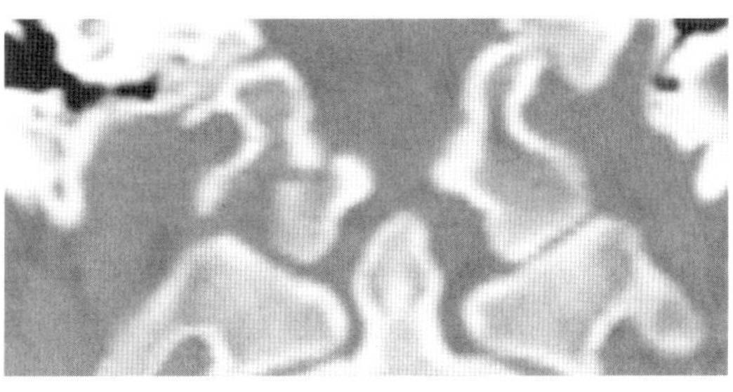

Fig. 153.4b

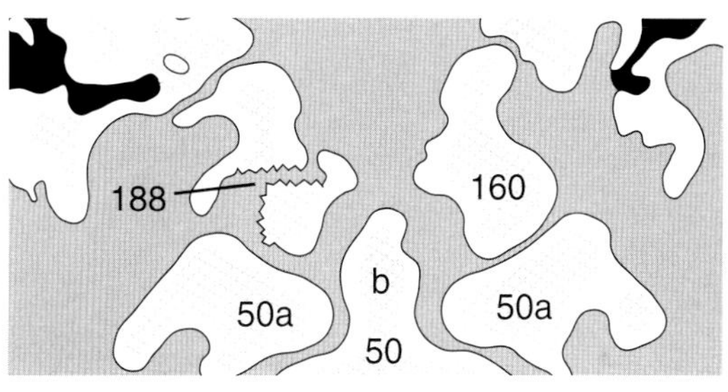

Fig. 153.4c

As vértebras torácicas articulam-se entre si por meio das suas facetas articulares superior e inferior **(50d)** e com as costelas **(51)** nas facetas costais inferior e superior e processos transversos **(50f)**. A **Figura 154.1** mostra a imagem normal do tórax: os contornos dos ossos corticais são regulares, e o trabeculado apresenta padrão homogêneo.

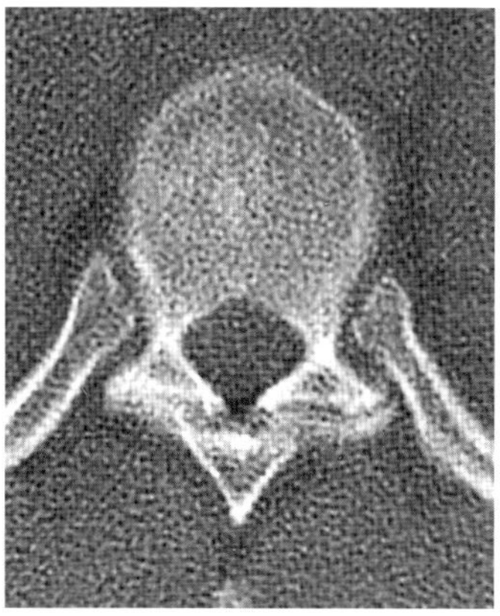

Fig. 154.1a

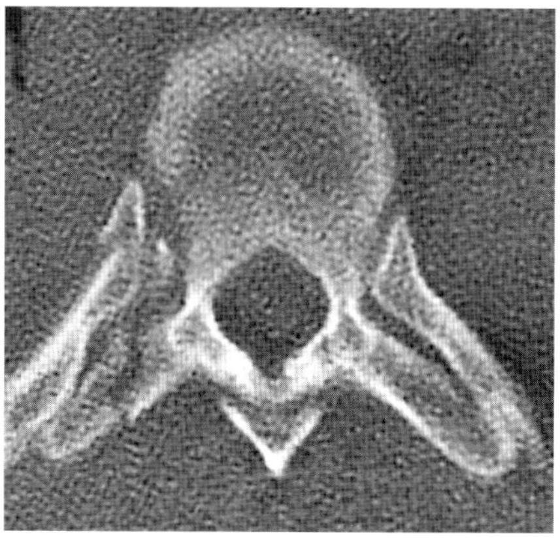

Fig. 154.2a

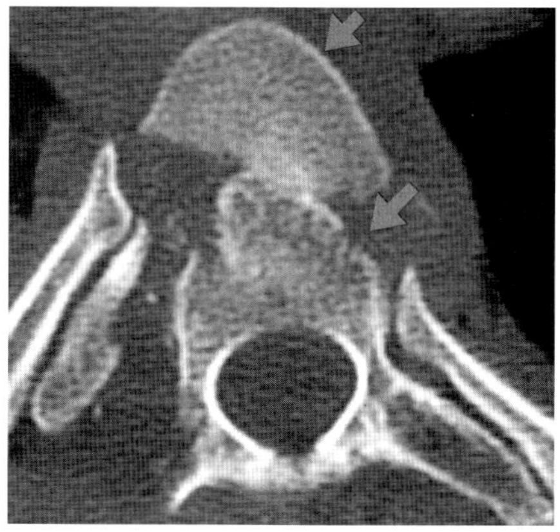

Fig. 154.3a

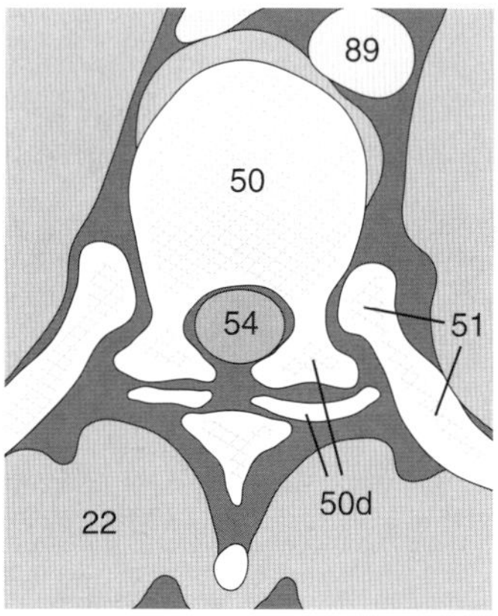

Fig. 154.1b

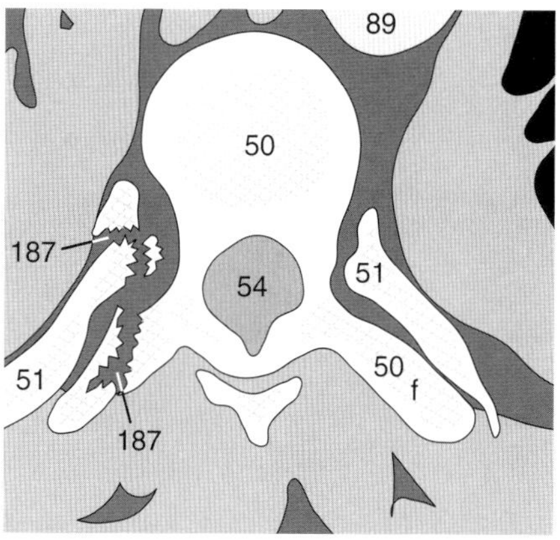

Fig. 154.2b

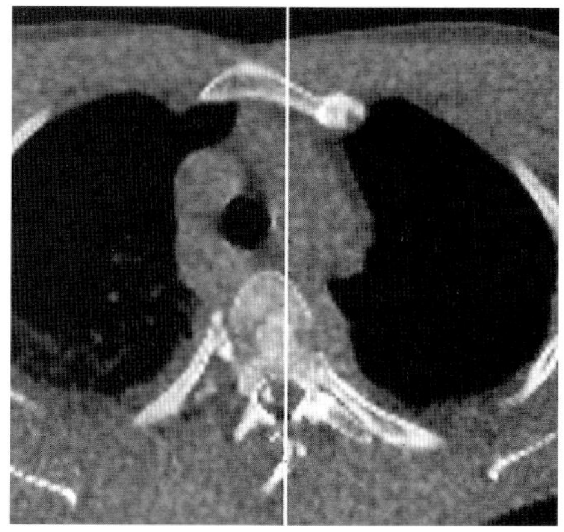

Fig. 154.3b

Fraturas da Coluna Torácica

Os fragmentos deslocados são identificados em virtude das linhas de fratura **(187)** e são mais bem observados nas janelas para osso. Na **Figura 154.2**, tanto o processo transverso **(50f)** quanto a costela correspondente **(51)** estão fraturados. Em fraturas complexas com deslocamentos **(Fig. 154.3)** a torção ou o cisalhamento podem causar compressão ou deslocamento completo da coluna como um todo **(Fig. 154.3a, e)**. A imagem axial na **Figura 154.3a** mostra duas vértebras (↙) em um nível; o topograma em **154.3b** indica a posição da reconstrução multiplanar (MPR) sagital mostrada na **Figura 154.3e**. Essa reconstrução fornece uma noção mais precisa da fratura e dos fragmentos que as projeções tridimensionais oblíquas anterior e posterior na **Figura 154.3c, d**.

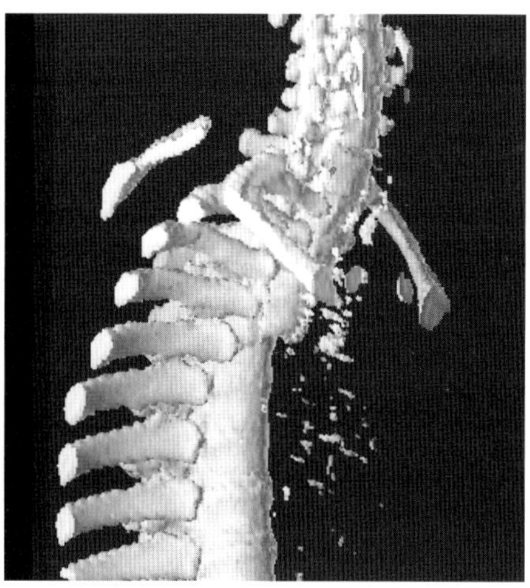

Fig. 154.3c

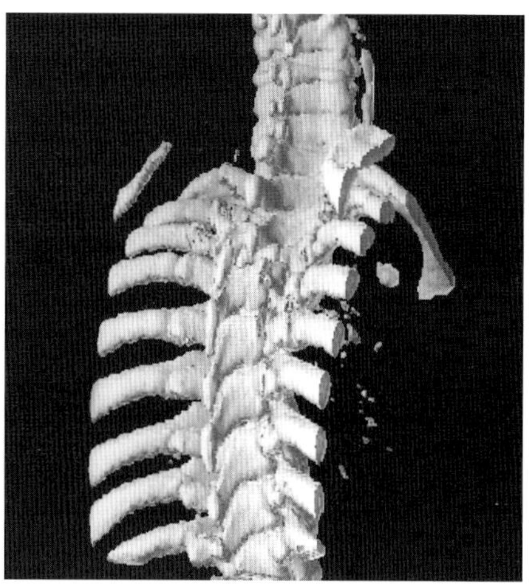

Fig. 154.3d

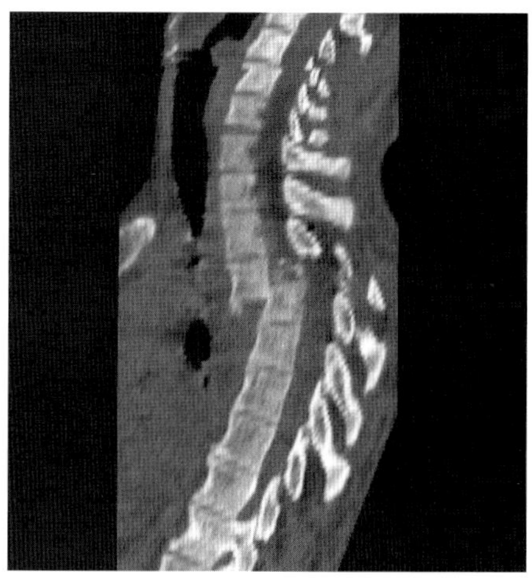

Fig. 154.3e

Os processos transversos **(50f)** das vértebras lombares são, às vezes, chamados de processos costais. As vértebras lombares possuem corpos muito maiores **(50)** que as torácicas, e o ângulo de suas articulações intervertebrais **(50d)** é menor. Os processos espinhosos da coluna lombar não se estendem tanto em orientação caudal quanto os torácicos. As imagens da coluna lombar normal mostram, geralmente, osso cortical bem definido e trabeculado homogêneo. No nível de um disco **(Fig. 155.2)**, a cartilagem hipodensa **(50e)** pode parecer irregularmente cercada por osso: trata-se de um efeito de volume parcial oblíquo no qual partes de um corpo adjacente **(50)** estão incluídas com o disco. Os ligamentos amarelos *(ligamenta flava)* (★) estendem-se de uma lâmina para a seguinte e podem, às vezes, ser observados atrás da medula **(Fig. 155.1a)**.

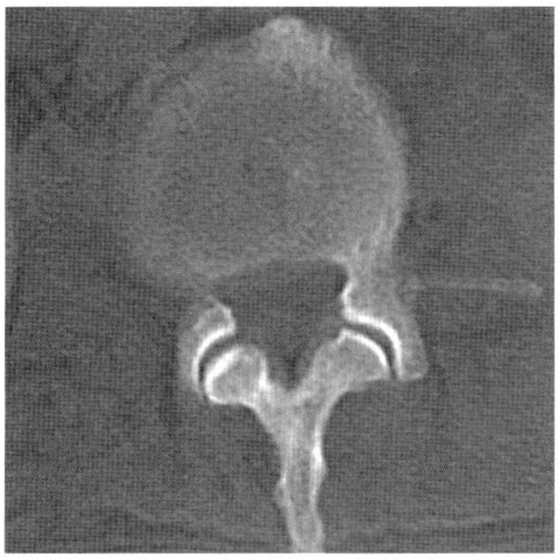

Fig. 155.1a

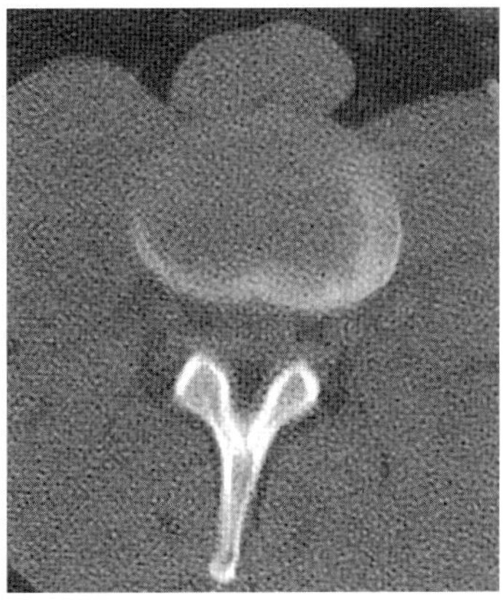

Fig. 155.2a

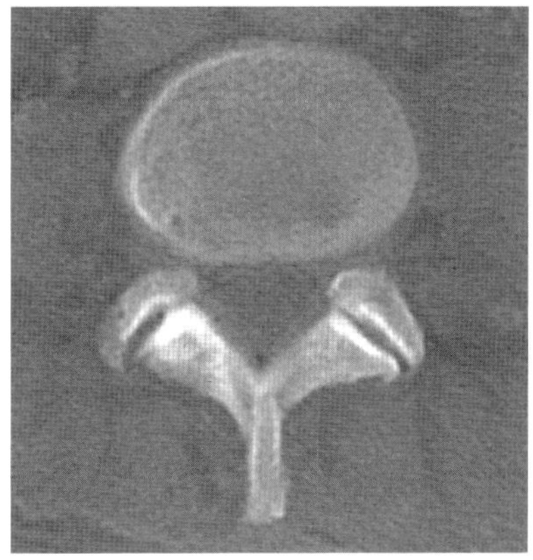

Fig. 155.3a

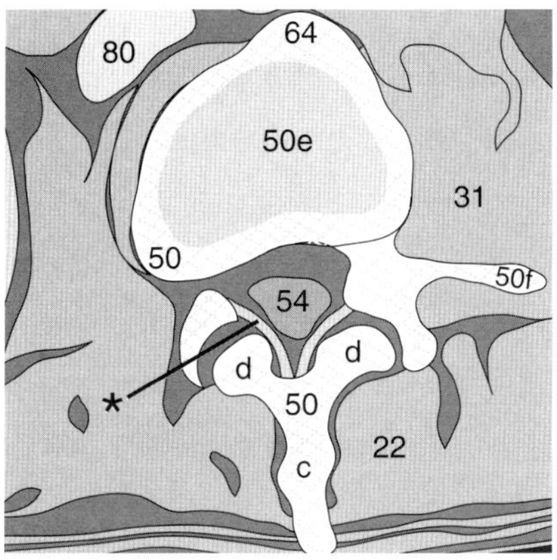

Fig. 155.1b

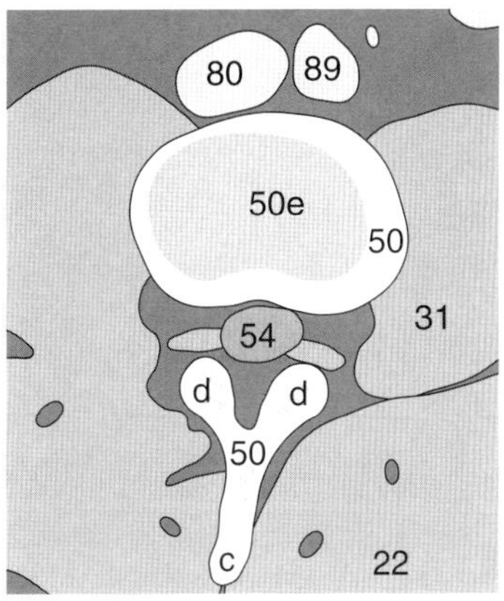

Fig. 155.2b

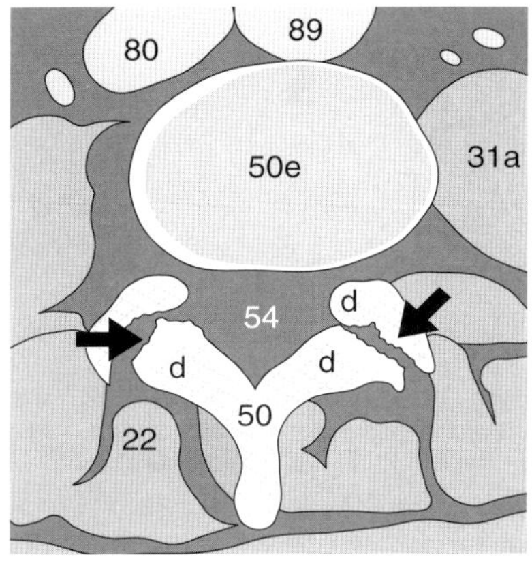

Fig. 155.3b

A alteração degenerativa das vértebras pode ser observada nas articulações interfacetárias **(50d)** **(Fig. 155.3)**. Observa-se esclerose subcondral acentuada (➔, ⬋) indicativa de artrose da articulação.

Prolapso Discal Lombar

Como ocorre com as protrusões discais cervicais (veja p. 153), é importante estabelecer se o núcleo pulposo protruiu-se através do ligamento longitudinal posterior. Esse ligamento se encontra nas bordas posteriores dos corpos e dos discos vertebrais. O material do disco que penetrou no ligamento longitudinal posterior e destacou-se do disco é conhecido como um sequestro (★★). Isso pode estreitar o canal da medula ou um recesso lateral **(Fig. 155.4)**. Essas estruturas não são bem demonstradas em janelas para partes moles **(Fig. 155.4a)** por causa de sua densidade alta, mas são nitidamente observadas nas janelas para osso **(Fig. 155.4b)**. Uma imagem de RM ponderada em T_2 **(Fig. 155.5)** mostra a extensão do prolapso: o disco anormal (➔) é mais fino, está desidratado (mostra sinal mais baixo [mais escuro]), e o material extruso (⬋) comprime o saco dural.

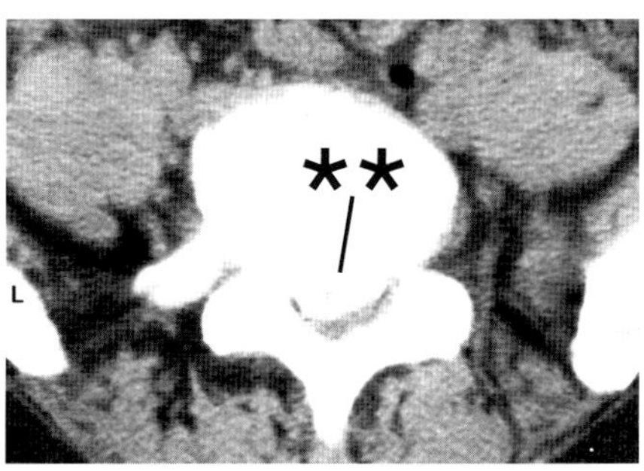

Fig. 155.4a

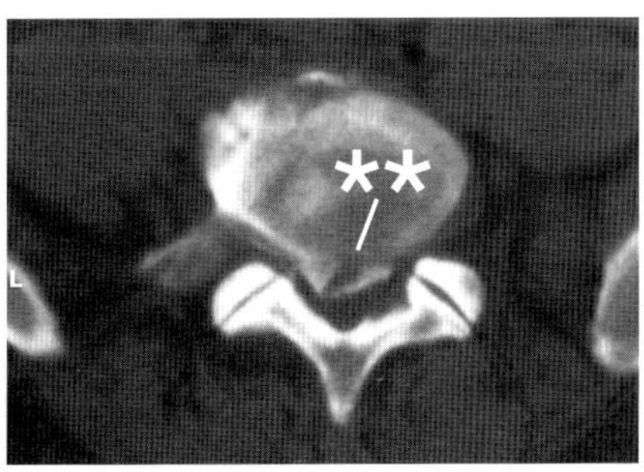

Fig. 155.4b

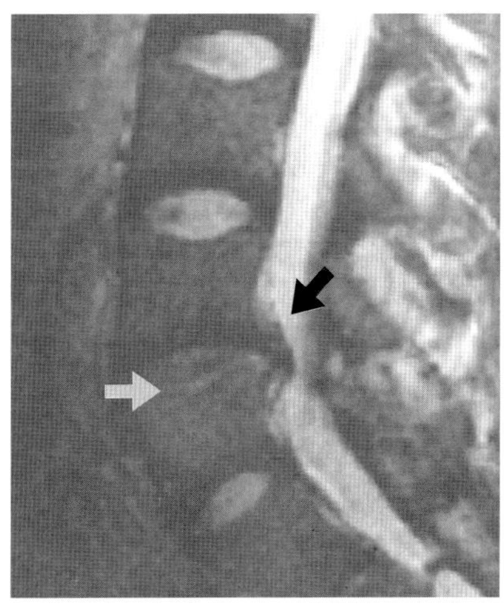

Fig. 155.5

Fraturas

Com frequência, é difícil identificar uma fratura de processo lombar transverso **(50f)** nas radiografias convencionais, se o fragmento não estiver deslocado ou se esse deslocamento for mínimo **(187)**. Nos cortes de TC, entretanto, uma fratura poderá ser demonstrada nitidamente **(Fig. 156.1)**. A **Figura 156.2** ilustra um caso de fratura do processo espinhoso **(50c)**. Caso a fratura tenha envolvido uma articulação, poderá haver desenvolvimento de artrose **(Fig. 156.3)**. A imagem mostra fraturas de ambos os processos articulares superior e inferior **(50d)**.

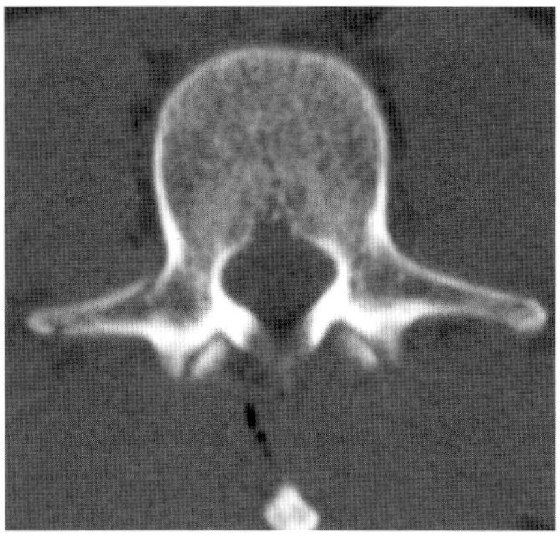
Fig. 156.1a

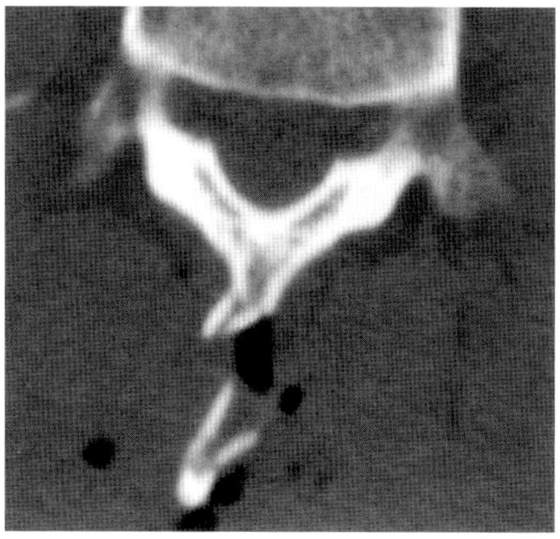
Fig. 156.2a

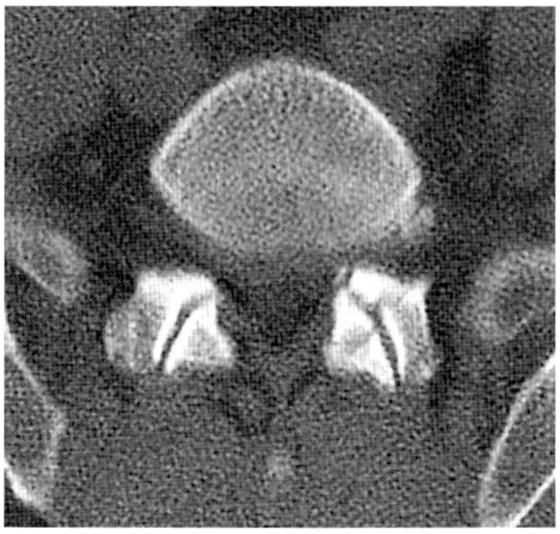
Fig. 156.3a

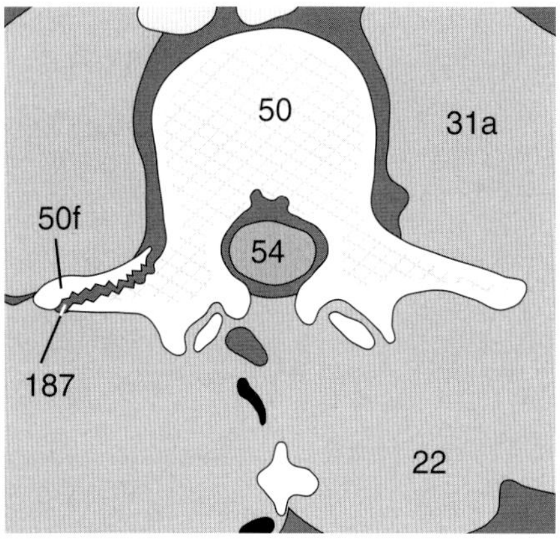

Fig. 156.1b

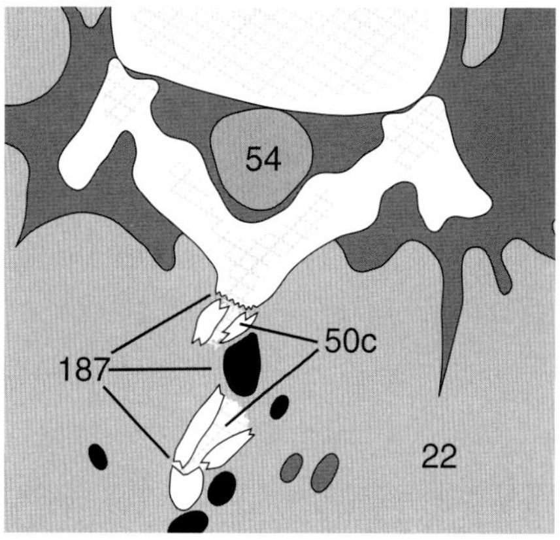

Fig. 156.2b

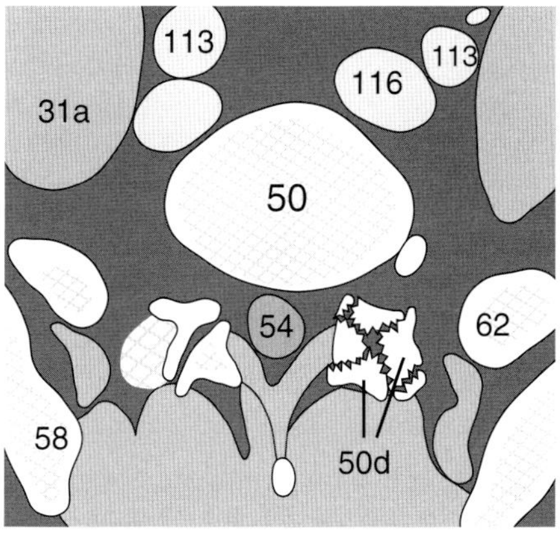

Fig. 156.3b

Não confundir os vasos que suprem a vértebra lombar **(189)** e penetram nela posteriormente na linha média com uma lesão patológica ou fratura **(Fig. 156.1)**. As fraturas crônicas não mostram mais uma linha de fratura definível **(187)**, cuja largura varia com o grau de deslocamento. Nesse quadro, também estarão presentes a esclerose e a remodelação óssea adjacente à linha da fratura. Esses processos podem unir a linha da fratura em união óssea ou levar a um quadro de pseudoartrose **(Fig. 156.4)**, como pode ser observado aqui em uma fratura crônica de pedículo. Em radiografias convencionais, esses processos escleróticos aumentados podem, às vezes, ser muito difíceis de se distinguir de osteófitos puramente degenerativos.

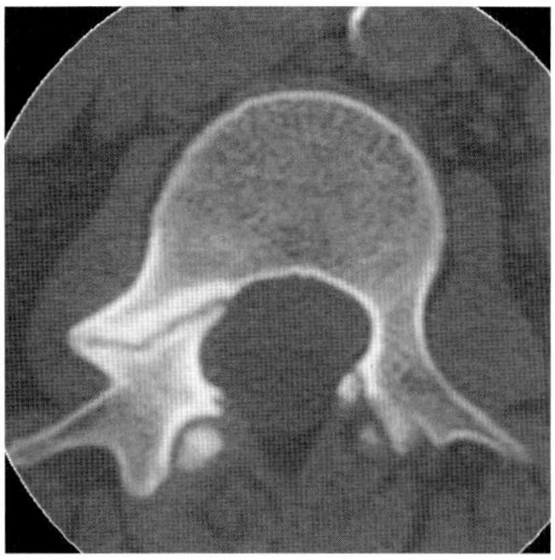
Fig. 156.4a

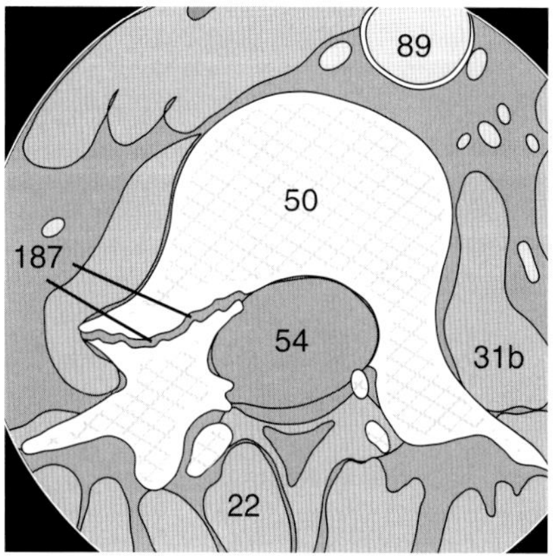

Fig. 156.4b

Critérios de Estabilidade

As fraturas lombares, envolvendo a margem posterior do corpo vertebral, e aquelas com angulação cifótica superior a 30° são consideradas como potencialmente instáveis. Denis descreveu três colunas na espinha cervical: o ligamento longitudinal anterior com os 2/3 anteriores do corpo vertebral; seu terço posterior com o ligamento longitudinal posterior e os arcos vertebrais com os ligamentos amarelos, o ligamento interespinal e as cápsulas das articulações da faceta. As fraturas cervicais envolvendo, pelo menos, duas dessas colunas são consideradas instáveis.

Tumores e Metástases

Nem todas as lesões ósseas se originam no próprio osso. Tumores malignos dos tecidos paravertebrais também podem invadir os ossos.

A **Figura 157.1** mostra uma lesão osteolítica ( ) no corpo de uma vértebra lombar em uma paciente com carcinoma do colo uterino. Nas janelas para partes moles **(Fig. 157.2)**, existe uma metástase paravertebral **(7)** que envolveu a bifurcação da artéria ilíaca comum **(114/5)** e que infiltrou a face anterolateral direita do corpo vertebral.

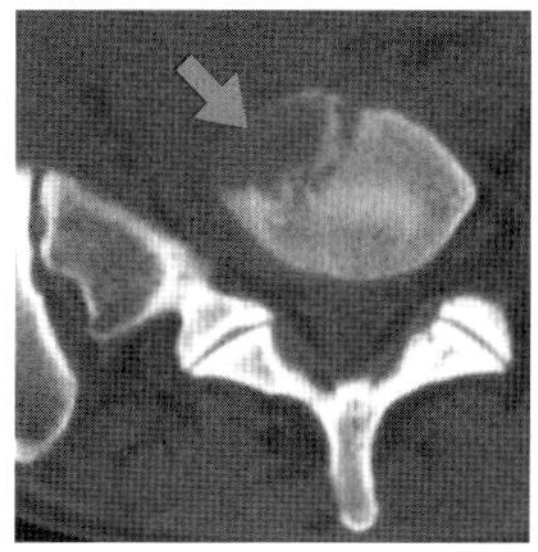

Fig. 157.1

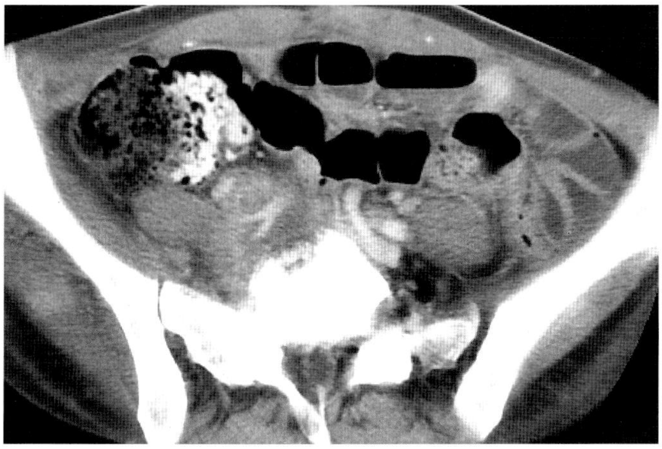

Fig. 157.2a

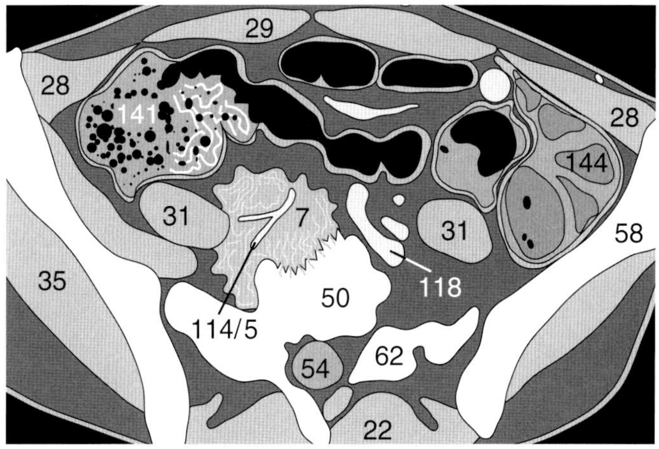

Fig. 157.2b

As reconstruções multiplanares nos planos coronal **(Fig. 157.3a, b)** e sagital **(Fig. 157.4a, b)** mostram a extensão da erosão do osso e o risco de fratura. Como na **Figura 146.2**, as reconstruções em 3D **(Fig. 157.5a, b)** mostram nitidamente a lesão das perspectivas anterior e lateral, mas não o grau de destruição do trabeculado interno.

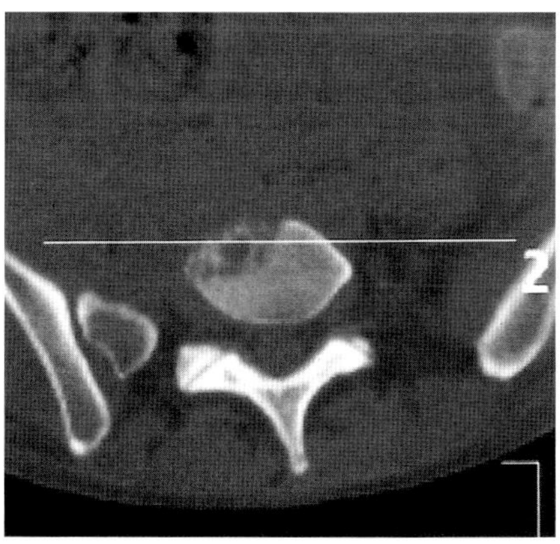

Fig. 157.3a

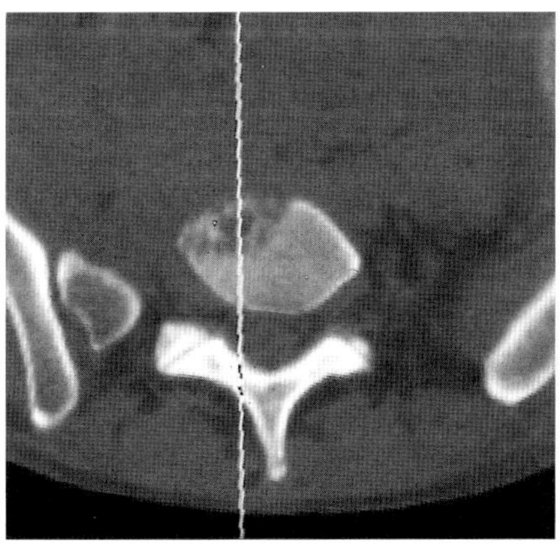

Fig. 157.4a

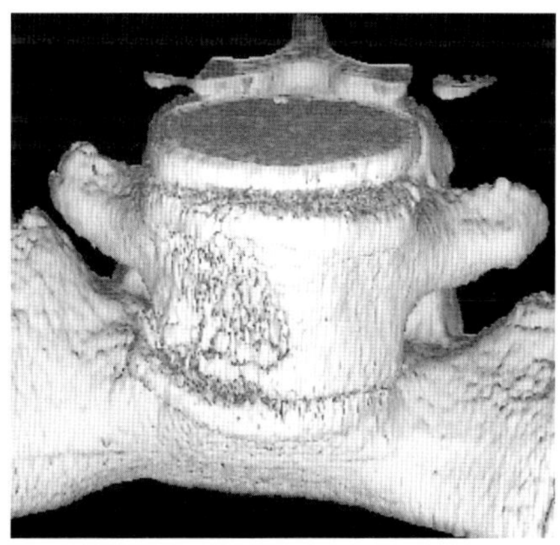

Fig. 157.5a

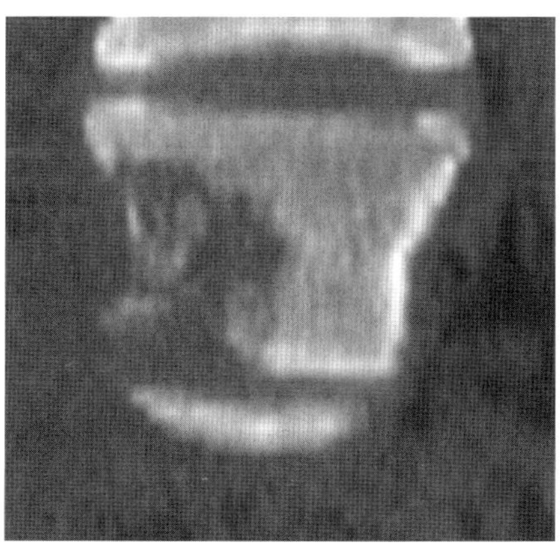

Fig. 157.3b

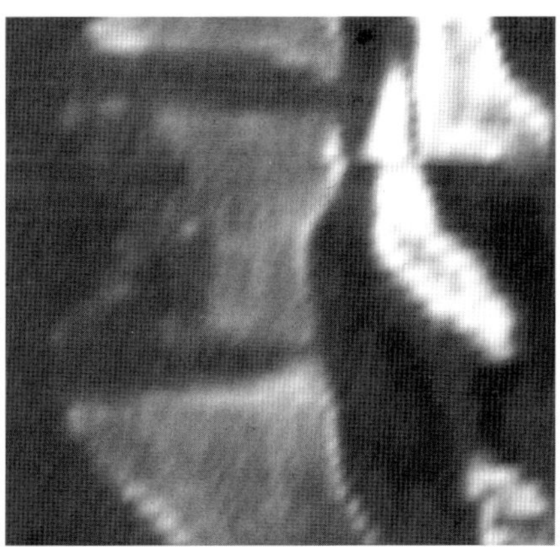

Fig. 157.4b

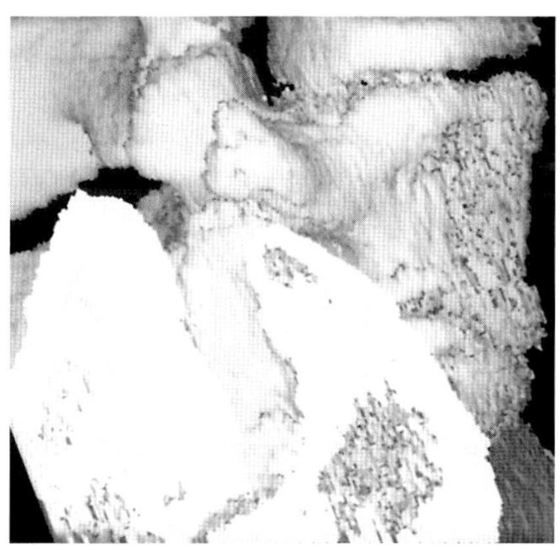

Fig. 157.5b

Infecção

Os abscessos que se formam nas partes moles paravertebrais ou artrites infecciosa ou inflamatória **(181)** nas pequenas articulações da coluna vertebral podem levar à discite que, por fim, destrói o disco intervertebral **(Fig. 158.1)**. Um abscesso em estado avançado pode ser identificado nas janelas para partes moles **(Fig. 158.1a)** como uma área de densidade heterogênea cercada por uma borda de realce hiperdensa representando hiperperfusão reacional. Nas janelas para osso **(Fig. 158.1c)**, só se observa a presença de pequenos remanescentes do osso pertencentes ao corpo vertebral, e alguns se mostram deslocados.

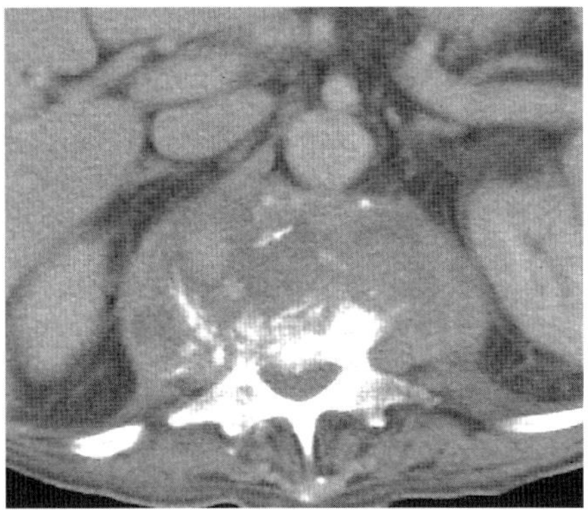

Fig. 158.1a

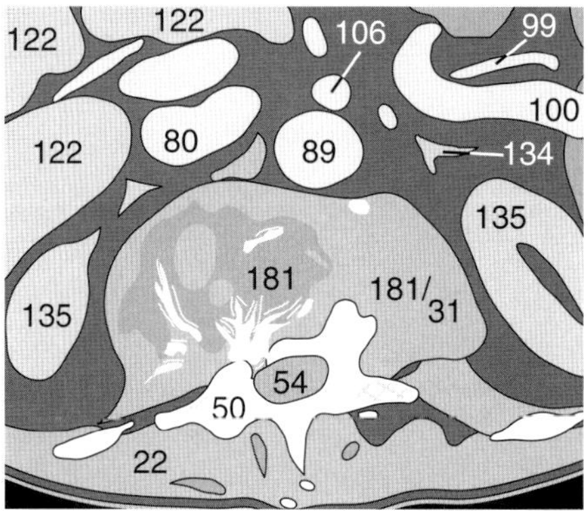

Fig. 158.1b

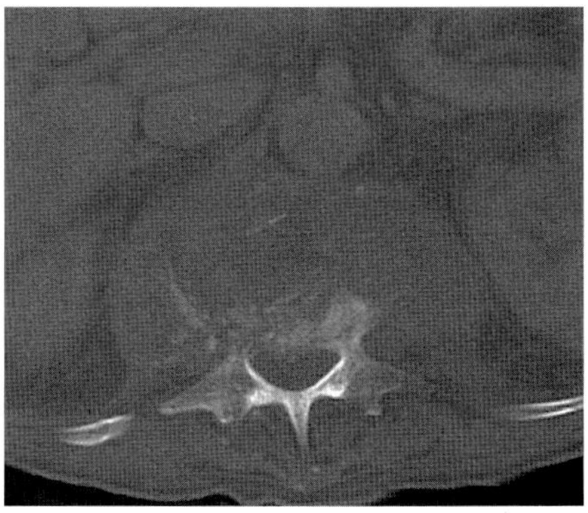

Fig. 158.1c

Métodos de Estabilização

Se medidas terapêuticas como quimioterapia, antibióticos e/ou cirurgia foram eficazes no tratamento de uma metástase ou infecção, será possível estabilizar a coluna inserindo-se material de prótese óssea **(Fig. 158.2a, b)**.

A escolha do material depende do tamanho do defeito e de outros fatores individuais. Nos exames de acompanhamento, esses materiais podem causar consideráveis artefatos à imagem por causa de sua densidade relativa alta.

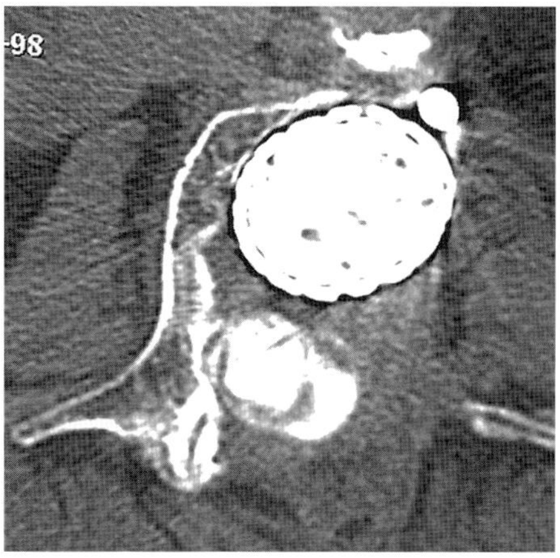

Fig. 158.2a

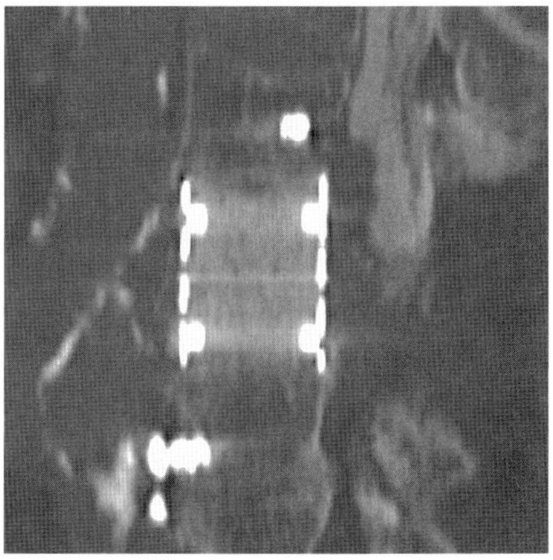

Fig. 158.2b

Notas

Os músculos anteriores da coxa incluem o músculo sartório **(38)** e os quatro componentes do músculo quadríceps **(39)**. O mais anterior é o reto femoral **(39a)**, e lateral a ele encontra-se o vasto lateral **(39b)**. O vasto intermédio **(39c)** e o vasto medial **(39d)** formam as margens anterolaterais do canal adutor. Esse canal contém a artéria e a veia femorais superficiais **(119/120)**. Os músculos adutores compreendem o músculo grácil **(38a)**, de localização superficial, e os músculos adutores longo **(44a)**, curto **(44b)** e magno **(44c)**. O músculo pectíneo **(37)** só é visto nas imagens mais caudais da pelve.

Os músculos posteriores da coxa estendem-se até a articulação do quadril e flexionam a articulação do joelho. O grupo consiste nas cabeças longa e curta do músculo bíceps femoral **(188)** e nos músculos semitendinoso **(38b)** e semimembranoso **(38c)**. No terço proximal da coxa **(Fig. 159.1)**, o tendão hipointenso do músculo bíceps fica adjacente ao nervo ciático **(162)**. No terço distal da coxa **(Fig. 159.3)**, o nervo poplíteo medial **(162a)**, que inerva os músculos dorsais, pode ser visto separado do nervo poplíteo lateral **(162b)**. Observe a relação próxima da artéria e da veia profundas do fêmur **(119a/120a)** com o fêmur **(66)** e a posição superficial da veia safena magna **(211a)**.

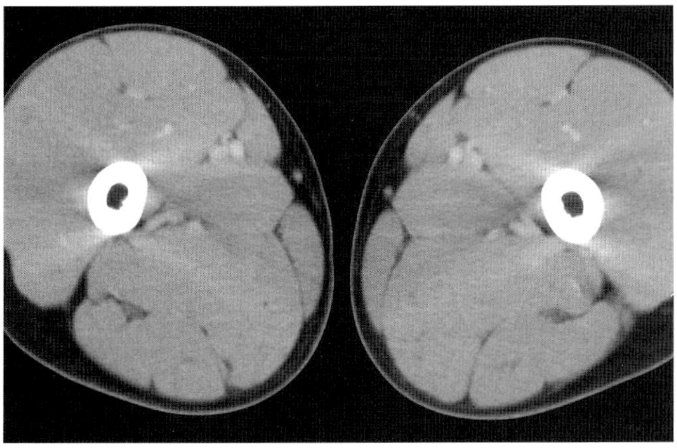

Fig. 159.1a

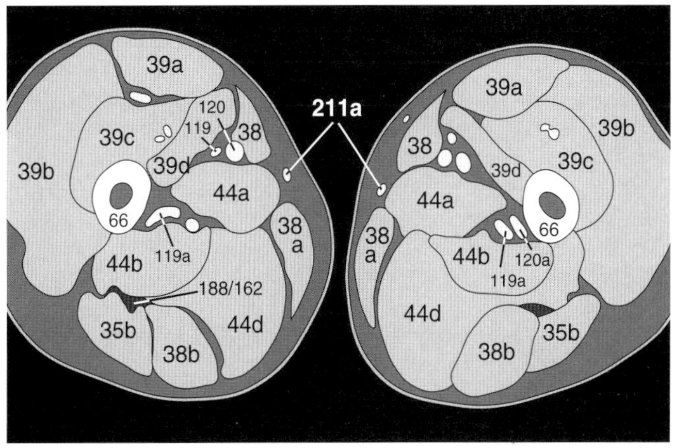

Fig. 159.1b

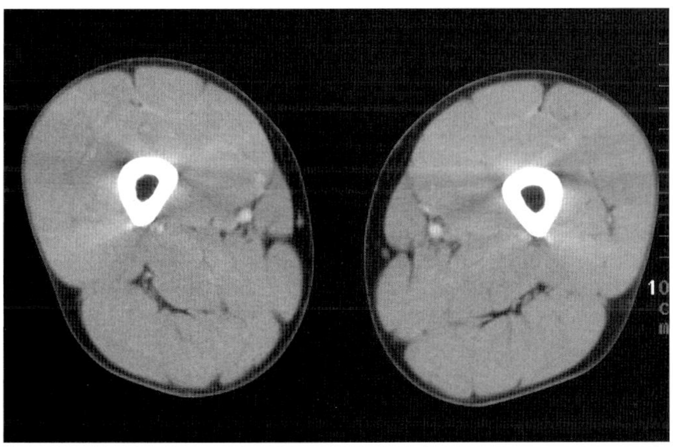

Fig. 159.2a

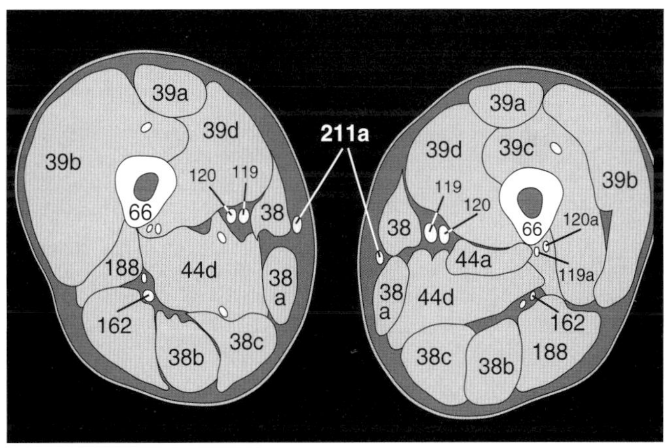

Fig. 159.2b

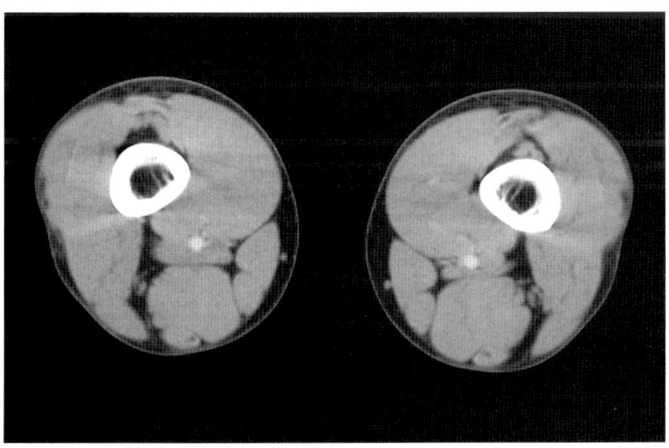

Fig. 159.3a

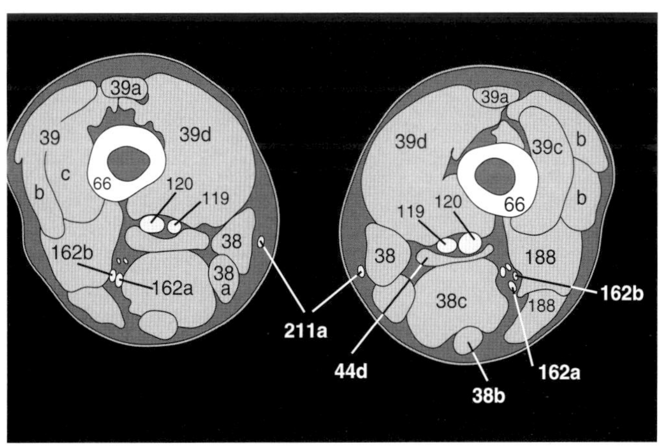

Fig. 159.3b

A artéria **(209)** e a veia **(210)** poplíteas, formadas craniais à linha da articulação, são demonstradas no nível da patela **(191)** na fossa entre os côndilos femorais **(66d)** **(Fig. 160.1)**. O nervo tibial **(162a)** localiza-se logo posterior à veia, enquanto o nervo fibular (peroneal) **(162b)** localiza-se mais lateralmente. As cabeças medial **(202a)** e lateral **(202b)** do músculo gastrocnêmio e o músculo plantar **(203a)** podem ser vistos posteriores aos côndilos femorais. A veia safena magna **(211a)** localiza-se medialmente na gordura subcutânea que cobre o músculo sartório **(38)**, e o músculo bíceps femoral **(188)** localiza-se lateralmente.

No corte imediatamente caudal à patela **(Fig. 160.2)**, pode-se identificar o tendão patelar **(191c)** e, posterior a ele, o coxim gorduroso infrapatelar **(2)**. Entre os côndilos femorais ficam os ligamentos cruzados **(191b)**. Cortes transversais como esses são frequentemente combinados com reconstruções multiplanares (MPRs) sagitais (veja também as imagens de uma fratura na p. 167).

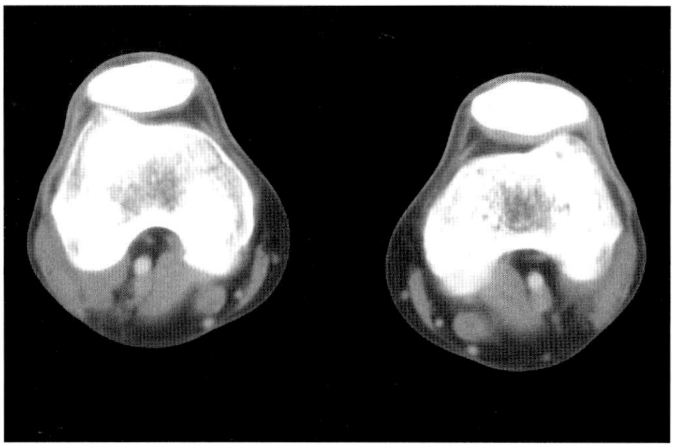

Fig. 160.1a

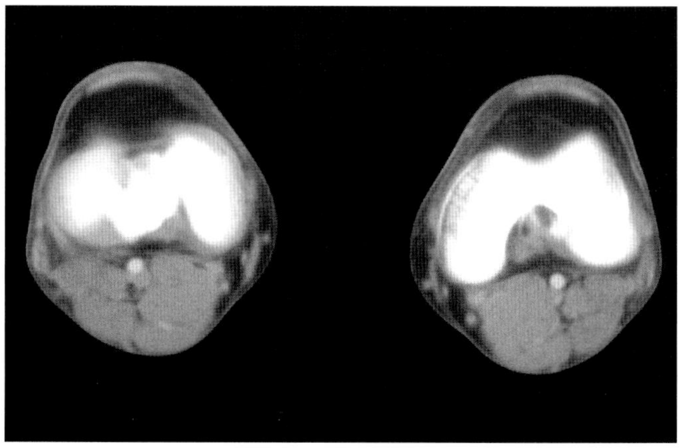

Fig. 160.2a

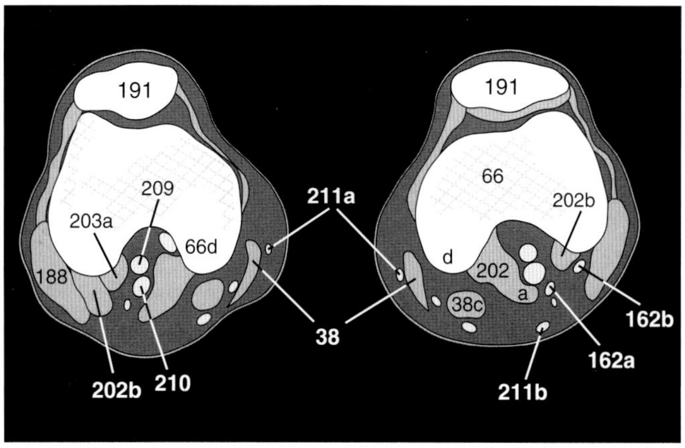

Fig. 160.1b

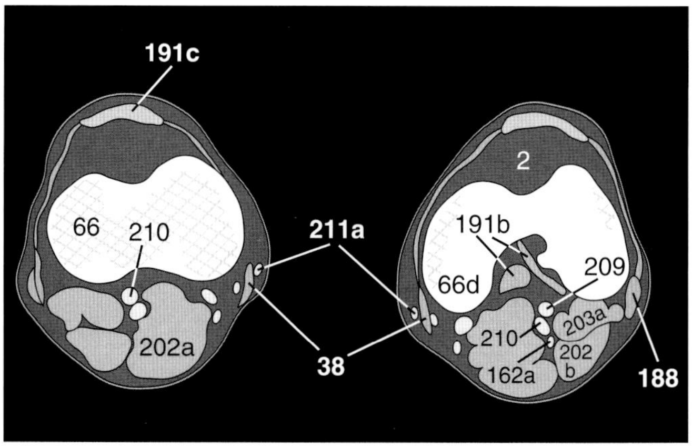

Fig. 160.2b

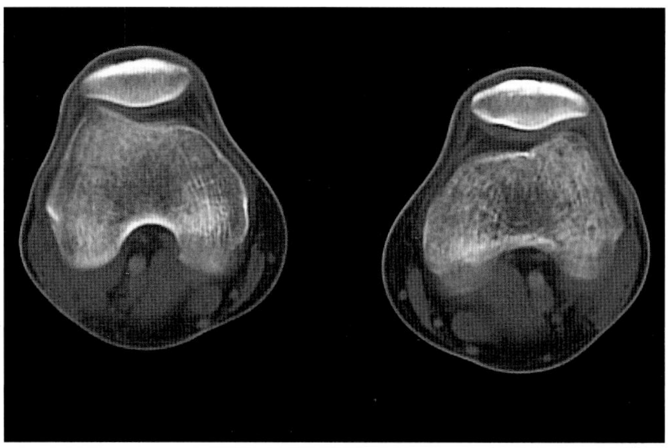

Fig. 160.1c

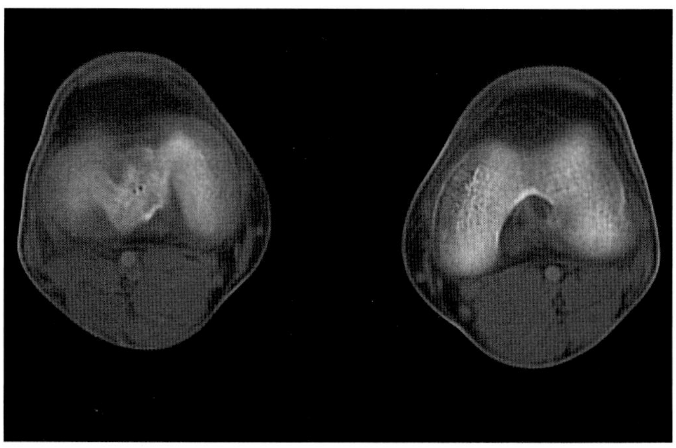

Fig. 160.2c

Os músculos da perna estão separados em quatro compartimentos pela membrana interóssea entre a tíbia **(189)** e a fíbula **(190)** e pelos septos intermusculares lateral e posterior **(Figs. 161.1-161.3)**. O compartimento anterior contém o músculo tibial anterior **(199)**, o músculo extensor longo do hálux **(200a)** e o músculo extensor longo dos dedos **(200b)** próximos aos vasos tibiais anteriores **(212)**.

O compartimento lateral contém os músculos fibulares longo **(201a)** e curto **(201b)** próximos aos vasos fibulares **(214)**. Em indivíduos magros que não têm gordura entre os músculos, esses vasos e o nervo fibular são muito mal definidos **(Fig. 161.2)**. Os músculos flexores podem ser separados em um grupo superficial e outro profundo. O grupo superficial compreende o músculo gastrocnêmio com as cabeças medial **(202a)** e lateral **(202b)**, o músculo sóleo **(203)**, e o músculo plantar **(203a)**. O grupo profundo inclui os músculos tibial posterior **(205)**, flexor longo do hálux **(206a)** e flexor longo dos dedos **(206b)**. Esses músculos são particularmente bem definidos no terço distal da perna **(Fig. 161.3)**. Os vasos tibiais posteriores **(213)** e o nervo tibial **(162a)** passam entre os dois grupos flexores.

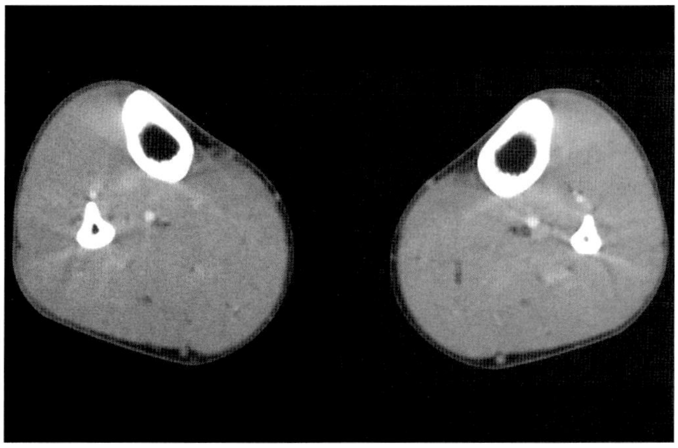

Fig. 161.1a

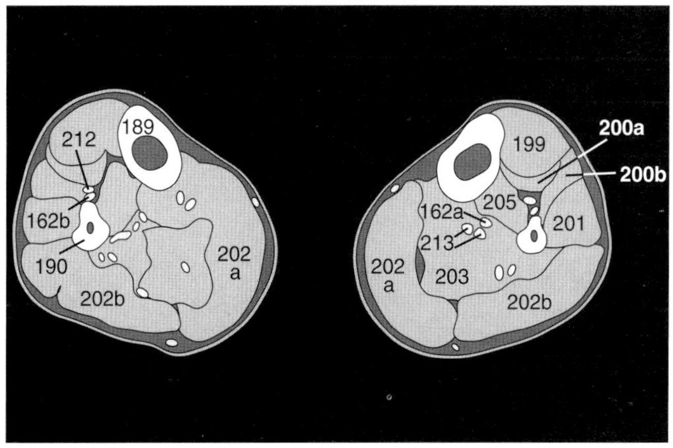

Fig. 161.1b

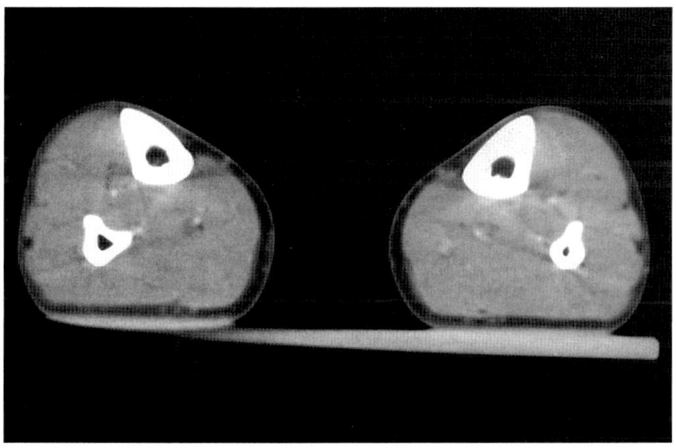

Fig. 161.2a

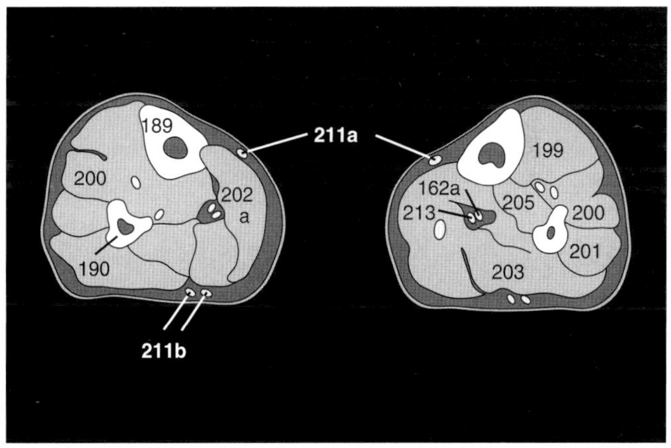

Fig. 161.2b

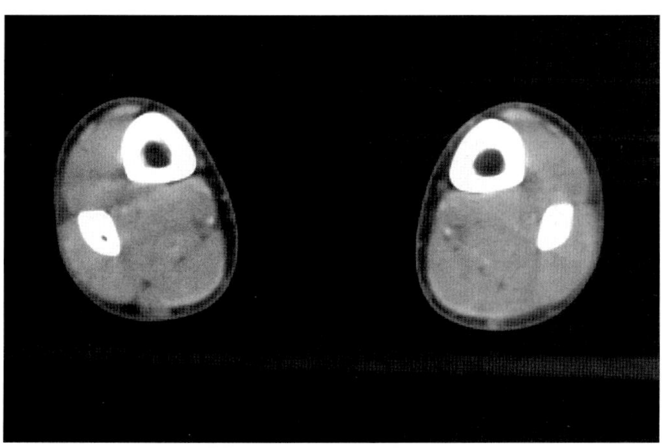

Fig. 161.3a

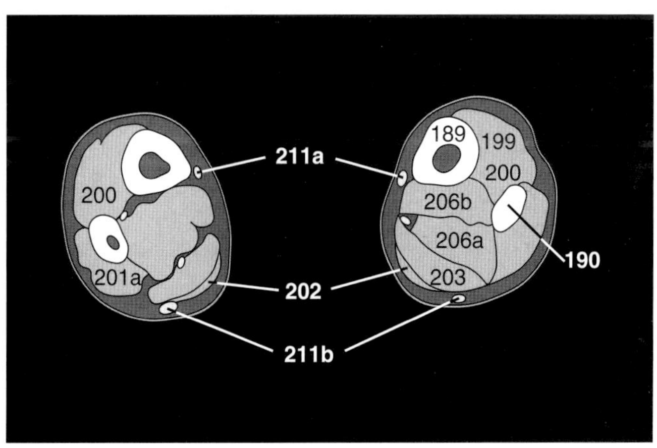

Fig. 161.3b

As três páginas a seguir mostram a anatomia normal do pé na janela para osso. Você encontrará os números para as legendas na orelha posterior.

A série de imagens começa em um plano através do tálus **(192)** imediatamente distal à articulação talocrural. A **Figura 162.1** mostra a extremidade distal da fíbula ou maléolo lateral **(190a)**, assim como a porção superior do calcâneo **(193)**. Na **Figura 162.2**, pode-se ver o sustentáculo do tálus **(193a)** do calcâneo.

Em localização mais distal, são vistos mais ossos metatarsianos: o osso navicular começou a aparecer **(194)** na **Figura 162.2**, mas sua articulação com o tálus é mais bem avaliada na **Figura 162.3**. As superfícies articulares são normalmente lisas, e o espaço sinovial entre os ossos tem largura uniforme.

Compare essas imagens de um pé normal com as imagens de fraturas nas páginas 164 e 165.

Nessas imagens, o tendão do calcâneo (tendão de Aquiles) **(215)**, que se origina de ambos os músculos sóleo **(203)** e gastrocnêmio **(202)**, é visto posteriormente.

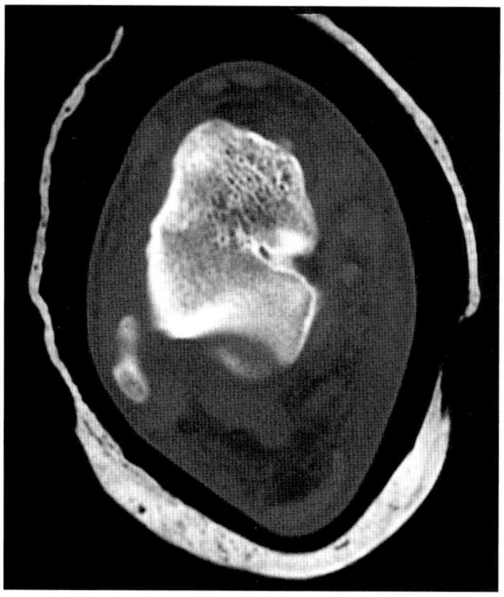
Fig. 162.1a

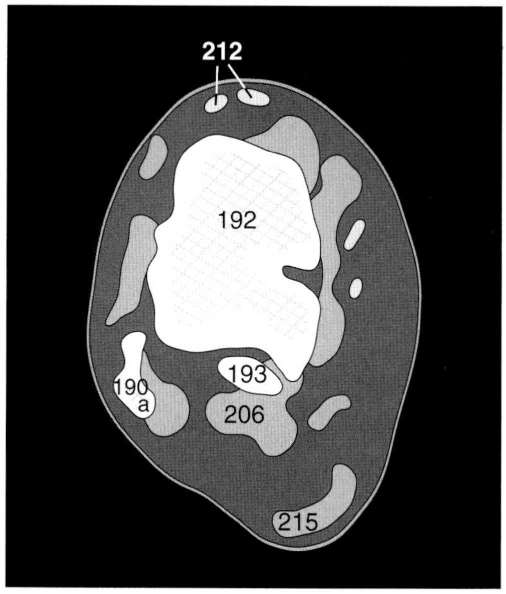

Fig. 162.1b

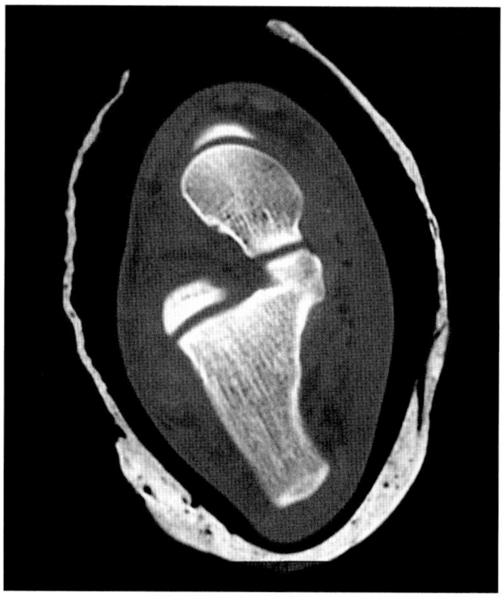
Fig. 162.2a

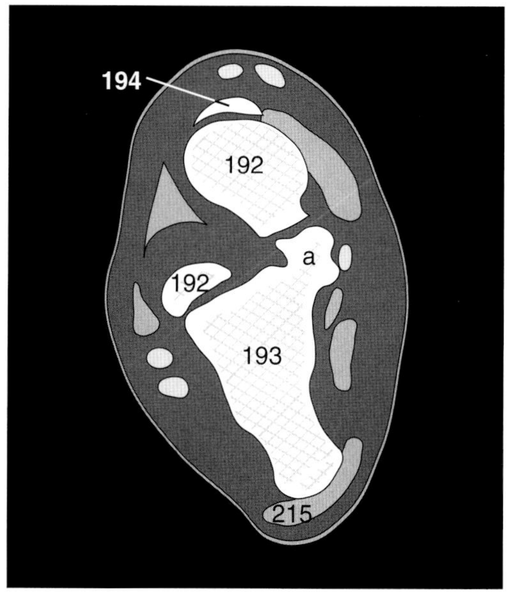

Fig. 162.2b

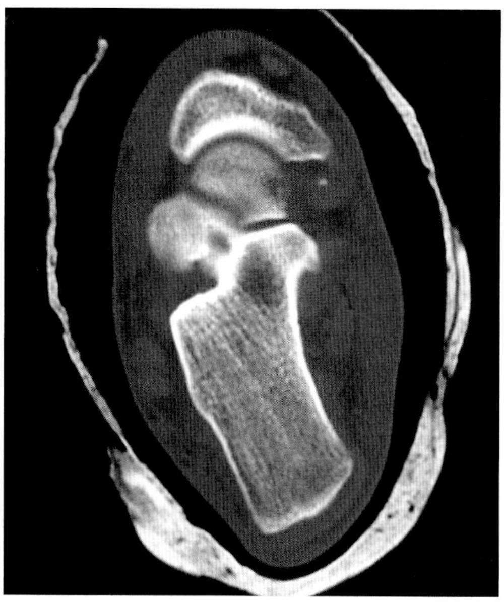
Fig. 162.3a

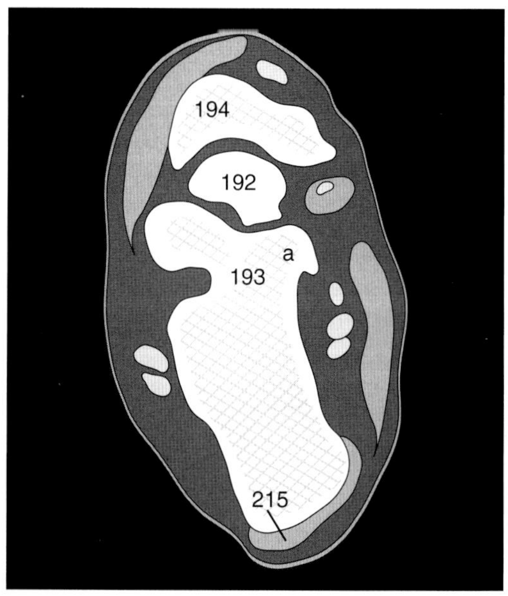

Fig. 162.3b

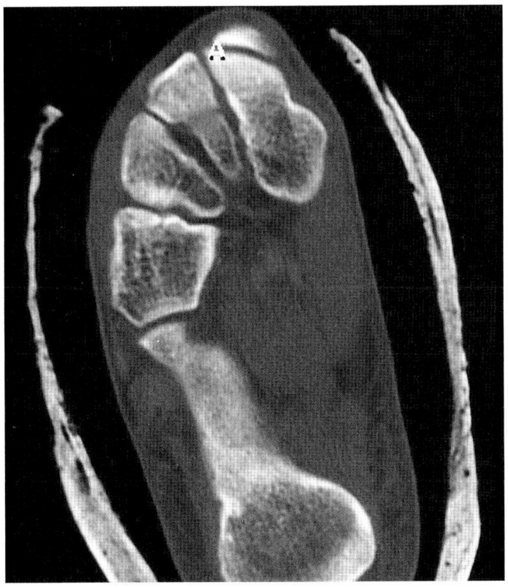

Fig. 163.1a

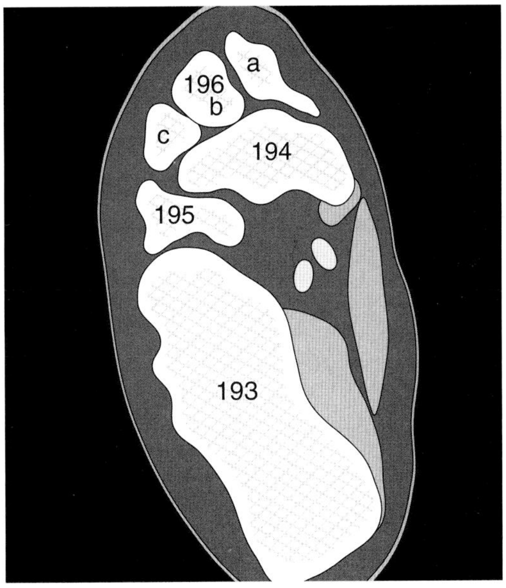

Fig. 163.1b

O osso cuboide **(195)** é visto na margem lateral do pé, entre o calcâneo **(193)** e o navicular **(194)**. Os ossos cuneiformes lateral **(196c)**, intermédio **(196b)** e medial **(196a)** são anteriores ao navicular **(Fig. 163.1)**.

A transição para os ossos metatarsianos **(197)** nem sempre é bem definida, pois o plano das articulações tarsometatarsianas está em um ângulo oblíquo aos cortes (efeitos de volume parcial) **(Fig. 163.2)**. As articulações podem ser mais claramente avaliadas em reconstruções multiplanares que levam essa obliquidade em consideração (cf. **Fig. 164.1**).

Os músculos plantares lumbrical e quadrado e os músculos flexores curtos do pé **(208)** são vistos logo abaixo do arco dos ossos metatarsianos. Esses músculos são mal definidos nas imagens de TC **(Fig. 163.3)**.

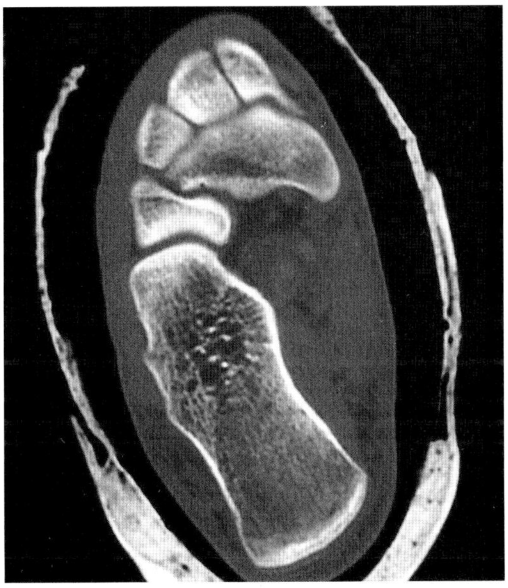

Fig. 163.2a

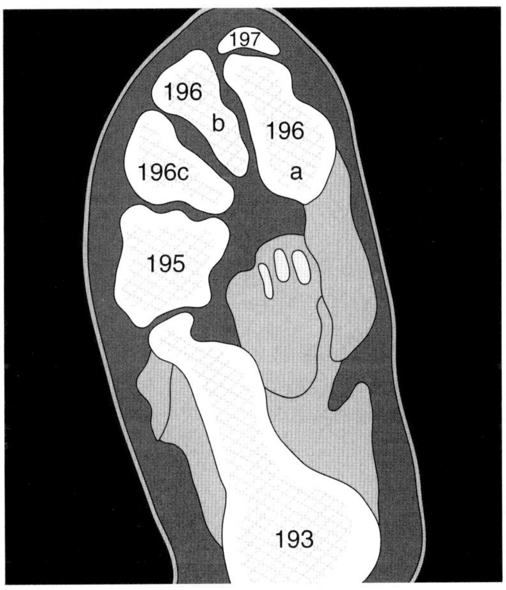

Fig. 163.2b

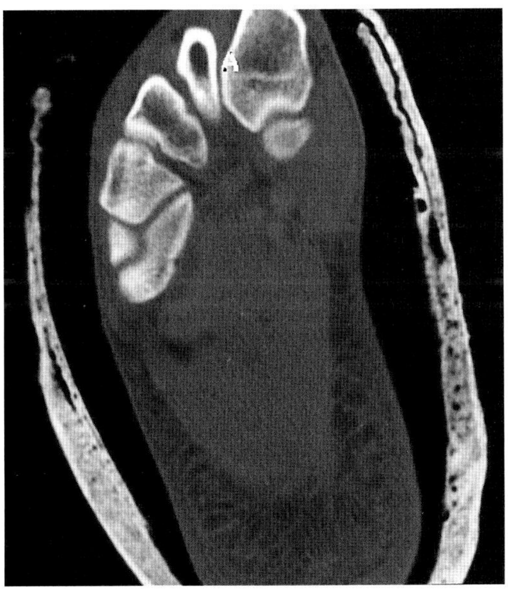

Fig. 163.3a

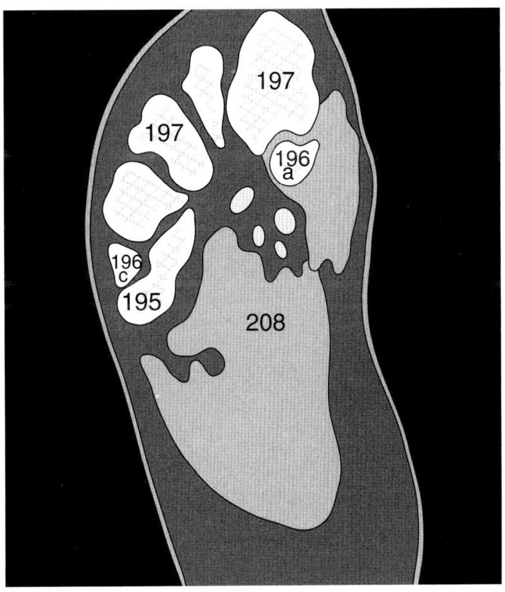

Fig. 163.3b

As reconstruções multiplanares são muito valiosas para a observação de fraturas do pé. A radiografia digital lateral na **Figura 164.1a** indica o ângulo do plano da imagem, paralelo ao eixo longo do pé, visto na **Figura 164.1b**. Essa imagem reconstruída se estende desde os maléolos lateral **(190a)** e medial **(189a)** (na borda inferior da imagem) e pelo tálus **(192)** e navicular **(194)** até os três ossos cuneiformes **(196a-c)**. Dois dos ossos metatarsianos **(197)** estão incluídos no corte. Observe que as superfícies das articulações são lisas e uniformemente espaçadas. A imagem sagital na **Figura 164.2b** foi reconstruída ligeiramente mais lateral (veja posição na **Fig. 164.2a**) de modo que o osso cuboide **(195)** fosse incluído. Os músculos flexores curtos **(208)** e os ligamentos plantares são vistos abaixo do arco do pé. O tendão do calcâneo **(215)** é visto no plano posterior.

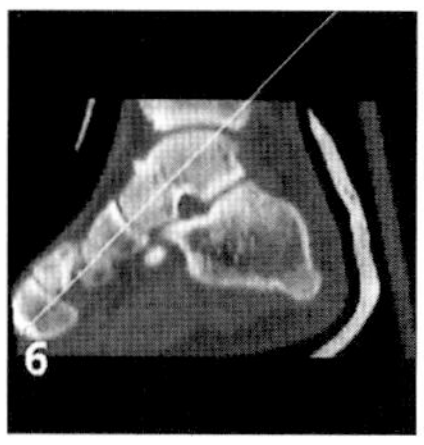

Fig. 164.1a

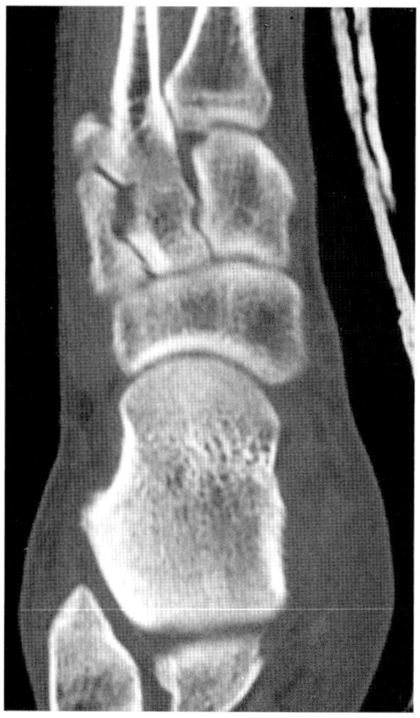

Fig. 164.1b

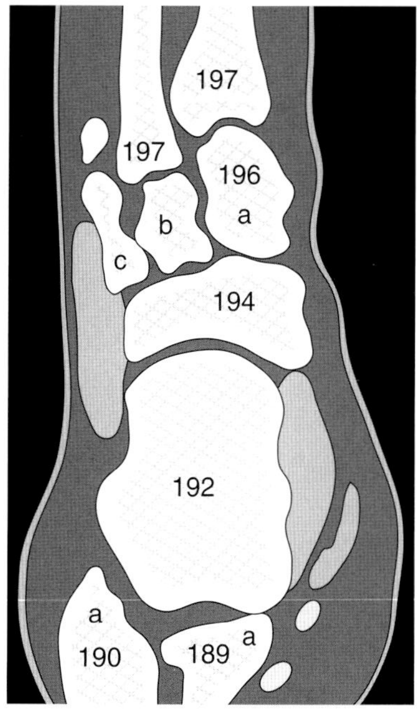

Fig. 164.1c

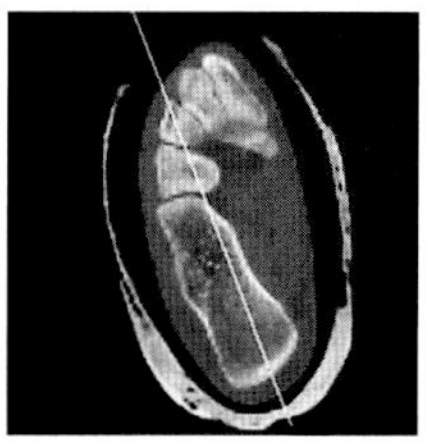

Fig. 164.2a

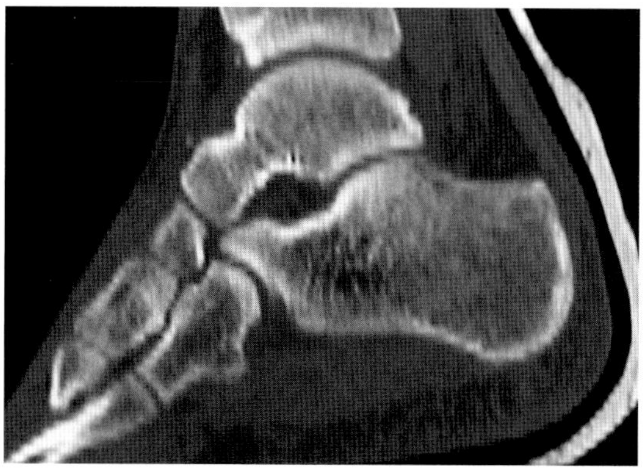

Fig. 164.2b

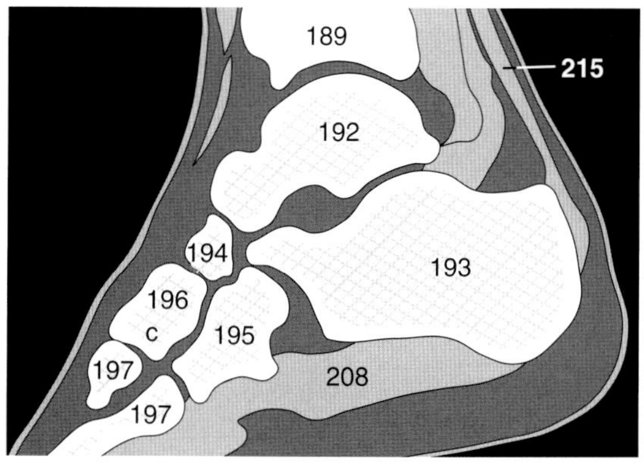

Fig. 164.2c

Diagnóstico de Fraturas

Os sinais típicos de uma fratura podem ser vistos no plano axial original **(Fig. 164.3a)**: irregularidades no contorno cortical (↓), fragmentos deslocados (↙) e uma linha de fratura (←) no calcâneo. A reconstrução multiplanar no plano coronal (indicada na **Fig. 164.3b**) mostra não só a fratura do calcâneo (↖), mas também uma fratura linear do tálus (➔) envolvendo a articulação do tornozelo **(Fig. 164.3c)**.

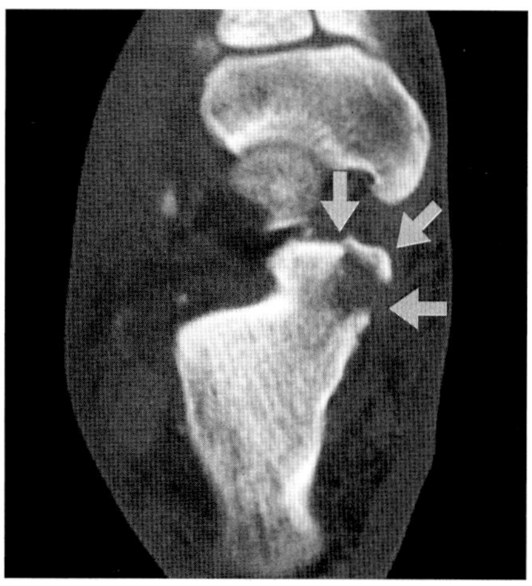

Fig. 164.3a

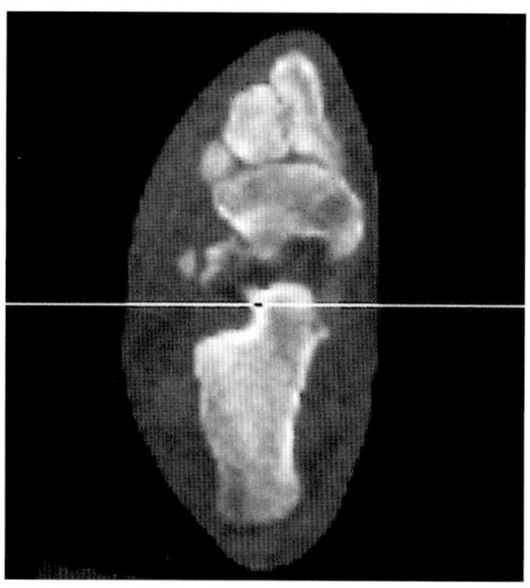

Fig. 164.3b

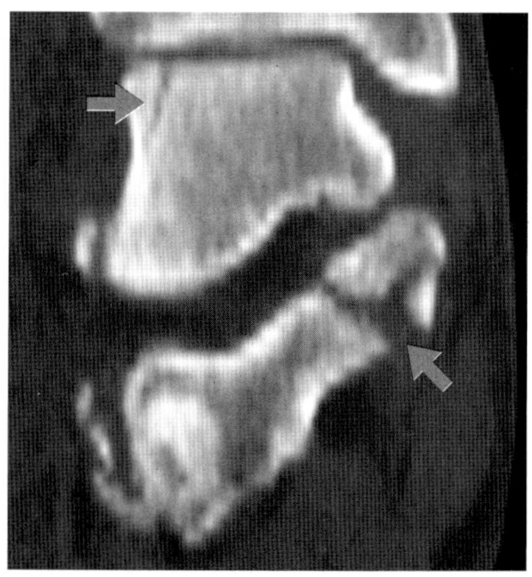

Fig. 164.3c

As fraturas do pé podem, de início, passar despercebidas nas radiografias convencionais se não houver deslocamento significativo de fragmentos ósseos. Se o pé continuar dolorido, uma radiografia de acompanhamento poderá mostrar a fratura, pois fraturas lineares finas podem ser observadas quando preenchidas com hemorragia. Como alternativa, a TC mostrará linhas de fratura discretas **(187)** como, por exemplo, a fratura do tálus **(192)** na **Figura 165.1**.

Em fraturas crônicas, o fragmento deslocado (★) geralmente se tornou arredondado **(Fig. 165.2)**. Nesse exemplo, fica evidente que havia, na verdade, dois fragmentos, pois uma segunda linha de fratura (⬇) é vista próxima à fratura principal **(187)**.

Com frequência, é difícil tratar fraturas cominutivas do calcâneo **(193)** sofridas, por exemplo, durante uma queda **(Fig. 165.3)**, pois há muitos fragmentos pequenos deslocados. Uma reconstrução estável do arco do pé pode não ser possível, o que resultará em um longo período de afastamento para recuperação.

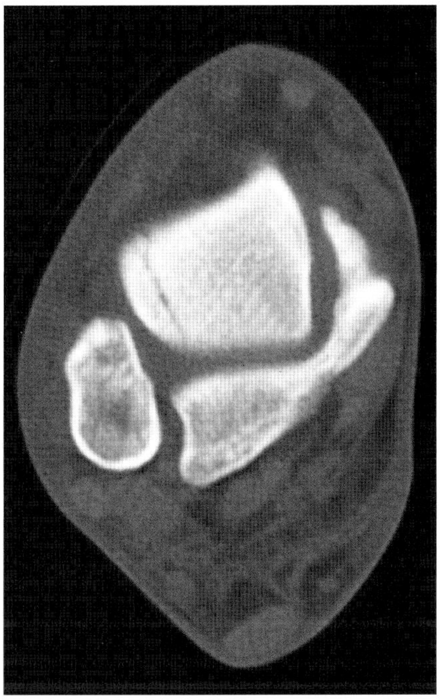

Fig. 165.1a

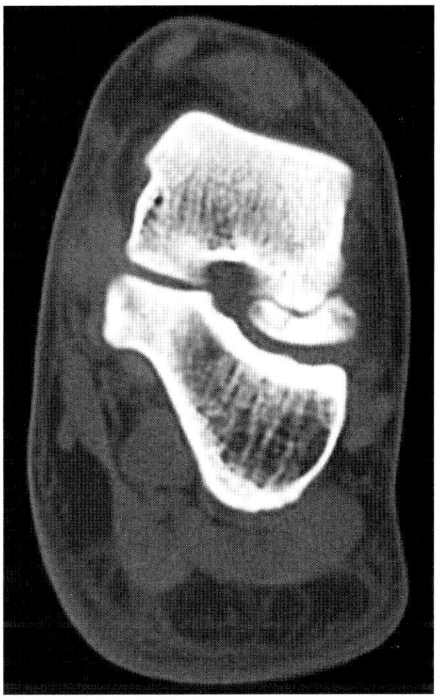

Fig. 165.2a

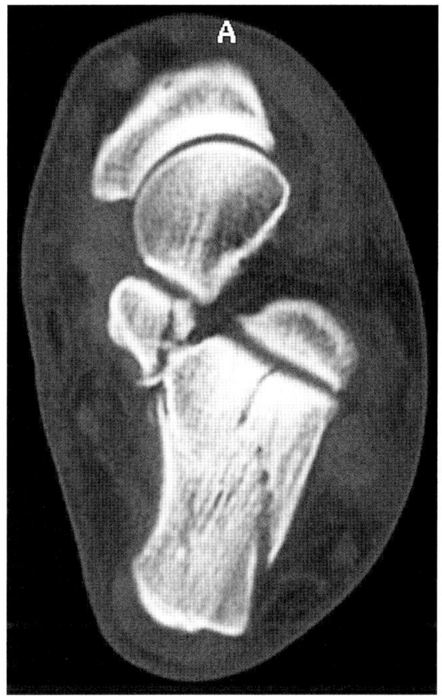

Fig. 165.3a

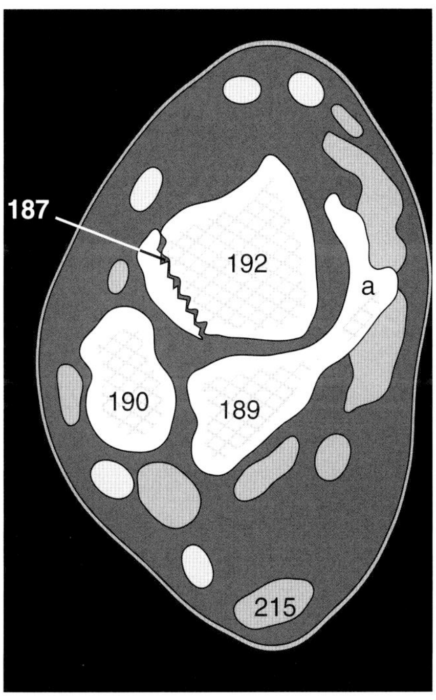

Fig. 165.1b

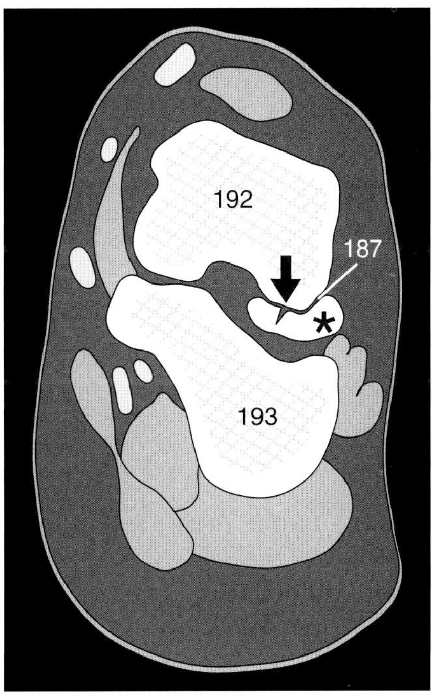

Fig. 165.2b

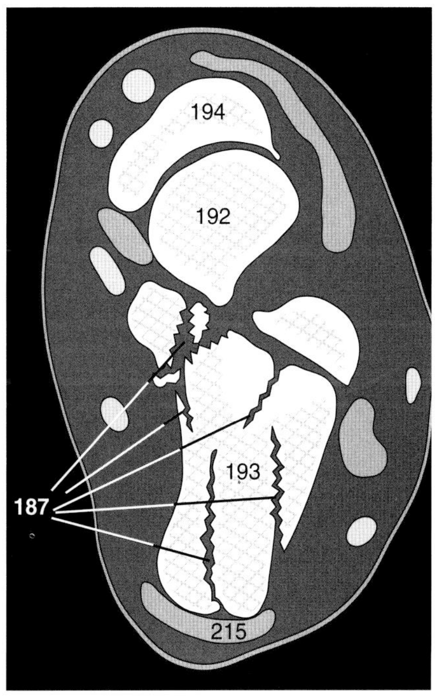

Fig. 165.3b

Infecções

A avaliação de fraturas dos ossos longos é, geralmente, de domínio da radiologia convencional. Mas os exames de TC são úteis para localizar fragmentos deslocados e no planejamento pré-operatório de fraturas cominutivas. As infecções, porém, são investigadas com mais precisão por TC que pelas radiografias convencionais, pois a destruição do osso é vista mais rapidamente nas janelas para osso (**Fig. 166.1c**), e o envolvimento de partes moles **(178)** é documentado nas janelas para partes moles (**Fig. 166.1a**). Esse paciente tinha artrite séptica da articulação do quadril esquerdo com envolvimento do acetábulo **(60)** e da cabeça do fêmur **(66a)**.

O abscesso aparece mais claramente após o realce por contraste (cf. **Fig. 166.2a, c**). A vascularização aumentada da parede e o fluido dentro do abscesso **(181)** estão bem demarcados da gordura ao redor **(2)**. Os músculos adjacentes **(38, 39, 44)** não estão mais individualmente definidos por causa do edema (comparar com a perna direita). Houve produção de gás **(4)**, que está loculado nos tecidos adjacentes.

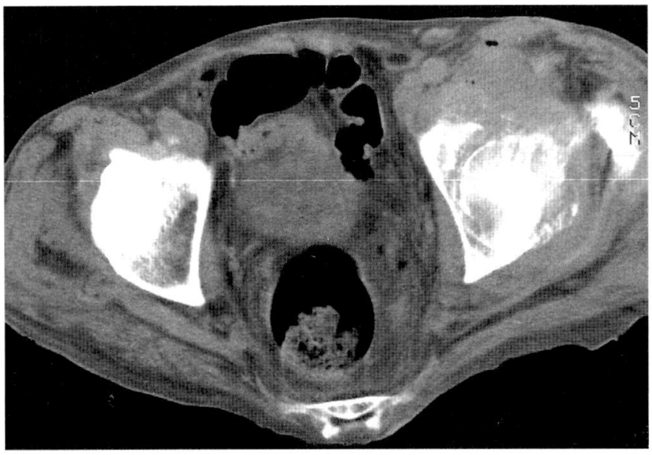

Fig. 166.1a

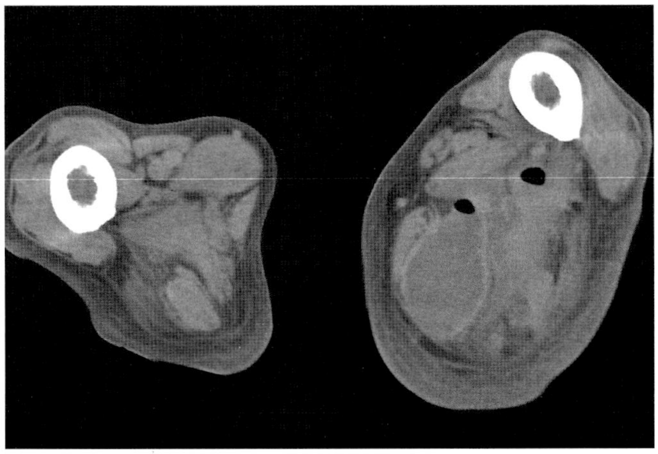

Fig. 166.2a

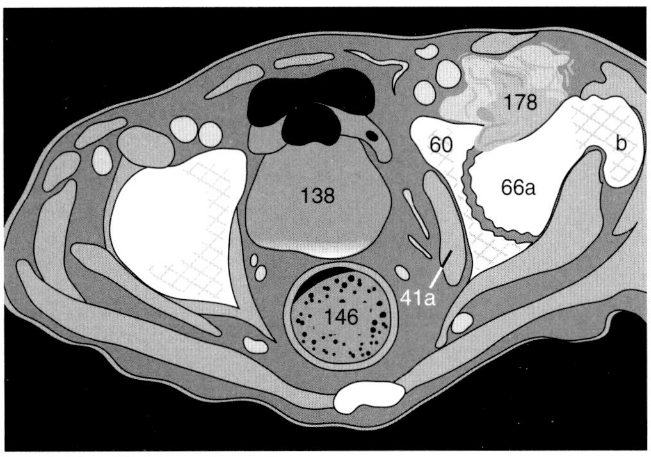

Fig. 166.1b

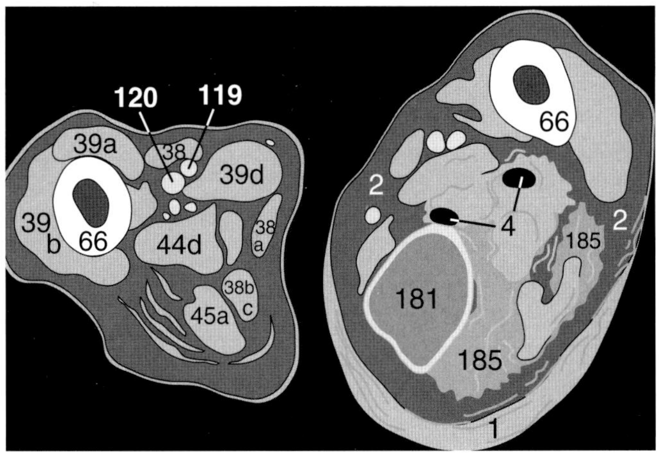

Fig. 166.2b

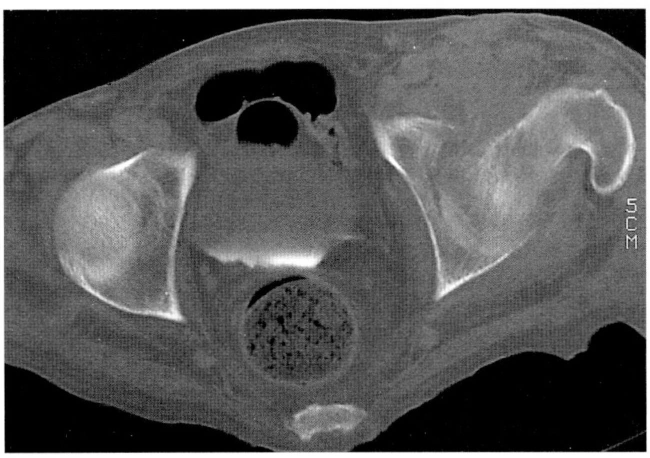

Fig. 166.1c

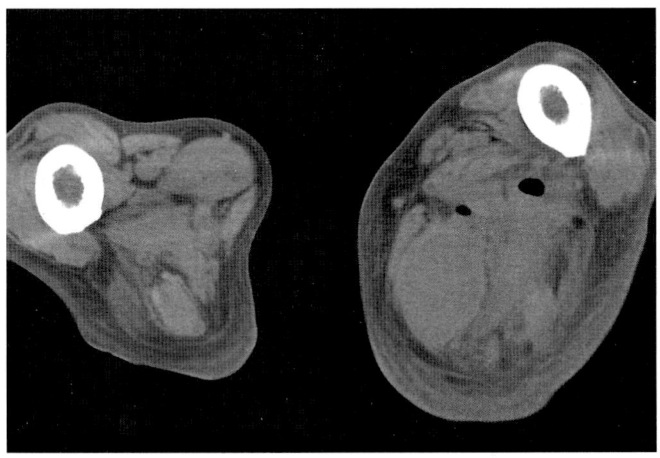

Fig. 166.2c

Fraturas

Se uma fratura envolver a articulação do joelho, será especialmente importante reduzir os fragmentos com precisão para evitar incongruências de superfície da articulação que podem levar à artrose. No caso abaixo, cortes axiais mostram claramente o deslocamento lateral de um grande fragmento (↙) da tíbia (**Fig. 167.1a, b**). A reconstrução multiplanar coronal (**Fig. 167.2b**, com nível mostrado na **Fig. 167.2a**) ilustra até onde o platô da tíbia foi afetado.

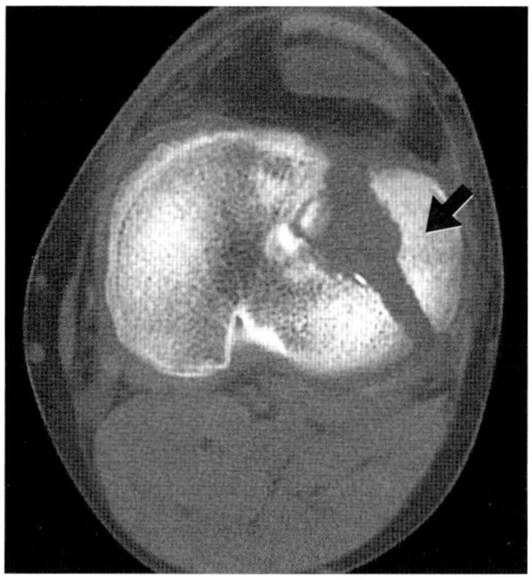

Fig. 167.1a

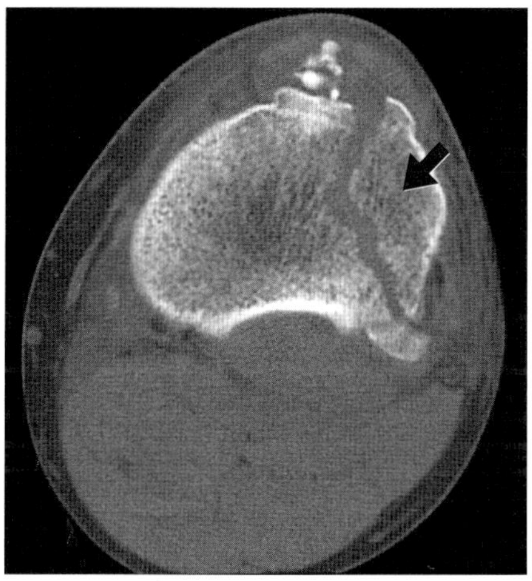

Fig. 167.1b

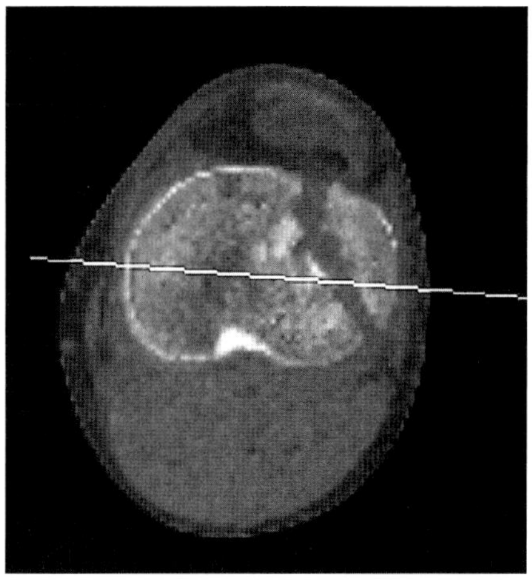

Fig. 167.2a

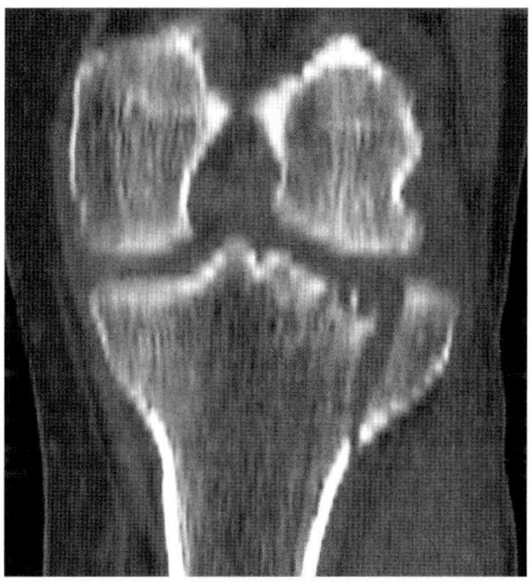

Fig. 167.2b

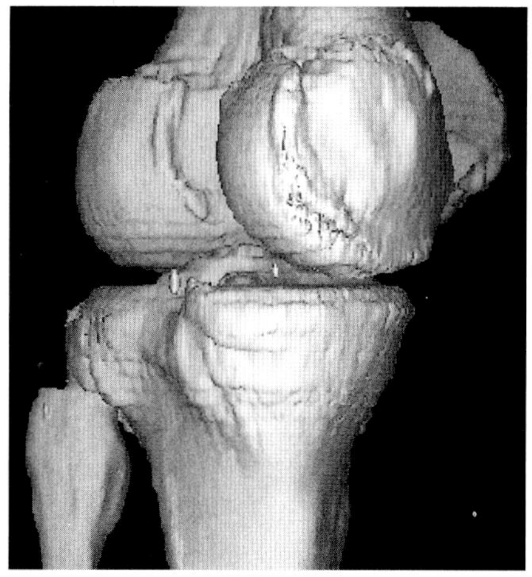

Fig. 167.3a

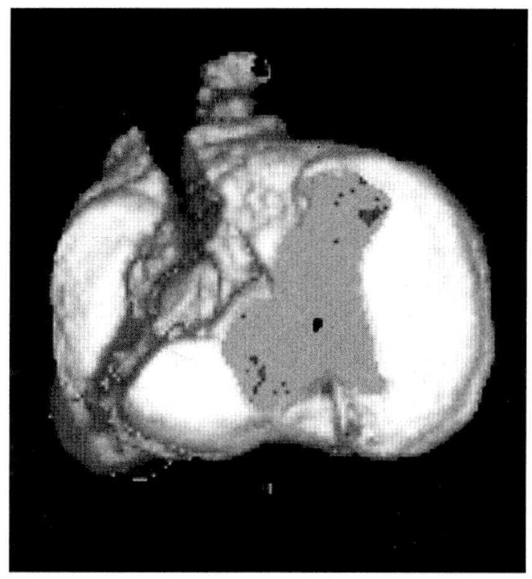

Fig. 167.3b

A reconstrução tridimensional vista a partir de uma projeção posterolateral (**Fig. 167.3a**) não ajuda muito, mas a visão cranial (**Fig. 167.3b**) fornece uma boa impressão do platô tibial e da linha da fratura, pois os côndilos femorais foram excluídos.

Checklist do Aparelho Locomotor: Diagnóstico de Fraturas

→ Deformidade em degrau ou solução de continuidade da cortical (evidência de fratura)?

→ Envolvimento articular em uma fratura (risco de alterações degenerativas secundárias)?

→ Estabilidade com carga?
Coluna vertebral: p. ex., modelo de três colunas de Denis (coluna cervical); classificação A-B-C de Magerl (coluna dorsal)

→ Fratura simples ou cominutiva, extensão do deslocamento dos fragmentos da fratura (planejamento cirúrgico)?

→ Idade da fratura?
- Recente => fissuras com bordas pontiagudas e afiadas
- Antiga => borda com esclerose, formação de calo ósseo
  Risco de pseudoartrose com fissura persistente?

→ Fratura traumática ou patológica (infiltração óssea por tumor)?

Nem sempre é possível determinar a natureza de uma lesão a partir só das imagens de TC e da densitometria. Nesses casos, podem ser realizadas biópsias por agulha guiadas por ultrassom ou por TC. A contagem de plaquetas e o estado de coagulação do paciente devem ser obrigatoriamente verificados, além da obtenção do consentimento informado.

Na **Figura 161.1**, a massa no lobo caudado (*) do fígado **(122)** está sendo bipsiada. A proximidade significativa da artéria hepática e da veia porta **(98/102)** e da veia cava inferior **(80)** deixa apenas um espaço muito pequeno para a abordagem por agulha a partir do lado direito **(Fig. 168.1a)**. Em primeiro lugar, deve-se determinar o corte no qual a lesão aparece maior. A pele é limpa e anestesiada com anestésico local.

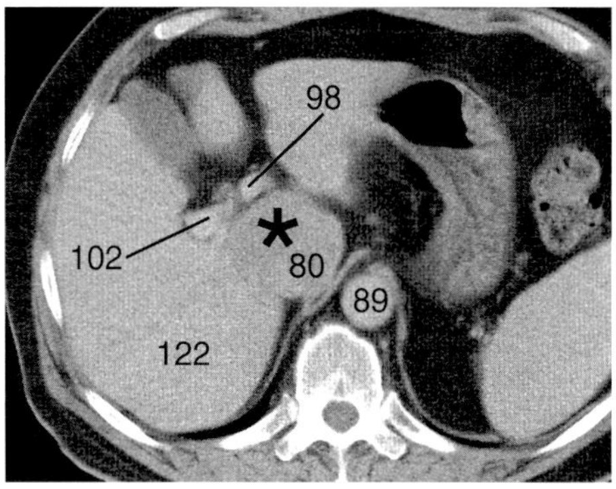

Fig. 168.1a

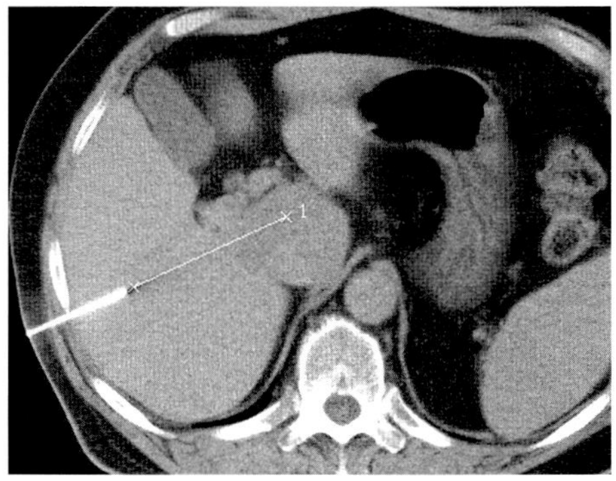
Fig. 168.1b

A agulha é, então, inserida através do parênquima hepático e em direção à lesão. Pequenas alterações no ângulo podem ser necessárias **(Fig. 168.1b-d)**. As distâncias também podem ser calculadas durante o procedimento, como visto na **Figura 168.1b**. Concluído o procedimento, uma imagem é adquirida para detectar qualquer hemorragia. Se ocorreu pneumotórax após biópsia de pulmão, são adquiridas imagens do tórax em expiração para verificar a possibilidade de pneumotórax hipertensivo.

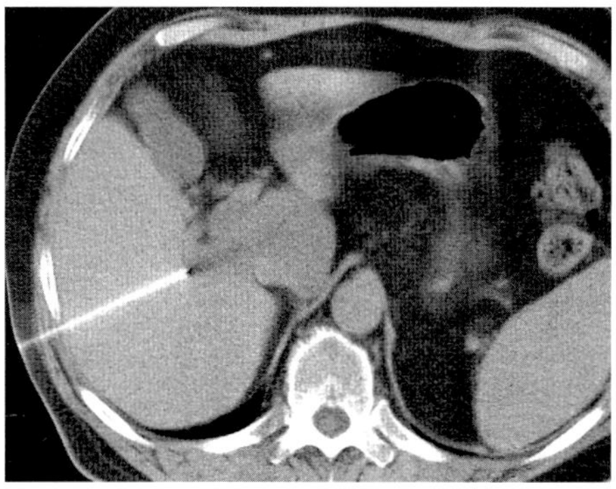
Fig. 168.1c

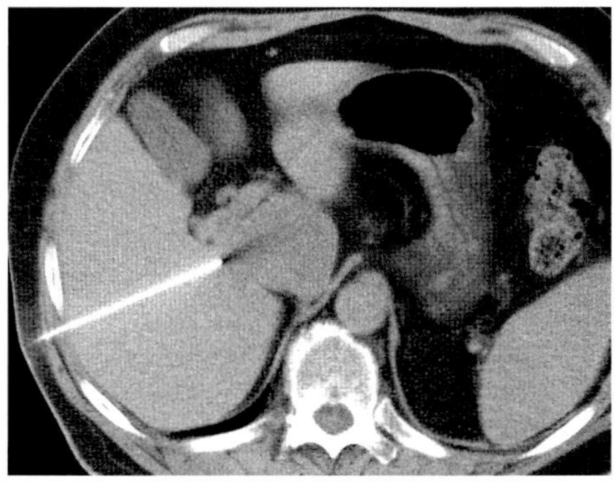
Fig. 168.1d

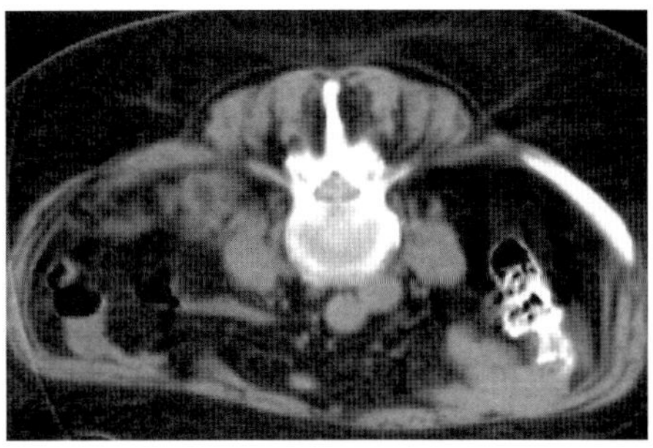
Fig. 168.2a

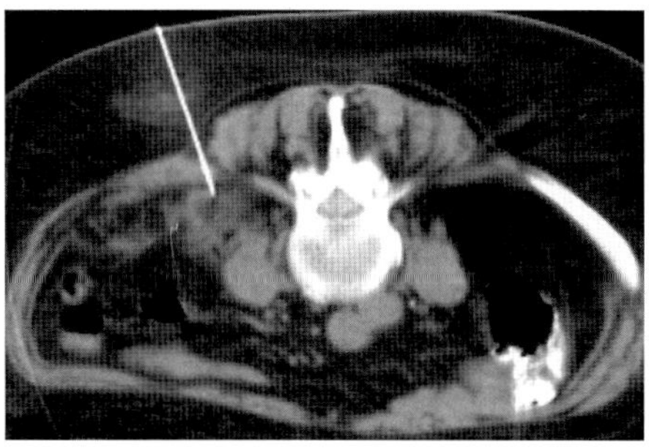
Fig. 168.2b

Se houver uma lesão retroperitoneal próxima à coluna vertebral, a biópsia poderá ser feita com o paciente em posição prona. A orientação na **Figura 168.2** é, portanto, incomum e é preciso cuidar para não confundir esquerda com direita, mas o procedlmento é idêntico.

Uma vez selecionado o melhor nível (o maior diâmetro da lesão) e após limpeza da pele e aplicação da anestesia local, a agulha é inserida **(Fig. 168.2b)**, e a biópsia é realizada. O material deverá ser prontamente preparado para citologia e histologia.

O tamanho e a extensão de uma fístula cutânea podem, com frequência, ser mais claramente avaliados, se o meio de contraste for introduzido através de um tubo **(Fig. 168.3)**. Neste exemplo, o quadril tornou-se infectado e um abscesso preencheu a articulação após cirurgia para colocação de uma prótese.

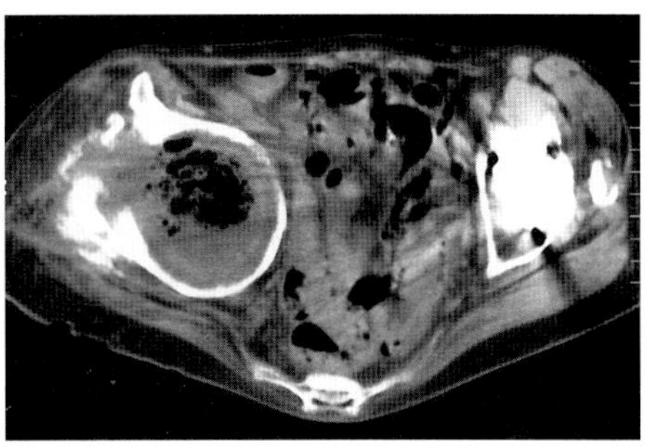
Fig. 168.3a

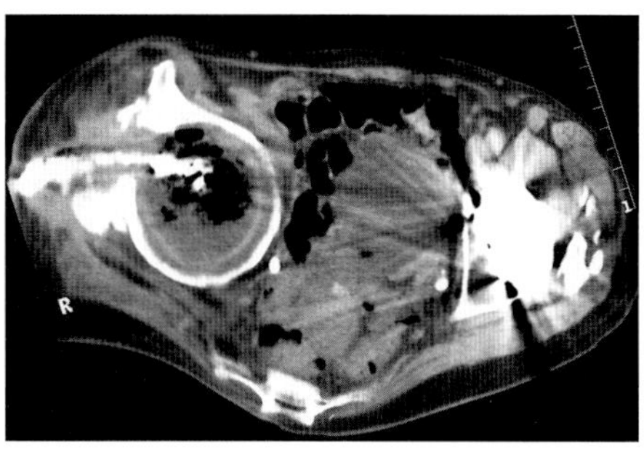
Fig. 168.3b

Às vezes, o principiante enfrenta uma situação em que precisa decidir se o achado representa uma lesão real ou se é apenas um artefato. A comparação contralateral ou a comparação com os cortes adjacentes craniais ou caudais pode ser útil. Além disso, a incerteza também aparece ao se descrever uma lesão sem familiaridade com o vocabulário apropriado. Este ABC visa resolver esses problemas.

A Abordagem Geral de uma Anormalidade da Morfologia à TC:

Onde?	Localização, lateralização, posição em relação a outros órgãos/vasos
Tamanho?	Tamanho (diâmetro em [mm, cm]; importante, p. ex., monitoramento da terapia)
Densidade?	Com relação aos tecidos adjacentes: isodenso (densidade igual); hiperdenso (mais denso); ou hipodenso (menos denso)
Estrutura?	Homogênea (p. ex., fluidos) ou heterogênea/septada/geográfica
Forma?	Tubular (vasos, músculos...) ou nodular (tumor, linfonodos)? Reticular (lembrando uma rede), estriada ou difusa?
Limites?	Margens bem definidas (mais probabilidade de ser benigno) ou margens indistintas (infiltração dos tecidos adjacentes, p. ex., inflamação, malignidade) Alerta: Efeito de volume parcial pode imitar margens indistintas
Perfusão?	Realce periférico, homogêneo ou heterogêneo pelo MC, ou nenhum realce
Expansão?	Efeito de massa de espaço nem sempre é sinal de malignidade; p. ex., grandes cistos benignos podem deslocar vasos adjacentes

B Termos Úteis, *em Ordem Alfabética* (⇨ Aplicação, Significados Possíveis)

Ampular	Dilatação da pelve renal (⇨ variante fisiológica ou uropatia obstrutiva)
Ar de permeio	⇨ Infecção com bactérias formadoras de gás ⇨ Fratura exposta
Baqueteamento	p. ex. de um ramo da glândula suprarrenal (⇨ adenoma, metástases)
Bolhas	Pulmão (⇨ enfisema pulmonar)
Bolo (TC)	Exame dinâmico, geralmente sem movimento da mesa para avaliar o padrão de realce por contraste
Casca de ovo - formato	Padrão de calcificação de linfonodos peri-hilares (pulmão ⇨ silicose; vesícula em porcelana)
Cavidade	Espaço vazio intrapulmonar (⇨ tuberculose)
Central	No centro de uma lesão ou próximo ao hilo dos órgãos parenquimatosos
Cisto de retenção	Projeção convexa e homogênea, limitado à luz dos seios paranasais
Concêntrico	Localização de trombos intravasculares (⇨ aneurisma aórtico)
Configuração vascular	Configuração normal dos hilos pulmonares
Defeito	Em vasos opacificados (trombo), na bexiga (⇨ tumor, coágulo sanguíneo)
Deformidade em degrau	Córtex ósseo (⇨ diagnóstico de fratura)
Demarcação	Dependendo da vascularização, as lesões tornam-se visíveis somente pós-administração de meio de contraste
Densidade em vidro fosco	Discreto aumento difuso da densidade observado em edema perifocal (⇨ gordura, pulmão)
Densitometria	Medição de densidade (⇨ diagnóstico diferencial)
Difuso	Uniforme, nem focal nem nodular; p. ex., fígado: hipodenso ⇨ esteatose hepática (fígado gorduroso) hiperdenso ⇨ hemocromatose
Efeito de fluxo	Mistura incompleta do meio de contraste que pode simular trombos intravasculares
Efeito de jato	Influxo de urina opacificada do ureter para a bexiga
Efeito de volume parcial	Efeito de volume parcial (causa indistinção aparente)
Efeito iridiano	Realce centrípeto (⇨ hemangiomas hepáticos)
Em crescente	Configuração típica, p. ex., hematoma subdural ou líquido peri-hepática/ascite
Em forma de cunha	Configuração triangular (⇨ padrão típico de infarto, cicatrizes)
Em forma de fuso	Configuração biconvexa (⇨ aneurisma da aorta, hematoma epidural)
Embebição	Realce estriado a difuso (⇨ tecido gorduroso: cicatriz, inflamação)
Envolvimento articular	Avaliação de fraturas (⇨ risco de osteoartrite degenerativa)
Espessura mural	Camadas únicas ou múltiplas (parede de uma víscera oca: ⇨ isquemia, inflamação)
Estrelado	Septação (⇨ cisto hidático)
Estrutura	Termo não descritivo de uma lesão; sugere-se usar um termo mais preciso.
Excêntrico	Localização intravascular de trombos (⇨ aneurisma aórtico)
Extensão de tumor	Veia renal ou veia cava (⇨ tumor renal)
Faixa densa	Densidade semelhante a uma faixa (⇨ pulmão; tecido conectivo; pós-inflamatório, cicatriz)
Falha de enchimento	Fenômeno patológico em vasos opacificados/sistema coletor urinário
Faveolamento (*Honey combing*)	Típico para rarefação vascular no pulmão (⇨ enfisema)
Forma de estrela	Figura hipodensa em forma de estrela (⇨ hiperplasia hepática nodular focal)

Formação expansiva	Tumor de natureza desconhecida (aplicação onipresente).
Fraturas	Deformidade em degrau da cortical, deslocamento, número de fragmentos, estabilidade, superfície articular?
Gordura hilar	Critério benigno para linfonodos (⇨ índice linfonodal)
Halo	Edema perifocal confinado (⇨ ao redor de focos inflamatórios e metástases)
Halteres	Padrão de calcificação típico de hamartomas benignos (⇨ pulmão)
Hemorrágico	Contendo sangue (⇨ grandes infartos, p. ex., cerebrais)
Hiperdenso	Mais denso que o tecido ao redor (brilhante ⇨ sangramento cerebral recente ou calcificação)
Hiperperfusão	Realce (⇨ inflamação, tumor hipervascular)
Hipodensidade periventricular	Anormalidade periventricular na substância branca (exsudação transependimária do SNC; sinal de SE)
Hipodenso	Menos denso que o tecido ao redor (⇨ escuro: fluido, gordura, ar)
Indentação	Abaulamento convexo fechado/deslocamento de estruturas adjacentes (⇨ tumores)
Índice linfonodal	Proporção entre diâmetro longitudinal e transversal (caracterização de linfonodos)
Indistinto	Contorno de uma lesão (veja Indistinção marginal)
Induração	Tecido fibroso espessado (⇨ cicatriz, fibrose pulmonar)
Infiltração	Extensão perifocal de um processo inflamatório ou maligno
Intramural	Localizado na parede de uma víscera oca (⇨ gás, tumor)
Isodenso	Tão denso quanto... (= isointenso)
Lacuna	Defeito lacunar (⇨ estágio tardio pós-infarto cerebral, isodenso ao LCR)
Lama	Bile espessada (⇨ colestasia, colecistite)
Lesão redonda	Lesão expansiva focal (somente intrapulmonar)
Limites	Ausentes em tumores malignos ou inflamações avançadas (não mais respeitando as bordas naturais => infiltração)
Linfangiomiomatose	Densidade em vidro fosco (⇨ parênquima pulmonar, carcinoma de mama)
LN	Linfonodo (para tamanho, veja as listas de verificação ⇨ gordura hilar)
Lobulado	= Recortado ou couve-flor (⇨ linfonodos hilares do pulmão, p. ex., doença de Boeck)
Local preferido	Local preferido para certas alterações (⇨ linfonodos, metástases)
"Malhado"	Padrão de perfusão parenquimatosa do baço durante a fase arterial precoce
Margem indistinta	Causada por infiltração inflamatória e tumoral do tecido ao redor (cuidado: DD de efeito de volume parcial)
MC	Meio de contraste, administrado por via oral, retal ou intravenosa
MPR	Reconstrução multiplanar de vários planos de imagens (sagital, coronal, ⇨ avaliação diagnóstica de, p. ex., fraturas)
Multislice	Nova técnica de multifatias que consiste na aquisição simultânea de vários cortes em modo helicoidal
Necrose	Liquefação central, hipodensa ou homogênea
Níveis líquidos	Fenômeno (⇨ hematoma sedimentado) ou níveis hidroaéreos (⇨ íleo paralítico ou obstrução intestinal)
No tempo adequado	Realce renal simétrico e no tempo fisiológico e excreção de meio de contraste = normal
Nodular	Configuração nodular (⇨ linfonodos, tumores, adenomas) miliar < granular < nodular fina < nodular grosseira < confluente (⇨ interstício pulmonar)
Obliterado	Superfície dos giros cerebrais (⇨ edema cerebral; DD: criança) ou contorno do pâncreas (⇨ pancreatite aguda)
Osteolítico	Destruição de matriz óssea (⇨ metástases, mieloma múltiplo)
Osteoproliferativo	Aposição óssea (⇨ degenerativa), menos frequente em virtude de metástases escleróticas
Padrão de realce	Padrão de perfusão (homogêneo, fisiológico ou tardio)
Parênquima afilado	⇨ Atrofia renal (degenerativa, hidronefrose)
Periférico	Ao longo da periferia, em contraste com o central
Perifocal	Circular ao redor de uma lesão (zona edematosa)
Peri-hilar	Descrição topográfica de uma lesão intrapulmonar
Pipoca (em forma de)	Padrão típico de calcificações benignas (⇨ pulmão)
Pitch	Relação entre o avanço da mesa por rotação e a espessura do corte (⇨ técnica helicoidal, veja pp. 8 e 9).
Pixel	Elemento gráfico (formação da imagem, veja p. 14)
Placa	Intravascular (⇨ arteriosclerose), junto à parede pleural (⇨ asbestose)
Processo	Sinônimo comum para "não sei o que é"
Pseudocistos	⇨ pancreatite crônica
Pulsação	Pode induzir a artefatos ao longo dos vasos (⇨ aneurisma aórtico)
Rarefação	Menos vasos por volume pulmonar (⇨ enfisema, lobectomia)
Realce	Densidade aumentada em virtude de acúmulo de meio de contraste
Realce recortado (*scalloped*)	Realce periférico pelo contraste (⇨ glioblastoma)
Reticular	Padrão semelhante a uma rede (⇨ fibrose intersticial pulmonar)
Retrocrural	Local preferido dos linfonodos paravertebrais posteriores.
Risco de herniação	Herniação interna do tronco cerebral em virtude de pressão intracraniana aumentada (⇨ cisternas quadrigêmea e *ambiens*)
ROI	Região de interesse *(Region of Interest)* (⇨ densitometria)
Stent	Tubo curto de diferentes materiais para manter vasos, ureteres ou ducto biliar comum pérvios.
Subcarinal	Local preferido de linfonodos
TC helicoidal	Aquisição de um conjunto de dados em 3D com movimento contínuo da mesa e reconstrução de qualquer corte; veja p. 7
TCAR	Tomografia computadorizada de alta resolução (cortes finos) (⇨ pulmão; também para MPR e 3D)
Técnica multifase	Aquisição de dados durante passagem arterial, inicial, portovenosa ou venosa tardia do bolo de meio de contraste (⇨ TC espiral do fígado)
Trajeto de linhas de fratura	Avaliação com MPR complementar (⇨ planejamento cirúrgico)
Triangular	Em forma de cunha (⇨ padrão típico de infarto, cicatrizes)
Voxel	Elemento de volume (formação de imagens, v. p. 14)

B Termos Práticos, *Organizados por Órgãos*

A lista a seguir contém termos úteis, usados para interpretar exames de TC de um órgão em especial. Os termos que localizam os achados são seguidos por termos que descrevem as alterações morfológicas típicas, as quais são incorporadas com as possíveis conclusões e peculiaridades subsequentes associadas ao órgão examinado.

Essa lista não pretende ser completa (o que a tornaria excessivamente complexa), mas visa ajudar o leitor a consultar rapidamente os termos técnicos mais comuns associados aos órgãos do corpo.

Crânio, Intracraniano

Localização

- Supra/infratentorial
- Frontal/temporal/parietal/occipital
- Único/múltiplo
- Substância branca/cortical

Morfologia típica ⇨ diagnósticos possíveis

- Desvio da linha média, cisternas obliteradas, sulcos apagados, espaço subaracnóideo estreito ou ventrículos pequenos;
  Interface substância branca/córtex mal definida
  ⇨ pressão intracraniana aumentada; possível herniação
- Hipodensidade periventricular
  ⇨ Exsudação transependimária em casos de pressão liquórica ventricular aumentada avançada
- Inclusões gasosas intracranianas
  ⇨ Fratura composta da abóbada craniana ou da base do crânio
- Cístico, homogêneo, hipodenso
  ⇨ Higroma/cisto aracnóideo
- Processo expansivo hiperdenso, biconvexo/em crescente ao longo da tábua interna da calota craniana
  ⇨ hematoma epidural/subdural
- Espaço liquórico extracerebral hiperdenso
  ⇨ Hemorragia subaracnóidea
- Lesões hipodensas da substância branca
  ⇨ Infartos, resíduos embólicos
- Defeito lacunar isodenso ao LCR
  ⇨ Sequelas de infarto
- Realce periférico "recortado"
  ⇨ Típico de glioblastoma
- Abaulamento sutil do corno temporal
  Aumento precoce da pressão liquórica
- Dilatação ventricular
  ⇨ Hidrocefalia interna
  ⇨ pressão liquórica aumentada!

Achados dignos de nota

- Intervenção terapêutica imediata se herniação eminente!

Seios Paranasais

Localização

- Seios frontais, etmoidais, esfenoidal e maxilar
- Óstio semilunar (duto de drenagem importante)

Morfologia típica ⇨ diagnósticos possíveis

- Processo expansivo homogêneo, redondo, com base ampla e convexo ⇨ cisto de retenção

Achados importantes

- Variantes da normalidade: células de Haller, corneto nasal pneumatizado ou processo uncinado
- Risco de perda visual com fratura orbitária
- Classificação de fratura dos ossos faciais de acordo com Le Fort (p. 63)

Órbita

Localização

- Assoalho, teto, paredes medial e lateral da órbita, retrobulbar

Morfologia típica ⇨ diagnósticos possíveis

- Espessamento da musculatura extrínseca do olho
  ⇨ Oftalmopatia endócrina, miosite

Achados importantes

- Risco de perda de visão com fraturas do assoalho orbitário somente através da retração cicatricial da gordura orbitária

Pescoço

Localização

- Nuca, submandibular, pré-vertebral, paratraqueal, parafaríngea, epiglótica, subglótica, feixe neurovascular, infra/supra-hióideo

Morfologia típica ⇨ diagnósticos possíveis

- Estrutura interna heterogênea, com possíveis calcificações na glândula tireoide ⇨ estroma nodular
- Múltiplas lesões ovóides ao longo do feixe neurovascular ⇨ linfonodos

Tórax

Localização

- Periférica = subpleural/central = peri-hilar;
- Basal/apical, segmentar/lobular;
  Nomear os segmentos!

Morfologia típica ⇨ diagnósticos possíveis

- Hilo pronunciado e lobulado
  ⇨ Doença de Boeck; metástases para linfonodos hilares
- Múltiplos nódulos com contornos imprecisos
  ⇨ metástases pulmonares/granulomas
- Densidade alongada e bem delineada sem edema perifocal ⇨ edema fibrótico
- Densidade perifocal em vidro fosco na TCAR
  ⇨ Processo inflamatório agudo
- Septos interlobares irregulares, com espessamento nodular e discreto espessamento reticular ⇨ Linfangiomiomatose
- Bolhas com rarefação vascular, padrão de faveolamento ⇨ enfisema
- Cavidade com densidade em vidro fosco inferior à bolsa de ar ⇨ aspergiloma
- Espessamento fusiforme ao longo do espaço interlobar ⇨ derrame pleural encapsulado
- Espessamento apical pleural, cavidades, linfonodos hilares ⇨ tuberculose
- Calcificações em forma de pipoca ou lineares
  ⇨ hamartomas benignos, resíduos pós-inflamatórios

Achados importantes

- Variante da normalidade: lobo da veia ázigo
- Técnica de TCAR com cortes mais finos (lembra-se da base lógica? pp. 86 e 87)
- Não se esqueça da janela para o parênquima!

Fígado

Localização

- Subdiafragmática, subcapsular, peri-hilar.
  Especificar o segmento (não somente o lobo), periportal, difuso/focal/multifocal/para-hepático

Morfologia típica ⇨ diagnósticos possíveis

- Hipodensidade difusa com vasos hiperdensos resultantes (sem contraste)
  ⇨ fígado gorduroso (esteatose hepática)
- Aumento difuso da densidade ⇨ hemocromatose
- Lesão homogênea, hipodensa, arredondada e com contorno definido, sem realce por contraste
  ⇨ cistos benignos
- Lesão focal arredondada com realce
  ⇨ metástases, abscessos
- Lesão redonda com figura de estrela central e hipodensa ⇨ hiperplasia nodular focal
- Cisto septado com septações estreladas
  ⇨ equinococos (envolvimento do baço?)
- Ramificações hipodensas e canuladas, embora irregulares ⇨ colestase
- Presença de ar "intraparenquimatoso"
  ⇨ pneumobilia; anastomose biliointestinal

Achados importantes

- TC helicoidal em várias fases; inicialmente arterial precoce e portal e depois venosa tardia para melhor detecção de lesões focais
- TC dinâmica com bolo sem avanço da mesa
  ⇨ efeito iridiano nos hemangiomas
- Portografia por TC após cateterização prévia da artéria esplênica ou mesentérica

Vesícula Biliar

Morfologia típica ⇨ diagnósticos possíveis

- Espessamento parietal edematoso de várias camadas com "ascite" perifocal
  ⇨ colecistite aguda
- Espessamento intraluminal com base parietal sem calcificação ⇨ pólipo
- Fenômeno de sedimentação intraluminal
  ⇨ lama biliar
- Calcificação periférica em "casca de ovo"
  ⇨ vesícula em porcelana, pré-cancerosa

Baço

Localização

- Subdiafragmático, subcapsular, peri-hilar, periesplênico

Morfologia típica ⇨ diagnósticos possíveis

- Padrão marmóreo em manchas de "pele de leopardo" durante a fase arterial inicial do contraste ⇨ fisiológico
- Defeito de perfusão em cunha ⇨ infarto
- Lesão redonda periesplênica, isodensa ao parênquima esplênico ⇨ baço acessório; linfonodos

Pâncreas

Localização

- Cabeça, corpo, cauda, tecido adiposo peripancreático, processo uncinado

Morfologia típica ⇨ diagnósticos possíveis

- Dilatação difusa com limites mal definidos e exsudato ⇨ pancreatite aguda
- Órgão atrófico, ductos dilatados, calcificações e pseudocistos ⇨ pancreatite crônica

Rins

Localização

- Parapélvica, medular, parenquimatosa, cortical, subcapsular, polar, perirrenal, uni/bilateral, lateralização

Morfologia típica ⇨ diagnósticos possíveis

- Processo expansivo homogêneo, hipodenso, redondo, bem delineado e sem realce pelo contraste ⇨ cisto benigno
- Baqueteamento hipodenso do sistema coletor ⇨ obstrução; pelve renal ampular, cisto parapélvico
- Espessamento parietal irregular do cisto com realce por contraste ⇨ suspeita de malignidade
- Afilamento da cortical renal, redução generalizada de tamanho ⇨ atrofia renal
- Processo expansivo heterogêneo ultrapassando os limites do órgão ⇨ carcinoma de células renais
- Defeito de perfusão hipodenso e em cunha ⇨ infarto renal

Achados importantes

- Densitometria das alterações císticas para comparação com cortes tomográficos sem contraste
- Avaliação de excreção: simétrica, em tempo fisiológico? Dilatação da luz do ureter?

Bexiga

Localização

- Intra/extra/paravesical, assoalho da bexiga, teto da bexiga, trígono

Morfologia típica ⇨ diagnósticos possíveis

- Espessamento parietal difuso ⇨ cistite, bexiga trabeculada, edema resultante de radiação
- Espessamento parietal focal, crescimento polipoide em direção à luz ⇨ suspeita de malignidade

Achados importantes

- Fenômeno do jato, divertículos, balão do catéter; catéter de demora deve ser clampeado antes do exame!

Órgãos Genitais

Localização

- Parametrial, intramural, submucosa, endometrial, fossa do isquiático, parede pélvica, periprostática

Morfologia típica ⇨ diagnósticos possíveis

- Lesão expansiva hipodensa, isodensa à água na bolsa escrotal ⇨ hidrocele, varicocele
- Espessamento nodular do miométrio ⇨ miomas benignos, mas também pequenos cânceres de útero
- Crescimento além dos limites do órgão, infiltração da parede do reto e da bexiga ⇨ suspeita de malignidade

Achados importantes

- Cortes finos na pelve inferior, administração retal de meio de contraste

Trato Gastrointestinal

Morfologia típica ⇨ diagnósticos possíveis

- Espessamento parietal difuso generalizado ⇨ linfoma, isquemia, colite ulcerativa
- Espessamento parietal segmentar ⇨ doença de Crohn
- Níveis hidroaéreos na luz e dilatação ⇨ atonia intestinal até o ílio
- Ar livre no abdome ⇨ perfuração
- Ar intramural ⇨ suspeita de necrose da parede intestinal (isquêmica ou inflamatória); atenção: diagnóstico diferencial com divertículo!

Achados importantes

- Seleção do meio de contraste oral adequado (Consulte p. 19)

Vasos Sanguíneos/Retroperitônio

Localização

- Para-aórtica, paracaval, intercavoaórtica, pré-vertebral, retrocrural, mesentérica, parailíaca, inguinal, cervical

Morfologia típica ⇨ diagnósticos possíveis

- Luz aórtica dilatada com tempos diferentes de opacificação e detecção de uma aba (*flap*) ⇨ aneurisma dissecante
- Espessamento reticulonodular do peritônio com projeções nodulares e ascite ⇨ carcinomatose peritoneal
- Falha de enchimento hipodensa endoluminal ⇨ trombos; atenção: diagnóstico diferencial com efeito de fluxo (consulte pp. 21-23, 73)

Ossos/Esqueleto

Localização

- Cortical, subcondral, justarticular, metafisária, diafisária, epifisária, intra e extramedular

Morfologia típica ⇨ diagnósticos possíveis

- Formação de degrau cortical, fissura cortical, linha de fratura ⇨ fratura
- Envolvimento articular ⇨ risco de osteoartrite degenerativa secundária
- Hipodensidade focal da substância esponjosa com ausência de trabéculas ⇨ infiltração patológica da medula óssea

Achados importantes

- Avaliação de estabilidade, MPR, reconstrução tridimensional, TC da coluna vertebral após mielografia

C *Checklists*

As *checklists* representam a terceira parte deste ABC e não estão repetidas aqui. Elas podem ser encontradas nas páginas a seguir:

A **radiação física dose D** (a energia absorvida por unidade de massa) é expressa em Gray (Gy), usada para qualquer tipo de radiação e também na radioterapia de tumores malignos. Esse parâmetro precisa ser diferenciado da **dose H de equivalência** expressa em Sievert (Sv), que representa a dose de radiação física multiplicada por um fator de proporcionalidade que considera a sensibilidade peculiar de radiação de um tecido em particular: epitélio, mucosa dos tratos respiratório e gastrointestinal e outros tecidos com uma alta taxa de divisão celular (p. ex., as células formadoras de sangue da medula óssea) são mais sensíveis à radiação ionizante que os tecidos com divisão celular inativa.
Uma comparação ainda melhor do efeito biológico pode ser obtida com a **dose E eficaz**, que é a soma das doses administradas ao órgão individualmente. Essa dose eficaz, que pondera as sensibilidades inerentes relativas, também é expressa em Sievert (Sv) ou **Millisievert (mSv)**. Além disso, a idade do paciente à época da exposição à radiação deve ser incluída em uma avaliação racional do risco de radiação, já que o período de latência de um tumor induzido por radiação pode ser significativamente longo (décadas). A **Tabela 174.1** apresenta os coeficientes de risco dos diferentes órgãos após a exposição de todo o corpo a uma dose radioativa baixa.

Tabela 174.1 Dependência da idade em mortalidade por câncer causada por radiação ionizante
Fatores de risco estimados em (%/Sv) para homens/mulheres

Idade na exposição	Total	Leucemia	Pulmão/Respiratório	MDT	Tórax	Outros
5 anos	12,8/15,3	1,1/0,8	0,2/0,5	3,6/6,6	1,3	7,8/6,3
15 anos	11,4/15,7	1,1/0,7	0,5/0,7	3,7/6,5	3,0	6,1/4,8
25 anos	9,2/11,8	0,4/0,3	1,2/1,3	3,9/6,8	0,5	3,7/2,9
45 anos	6,0/5,4	1,1/0,7	3,5/2,8	0,2/0,7	0,2	1,2/1,0
65 anos	4,8/3,9	1,9/1,5	2,7/1,7	0,1/0,5	-	0,1/0,2
85 anos	1,1/0,9	1,0/0,7	0,2/0,1	-/0,04	-	-/-
Média	7,7/8,1	1,1/0,8	1,9/1,5	1,7/2,9	0,7	3,0/2,2

Isso significa que o risco de malignidade induzida por radiação diminui acentuadamente com o avanço da idade à época da exposição, mas também que a quantidade da dose individual e os intervalos de tempo exercem papel decisivo. Como regra geral, quanto menor a dose individual e mais extensos os intervalos entre as várias exposições à radiação, menor o risco de uma neoplasia subsequentemente induzida. Entre outros fatores, isso depende da capacidade dos núcleos celulares em reparar as quebras do DNA com a ajuda de enzimas reparadoras, desde que a capacidade de reparação não seja superada por doses individuais elevadas. Já foi comprovado que os efeitos protetores predominam na faixa de dosagem baixa por meio da ativação de fatores protetores das células (DNA reparase e outras). Para a melhor avaliação do risco associado à aplicação clínica de radiação ionizante, deve-se considerar a exposição diária à radiação natural de fundo: o principal componente da exposição à radiação natural é representado pelo radônio, um gás nobre que penetra no ar por meio dos materiais de construção das casas e apartamentos. Por meio de um cálculo estritamente teórico, o radônio e seus derivados de decomposição podem induzir de 5 a 10% de todos os carcinomas brônquicos. Por outro lado, a utilização clínica de radiação ionizante induz "somente" menos de 1,5% de todas as malignidades.

A média anual de exposição à radiação de cerca de 2,4 mSv precisa ser colocada em perspectiva com a exposição à radiação feita pelo homem, de cerca de 1,8 mSv **(Tabela 174.2)**.

Tabela 174.2 Contribuição relativa de várias fontes de radiação à exposição anual total (Europa)

Fonte de radiação	Dose anual efetiva	% de exposição anual
Inalação de radônio em apartamentos	~1,4	33,3%
Radiação terrestre	~0,4	9,5%
Radiação cósmica	~0,3	7,1%
Incorporação de isótopos radiativos	~0,3	7,1%
Subtotal de exposição à radiação natural	**~2,4 mSv**	**57,0%**
Aplicação de radiação ionizante em medicina	~1,5	35,7%
Acidente com o reator nuclear em Chernobyl (Europa)	~0,02	0,5%
Partículas radiativas liberadas dos testes com armas nucleares	~0,01	0,2%
Operação de reatores nucleares	~0,01	0,2%
Exposição à radiação no trabalho	~0,01	0,2%
Subtotal de exposição à radiação criada pelo homem	**~1,8 mSv**	**43,0%**
Exposição total anual à radiação na República Federal da Alemanha	**~4,2 mSv**	**100,0%**

De modo geral, os raios X "duros" usados para a radiografia convencional do tórax são menos espalhados e absorvidos nos tecidos humanos que os raios X "moles" usados para a mamografia. A radiação dispersa também contribui para a absorção e, consequentemente, para o risco associado a um exame em particular. Por causa da variabilidade dos fatores de risco dependente dos tecidos e das diferentes características das várias modalidades usadas em radiologia diagnóstica, as doses orgânicas são muito diversas (**Tabela 175.1**).

Tabela 175.1 Dose de radiação dos diferentes exames radiológicos

Exame	Órgão/tecido	Dose orgânica	Dose E eficaz
Radiologia convencional, tórax	Pulmão, mama	0,3 mSv	0,2 mSv
Radiologia convencional, crânio	Medula óssea	4,0 mSv	0,2 mSv
Radiologia, coluna cervical	Tireoide	4,5 mSv	2,0 mSv
Radiologia, coluna torácica	Mama, pulmão	14,0 mSv	5,0 mSv
Radiologia, coluna lombar	Medula óssea	1,0 mSv	0,4 mSv
Angiografia de subtração digital (ASD) do coração	Pulmão	20,0 mSv	10,0 mSv
ASD dos rins	Medula óssea	30,0 mSv	10,0 mSv
Fluoroscopia, trato GI superior (TGIS)	Medula óssea	17,0 mSv	6,0 mSv
Fluoroscopia, enema baritado (EB)	Medula óssea	3,0 mSv	3,0 mSv
TC do crânio	Medula óssea	5,0 mSv	2,0 mSv
TC do tórax	Pulmão, tórax	20,0 mSv	10,0 mSv
TC do abdome	Medula óssea	10,0 mSv	7,0 mSv

Junto com a arteriografia e a fluoroscopia, a TC é responsável por uma exposição relativamente alta em radiologia diagnóstica. Multiplicando-se os valores individuais pelo número dos diferentes exames realizados anualmente, verifica-se que a TC é responsável por cerca de 1/3 da dose total em conjunto. Os diferentes exames por TC submetem o corpo às seguintes doses médias de radiação (**Tabela 175.2**).

Tabela 175.2 Comparação de doses em millisievert (mSv) para as diferentes unidades de TC da Siemens Medical Systems

Tipo de TC espiral	Scanner de 2 fileiras	Scanner de 6 fileiras	Scanner de 16 fileiras	Scanner de 64 fileiras	Scanner de 128 fileiras	Scanner de fonte dupla
Cabeça	2,2 mSv	2,8 mSv	4,0 mSv	1,5 mSv	1,5 mSv	1,5 mSv
Tórax	3,2 mSv	4,6 mSv	4,2 mSv	3,5 mSv	3,5 mSv	3,1 mSv
Abdome	3,8 mSv	5,9 mSv	5,9 mSv	4,8 mSv	4,8 mSv	4,3 mSv
Pelve	5,8 mSv	7,3 mSv	7,9 mSv	4,6 mSv	4,6 mSv	4,3 mSv

Isso não leva em consideração os efeitos da espessura de corte (pp. 9-11): como regra geral, quanto mais fino o corte, maior a dose de radiação (**Tabela 175.3**). A exposição à radiação é ligeiramente mais alta em unidades com geometria compacta e com distância de foco mais curta (Emotion 6).

Tabela 175.3 Aumento de dose por 100 mAs para colimação de corte fino

Colimação pré-selecionada	Somatom + 4 1 detector	Somatom Volume *Zoom* 4 fileiras de detectores	Emotion 6 fileiras de detectores	Sensation 16 fileiras de detectores
4 × 5,0 mm	4,5	4,6	6,8	–
4 × 2,5 mm	4,3 (3 mm)	5,1	7,2	4,2 (1,5 mm)
4 × 1,0 mm	4,9	6,1	8,4	4,7 (0,75 mm)

Nas discussões sobre saúde pública é comum a comparação com as viagens aéreas: em um voo transatlântico em grande altitude, os raios cósmicos causam uma exposição adicional relevante. Em um voo da Europa para a Costa Oeste dos EUA, essa exposição fica na faixa de alguns exames de TC. Outros cálculos do risco de câncer comparam a radiografia de tórax convencional com o tabagismo: acredita-se que uma única radiografia do tórax represente o mesmo risco que o consumo de sete cigarros. Deve-se ter em mente, porém, que todos os modelos matemáticos incluem vários aspectos e cofatores que são elusivos aos cálculos estatísticos exatos.
Embora essas comparações coloquem em perspectiva uma preocupação excessiva sobre o risco potencial dos exames radiológicos, elas não devem ser mal interpretadas para depreciar o risco da radiação. Para evitar riscos desnecessários à população em geral, foi estabelecido como política evitar a exposição desnecessária à radiação na radiologia convencional e na TC, e tirar vantagem de qualquer redução possível na exposição dos pacientes à radiação.

Essa também é a razão para o uso da fluoroscopia pulsada em lugar da contínua para exames do trato GI superior, enteróclise e enema baritado: o examinador seleciona entre várias sequências de pulso com 1, 2, 4 e 8 imagens por segundo. A redução de dose resultante é considerável. Nas próximas páginas, descrevemos soluções adequadas para a redução de dose que sejam especialmente aplicáveis para TC.

Acompanhamento Automático de Bolo (BT)

Para a TC, várias técnicas de redução da dose de radiação ao paciente estão disponíveis. Em especial, a TC que exige realce por contraste ótimo nos vasos, p. ex., principalmente a angiografia por TC, deverá ser realizada com acompanhamento automático do bolo, para evitar repetições desnecessárias por causa do realce por contraste intravascular inadequado. Essa solução de software oferece ao examinador a possibilidade de estabelecer uma região de interesse (ROI) (⇗) imediatamente antes ou no início da região alvo, p. ex., a luz da aorta descendente **(Fig. 176.1a)**. Após selecionar um certo valor de limiar para a densidade da aorta, p. ex., 100 UH, a unidade mede, automaticamente, a densidade no local pré-selecionado a cada segundo após o início da injeção intravenosa de meio de contraste, geralmente pela veia cubital.
A aquisição de dados (o processo real de detecção das imagens) começa assim que a densidade na luz da aorta supere o valor limite, ou seja, exatamente quando o bolo do meio de contraste atingiu a região-alvo selecionada após a passagem pela circulação pulmonar **(Fig. 176.1b)**.

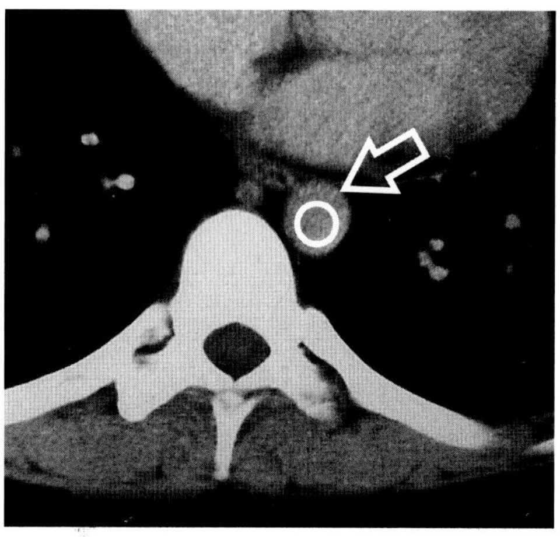

Fig. 176.1a Posição do ROI, p. ex., sobre a aorta descendente.

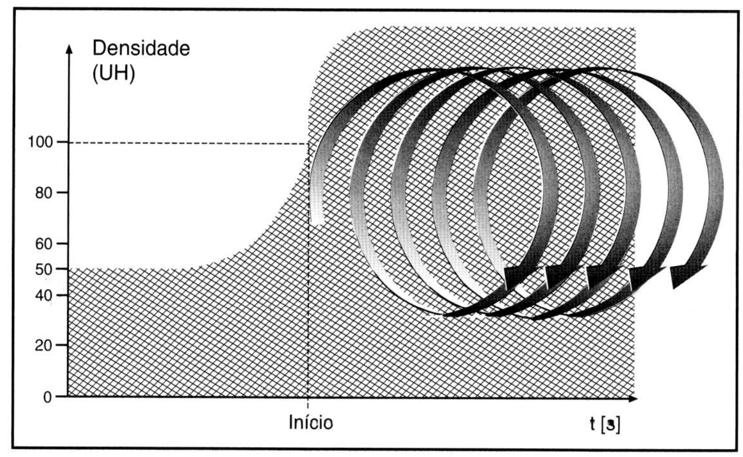

Fig. 176.1b Atraso automático da aquisição de dados até a chegada do bolo de meio de contraste na região alvo.

Além disso, a quantidade de meio de contraste necessário para obter o mesmo realce pelo contraste pode ser reduzida: solução estéril de NaCl fisiológico é injetada a partir de uma segunda seringa da bomba de injeção (veja folheto da capa frontal) à mesma taxa de fluxo imediatamente após a injeção do meio de contraste para empurrar esse contraste mais rapidamente e em concentração mais alta através das veias braquiais em direção ao coração e através da circulação pulmonar.

Benefícios do *Pitch*

Usando-se uma "alimentação" mais rápida da mesa para aumentar o *pitch*, algumas unidades de TC com fatia única podem reduzir a dose efetiva ao paciente espalhando a espiral da aquisição de dados **(Fig. 8.4)**. O *software* da tecnologia de multifatias usa um mecanismo de compensação que aumenta automaticamente a corrente do tubo sempre que o examinador aumentar o *pitch* – enviando efetivamente a mesma dose total para o exame. Para uma unidade de TC de 16 fatias, o examinador pode selecionar o alcance craniocaudal do eixo-z, a colimação e o tempo de varredura para o volume desejado – e o *software* determina a melhor alimentação possível da mesa ou, respectivamente, *pitch* e corrente do tubo.

Corrente do Tubo Reduzida para Pacientes Magros e Crianças

Como regra geral, o ruído duplica para cada aumento de 8 cm no diâmetro do paciente. Dose e ruído estão exponencialmente relacionados: a duplicação da dose reduz o ruído somente por um fator de 1,4. Para se obter imagens satisfatórias de pacientes magros e de crianças, é necessária uma dose de radiação acentuadamente mais baixa. Em unidades mais antigas que não disponham de medição instantânea da radiação no nível dos detectores e da modulação da corrente do tubo (veja a seguir), a dose pode ser reduzida diminuindo-se a corrente de tubo pré-selecionada (mAs).

Modulação Automática da Corrente do Tubo

A ideia dessa característica de aplicações combinadas para reduzir a exposição (CARE) é tão simples quanto eficaz: ela se baseia no pressuposto de que os cortes axiais da maioria das regiões do corpo são ovais em vez de circulares. Com o paciente em supino, o diâmetro anteroposterior (AP ↕) do tórax, abdome e pelve é definitivamente mais curto que o diâmetro transversal (↔). Consequentemente, a corrente do tubo é mais alta na angulação lateral que na anterior ou posterior (**Fig. 177.1**). Após cada semicírculo, p. ex., cada 180 graus, a mesma dose será necessária, uma vez que a atenuação adicional dos raios X será direcionalmente neutra (**Fig. 177.2**). Essa é a essência da modulação automatizada que a corrente do tubo mede o perfil de atenuação para cada angulação do tubo, e calcula a dose mínima correspondente ainda adequada para atingir a melhor imagem possível após uma angulação adicional de 180 graus. Como resultado, a corrente do tubo é modulada com um atraso de 180 graus. A impressão da corrente do tubo ao longo do eixo de tempo mostra uma curva remanescente de uma curva sinusoidal com as amplitudes tendendo a diminuir do ombro para as pernas (**Fig. 177.3**) e com o máximo no nível do ombro e da pelve.

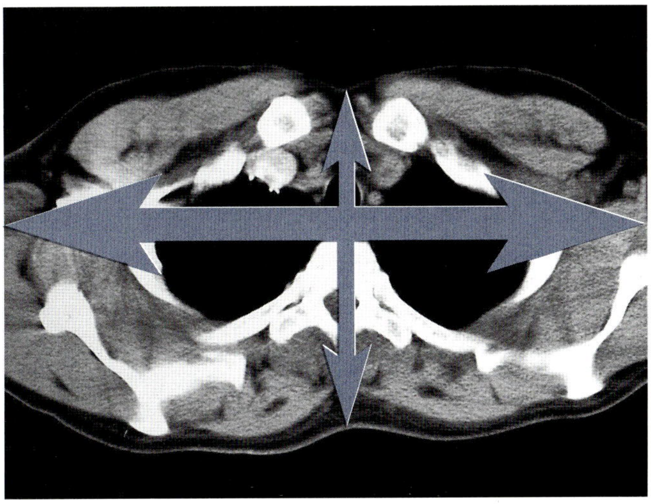

Fig. 177.1

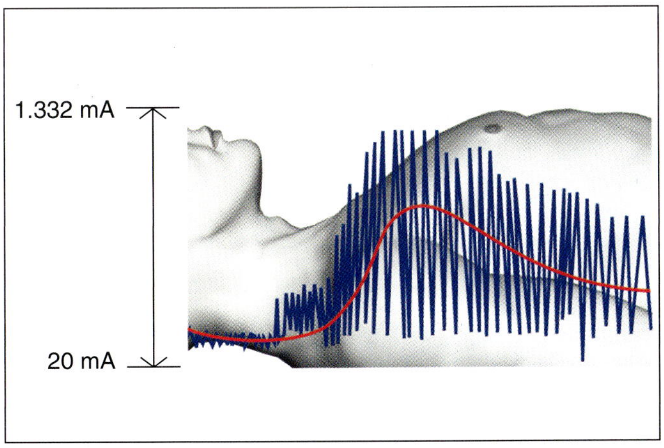

Fig. 177.2

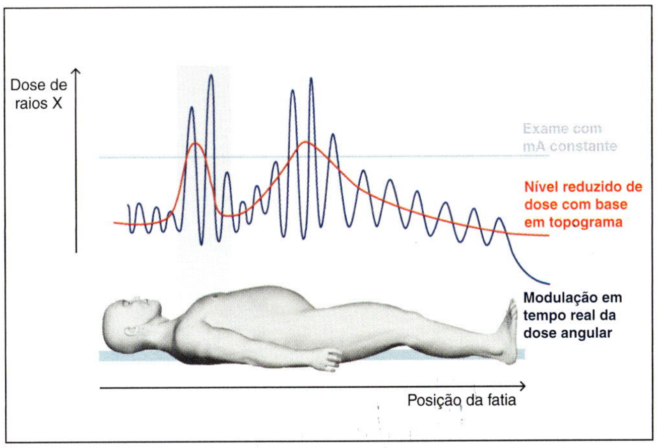

Fig. 177.3

Em comparação com as unidades que enviam a mesma qualidade de imagem sem modulação da corrente do tubo, o potencial de redução da dose dessa técnica é impressionante, com a redução máxima coincidindo com as áreas de absorção de radiação consideráveis, p. ex., no ombro e na pelve (**Tabela 177.4**).

Além disso, a expectativa de vida do tubo de raios X é prolongada, e os artefatos de imagem induzidos pelos braços colocados ao longo do corpo do paciente ficam reduzidos, como frequentemente acontece em pacientes com trauma e de UTI.

Tabela 177.4 Efeitos da modulação automática da corrente do tubo

Região do corpo	Redução da dose
Crânio	14-26%
Região do ombro	22-56%
Tórax	19-27%
Abdome	11-24%
Pelve	21-30%
Extremidades	33-41%

Apresentar as informações contidas em imagens de angiografia por TC exige uma revisão usando perspectivas diferentes (MIP = projeção de máxima intensidade), planos de reconstrução diferentes (MPR = reconstrução multiplanar) ou visualização tridimensional (VRT = técnica de interpretação de volume). Todas essas imagens de reconstrução costumavam ser deterioradas pela resolução de 0,5 mm por comprimento de *pixel* no plano transversal (plano-xy) e uma resolução acentuadamente mais alta ao longo do eixo do corpo (eixo-z) e resultavam em um *voxel* anisotrópico (veja p. 8) com comprimentos diferentes. Os avanços da TC com multidectores (MDCT) pela introdução da tecnologia de 16 detectores, em 2001, permitiram a inclusão de um volume corporal adequadamente grande com a maioria dos *voxels* isotrópicos na faixa de submilímetros e tempos de varredura justificáveis. As páginas a seguir apresentam protocolos de exame recomendados para as diferentes regiões vasculares, incluindo várias imagens representativas.

Artérias Intracranianas

Os cortes axiais individuais são, em geral, complementados por exibições usando MIP e, p. ex., MPR sagital, assim como VRT (já mencionado anteriormente). Pode-se obter uma avaliação satisfatória das artérias cerebrais com reconstruções de cortes finos e sobrepostos usando espessura de corte de 0,6 a 1,25 mm e um intervalo de reconstrução (IR) de 0,4 a 0,8 mm.

Para obter alto contraste vascular, a aquisição de dados precisa ser exatamente cronometrada para abranger a primeira passagem do meio de contraste pelo polígono de Willis com início atrasado em 20 segundos, se possível antes que o meio de contraste tenha atingido o seio venoso. Se não houver possibilidade de acompanhamento do bolo (BT), deve-se injetar um bolo de teste para determinar o tempo individual de circulação. Os protocolos de exame a seguir podem servir de orientação para a visualização do polígono de Willis.

Tipo de TC Espiral	Modo	Colimação [mm]	EF [mm]	Alim./ Rot. [mm]	*Pitch*	IR [mm]	Tempo Rot. [s]	Voltagem [kV] A	Voltagem [kV] B	Corrente [mAs] A	Corrente [mAs] B	Kernel	Janela larg./ centro [UH]	Direção Recon.
Scaner de 2 fileiras	Espiral	2 × 1,0	1,25	2,0	1,0	0,8	0,8	130		50		H 31s	700/80	Coronal
Scaner de 6 fileiras	Espiral	6 × 1,0	1,25	5,1	0,85	0,8	0,6	110		70		H 20s	700/80	Coronal
Scaner de 16 fileiras	Espiral	16 × 0,75	1,0	13,8	1,15	0,7	0,5	100		140		H 10f	700/80	Coronal
Scaner de 64 fileiras	Espiral	64 × 0,6	0,6	26,9	1,40	0,4	0,5	100		175		H 10f	700/80	Coronal
Scaner de 128 fileiras	Espiral	128 × 0,6	0,6	46,1	1,20	0,4	0,5	100		175		H 10f	700/80	Coronal
Scaner de fonte dupla	Energia dupla – espiral	64 × 0,6	1,0	13,4	0,7	0,7	0,3	80	140Sn	189	132	D 26f	700/80	Coronal

Os cortes individuais reconstruídos em seguida podem exibir os vasos como vistos de baixo com MIP transversal **(Fig. 178.1b)**, de frente com MIP coronal **(Fig. 178.1c)** ou da lateral com MIP sagital **(Fig. 179.1b)**. Os primeiros dois planos mostram claramente os ramos principais das artérias cerebrais anterior **(91a)** e média **(91b)**.

A **Figura 178.1d** mostra uma VTR 3D de outro paciente com aneurisma (↙) que se origina da artéria comunicante anterior. A junção das duas artérias vertebrais **(88)** para formarem a artéria basilar **(90)** e as artérias cerebrais posteriores **(91c)** é claramente identificada. Além disso, pode-se identificar os ramos da circulação anterior: ramos da artéria cerebral média **(91b)** e as artérias pericalosas **(93)**.

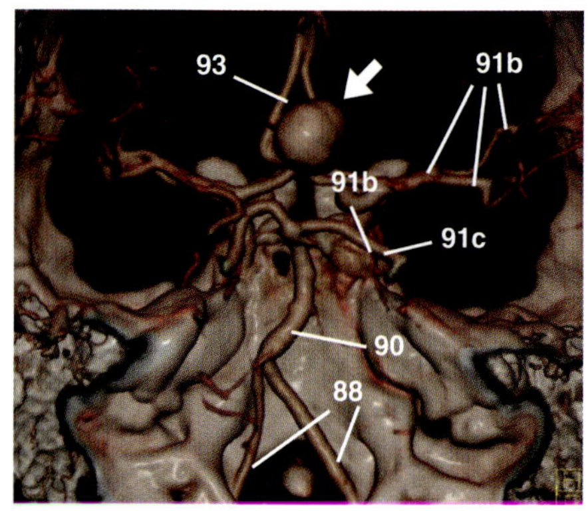

Fig. 178.1d

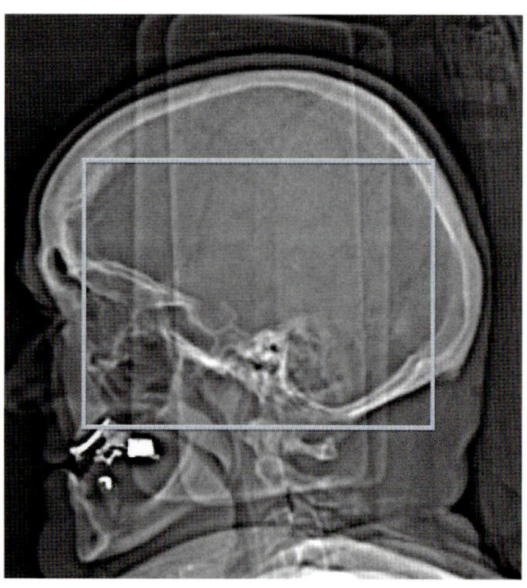

Fig. 178.1a

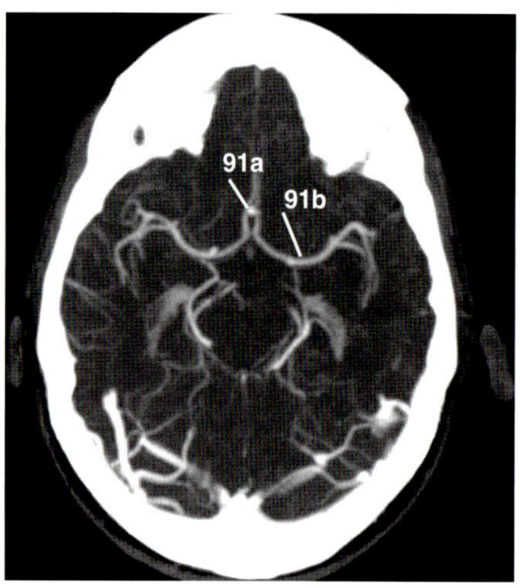

Fig. 178.1b

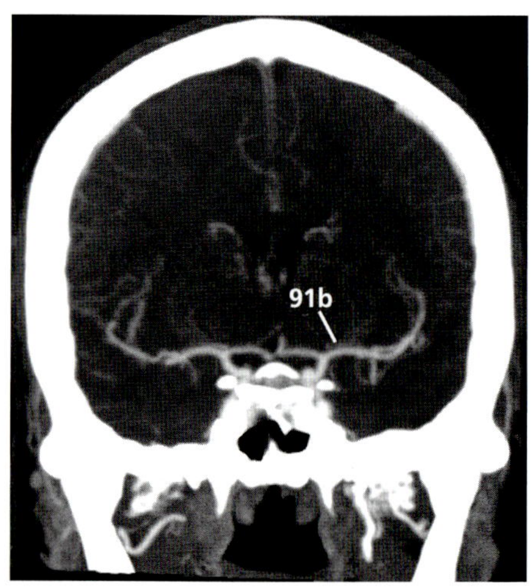

Fig. 178.1c

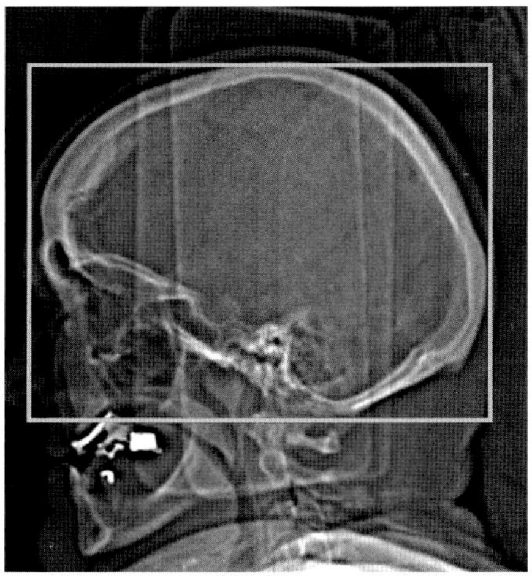

Fig. 179.1a

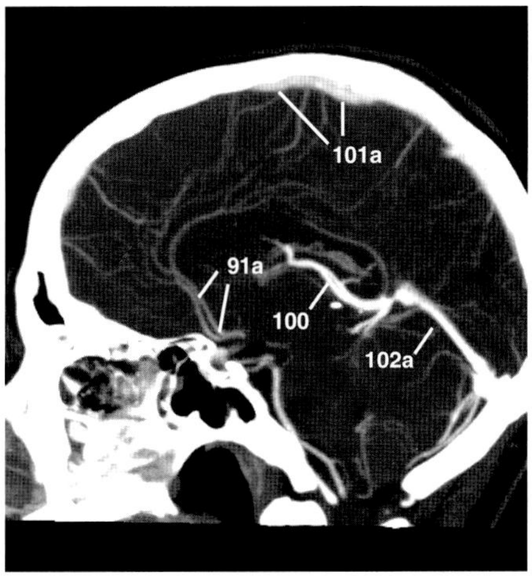

Fig. 179.1b

Seio Venoso

Para visualizar os canais venosos, o campo de visão (FOV, para *field of vision*) precisa ser estendido até a abóbada craniana sagital (**Fig. 179.1a**), e o atraso para o início aumentado em cerca de 100 segundos. Os cortes craniocaudais são recomendados para os dois tipos de ATC (vasos cerebrais arteriais e venosos). O plano sagital (**Fig. 179.1b**) mostra, de preferência, o contraste na veia de Galeno **(100)** e nos canais venosos **(101a, 102a)**.

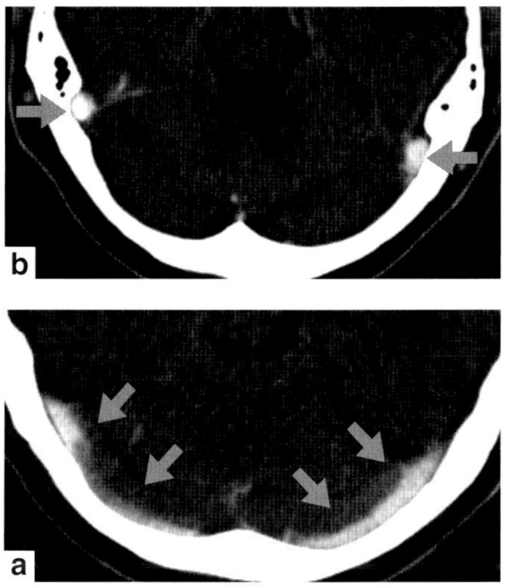

Fig. 179.2

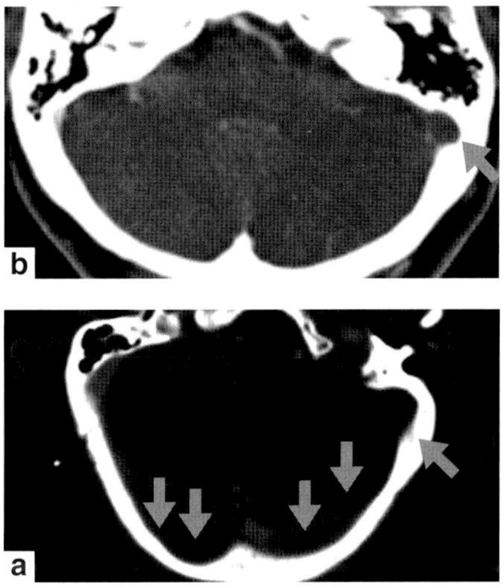

Fig. 179.3

Trombose do Seio Venoso

Em casos de fluxo venoso normal nos seios cerebrais, o examinador encontrará lumens hiperdensos de ambos os seios transversos (↘ ↙ na **Fig. 179.2a**), assim como em ambos os seios sigmoides (→ ← na **Fig. 179.2b**) sem quaisquer falhas de enchimento em imagens com contraste.

Por outro lado, a **Figura 179.3** mostra trombose unilateral do seio sigmoide esquerdo (↖) e trombose bilateral de ambos os seios transversos (↓↓).

As reconstruções em 3D e as MIPs podem levar algum tempo para serem criadas, por causa da calota craniana hiperdensa adjacente, o que precisa ser eliminado primeiro pelo investigador na estação de trabalho, antes que as reconstruções possam ser feitas – e, com frequência, não oferecem informações complementares úteis.

Protocolo *"Triple Rule Out"*

Nas páginas 182-186, o leitor encontrará protocolos especiais para a pesquisa de aneurisma aórtico, estenose de artéria coronária ou calcificações e êmbolos pulmonares. Esse protocolo poderá ser usado para esclarecer todas essas questões usando somente uma varredura espiral.

Tipo de TC Espiral	Modo	Colimação [mm]	EF [mm]	Alim./ Rot. [mm]	*Pitch*	IR [mm]	Tempo Rot. [s]	Voltagem [kV] A	Voltagem [kV] B	Corrente [mAs] A	Corrente [mAs] B	Kernel	Janela larg./ centro [UH]	Direção Recon.
Scaner de 64 fileiras	Espiral	64 × 0,6	0,6	3,8-7,6*	0,2-0,4*	0,3	0,33	120		160**		B 26f	600/200	Oblíqua
Scaner de 128 fileiras	Espiral	128 × 0,6	0,6	6,9-13,8*	0,18-0,4*	0,3	0,30	120		160**		B 26f	600/200	Oblíqua
Scaner de fonte dupla	Fonte dupla – espiral	128 × 0,6	0,6	122,9	3,20	0,3	0,28	120	120	320**	320**	B 26f	600/200	Oblíqua

Descarte triplo: Aorta – Embolia pulmonar – Artérias coronárias.
*Dependendo da frequência cardíaca. **mAs/rotação.

Artérias Carótidas

Critérios importantes para processos estenóticos das artérias carótidas são a determinação exata da gravidade da estenose. Por essa razão, o exame é realizado com cortes finos, por exemplo, 4 × 1 mm ou 16 × 0,75 mm, permitindo a quantificação planimétrica direta da estenose com precisão adequada em cortes axiais individuais. Além disso, as MIPs sagital e coronal (RI de 0,7-1,0 mm com 50% de sobreposição entre os cortes) não mostram nenhuma deformidade de grande porte (veja p. 8).

A melhor reconstrução da artéria carótida com contraste máximo é obtida com contraste mínimo na veia jugular. Portanto, o uso de um programa de acompanhamento de um bolo de MC é altamente recomendável. Se um exame anterior com Doppler sugere um processo vascular na bifurcação, recomendam-se imagens transversais em orientação caudocranial. Para processos próximos à base do crânio uma orientação craniocaudal poderá ser a melhor. Em geral, a VRT se mostra útil para manter a orientação (**Figs. 180.1d** e **180.2b**).

Tipo de TC Espiral	Modo	Colimação [mm]	EF [mm]	Alim./ Rot. [mm]	*Pitch*	IR [mm]	Tempo Rot. [s]	Voltagem [kV] A	Voltagem [kV] B	Corrente [mAs] A	Corrente [mAs] B	Kernel	Janela larg./ centro [UH]	Direção Recon.
Scaner de 6 fileiras	Espiral	6 × 1,0	1,25	9,0	1,50	0,8	0,6	110		70		B 20s	700/80	Coronal
Scaner de 16 fileiras	Espiral	16 × 0,75	1,0	13,8	1,15	0,7	0,5	120		120		B 20f	700/80	Coronal
Scaner de 64 fileiras	Espiral	64 × 0,6	0,6	26,9	1,40	0,4	0,33	120		120		B 26f	700/80	Coronal
Scaner de 128 fileiras	Espiral	128 × 0,6	0,6	46,1	1,20	0,4	0,30	120		120		B 26f	700/80	Coronal
Scaner de fonte dupla	Energia dupla – espiral	128 × 0,6	1,0	26,9	0,70	0,7	0,28	100	140 Sn	104	104	D 26f	700/80	Coronal

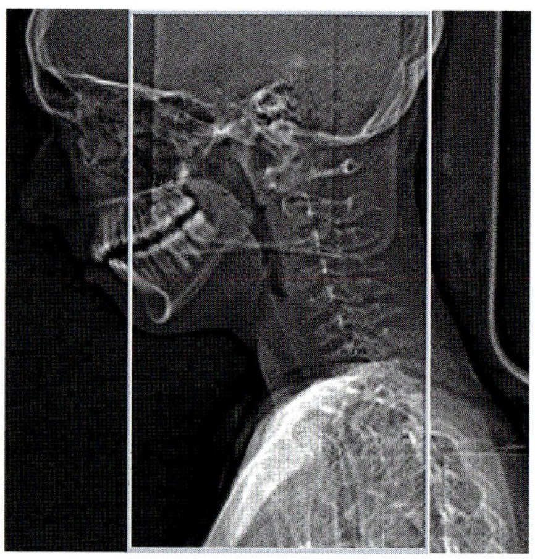

Fig. 180.1a

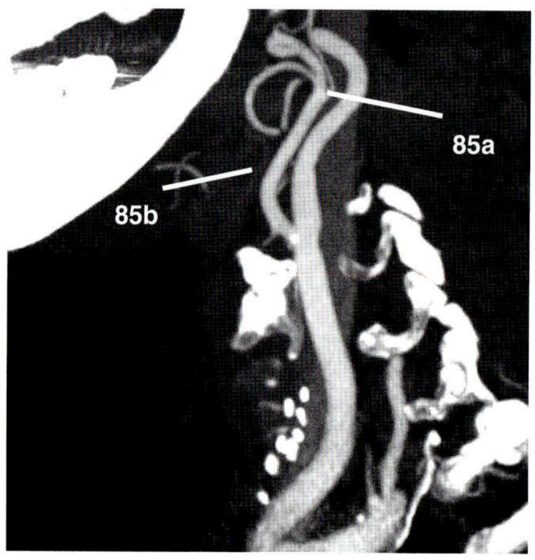

Fig. 180.1b

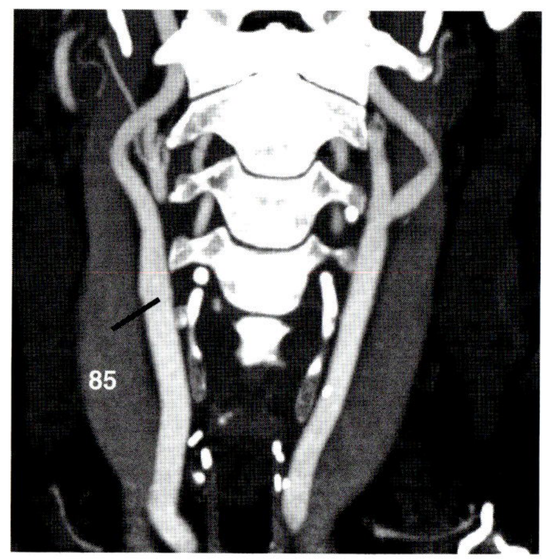

Fig. 180.1c

A **Figura 180.1** mostra o topograma lateral **(a)** para posicionar o FOV, assim como as imagens lateral **(b)** e anterior **(c)** de uma MIP e de uma imagem em VRT **(d)** com achados normais. Pelo contrário, a **Figura 180.2** mostra imagens MIP e VRT sagitais que revelam duas endentações da coluna de contraste vascular no local típico para uma estenose de carótida: a ACI esquerda **(85a)** mostra um segmento curto de um estreitamento luminal grave, logo, distal à bifurcação (↙), após uma estenose bulbar precedente (↗) da ACC **(85)**, na origem da ACE **(85b)**.

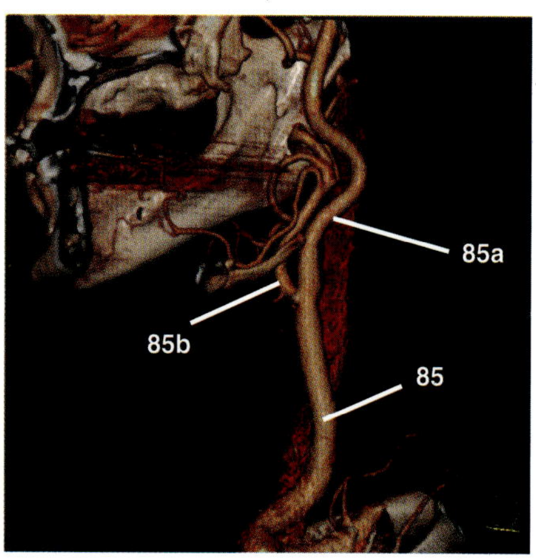

Fig. 180.1d

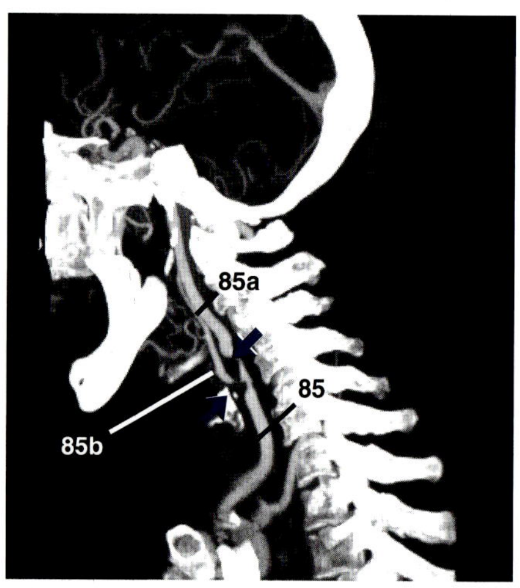

Fig. 180.2a

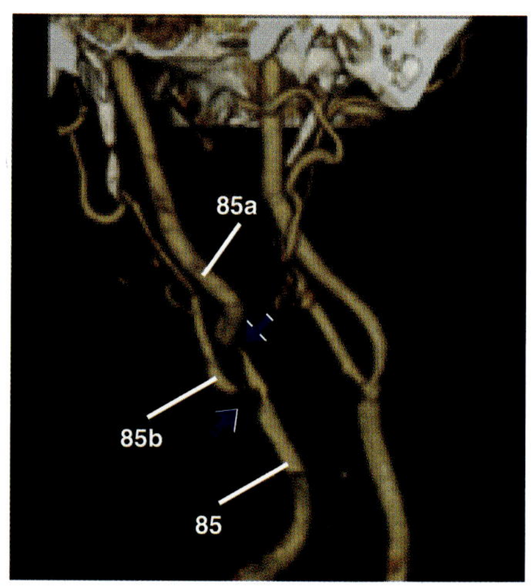

Fig. 180.2b

Aorta

A angiografia por TC da aorta deve, acima de tudo, excluir aneurismas, estenoses do istmo e possível dissecção, os quais, quando presentes, devem ser visualizados em toda a sua extensão. O acompanhamento automático do bolo de contraste (BT: ROI colocado sobre a aorta) é aconselhável, especialmente em pacientes com doença cardíaca que apresentam tempos de circulação pulmonar variável dos meios de contraste. A investigação por imagens na direção caudocranial pode minimizar os artefatos de movimento induzidos pela respiração, que afetam principalmente as regiões próximas ao diafragma, uma vez que as excursões respiratórias involuntárias ocorrem mais provavelmente na parte final do exame. Além disso, essa investigação caudocranial evita o influxo venoso inicial do meio de contraste através das veias subclávia e braquiocefálica e qualquer superposição das artérias supra-aórticas.

Tipo de TC Espiral	Modo	Colimação [mm]	EF [mm]	Alim./ Rot. [mm]	*Pitch*	IR [mm]	Tempo Rot. [s]	Voltagem [kV] A	Voltagem [kV] B	Corrente [mAs] A	Corrente [mAs] B	Kernel	Janela larg./ centro [UH]	Direção Recon.
Scaner de 2 fileiras	Espiral	2 × 2,5	3,0	9,0	1,80	2,0	0,8	130		55		B 31s	700/80	Oblíqua
Scaner de 6 fileiras	Espiral	6 × 2,0	2,50	21,0	1,75	1,5	0,6	110		90		B 31s	700/80	Oblíqua
Scaner de 16 fileiras	Espiral	16 × 1,5	2,0	27,6	1,15	1,5	0,5	120		140		B 20f	700/80	Oblíqua
Scaner de 64 fileiras	Espiral	64 × 0,6	0,75	26,9	1,40	0,5	0,50	120		120		B 26f	700/80	Oblíqua
Scaner de 128 fileiras	Espiral	128 × 0,6	0,75	46,1	1,20	0,5	0,50	120		120		B 26f	700/80	Oblíqua
Scaner de fonte dupla	Energia dupla – espiral	128 × 0,6	1,50	26,9	0,70	1,0	0,33	100	140 Sn	119	92	D 26f	700/80	Oblíqua

Como imagens de reconstrução, MIP e MPR (**Figs. 182.2** e **182.3**) geralmente permitem a quantificação exata da doença vascular como imagens de pesquisa em VRT (**Fig. 182.4**). Este é o caso observado aqui como exemplo de um aneurisma infrarrenal da aorta abdominal: a dilatação aneurismática **(171)** começa imediatamente distal às artérias renais **(110)** e poupa tanto a artéria mesentérica superior **(106)** quanto as artérias ilíacas **(113)**.

Para planejar qualquer cirurgia vascular, é muito importante conhecer qualquer envolvimento de artérias viscerais e periféricas e qualquer possível dissecção associada. Além disso, para aneurismas da aorta torácica descendente, deve-se considerar o nível da origem aórtica da artéria radicular anterior (artéria de Adamkiewicz), que nutre a transição toracoabdominal da medula espinal, deve ser considerado para aneurismas da aorta torácida descendente.

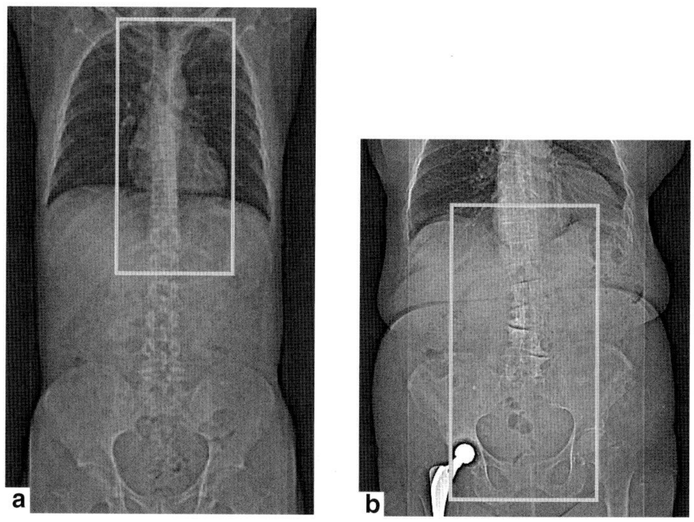

Fig. 182.1

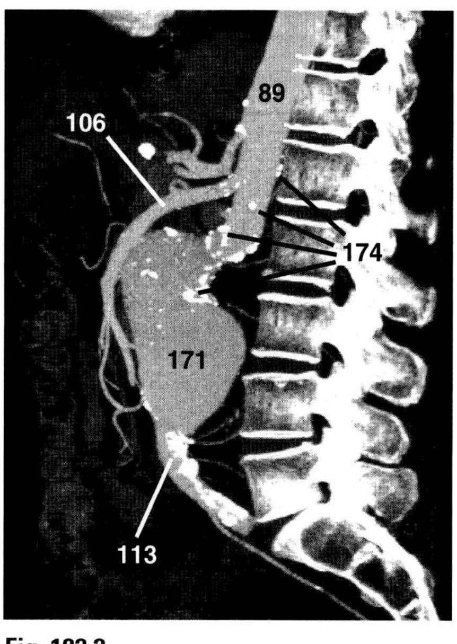

Fig. 182.2

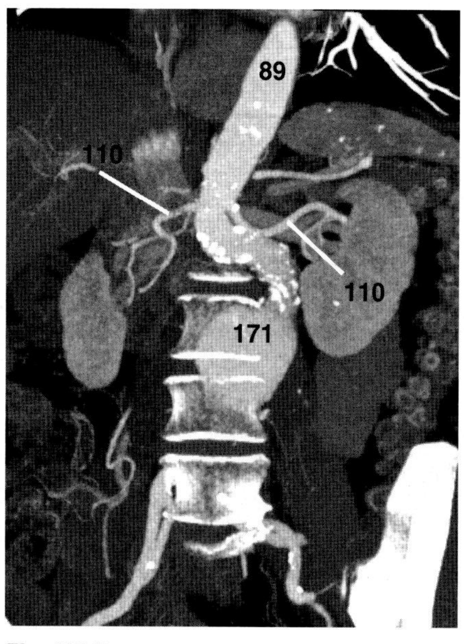

Fig. 182.3

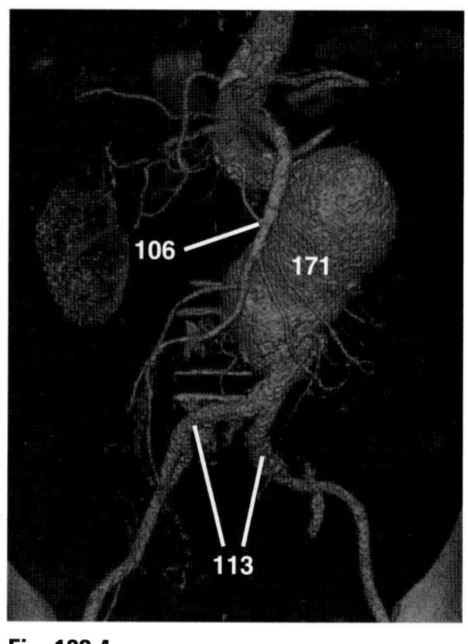

Fig. 182.4

Frequentemente, uma revisão no modo cine das imagens em MPR coronais ou sagitais em outro monitor pode ser útil para a determinação rápida e convincente da extensão de um achado patológico, como mostrado aqui em um caso de trombose em um aneurisma aórtico abdominal. O modo cine das imagens em MPR coronais revela não só um trombo infrarrenal **(173)** na parede lateral esquerda **(Fig. 183.1)**, mas também um segundo trombo mais cranial ao longo da parede lateral direita no nível da origem da artéria renal direita **(110)** **(Fig. 183.1)**, que ainda é perfundida **(Fig. 183.3)**. Os cortes axiais individuais **(Figs. 183.4** e **183.5)** permitem uma quantificação planimétrica da estenose, e a MPR sagital **(Fig. 183.6)** mostra uma separação nítida da origem da artéria mesentérica superior **(106)**.

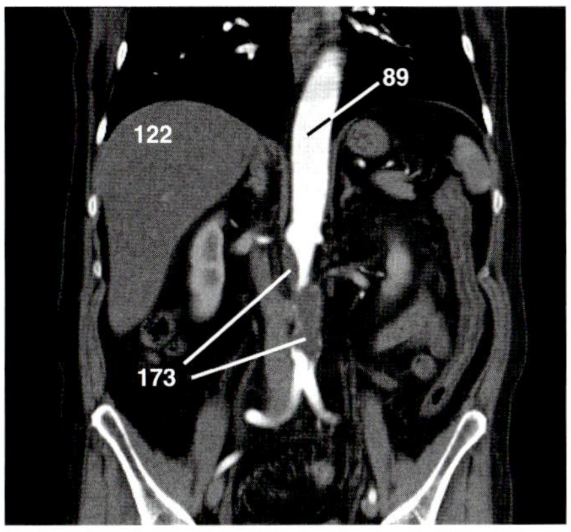

Fig. 183.1

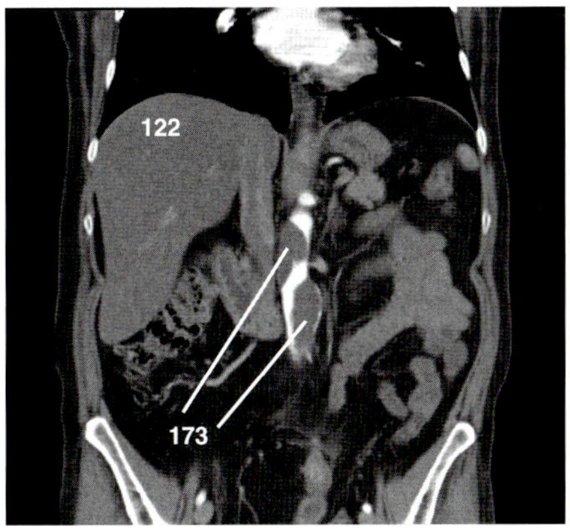

Fig. 183.2

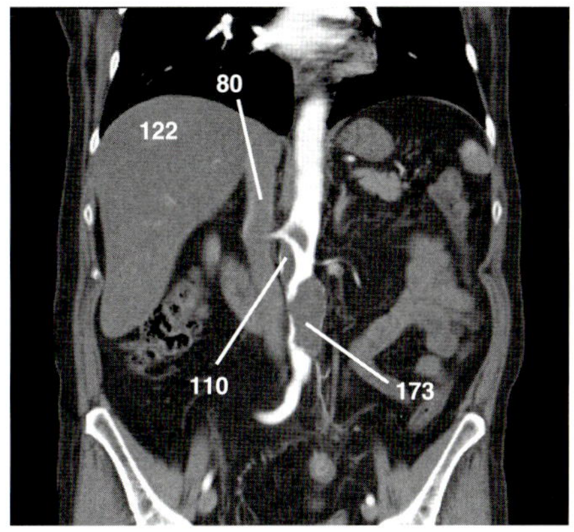

Fig. 183.3

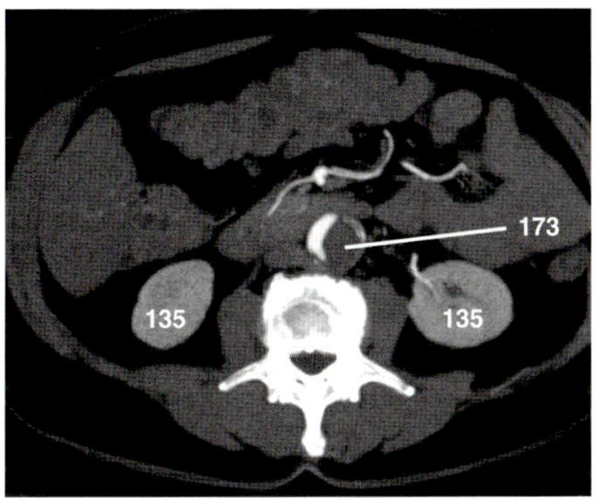

Fig. 183.4

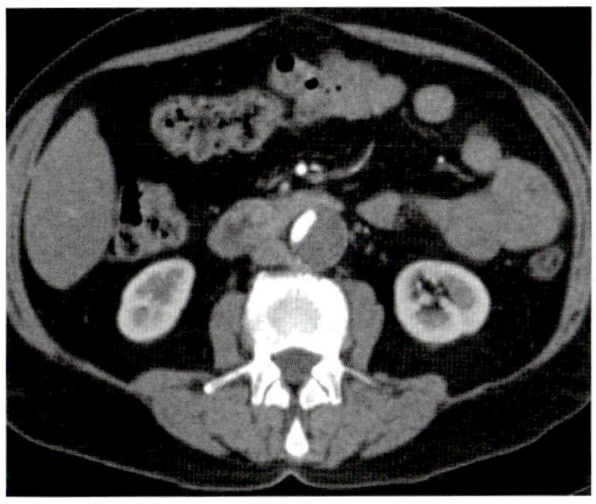
Fig. 183.5

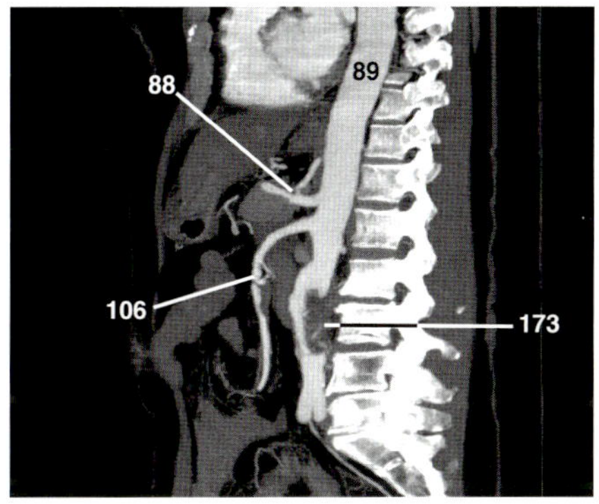

Fig. 183.6

Naturalmente, o benefício da visualização em 3D por meio da VRT também depende do ângulo de visão. Enquanto a visualização por um determinado ângulo **(Fig. 183.7)** pode subestimar a extensão do trombo e facilmente confundi-lo com uma placa de partes moles, a extensão é muito mais bem avaliada se observada de ângulos de visão diferentes **(Figs. 183.8** e **183.9)**. As imagens finais ilustram o efeito de uma eliminação cuidadosa da interferência de estruturas ósseas superpostas. Por causa de sua alta densidade, a coluna lombar domina a imagem inicial **(Fig. 183.8)**, e os achados vasculares são apenas observados totalmente após a subtração dessa estrutura **(Fig. 183.9)**.

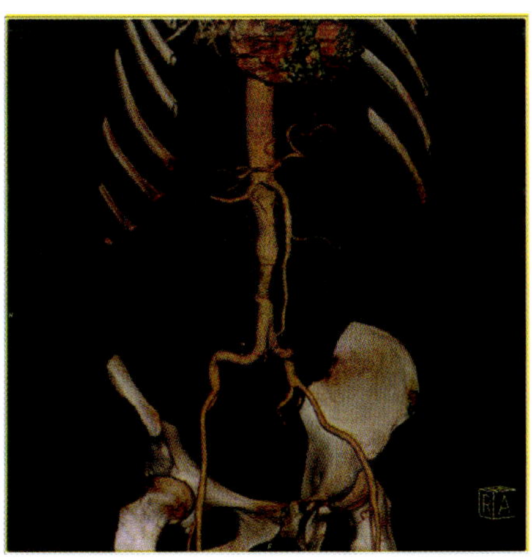
Fig. 183.7

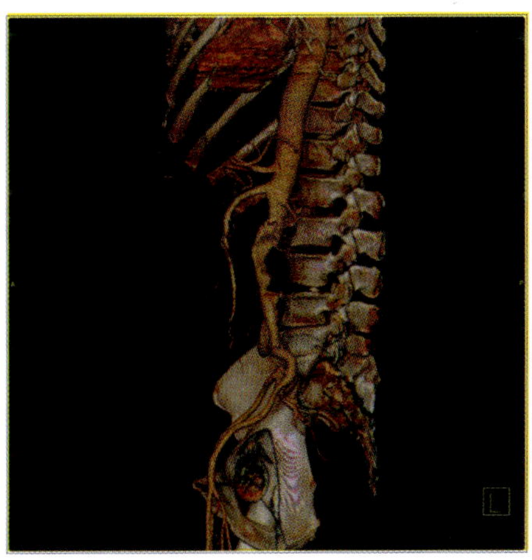
Fig. 183.8

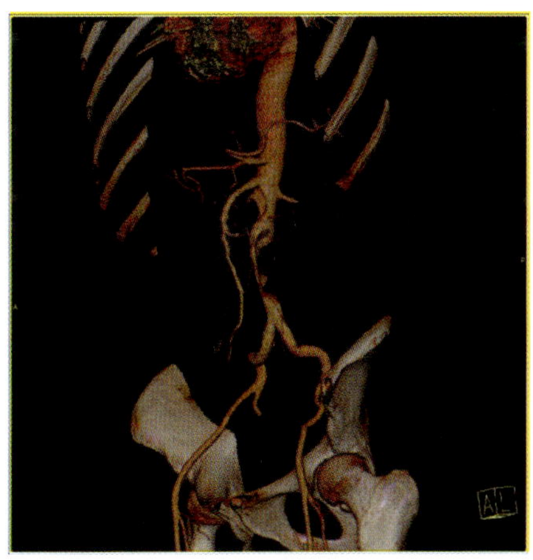
Fig. 183.9

Artérias Coronárias

A visualização das artérias coronárias representa um desafio especial, uma vez que as contrações cardíacas exigem tempos curtos de varredura e ritmo exato. Para uma frequência cardíaca superior a 70 batimentos por minuto, deve-se considerar a administração prévia de um betabloqueador, a menos que contraindicado em virtude de outros achados clínicos. Mesmo os tempos de rotação mais curtos disponíveis (0,38 segundos para uma investigação com 64 detectores à época da publicação deste texto) exigem o "trigger" adicional de um ECG. Para se obter uma qualidade satisfatória de imagem diagnóstica, a largura do FOV deverá ser reduzida para o tamanho do coração, e a aquisição craniocaudal deverá ter início logo acima da bifurcação da traqueia, estendendo-se até o diafragma (**Fig. 184.1**). São obtidas MIPs oblíquas paralelas ao ramo principal da artéria coronária esquerda, assim como projeções especiais do ramo interventricular anterior e da artéria coronária direita e projeções em 3D. A aplicação do meio de contraste deverá ser bifásica com um bolo inicial de 40 mL com fluxo de 4 mL/s e, após pausa de 10 segundos, um segundo bolo de 80 mL com fluxo de 2 mL/s. Deve-se realizar o acompanhamento do bolo com ROI sobre a aorta ascendente.

Tipo de TC Espiral	Modo	Colimação [mm]	EF [mm]	Alim./ Rot. [mm]	*Pitch*	IR [mm]	Tempo Rot. [s]	Voltagem [kV] A	Voltagem [kV] B	Corrente [mAs] A	Corrente [mAs] B	Kernel	Janela larg./ centro [UH]	Direção Recon.
Scaner de 6 fileiras	Espiral	6 × 1,0	1,25	2,4	0,40	0,6	0,60	130		280		B 31s	600/200	Oblíqua
Scaner de 16 fileiras	Espiral	16 × 0,75	1,0	3,0	0,25	0,5	0,375	120		620		B 30f	600/200	Oblíqua
Scaner de 64 fileiras	Espiral	64 × 0,6	0,6	3,8-7,6*	0,2-0,4*	0,3	0,33	120		160**		B 26f	600/200	Oblíqua
Scaner de 128 fileiras	Espiral	128 × 0,6	0,6	6,9-13,8*	0,18-0,4*	0,3	0,30	120		160**		B 26f	600/200	Oblíqua
Scaner de fonte dupla	Fonte dupla – espiral	128 × 0,6	0,6	130,6	3,40	0,3	0,28	120	120	320**	320**	B 26f	600/200	Oblíqua

*Dependendo da frequência cardíaca. **mAs / rotação.

As imagens a seguir comparam uma TC (**Fig. 184.2a**) da artéria coronária esquerda (**77a**), incluindo o ramo circunflexo (**77c**) e a artéria interventricular direita (**77b**) com a angiografia coronária realizada como padrão ouro (**Fig. 184.2b**). A **Figura 184.3a, b** mostram a mesma comparação para a artéria coronária direita (**77d**).

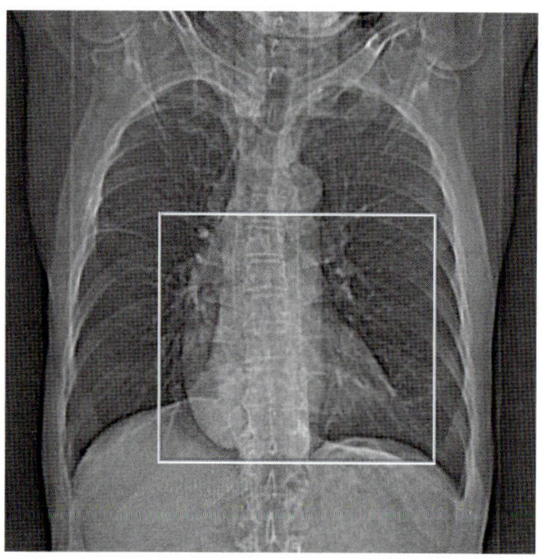

Fig. 184.1

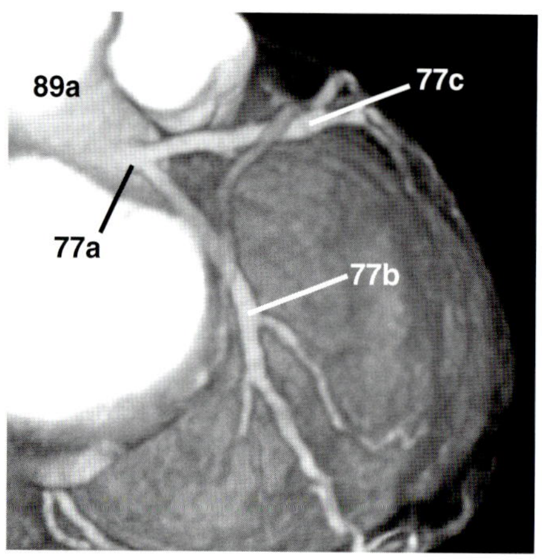

Fig. 184.2a

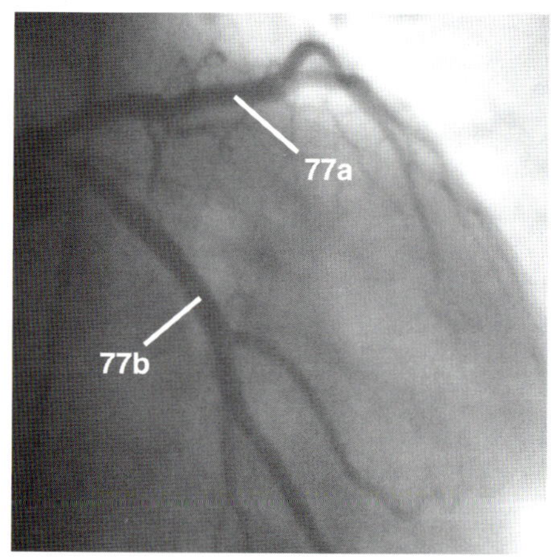

Fig. 184.2b

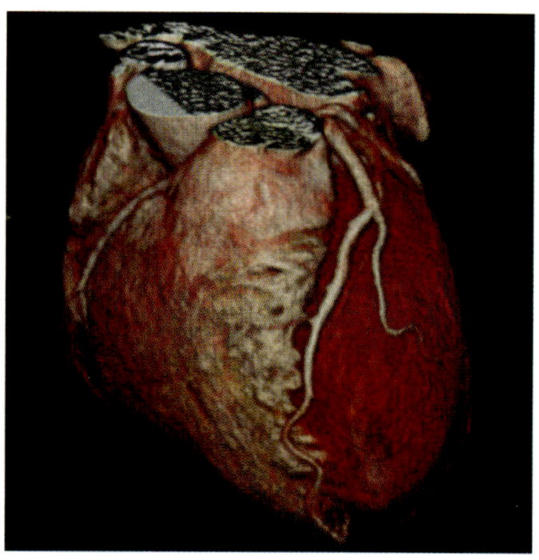

Fig. 184.4

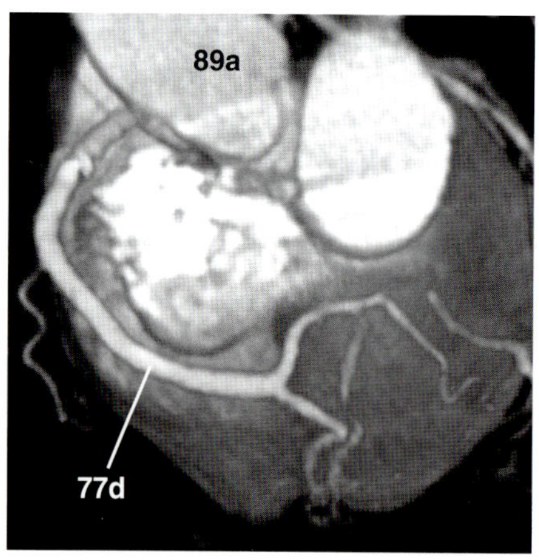

Fig. 184.3a

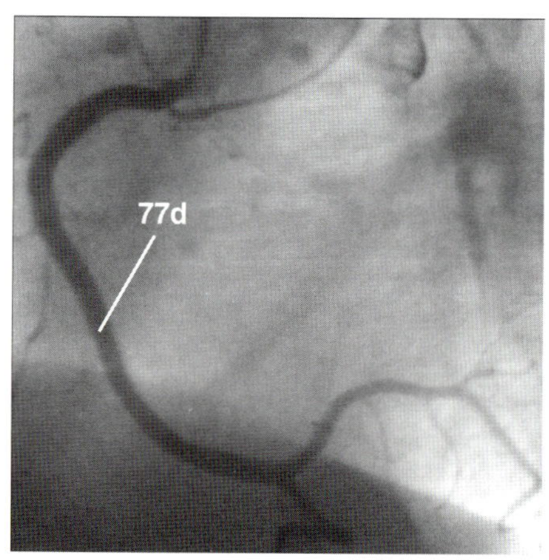

Fig. 184.3b

Triagem de Calcificações da Artéria Coronária

Em comparação com a investigação por imagens angiográficas das artérias coronárias, ilustradas nas páginas anteriores, um corte ligeiramente mais espesso pode ser selecionado na triagem dessas artérias quanto à presença de calcificações. A administração do meio de contraste não é necessária, e as imagens sem contraste são obtidas em direção craniocaudal.

Tipo de TC Espiral	Modo	Colimação [mm]	EF [mm]	Alim./ Rot. [mm]	*Pitch*	IR [mm]	Tempo Rot. [s]	Voltagem [kV] A	Voltagem [kV] B	Corrente [mAs] A	Corrente [mAs] B	Kernel	Janela larg./ centro [UH]	Direção Recon.
Scaner de 6 fileiras	Espiral	6 × 2,0	3,0	4,8	0,40	1,5	0,60	130		75		B 35s	600/200	Axial
Scaner de 16 fileiras	Espiral	16 × 1,5	3,0	6,0	0,25	1,5	0,375	120		170		B 35f	600/200	Axial
Scaner de 64 fileiras	Espiral	64 × 0,6	3,0	3,8-7,6*	0,2-0,4*	1,5	0,33	120		40**		B 35f	600/200	Axial
Scaner de 128 fileiras	Espiral	128 × 0,6	3,0	6,9-13,8*	0,18-0,4*	1,5	0,30	120		40**		B 35f	600/200	Axial
Scaner de fonte dupla	Fonte dupla – espiral	128 × 0,6	3,0	130,6	3,40	1,5	0,28	120	120	80**	80**	B 35f	600/200	Axial

*Dependendo da frequência cardíaca. ** mAs / rotação.

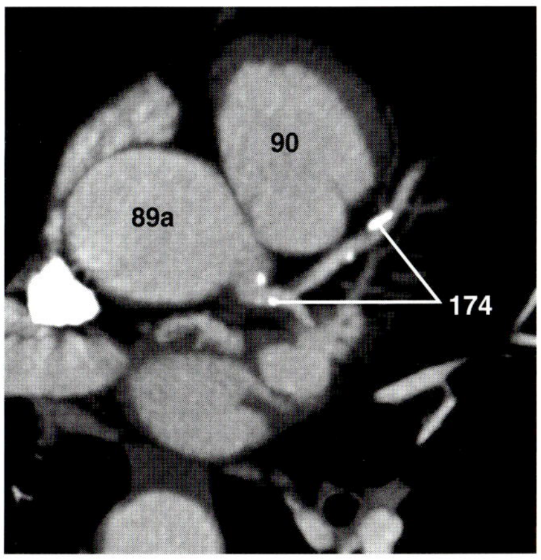

Fig. 185.1

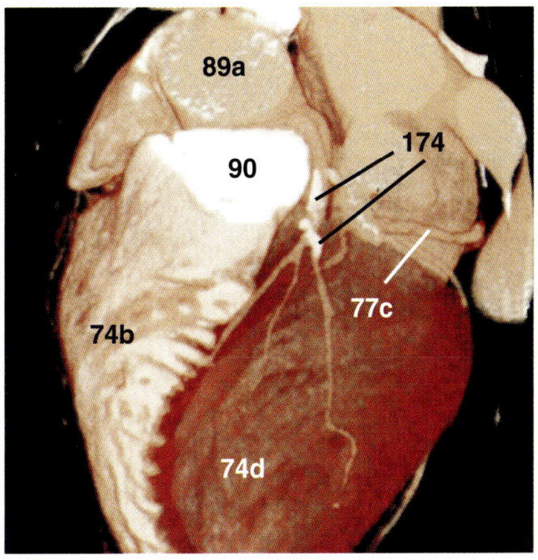

Fig. 185.2

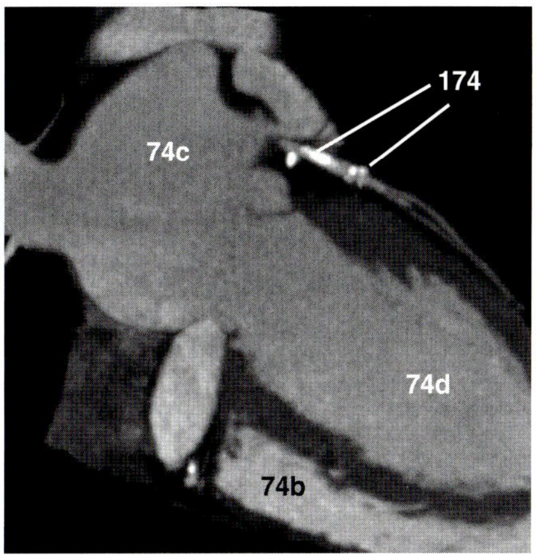

Fig. 185.3

A quantificação das calcificações coronarianas **(174)** é mais bem realizada em uma estação de trabalho dedicada e separada, mas também pode ser feita em uma estação de trabalho normal após o processamento **(Figs. 185.1-185.3)**. Nesse caso, porém, as imagens sem realce por contraste são usadas para se obter, por exemplo, o escore de Agatston [43, 44], que se relaciona com o risco de doença de artérias coronárias.

Escore de Agatston		Relevância clínica	Terapia recomendada
0	(negativo, sem identificação de placas calcificadas)	Valor prognóstico negativo para doença de artéria coronária 90-95%	Nenhuma
1-10	(mínima placa calcificada identificável)	Pouca probabilidade da estenose	Diretrizes gerais de prevenção
11-100	(placa calcificada definida, no mínimo leve)	Possível doença da artéria coronária	Avaliação complementar recomendada
101-400	(placa calcificada definida, no mínimo moderada)	Doença de artéria coronária com possibilidade de estenose	Instituir modificação de fator de risco e terapia cardíaca específica
> 400	(placa calcificada extensa)	Alta probabilidade de doença da artéria coronária com possibilidade de estenose	Recomenda-se realizar ECG de esforço – dependendo do resultado, seguido de angiografia coronariana

Sugestões e recomendações úteis para conduzir a triagem de calcificações da artéria coronária podem ser encontradas nos artigos originais a seguir:

[43] Kopp AF, Ohnesorge B, Becker C et al: Reproducibility and accuracy of coronary calcium measurements with multi-detector row versus electron-beam-CT. Radiology (2002) 225:113-119

[44] Rumberer JA, Brundage BH, Rader DJ et al: Electron beam CT coronary calcium scanning. Review and guidelines for use in asymptomatic persons. Mayo Clin Proceed (1999) 74:243-252

[45] Janowitz WR, Agatston AS, Viamonte M: Comparison of serial quantitative evaluation of calcified coronary artery plaque by ultra-fast computed tomography in persons with and without obstructive coronary artery disease. Am J Cardiol (1991) 68:1-6

[46] Haberl R, Becker A, Leber A et al: Correlation of coronary calcification and angiographically documented stenoses in patients with suspected CAD: results of 1764 patients. J Am Col Cardiol (2001) 37:451-457

Vasculatura Pulmonar (Êmbolos Pulmonares)

O campo de visão (FOV) e o volume a serem investigados são marcados no topograma **(Fig. 186.1)**, iniciando-se logo acima do arco aórtico, para visualizar principalmente os vasos hilares centrais e o coração com o átrio direito (uma possível fonte de êmbolos). As regiões lateral e apical do pulmão são dispensáveis. O tempo total de aquisição não deverá exceder 15 segundos para completar o exame durante uma única apneia sem artefatos. As imagens são mais bem obtidas de caudal para cranial para que se tenham as áreas sensíveis ao movimento próximas ao diafragma já investigadas completamente durante a fase final e minimizar os artefatos causados pelo influxo venoso do meio de contraste através das veias braquicefálicas e veia cava superior. Recomenda-se o tempo exato com o acompanhamento do bolo (BT, ROI sobre o trato de saída do fluxo pulmonar). Os cortes reconstruídos não deverão ter menos de 3 mm de largura. Para as MIPs, os cortes deverão ficar em torno de 1 mm para evitar que pequenos êmbolos pulmonares mais sutis passem despercebidos.

Tipo de TC Espiral	Modo	Colimação [mm]	EF [mm]	Alim./Rot. [mm]	*Pitch*	IR [mm]	Tempo Rot. [s]	Voltagem [kV] A	Voltagem [kV] B	Corrente [mAs] A	Corrente [mAs] B	Kernel	Janela larg./centro [UH]	Direção Recon.
Scaner de 6 fileiras	Espiral	6 × 1,0	1,25	9,0	1,50	0,8		110		80		B 20s	700/80	Oblíqua
Scaner de 16 fileiras	Espiral	16 × 0,75	1,0	9,6	0,80	0,7	0,6	100		140		B 20f	700/80	Oblíqua
Scaner de 64 fileiras	Espiral	64 × 0,6	1,00	26,9	1,40	0,5	0,42	100		140		B 30f	700/80	Oblíqua
Scaner de 128 fileiras	Espiral	128 × 0,6	1,00	46,1	1,20	0,5	0,33	100		150		B 30f	700/80	Oblíqua
Scaner de fonte dupla	Espiral	128 × 0,6	1,00	80,6	2,10	0,5	0,30	100		170		B 30f	700/80	Oblíqua
Scaner de fonte dupla	Energia dupla – espiral	64 × 0,6	2,00	10,6	0,55	1,4	0,28	100	140 Sn	89	76	D 30f	700/80	Oblíqua

A luz dos vasos contrasta satisfatoriamente bem com o tecido pulmonar **(Figs. 186.2-186.5)**, e estes estendem-se até a periferia. Os êmbolos pulmonares agudos **(Figs. 186.6** e **186.7)** causam falhas de enchimento intravasculares representando trombos **(173)** localizados, neste caso, na artéria pulmonar direita **(90a)**.

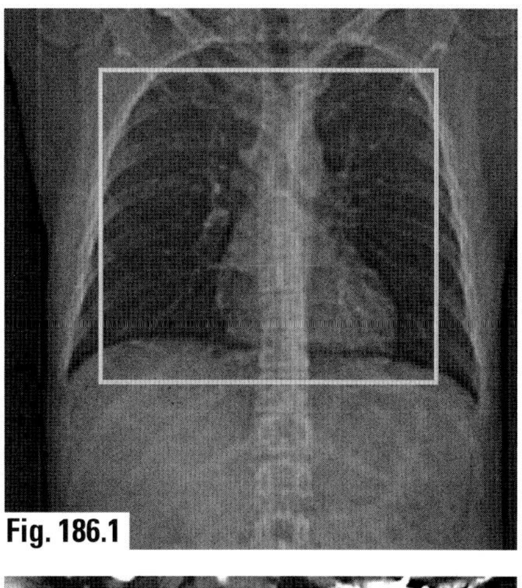

Fig. 186.1

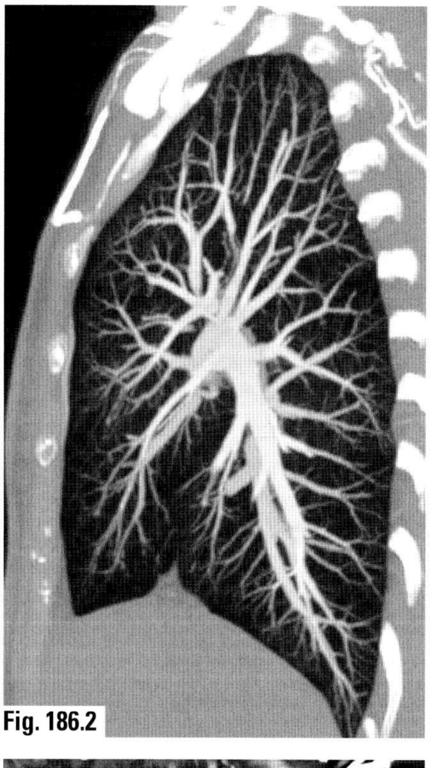

Fig. 186.2

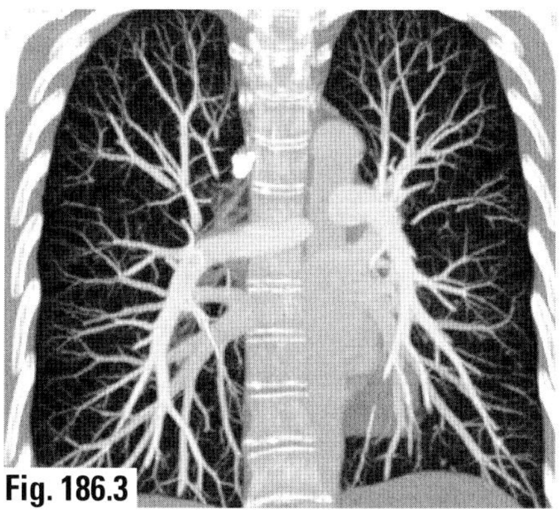

Fig. 186.3

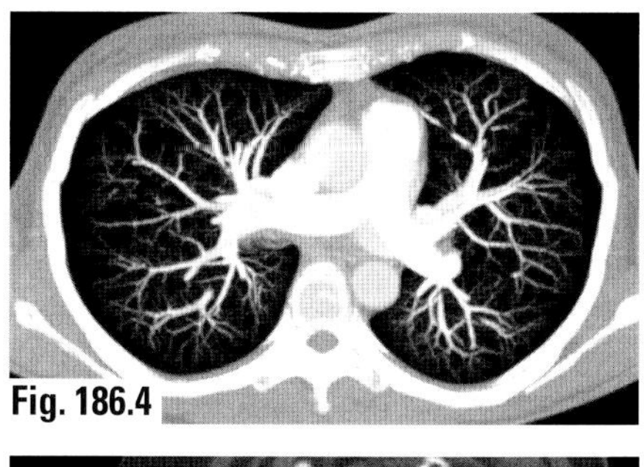

Fig. 186.4

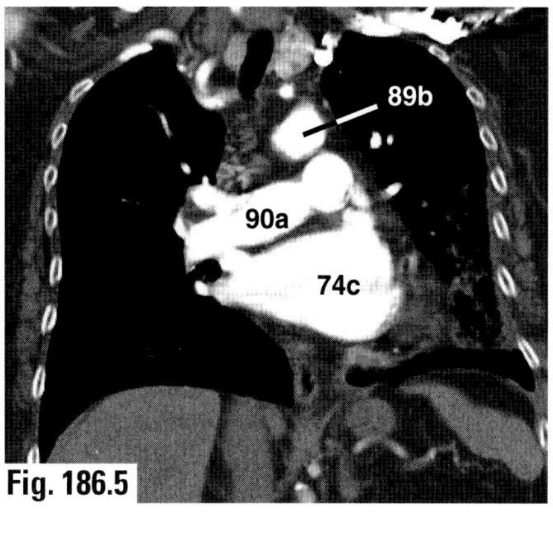

Fig. 186.5

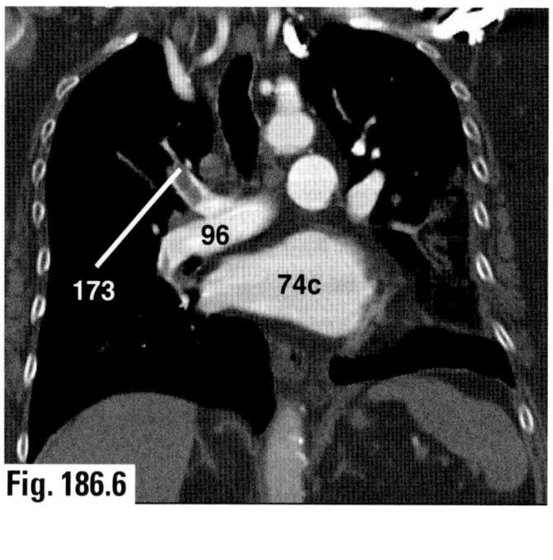

Fig. 186.6

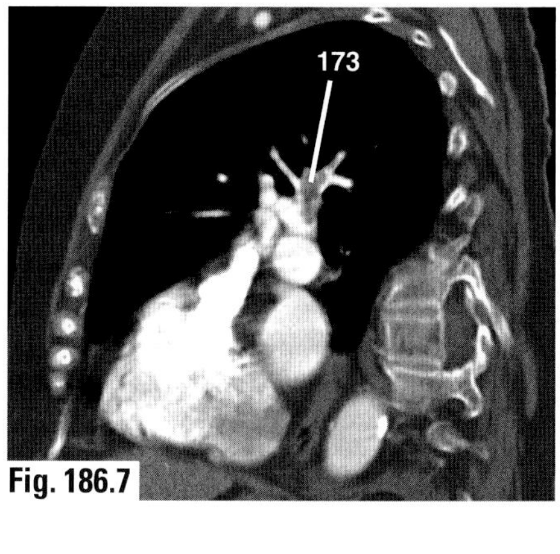

Fig. 186.7

Vasos Abdominais

A maioria dos processos vasculares patológicos está localizada próxima ao centro, na origem dos ramos vasculares principais, permitindo que o campo de visão (FOV) fique confinado aos 2/3 centrais do espaço abdominal no topograma **(Fig. 187.1)**. As origens dos vasos que se originam da aorta abdominal são visualizadas em cortes axiais e nas imagens em MIP e MPR. Se houver necessidade de aquisição de um volume maior no eixo-z, uma TC de quatro fatias precisará de colimação de 4 × 2,5 mm para se obter um tempo de aquisição aceitável durante uma apneia. Por outro lado, uma estenose suspeita da artéria renal exige redução do volume de aquisição para a região renal. Para se obter uma visualização adequada de possíveis estenoses em artérias renais finas, o exame deverá ser feito com cortes finos de, por exemplo, 6 × 1 mm e com IR de apenas 0,6 mm.

Uma vez que os tempos individuais de circulação variam com frequência, não se recomenda um retardo fixo da injeção do meio de contraste, e a sugestão é, em vez disso, o uso de um bolo de teste ou acompanhamento de bolo. A região de interesse (ROI) para registro do aumento na densidade (chegada do meio de contraste = início da medição) é mais bem posicionada sobre a luz da aorta descendente (p. 176).

Tipo de TC Espiral	Modo	Colimação [mm]	EF [mm]	Alim./ Rot. [mm]	*Pitch*	IR [mm]	Tempo Rot. [s]	Voltagem [kV] A	Voltagem [kV] B	Corrente [mAs] A	Corrente [mAs] B	Kernel	Janela larg./ centro [UH]	Direção Recon.
Scaner de 6 fileiras	Espiral	6 × 1,0	1,25	9,0	1,50	0,8		110		90		B 20s	700/80	Coronal
Scaner de 16 fileiras	Espiral	16 × 0,75	1,0	13,8	1,15	0,7	0,6	120		140		B 20f	700/80	Coronal
Scaner de 64 fileiras	Espiral	64 × 0,6	0,75	26,9	1,40	0,5	0,5	120		120		B 26f	700/80	Coronal
Scaner de 128 fileiras	Espiral	128 × 0,6	0,75	46,1	1,20	0,5	0,5	120		120		B 26f	700/80	Coronal
Scaner de fonte dupla	Espiral	128 × 0,6	0,75	46,1	1,20	0,5	0,5	120		120		B 26f	700/80	Coronal
Scaner de fonte dupla	Energia dupla – espiral	128 × 0,6	1,50	26,9	0,7	1,0	0,5	100	140 Sn	119	92	D 26f	700/80	Coronal

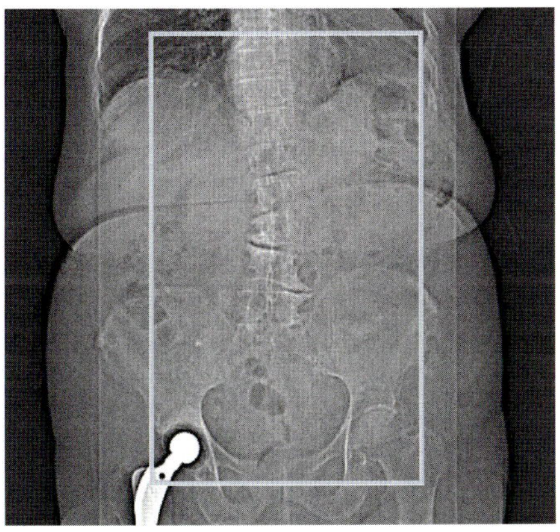

Fig. 187.1

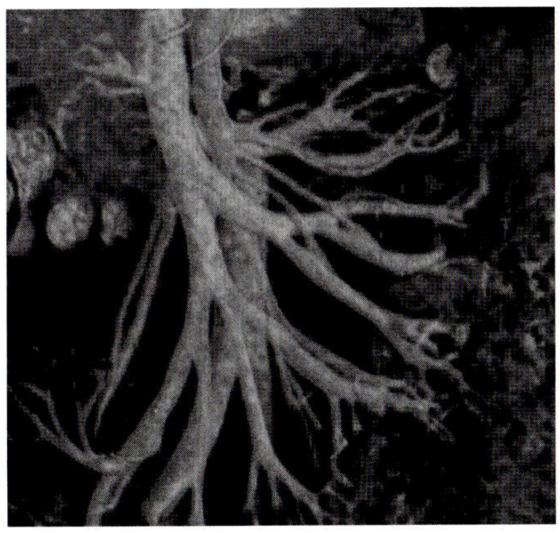

Fig. 187.2

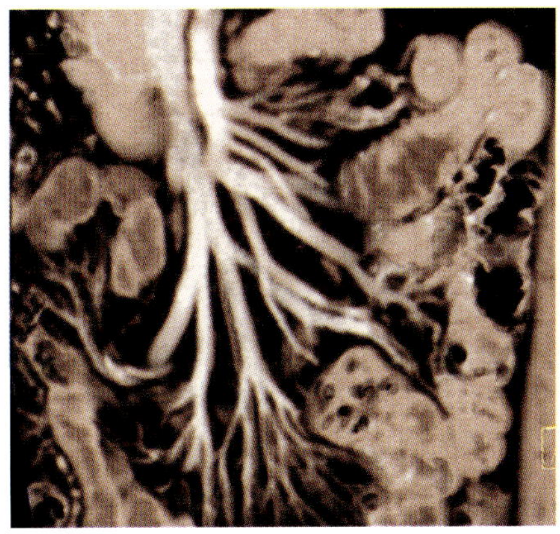

Fig. 187.3

O campo de visão (FOV) é colocado sobre o espaço abdominal central **(Fig. 187.1)**. Normalmente, os ramos viscerais da aorta abdominal mostram bom contraste luminal, sem falhas de enchimento, incluindo os ramos dos vasos mesentéricos, como mostram as **Figuras 187.2** e **187.3**. Em caso de oclusão da artéria mesentérica superior **(106)**, a luz vascular interrompida (←) e os vasos colaterais (⬈) são facilmente reconhecidos nas imagens em VRT e MIP **(Figs. 187.4-187.6)**.

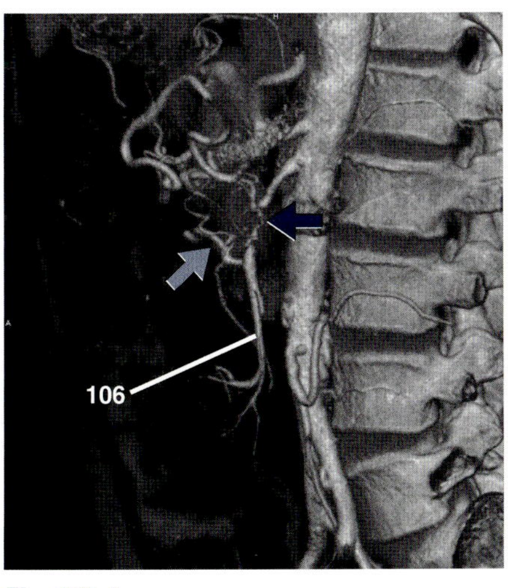

Fig. 187.4

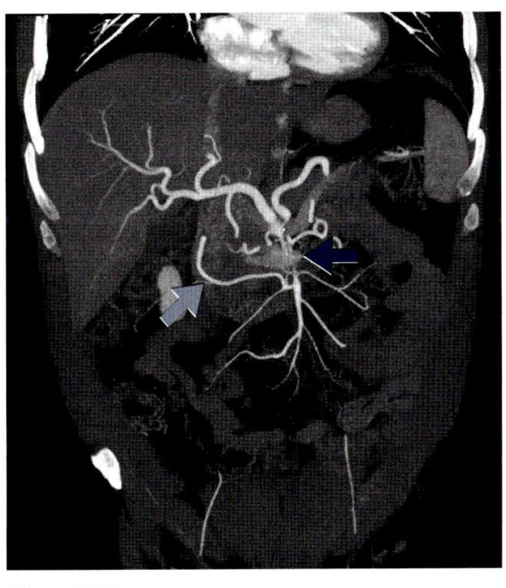

Fig. 187.5

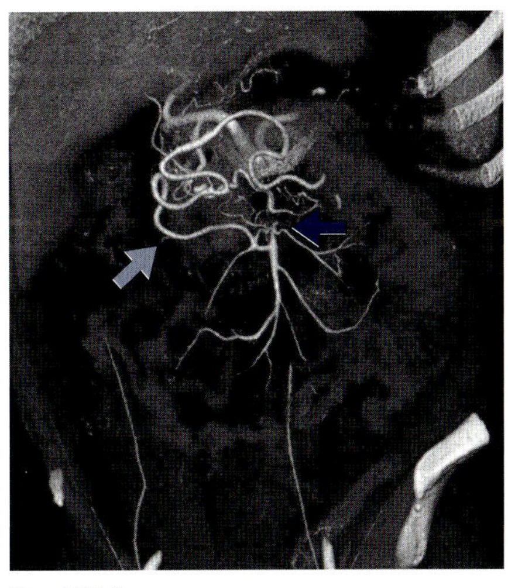

Fig. 187.6

Vasos Iliofemorais

Para realizar a angiografia por TC desses vasos, o paciente é colocado na mesa entrando no *gantry* pelos pés. A extensão da região corporal relevante ao longo do eixo z é fundamental (**Fig. 188.2**) e, portanto, geralmente se escolhe uma colimação ampla de 4 × 2,5 mm ou de 16 × 1,5 mm (em vez de 4 × 1 mm ou 16 × 0,75 mm), o que permitirá alimentação mais rápida da mesa. As reconstruções superpostas estreitas deverão assegurar a qualidade das imagens finais.

O ritmo da injeção do meio de contraste pode provocar problemas, especialmente com as estenoses unilaterais de alto grau, por causa do fluxo lento (veja a seguir) nos vasos periféricos do lado afetado. Se for usado o recurso de acompanhamento de bolo (BT), a região de interesse (ROI) será posicionada sobre a aorta torácica descendente ou aorta abdominal para registrar o aumento na densidade induzida pelo meio de contraste (p. 176). Na maioria dos casos, imagens VRT já permitem uma boa revisão a partir da bifurcação da aorta até o tornozelo (**Fig. 188.1**).

Tipo de TC Espiral	Modo	Colimação [mm]	EF [mm]	Alim./ Rot. [mm]	*Pitch*	IR [mm]	Tempo Rot. [s]	Voltagem [kV] A	Voltagem [kV] B	Corrente [mAs] A	Corrente [mAs] B	Kernel	Janela larg./ centro [UH]	Direção Recon.
Scaner de 6 fileiras	Espiral	6 × 2,0	2,50	21,6	1,80	1,5		110		90		B 31s	700/80	Coronal
Scaner de 16 fileiras	Espiral	16 × 1,5	2,0	22,8	0,95	1,5	0,6	120		140		B 20f	700/80	Coronal
Scaner de 64 fileiras	Espiral	64 × 0,6	1,0	16,3	0,85	0,7	0,5	120		120		B 26f	700/80	Coronal
Scaner de 128 fileiras	Espiral	128 × 0,6	1,0	23,0	0,60	0,7	0,33	120		120		B 26f	700/80	Coronal
Scaner de fonte dupla	Espiral	128 × 0,6	1,0	23,0	0,60	0,7	0,50	120		120		B 26f	700/80	Coronal
Scaner de fonte dupla	Energia dupla – espiral	64 × 0,6	1,50	13,4	0,7	1,0	0,50	80	140 Sn	195	116	D 30f	700/80	Coronal

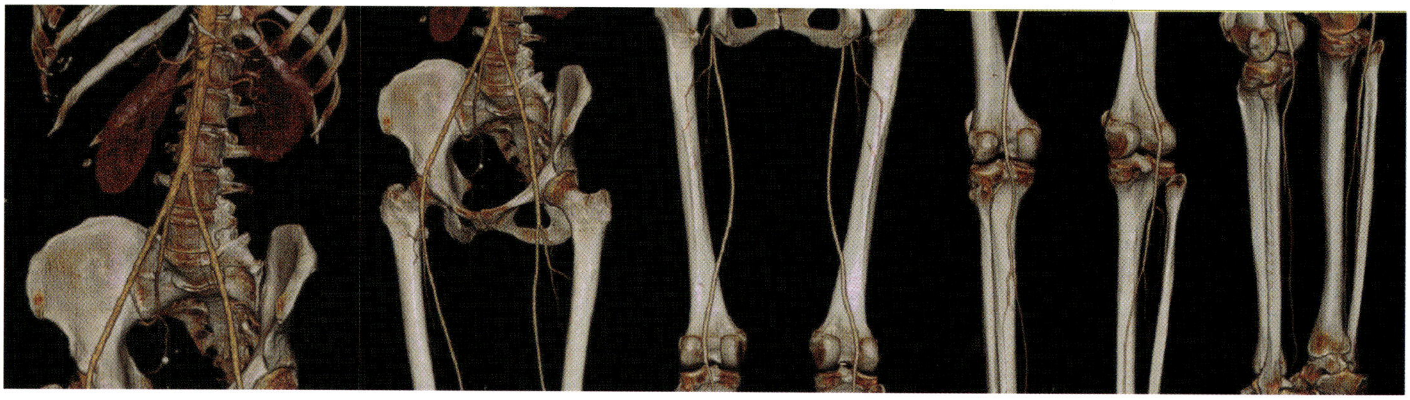

Fig. 188.1

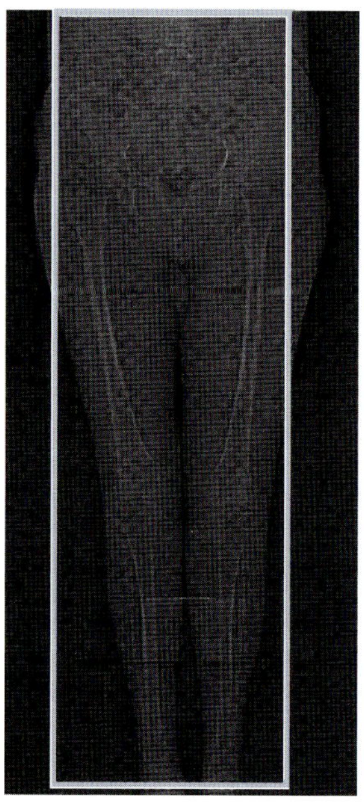

Fig. 188.2

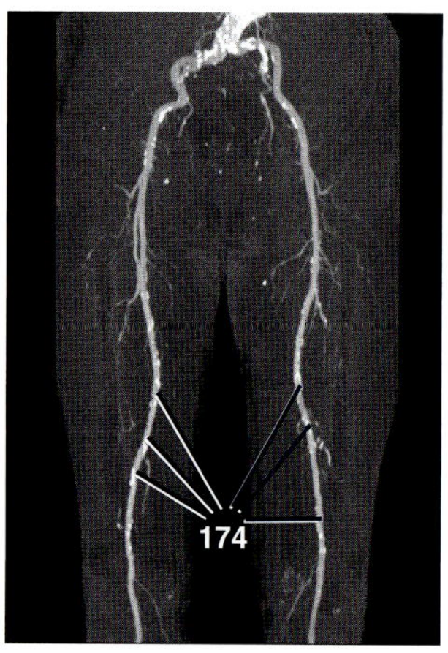

Fig. 188.3

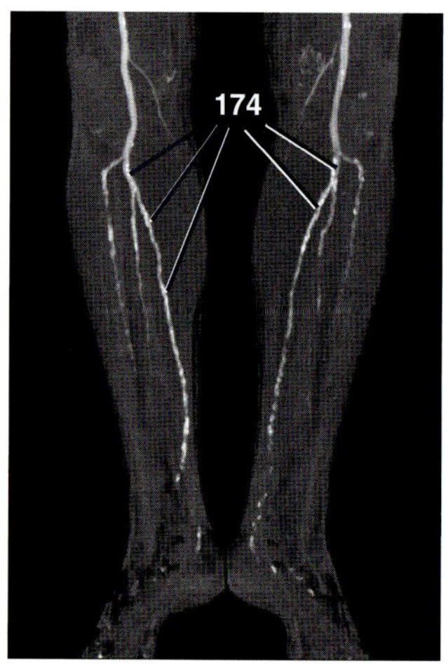

Fig. 188.4a

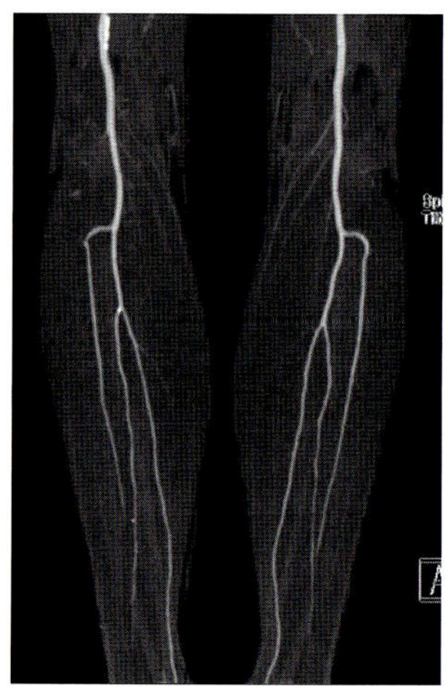

Fig. 188.4b

Em casos de doença oclusiva arterial periférica, tanto as placas ateroescleróticas (**174**) quanto o estreitamento luminal com fluxo prejudicado distalmente (**Fig. 188.4a**) são facilmente reconhecidos em comparação com um fluxo pós-estenótico normal nos vasos tibiofibulares (**Fig. 188.4b**). Na doença oclusiva arterial periférica de alto grau avaliada com uma alimentação da mesa > 3 cm/s, o fluxo pode estar tão retardado, que a aquisição craniocaudal deixa o bolo para trás.

Prótese Vascular

A angiografia por TC também é adequada para acompanhar *stents* implantados ou próteses vasculares **(182)** que interfiram com a avaliação de calcificações murais causadas por sombra acústica **(Figs. 189.1-189.3)** em imagens por ultrassonografia dúplex colorida.

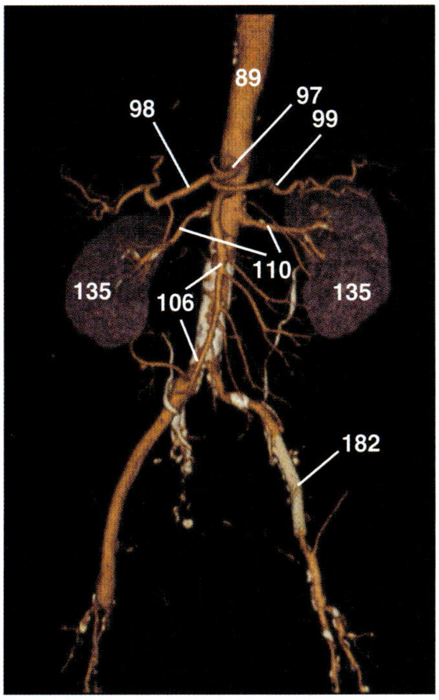

Fig. 189.1

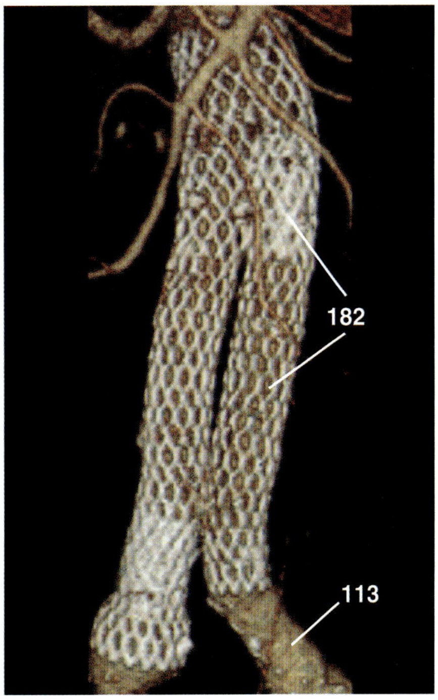

Fig. 189.2

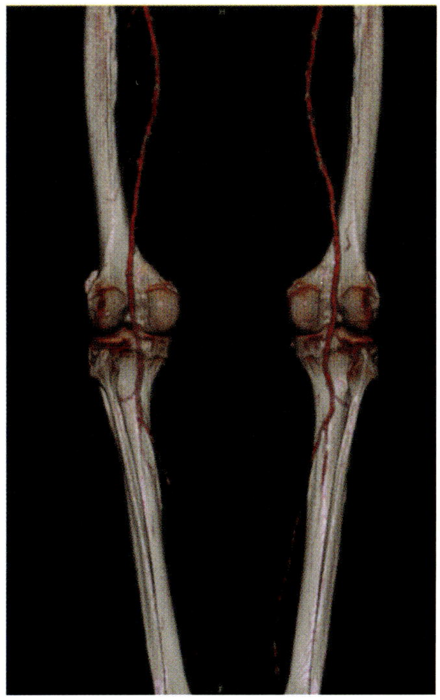

Fig. 189.3

Panorama

A angiografia por TC sofre alterações técnicas rápidas e espera-se que esse progresso aumente em virtude da maior capacidade dos *chips* e do aumento da potência dos computadores. Estima-se que estações de trabalho separadas e operadas com *software* fácil de usar, além de programas parcialmente automatizados, acelerem as reconstruções por meio da técnica de interpretação de volume (VRT). A geração de imagens da aorta descendente **(Fig. 189.4)** ou dos grandes vasos torácicos **(Fig. 189.5)** com VRT e MIP, como ilustrado aqui, será cada vez mais simplificada. Isso representa um desafio para que o usuário fique a par dos desenvolvimentos técnicos e mantenha os protocolos departamentais das várias aplicações da angiografia por tomografia computadorizada devidamente atualizados.

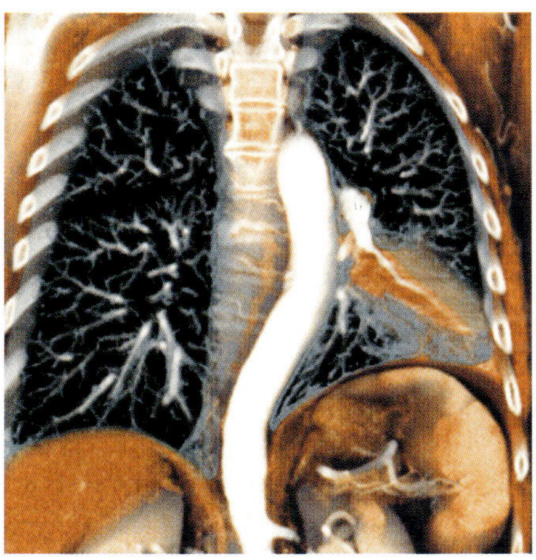

Fig. 189.4

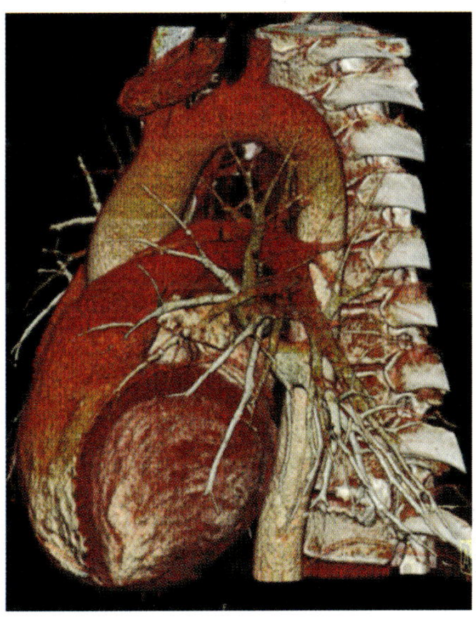

Fig. 189.5a

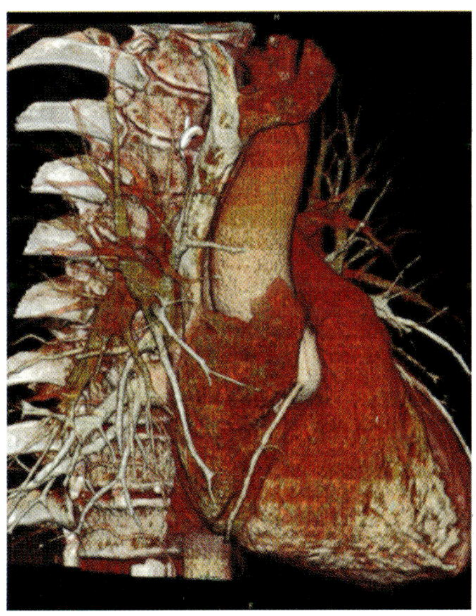

Fig. 189.5b

Testes 47 a 49:

As três imagens a seguir contêm vários achados patológicos, alguns óbvios e outros mais sutis. Boa sorte! As respostas estão na página 227.

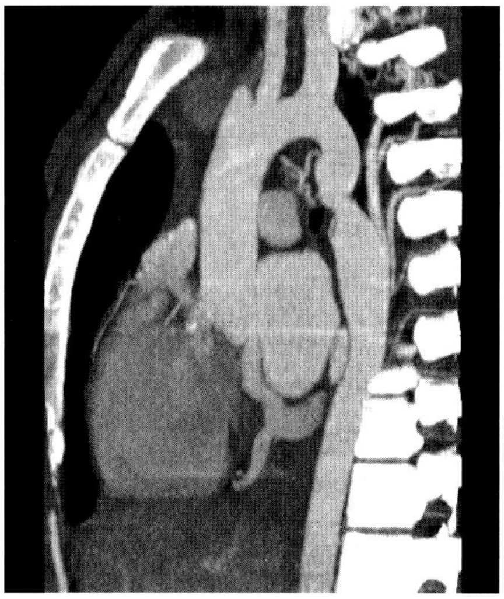

Fig. 190.1

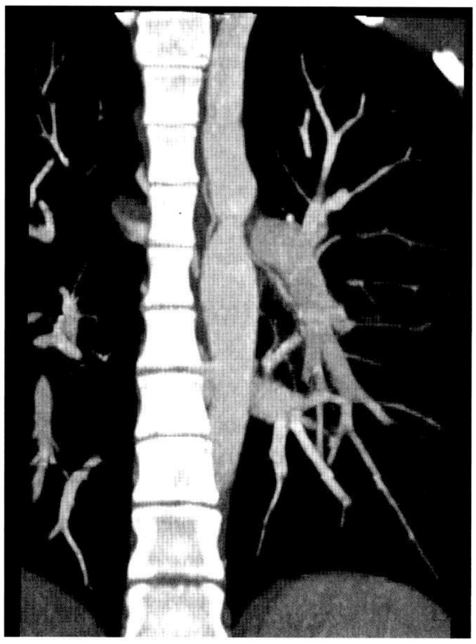

Fig. 190.2

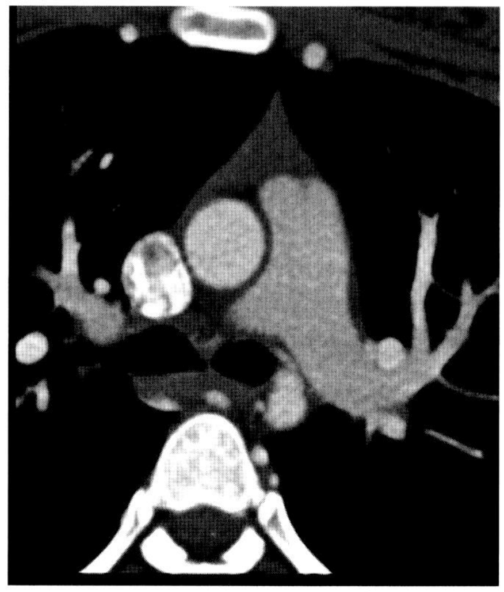

Fig. 190.3

Indicações

Na TC e na RM com realce por contraste, é desejável que a distribuição intravascular do meio de contraste (MC) seja homogênea durante todo o estudo por contraste, para garantir a melhor visualização possível de vasos e órgãos. Um injetor elétrico é muito melhor para essa finalidade que as técnicas de injeção manual. O uso de um injetor elétrico também elimina a exposição do pessoal à radiação dispersada, uma vez que as bombas de infusão podem ser iniciadas e fechadas a partir de uma sala adjacente, por controle remoto.

Bons resultados têm sido obtidos com sistemas de injetor com duas cabeças (**Fig. 192.1**). Uma vez injetado o bolo de contraste, um sistema de duas cabeças pode enxaguar a tubulação de injeção e as veias do braço aferente do paciente com perseguidor de soro fisiológico isotônico de uma segunda seringa para reduzir o volume necessário de MC. Isso não só reduz custos, como também reduz os efeitos nefrotóxicos em potencial de alguns meios de contraste.

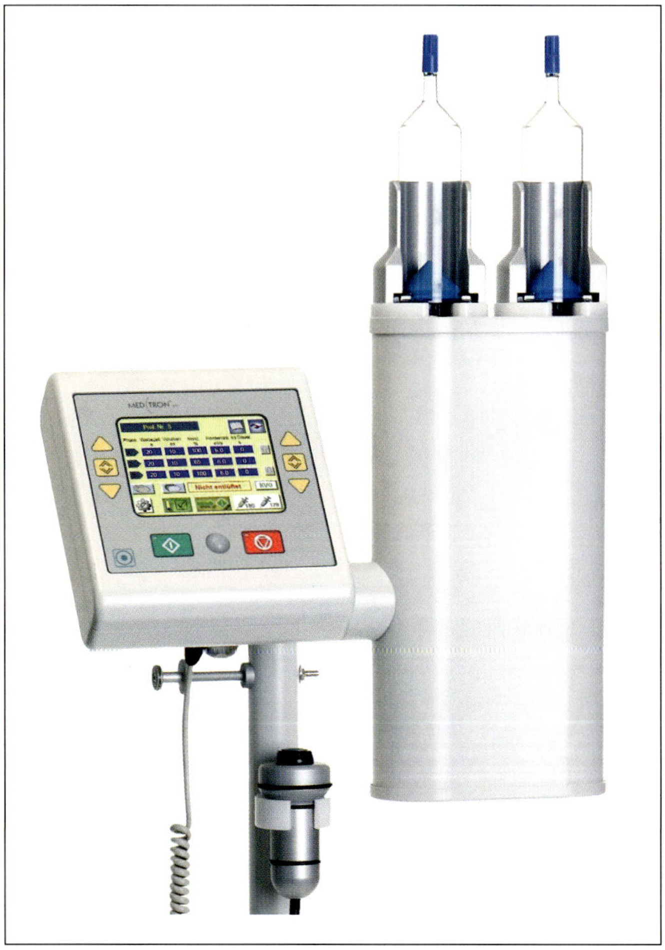

Fig. 192.1 Injetor de duas cabeças.

Contraindicações

Se o paciente apresentar histórico insatisfatório de intolerância ao contraste, uma nova injeção de contraste poderá ser uma opção razoável, somente se a relação individual de risco-benefício for cuidadosamente avaliada, e o paciente receber pré-medicação IV com bloqueadores de H_1 e H_2 e corticosteroides. Pode ser necessário confirmar (e documentar) que o paciente não tem glaucoma de ângulo fechado ou glaucoma de ângulo estreito ou ainda hipertrofia da próstata (reações adversas de pré-medicação), e que os pacientes de ambulatório se absterão de dirigir veículos automotivos logo após o exame (tempo de reação prolongado).

Complicações Possíveis

Uma injeção de teste de soro fisiológico isotônico é a melhor maneira de certificar-se de que o catéter IV periférico para a injeção de contraste foi inserido corretamente no vaso e pode manter a taxa de fluxo proposta (**Fig. 197.3**). A não execução desse procedimento poderá resultar em injeção de contraste perivascular, causando complicações relacionadas com a pressão e dor locais ou até necrose do sítio de injeção.

Uma reação inicial de intolerância moderada ou de choque anafilático em resposta à administração de contraste pode manifestar-se por súbitos espirros, náusea ou vômito, urticária, colapso circulatório ou perda de consciência. Esse tipo de reação exige terapia específica e imediata (veja p. 24). Antes de iniciar qualquer tipo de infusão, o sistema deverá ter todo o ar retirado cuidadosamente, para evitar embolia aérea.

Preparações de Material

Existem disponíveis conjuntos descartáveis que contêm todos os suprimentos necessários (seringas de pressão, tubulação com adaptadores, válvulas etc.) em desenho resistente à pressão (**Fig. 192.2**).

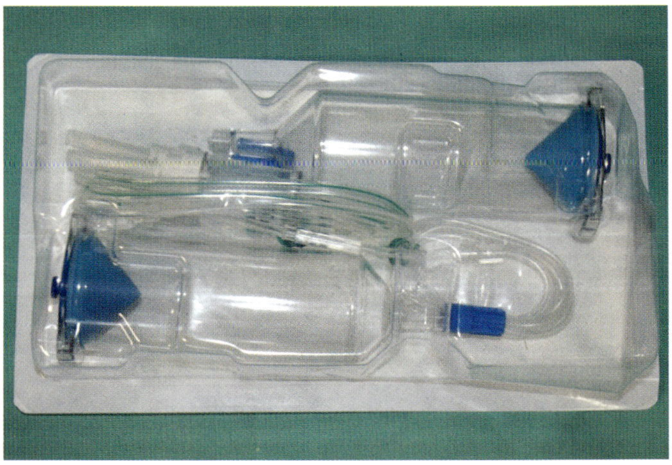

Fig. 192.2 Conjunto de seringas descartáveis.

Ao desembalar e conectar as linhas entre a bomba de infusão e o paciente, certifique-se de praticar a técnica estéril e usar luvas ou uma substância de higienização para as mãos (**Fig. 193.1**). Caso molhe as mãos com álcool, não toque nos adaptadores ou conectores, pois o contato com álcool os tornará frágeis e poderá causar sua quebra (**Fig. 193.2**). Isso não poderá acontecer, se você secar as mãos rapidamente após higienizá-las.

A seguir, remova as duas seringas de injeção da embalagem e as insira (↖) com a cabeça do êmbolo para baixo (☆, a parte mais frágil do sistema) nos suportes ↖ na **Figura 193.3.**

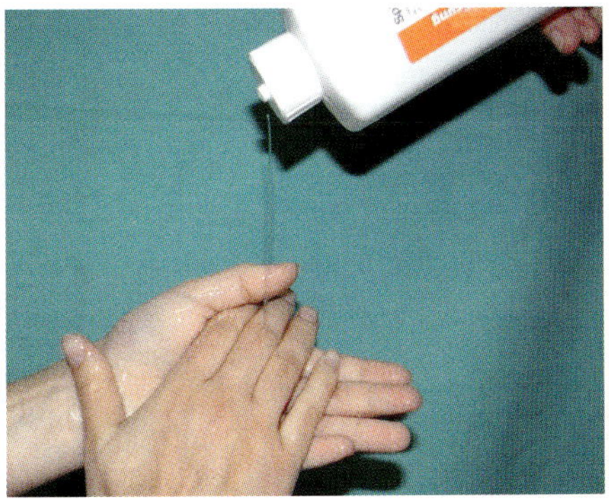

Fig. 193.1 Use uma substância de higienização para as mãos.

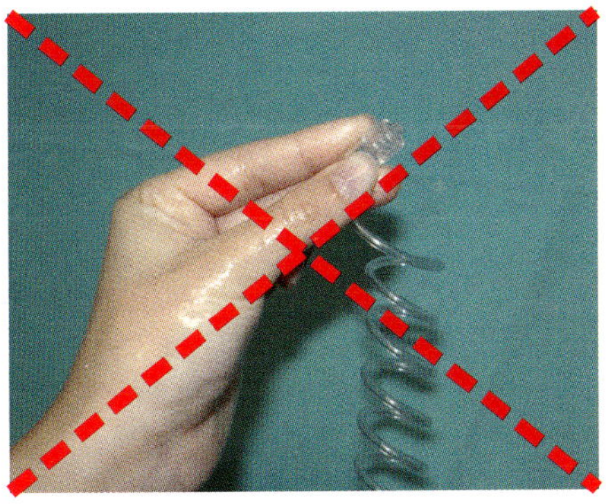

Fig. 193.2 Não agarre com as mãos molhadas.

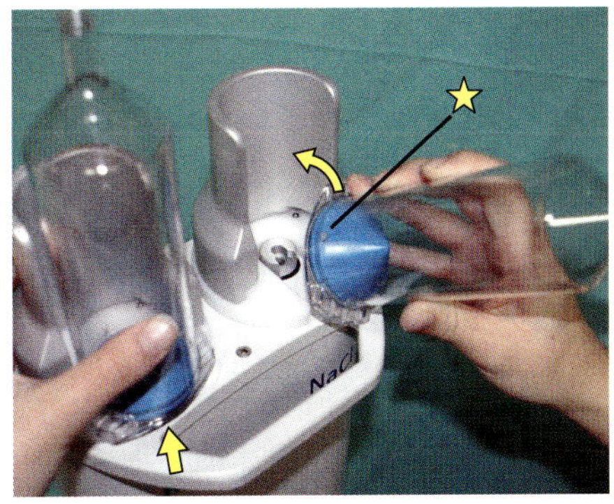

Fig. 193.3 Instale as seringas.

Coloque o injetor em posição vertical (**Fig. 193.4**). A seguir, insira o tipo de seringa que está sendo usado. (↖ **Fig.193.5**). Geralmente, a velocidade de envase para a seringa de contraste não deverá ser superior a 3 mL/s (⇐, **Fig. 193.6**). Se o envase for feito com mais velocidade, o MC viscose poderá criar espuma, dificultando a remoção do ar do sistema mais tarde.

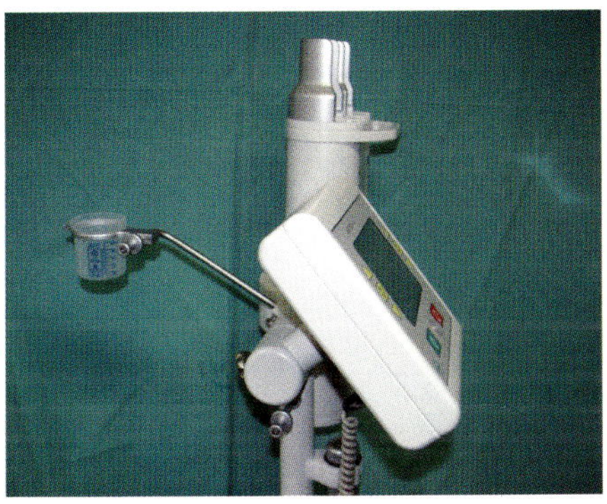

Fig. 193.4 Posição do injetor na vertical.

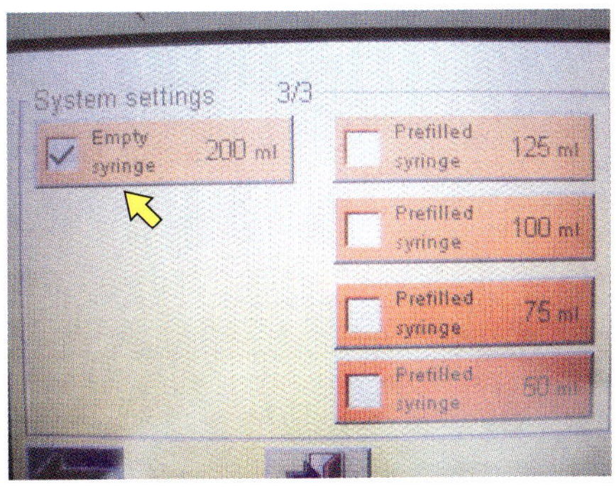

Fig. 193.5 Inserir o tipo de seringa.

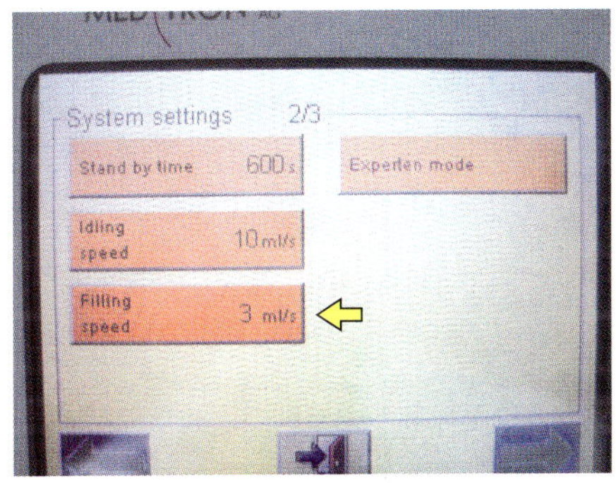

Fig. 193.6 Velocidade de envase ≤ 3 mL/s

Empurre o botão que eleva o êmbolo (aqui mostrado em azul) para a posição "ready to fill" (pronto para envase) (**Fig. 193.7**) e confirme que o paciente ainda não esteja conectado (precaução contra embolia aérea, **Fig. 193.8**). Use esse tempo para remover a tubulação do conjunto e conectá-la.

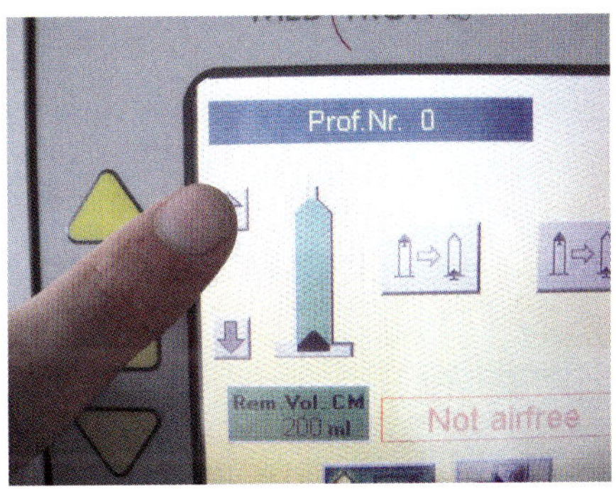

Fig. 193.7 Elevar o êmbolo até a posição de envase.

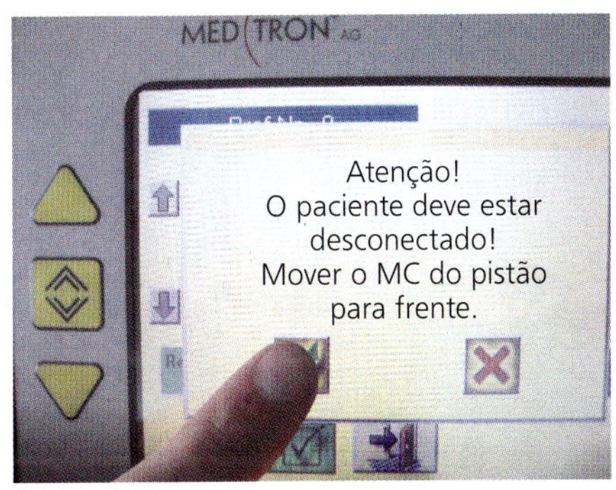

Fig. 193.8 Confirmar que o paciente ainda não está conectado.

Enquanto os êmbolos estão sendo elevados, conecte as duas linhas às válvulas embutidas (aqui mostradas em verde, **Fig. 194.1**) torcendo em 180° no sentido horário ( ). Não aperte demais os conectores; caso contrário poderá ser muito difícil desconectá-los mais tarde, pois o MC é meio viscose e pode adquirir consistência pegajosa quando exposto ao ar ambiente. Conecte a tubulação para o MC (neste caso codificado em verde) no lado esquerdo, e a tubulação da pressão codificada em branco para o soro fisiológico no lado direito.

A **Figura 194.2** ilustra como o conjunto montado deve ficar. As válvulas embutidas permitem o fluxo em uma só direção: ou da garrafa de solução para as seringas ( ) ou das seringas para o paciente (na **Fig. 194.3**). Se os êmbolos ainda estiverem em movimento quando as conexões ainda estiverem sendo concluídas, o fluxo de ar pelas válvulas poderá produzir um som de sibilo; isso é uma ocorrência normal e não é motivo para preocupação.

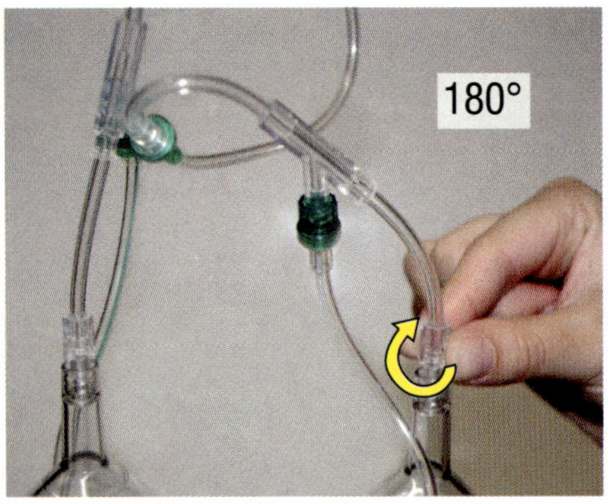

Fig. 194.1 Fazendo a conexão da tubulação.

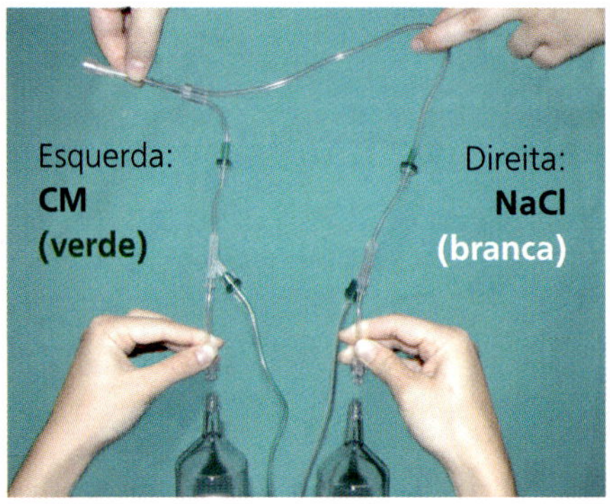

Fig. 194.2 Conexões da tubulação.

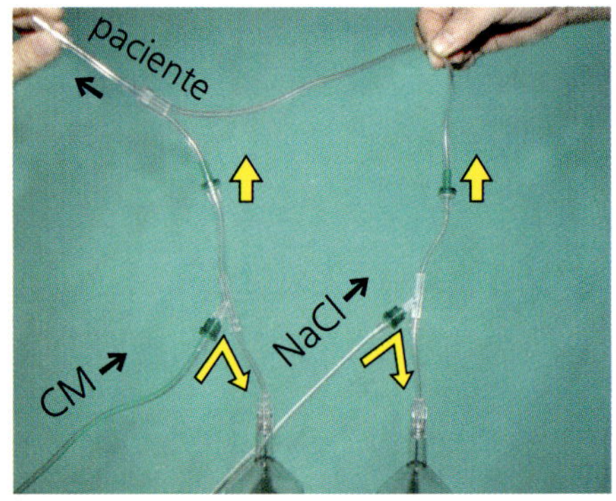

Fig. 194.3 Direções possíveis do fluxo.

Conecte agora a linha codificada em verde ao frasco de MC, removendo primeiro a capa de proteção ( ) e inserindo a ponta (na **Fig. 194.4**), abrindo a válvula de ventilação (na **Fig. 194.5**) apertando a câmara de gotejamento duas ou três vezes ( ) para preenchê-la em um terço à metade (**Fig. 194.6**). Faça o mesmo do outro lado com o frasco de soro fisiológico. A seguir, aperte o botão para liberar MC para a seringa (**Fig. 194.7**). Registre o volume desejado, ative a sequência do êmbolo para baixo (**Fig. 194.8**) e repita esses passos no lado direito para liberar soro fisiológico para a segunda seringa (**Fig. 194.9**).

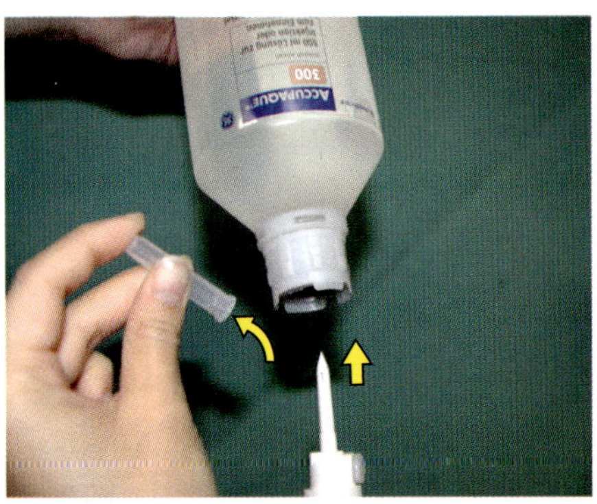

Fig. 194.4 Remova a capa e insira a ponta.

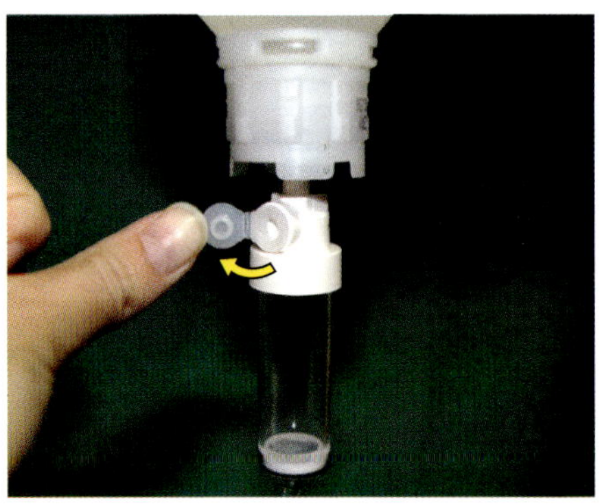

Fig. 194.5 Abra a válvula de ventilação.

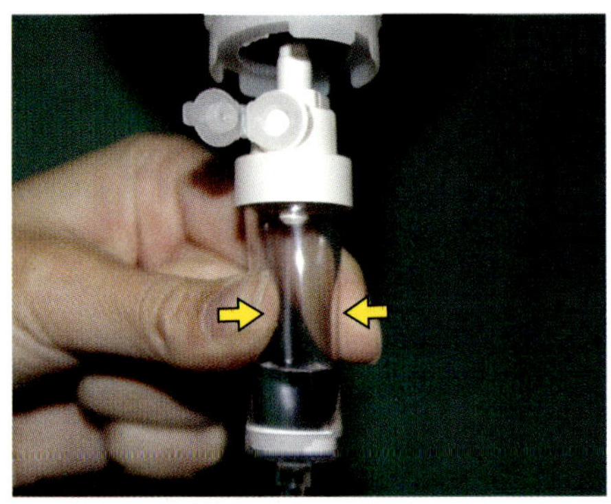

Fig. 194.6 Prepare a câmara de gotejamento para envase até a metade.

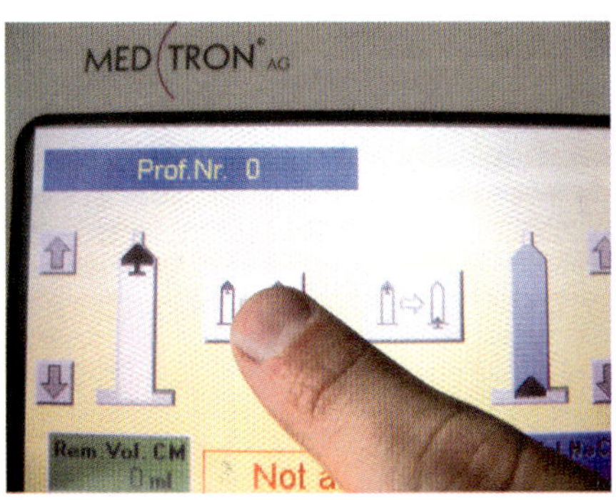

Fig. 194.7 Aperte o botão "CM fill" (preencher com MC).

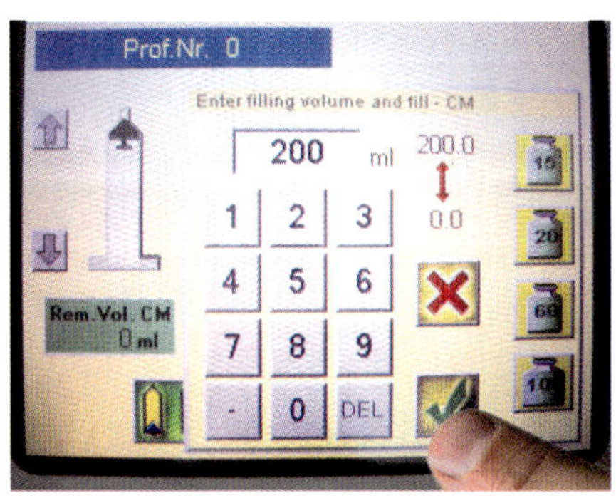

Fig. 194.8 Registre o volume desejado.

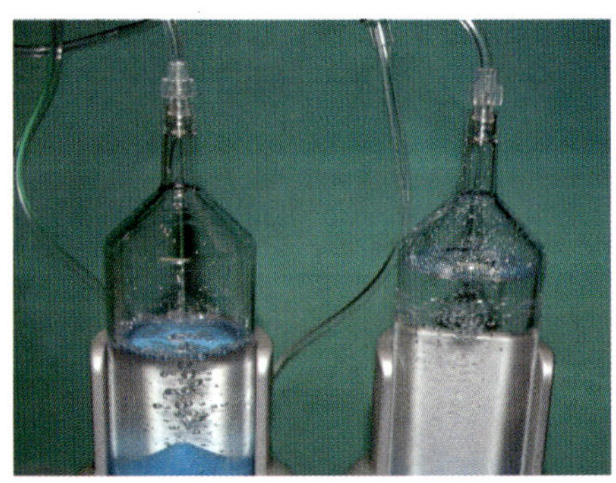

Fig. 194.9 Libere MC ou soro fisiológico para a seringa.

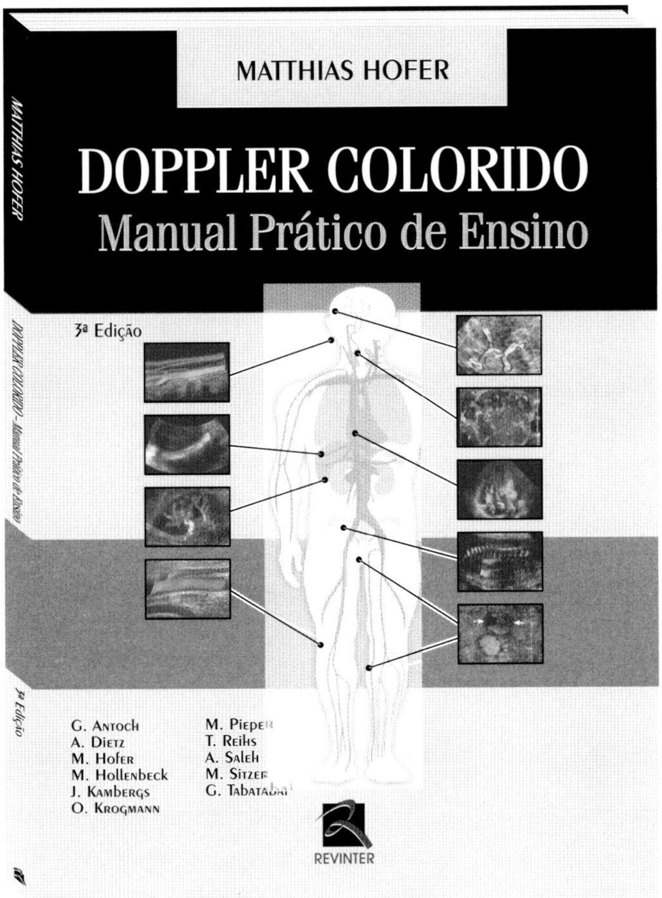

DOPPLER COLORIDO

Manual Prático de Ensino, 2ª Edição

Matthias Hofer

G. Antoch A. Dietz M. Hollenbeck
M. Hofer O. Krogmann
M. Pieper T. Reihs A. Saleh
M. Sitzer G. Tabatabai J. Türck

Ideal para radiologistas, residentes de radiologia, estudantes e técnicos, esse manual prático é o instrumento perfeito para o aprendizado da prática e da interpretação do Doppler colorido.
Aborda achados normais, condições patológicas e técnicas de varreduras, incluindo dicas e armadilhas mais comuns. Acompanha tabelas com valores normais, impressas em cartões descartáveis do tamanho do bolso do jaleco, para utilização no hospital e no consultório.
Com cerca de 480 ilustrações de altíssima qualidade, na sua maioria em cores, facilita o aprendizado e auxilia o leitor a monitorar o progresso e avaliar o conhecimento obtido, por meio de questões de auto-avaliação com respostas.

120 Páginas – Papel *Couché*
Formato 23 x 31 cm
Ricamente Ilustrado – Brochura
ISBN: 978-85-372-0512-9

- **Física básica e princípios técnicos**
- **Técnicas inovadoras e agentes de contraste de ultrassom**
- **Cirurgia vascular: doença oclusiva arterial periférica, insuficiência venosa e trombose, fístula AV e aneurismas**
- **Endocrinologia: glândula tireoide**
- **Medicina interna: órgãos abdominais, linfonodos, TIPSS**
- **Nefrologia: rins e aloenxertos renais**
- **Neurologia: artérias cerebrais intra e extracranianas**
- **Cardiologia: imagens modos B e M, anomalias cardíacas, análise do movimento da parede**
- **Urologia: torção testicular, tumores, disfunção erétil**
- **Obstetrícia e ginecologia: tumores, anomalias, defeitos de perfusão fetal**

Os diagramas ilustram a forma correta de manusear o transdutor e a posição do plano de varredura.

As sequências de exames são demonstradas em fotografias, utilizando uma técnica dinâmica de múltiplas exposições, que mostra a colocação correta e a movimentação do transdutor. Varreduras correspondentes, com desenhos esquemáticos identificando estruturas numeradas, facilitam a aprendizagem.

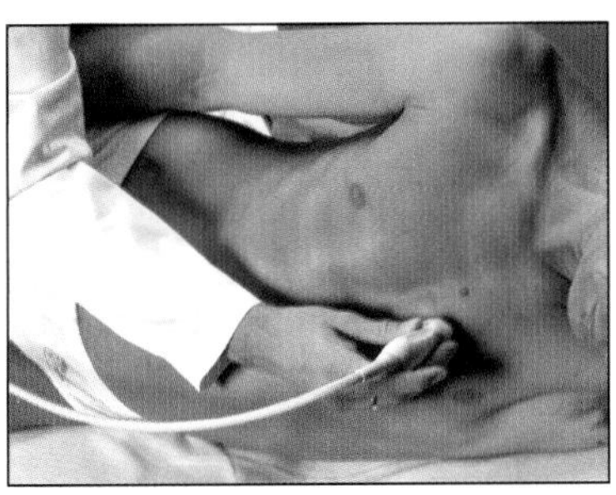

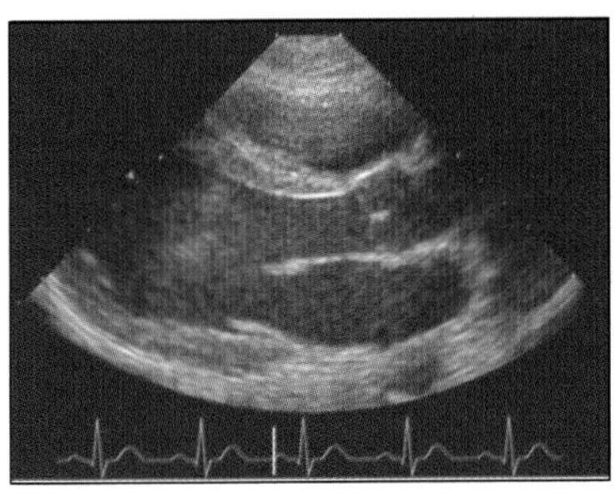

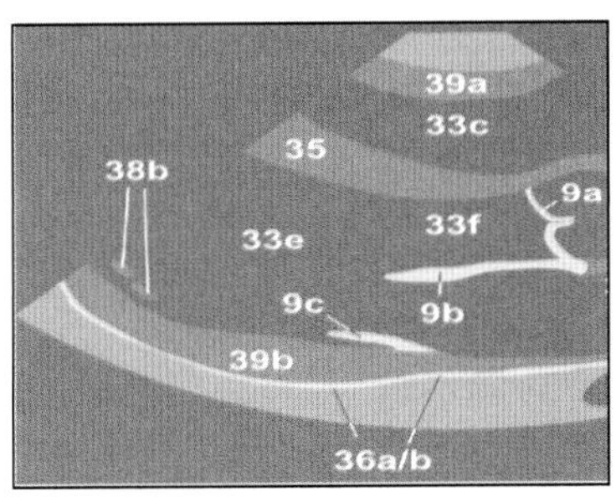

A seguir, conecte a linha do paciente (reta ou enrolada) **(Fig. 196.1)** de modo que todo o ar possa ser removido do sistema. Com o injetor em posição vertical, pressione o botão amarelo para remover o ar do membro do MC antes de conectar o paciente. Esse botão triangular (↙) ativa um fluxo muito lento para frente que pode ser graduado, se necessário, apertando-se o botão quadrado amarelo (⇐) uma ou mais vezes **(Fig. 196.2)**. Enquanto isso, segure a ponta da linha sobre um vaso de coleta até que todo o ar tenha sido expelido **(Fig. 196.3)**. Faça o mesmo do lado direito para o membro do sistema com soro fisiológico **(Figs. 196.4** e **196.5)**, a seguir pendure a ponta esterilizada da tubulação no suporte especial **(Fig. 196.6)** sem tocar.

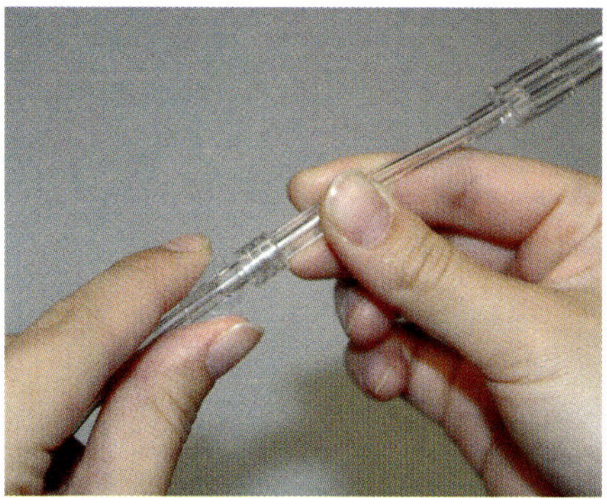

Fig. 196.1 Conectar a linha do paciente.

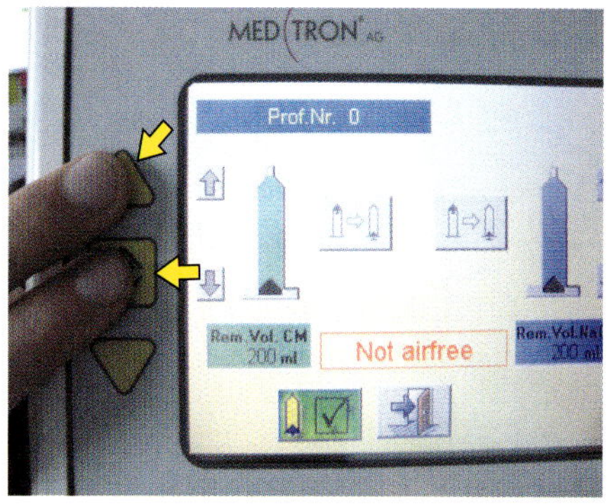

Fig. 196.2 Remover o ar no lado do MC.

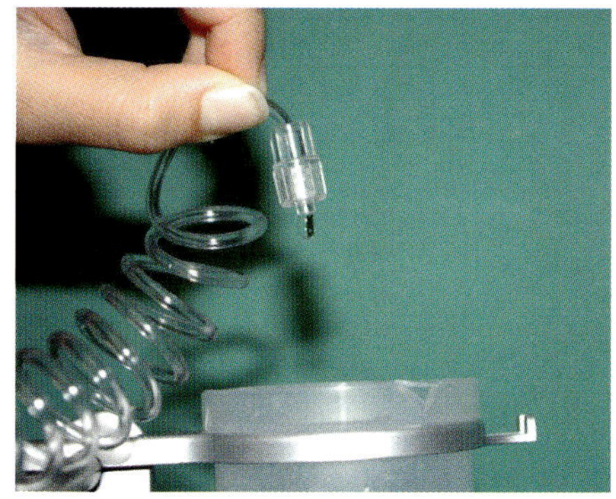

Fig. 196.3 Vaso de coleta.

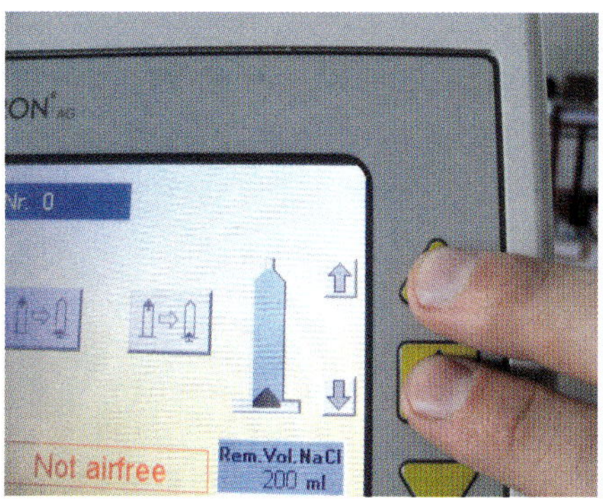

Fig. 196.4 Remover o ar do lado do soro fisiológico.

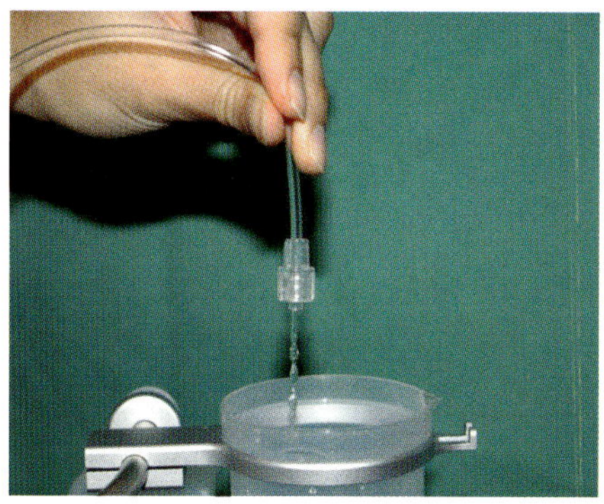

Fig. 196.5 Expelir todo o ar...

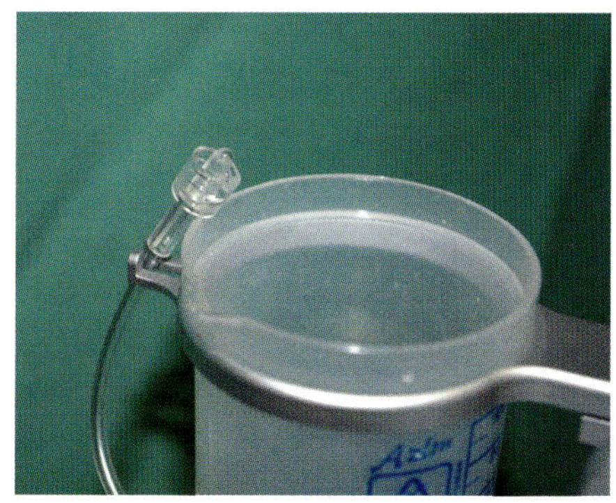

Fig. 196.6 ... e pendurar a ponta esterilizada no suporte.

Dada a importância de evitar a injeção IV de ar (risco de embolia aérea), confirme duas vezes na unidade que todo o ar tenha sido expelido do sistema **(Figs. 196.7** e **196.8)**. A seguir, inverta o injetor (↙) inclinando-o para baixo a partir da posição vertical de envase para a posição de injeção **(Fig. 196.9)**. Certifique-se de que a ponta do injetor esteja nivelada com o braço do paciente em supino (não deverá estar nem mais alto nem mais baixo, se possível).

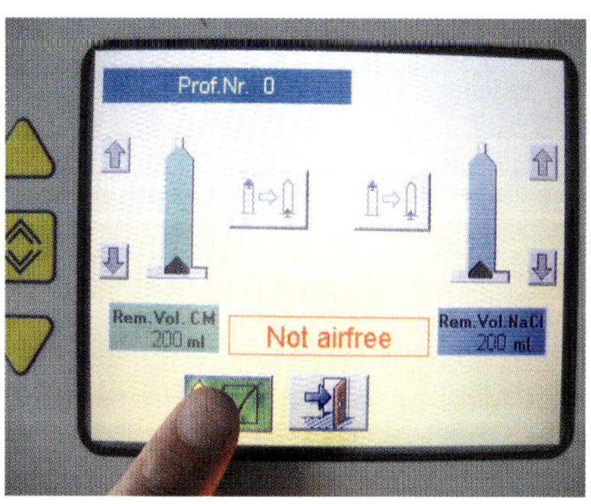

Fig. 196.7 Confirmar a remoção de ar da unidade.

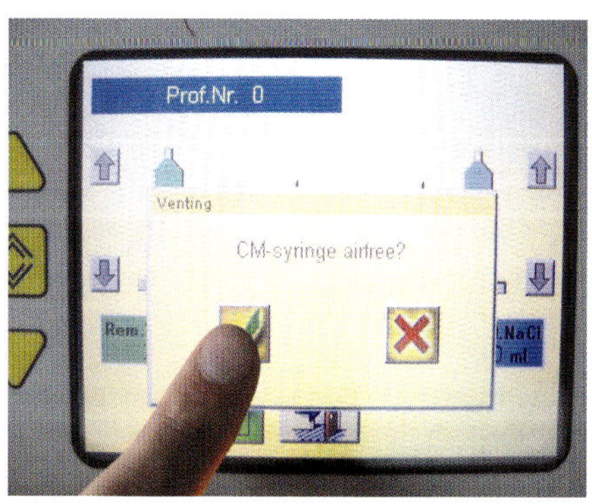

Fig. 196.8 Reconfirmar.

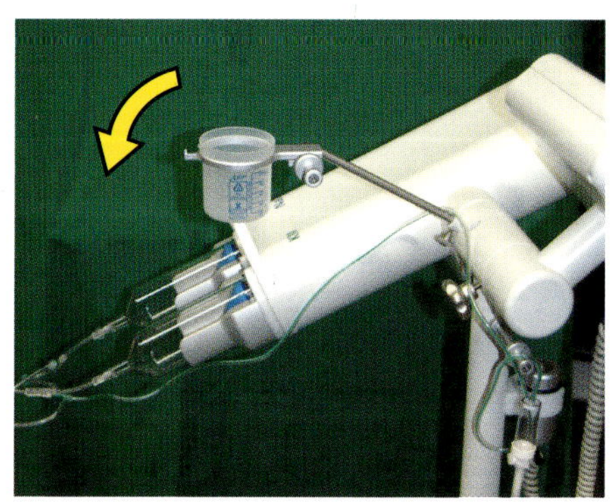

Fig. 196.9 Inverter o ejetor.

Antes de conectar a tubulação de alta pressão ao catéter IV no braço do paciente, certifique-se de que o catéter esteja dentro do vaso e pode tolerar a taxa de fluxo proposta. Muitos departamentos de radiologia fazem isso preparando cubas de rim estocadas com tubulação de alta pressão sem ar além de uma seringa manual de 5 ou 10 mL envasada com soro fisiológico isotônico esterilizado (**Fig. 197.1**). Injete esse bolo de teste (⇧) no catéter IV (**Fig. 197.2**) e observe atentamente para verificar se o soro flui livremente pelo catéter e para dentro da veia, ou se extravasa e forma um vergão subcutâneo (⇙, **Fig. 197.3**). No último caso, o catéter deverá ser removido (⇨), e um novo acesso IV deverá ser estabelecido.

O uso da função de bolo-teste de alguns sistemas de injeção pode ser problemático se o teste for feito a partir de uma sala adjacente sem ter um colega observando diretamente o sítio da venopunção para o caso de haver extravasamento.

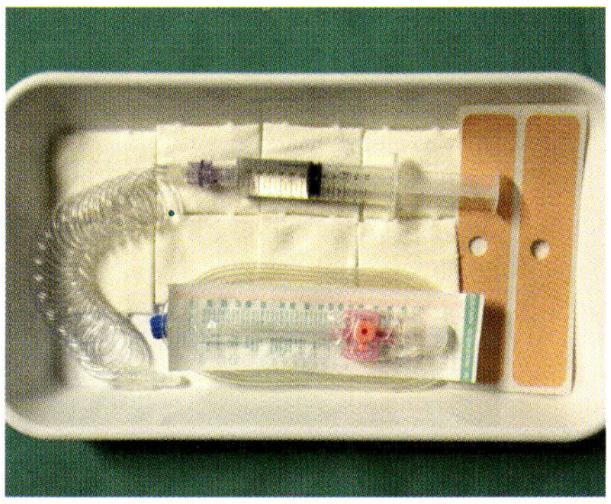

Fig. 197.1 Bolo de teste de soro fisiológico.

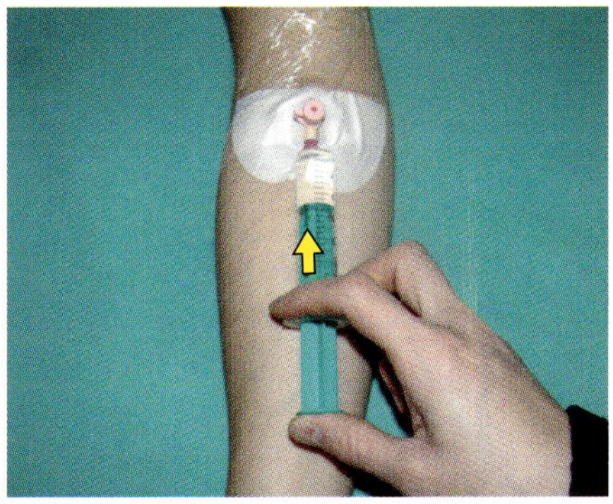

Fig. 197.2 Injeção de teste OK?

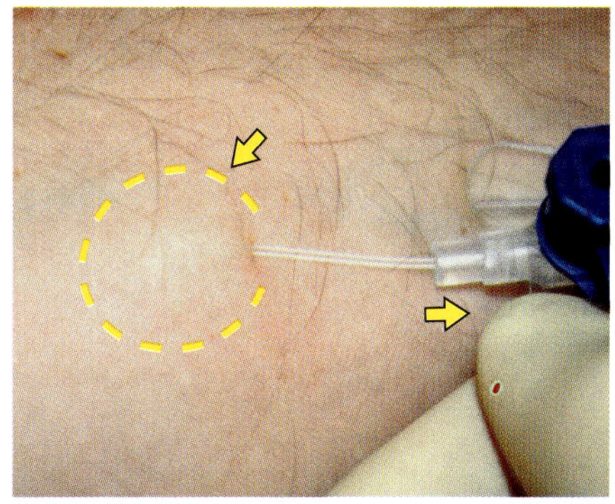

Fig. 197.3 Extravasamento? Substituir o catéter IV!

A linha conectada ao catéter IV pode ser reta (**Fig. 197.4**, lado direito) ou pode-se usar tubulação de alta pressão com linha enrolada como alternativa (**Fig. 197.4**, lado esquerdo). A vantagem dessa tubulação enrolada é sua melhor complacência e menor probabilidade de ficar presa, por exemplo, entre o portal da TC em movimento e a maca do paciente.

Nunca use tubulação com extensão "comum", pois ela pode não ter a estabilidade de pressão necessária (parede mais fina, mais mole) e até romper durante a injeção (**Fig. 197.5**). Se você já precisou limpar material de contraste pegajoso que se espalhou por toda a sala de exame decorrente da pressão da bomba de infusão, você saberá a importância de uma tubulação resistente ao desgaste.

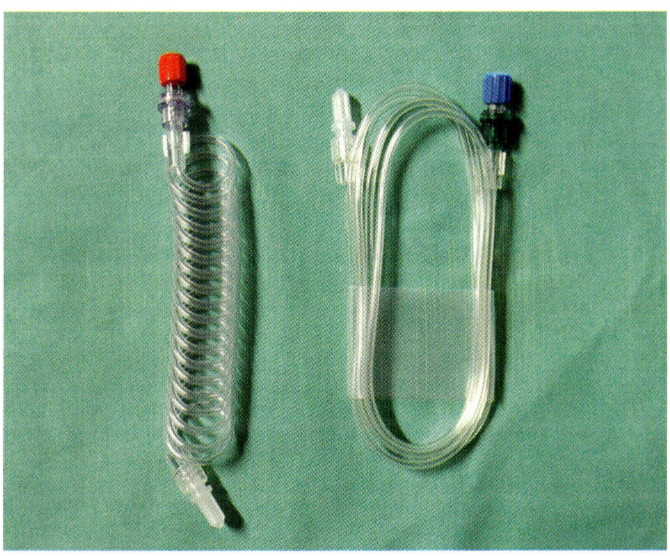

Fig. 197.4 Tipos de tubulação de pressão.

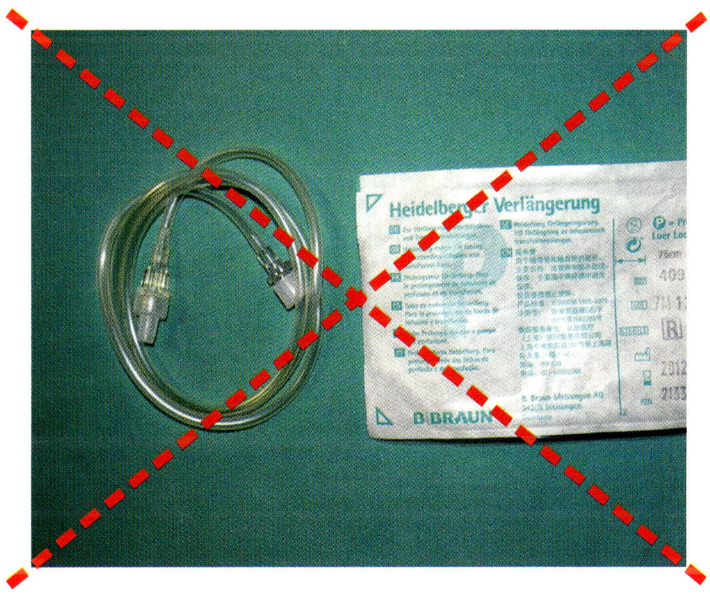

Fig. 197.5 Não use tubulação de extensão "comum"!

Opções de Iniciar e do Usuário

A principal vantagem do injetor elétrico é a habilidade de armazenar perfis diferentes de injeção de contraste e acessar rapidamente o perfil mais bem adequado à investigação específica ou à região do corpo; especialmente em protocolos de contraste de multifases, como a fase breve de injeção a uma taxa de fluxo relativamente alta seguida de uma segunda fase a uma taxa de fluxo mais baixa e um perseguidor de soro fisiológico (**Fig. 198.1**). Essa opção de memória poupará o usuário de reinserir todas as configurações essenciais (volume, concentração, taxa de fluxo, opções de demora etc.). A imagem do monitor no console de operação tem exibição similar (**Fig. 198.2**).

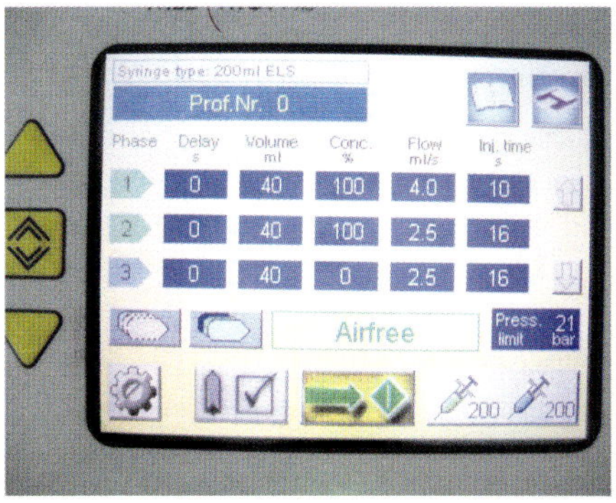

Fig. 198.1 Exemplo de protocolo de multifases.

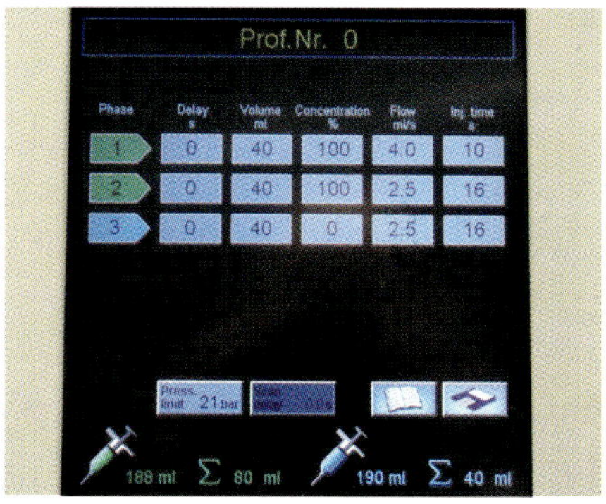

Fig. 198.2 Console de operação.

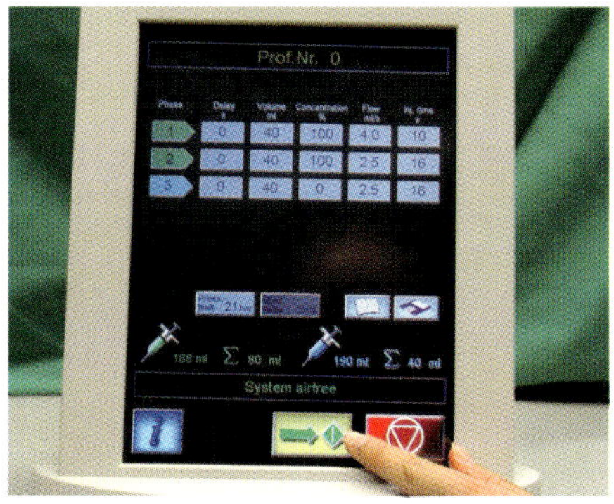

Fig. 198.3 Tela de início.

Após ter selecionado o perfil desejado para o paciente atual, e efetuado quaisquer modificações necessárias, vá para a tela de início (**Fig. 198.3**) e inicie a injeção automática de contraste (**Fig. 198.4**). Se você não estiver usando acompanhamento de bolo para início e aquisição automáticos de dados, não se esqueça de iniciar a varredura após um tempo de demora adequado. Naturalmente, você pode acompanhar o progresso das injeções individuais no monitor (**Fig. 198.5**) ou parar a injeção a qualquer momento se surgirem problemas (linha IV desconectada, desgaste do paciente etc.) (**Fig. 198.6**).

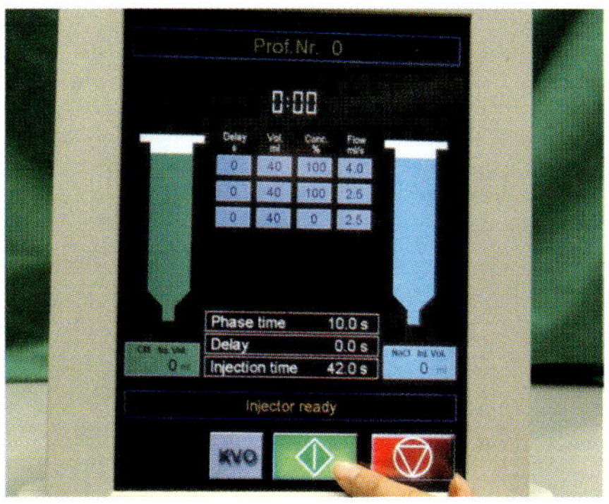

Fig. 198.4 Iniciar a injeção de contraste.

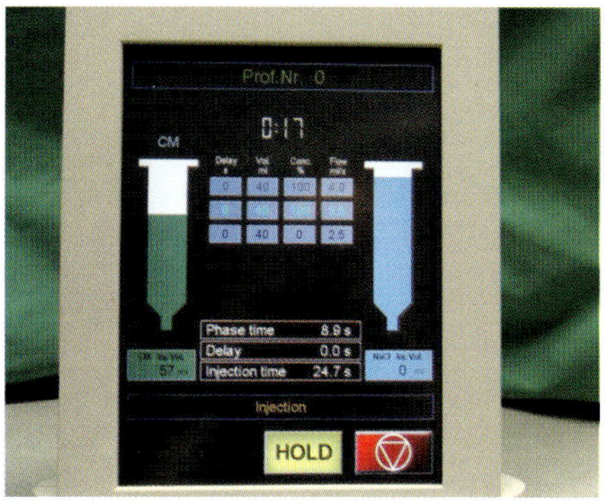

Fig. 198.5 Verificar a progressão das fases.

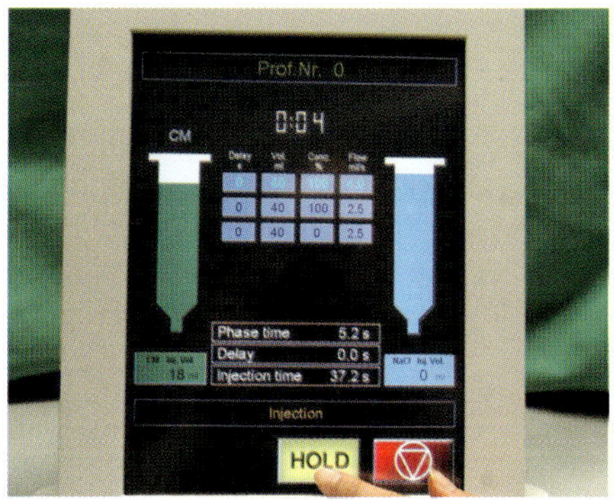

Fig. 198.6 Parar, procedimento final.

A função de manter a veia aberta (KVO, para *keep vein open*) é interessante em procedimentos prolongados, como biópsias orientadas por TC (veja p. 168). Essa função lava automaticamente o catéter IV com 0,5 mL de soro fisiológico a cada 2 minutos, para manter acesso para injeções de contraste posteriores ou para algum outro uso subsequente da linha IV.

Para investigações especiais, a concentração de MC injetada dentro da seringa pode ser diluída durante qualquer fase da injeção por adição automática de soro fisiológico isotônico ao meio, enquanto este ainda estiver na seringa. Essa opção elimina a necessidade de reposição completa do conteúdo das seringas durante o estudo.

Abreviações dos parâmetros usados nas páginas a seguir

Col.	Colimação da fatia
EF	Espessura da fatia
Pitch	Fator *pitch*
Alim./Rot.	Alimentação da mesa por rotação
Alim./Var.	Alimentação da mesa por varredura
IR	Intervalo de reconstrução
Tempo Rot.	Tempo de rotação
Voltagem	KV da voltagem do tubo
Corrente	mAs da corrente do tubo
Kernel	Kernel, algoritmo de bordas
Janela	Configurações de janelas em UH
Recon.	Direção de reconstrução para MPR
MPR	Reconstrução multiplanar
Retardo (*Delay*)	Retardo após início de injeção de meio de contraste
MC	Meio de contraste
AR	Alta resolução
UAR	Ultra-alta resolução
BT	Acompanhamento de bolo (consulte p. 176)
ROI	Região de Interesse

O fator *pitch* foi calculado de acordo com a fórmula:

$$\textit{Pitch} = \frac{\text{Alimentação/Rotação}}{\text{Colimação (p. ex., } 6 \times 1{,}0 = 6)}$$

Nas páginas a seguir, o leitor encontrará exemplos de protocolos para os diferentes tipos de detectores de TC de múltiplos detectores (tipo *multislice*). Naturalmente, não há protocolos definitivos para todas as indicações. Apesar disso, é possível recomendar protocolos com base na experiência, que possam ser adaptados pelo examinador à unidade de TC específica e à questão clínica. Tipicamente, a rotação lenta do *gantry* (1-1,5 segundo) e cortes/reconstruções finos são usados para diagnosticar fraturas, enquanto rotações rápidas (0,33-1 segundo) são as preferidas para avaliar partes moles.

Caso o intervalo de reconstrução (**IR**) não seja fornecido, o melhor será a aquisição convencional de imagens sem a técnica espiral. Os parâmetros listados aplicam-se a detectores de TC da Siemens Medical Solutions, mas os princípios serão aplicados também aos detectores fabricados por outras companhias, com algumas modificações.

A colimação precisa ser selecionada pelo examinador com antecedência, enquanto a espessura de corte efetivo reconstruído (**EF**) poderá ser selecionada mais tarde. O intervalo de reconstrução (IR) determina a distância entre os cortes para a reconstrução subsequente a partir de um conjunto de dados tridimensionais. O termo "kernel" refere-se ao algoritmo de bordas do fabricante (**H** = cabeça; **U** = ultra-alto; **B** = corpo).

O volume em mililitros de uma concentração de 300 a 350 g de iodo/mL e a taxa de fluxo do injetor (**fluxo**) são definidos para a aplicação IV do meio de contraste (**MC**). Além disso, o termo *delay* (retardo) define, em segundos, quando o *gantry* começa a aquisição de dados após o início da injeção do meio de contraste. O termo "**BT**" (acompanhamento de bolo) refere-se a um programa automatizado de *software;* p. ex., coloca-se a região de interesse (**ROI**) sobre a aorta descendente, e quando a densidade intravascular exceder o nível pré-selecionado (ou seja, chegada do bolo de meio de contraste) a aquisição de dados começa automaticamente (p. 176).

Nas unidades modernas, o examinador seleciona o estudo craniocaudal da região do corpo a ser examinada, o tempo de exame desejado, a velocidade da rotação e a colimação do corte. A seguir, o detector otimiza a alimentação da mesa e define o *pitch* por sua conta.

Notas

Órgão/Indicações		Col. [mm]	EF [mm]	Alim./ Rot. [mm]	*Pitch*	Alim./ Var. [mm]	IR [mm]	Tempo/ Rot. [s]	Voltagem [kv]	Corrente [mAs]	Kernel	Janela larg./ centro [UH]	Direção Recon.	Retardo CM (s)	MC/ Fluxo [mL / mL/s]
Crânio: hematoma	Base	6 x 1,0	4,0	2,4	0,4		4,0	1,50	130	220	H 31s	200/40	Axial		
	Cérebro	6 x 2,0	6,0	4,8	0,4		6,0	1,50	130	250	H 31s	80/35	Axial		
Crânio: tumor, metástases	Base	6 x 1,0	4,0	2,4	0,4		4,0	1,50	130	220	H 31s	200/40	Axial	60	50/2,0
	Cérebro	6 x 2,0	6,0	4,8	0,4		6,0	1,50	130	250	H 31s	80/35	Axial		
Osso petroso	AR	6 x 0,5	0,63	2,6	0,85		0,4	1,00	130	130	H 90s	4000/700	Coronal		
Seios paranasais		6 x 1,0	1,25	5,1	0,85		0,8	1,00	130	35	H 70s	2000/400	Coronal		
			1,25				0,8				H 30s	200/40	Coronal		
Órbita/ossos faciais		6 x 1,0	1,25	5,1	0,85		0,8	1,00	130	70	H 70s	2000/400	Coronal		
Dentário		6 x 1,0	1,25	5,1	0,85		0,6	0,80	130	45	H 70s	2000/400	Axial		
Pescoço		6 x 2,0	5,0	10,2	0,85		5,0	0,80	130	85	B 50s	250/50	Axial	BT	100/2,0
Tórax/tórax-fígado		6 x 2,0	5,0	10,2	0,85		5,0	0,60	130	70	B 41s	400/40	Axial	BT	80/2,5
			5,0				5,0				B 70s	1200/-600	Axial		
Tórax: fibrose, fungos	AR	6 x 1,0	1,0	9,0	1,50		0,7	0,80	130	100	B 70s	1200/-600	Coronal		
			1,0				0,7				B 41s	400/40	Coronal		
Abdome		6 x 2,0	5,0	10,2	0,85		5,0	0,60	130	120	B 41s	300/40	Axial	BT	100/3,0
Pâncreas/rins		6 x 1,0	1,25	9,0	1,50		0,8	0,60	130	120	B 41s	300/40	Coronal		
Pelve		6 x 2,0	5,0	18,0	1,50		5,0	1,00	130	120	B 41s	350/35	Axial	50	110/2,5
Coluna cervical		6 x 1,0	1,25	5,1	0,85		0,8	1,00	130	150	B 31s	350/40	Sagital		
			1,25				0,8				B 60s	1500/450	Sagital		
Coluna lombar		6 x 1,0	1,25	3,3	0,55		0,8	1,00	130	190	B 31s	350/40	Sagital		
			1,25				0,8				B 70s	1500/450	Sagital		
Ósteo	Sequência	6 x 5,0	10,0			0		1,00	80	220	S 80s	1500/450	Axial		
Joelho	AR	6 x 1,0	1,25	5,1	0,85		0,8	1,00	130	80	U 90s	1400/300	Sagital/coronal		
Mão/pés	AR	6 x 1,0	1,25	5,1	0,85		0,8	1,00	130	60	U 90s	1400/300	Sagital/coronal		
Perfusão cerebral	Base sem contraste	6 x 3,0	3,0			18		1,50	130	270	H 31s	200/40	Axial		
	Cérebro sem contraste	6 x 3,0	9,0			18		1,50	130	270	H 31s	80/35	Axial		
	Multi	6 x 3,0	9,0	0			1 s	1,00	80	220	H 31s	80/35	Axial		40/6-8

*Aqui: "Emotion 6" da Siemens.

Abreviações: ver p. 199.

Órgão/Indicações		Col. [mm]	EF [mm]	Alim./ Rot. [mm]	*Pitch*	Alim./ Var. [mm]	IR [mm]	Tempo/ Rot. [s]	Voltagem [kv]	Corrente [mAs]	Kernel	Janela larg./ centro [UH]	Direção Recon.	Retardo CM (s)	MC/ Fluxo [mL / mL/s]
Crânio: hematoma	Base	16 x 0,75	4,0	6,6	0,55		4,0	1,0	120	280	H 31s	200/40	Axial		
	Cérebro	16 x 1,5	8,0	13,2	0,55		8,0	1,0	120	320	H 31s	80/35	Axial		
Crânio: tumor, metástases	Base	16 x 0,75	4,0	6,6	0,55		4,0	1,0	120	280	H 31s	200/40	Axial	60	50/2,0
	Cérebro	16 x 1,5	8,0	13,2	0,55		8,0	1,0	120	320	H 31s	80/35	Axial		
Osso petroso	UAR	2 x 0,6	0,6	0,8	0,65		0,4	1,0	120	120	U 90u	4000/700	Coronal		
Seios paranasais		16 x 0,75	1,0	6,6	0,55		0,7	1,0	120	60	H 60s	2000/400	Coronal		
			1,0				0,7				H 30s	200/40	Coronal		
Órbita/ossos faciais		16 x 0,75	1,0	6,6	0,55		0,5	0,75	120	100	H 60s	2000/400	Coronal		
Dentário		16 x 0,75	0,75	6,6	0,55		0,5	0,75	120	80	H 60s	2000/400	Axial		
Pescoço		16 x 1,5	5,0	19,2	0,8		5,0	0,75	120	150	B 31s	250/50	Axial	BT	100/2,5
Tórax/tórax-fígado		16 x 1,5	5,0	27,6	1,15		5,0	0,5	120	100	B 31f	400/40	Axial	BT	80/2,5
			5,0				5,0				B 80f	1200/-600	Axial		
Tórax: fibrose, fungos	AR	16 x 0,75	1,0	18,0	1,50		0,7	0,75	120	100	B 70s	1200/-600	Coronal		
			1,0				0,7				B 31s	400/40	Coronal		
Abdome		16 x 1,5	5,0	19,2	0,8		5,0	0,5	120	200	B 30f	300/40	Axial	BT	120/3,0
Pâncreas/rins	Sem contraste	16 x 1,5	5,0	19,2	0,8		5,0	0,5	120	175	B 30f	300/40	Axial		
	Fase arterial	16 x 0,75	1,0	9,6	0,8		0,7	0,5	120	200	B 20f	300/40	Coronal	BT	100/3,0
	Fase venosa	16 x 1,5	5,0	19,2	0,8		5,0	0,5	120	175	B 30f	300/40	Axial	70	
Pelve		16 x 1,5	5,0	19,2	0,8		5,0	0,5	120	200	B 31f	350/35	Axial	50	120/2,5
Coluna cervical		16 x 0,75	1,0	9,6	0,8		0,7	0,75	120	330	B 20s	350/40	Sagital		
			1,0				0,7				B 60s	350/40	Sagital		
Coluna lombar		16 x 1,5	2,0	19,2	0,8		1,5	0,75	120	300	B 20s	350/40	Sagital		
			2,0				1,5				B 60s	350/40	Sagital		
Osso	Sequência	2 x 5,0	10,0			0		1,0	80	250	S 80s	1500/450	Axial		
Joelho	UAR	16 x 0,75	1,0	3,8	0,85		0,7	1,0	120	140	U 90u	1400/300	Sagital/coronal		
Mão/pés	UAR	16 x 0,75	1,0	3,8	0,85		0,7	1,0	120	120	U 90u	1400/300	Sagital/coronal		
Trauma		16 x 1,5	7,0	27,6	1,15		7,0	0,5	120	140	B 31f	300/40	Axial		
			2,0				1,5				B 70f	1500/450	Sagital		
Perfusão cerebral	Base sem contraste	12 x 0,75	4,50			9,0		1,0	120	270	H 31s	200/40	Axial		
	Cérebro sem contraste	12 x 1,5	9,0			18,0		1,0	120	310	H 31s	80/35	Axial		
	Multi	16 x 1,5	12,0	0			1 s	1,0	80	209	H 30s	80/35	Axial		40/6-8

*Aqui: "Sensation 16" da Siemens.

Abreviações: ver p. 199.

Órgão/Indicações		Col. [mm]	EF [mm]	Alim./ Rot. [mm]	*Pitch*	IR [mm]	Tempo/ Rot. [s]	Voltagem [kv]	Corrente [mAs]	Kernel	Janela larg./ centro [UH]	Direção Recon.	Retardo CM (s)	MC/ Fluxo [mL / mL/s]
Crânio: hematoma		64 x 0,6	5,0	10,6	0,55	5,0	1,0	120	370	H 31s	200/40	Axial		
Crânio: tumor, metástase		64 x 0,6	5,0	10,6	0,55	5,0	1,0	120	370	H 31s	200/40	Axial	60	50/2,0
Osso petroso	UAR	16 x 0,3	0,4	4,1	0,85	0,2	1,0	120	230	U 75u	4000/700	Oblíqua dupla		
Seios paranasais		64 x 0,6	1,0	15,4	0,80	0,7	1,0	120	80	H 60s	2000/400	Coronal		
			1,0			0,7				H 30s	200/40	Coronal		
Órbita/ossos faciais		64 x 0,6	0,60	15,4	0,80	0,4	1,0	120	125	H 60s	2000/400	Coronal		
Dentário		64 x 0,6	0,75	15,4	0,80	0,5	1,0	120	90	H 60s	2000/400	Axial		
Pescoço		64 x 0,6	1,0	15,4	0,80	0,7	1,0	120	165	B 20s	250/50	Sagital/coronal	BT	80-100/3,0
Tórax/tórax-fígado		64 x 0,6	1,0	23,0	1,20	0,7	0,5	120	110	B 31f	400/40	Coronal	BT	80/3,0
			1,0			0,7				B 80f	1200/-600	Coronal		
Tórax: fibrose, fungos	AR	64 x 0,6	0,60	23,0	1,20	0,4	0,5	120	110	B 70f	1200/-600	Coronal		
			0,60			0,4				B 31f	400/40	Coronal		
Tórax/abdome		64 x 0,6	1,0	15,4	0,80	0,7	0,5	120	210	B 31f	400/40	Coronal	BT	100/3,0
			1,0			0,7				B 70f	1200/-600	Coronal		
Abdome		64 x 0,6	1,0	11,5	0,60	0,7	0,5	120	210	B 20f	300/40	Coronal	BT	100/3,5
Pâncreas/rins	Sem contraste	16 x 1,2	5,0	11,5	0,60	5,0	0,5	120	185	B 30f	300/40	Axial		
	Fase arterial	64 x 0,6	1,0	11,5	0,60	0,7	0,5	120	210	B 20f	300/40	Coronal	BT	80-100/3,5
	Fase venosa	16 x 1,2	3,00	11,5	0,60	2,0	0,5	120	190	B 30f	300/40	Axial	60	
Pelve		16 x 1,2	5,0	15,4	0,80	5,0	0,5	120	210	B 31f	350/35	Axial	50	100/2,5
Coluna cervical		64 x 0,6	0,60	15,4	0,80	0,4	1,0	120	275	B 20s	350/40	Sagital		
			0,60			0,4				B 60s	1500/450	Sagital		
Coluna lombar		64 x 0,6	0,60	15,4	0,80	0,4	1,0	120	330	B 20s	350/40	Sagital		
			0,60			0,4				B 60s	1500/450	Sagital		
Ósteo	Sequência	1 x 10,0	10,0	0			1,0	80	250	S 80s	1500/450	Axial		
Joelho	UAR	16 x 0,6	0,6	4,1	0,85	0,4	1,0	120	140	U 90u	1400/300	Sagital/coronal		
Mão/pés	UAR	16 x 0,6	0,6	4,1	0,85	0,4	1,0	120	120	U 90u	1400/300	Sagital/coronal		
Trauma		16 x 1,2	1,50	28,8	1,50	1,0	0,50	120	180	B 30f	300/40	Coronal		
			1,50			1,0				B 70f	1500/450	Sagital		
Perfusão cerebral	Sem contraste	20 x 0,6	5,0	3,3	0,55	5,0	1,0	120	350	H 31s	200/40	Axial		
			1,0			0,7				H 23s	700/80	Axial		
	DynMulti4D	16 x 1,2	10,00			4,0	0,3	80	250	H 30s	80/35	Axial		40/8

*Aqui: "Definition AS-64" da Siemens.

Abreviações: ver p. 199.

Órgão/Indicações		Col. [mm]	EF [mm]	Alim./ Rot. [mm]	*Pitch*	IR [mm]	Tempo/ Rot. [s]	Voltagem [kv]	Corrente [mAs]	Kernel	Janela larg./ centro [UH]	Direção Recon.	Retardo do MC (s)	MC/ Fluxo [mL / mL/s]
Crânio: hematoma		128 x 0,6	5,0	21,1	0,55	5,0	1,0	120	410	H 31s	200/40	Axial		
Crânio: tumor, metástase		128 x 0,6	5,0	21,1	0,55	5,0	1,0	120	410	H 31s	200/40	Axial	60	50/2,0
Osso petroso	UAR	16 x 0,3	0,4	4,1	0,85	0,2	1,0	120	230	U 75u	4000/700	Oblíqua dupla		
Seios paranasais		128 x 0,6	1,0	30,7	0,80	0,7	1,0	120	80	H 60s	2000/400	Coronal		
			1,0			0,7				H 30s	200/40	Coronal		
Órbita/ossos faciais		128 x 0,6	0,60	30,7	0,80	0,4	1,0	120	125	H 60s	2000/400	Coronal		
Dentário		128 x 0,6	0,75	30,7	0,80	0,5	1,0	120	90	H 60s	2000/400	Axial		
Pescoço		128 x 0,6	1,0	30,7	0,80	0,7	1,0	120	165	B 20s	250/50	Sagital/coronal	BT	80-100/3,0
Tórax/tórax-fígado		128 x 0,6	1,00	46,1	1,20	0,7	0,5	120	110	B 31f	400/40	Coronal	BT	80/3,0
			1,00			0,7				B 80f	1200/-600	Coronal		
Tórax: fibrose, fungos	AR	128 x 0,6	0,60	46,1	1,20	0,4	0,5	120	110	B 70f	1200/-600	Coronal		
			0,60			0,4				B 31f	400/40	Coronal		
Tórax/abdome		128 x 0,6	0,60	23,0	0,60	0,4	0,5	120	210	B 31f	400/40	Coronal	BT	100/3,0
			0,60			0,4				B 70f	1200/-600	Coronal		
Abdome		128 x 0,6	1,0	23,0	0,60	0,7	0,5	120	210	B 20f	300/40	Coronal	BT	100/3,5
Pâncreas/rins	Sem contraste	32 x 1,2	5,0	23,0	0,60	5,0	0,5	120	190	B 30f	300/40	Axial		
	Fase arterial	128 x 0,6	1,0	23,0	0,60	0,7	0,5	120	210	B 20f	300/40	Coronal	BT	80-100/3,5
	Fase venosa	32 x 1,2	3,00	23,0	0,60	2,0	0,5	120	190	B 30f	300/40	Axial	60	
Pelve		32 x 1,2	5,0	30,7	0,80	5,0	0,5	120	210	B 31f	350/35	Axial	50	120/2,5
Coluna cervical		128 x 0,6	0,60	30,7	0,80	0,4	1,0	120	275	B 20s	350/40	Sagital		
			0,60			0,4				B 60s	1500/450	Sagital		
Coluna lombar		128 x 0,6	0,60	30,7	0,80	0,4	1,0	120	330	B 20s	350/40	Sagital		
			0,60			0,4				B 60s	1500/450	Sagital		
Ósteo	Sequência	1 x 10,0	10,00	0			1,0	80	250	S 80s	1500/450	Axial		
Joelho	UAR	16 x 0,6	0,6	4,1	0,85	0,4	1,0	120	140	U 90u	1400/300	Sagital/coronal		
Mão/pés	UAR	16 x 0,6	0,6	4,1	0,85	0,4	1,0	120	120	U 90u	1400/300	Sagital/coronal		
Trauma		32 x 1,2	1,50	57,6	1,50	1,0	0,50	120	180	B 30f	300/40	Coronal		
			1,50			1,0				B 70f	1500/450	Sagital		
Perfusão cerebral	Sem contraste	20 x 0,6	5,0	3,3	0,55	5,0	1,0	120	350	H 31s	200/40	Axial		
			1,0			0,7				H 23s	700/80	Axial		
	DynMulti4D	32 x 1,2	10,00			4,0	0,3	80	250	H 20s	80/35	Axial		40/8

*Aqui: "Definition AS-128" da Siemens. Abreviações: ver p. 199.

Órgão/Indicações		Col. [mm]	EF [mm]	Alim./ Rot. [mm]	*Pitch*	IR [mm]	Tempo/ Rot. [s]	Voltagem [kv]	Corrente [mAs]	Kernel	Janela larg./ centro [UH]	Direção Recon.	Retardo CM (s)	MC/ Fluxo [mL / mL/s]
Crânio: hematoma		128 x 0,6	5,0	21,1	0,55	5,0	1,0	120	390	H 31s	200/40	Axial		
Crânio: tumor, metástase		128 x 0,6	5,0	21,1	0,55	5,0	1,0	120	390	H 31s	200/40	Axial	60	50/2,0
Osso petroso	UAR	16 x 0,3	0,4	4,1	0,85	0,2	1,0	120	230	U 75u	4000/700	Oblíqua dupla		
Seios paranasais		128 x 0,6	1,0	30,7	0,80	0,7	1,0	120	80	H 60s	2000/400	Coronal		
			1,0			0,7				H 30s	200/40	Coronal		
Órbita/ossos faciais		128 x 0,6	0,60	30,7	0,80	0,4	1,0	120	125	H 60s	2000/400	Coronal		
Dentário		128 x 0,6	0,75	30,7	0,80	0,5	1,0	120	90	H 60s	2000/400	Axial		
Pescoço		128 x 0,6	1,0	30,7	0,80	0,7	1,0	120	165	B 20s	250/50	Sagital/coronal	BT	80-100/3,0
Tórax/tórax-fígado		128 x 0,6	1,00	46,1	1,20	0,7	0,5	120	110	B 31f	400/40	Coronal	BT	80/3,0
			1,00			0,7				B 70f	1200/-600	Coronal		
Tórax: fibrose, fungos	AR	128 x 0,6	0,6	46,1	1,20	0,4	0,5	120	110	B 70f	1200/-600	Coronal		
			0,6			0,4				B 31f	400/40	Coronal		
Tórax/abdome	Modo de *Pitch* alto	128 x 0,6	0,6	115,2	3,00	0,4	0,28	120	210	B 31f	400/40	Coronal	BT	100/3,0
			0,6			0,4				B 70f	1200/-600	Coronal		
Abdome		128 x 0,6	1,0	23,0	0,60	0,7	0,5	120	210	B 20f	300/40	Coronal	BT	100/3,5
Pâncreas/rins	Sem contraste	32 x 1,2	5,0	23,0	0,60	5,0	0,5	120	190	B 30f	300/40	Axial		
	Fase arterial	128 x 0,6	1,0	11,5	0,60	0,7	0,5	120	210	B 20f	300/40	Coronal	BT	80-100/3,5
	Fase venosa	32 x 1,2	3,00	23,0	0,60	2,0	0,5	120	190	B 30f	300/40	Axial	60	
Pelve		32 x 1,2	5,0	30,7	0,80	5,0	0,5	120	210	B 31f	350/35	Axial	50	120/2,5
Coluna cervical		128 x 0,6	0,60	30,7	0,80	0,4	1,0	120	275	B 20s	350/40	Sagital		
			0,60			0,4				B 60s	1500/450	Sagital		
Coluna lombar		128 x 0,6	0,60	30,7	0,80	0,4	1,0	120	330	B 20s	350/40	Sagital		
			0,60			0,4				B 60s	1500/450	Sagital		
Joelho	UAR	16 x 0,6	0,6	4,1	0,85	0,4	1,00	120	140	U 90u	1400/300	Sagital/coronal		
Mão/pés	UAR	16 x 0,6	0,6	4,1	0,85	0,4	1,00	120	120	U 90u	1400/300	Sagital/coronal		
Trauma	Modo de *Pitch* alto	128 x 0,6	1,50	80,6	2,10	1,0	0,28	140	140	B 30f	300/40	Coronal		
			1,50			1,0				B 70f	1500/450	Sagital		
Perfusão cerebral	Sem contraste	20 x 0,6	5,0	3,3	0,55	5,0	1,0	120	320	H 31s	200/40	Axial		
			1,0			0,7				H 23s	700/80	Axial		
	DynMulti4D	32 x 1,2	10,00			4,0	0,28	80	270	H 30s	80/35	Axial		40/8

*Aqui: "Definition Flash" da Siemens.

Abreviações: ver p. 199.

Técnica "z-flying Focal Spot"

Enquanto isso, a investigação por imagens com submilímetros em tempos curtos de apneia está sendo estabelecida nos protocolos diagnósticos de rotina. Recentemente, foi possível obter aperfeiçoamento complementar em resolução espacial e temporal por meio de movimentos periódicos do feixe oscilante na direção longitudinal (eixo z; técnica "z-Flying Focal Spot"). O tubo inteiro gira, como um todo, em um "banho" de óleo, de modo que o anodo fica em contato direto com o óleo de refrigeração. O catodo central também gira, e a deflexão eletromagnética permanente do feixe de elétrons é usada para orientar a posição e a forma do feixe. Então, a unidade de deflexão oscila o feixe entre duas posições diferentes da placa de anodo (indicada pelos dois asteriscos na **Fig. 205.1**). Uma vez que existe um ângulo de anodo de geralmente 7°-9°, essa deflexão se traduz em um movimento dos raios X na direção do eixo z, assim como na direção radial.

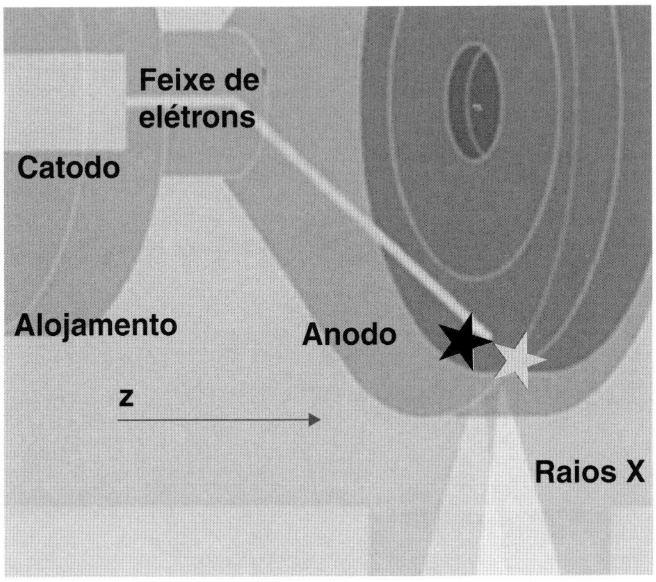

Fig. 205.1

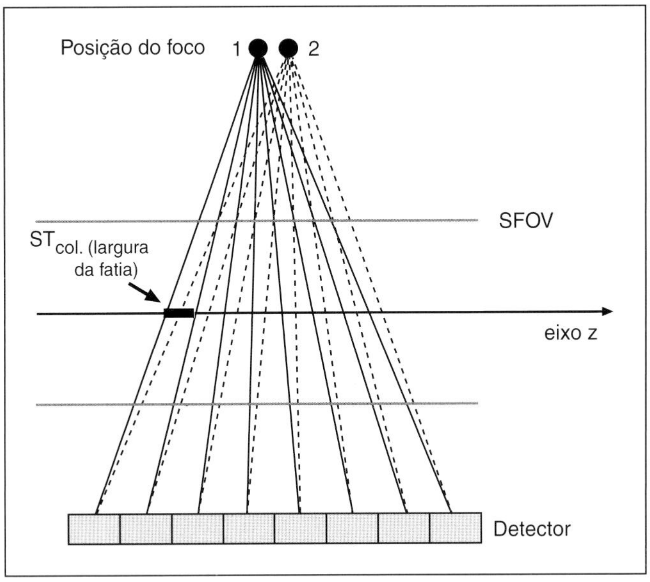

Fig. 205.2

Quando aplicada ao sistema de TC de 64 fileiras, essa técnica pode duplicar o número de fatias simultaneamente adquiridas, p. ex., 64 fatias de 0,6 mm sobrepostas por rotação com esquema de amostragem correspondendo àquele de um detector de 64 × 0,3 mm **(Fig. 205.2)**. Em decorrência de um movimento periódico do feixe eletrônico na direção z, uma distância de amostragem de metade da largura da fatia colimada ($ST_{coll}/2$) pode ser estabelecida no isocentro. Mas, para distâncias a partir desse isocentro, esse tipo de amostragem não pode mais ser o melhor, de modo que, por fim, a melhor resolução atinge cerca de 0,33-0,36 mm (14-15 lp/cm, [47, 48]). Além disso, um feixe oscilante no plano de varredura é ativado (não ilustrado aqui) para também aperfeiçoar a resolução no plano. Com essa ativação, o feixe desliza em um tipo de quadrilátero controlado por deflexão eletromagnética permanente.

Sistema de Aquisição de Dados

À época da publicação deste manual de ensino, o único sistema disponível de TC de fonte dupla era aquele fabricado por Siemens Medical Solutions: o sistema "Somatom Definition" incorpora dois sistemas de detecção, um com FOV de 50 cm e quase 27.000 elementos de detecção, e outro sistema menor com FOV de 26 cm e 14.000 elementos de detecção. Esse sistema também dispõe de dois tubos de raios X que podem ser usados em modos diferentes:

A maioria dos exames básicos pode ser realizada usando somente um dos dois sistemas, mas pacientes cardíacos, traumatizados ou obesos podem ser examinados com 2 × 80 KW, com níveis de KV idênticos, de acordo com o protocolo e a questão clínica. Essa técnica denominada "modo de potência dupla" é aplicada para casos que exijam alta resolução e/ou alta velocidade, como a angiografia por TC dos vasos iliofemorais, pulmonares ou abdominais (pp. 186-188) ou das artérias coronárias (pp. 184 e 185).

Outra vantagem desses novos sistemas de varredura é a velocidade: em virtude do tempo de rotação reduzida do *gantry* de 0,33 s, resoluções temporais curtas, de até 83 ms, podem ser fornecidas com reconstrução acoplada ao ECG de segmento único e aquisição por meia varredura. Isso é especialmente útil para exames cardíacos com frequências cardíacas mais altas e reduz o número de pacientes que exijam controle dessa frequência. O exame de toda a área do tórax (~35 cm) com colimação de submilímetros exige tempo de varredura de apenas 11 s. Essa inovação torna possível atingir tempos significativamente reduzidos de apneia.

Desenho do Detector

Os princípios de um desenho de arranjo adaptativo já foram descritos nas páginas 10 e 11. Para o equipamento "Definition" da Siemens, um detector de 40 fileiras é usado com 32 fileiras centrais com largura colimada de corte de 0,6 mm cada e 2 × 4 fileiras externas dos dois lados com largura de corte de 1,2 mm (**Fig. 206.1**) no isocentro, onde a cobertura total em direção longitudinal atinge 28,8 mm. Essas larguras–Z são, porém, virtuais e referem-se ao isocentro, onde a espessura da fatia é normalmente medida. Portanto, em virtude da ampliação geométrica, o detector real precisa ser aproximadamente de duas vezes mais amplo (**Fig. 206.1**).

Como descrito na página anterior, a amplitude do movimento longitudinal (–Z) periódico é ajustada de tal modo que duas leituras subsequentes são trocadas por uma fatia colimada no eixo z do paciente (**Fig. 205.2**). A seguir, duas leituras subsequentes de projeção de 32 fatias com fatia de 0,6 mm são combinadas com uma projeção de 64 fatias, mas com distância de amostragem de 0,3 mm no isocentro. Por isso, 64 fatias de 0,6 mm sobrepostas por rotação são adquiridas, e o esquema de amostragem é idêntico ao do detector de 64 × 0,3 mm. Por fim, um algoritmo de reconstrução de multiplanos de adaptação modificado é usado para a reconstrução das imagens, obtendo-se, assim, várias opções para colimações diferentes (**Fig. 206.2**).

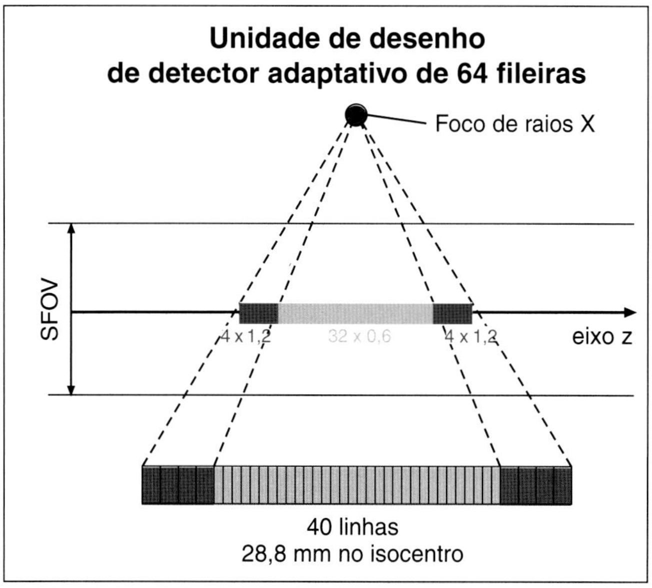

Fig. 206.1

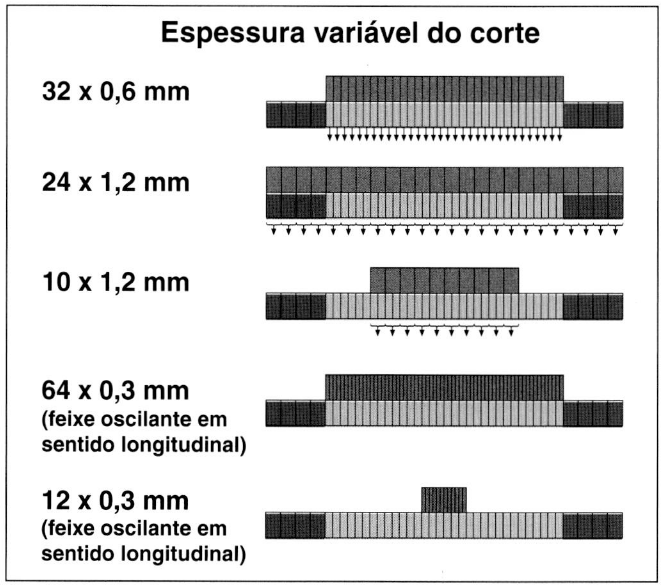

Fig. 206.2

Modo de Energia Dupla

Quando as duas fontes são usadas simultaneamente com níveis diferentes de energia de 1 × 80 kV e 1 × 140 kV, os dados resultantes das duas espirais podem ser combinados para fornecer várias informações em complementação aos valores UH. O tecido e os materiais examinados podem ser caracterizados, diferenciados e isolados visualizando-se sua composição química. As aplicações clínicas variam desde a subtração precisa dos ossos em angiografias por TC e remoção de iodo para criar varreduras de realce virtual para caracterização de cálculos renais. Os primeiros estudos sugerem um espectro cada vez mais amplo de aplicações da fonte dupla no futuro.

Redução de Artefatos Espirais

Com as outras técnicas, os protocolos com valores baixos de *pitch* eram geralmente necessários para reduzir os artefatos espirais. A técnica de feixe oscilante em orientação longitudinal oferece a possibilidade de controlar os artefatos típicos "em leque" (⇗ na **Fig. 206.3**) para valores altos de *pitch* com cobertura de alto volume, mesmo em aplicações críticas (**Fig. 206.4**).

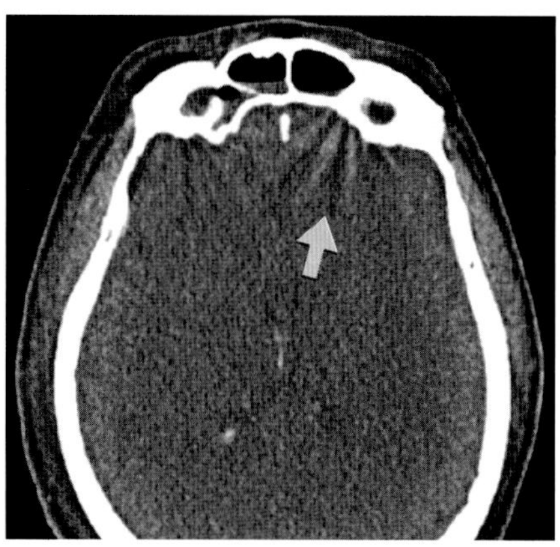

Fig. 206.3

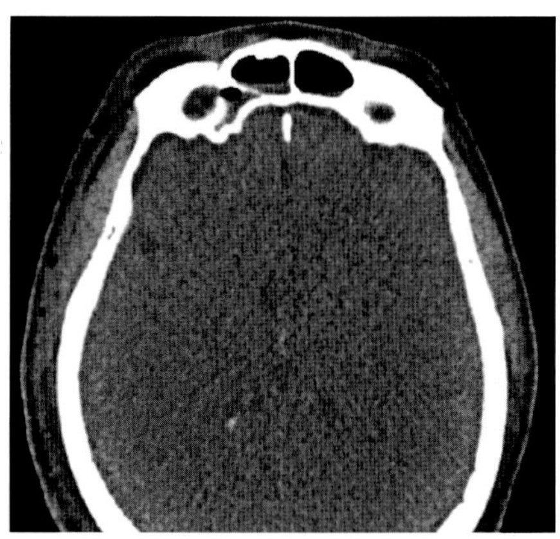

Fig. 206.4

Essa técnica, já descrita anteriormente neste texto, permite a observação de grandes volumes de tecido com resolução espacial aperfeiçoada. Por isso, especialmente na angiografia por TC, a extensão do aneurisma aórtico dissecado no eixo-z pode ser demonstrada com muito mais precisão **(Fig. 207.1a)**. Além disso, fica mais fácil determinar qual das duas artérias renais se origina do lúmen verdadeiro e do lúmen falso da aorta **(Fig. 207.1b)**. É possível até a visualização, dentro de nosso alcance, dos ramos aórticos menores, como as artérias lombares **(Fig. 207.1c)**, ou da artéria de Adamkiewicz para fins de perfusão da coluna vertebral. *(As imagens 207.1a-c são cortesia do Centre Cardio-Thoracique de Mônaco.)*

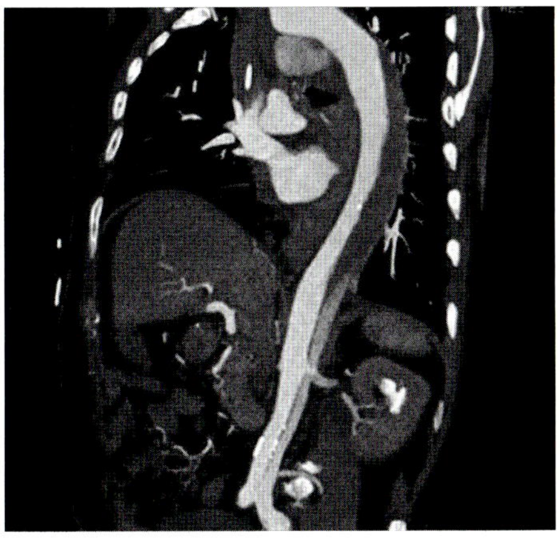

Fig. 207.1a Dissecção aórtica.

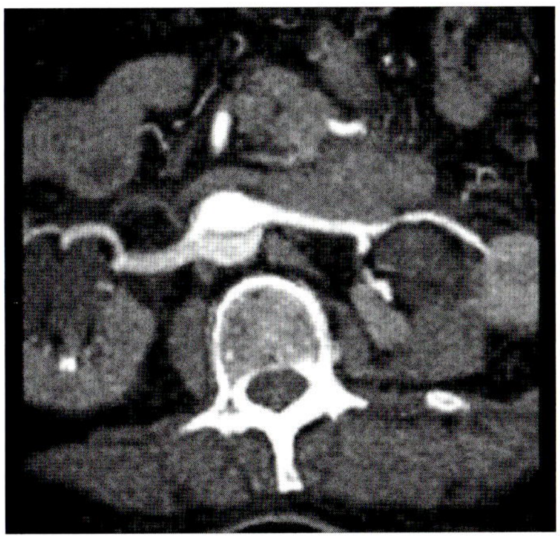

Fig. 207.1b Orifícios renais.

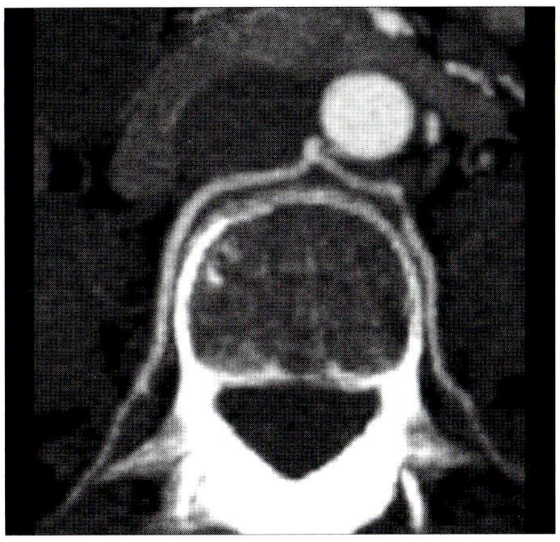

Fig. 207.1c Artérias lombares.

A detecção de estenoses coronarianas e de calcificações das coronárias é melhorada por tempos mais curtos de varredura na angiografia coronariana por TC: visões gerais **(Fig. 207.2b)**, reconstruções tridimensionais **(Fig. 207.2a)**, ou outras projeções mais detalhadas **(Fig. 207.2c,d)** são possíveis de se obter com resolução espacial mais alta, em comparação aos anos anteriores. Portanto, a angiografia por TC terá mais importância como alternativa não invasiva às técnicas de angiografia por subtração digital (DSA) à base de catéteres. *(Fig. 207.2 cortesia de German Herzzentrum Munich.)*

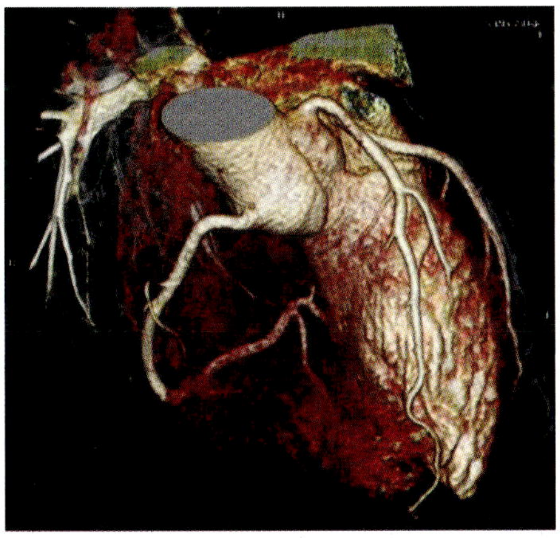

Fig. 207.2a 3D – visão geral.

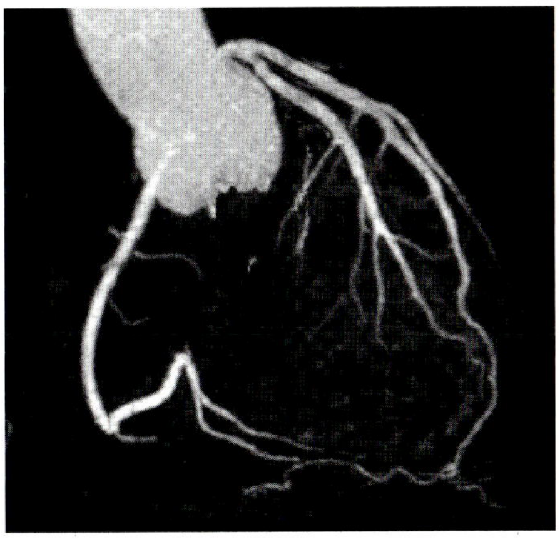

Fig. 207.2b Reconstrução MPR.

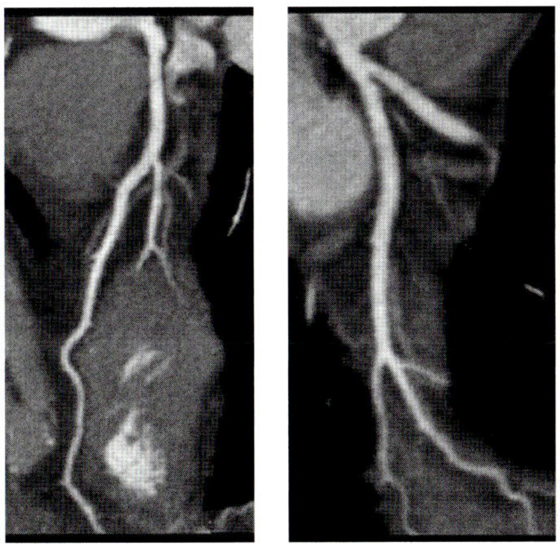

Fig 207.2c,d Projeções detalhadas.

A investigação por imagens funcionais para avaliar defeitos de perfusão das coronárias (⇧), aqui na parede cardíaca posterior, pode ser executada em tempos mais curtos de varredura e facilmente visualizada a partir de várias projeções **(Fig. 207.3)**. *(Cortesia da Univ. of South Carolina, Charleston, EUA.)*

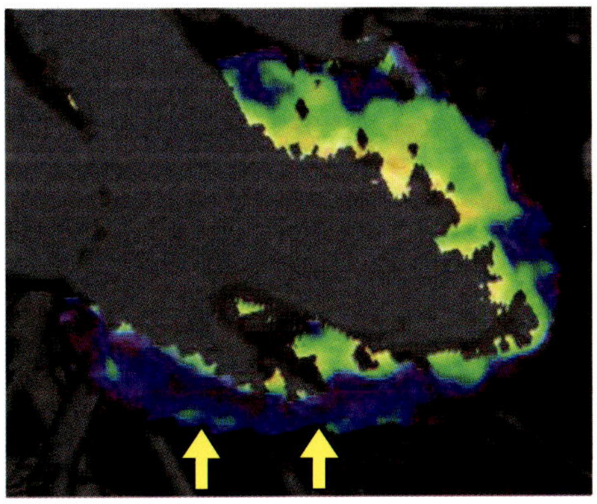

Fig. 207.3a Defeitos de perfusão das coronárias.

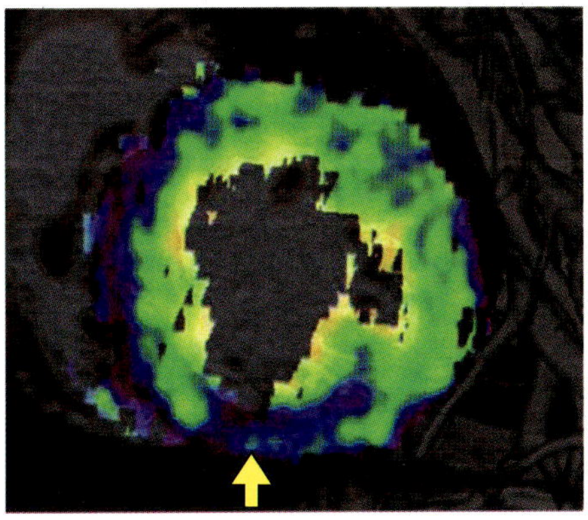

Fig. 207.3b Visualização do eixo curto.

A árvore de vasos pulmonares pode ser amplamente visualizada em sua periferia **(Fig. 208.1a)**, e a quantificação dos defeitos de perfusão pulmonar **(Fig. 208.1b)**, em casos de embolia pulmonar ou de oclusão dos brônquios induzida por tumor (⇨ na **Fig. 208.1c**), pode ser significativamente melhorada. *(Imagens 208.1a-c Cortesia do Inst. for Medical Physics, Univ. Erlangen-Nürnberg/Univ.-Hosp. Frankfurt, Alemanha.)*

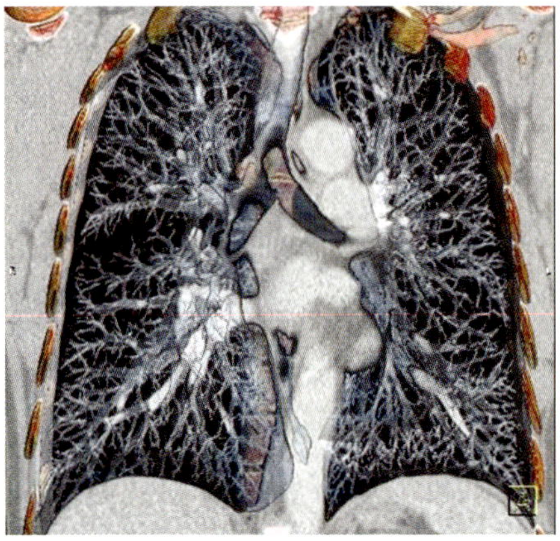

Fig. 208.1a Vasos do pulmão.

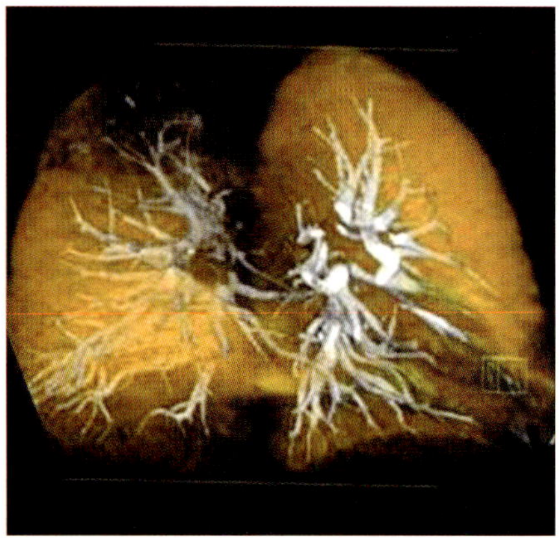

Fig. 208.1b Defeito de perfusão RUL.

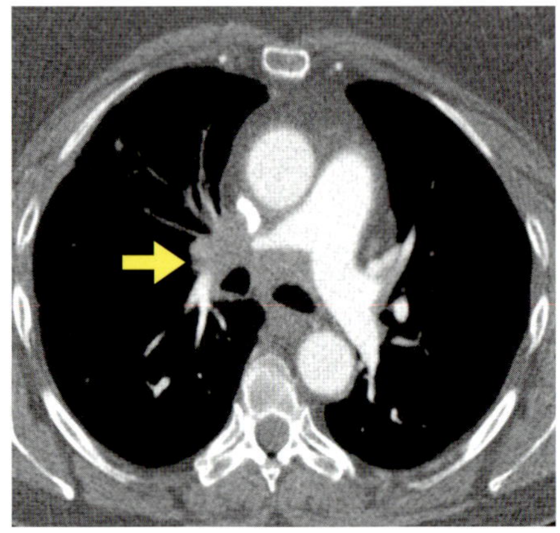

Fig. 208.1c Oclusão bronquial.

Atualmente, com a nova geração de varredores de fonte dupla, o exame da perfusão cerebral pode ser realizado em muito menos tempo, em comparação aos exames funcionais por ressonância magnética (RM): a **Fig. 208.2b, c** mostra defeitos de perfusão cerebral com tempo de aquisição de dados de até 36 segundos neste caso (colimação de, p. ex., 32 x 1,2 mm), que não seria detectável na investigação por TC convencional **(Fig. 208.2a)**: *(Imagens 208.2-3 Cortesia da Univ. Clinic, Großhadern, Munique, Alemanha.)*

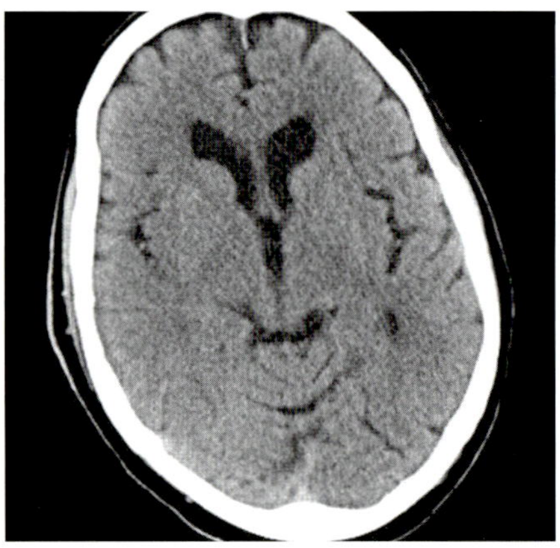

Fig. 208.2a Convencional.

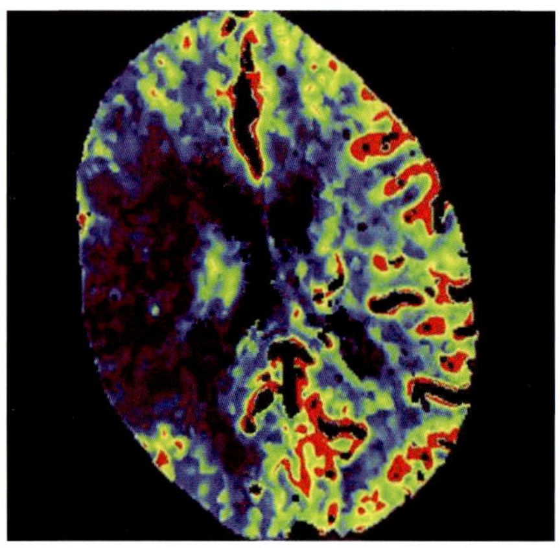

Fig. 208.2b Defeito de perfusão.

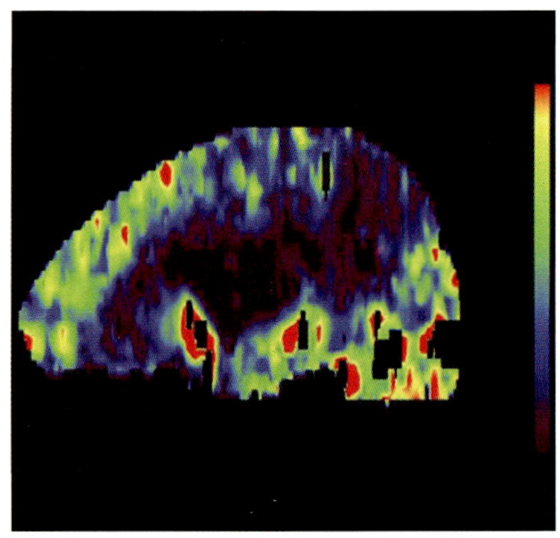

Fig. 208.2c Defeito de perfusão.

A nova técnica de fonte dupla abre abordagens promissoras para diferenciar tipos diferentes de tecido de acordo com seus diversos atributos químicos: por exemplo, tipos diferentes de cálculos renais podem ser observados em cores diferentes: p. ex., cálculos de ácido úrico (⇓) em vermelho **(Fig. 208.3a)** e cálculos de oxalato de cálcio (⇙) em azul **(Fig. 208.3b)**. No futuro, essa habilidade será usada para diferenciar infiltrações de tumor ou metastáticas do fígado **(Fig. 208.4)** e de outros órgãos. (*Fig. 208.4 Cortesia de Nara Medical University, Japão.)*

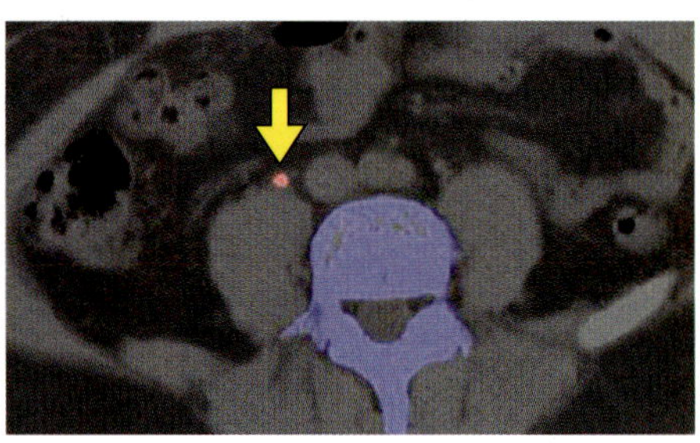

Fig. 208.3a Cálculo de ácido úrico.

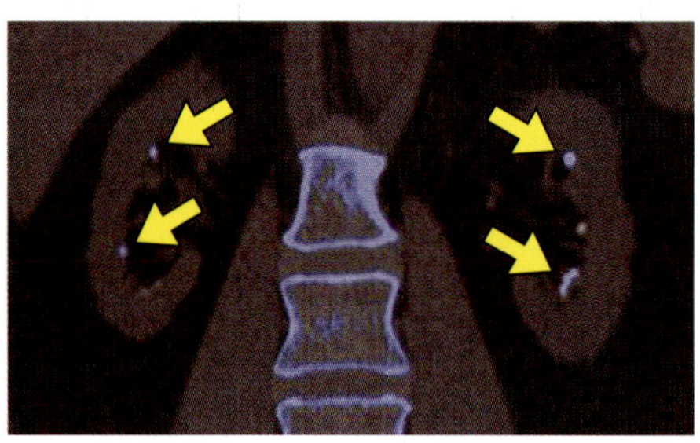

Fig. 208.3b Cálculos de oxalato de cálcio.

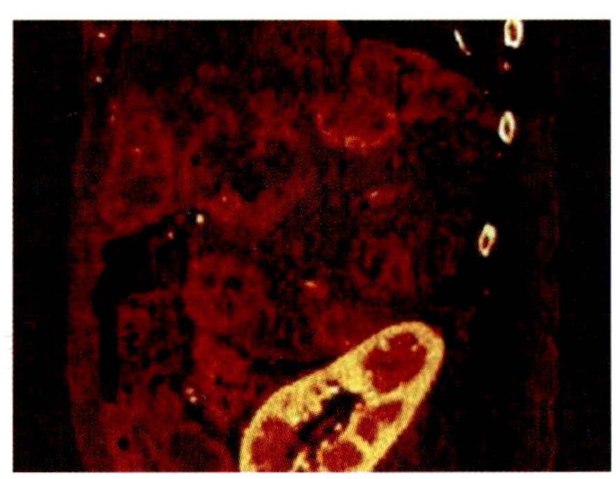

Fig. 208.4 Metástases do fígado.

As cinco páginas a seguir apresentam imagens que ilustram a anatomia seccional do abdome, como exibido em reconstruções no plano coronal. Essas reconstruções multiplanares (MPRs) podem ser geradas a partir do conjunto original de dados tridimensionais em qualquer espessura de fatia desejada e com qualquer intervalo ou grau de superposição entre fatias adjacentes. Somente a configuração da colimação inicial limita a resolução espacial ao longo do eixo z, que pode ser obtida nas reconstruções (p. 9).

A numeração nas imagens corresponde ao encarte denominado "Tórax e Assoalho Pélvico" na capa posterior do livro.

Os cortes através da pele e do tecido subcutâneo do abdome anterior foram omitidos aqui, de modo que as porções do estômago cheio de ar **(4)** **(129)** e do cólon **(143)** e um corte parcial anterior do fígado **(122)** são exibidos diretamente na **Figura 192.1**. Cortes dos vasos mesentéricos **(106)** são encontrados entre as alças do intestino delgado **(140)** e nos cólons ascendente, transverso e descendente.

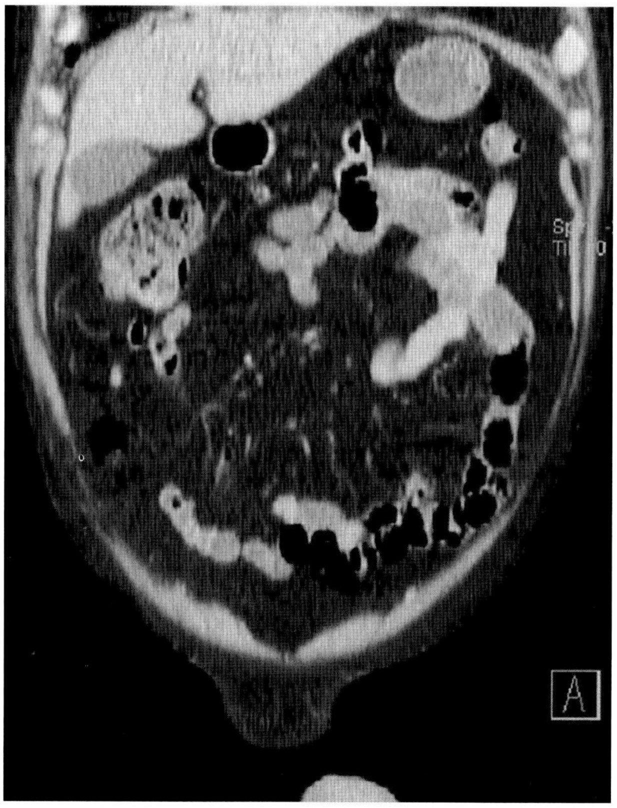

Fig. 210.1a

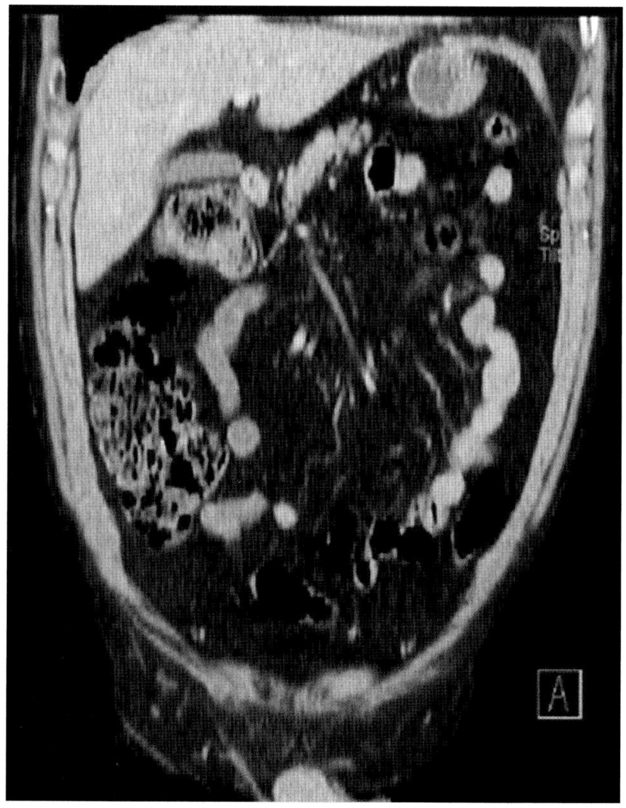

Fig. 210.2a

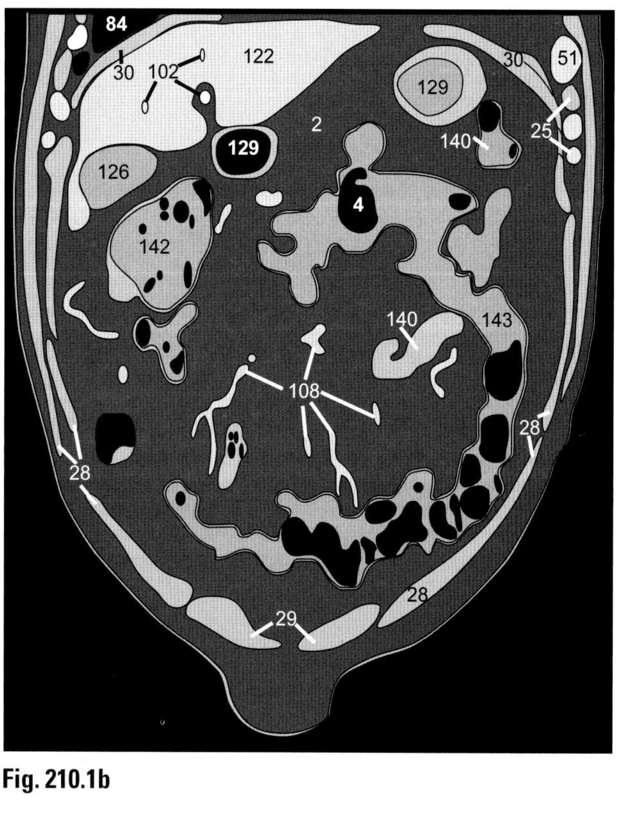

Fig. 210.1b

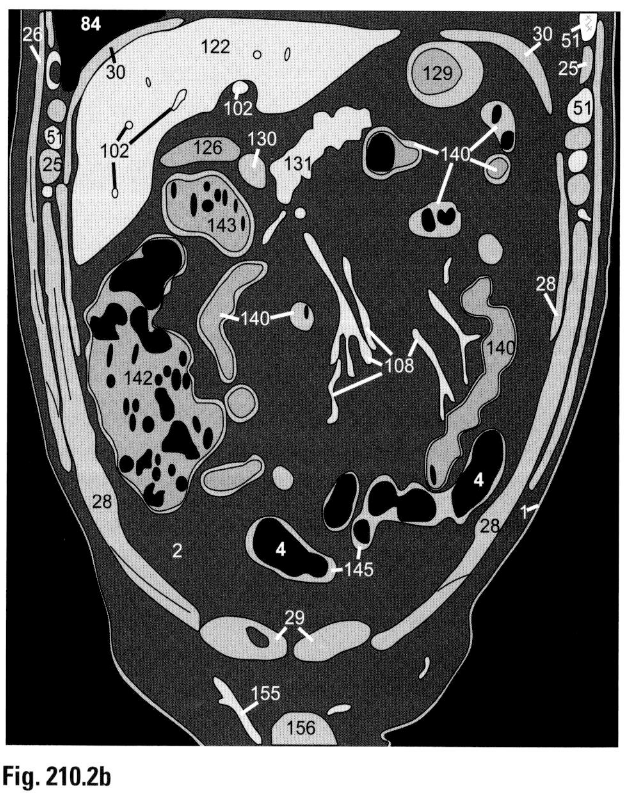

Fig. 210.2b

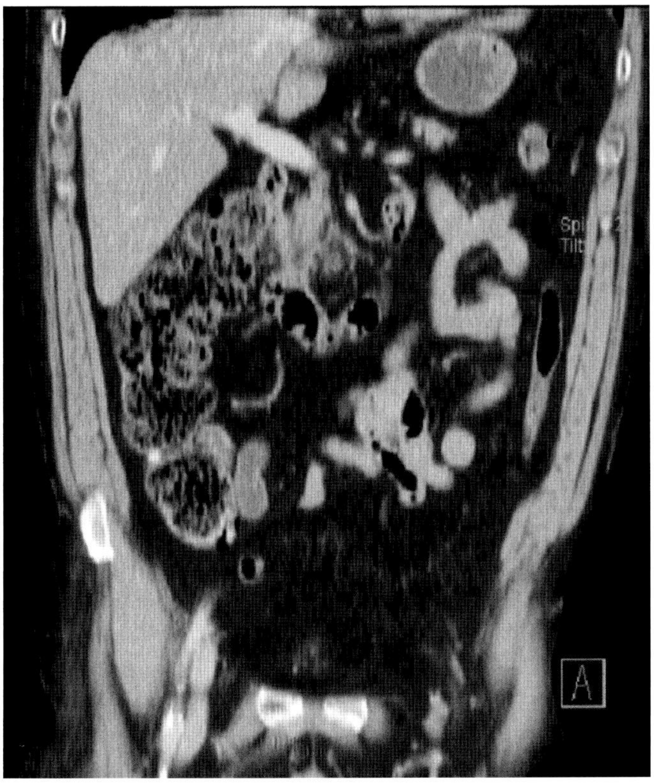

Fig. 211.1a

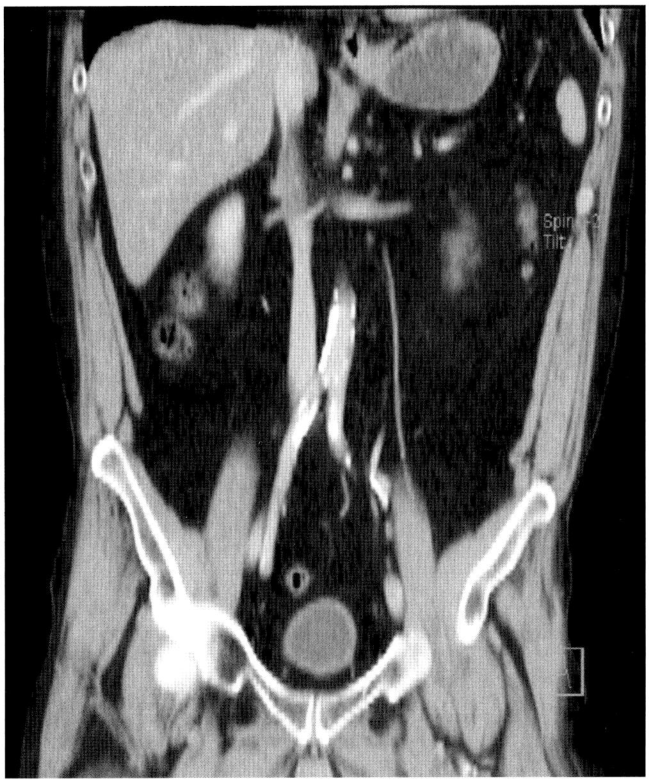

Fig. 211.2a

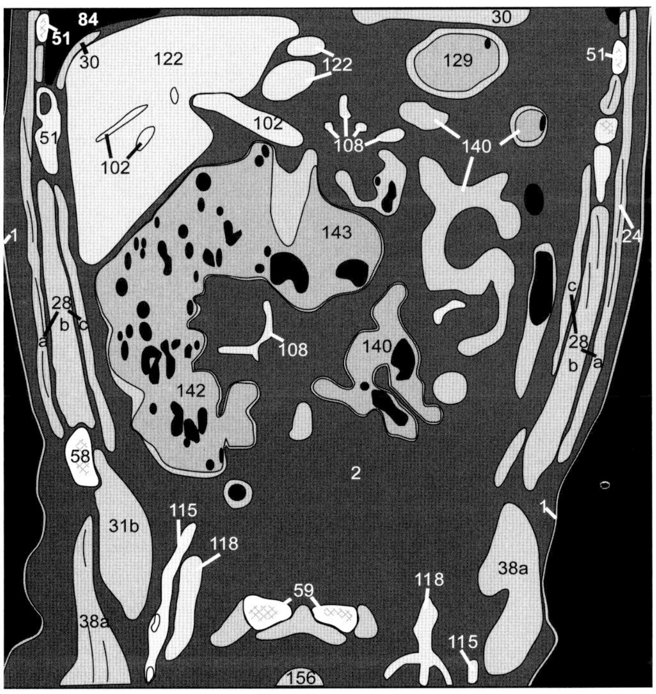

Fig. 211.1b

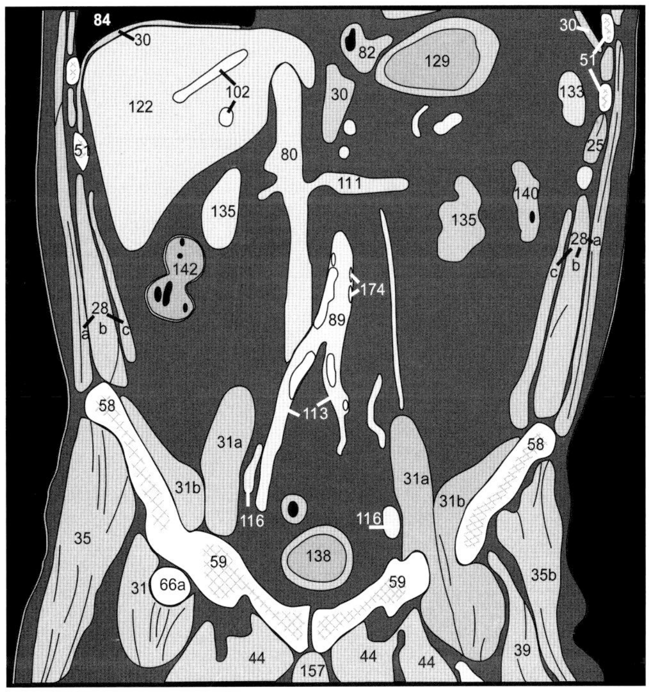

Fig. 211.2b

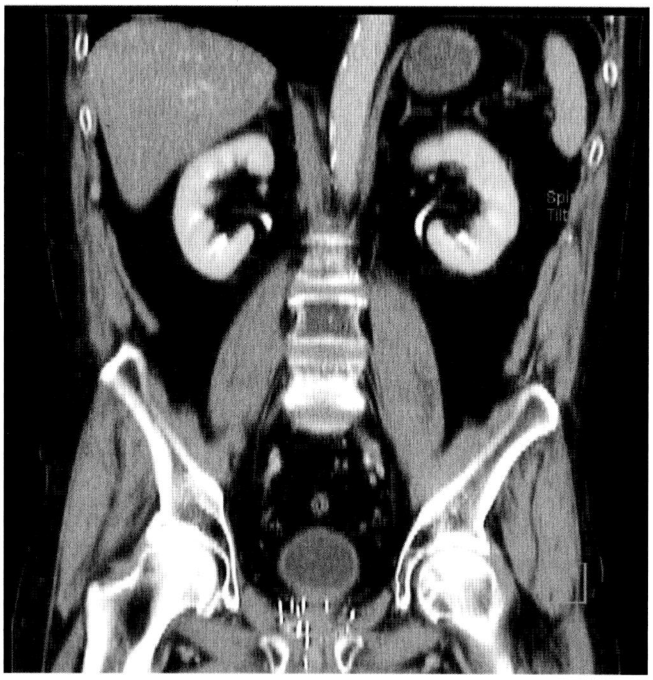
Fig. 212.1a

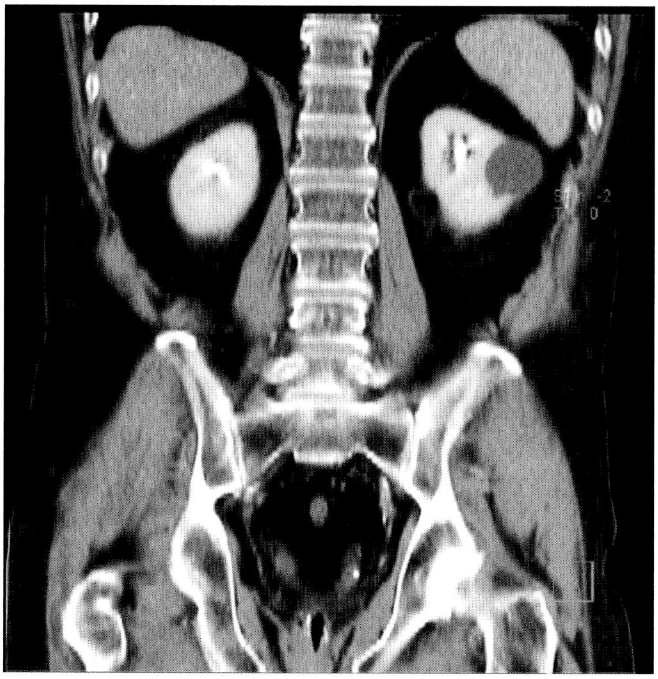
Fig. 212.2a

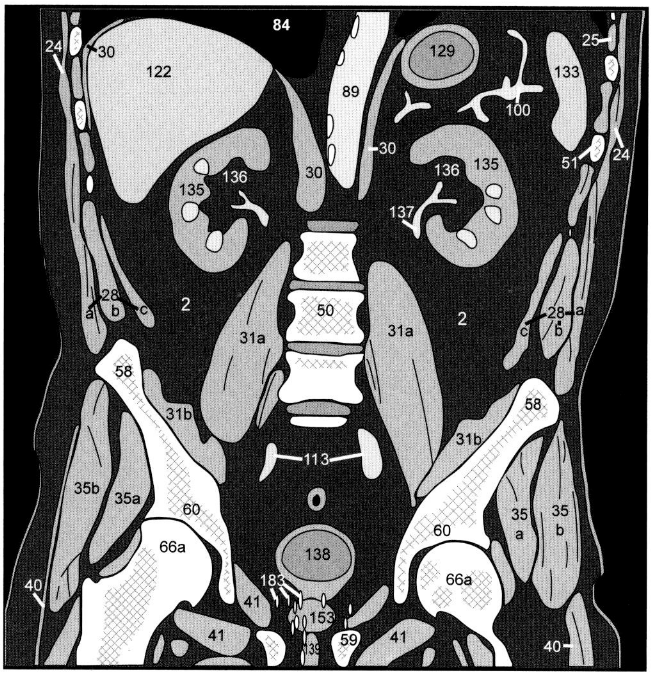

Fig. 212.1b

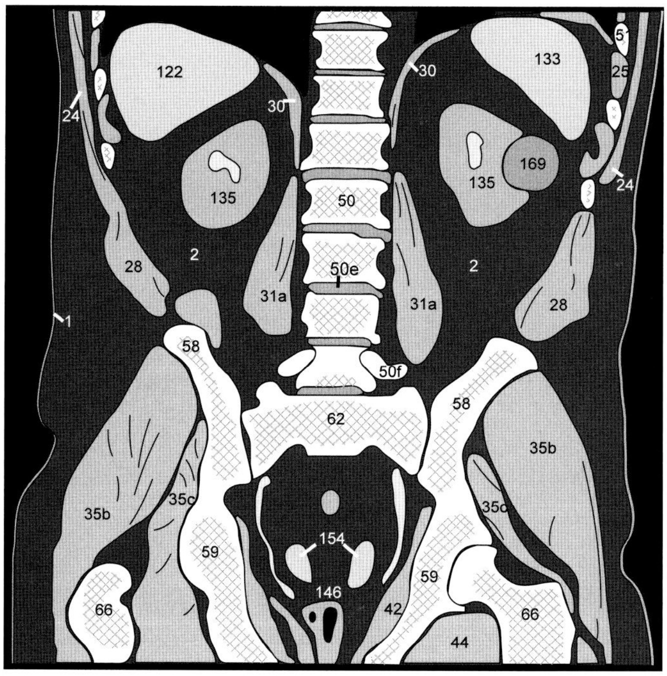

Fig. 212.2b

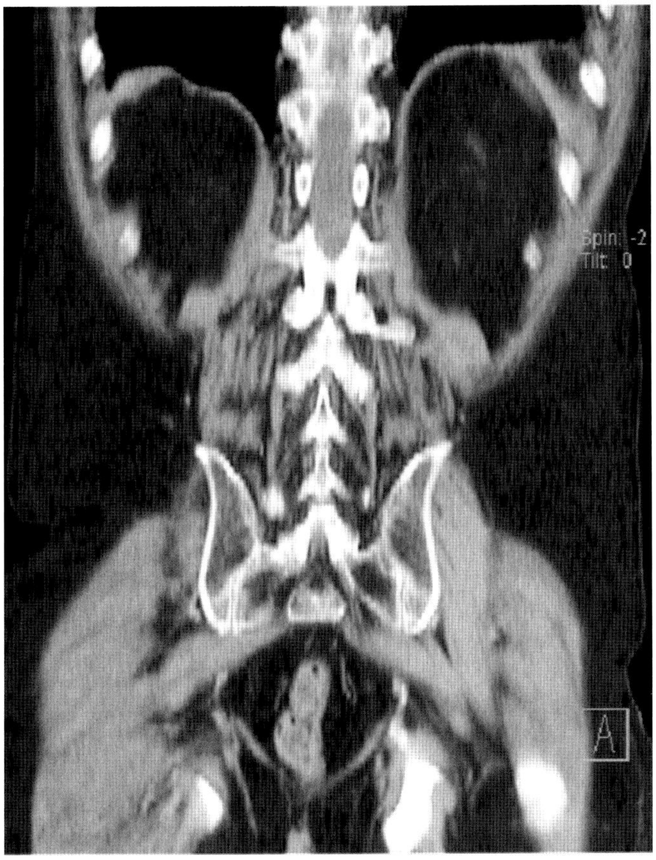
Fig. 213.1a

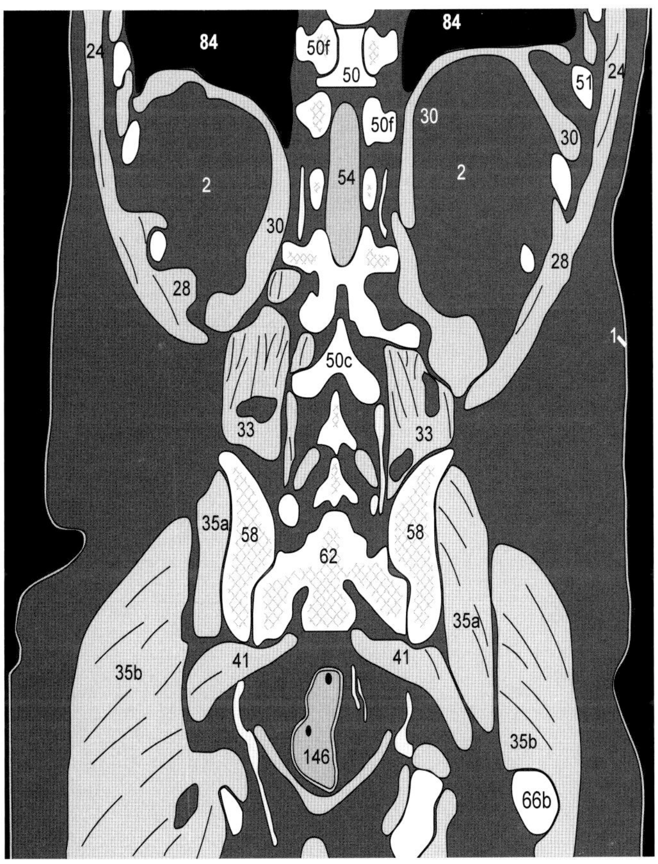

Fig. 213.1b

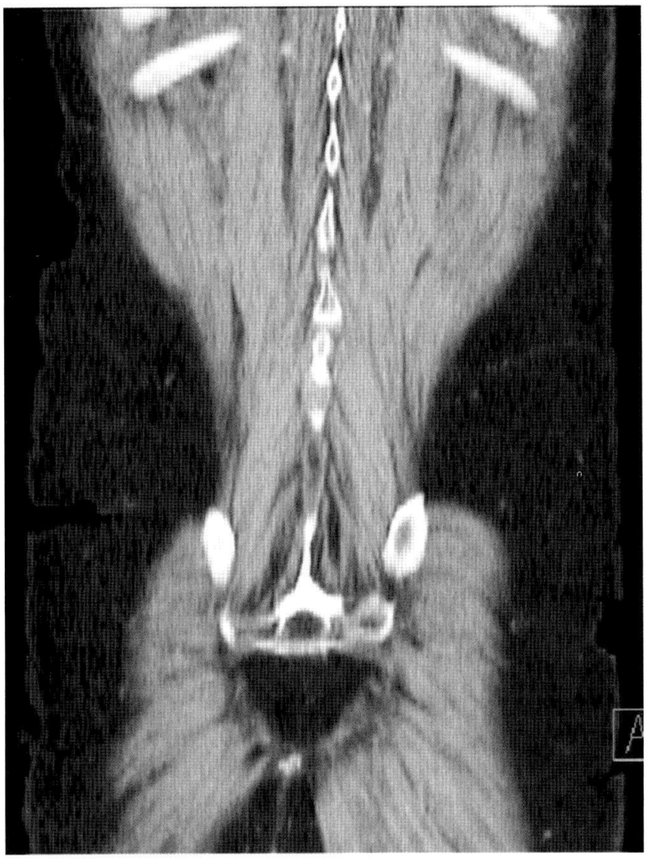
Fig. 213.2a

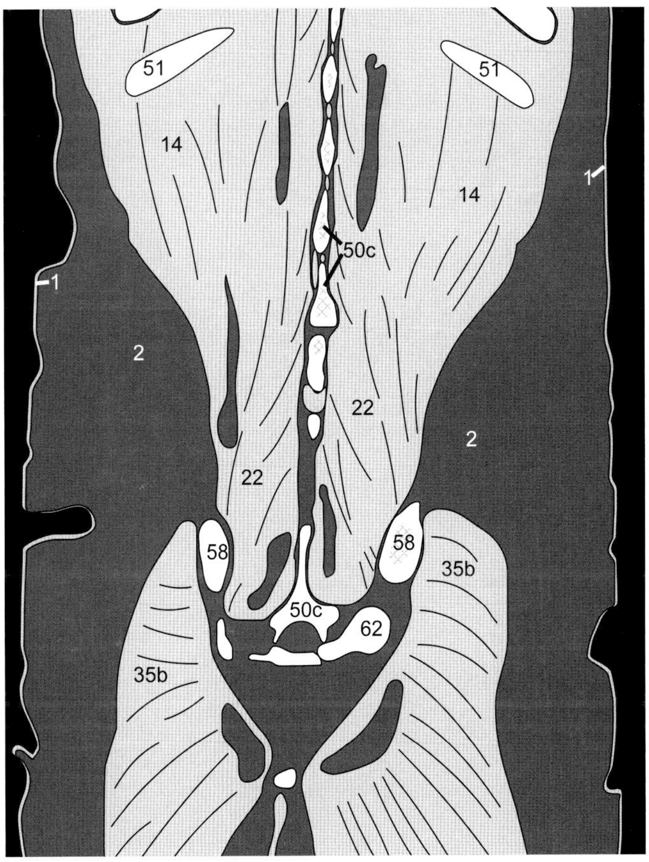

Fig. 213.2b

As imagens nas próximas sete páginas ilustram a anatomia seccional do tórax e do abdome como mostrado em uma série de reconstruções sagitais da direita para a esquerda.

O primeiro plano sagital (**Fig. 214.1**) através do lado direito do corpo mostra os músculos oblíquos da parede abdominal (**28**), cortes das costelas (**51**) com os músculos intercostais (**25**) e um corte da escápula (**53**) com o músculo subcostal (**18**) e o infraespinhoso (**20**). A imagem seguinte em um plano ligeiramente mais medial (**Fig. 214.2**) exibe o lobo direito do fígado (**122**) e um corte do cólon ascendente (**142**). As próximas imagens (**Figs. 214.1-214.3**) mostram a vesícula biliar (**126**), o parênquina do rim direito (**135**) com a pelve renal (**136**) e o cólon transverso (**143**). A numeração nas imagens corresponde ao encarte denominado "Tórax e Assoalho Pélvico" na capa posterior do livro.

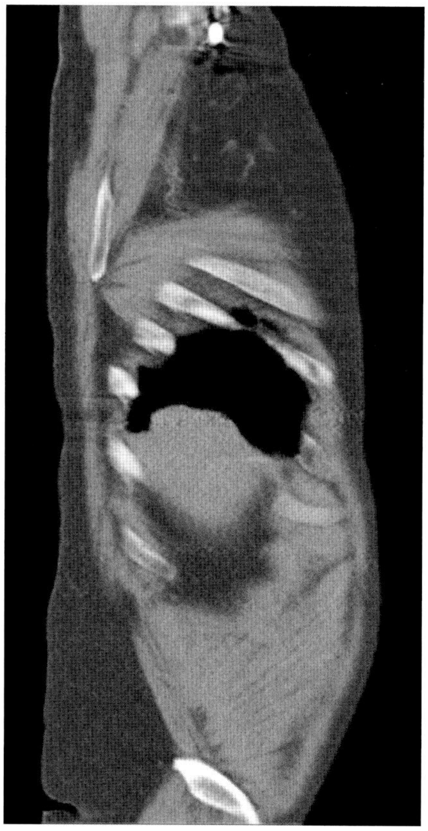

Fig. 214.1a

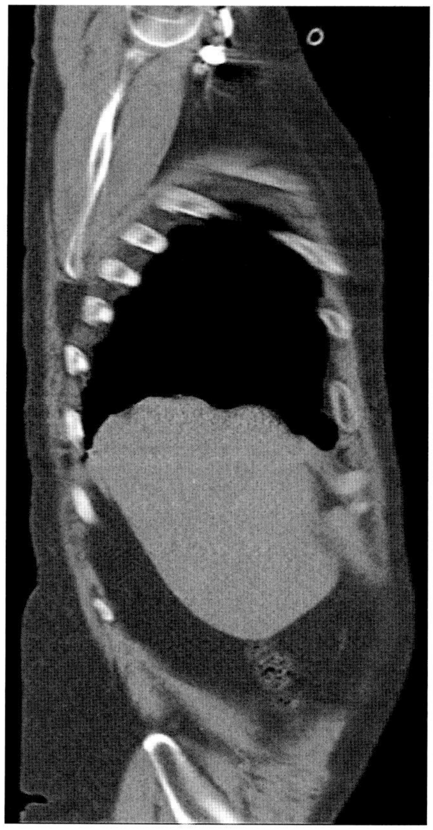

Fig. 214.2a

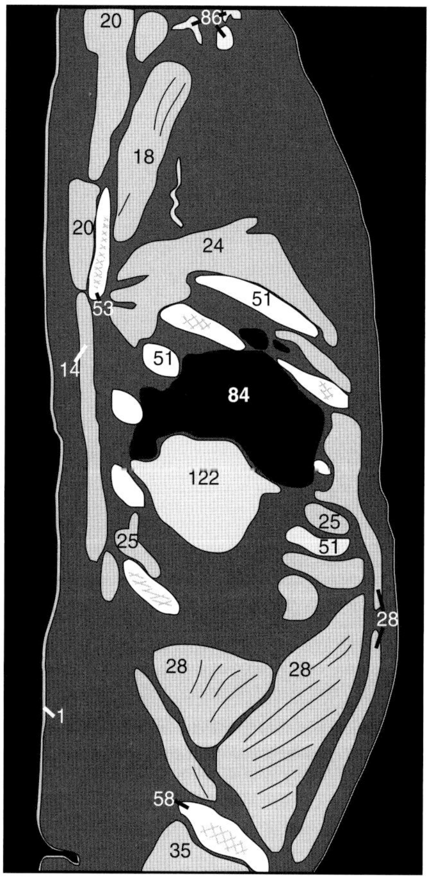

Fig. 214.1b

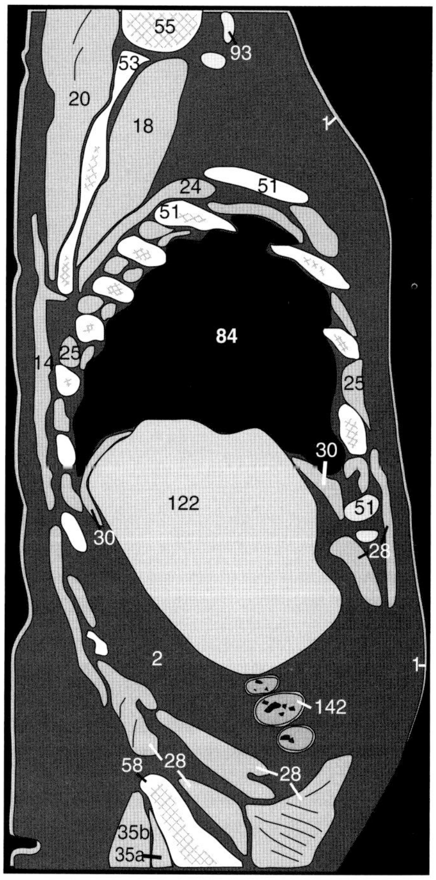

Fig. 214.2b

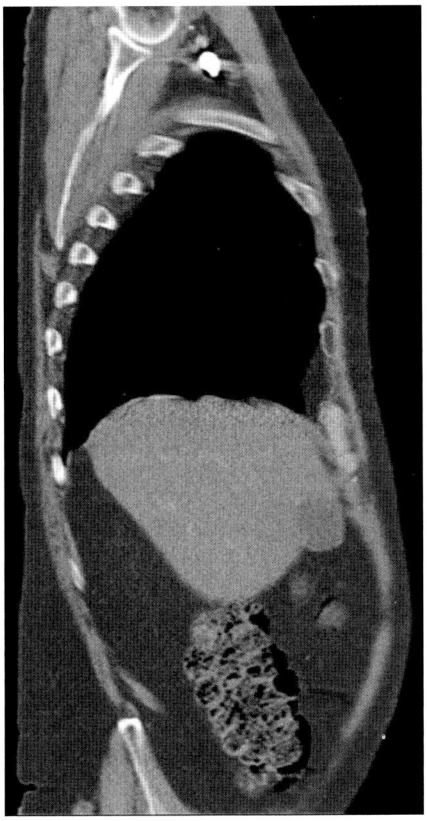

Fig. 215.1a

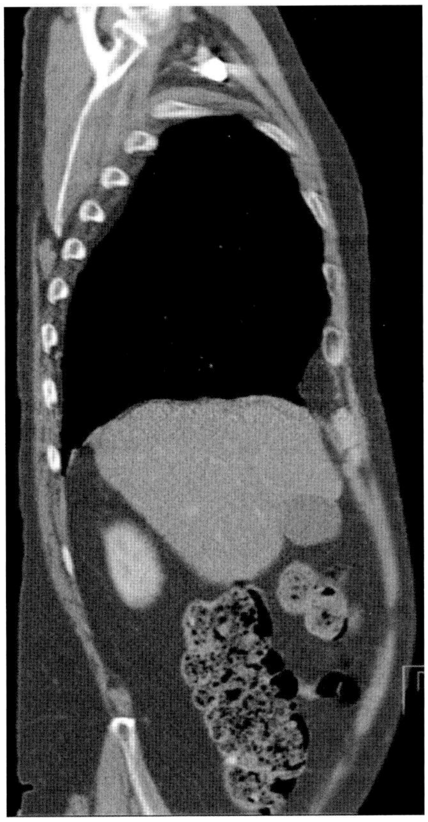

Fig. 215.2a

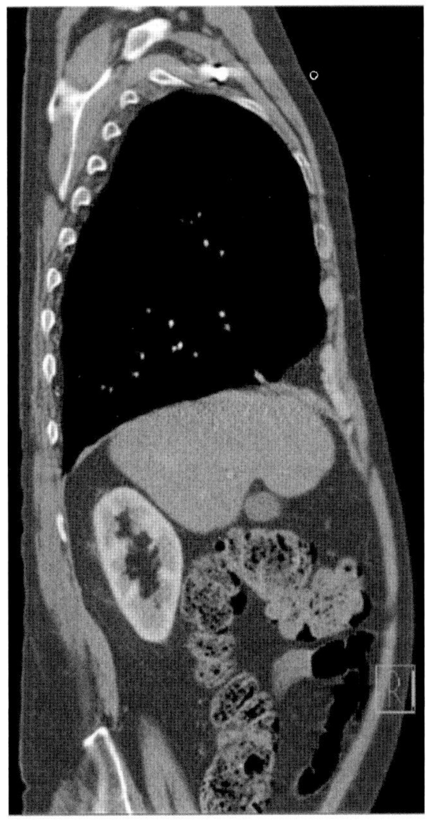

Fig. 215.3a

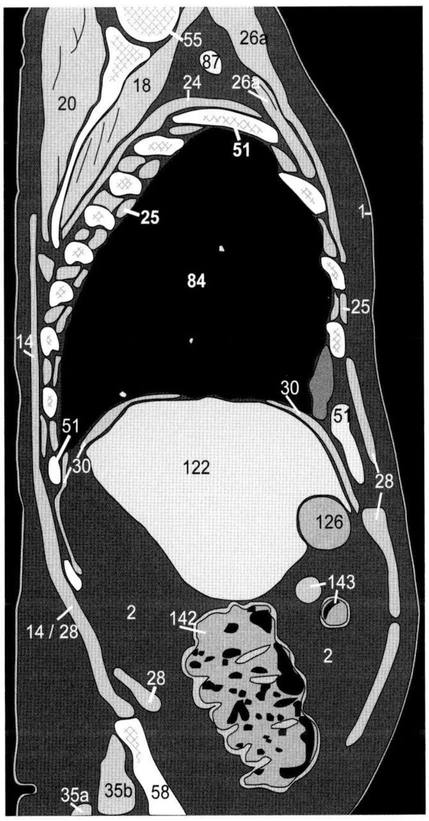

Fig. 215.1b

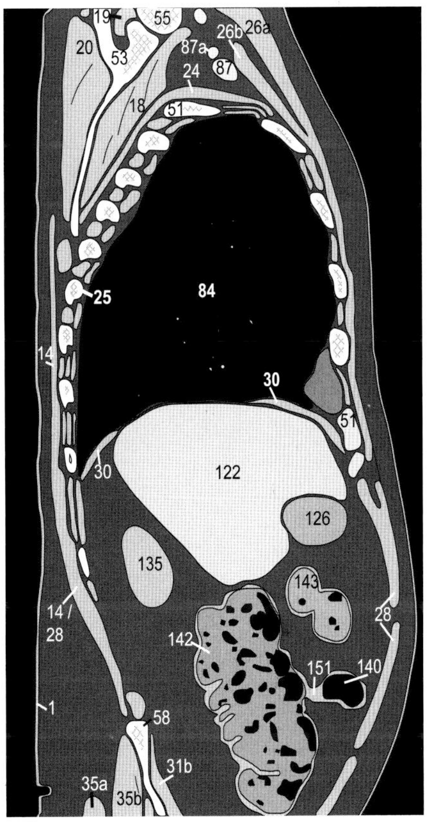

Fig. 215.2b

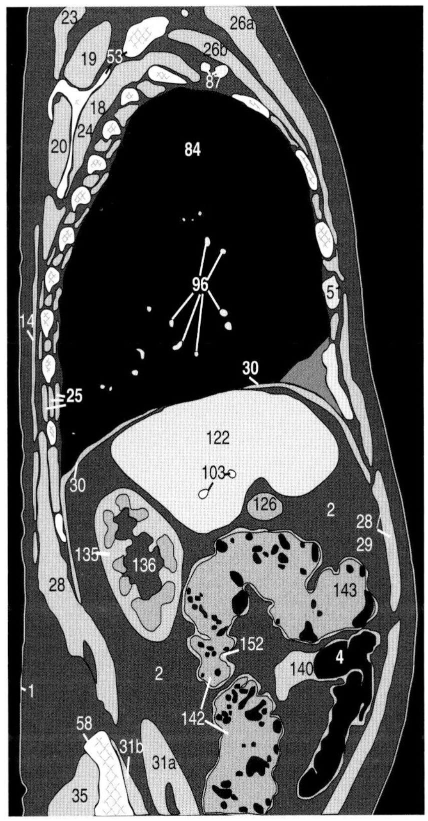

Fig. 215.3b

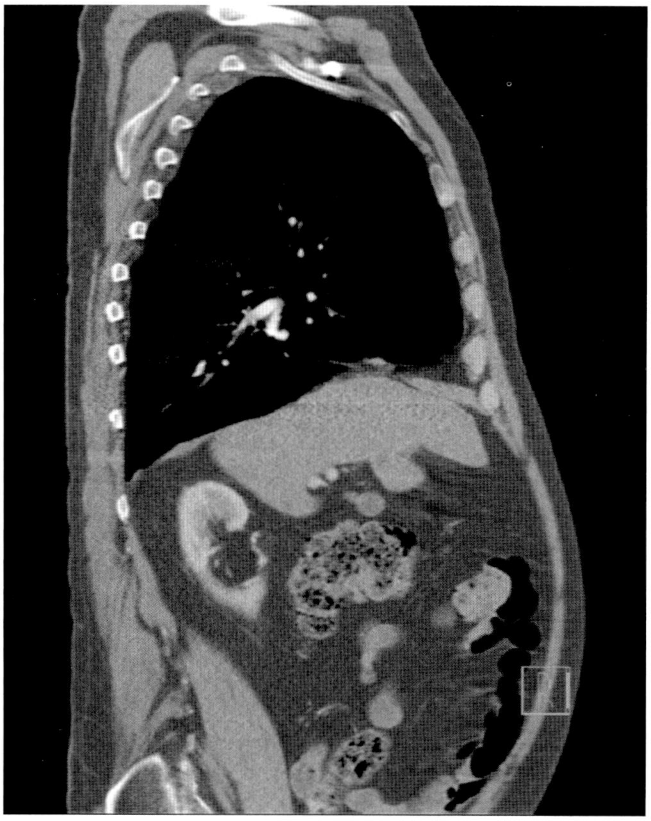

Fig. 216.1a

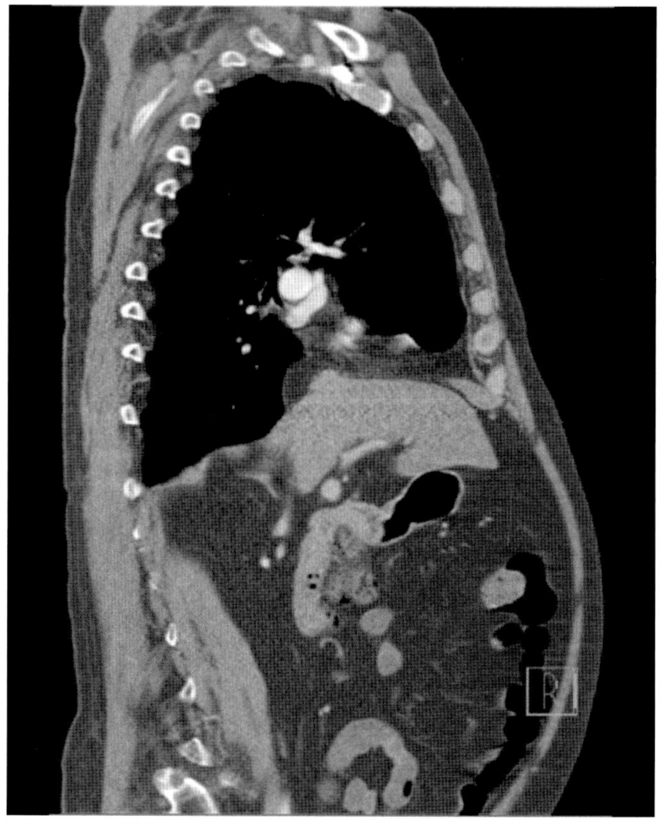

Fig. 216.2a

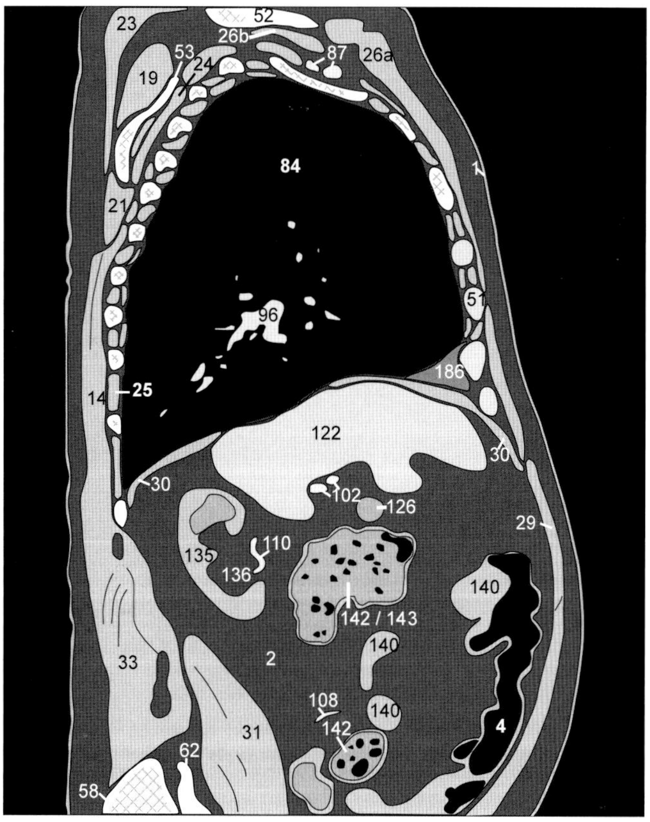

Fig. 216.1b

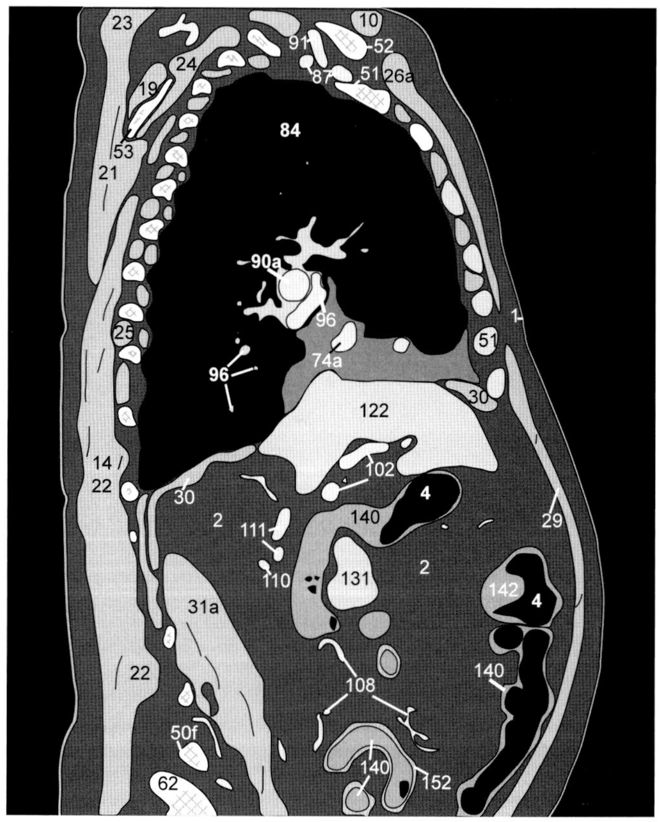

Fig. 216.2b

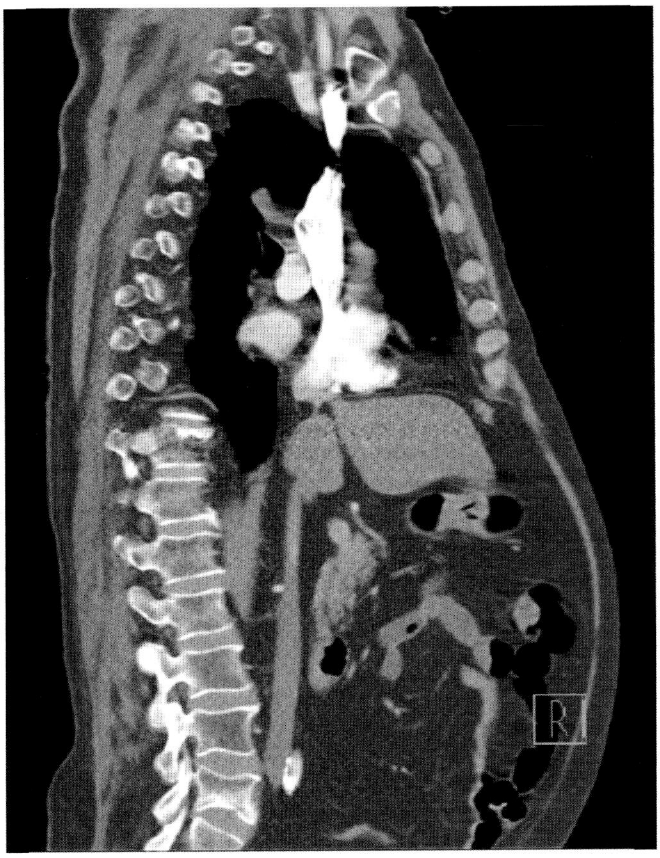

Fig. 217.1a

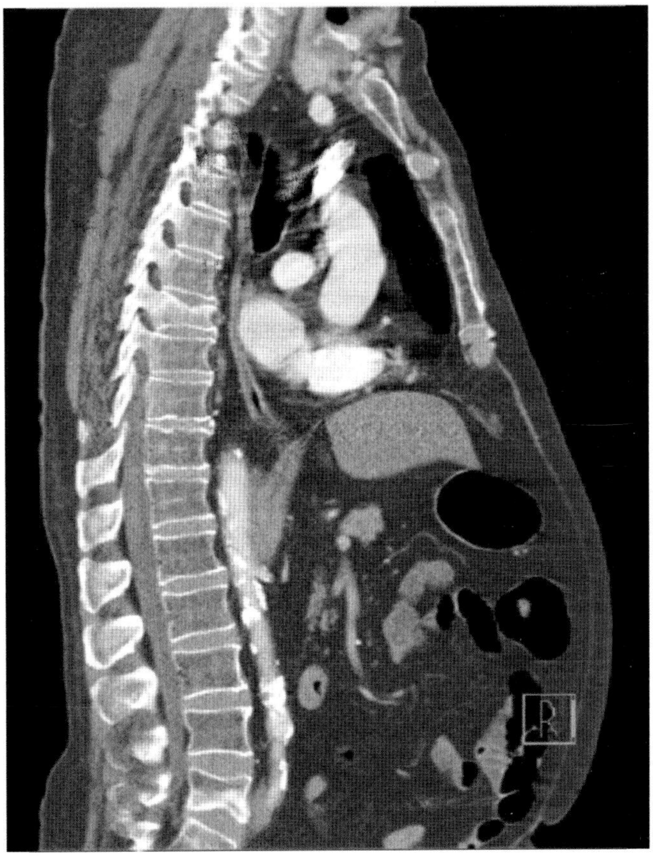

Fig. 217.2a

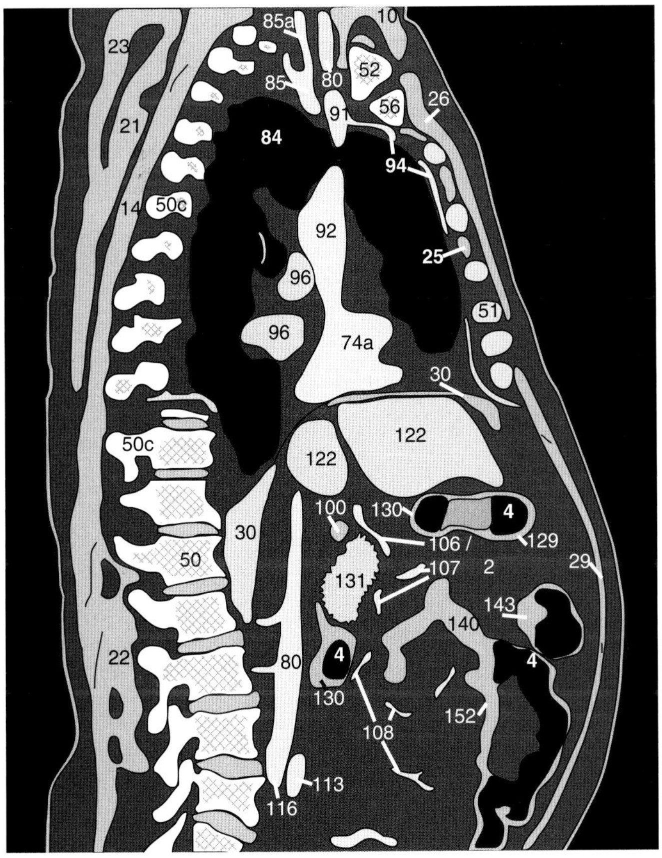

Fig. 217.1b

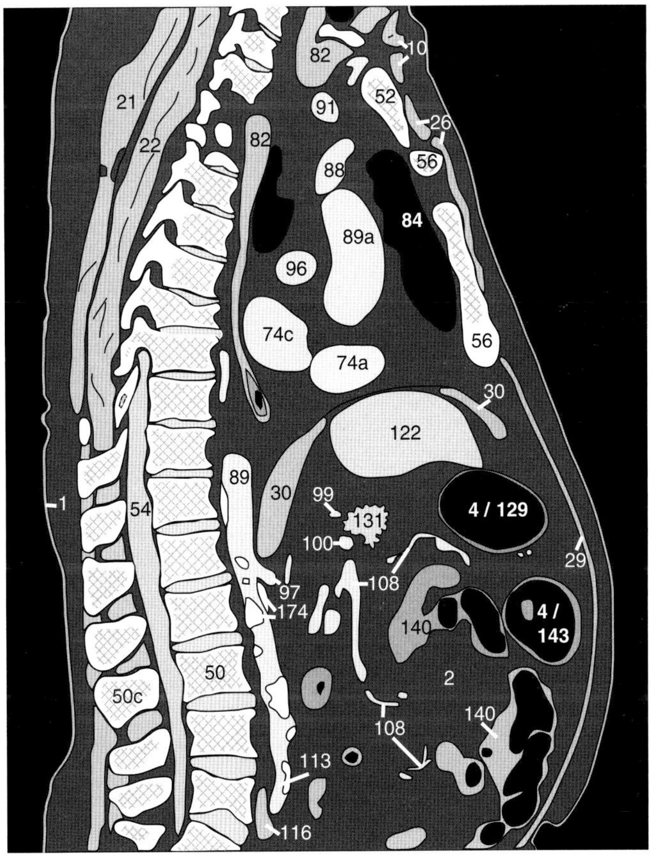

Fig. 217.2b

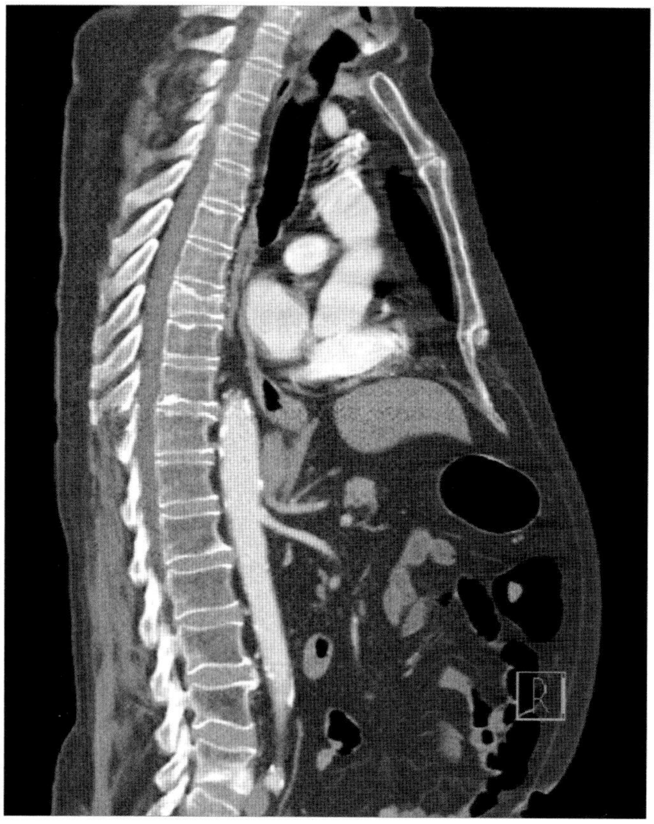

Fig. 218.1a

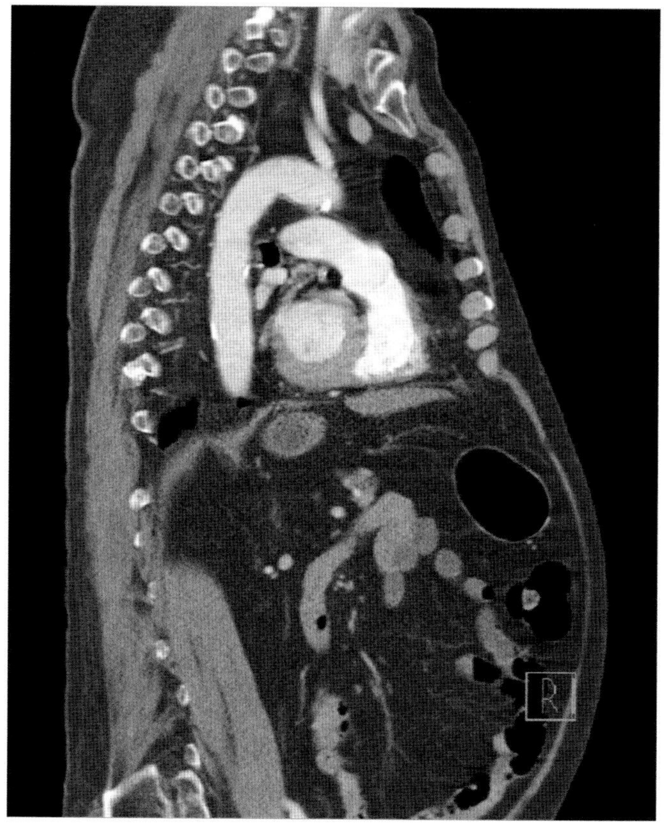

Fig. 218.2a

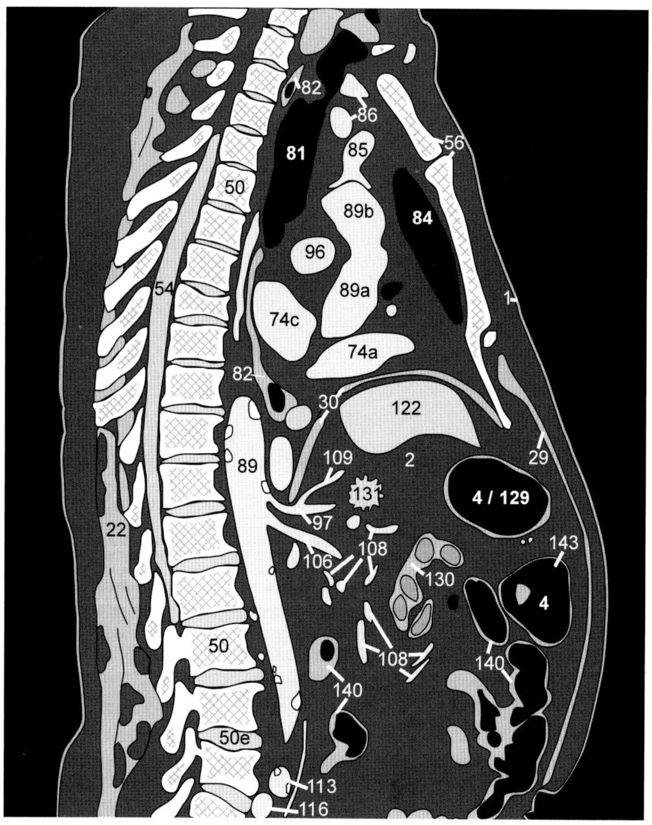

Fig. 218.1b

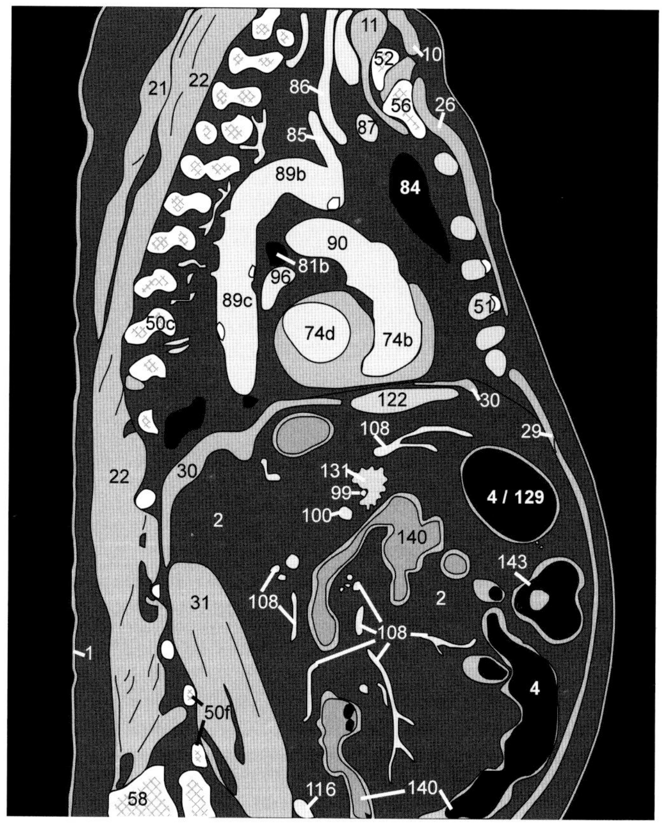

Fig. 218.2b

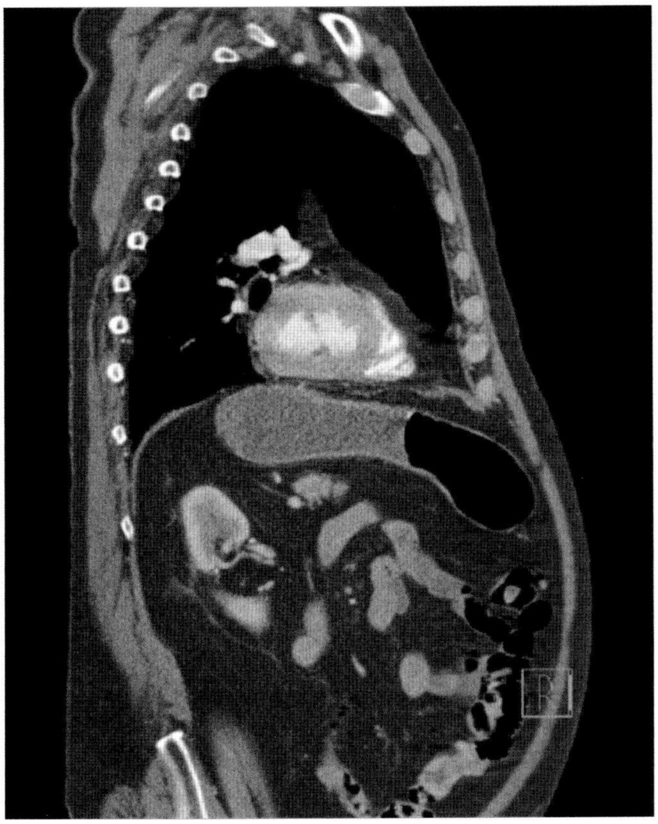
Fig. 219.1a

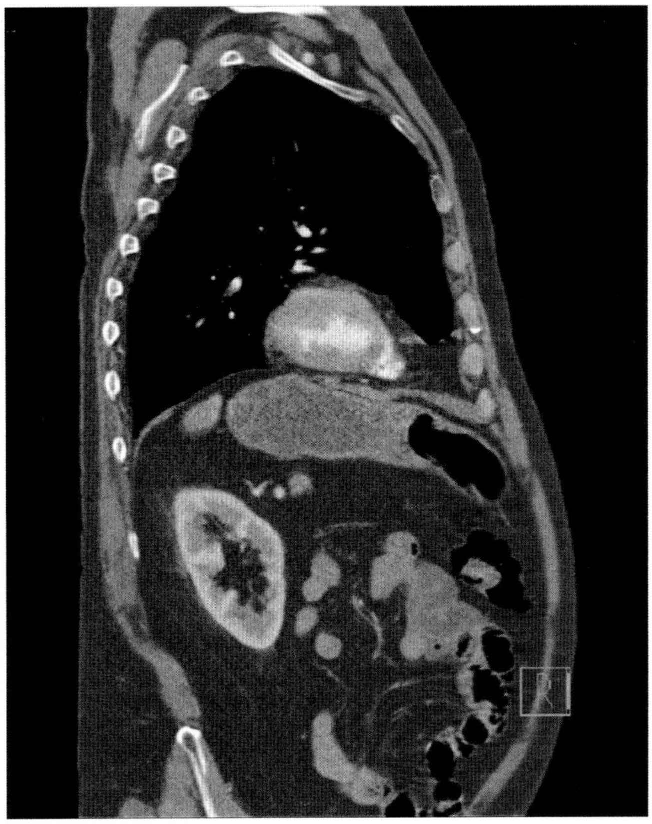
Fig. 219.2a

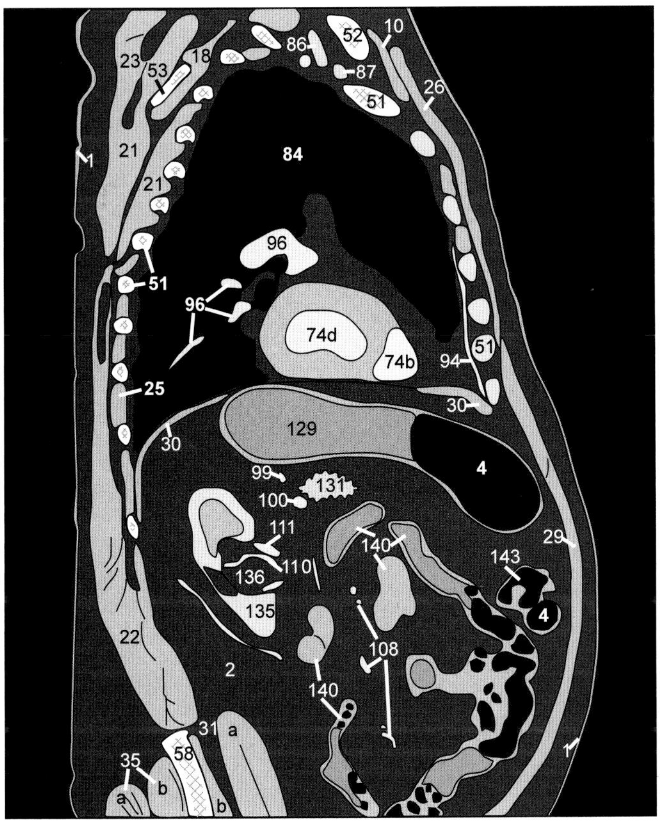

Fig. 219.1b

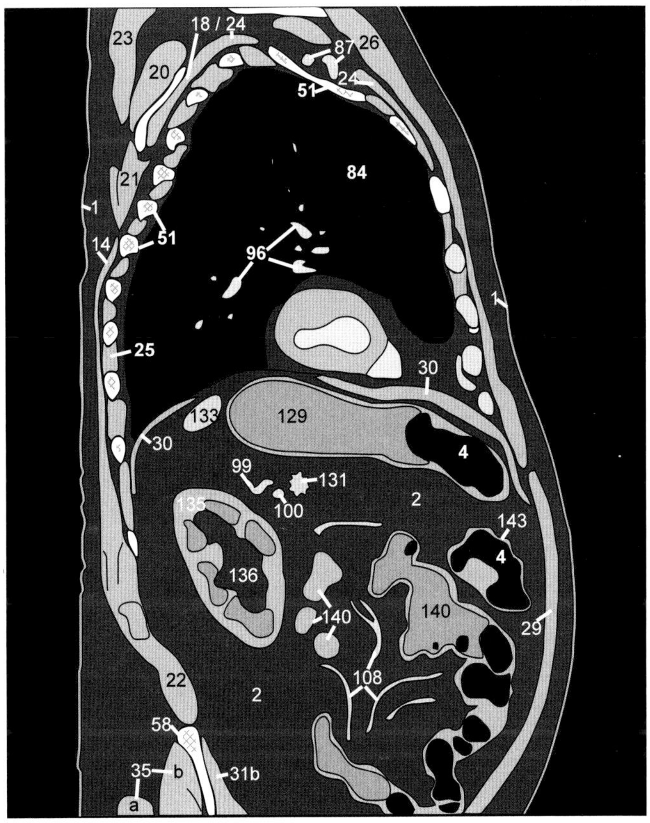

Fig. 219.2b

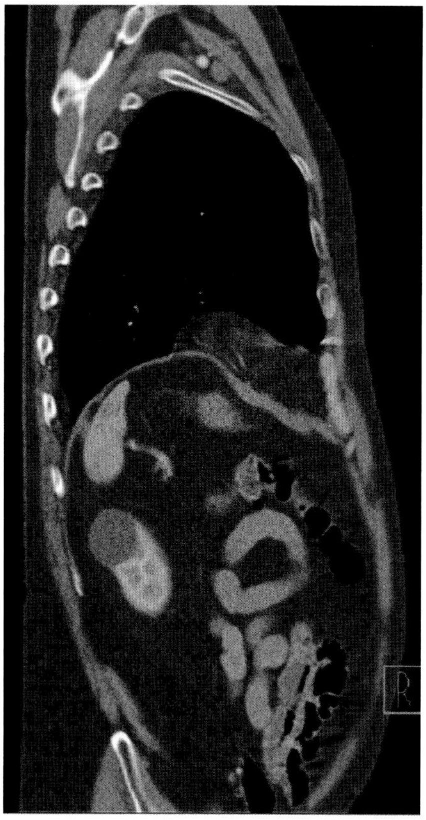

Fig. 220.1a

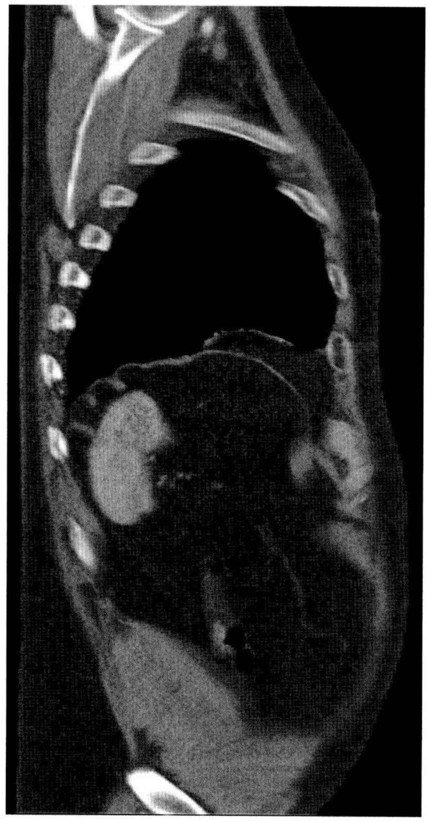

Fig. 220.2a

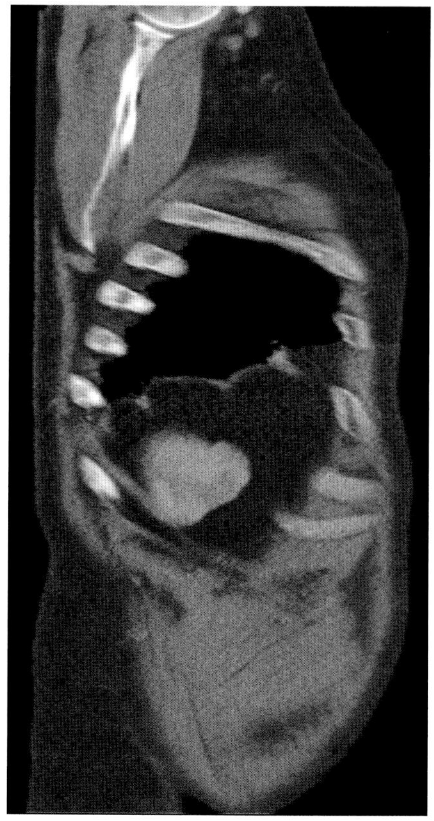

Fig. 220.3a

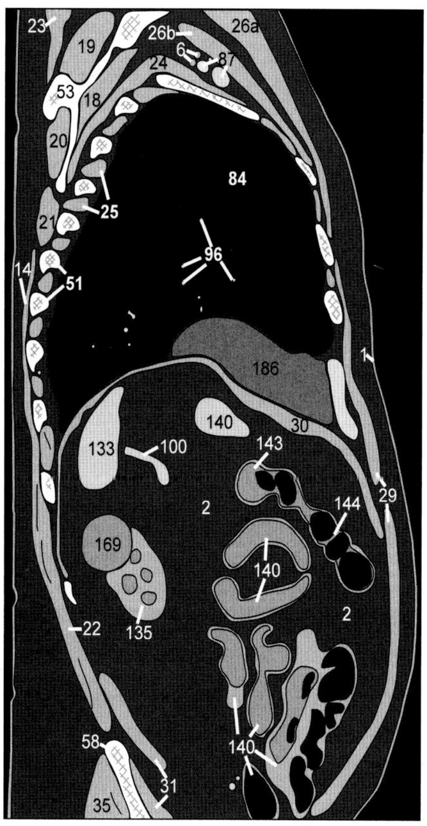

Fig. 220.1b

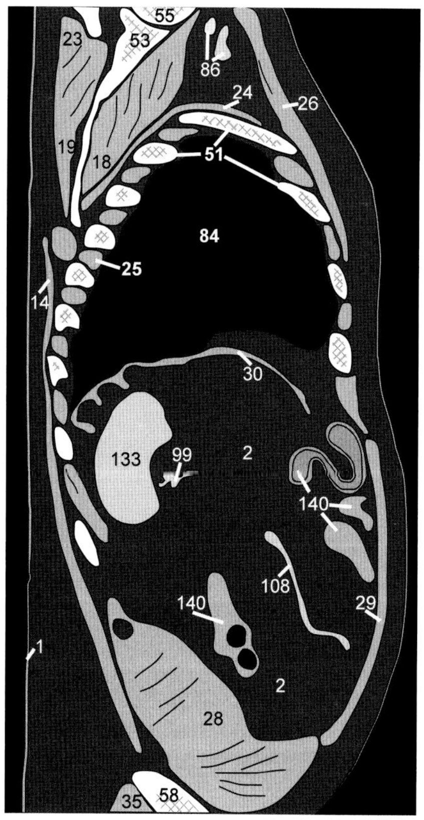

Fig. 220.2b

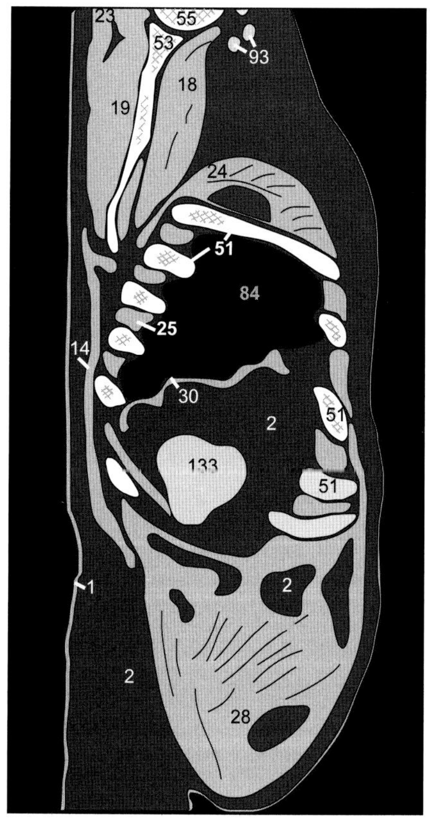

Fig. 220.3b

Os exercícios e as soluções foram numerados consecutivamente. Alguns exercícios têm várias soluções corretas diferentes. Se a solução puder ser encontrada apenas com uma referência aos capítulos, indicamos onde você encontrará a resposta.

Após concluir os exercícios, compare seu resultado com os resultados de seus colegas. A pontuação à direita indica o grau de dificuldade. Aproveite o desafio!

Solução para o exercício 1 (p. 32) — **9 pontos**

Você encontrará a sequência para interpretação de TCC na p. 26. Cada passo dá a você 1/2 ponto com 3 pontos extras para a sequência correta, que forma 9 pontos.

Solução para o exercício 2 (p. 45) — **9 pontos**

	Nível	Largura	Escala de cinza	
Janela para pulmão/pleura	-200 UH	2.000 UH	-1.200 α + 800 YH	3
Janela para osso	+ 300 UH	1.500 UH	-450 a + 1.050 UH	3
Janela para partes moles	+ 50 UH	350 UH	-125 a + 225 UH	3

Solução para o exercício 3 (p. 45) — **10 pontos**

a) Sulfato de bário	Rotina para TC abdominal/pélvica, se não houver contraindicações	30 min antes da TC do abdome superior 60 min antes da TC abdominal total	4
b) Gastrografina	Solúvel em água, mas cara;	20 min antes da TC do abdome superior	4
	Se houver suspeita de perfuração do íleo ou fístulas; antes da cirurgia	45 min antes da TC abdominal total	1
Nenhum meio de contraste oral (MC) logo após a cirurgia para um conduto ileal!			1

Solução para o exercício 4 (p. 45) — **6 pontos**

a) Insuficiência renal (creatinina, possivelmente *clearance* de creatinina, função após transplante de rim ou nefrectomia) 2

b) Hipertiroidismo (sinais clínicos? Se positivo, situação hormonal, possível ultrassom e cintigrafia da tireoide) 2

c) Alergia a MC (o paciente já recebeu MC contendo iodo? Existem reações alérgicas prévias conhecidas?) 2

Solução para o exercício 5 (p. 45) — **2 pontos**

As estruturas nodulares e tubulares podem ser diferenciadas comparando-se uma série de imagens.

Solução para o exercício 6 (p. 45) — **3 pontos**

Os vasos nos quais ocorrem artefatos de endurecimento do feixe por causa do influxo do MC são a veia cava superior, a veia cava inferior e a veia subclávia.

Solução para o exercício 7 (p. 48) — **3 pontos**

Fraturas, processos inflamatórios e tumores ou metástases podem causar edema da mucosa e retenção de líquidos nas células da mastoide e orelha média; estes normalmente são preenchidos por ar.

Solução para o exercício 8 (p. 57) — **18 pontos**

Esta imagem exige estudo cuidadoso. Você descobrirá vários tipos de hemorragia intracraniana e as complicações dela resultantes.

- Lesão das partes moles da região frontoparietal esquerda (extracraniana, indicativa de traumatismo craniano). 1
- Hematoma subdural sobre o hemisfério direito estendendo-se aos níveis occipitais (hiperdenso). 2
- Edema na área frontoparietal direita, possivelmente acompanhada por um hematoma epidural. 2
- Sinais de hemorragia subaracnóidea em vários sulcos nas áreas parietais à direita, adjacentes à foice. 2
- O hematoma penetrou no ventrículo lateral direito, que está praticamente obliterado. 4
- Plexo coroide no ventrículo lateral esquerdo com aparência normal. 1
- Desvio da linha média à esquerda e edema circundando a substância branca periventricular à direita. 2
- Podem-se esperar aumento da pressão intracraniana (ventrículo obstruído) e herniação do cérebro (edema). 4

Solução para o exercício 9 (p. 72) **9 pontos**

As substâncias cinzenta e branca aparecem bem definidas em janelas estreitas para o parênquima cerebral.

Nível	Largura	Escala de cinza	
+ 35 UH	80 UH	- 5 UH a + 75 UH	3

Os cortes de TCC são normalmente orientados paralelos à linha orbitomeatal, de modo que os estudos inicial e de acompanhamento possam ser comparados com precisão. 2

Cortes de 2 mm em incrementos de 4 mm são adquiridos através do osso temporal, 2
e a seguir a espessura e o movimento da mesa são ajustados para 8 mm. 2

Solução para o exercício 10 (p. 72) **16 pontos**

Hemorragia intracerebral	Hiperdensa em fases iniciais, frequentemente com edema periférico hipodenso.	2
Hemorragia subaracnóidea	Sangue hiperdenso em vez de LCR hipodenso nos sulcos e cisternas.	2
Hemorragia subdural	Área em crescente hiperdensa próxima à calota craniana, côncava em direção ao córtex e não limitada por suturas cranianas.	4
Hemorragia epidural	Área hiperdensa e biconvexa próxima à calota craniana, lisa em direção ao córtex e sempre limitada por suturas cranianas.	4
Complicações	Hemorragia para um ventrículo, fluxo liquórico obstruído, edema, risco de herniação.	4

Solução para o exercício 11 (p. 72) **2 pontos**

A hemorragia subaracnóidea em crianças pode ser visível somente próxima à foice ou na fissura lateral do cérebro (fissura de Sylvius).

Solução para o exercício 12 (p. 72) **10 pontos**

A prática leva à perfeição!

Solução para o exercício 13 (p. 72) **4 pontos**

Fratura do osso frontal direito e seio frontal direito ausente (este último representa uma variação congênita, não uma hemorragia, como indicada pelo trabeculado ósseo).

Solução para o exercício 14 (p. 72) **8 pontos**

Este exercício foi difícil. Na veia jugular interna esquerda há uma sedimentação incomum de MC em virtude da lentidão do fluxo sanguíneo. A assimetria das veias jugulares não é um sinal de trombose. Um abscesso cervical à esquerda faz com que os músculos do pescoço apareçam mal definidos.

Solução para o exercício 15 (p. 73) **4 pontos**

Neste paciente, os espaços subaracnóideos de superfície estão nitidamente muito estreitos, e os ventrículos se mostram dilatados. Esses sinais indicam que a drenagem do LCR está reduzida ou bloqueada e existe perigo iminente de herniação cerebral. O edema cerebral é generalizado. Deve-se consultar um neurocirurgião sobre a inserção de um catéter intraventricular.

Solução para o exercício 16 (p. 73) **3 pontos**

É possível confundir a hemorragia subaracnóidea ao redor do lobo frontal esquerdo com um artefato. O córtex frontal esquerdo é delineado pelo sangue. Se você não viu nenhuma anormalidade, consulte novamente o capítulo sobre cabeça.

Solução para o exercício 17 (p. 73) **6 pontos**

Certamente você aceitou a sugestão de não se render tão cedo; o músculo reto medial direito **(47c)** está espessado. Ele é o segundo músculo a ser envolvido na oftalmopatia endócrina.
Caso não se lembre do primeiro músculo que é afetado, volte à página 61.

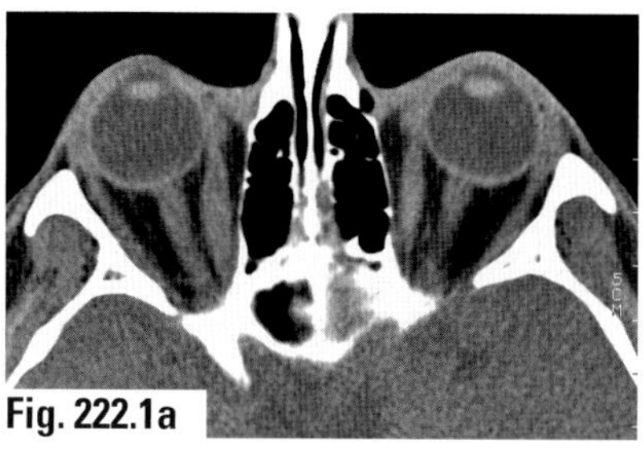
Fig. 222.1a

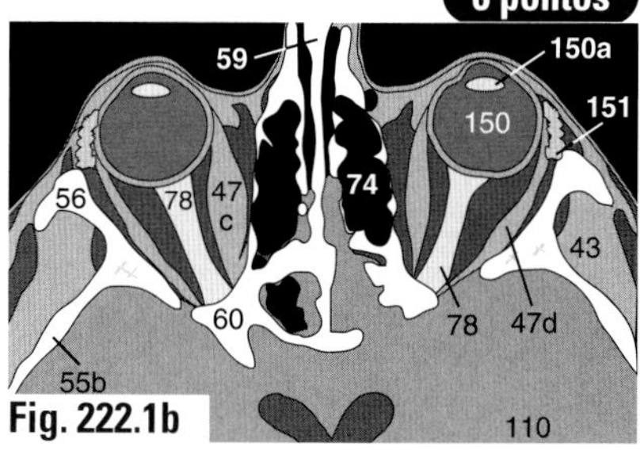

Fig. 222.1b

Solução para o exercício 18 (p. 73)

12 pontos

Parte da pergunta foi para confundir, mas isso foi intencional e esperamos que você encare com bom humor. Não há sangramento intracraniano recente nessa imagem (as **Figs. 73.4** e **Fig. 223.1** são a mesma imagem). A anormalidade no lobo frontal esquerdo é uma área de atenuação reduzida representando uma hemorragia prévia **(180)**, que agora já está na fase de reabsorção (4 pontos). O edema extracraniano e a contusão na área frontoparietal esquerda (1 ponto) também ocorreram há 2 semanas. Para determinar a natureza dos focos hiperdensos, particularmente no lado direito, você deverá, naturalmente, pedir para examinar as imagens adjacentes (4 pontos).

O corte caudal seguinte **(Fig. 223.2)** mostra que esses focos são formados pelos tetos (★) das órbitas, osso esfenoide **(60)** e osso petroso (★★) (1 ponto cada). Esses efeitos de volume parcial foram discutidos na página 53. Se sua interpretação foi incorreta, considere como um alerta, e sua probabilidade de repetir esse erro será muito menor.

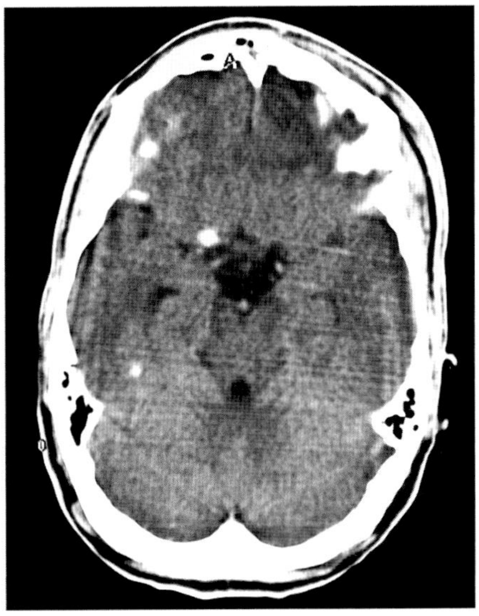

Fig. 223.1a

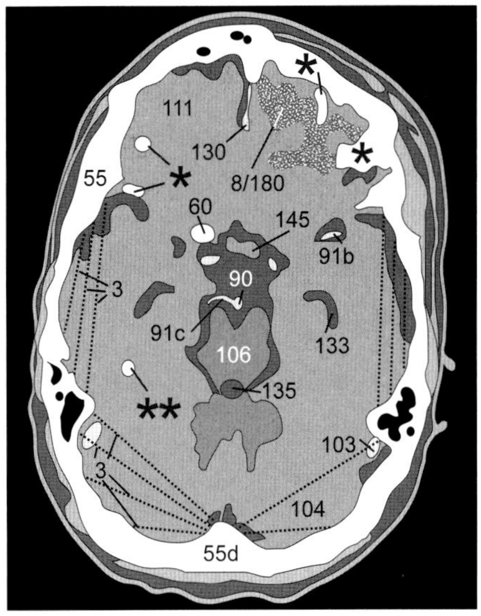

Fig. 223.1b

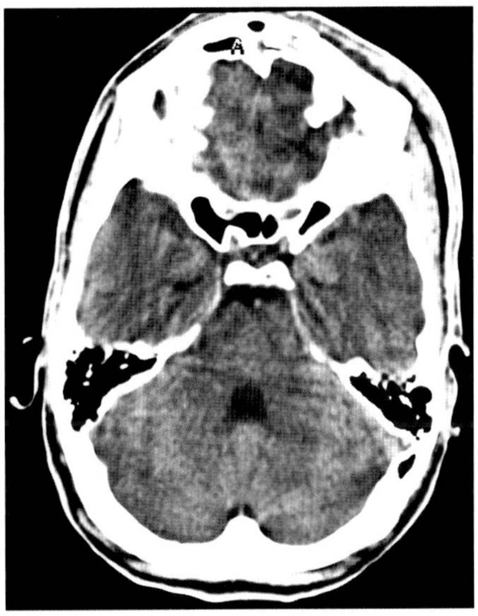

Fig. 223.2a

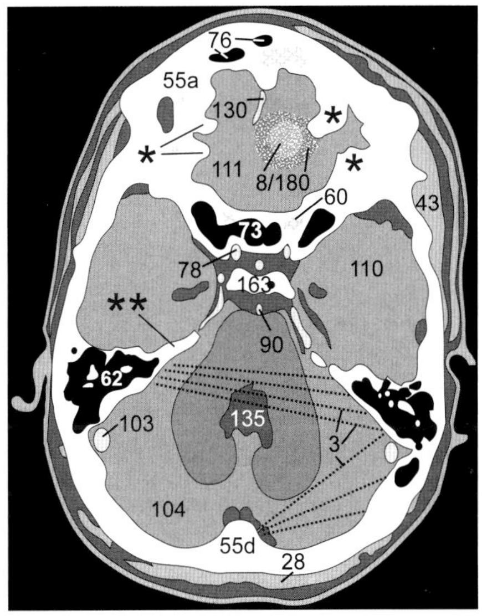

Fig. 223.2b

Solução para o exercício 19 (p. 82)

13 pontos

Compare sua lista de verificação para TCC com aquela da página 74.

Como no exercício 1, cada item vale 1/2 ponto, e a sequência correta vale 3 pontos.

Solução para o exercício 20 (p. 100)

4 pontos

Existe uma área de baixa atenuação devida ao preenchimento incompleto da veia ázigo pelo MC, mais provavelmente por causa de uma trombose (2 pontos). O esôfago não está bem definido. Existem linhas hipodensas cruzando o tronco pulmonar e a artéria pulmonar direita, que representam artefatos, pois se estendem além da luz dos vasos (2 pontos).

Solução para o exercício 21 (p. 100)

4 pontos

Você sugeriu uma broncoscopia ou biópsia para saber mais sobre a "lesão"? Então você deve rever as regras básicas de interpretação de TC. Mas, se você se lembrou de examinar primeiro todas as outras imagens da série, como, p. ex., a imagem da direita, você terá visto que a "lesão" pertence à articulação esternoclavicular (⬉).

Este é outro exemplo de efeito de volume parcial. Nessa articulação, pode-se observar alteração degenerativa, mas nenhuma lesão ou inflamação pulmonar.

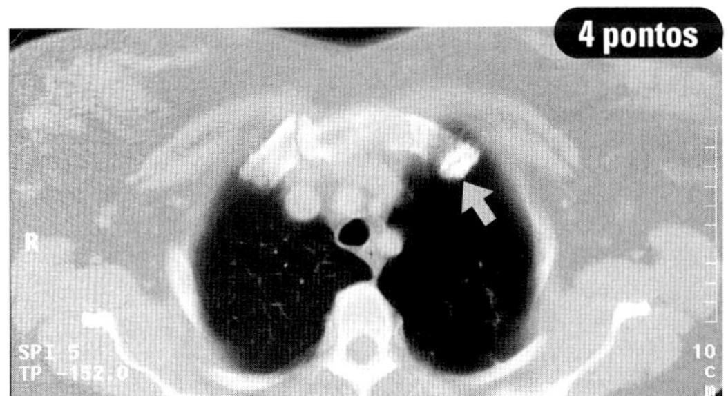

Fig. 223.3

Solução para o exercício 22 (p. 100)

Neste paciente, a causa da dor súbita nas costas foi a dissecção **(172)** do aneurisma aórtico (1 ponto). Nesse nível, tanto a aorta ascendente **(89a)** quanto a descendente **(89c)** (1 ponto cada) mostram uma aba de dissecção. Esta é uma dissecção tipo I de de Bakey (1 ponto).

4 pontos

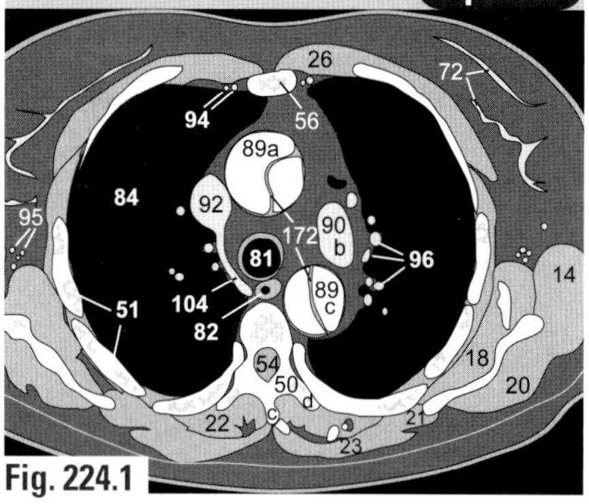

Fig. 224.1

Solução para o exercício 23 (p. 100)

Este é um caso de carcinoma brônquico (a obstrução brônquica não pode ser visualizada neste nível). Observam-se atelectasia de todo o pulmão esquerdo **(84)** (2 pontos) e derrame **(8)** preenchendo os espaços pleurais (2 pontos). Você detectou o LN metastático no mediastino **(6)**? (2 pontos)

6 pontos

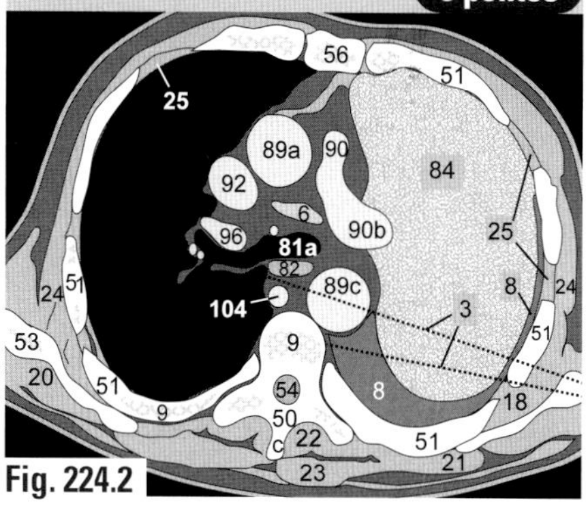

Fig. 224.2

Solução para o exercício 24 (p. 101)

A anormalidade mais evidente é o carcinoma brônquico **(7)** no pulmão esquerdo (2 pontos). O pulmão direito mostra bolhas enfisematosas **(176)** (2 pontos). A biópsia do tumor guiada por TC deverá ser possível sem causar pneumotórax, pois ele tem base pleural extensa (2 pontos).

6 pontos

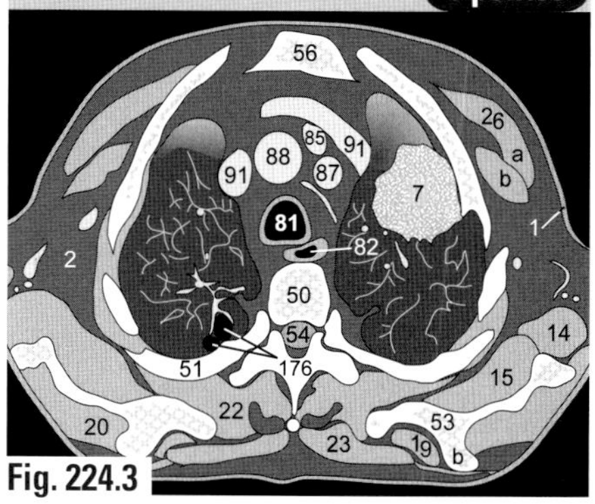

Fig. 224.3

Solução para o exercício 25 (p. 101)

4 pontos

O pequeno clipe metálico **(183)** é indicativo de que o estômago foi transposto cirurgicamente para o mediastino. A estrutura com paredes espessas com luz irregular é uma parte do estômago **(129)** e não é um tumor esofágico. No momento da aquisição dos dados, o estômago estava contraindo-se e, portanto, não tão bem identificável como na **Figura 91.2**.

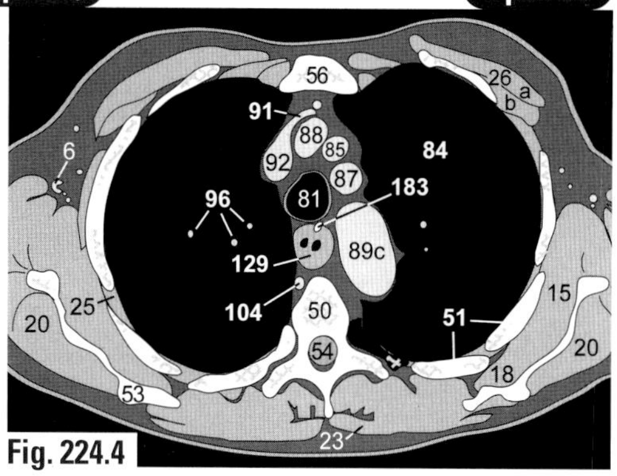

Fig. 224.4

Solução para o exercício 26 (p. 101)

Você já está familiarizado com esse caso trágico de carcinoma brônquico em uma jovem gestante (TC sem realce por MC, veja **Fig. 98.2**). A loculação anterior do derrame maligno (3 pontos) causou colapso do pulmão direito (2 pontos) e foi drenado. Após a remoção do coágulo de fibrina do catéter, o pulmão foi reinflado, e a vida da mãe foi prolongada até o nascimento de um bebê sadio. Você observou o LN metastático na axila direita? (1 ponto)

6 pontos

Solução para o exercício 27 (p. 101)

Talvez a primeira coisa que você notou foi o contorno irregular do diafragma **(30)** (1 ponto), mas esse é um achado normal. O paciente era fumante e reclamou de perda de peso.

Você deverá primeiro observar as janelas para parênquima para verificar metástases **(7)** ou carcinoma brônquico primário (5 pontos). Quando o tórax é examinado, seu procedimento-padrão deve ser o de usar as duas janelas para partes moles e para parênquima **(Fig. 224.5a)**.

6 pontos

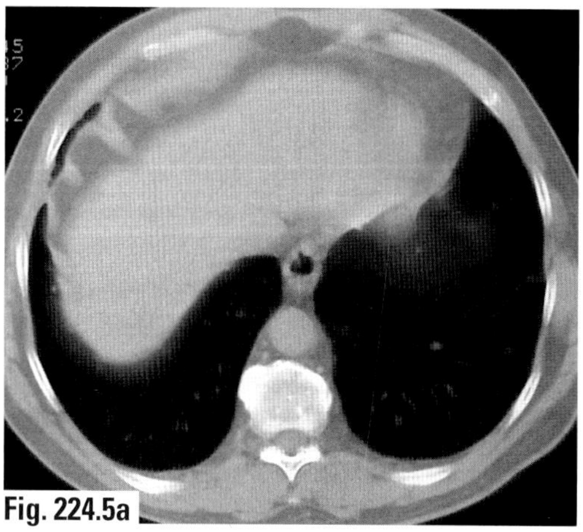
Fig. 224.5a

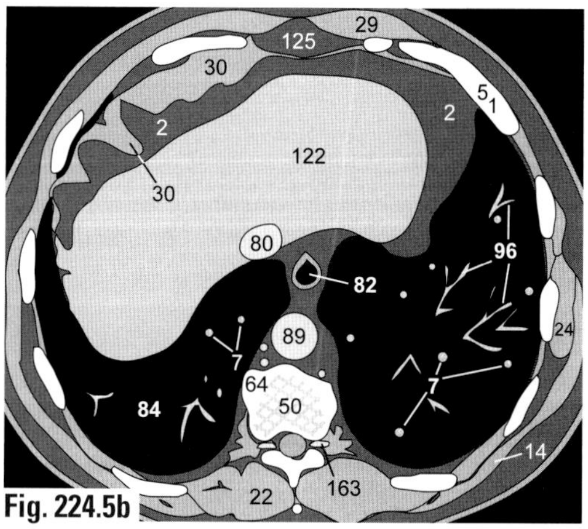

Fig. 224.5b

Solução para o exercício 28 (p. 101)

6 pontos

Essas duas imagens mostram um ramo aberrante do arco aórtico: a artéria subclávia passa atrás da traqueia e do esôfago em direção ao lado direito do corpo. Você deve lembrar-se de termos mencionado essa variação anatômica, embora não mostrada, na página 120.

Solução para o exercício 29 (p. 141) **4 pontos**

Além dos níveis de ar-líquido no intestino distendido (2 pontos) associado a um íleo, você deve ter visto o ureter direito dilatado anterior ao músculo psoas (2 pontos). O diagnóstico correto é, portanto, íleo e hidronefrose. Você pode reconhecer este caso especial como o mesmo mostrado na **Figura 127.2** em um nível levemente mais cranial.

Solução para o exercício 30 (p. 149) **7 pontos**

Este é um caso de hérnia inguinal esquerda **(177)** (1 ponto). Há LNs bilaterais normais **(6)** (1 ponto). Você identificou a artéria femoral **(119)**, a artéria femoral profunda **(199a)**, a veia femoral **(120)** e a veia femoral profunda e os vasos glúteos **(162)** (1 ponto cada)?

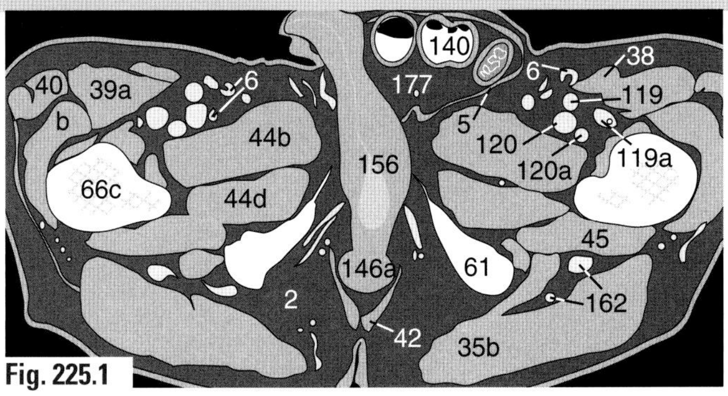

Fig. 225.1

Solução para o exercício 31 (p. 149) **7 pontos**

Você deve ter visto o adenoma **(134)** na glândula suprarrenal direita (2 pontos). Por 1/2 ponto cada, você está apto a nomear 10 outros órgãos. Consulte as legendas numeradas se você tiver dúvidas.

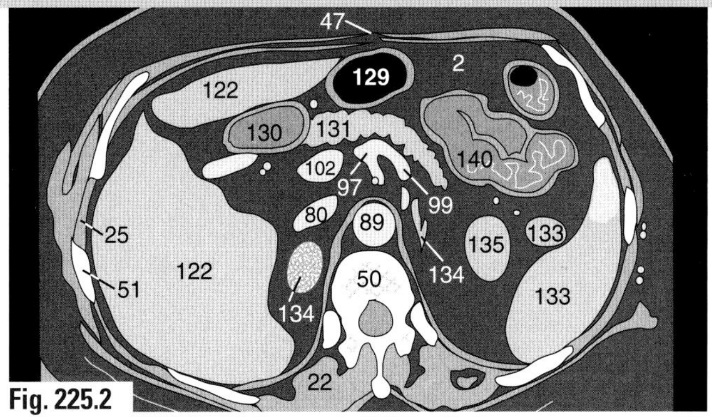

Fig. 225.2

Solução para o exercício 32 (p. 149) **4 pontos**

Este é, de fato, um caso de *situs inversus* (2 pontos). Você deve ter percebido também que a atenuação do fígado **(122)** está anormalmente baixa: fígado esteatótico (2 pontos).

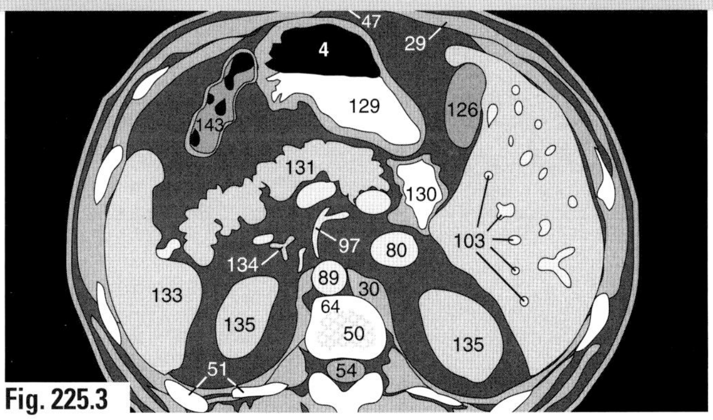

Fig. 225.3

Solução para o exercício 33 (p. 149) **3 pontos**

Por si só, a pergunta deve ter chamado sua atenção para as placas ateroscleróticas **(174)** nas artérias ilíacas comuns **(113)** (1 ponto). A da esquerda é parte de um aneurisma aórtico (2 pontos).

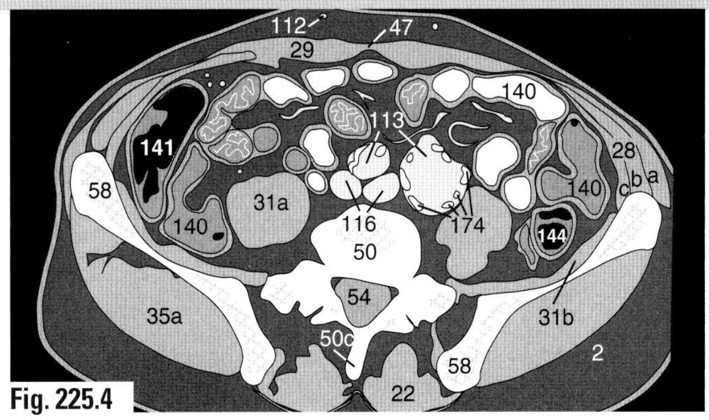

Fig. 225.4

Solução para o exercício 34 (p. 149) **6 pontos**

Esperamos que você tenha visto a metástase relativamente grande e irregular **(7)** no segmento posterior do fígado **(122)** (1 ponto). Você viu também a metástase menor e mais anterior? (3 pontos) O DD pode ter incluído um cisto hepático atípico (1 ponto) ou, para a lesão anterior, um efeito de volume parcial do ligamento falciforme (1 ponto).

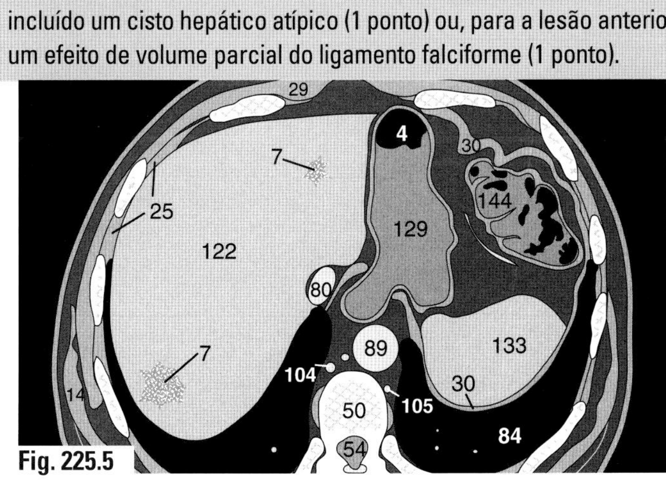

Fig. 225.5

Solução para o exercício 35 (p. 149) **5 pontos**

Os dois cistos **(169)** no rim direito **(135)** não podem passar despercebidos (1 ponto). Mas há também lesões múltiplas e hipodensas no baço **(133)**, em virtude da candidíase esplênica (3 pontos). Você pode ter considerado também um caso raro de linfoma nodular ou metástases de melanoma no baço (1/2 ponto cada).

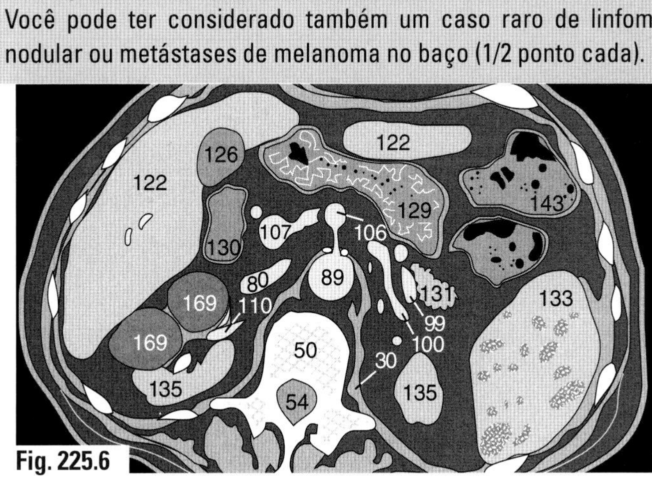

Fig. 225.6

Solução para o exercício 36 (p. 150) **6 pontos**

A **Figura 226.1** é o corte seguinte ao da **Figura 150.1** e mostra que a área hipodensa no fígado é a vesícula biliar. Se você sugeriu fazer mais alguma coisa, p. ex. aspiração ou biópsia antes de examinar os cortes adjacentes, subtraia 3 pontos.

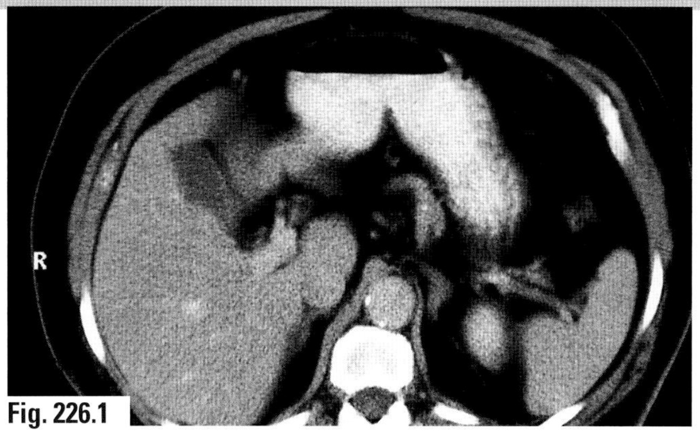

Fig. 226.1

Solução para o exercício 37 (p. 150) **5 pontos**

Você pode ter pensado que os focos hiperdensos e próximos ao reto **(146)** representam LNs calcificados **(6)** (1 ponto). Entretanto, os linfáticos estão tão bem demarcados, pois ainda estão opacificados após a linfografia (3 pontos). Você percebeu as placas ateroscleróticas **(174)** nas artérias femorais **(119)**? (1 ponto).

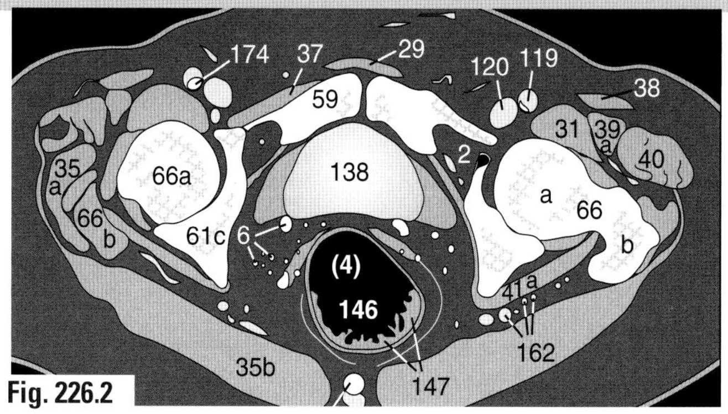

Fig. 226.2

Solução para o exercício 38 (p. 150) **3 pontos**

Você alcançará a densitometria mais precisa de um cisto, se selecionar um corte sem quaisquer efeitos de volume parcial do parênquima renal, como na **Figura 150.3b** (1 ponto). Os resultados das medições na **Figura 150.3a** seriam muito altos (2 pontos). Uma vez que este caso genuíno foi discutido na página 133, subtraia 2 pontos pela resposta errada.

Solução para o exercício 39 (p. 150) **7 pontos**

A ilustração mostrou apenas uma metástase no lobo direito do fígado (1 ponto) em um caso de hepatomegalia (1 ponto). Com a TCH trifásica, outras metástases tornam-se visíveis (2 pontos). A portografia arterial por TC (3 pontos) é mais invasiva que a TCH, mas demonstrou a presença de metástases também no baço.

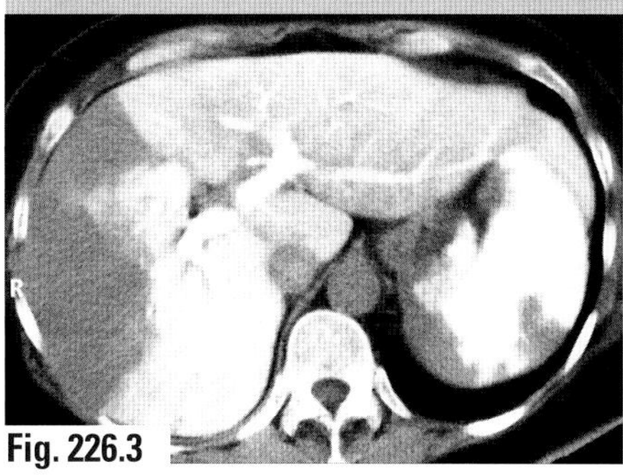

Fig. 226.3

Solução para o exercício 40 (p. 150) **6 pontos**

Para documentação complementar, você deverá avaliar a janela para osso (2 pontos) e, naturalmente, os cortes adjacentes (2 pontos) para avaliar a fratura pélvica. É importante também determinar se há envolvimento da fossa acetabular (2 pontos). As fraturas dos ossos púbicos já eram visíveis nas janelas para partes moles **(Fig. 150.5)**, porque os fragmentos estavam ligeiramente deslocados.

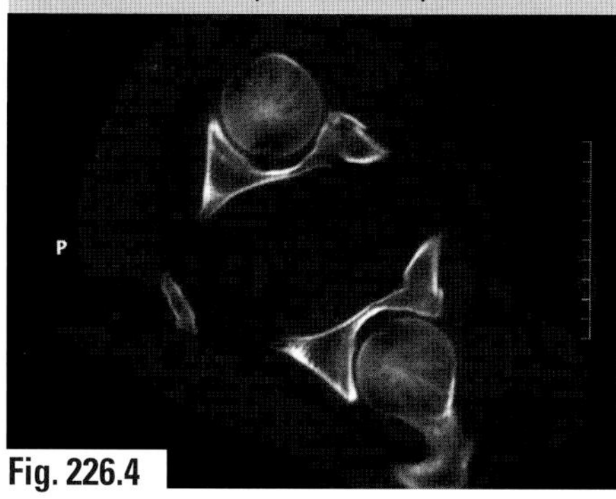

Fig. 226.4

Solução para o exercício 41 (p. 151) **10 pontos**

Se você detectou a trombose recente **(173)** na veia femoral direita **(118)**, marque 3 pontos. Você viu também o cisto sinovial **(175)** à esquerda (3 pontos)? Seu DD pode ter incluído um linfoma, hérnia femoral ou inguinal ou metástase (1 ponto cada). Se você também confundiu o cisto com a trombose da veia femoral esquerda, subtraia 3 pontos. A veia **(118)** fica próxima ao cisto.

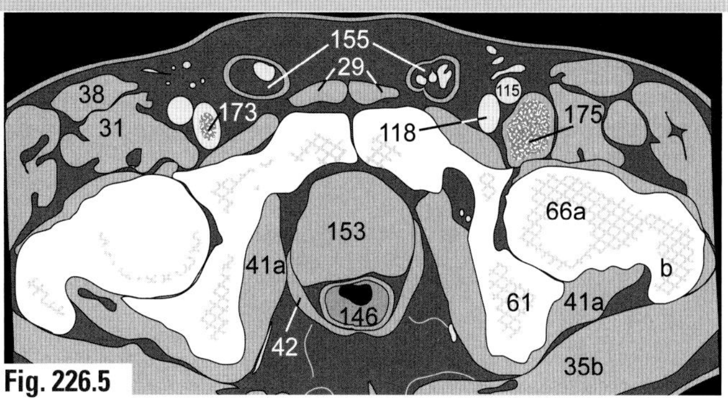

Fig. 226.5

Solução para o exercício 42 (p. 151) **7 pontos**

Este é outro exemplo de um efeito de volume parcial: o cólon sigmoide só aparecia aparentemente "dentro" da bexiga (4 pontos). A primeira coisa que você deveria ter feito era examinar os cortes adjacentes. Você deve lembrar-se de que este caso foi discutido na página 116 **(Fig. 116.5a)**. Pode-se observar, também, um quadro de ascite pararretal (3 pontos).

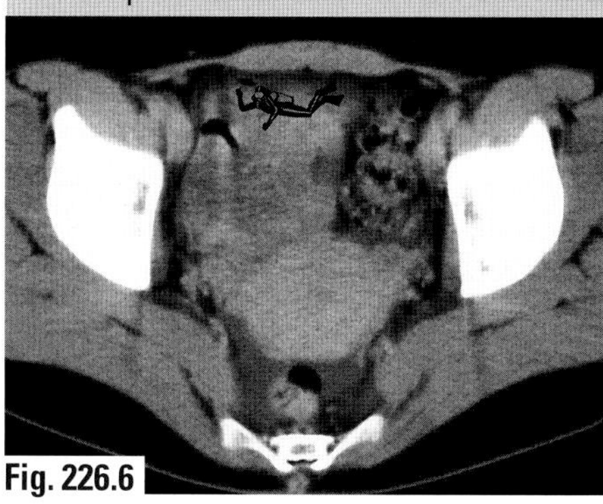
Fig. 226.6

Solução para o exercício 43 (p. 151) **11 pontos**

Os artefatos do endurecimento do feixe **(3)** devido a tubos de drenagem **(182)** foram uma pista de que essa imagem foi obtida logo após a cirurgia (2 pontos). As estruturas anormais contendo gases **(4)** são curativos cirúrgicos (5 pontos) para controlar o sangramento após traumas múltiplos. Quando o quadro do paciente estivesse estabilizado, eles seriam removidos em uma segunda operação. Seu DD pode ter incluído impactação fecal na síndrome de Chilaiditi (2 pontos) ou um abscesso com bactérias produtoras de gás (2 pontos).

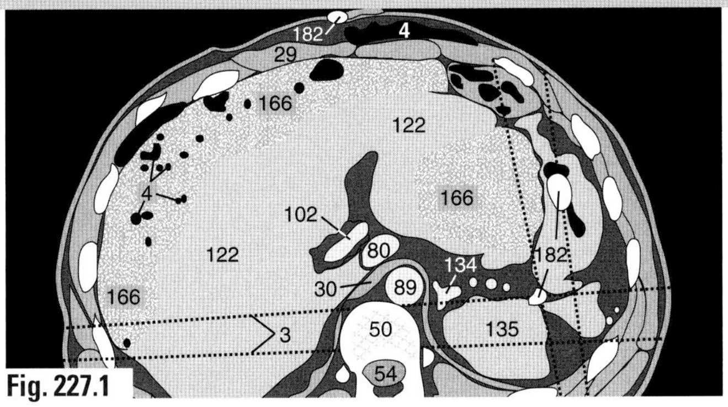

Fig. 227.1

Solução para o exercício 44 (p. 151) **8 pontos**

Você pode ter pensado que a **Figura 151.4** mostra uma interposição gástrica por carcinoma esofágico (1 ponto) ou que as paredes do esôfago estão espessadas em virtude de metástases (2 pontos). Entretanto, este foi um caso de hérnia de hiato paraesofágica por deslizamento (3 pontos). Se você não examinou as janelas para parênquima, você não deve ter visto a grande bolha enfisematosa paramediastinal direita (➔) (2 pontos).

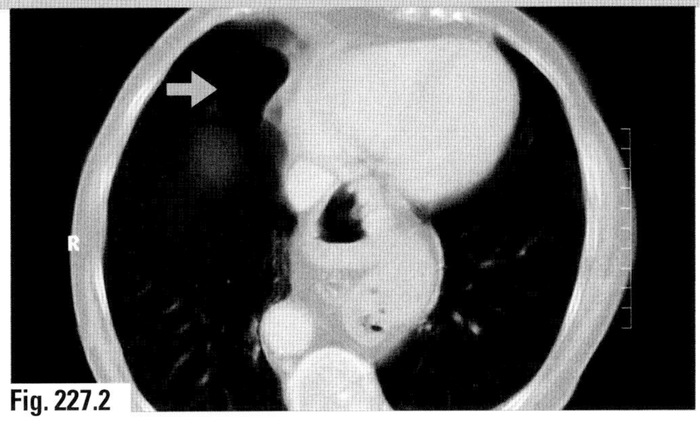

Fig. 227.2

Solução para o exercício 45 (p. 151) **11 pontos**

Na **Figura 151.5**, um corte tangencial mal definido de um divertículo da bexiga pode ser visto próximo ao reto, no lado direito (★) (5 pontos). Seu DD pode ter incluído um LN pararretal (2 pontos). As irregularidades dos valores de atenuação devem-se ao MC e ao "fenômeno do jato" (2 pontos cada). As **Figuras 227.3** e **227.4** são adjacentes à **Figura 151.5**.

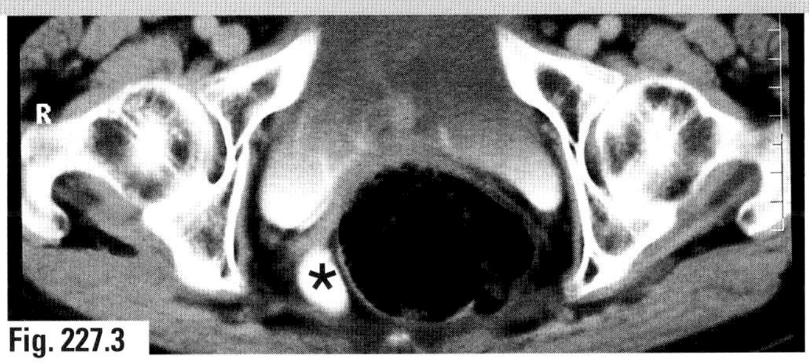

Fig. 227.3

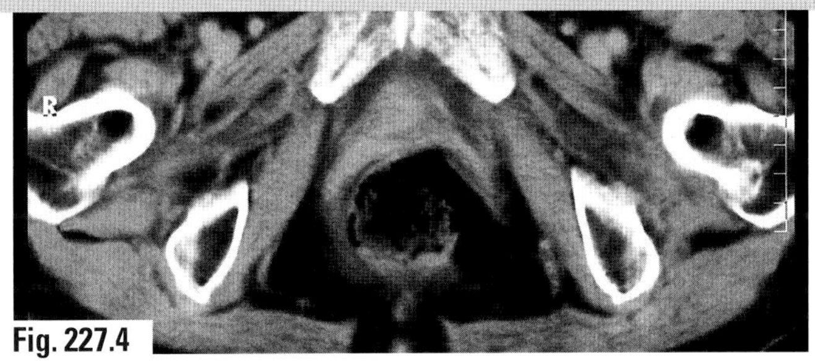

Fig. 227.4

Solução para o exercício 46 (p. 151)

O mesmo velho problema! A estrutura hiperdensa (realçada) em forma de C no pâncreas **(131)** nas **Figuras 151.6** ou **227.5** é uma alça da artéria esplênica **(99)** (4 pontos). Os cortes adjacentes **(Fig. 227.5 c-e)** mostram que a artéria esplênica pode mostrar-se muito tortuosa. **4 pontos**

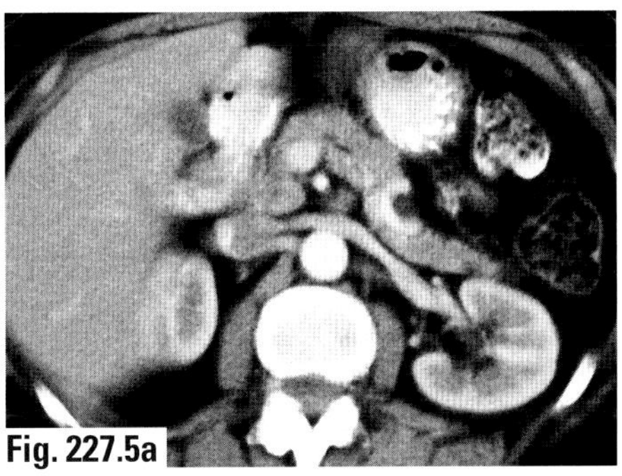

Fig. 227.5a

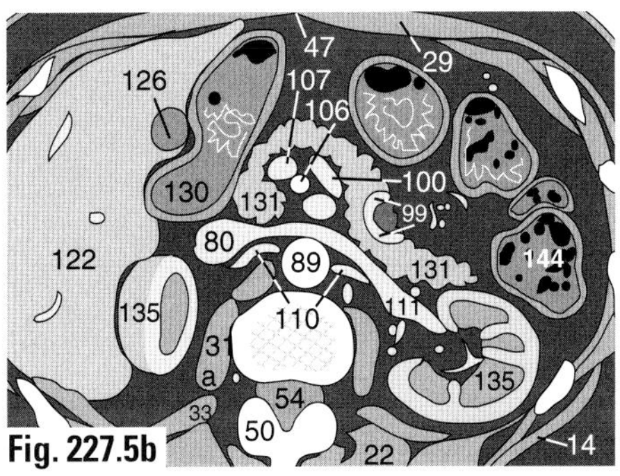

Fig. 227.5b

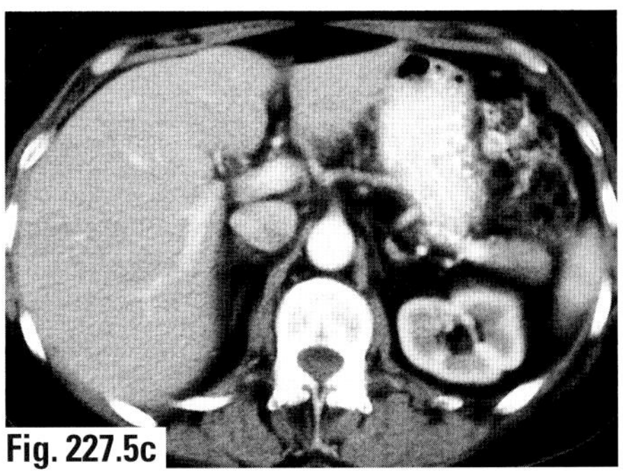

Fig. 227.5c

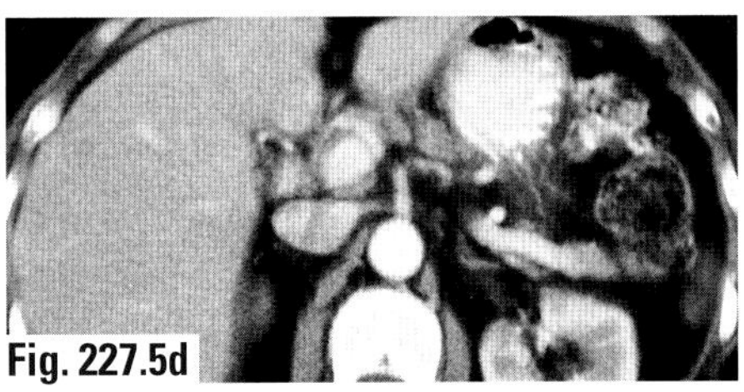

Fig. 227.5d

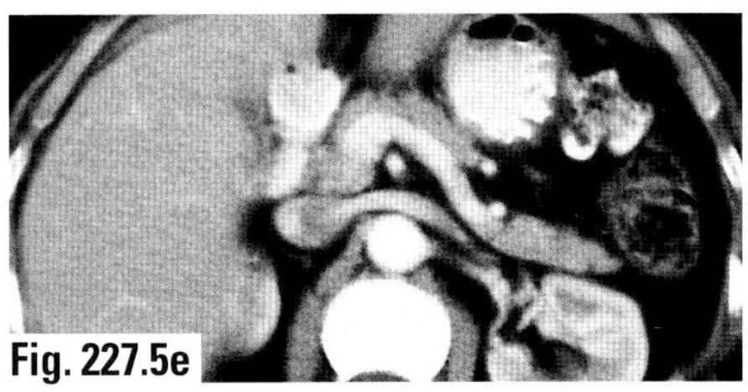

Fig. 227.5e

Solução para o exercício 47-49 (p. 190) **6 pontos**

Uma estenose da aorta torácica é nitidamente identificada **(Fig. 190.1)**, assim como um trombo nos vasos pulmonares direitos **(Fig. 190.2)** e um efeito de influxo de meio de contraste para o interior da veia cava superior como diagnóstico diferencial de uma trombose verdadeira da veia cava **(Fig. 190.3)**.

D

E

F

G